Schnelle Hilfe bei allen Beschwerden

Der Hausarzt

Dr. rer. nat. Beate Fessler • Dr. med. Gunhild Kilian-Kornell
Dr. med. Heike Kovács • Gernot Lehmann • Dr. med. univ. Delia
Grasberger • Anna Elisabeth Röcker • Dr. Nicole Schaenzler

Schnelle Hilfe bei allen Beschwerden

Der Hausarzt

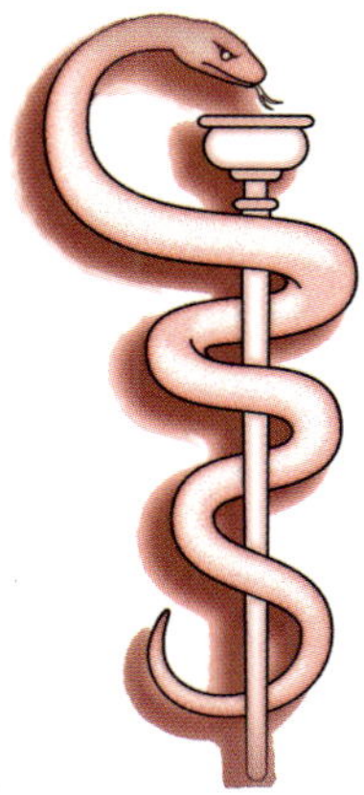

Sofort Bescheid wissen und das Richtige tun

SÜDWEST

Inhalt

Dieses Buch gliedert Krankheiten und Beschwerden nach den verschiedenen Körperbereichen von Kopf bis Fuß und nach großen anderen Krankheitsgebieten von außen (Haut) nach innen. Ein Farbleitsystem erleichtert Ihnen zudem das Auffinden.

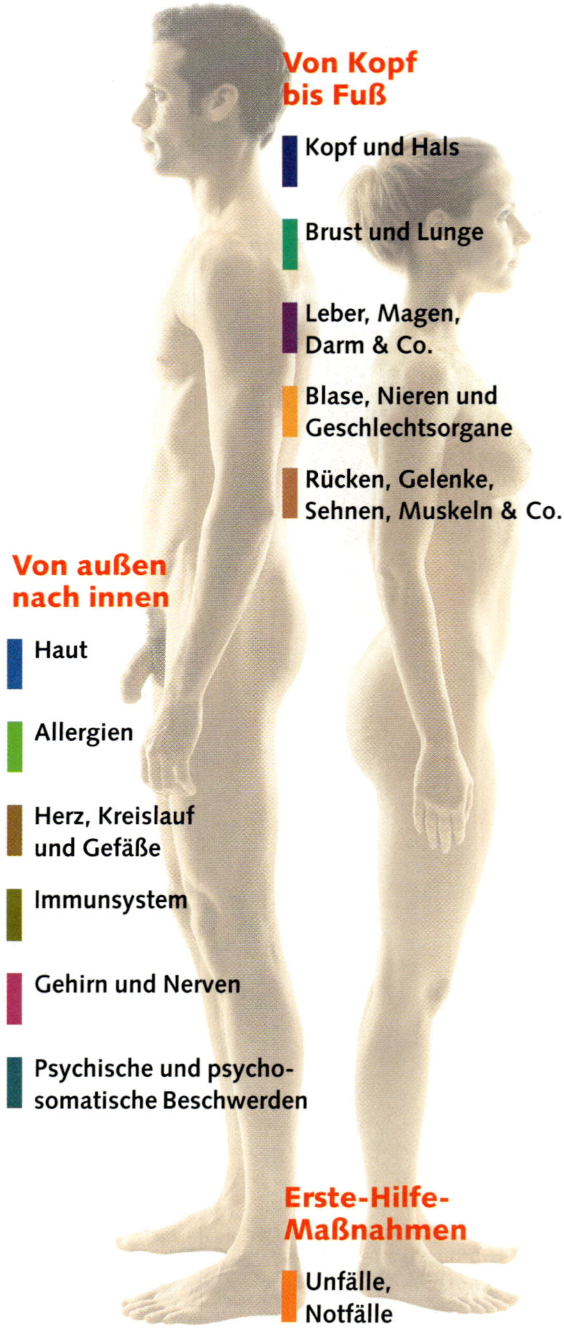

In den schnellen Diagnoseüberblicken eines jeden Krankheitskapitels finden Sie in Kurzform die verschiedenen Symptome mit Seitenverweisen, die zur entsprechenden Krankheit führen. Hier stehen auch ähnliche Symptome, die auf Krankheiten in anderen Kapiteln verweisen. Wenn Sie sich nicht sicher sind, was Sie haben, sollten Sie diese Diagnoseseiten lesen. Zusätzlich enthalten diese Seiten auch schon Warnungen, wann Sie gleich zum Arzt gehen sollten.

Halbseitiger Kopfschmerz mit Übelkeit, Flimmern vor den Augen und Sprechstörungen deutet auf Migräne. Zu Migräne siehe S. 38ff.

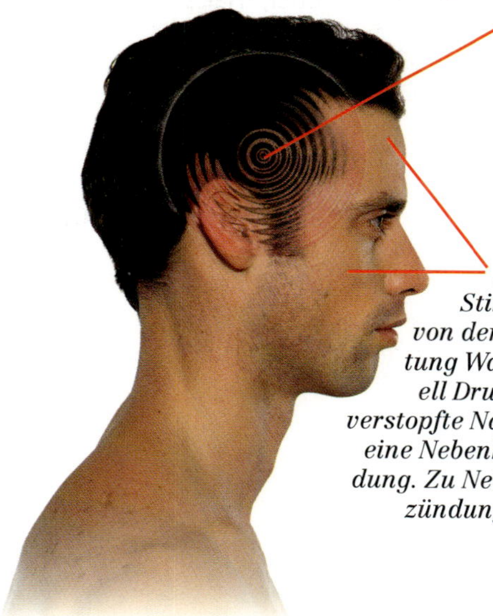

Schmerzen im Stirnbereich bzw. von der Nase in Richtung Wangen, eventuell Druckgefühle und verstopfte Nase deuten auf eine Nebenhöhlenentzündung. Zu Nebenhöhlenentzündung siehe S. 46ff.

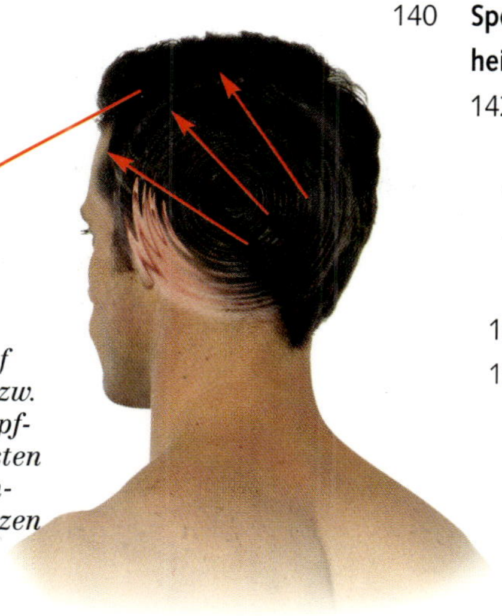

Dumpfe, ziehende oder pochende Schmerzen, die sich vom Hinterkopf über den ganzen Kopf verbreiten, bzw. diffuse Schmerzen im gesamten Kopfbereich deuten auf eine der häufigsten Kopfschmerzformen hin – den Spannungskopfschmerz. Zu Kopfschmerzen siehe S. 30ff.

Jedes Unterkapitel dieses Buchs hat ein Special, das im Zusammenhang der Krankheitsgruppe interessant ist. Das Unterkapitel »Rücken, Gelenke, Sehnen, Muskeln & Co.« enthält das Special »Rückenschule«. Die Rückenschule vermittelt richtiges Sitzen, Liegen, Heben und Stehen sowie Übungen, die den gesamten Rückenbereich stärken und Kreuzschmerzen lindern.

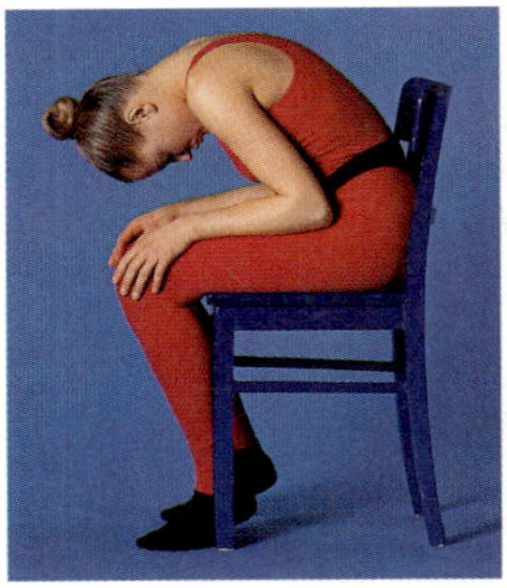
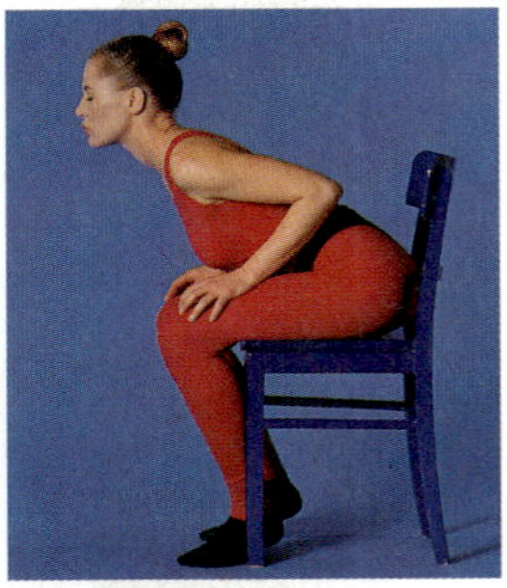

Entspannung und Dehnung werden bei der Rückenschule groß geschrieben.

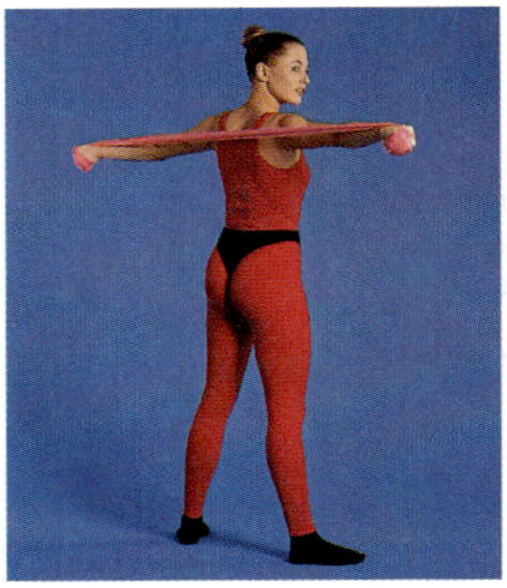
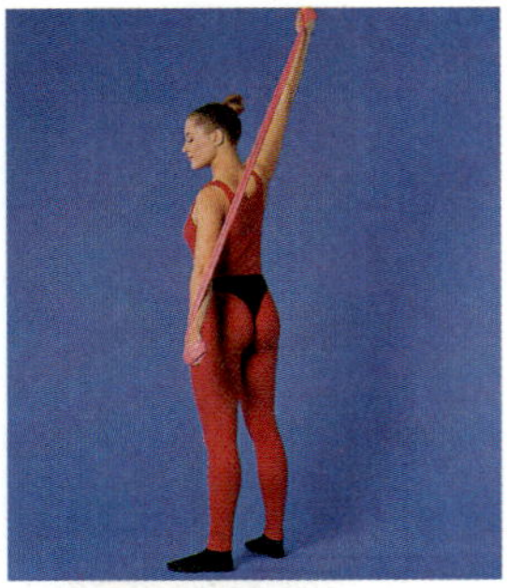

Übungen mit Bändern dienen der Kräftigung der Muskulatur.

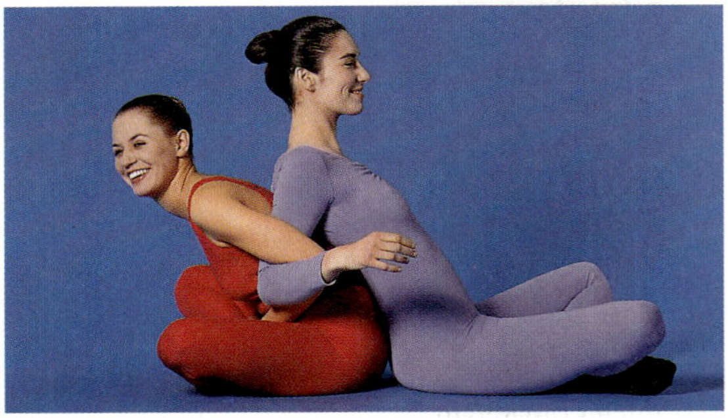

Spaß zu zweit – einige Übungen der Rückenschule kann man auch gut zu zweit machen.

Herz-Kreislauf-Probleme gehören zu den Zivilisationskrankheiten unserer Zeit. Eine gemäßigte Zufuhr an Fetten beugt Risikofaktoren wie Übergewicht, Arteriosklerose, erhöhtem Cholesterinspiegel und generell erhöhten Blutfettwerten vor. Unten abgebildet sehen Sie die Low-fat-Garmethoden, mit denen Sie Ihren Fettverbrauch reduzieren können.

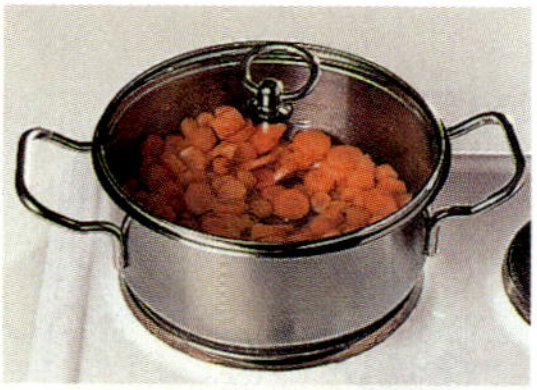

Dünsten: Garen im eigenen Saft bzw. in wenig Fett in einem geschlossenen Gefäß.

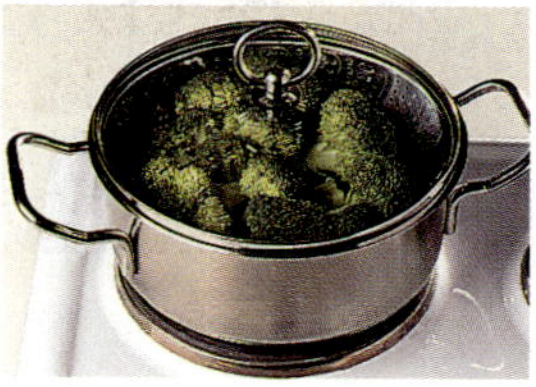

Dämpfen: Garen von Lebensmitteln in speziellen Einsätzen über einer kochenden Flüssigkeit.

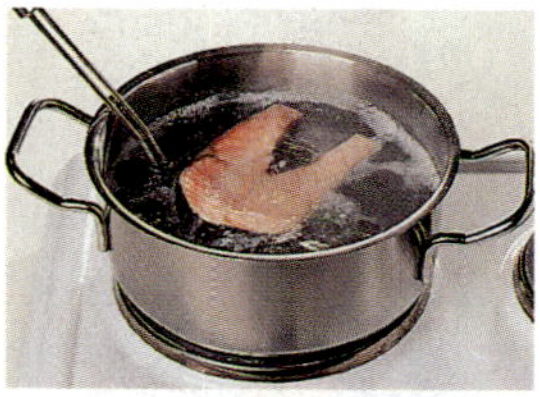

Pochieren: Garziehenlassen von Lebensmitteln in einer siedenden Flüssigkeit.

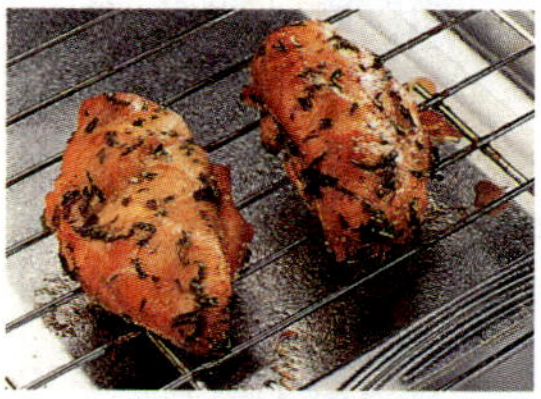

Grillen: Garen unter sehr großer einseitiger Hitzeeinwirkung; ist ohne Zugabe von Fett möglich.

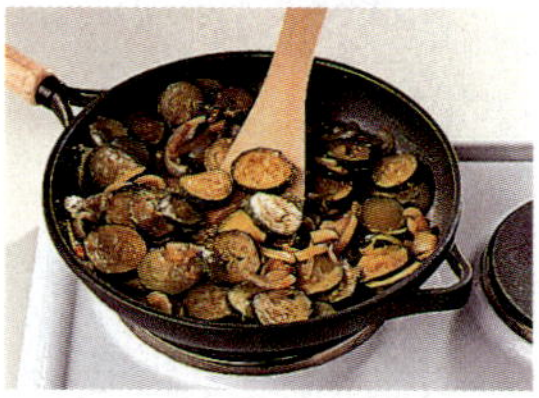

Braten: Zubereitung in wenig Fett in einer Pfanne, im Backofen, z. B. mit Bräter, Bratschlauch, oder im Wok.

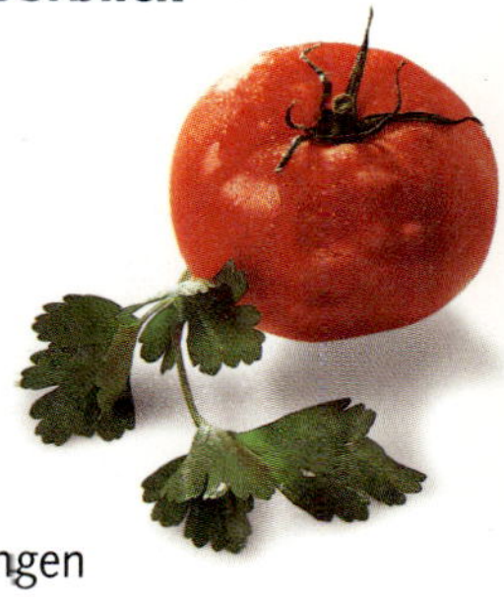

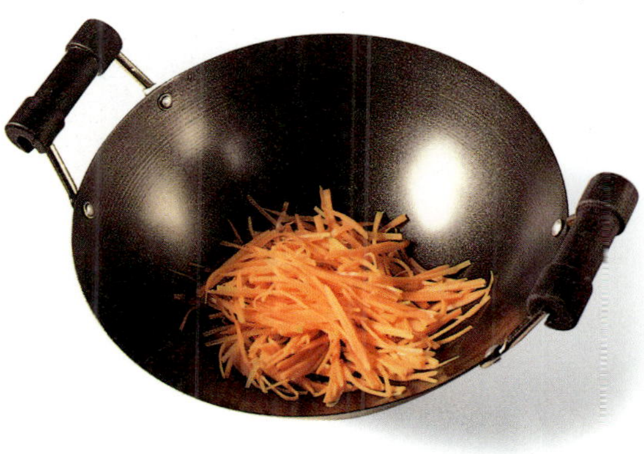

Bei psychosomatischen Beschwerden helfen verschiedene Formen von Entspannungsmethoden. Das aus der traditionellen chinesischen Medizin stammende Qi Gong gehört zu den Bewegungsmeditationen; es kann nachweislich auf das vegetative Nervensystem einwirken und beispielsweise den Blutdruck regulieren. Die folgenden Fotos zeigen Ausschnitte aus den so genannten Acht Brokaten – jeweils Bewegungsmomente aus den Brokatübungen Nr. 1 bis Nr. 4, die die Lebensenergie Qi zum Fließen bringen.

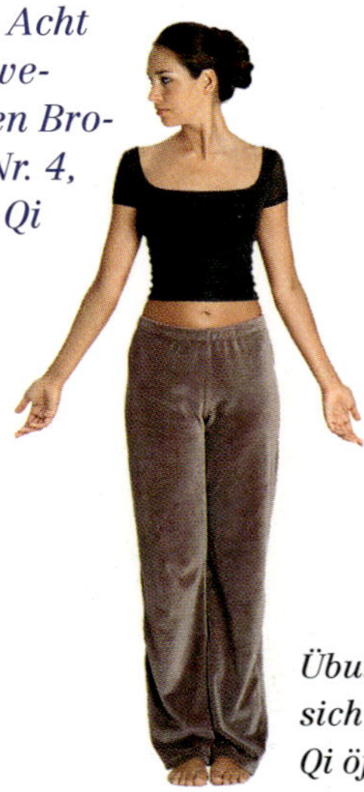

Übung 1 – sich für das Qi öffnen.

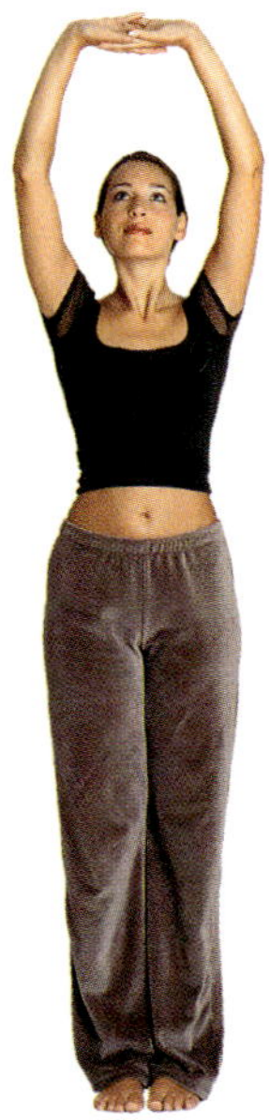

Übung 2 – den Himmel stützen.

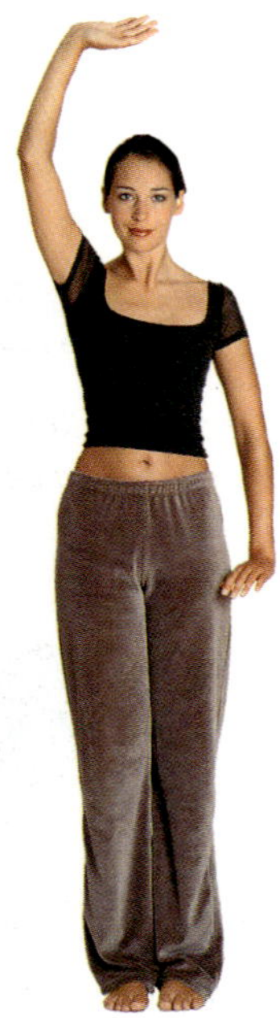

Übung 3 – Himmel und Erde ausgleichen.

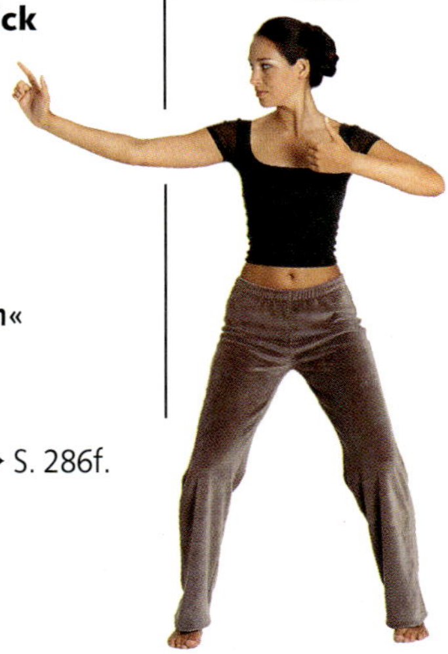

Übung 4 – den Bogen spannen.

Stabile Seitenlage bei Bewusstlosigkeit

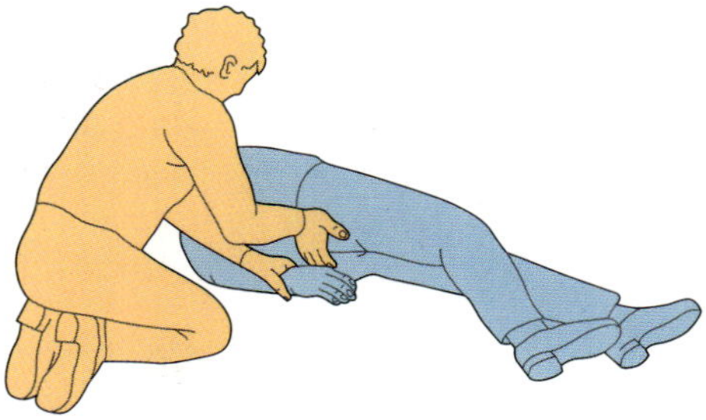

Den Ihnen zugewandten Arm des Bewusstlosen möglichst weit unter dessen Körper schieben.

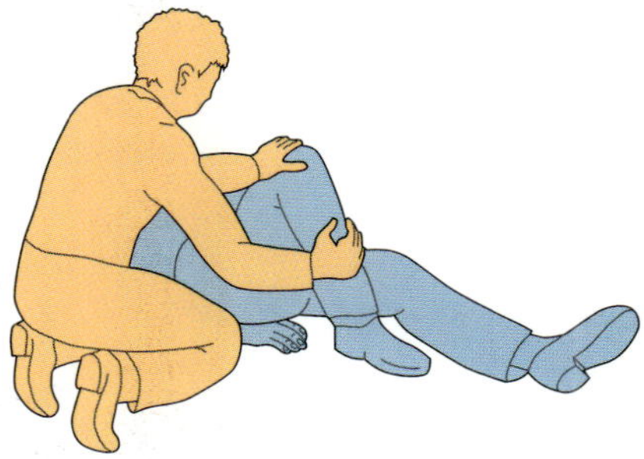

Bein beugen und den Fuß zum Gesäß ziehen.

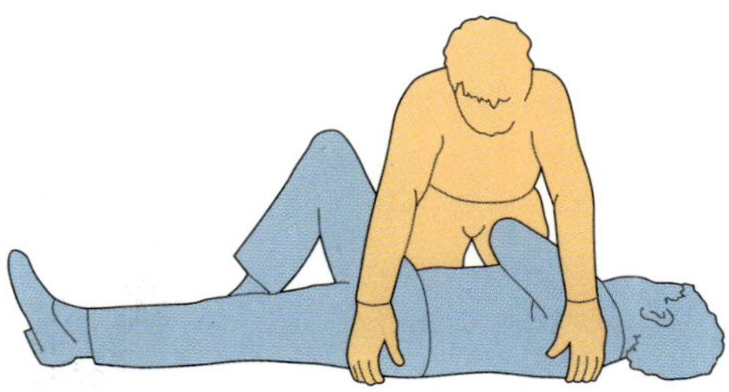

Gegenüberliegende Schulter und Hüfte umfassen und den Bewusstlosen zu sich herandrehen.

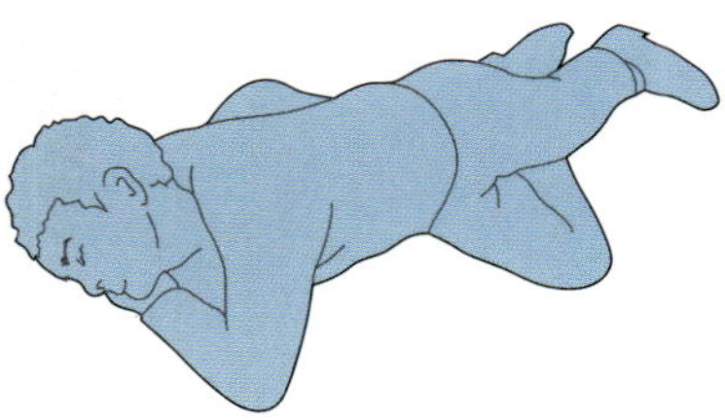

Den unter dem Körper liegenden Arm in der Armbeuge nach hinten ziehen (stabile Lage), den Kopf nackenwärts beugen, das Gesicht bodenwärts drehen (Mund sollte offen sein) und die nahe liegende Hand unter das Gesicht schieben.

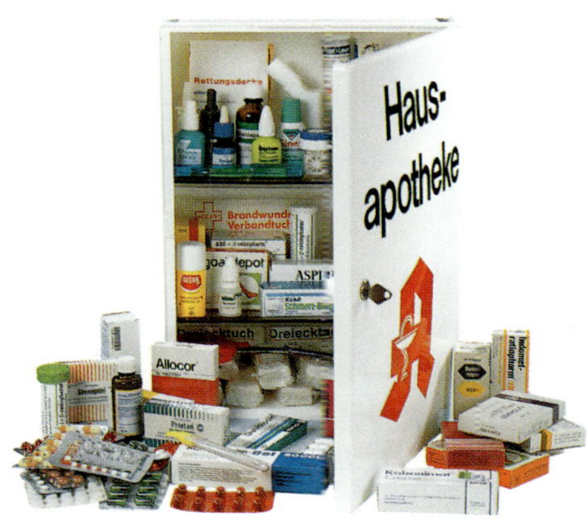

So benützen Sie dieses Buch

Schnelle Orientierung – schnelle Hilfe

Dieser Praxisratgeber bietet Ihnen eine rasche Orientierung bei den häufigsten Krankheiten. Er verzichtet bewusst auf langatmige Hintergrundinformationen zu Beschwerden und Erkrankungen und führt Sie gleich von den Symptomen zu den Sofortmaßnahmen. Dieser Erstorientierung dient der rote Kasten »Sofortmaßnahmen – was Sie gleich tun können«.

Der rote Kasten für Sofortmaßnahmen

Diesen Kasten finden Sie in allen Krankheitskapiteln des Buchs. Er steht gleich nach den »typischen Beschwerden« einer Erkrankung und den Verweisen auf verwandte Erkrankungen bzw. Krankheiten mit ähnlichen Symptomen. Er enthält:

➤ Das Wichtigste bei jeder Erkrankung – von schnellen Maßnahmen über die effektivsten Anwendungen und hilfreiche Medikamente bis hin zu der Feststellung, dass Sie im Ernstfall zum Arzt gehen müssen, um sich rezeptpflichtige Medikamente verschreiben zu lassen.

➤ Infos für die Behandlung von Kindern – falls es Besonderheiten gibt oder falls sich die Behandlung von derjenigen von Erwachsenen unterscheidet. Wenn die Behandlung von Kindern stark abweichend ist oder besondere Maßnahmen oder Tipps zutreffen, finden Sie an dieser Stelle nur einen Verweis auf die Rubrik »Schnelle Hilfe für Kinder«, die dann am Ende des Krankheitskapitels steht. Bei einigen Beschwerden (z. B. bei Schlafstörungen oder Fieber) gibt es eigene Krankheitskapitel für Kinder.

➤ Hinweise auf die Grenzen einer Selbstbehandlung – hier wird angegeben, wann Sie besser einen Arzt aufsuchen sollten.

➤ Bisweilen finden Sie am Ende des Kastens – in Rot – die Überschrift »Sofort den Notarzt rufen«. Bitte lesen Sie die hier angegebenen Symptome, die auf Komplikationen oder akute Notfälle hinweisen, und beherzigen Sie diese Warnungen.

Variante: Eine Abweichung des roten Kastens finden Sie im letzten Kapitel des Buchs: »Erste-Hilfe-Maßnahmen«. Dort heißt er »Was Sie beachten müssen« und vermittelt zusätzlich, was Sie bei einem Notfall oder Unfall zuerst tun müssen oder besonders beachten sollten, bevor die Erste-Hilfe-Maßnahmen Schritt für Schritt beschrieben werden.

So finden Sie zu Ihren Beschwerden

»Der Hausarzt« enthält drei große Kapitel:

➤ **Von Kopf bis Fuß** – was hilft wann?

➤ **Krankheiten von außen nach innen** – was hilft wann?

➤ **Erste-Hilfe-Maßnahmen**

Diese Großkapitel untergliedern sich in Kapitel, die – auch für den medizinischen Laien verstehbare – körperliche Bereiche, bestimmte Krankheitsfelder und Notfälle/Unfälle abstecken:

➤ Etwa »Kopf und Hals«, »Brust und Lunge« etc.

➤ Oder »Haut«, »Allergien«, »Herz, Kreislauf und Gefäße« etc.

➤ Oder »Bewusstlosigkeit, Ohnmacht«, »Verbrennungen, Verbrühungen« etc.

Innerhalb dieser Unterkapitel sind die einzelnen Krankheiten dann alphabetisch geordnet. Ein Farbleitsystem erleichtert Ihnen zusätzlich die Orientierung, wo Sie sich gerade befinden.
Sie können nun einfach vom Inhaltsverzeichnis her zur gesuchten Erkrankung gelangen. Das Inhaltsverzeichnis enthält praktischerweise schon einige Verweise auf Erkrankungen, die man in diesem Kapitel vielleicht vermuten könnte, die aber tatsächlich in einem anderen zu finden sind.

➤ Beispiel Herpes: Man könnte Lippen- bzw. Genitalherpes im Kapitel »Haut« vermuten. Wer hier sucht, findet den Eintrag »Lippenherpes« mit Seitenverweis (die Erkrankung steht im Kapitel »Kopf und Hals«) sowie den Eintrag »Genitalherpes« mit Seitenverweis (die Erkrankung steht im Kapitel »Blase, Nieren und Geschlechtsorgane«).

Oder Sie können über das Register am Schluss des Buchs (Beschwerdenregister) die gesuchte Erkrankung finden.
Eine weitere Möglichkeit – falls Sie bei der »falschen« Erkrankung gelandet sind – stellen die Verweise auf ähnliche Erkrankungen dar. Sie finden z. B. unter »Juckreiz«:
➤ Siehe auch Schuppenflechte, Krätze, Läuse, Nesselsucht, Neurodermitis, Kontaktekzem sowie Insektenstiche, Zeckenbisse (mit Seitenverweisen)
Für alle, die sich lieber optisch orientieren, gibt es darüber hinaus ganz spezielle Seiten – die »schnellen Diagnoseüberblicke«.

Der schnelle Diagnoseüberblick

»Der Hausarzt« bietet zu jedem Krankheitsbereich und zu jeder Krankheitsgruppe einen bebilderten Diagnoseüberblick. Hier finden Sie in Kurzfassung die wichtigsten Symptome einer Erkrankung und die visuelle Umsetzung am Menschen.

Ausführliche Infos in den Rubriken

Nach dem roten Kasten für die Sofortmaßnahmen untergliedert sich jede Krankheit in mehrere immer wiederkehrende Rubriken; diese sind je nach Wichtigkeit für die Erkrankung:
➤ **Aus der Apotheke:** Hier finden Sie sowohl synthetische Medikamente als auch pflanzliche Präparate (Phytopharmaka). Bei den synthetischen Medikamenten sind – wenn wichtig und wirksam – auch rezeptpflichtige Mittel angegeben, die Ihnen der Arzt verschreiben muss. Die aufgeführten Medikamente stellen nur eine Auswahl dar; allerdings wurde darauf geachtet, dass sowohl Markenpräparate als auch so genannte Generika (die oft deutlich kostengünstiger sind) aufgeführt sind.
Auf Homöopathika wurde verzichtet, da sie – mit Ausnahmen – individuell auf den Patienten zugeschnitten sein müssen. In einigen Fällen sind allerdings unter den Rubriken »Was Sie noch tun können« sowie »Schnelle Hilfe für Kinder« homöopathische Mittel genannt.
➤ **Naturheilkunde:** Die Rubrik enthält die wichtigsten Naturheilmittel und naturheilkundlichen Anwendungen – die allermeisten sind zur Selbstanwendung geeignet.
➤ **Bewährte Hausmittel:** Was unsere Großmütter schon wussten … Werfen Sie einen Blick auf diese Rubrik; sie enthält Anwendungen, für die Sie die Zutaten möglicherweise sofort griffbereit haben.
➤ **Beim Heilpraktiker:** Hier finden Sie Maßnahmen, die von einem Therapeuten ausgeführt werden müssen (oder sollten), etwa Akupunktur, Fußreflexzonenmassage, Kraniosakraltherapie.
➤ **Nahrung, die heilt:** Nicht nur bei zu hohem Cholesterinspiegel oder bei Gicht – eine Ernährungsumstellung hat bei vielen Krankheiten gesundheitsfördernde Wirkung.
➤ **Gesundheitskur:** Von der Kur am Toten Meer für Patienten mit Schuppenflechte bis zur Entschlackung mit Löwenzahn, von der F.-X.-Mayr-Diät bis zum Apfel-Reis-Tag – kuren können Sie in der Ferne oder auch zu Hause.
➤ **Das können Sie noch tun:** Diese Rubrik informiert über weitere Maßnahmen, enthält viele zusätzliche Tipps für Erkrankte sowie Infos zur Vorbeugung.
➤ **Schnelle Hilfe für Kinder:** Hier finden Sie alles, was Sie bei der Behandlung von Kindern beachten müssen – sofern es nicht schon in Kurzform im Kasten »Sofortmaßnahmen« genannt wurde.
Variante: Eine Abweichung der Rubriken finden Sie im letzten Kapitel des Buchs: »Erste-Hilfe-Maßnahmen«. Dort geht es logischerweise um die Abläufe von Maßnahmen der ersten Hilfe. Diese sind auch entsprechend illustriert.

Specials

Die Specials stellen bestimmte, im Rahmen der Krankheitsbereiche interessante Themen (z. B. autogenes Training, Rückenschule, Entsäuerungstherapie, Hyposensibilisierung) ausführlicher vor.

Gute Besserung!

Am besten ist es natürlich, gar nicht erst krank zu werden. Deshalb gibt es in diesem Ratgeber so viele Tipps zur Prophylaxe. Lassen Sie es möglichst nicht zu einer ernsthaften Erkrankung kommen – gehen Sie rechtzeitig zum Arzt, und beugen Sie vor!

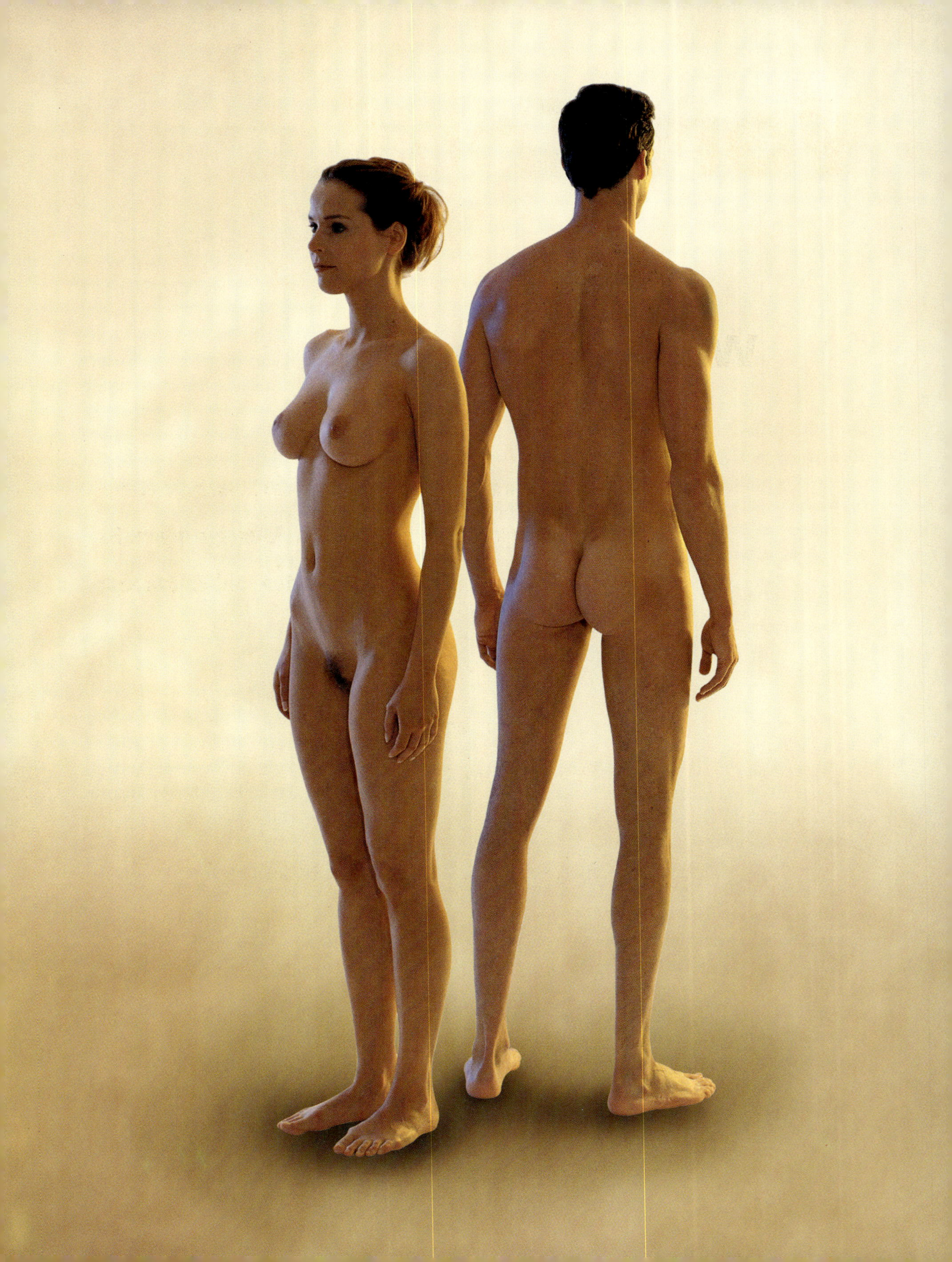

Von Kopf bis Fuß

Was hilft wann?

Dieses erste große Kapitel informiert über die effektive Behandlung bestimmter Krankheitsgruppen. Es handelt sich dabei um Beschwerden und Erkrankungen der folgenden Körperbereiche:

- Kopf und Hals
- Brust und Lunge
- Leber, Magen, Darm & Co.
- Blase, Nieren und Geschlechtsorgane
- Rücken, Gelenke, Sehnen, Muskeln & Co.

Wenn Sie sich unsicher sind, um welche Beschwerden es sich bei Ihnen speziell handelt, sollten Sie sich die Diagnoseüberblicke ansehen. Sie verweisen auf ähnliche Symptome anderer Erkrankungen, die Sie in anderen Kapiteln finden.

Kopf und Hals

Der schnelle Diagnoseüberblick

Die folgenden Kurzbeschreibungen von Symptomen oder Symptomenkomplexen sollen Ihnen die Selbstdiagnose erleichtern und führen Sie mit Seitenverweisen zur Erkrankung – sowohl im Kapitel »Kopf und Hals« als auch in anderen Kapiteln. Gleichzeitig finden Sie hier bereits Warnhinweise, wann Sie (sofort) zum Arzt gehen müssen.

Stirn, Schläfen, Wangen und Hinterkopf

Halbseitiger Kopfschmerz (bisweilen auch beidseitig) mit Übelkeit, Flimmern vor den Augen, Sprechstörungen → **Migräne** (S. 38ff.)

Schmerzen im Stirnbereich bzw. von der Nasengegend in Richtung Wangen, eventuell Druckgefühle und verstopfte Nase → **Nebenhöhlenentzündung** (S. 46ff.)

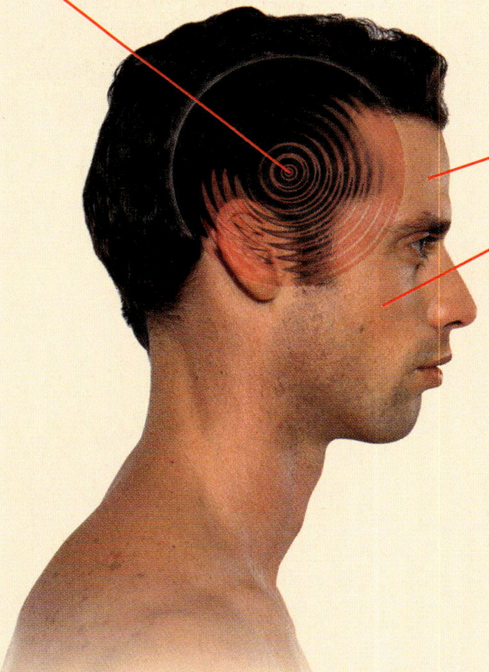

Dumpfe, ziehende und/oder pochende Schmerzen, die sich vom Hinterkopf über den ganzen Kopf verbreiten, bzw. diffuse Schmerzen im gesamten Kopf → **Kopfschmerzen** (S. 30ff.)

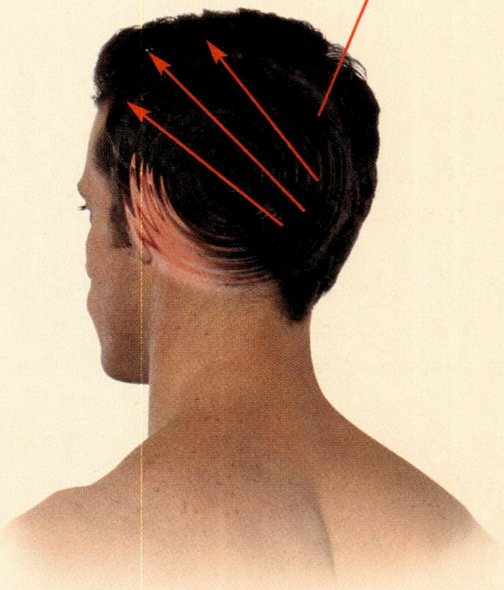

! Achtung bei plötzlichen Schmerzanfällen in einer Gesichtshälfte mit stechenden, »elektrisierenden« Schmerzen. Vermutlich handelt es sich hier um Nervenschmerzen (Neuralgien); die bekannteste Form ist die Trigeminusneuralgie. Neuralgien sollten fachärztlich behandelt werden.

Stirn, Augen

Kopf- und Augenschmerzen im Zusammenhang mit konzentriertem Sehen und Reizüberflutung, juckende, brennende Augen, Fremdkörpergefühl im Auge → **Augenprobleme** (S. 18f.)

Gerötete tränende und schmerzende Augen, teilweise mit Eiterausfluss → **Bindehautentzündung** (S. 20f.)

Rotes Augenlid mit »Eiterpickel«, meist im Wimpernbereich → **Gerstenkorn** (S. 22f.)

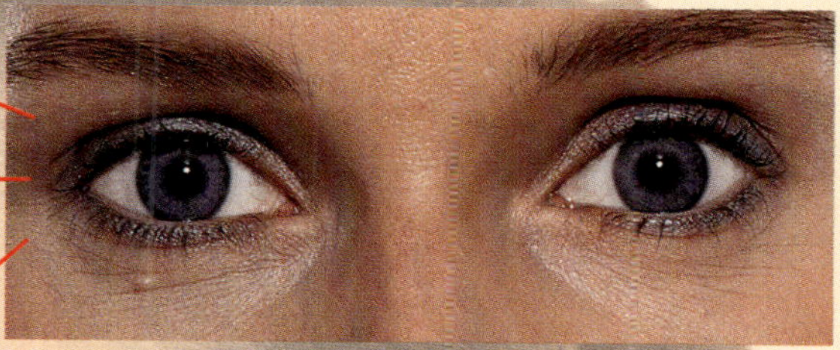

Andere Kopfschmerzen

- Kopfschmerzen bei Wetterumschwung → **Wetterfühligkeit** (S. 338ff.)
- Kopfschmerzen nach Alkoholgenuss → **Kater** (S. 108f.)
- Kopfschmerzen nach Fernreisen → **Jetlag** (S. 320f.)
- Kopfschmerzen und Übelkeit bei Reisen → **Reisekrankheit** (S. 334f.)
- Kopfschmerzen bei einer Erkältung → **grippaler Infekt** (S. 310ff.)
- Kopfschmerzen im Zusammenhang mit → **Nackenverspannungen** (S. 178f.)
- Kopfschmerzen nach einem Unfall oder Sturz → **Gehirnerschütterung** (S. 400f.)

! Lassen Sie abklären, ob hinter Ihren Kopfschmerzen Zahnprobleme oder eine verschleppte Erkältung stecken.

Wann zum Arzt?

Bei ständig wiederkehrenden starken Kopfschmerzen

Bei Kopfschmerzen, die mit Sehstörungen, Blitzen vor den Augen und Einengung des Gesichtsfelds einhergehen

Bei Kopfschmerzen, die von Lähmungserscheinungen begleitet sind

Nase

Mehr oder weniger starkes Bluten aus den Nasenlöchern, manchmal in Verbindung mit Kopfschmerzen → **Nasenbluten** (S. 44f.)

Häufiges Niesen, ständig tropfende Nase, geschwollene, oft auch schmerzhafte Schleimhäute, Nasenverstopfung, in schwereren Fällen zusätzlich leichte Hals- und Rachenschmerzen, erhöhte Körpertemperatur sowie Kopfschmerzen → **Schnupfen** (S. 58ff.)

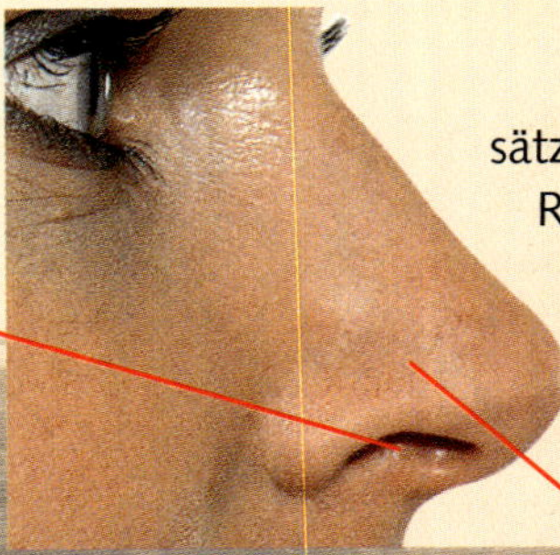

Mund-Rachen-Raum

Zu Beginn Spannungsgefühl und leichtes Prickeln auf den Lippen, anschließend Bildung von manchmal schmerzhaften Bläschen (mit klarem Inhalt) auf den Lippen → **Lippenherpes** (S. 36f.)

Starke Schmerzen im Mundbereich (Zunge und Mundschleimhaut) aufgrund der weißlich verfärbten und rot umrandeten Geschwüre; manchmal Fieber und Krankheitsgefühl → **Mundgeschwür (Aphthen)** (S. 42f.)

Röchelnde, schnarrende, sägende Geräusche während des Schlafs, Schlafstörungen und Atemprobleme → **Schnarchen** (S. 56f.)

Weißliche Flecken auf Zunge und Mundschleimhaut sowie übler Mundgeruch; außerdem Brennen, belegte Zunge und Wundgefühl im Mund → **Soor** (S. 62f.)

Schmerzhafte Rötungen, manchmal auch Blutungen des Zahnfleischs, übler Mundgeruch; zusätzlich Brennen, belegte Zunge, Trockenheit und Wundgefühl im Mund → **Zahnfleischentzündung** (S. 64f.)

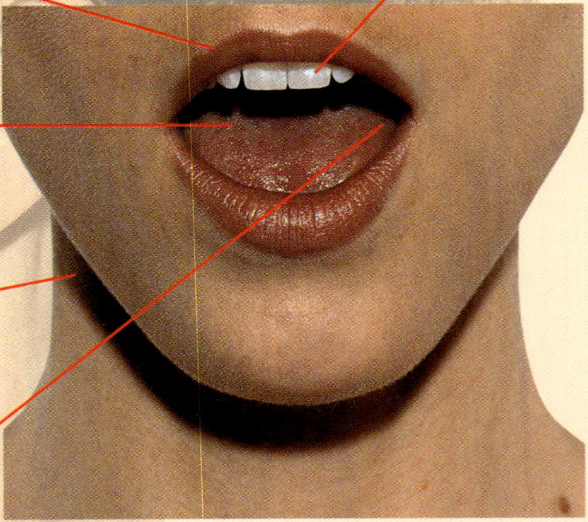

Ähnliche Beschwerden

- Niesanfälle ohne Erkältung, Sekretabsonderung aus der Nase, Krankheitsgefühl → **Heuschnupfen** (S. 248ff.)

! Warten Sie bei häufigem Zahnfleischbluten und häufigen Zahnfleischentzündungen nicht zu lange, bevor Sie zum Zahnarzt gehen.

Wann zum Arzt?

Bei nicht stillbarem Nasenbluten

Bei chronischem Schnupfen

Bei starkem Schnarchen oder Schnarchen, das mit Atempausen (Apnoen) einhergeht

Ohr und Innenohr

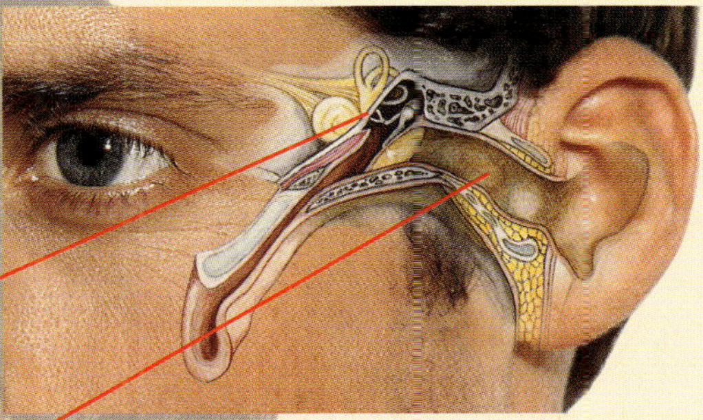

»Zufallen« des Ohrs (etwa wie im Flugzeug), sirrende Geräusche, eventuell Hörminderung; bei Tinnitus: ständiges Geräusch im Ohr, beispielsweise Summen oder Klingeln (so genanntes Ohrensausen); bisweilen auch grollendes Rumpeln bzw. hohes Klicken, Zischen oder Knirschen → **Ohrgeräusche und Tinnitus** (S. 54f.)

Völlegefühl im Ohr, pulsierende Ohrenschmerzen; häufige Begleitsymptome: Schwerhörigkeit, Ohrgeräusche und Fieber; meist nach 2 bis 3 Tagen so genanntes Ohrenlaufen (schleimiges Sekret) durch ein Loch im Trommelfell und Abklingen der Schmerzen (bei einer Mittelohrentzündung) → **Ohrenentzündung** (S. 50ff.)

Wann zum Arzt?

Bei eitrigen Absonderungen aus dem Ohr

Bei plötzlichen Veränderungen des Hörvermögens bzw. bei plötzlichem Hörverlust

Kehlkopf und Hals

Brennen, Kratzen und Heiserkeit im Hals- und Rachenbereich, in der Regel einhergehend mit Schluck- und Sprechbeschwerden; eventuell leicht erhöhte Körpertemperatur und Krankheitsgefühl; bei einer Mandelentzündung meist starke Halsschmerzen und zusätzlich Fieber (über 38,5 °C) → **Halsschmerzen und Angina** (S. 24ff.)

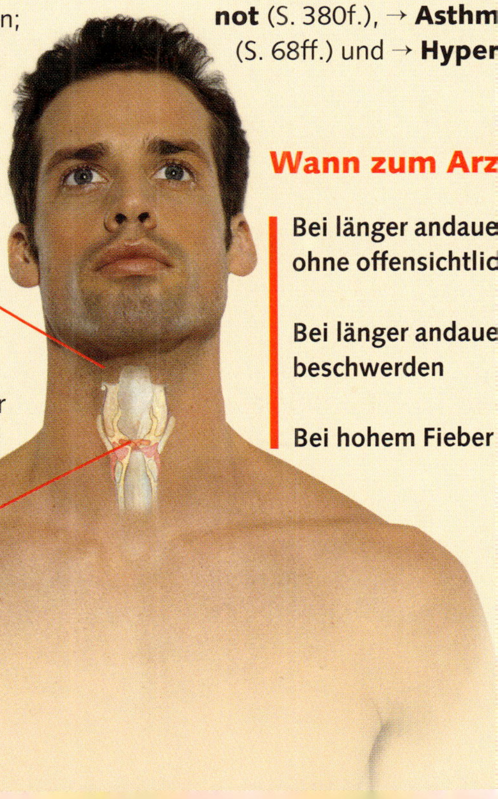

Heiserkeit, trockener Reizhusten, Fremdkörpergefühl, Schluckbeschwerden, zeitweiliger Verlust der Stimme, Schmerzen und Schwellungen im Kehlkopfbereich sowie Atemnot (bei Säuglingen und Kleinkindern; Pseudokrupp) → **Kehlkopfentzündung und Pseudokrupp** (S. 28f.)

Ähnliche Beschwerden

- Beklemmungsgefühle, verbunden mit dem Gefühl, zu wenig Luft zu bekommen → **Atemnot** (S. 380f.), → **Asthma bronchiale** (S. 68ff.) und → **Hyperventilation** (S. 80f.)

Wann zum Arzt?

Bei länger andauernder Heiserkeit ohne offensichtlichen Grund

Bei länger andauernden Schluckbeschwerden

Bei hohem Fieber

Augenprobleme

Typische Beschwerden: Kopfschmerzen mit Verschlechterung des Sehvermögens, Jucken und Brennen der Augen (häufig die Folge eines so genannten trockenen Auges), Flimmern vor den Augen, Schmerzen aufgrund eines Fremdkörpergefühls im Auge

➤ Siehe auch Bindehautentzündung (S. 20f.) und Gerstenkorn (S. 22f.)

SOFORTMASSNAHMEN – WAS SIE GLEICH TUN KÖNNEN

Kälteanwendungen

Kühlende Kompressen oder – im Notfall – die Rückseite eines Löffels auf die geschlossenen Augenlider legen; dies lindert die akuten Beschwerden bei plötzlichen Augen- und Kopfschmerzen sowie trockenen oder brennenden Augen.

➤ **Anwendung:** Waschlappen oder Leinentuch eine Weile unter fließend kaltes Wasser halten. Kompresse nur kurz (maximal 5 Minuten) auf das schmerzende Auge legen. Die Anwendung mehrmals wiederholen.

Abdunkeln

Bei überanstrengten Augen, z. B. bei stundenlangem Sitzen vor einem Computerbildschirm, hilft oft eine kurze Ruhepause (mindestens 10 Minuten) in einem abgedunkelten Raum. Sie können auch die Handflächen vor die Augen halten.

Augentropfen, künstliche Tränen

Augentropfen (aus der Apotheke) wirken lindernd und erhöhen künstlich die Tränenflüssigkeit des so genannten trockenen Auges.

Grenzen der Selbstbehandlung

Bei starkem Augendruck mit Sehstörungen oder gar Gesichtsfeldeinengung kann ein Glaukom (grüner Star) zugrunde liegen. Dies ist ein Fall für den Augenarzt.

Sofort den Notarzt rufen

➤ Wenn Sie einen spitzen Fremdkörper im Auge haben oder der Verdacht einer Verätzung bzw. Verbrennung des Auges besteht

➤ Wenn Sie starke Kopfschmerzen haben, die mit Sehstörungen und Blitzen vor den Augen einhergehen (Verdacht auf Netzhautablösung)

AUS DER APOTHEKE

Synthetische Medikamente

Die folgenden Medikamente mit den Wirkstoffen Povidon, Hydrokortisonazetat, Hypromellose, Naphazolin und Tetryzolin helfen gut bei Augenbeschwerden.

➤ **Trockenes Auge:** Lacophtal®, Protagent®, Artelac®, sic-ophtal® (Augentropfen, Einzeldosen), Isopto-Fluid® (Einzeldosen); diese Augentropfen bzw. künstlichen Tränen sind rezeptfrei

Wichtiger Hinweis: Träger weicher Kontaktlinsen sollten die Einzeldosen ohne Konservierungsmittel verwenden; bei Verwendung von Tropfen weiche Kontaktlinsen vorher entfernen und erst nach 15 Minuten wieder einsetzen

➤ **Augenreizungen, allergische Entzündungen:** Berberil®, Vasopos®, Yxin® (Augentropfen, Einzeldosen; rezeptfrei), Naphazolin® (Augentropfen; rezeptfrei), Ficortril®, Hydrocortison POS® (Augensalbe; rezeptpflichtig)

Wichtiger Hinweis: selten Reizungen und Blutdruckanstieg; Vorsicht in der Schwangerschaft

NATURHEILKUNDE

Fenchel und Augentrost

Außer kühlenden Kompressen als erster Hilfe gibt es noch andere naturheilkundliche Anwendungen, die sich gut bewährt haben, z. B. Fenchelwasser und Augentrosttee.

➤ **Fenchelwasser:** 1 bis 2 Teelöffel zerkleinerte Fenchelsamen mit 1/4 Liter Wasser aufbrühen und 10 Minuten lang zugedeckt ziehen lassen; dann abseihen, ein Mulltuch mit dem abgekühlten Sud tränken und auf das geschlossene Augenlid legen. Die Kompresse nicht länger als 5 Minuten einwirken lassen. Mehrmals täglich wiederholen.

➤ **Augentrostkompresse:** 2 Teelöffel Augentrostkraut mit 1/4 Liter kochendem Wasser aufgießen, 2 Minuten lang ziehen lassen; danach abkühlen lassen und mit einem Taschentuch tränken. Die Kompresse auf die geschlossenen Augen legen und etwa 10 bis 15 Minuten einwirken lassen.

Augendusche

Diese Anwendung hat sich bei übermüdeten Augen bewährt.

➤ **Anwendung:** Bei geschlossenen Augenlidern mit beiden Händen 10- bis 15-mal lauwarmes Wasser an die Augen schwappen.

DAS KÖNNEN SIE NOCH TUN

Augenübungen

Augenübungen helfen vor allem bei müden, entzündeten und trockenen Augen, sie verbessern schlechtes Dämmersehen, leichtes Schielen, Kurz-, Weit- und Alterssichtigkeit. Außerdem unterstützen die folgenden Übungen die Behandlung von Nacht- und Farbenblindheit sowie von Astigmatismus (Stäbchensichtigkeit).

➤ **Palmieren:** Die Augen mit den Handinnenflächen abschirmen, so dass kein Licht einfällt; dabei die Augen schließen und in dieser Art von dunklen Höhle entspannen.

Das gerade beschriebene Palmieren sollte immer am Anfang und am Ende der folgenden Augenübungen stehen.

➤ **Akkommodieren:** Einen Zeigefinger in einem Abstand von etwa 10 Zentimetern vor die Augen halten, den Zeigefinger der anderen Hand etwa 1 Armlänge entfernt. Mit beiden Augen abwechselnd und konzentriert auf den nahen sowie den entfernten Finger schauen.

➤ **Augenschweifen:** Den Blick entspannt von einem Punkt im Raum zum anderen schweifen lassen, ohne etwas zu fixieren und ohne zu starren.

➤ **Kolibriübung:** 3 bis 4 Atemzüge lang die Augenlider schnell auf- und niederschlagen.

➤ **Visualisieren:** Die Augen mit den Handflächen abschirmen. Dann sich ein bestimmtes Ereignis oder einen Gegenstand möglichst farbig und detailliert als inneres, geistiges Bild vorstellen – beispielsweise ein beruhigendes Landschaftsbild.

➤ **Sanfte Klopfmassage:** Um die Augen herum sanft mit den Fingerkuppen von Zeige- und Mittelfinger klopfen; dabei nicht auf die Augen klopfen.

Diese Übungen können praktisch überall und jederzeit durchgeführt werden, auch im Urlaub und am Arbeitsplatz.

⊕ Das hilft

- Richtige Brille
- Augenübungen und Entspannung
- Vitamin-A-reiche Kost
- Abdunklung
- Frische, gut durchlüftete Räume

⊖ Das schadet

- Trockene oder staubige Luft
- Verrauchte Räume
- Zu langes Arbeiten am Computer bzw. falscher Abstand zum Bildschirm
- Ungefiltertes Sonnenlicht, gleißende Wasser-, Eis- bzw. Schneeflächen

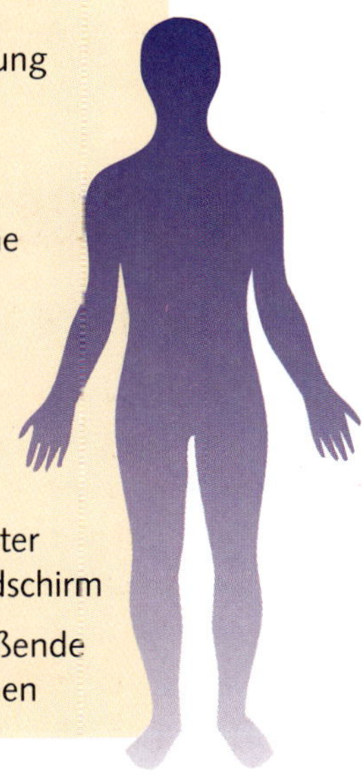

Bindehautentzündung

Typische Beschwerden: Rötung, Juckreiz, Brennen, Tränen der Augen und verklebte Lidränder; bei starker Entzündung auch Eiterausfluss; bei allergischer Entzündung zusätzlich Beschwerden im Nasen-Rachen-Bereich (z. B. Halsschmerzen)

➤ Siehe auch Gerstenkorn (S. 22f.) und Augenprobleme (S. 18f.)

SOFORTMASSNAHMEN – WAS SIE GLEICH TUN KÖNNEN

Kühlende Kompressen

Kalte Kompressen lindern die akuten Beschwerden einer Bindehautentzündung.

➤ **Anwendung:** Taschentuch oder Waschlappen in kaltem Wasser tränken und auf die geschlossenen Augenlider legen.

Augenschutz mit Sonnenbrille

Bei einer Bindehautentzündung sollte grelles Licht vermieden werden. Es ist sinnvoll, immer eine Sonnenbrille zu tragen, auch wenn die Sonne nicht scheint. Dies schont und entspannt die überlasteten Augen. Auch eine Augenklappe (eine kurze Zeit lang getragen) kann helfen.

Augentropfen

Medikamente (aus der Apotheke) mit den Wirkstoffen Naphazolin oder Tetryzolin helfen gegen die Rötung der Augen. Gegebenenfalls brauchen Sie eine antibiotische Augensalbe.

Kinder

Bei Kindern ist das Folgende zu beachten:

➤ Verklebte Augen vorsichtig mit warmem Wasser aufweichen

➤ Kleinere Kinder bei einer eitrigen Bindehautentzündung nicht in den Kindergarten gehen lassen (Infektionsgefahr!)

Grenzen der Selbstbehandlung

Wenn die Bindehautentzündung nicht nach spätestens 3 Tagen abgeklungen ist, sollten Sie zum Augenarzt gehen. Wahrscheinlich handelt es sich dann um eine bakterielle Entzündung, wofür eine verschreibungspflichtige Augensalbe (mit Antibiotika) benötigt wird.

AUS DER APOTHEKE

Synthetische Medikamente

Die folgenden rezeptfreien Mittel helfen bei einer Bindehautentzündung.

➤ **Präparat mit Tramazolin:** Biciron® (Augentropfen)

Wichtiger Hinweis: kann zu Reizungen, selten zu Blutdruckanstieg und Herzklopfen bei Risikopatienten führen; Anwendung während der Schwangerschaft nur unter ärztlicher Kontrolle; nicht geeignet für Kinder unter 2 Jahren

➤ **Präparate mit Tetryzolin:** Berberil®, Vasopos®, Yxin® (Augentropfen, Einzeldosen)

Wichtiger Hinweis: kann zu Reizungen führen; nicht mit weichen Kontaktlinsen in Berührung bringen; nicht in der Schwangerschaft anwenden

➤ **Präparate mit Naphazolin:** Vistalbalon®, Naphazolin®, Proculin® (Augentropfen)

Wichtiger Hinweis: kann zu Reizungen, selten zu Blutdruckanstieg und Herzklopfen bei Risikopatienten führen; Anwendung während der Schwangerschaft nur unter ärztlicher Kontrolle; nicht geeignet für Kinder unter 2 Jahren

NATURHEILKUNDE

Augentrostkompresse

Augentrost wirkt entzündungshemmend und hilft vor allem bei einer allergisch bedingten Bindehautentzündung.

➤ **Anwendung:** 2 Teelöffel Augentrost mit 1/4 Liter kochendem Wasser aufgießen, 2 Minuten lang ziehen lassen; danach abkühlen lassen und damit ein Mull- oder Taschentuch tränken. Die Kompresse auf die geschlossenen Augen legen und etwa 10 bis 15 Minuten einwirken lassen.

Augendusche

Diese Methode hat sich bei leicht entzündeten Augen bewährt.

➤ **Anwendung:** Morgens bei geschlossenen Augenlidern mit beiden Händen 10- bis 15-mal Wasser an die Augen schwappen. Mit lauwarmem Wasser beginnen und allmählich auf kaltes Wasser umstellen. Am Abend auf die gleiche Weise vorgehen, allerdings dann mit kaltem Wasser beginnen und mit warmem Wasser aufhören.

Augenguss

Der Augenguss wird mit geschlossenen Augenlidern ausgeführt. Man benutzt dazu einen kurzen Schlauch, der an den Wasserhahn angeschraubt werden kann; der Wasserstrahl sollte hierbei eher schwach eingestellt sein.

➤ **Anwendung:** Am rechten Auge (an der Schläfe) mit dem Augenguss beginnen. Das Auge 3-mal mit dem Wasserstrahl umkreisen, bevor das linke Auge an die Reihe kommt. Diesen Vorgang an beiden Augen bis zu 4-mal wiederholen.

NAHRUNG, DIE HEILT

Vitamin A

Sehr wichtig für die Regeneration der Augen ist Vitamin A; deshalb sollte man ausreichend Obst und Gemüse mit einem hohen Gehalt an Beta-Karotin essen (z. B. Karotten, Brokkoli, Melonen oder Aprikosen). Grundsätzlich sollten Sie sich auch überlegen, die Ernährung generell auf eine ausgewogene vitamin- und ballaststoffreiche Kostform umzustellen: Dies bedeutet, mehr Fisch, Pflanzenöle, Hülsenfrüchte, Vollkornprodukte, Obst und Gemüse anstelle von stark fett- und cholesterinhaltigen Fleisch- und Wurstwaren zu verzehren.

DAS KÖNNEN SIE NOCH TUN

Augenübungen

Einige Augenübungen helfen auch bei entzündeten Augen, die Symptome der Entzündung zu lindern (zu weiteren Augenübungen siehe »Augenprobleme«, S. 19).

➤ **Palmieren:** Die Augen mit den Handinnenflächen abschirmen; dabei die Augen schließen und in dieser Art Höhle entspannen.

Tipp: Wenn man die Hände vorher in kaltes Wasser taucht, wirkt die Übung auch kühlend.

➤ **Sanfte Klopfmassage:** Um die Augen herum sanft mit den Fingerkuppen von Zeige- und Mittelfinger die Haut klopfen; dabei nicht direkt auf die Augen klopfen.

⊕ Das hilft

Ruhe und Entspannung

Kühlende Kompressen

Saubere, frische Luft

Augenklappe, Sonnenbrille

Vitamin- und ballaststoffreiche Kost, vor allem Vitamin A

⊖ Das schadet

Staubige, trockene Luft

Reizstoffe (z. B. Rauch)

Chlorwasser

UV-Licht und grelles Licht

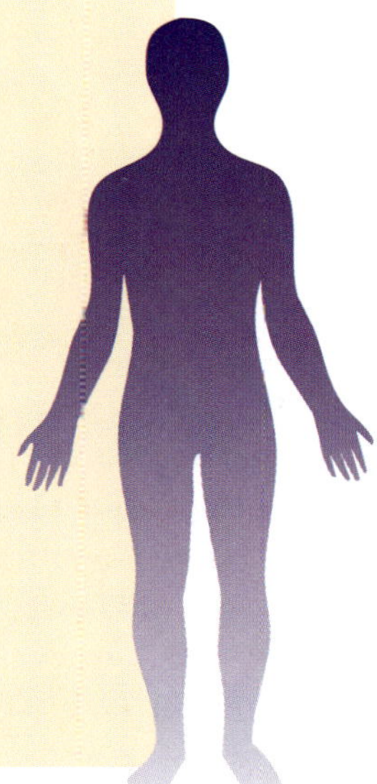

Gerstenkorn

Typische Beschwerden: juckende, brennende und tränende Augen, entzündliche Hautveränderung (»Eiterpickel«) am Augenlid, meist im Wimpernbereich, rot gefärbtes und angeschwollenes Lid

➤ Siehe auch Bindehautentzündung (S. 20f.) und Augenprobleme (S. 18f.)

SOFORTMASSNAHMEN – WAS SIE GLEICH TUN KÖNNEN

Desinfizierende Augensalben

Augensalben mit den Wirkstoffen Bibrocathol (rezeptfrei) und Gentamicinsulfat (rezeptpflichtige antibiotische Salben) helfen gegen Beschwerden beim Gerstenkorn.

➤ Achtung: Bei empfindlichen Personen können allergische Reaktionen auftreten; während der Anwendung keine Kontaktlinsen tragen.

Wärmeanwendung

Eine Wärmebehandlung mit einer Infrarotlampe (erhältlich im Sanitätsfachhandel) lindert die Beschwerden.

➤ **Anwendung:** Die Rotlichtbestrahlung 2- bis 3-mal täglich anwenden (etwa 10 Minuten). Vorsicht! Mindestabstand von 50 Zentimetern einhalten (Verbrennungsgefahr), Augenlider immer geschlossen halten.

Grenzen der Selbstbehandlung

Beim Gerstenkorn ist ein Gang zum Arzt nur notwendig, wenn eine verschreibungspflichtige Augensalbe (mit Antibiotika) benötigt wird.

➤ Falls sich der Eiter des Gerstenkorns nicht nach 1 Woche von selbst entleert, muss allerdings ein Arzt aufgesucht weren. Bitte niemals ausdrücken!

➤ Bei ständig wiederkehrenden Gerstenkörnern mit starkem Druckschmerz, Sehbeeinträchtigung und Eiterbildung ist ebenfalls eine ärztliche Untersuchung angebracht (Verdacht auf Diabetes mellitus).

➤ Ein so genanntes Hagelkorn – ein schmerzfreier Knoten unter der Lidhaut – muss vom Augenarzt aufgeschnitten werden. In der Regel wird auch noch das Gewebe untersucht, um etwa einen bösartigen Tumor auszuschließen.

AUS DER APOTHEKE

Synthetische Medikamente …

Die folgenden Medikamente mit den Wirkstoffen Bibrocathol und Gentamicinsulfat helfen bei einem Gerstenkorn.

➤ **Präparate mit Bibrocathol:** Noviform®, Posiformin® (Augensalben; rezeptfrei)

Wichtiger Hinweis: allergische Reaktionen bisweilen möglich

➤ **Präparate mit Gentamicinsulfat:** Refobacin® (Augentropfen, Augensalbe), Gentamicin POS® (Augensalbe); rezeptpflichtig, da antibiotische Salben bzw. Tropfen

Wichtiger Hinweis: Brenngefühl und Überempfindlichkeitsreaktionen möglich; während der Anwendung keine Kontaktlinsen tragen

… und Phytopharmaka

➤ **Präparate mit Augentrost und Fenchel:** als Fertigtees und Augenwässer in der Apotheke (oder auch im Reformhaus) erhältlich

Wichtiger Hinweis: Heilmittel nie direkt ins Auge tropfen, sondern nur als Kompressen (mit geschlossenem Augenlid) anwenden

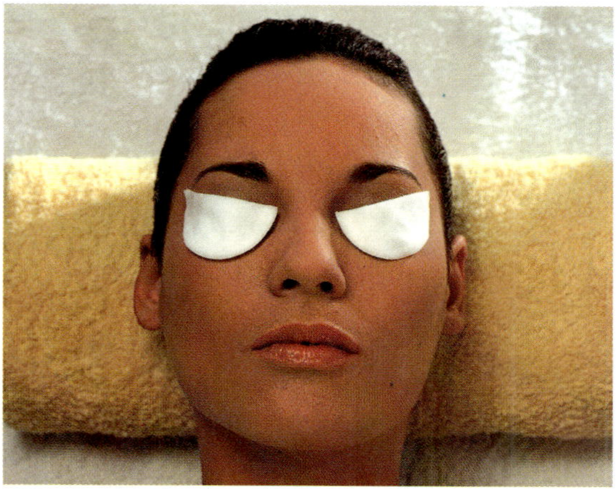

Auflagen sind heilsam und wohltuend.

NATURHEILKUNDE

Quarkpackung

Quarkpackungen wirken schmerz- und schwellungslindernd.

➤ **Anwendung:** 3 Esslöffel Quark mit dem Saft von 1 Zitrone und 1 Esslöffel Milch verrühren; diesen Brei auf einen warmen Waschlappen verteilen. Die Packung etwa 15 Minuten auf das geschlossene Augenlid legen. Anwendung 2- bis 3-mal wiederholen.

Auflage mit Kochsalzlösung

➤ **Anwendung:** 1 Teelöffel Kochsalz in 1 Glas mit heißem Wasser auflösen, ein Leinentuch oder Augenpads damit tränken und auf das Augenlid legen. Die Anwendung mehrmals wiederholen.

BEWÄHRTE HAUSMITTEL

Kartoffelbreipackung

Kartoffeln enthalten entzündungshemmende Wirkstoffe und haben sich als wirksames Hausmittel bewährt.

➤ **Anwendung:** 1 heiße Pellkartoffel fein zerdrücken, dann 1 Eigelb und so viel heiße Milch hinzugeben, bis ein streichfähiger Brei entsteht. Den Kartoffelbrei auf einen Waschlappen oder ein Mulltuch dünn verteilen. Die Packung etwa 15 Minuten auf das betroffene (geschlossene) Augenlid legen. Die Anwendung 2- bis 3-mal täglich wiederholen.

Heiße Leinsamenauflage

Leinsamenwickel fördern die Reifung des Gerstenkorns und beschleunigen die Eiterentleerung.

➤ **Anwendung:** 2 Esslöffel geschrotete Leinsamen mit 1/4 Liter kochendem Wasser verrühren, anschließend 5 Minuten lang quellen lassen. Dann ein Leinentuch oder einen Waschlappen damit tränken und etwa 15 Minuten auf das geschlossene Augenlid legen. Die Anwendung 2- bis 3-mal täglich wiederholen.

DAS KÖNNEN SIE NOCH TUN

Entspannen und Abdunkeln

Die Augen sollten bei Schmerzen am Augenlid nicht noch unnötig belastet werden, etwa durch Arbeit am Bildschirm oder grelles Sonnenlicht. Entspannen Sie sich in einem abgedunkelten Raum.

⊕ Das hilft

Augen schonen (Abdunkeln, Sonnenbrille)

Wärme

Saubere, reizarme Luft

Gesunde, vitaminreiche Kost (eventuell Vitaminpräparate)

⊖ Das schadet

Trockene Wohnräume

Reizstoffe (Abgase, Staub, Rauch)

Allergisierende Substanzen (keine Kamilleanwendungen)

Stress

Grelles Licht

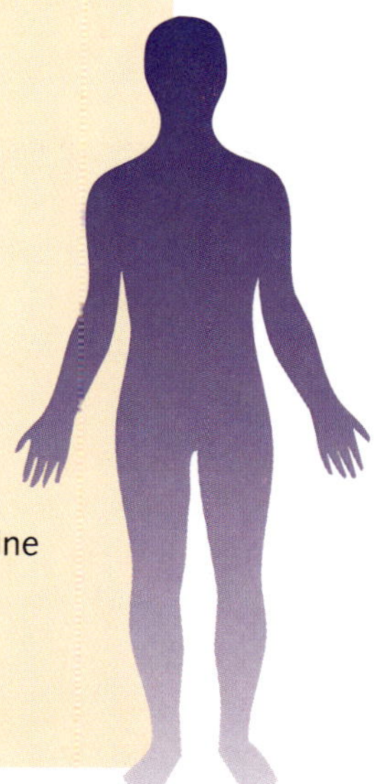

Halsschmerzen und Angina

Typische Beschwerden: Brennen, Kratzen und Heiserkeit im Hals- und Rachenbereich, in der Regel einhergehend mit Schluck- und Sprechbeschwerden; eventuell leicht erhöhte Körpertemperatur und Krankheitsgefühl (Abgeschlagenheit, Müdigkeit); bei einer Mandelentzündung meist starke Halsschmerzen und zusätzlich Fieber (über 38,5 °C)

➤ Siehe auch Husten und Bronchitis (S. 74ff.), grippaler Infekt (S. 310ff.), Fieber (S. 304ff.), Nebenhöhlenentzündung (S. 46ff.) und Abwehrschwäche, Infektanfälligkeit (S. 300ff.)

SOFORTMASSNAHMEN – WAS SIE GLEICH TUN KÖNNEN

Gurgeln

Gurgeln Sie mit Salbei- oder Kamillentee. Beide Heilpflanzen besitzen antivirale Wirkstoffe, die sich entzündungshemmend auswirken.

➤ **Anwendung:** 2 Teelöffel Kamillenblüten oder Salbeiblätter mit 1/4 Liter Wasser aufbrühen, 10 Minuten lang ziehen lassen. Den Tee etwas abkühlen lassen und mit der nunmehr lauwarmen Flüssigkeit gurgeln. Diese Anwendung mehrmals täglich oder nach Bedarf wiederholen.

Halswickel

Kalte Halswickel hemmen Entzündungen der oberen Atemwege (Nase, Hals- und Rachenbereich, Nebenhöhlen). Besonders hilfreich: gleichzeitig etwas ganz Heißes trinken.

➤ **Anwendung:** Ein Leinentuch in kaltes Wasser tauchen, das Tuch etwas auswringen und locker um den Hals legen (von Ohr zu Ohr), dann das Tuch mit einem Schal umwickeln; nach etwa 10 Minuten den Wickel erneuern. Anwendung mehrmals wiederholen.

Halstabletten & Co.

In der Apotheke bekommen Sie desinfizierende Halstabletten (z. B. mit dem Wirkstoff Cetylpyridiniumchlorid), salzhaltige Lutschtabletten (z. B. Emser Pastillen®), Gurgelmittel, Lösungen zum Einpinseln oder auch Schmerztabletten (z. B. mit dem Wirkstoff Parazetamol).

Kinder

Säuglinge und Kleinkinder können noch nicht gurgeln oder lutschen. Deshalb sollte der Rachenbereich mit einer Lösung ausgepinselt werden – falls das Kind dies überhaupt zulässt. Sie können dazu Tees aus Kamille oder Salbei zubereiten bzw. verdünnte Extrakte (aus Kamille oder Ratanhia) verwenden. Bei Säuglingen kann man den Schnuller mit einer betäubenden Lösung (z. B. Herviros®) beträufeln; die Kinder schlucken so die Wirkstoffe, die dann auch in den weichen Gaumenbereich gelangen. Im Zweifelsfall sollte immer der Kinderarzt aufgesucht werden.

Grenzen der Selbstbehandlung

Bei den folgenden Symptomen ist eine ärztliche Untersuchung notwendig:

➤ Hohes Fieber, eitrige oder stark geschwollene Mandeln, starke Schluck- und Sprechbeschwerden, Atemprobleme, Fremdkörpergefühl (Kloß im Hals) und eitriger bzw. blutiger Schleim beim Husten

➤ Halsschmerzen, die länger als 2 bis 3 Tage anhalten bzw. sich verschlechtern

Sofort den Notarzt rufen

➤ Bei Atemnot und/oder sehr hohem Fieber (Gefahr eines Kreislaufschocks oder einer Lungenentzündung)

AUS DER APOTHEKE

Synthetische Medikamente ...

Die folgenden Medikamente mit den Wirkstoffen Cetylpyridiniumchlorid und Chlorhexidin sowie Schmerzmittel mit Parazetamol gibt es auch ohne Rezept. Antibiotika muss der Arzt verordnen.

➤ **Präparate mit Cetylpyridiniumchlorid:** Dobendan®, Dobendan X® (zuckerfrei), frubizin® (Lutschtabletten, Lösung)

Wichtiger Hinweis: selten Überempfindlichkeitsreaktionen; nur bei akuten Beschwerden anwenden

➤ **Präparate mit Chlorhexidin:** Chlorhexamed®, Frubilurgyl®, Lemocin CX® (Gurgellösung, Rachenspray)

Wichtiger Hinweis: Beeinträchtigung des Geschmacksempfindens, Taubheitsgefühl der Zunge, Verfärbungen der Zähne bei längerer Einnahme; nicht bei Veränderungen der Mundschleimhaut anwenden

➤ **Präparate mit Parazetamol:** Benuron®, Doloreduct®, Paracetamol-ratiopharm®, Pyromed® (Zäpfchen, Tabletten, Kapseln, jeweils in altersgerechter Dosierung)

Wichtiger Hinweis: nicht bei schweren Leberfunktionsstörungen und Asthma bronchiale anwenden

... und Phytopharmaka

➤ **Salzhaltige Mittel, die die Mundschleimhaut feucht halten bzw. die Schleimhaut schützen:** Emser Pastillen® mit und ohne Menthol (Lutschpastillen), Isla-Moos® (Pastillen)

➤ **Kombinationsmittel:** Olbas® (Tabletten, Tropfen), Salviathymol® (Lösung zum Gurgeln oder Pinseln), Tonsilgon N® (Dragees, auch als Tropfen für Kinder erhältlich)

NATURHEILKUNDE

Zwiebelwickel

Die Zwiebeln wirken antibakteriell und regen vor allem die Durchblutung der entzündeten Schleimhäute an.

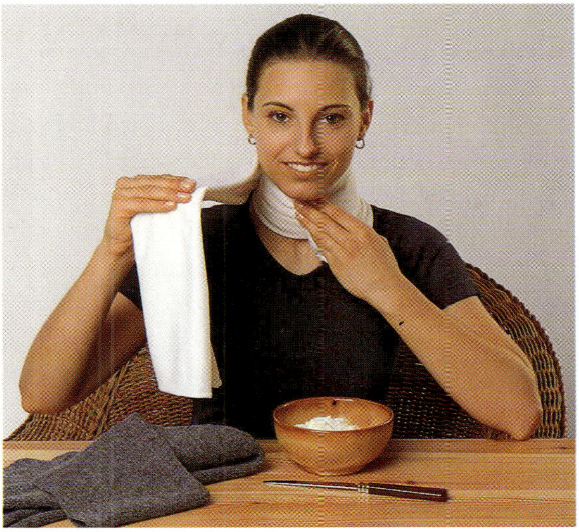

Einfache Maßnahme, hohe Effektivität – ein Zwiebelwickel kann schnell zubereitet werden.

➤ **Anwendung:** Etwa 5 mittelgroße Zwiebeln in kleine Würfel schneiden und in ein gerade noch angenehm warmes Leinentuch einschlagen. Den Wickel so um den Hals legen, dass er vom Kinn bis an die Schultern reicht. Um das feuchte Leinentuch ein weiteres Tuch (Handtuch) schlagen. Den Wickel so lange tragen, bis er völlig ausgekühlt ist. Die Anwendung mindestens 3-mal täglich wiederholen.

Gurgeln mit Salz

Mit einer Salzwasserlösung werden Schleim und Speisereste, die sich an den Mandeln anlagern, weggespült.

➤ **Anwendung:** 1 Teelöffel Kochsalz in 1 Glas mit warmem Wasser auflösen. Morgens und nach jedem Essen damit gurgeln; nicht schlucken.

Heiltees

Insbesondere in der Anfangsphase einer Halsentzündung oder bei Heiserkeit sollte man viel Flüssigkeit trinken. Dazu eignen sich am besten Teeanwendungen mit Kamille und Salbei.

➤ **Salbeitee:** 2 Teelöffel Salbeiblätter mit 1/4 Liter kochendem Wasser überbrühen. Den Tee 10 Minuten lang ziehen lassen; dann abseihen. Täglich 3 bis 4 Tassen Tee heiß und ungesüßt trinken.

➤ **Kamillentee:** 2 Teelöffel Kamillenblüten mit 1/4 Liter kochendem Wasser aufgießen. Den Tee 10 Minuten lang zugedeckt ziehen lassen und dann abseihen. Täglich 3 bis 4 Tassen Tee heiß, in kleinen Schlucken und möglichst ungesüßt trinken.

Akupressur

Sofern es sich nur um leichte Halsschmerzen, etwa infolge eines grippalen Infekts, handelt, die mit Heiserkeit und Schluckbeschwerden einhergehen, können sie durch die Stimulierung der folgenden Akupressurpunkte gebessert werden (Punkte immer an beiden Körperseiten bearbeiten).

➤ **LU 11:** Der so genannte Meisterpunkt des Lungenmeridians befindet sich am inneren Winkel des Daumennagelbetts. Den Punkt erst am rechten und dann am linken Daumen mit dem Zeigefinger 5 Minuten lang im Uhrzeigersinn kräftig massieren.

➤ **KG 22:** Der Punkt des Konzeptionsgefäßes liegt in einer Vertiefung am Rand des Brustbeins. Massieren Sie ihn kreisend gegen den Uhrzeigersinn.

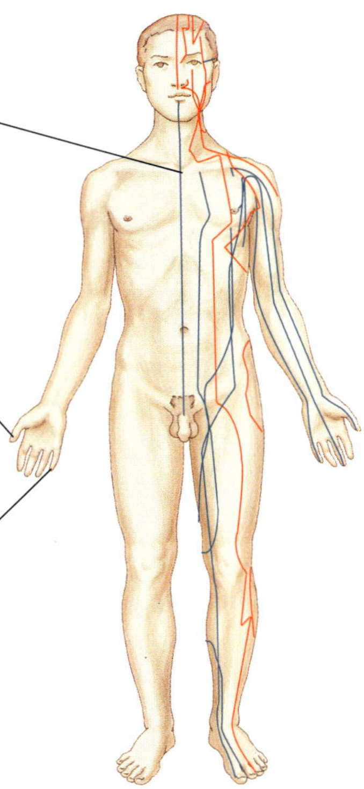

➤ **HE 9:** Der Herzpunkt liegt über der inneren, dem Ringfinger zugewandten Nagelecke des kleinen Fingers. Drücken Sie mit der Zeigefingerkuppe der anderen Hand etwa 30 Sekunden lang stark darauf.

BEWÄHRTE HAUSMITTEL

Kalter Quarkwickel

In der Volksmedizin haben sich kalte Wickel bei Erkältungskrankheiten seit Jahrhunderten bewährt. Der Quarkwickel ist ein altes Hausrezept.

➤ **Anwendung:** Ein feuchtes Leinentuch dick mit Quark bestreichen. Das Tuch mit der Quarkseite auf den Hals legen und darüber ein Handtuch wickeln. Der Quarkwickel sollte mehrere Stunden (am besten über Nacht) einwirken.

Heiße Zitrone

Ein weiteres bewährtes Hausmittel ist heiße Zitrone. Dieser Vitamin-C-Schub ist bei Halsschmerzen hilfreich.

➤ **Anwendung:** Den Saft von 1 ganzen Zitrone mit 1/4 Liter heißem Wasser (nicht über 70 °C erhitzen, sonst geht Vitamin C verloren) übergießen; nach Bedarf mit etwas Honig süßen. Den Zitronensaft möglichst heiß und in kleinen Schlucken trinken.

BEIM HEILPRAKTIKER

Umstimmungstherapien

Wenn Sie an rezidivierenden (immer wiederkehrenden) Hals- oder Mandelentzündungen leiden, sollten Sie eine Umstimmungstherapie ins Auge fassen. Es gibt unterschiedliche Formen, die Sie sowohl bei Ärzten als auch bei Heilpraktikern durchführen lassen können.

➤ **Akupunktur:** Die Anregung der Meridiane mittels Nadelung der Akupunkturpunkte schlägt bei manchen Menschen sehr gut an.

➤ **Neuraltherapie/Mesotherapie:** Bei diesen Weiterentwicklungen bzw. Veränderungen der Akupunktur wird gequaddelt, d. h., ein Mittel (bei der Neuraltherapie meist ein Lokalanästhetikum, bei der Mesotherapie ein Homöopathikum) wird knapp unter die Haut injiziert.

➤ **Homöopathie:** Die Einnahme von homöopathischen Mitteln kann den Körper quasi umprogrammieren, indem die Lebenskraft gestärkt wird.

NAHRUNG, DIE HEILT

Eis essen

Eis besitzt eine ähnliche Wirkung wie kalte Halswickel; es lindert die Halsschmerzen. Zu viel davon ist allerdings auch schädlich: Man sollte bei Halsbeschwerden nur in Maßen Eis essen.

Vitamin C

Die ausreichende Zufuhr von Vitamin C wirkt entzündungshemmend. Deshalb sollten Sie viel Obst und Gemüse essen. Besonders viel Vitamin C ist in Zitrusfrüchten (z. B. Orangen, Zitronen), Sanddorn, Acerolakirschen, frischen Kräutern (z. B. Petersilie), Brokkoli, Paprikas und Avocados enthalten.

DAS KÖNNEN SIE NOCH TUN

Auf die Atmung achten

Atmen Sie vorwiegend durch die Nase ein. Durch die Haare und Schleimhäute der Nase sowie durch den längeren Atemweg (als durch den Mund) werden schon viele Fremdkörper und Viren abgefangen, bevor sie den Rachenraum erreichen, und die Luft wird angewärmt und angefeuchtet.

Gesundes Lutschen

Das Lutschen von Bonbons oder Pastillen (z. B. mit Salbei, Eukalyptus), aber auch das Kauen von Kaugummi sorgt für eine stärkere Speichelbildung; dadurch wird der Rachenbereich besser befeuchtet.

Die Luft befeuchten

Vor allem in der kalten Jahreszeit wird durch das Heizen der Räume und den geringeren Luftaustausch die Luftfeuchtigkeit sehr reduziert, was wiederum zum Austrocknen der Schleimhäute führt und dadurch Erkältungskrankheiten fördert. Wenn die Luftfeuchtigkeit in der Wohnung oder am Arbeitsplatz unter 50 Prozent fällt, sollte man die Luft befeuchten. Hierzu gibt es in Fachgeschäften spezielle Luftbefeuchter. Es hilft auch schon, nasse Handtücher über eine Heizung zu legen. Diese müssen dann allerdings regelmäßig ausgewechselt werden. Ein Schälchen Wasser über einer Heizung reicht hingegen nicht aus, um die Luftfeuchtigkeit wirksam zu verbessern.

Mit dem Rauchen aufhören

Rauchen verringert die Durchblutung der Schleimhäute, »rasiert« die Flimmerhärchen weg und blockiert auf diese Weise wichtige Schutzmechanismen der oberen Atemwege – abgesehen davon, dass es natürlich auch die Bronchien schädigt. Es gibt vielfältige Methoden, sich das Rauchen abzugewöhnen. Erkundigen Sie sich bei Volkshochschulen oder Gesundheitszentren nach geeigneten Entwöhnungskursen.

⊕ Das hilft

- Gurgeln
- Viel trinken
- Ruhe und ausreichend Schlaf
- Leichte (flüssige) Kost
- Mäßig Eis essen
- Den Körper warm halten

⊖ Das schadet

- Trockene oder verrauchte Wohnräume
- Reizstoffe (Abgase, Staub, Rauch)
- Zugluft
- Säurehaltige Lebensmittel, Kaffee, Alkohol, scharfe Speisen

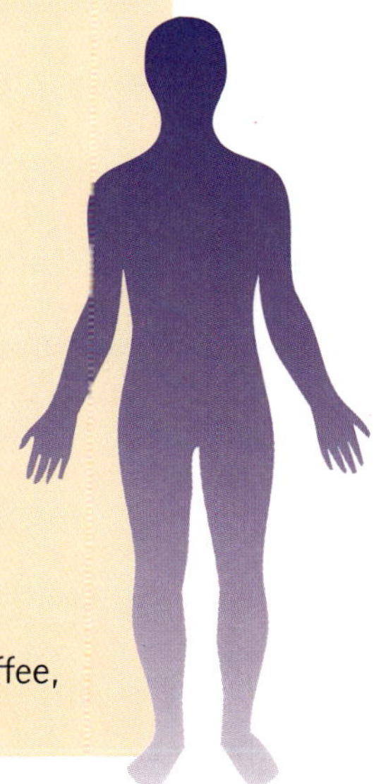

Kehlkopfentzündung und Pseudokrupp

Typische Beschwerden: Heiserkeit, trockener Reizhusten, Fremdkörpergefühl, Schluckbeschwerden, zeitweiliger Verlust der Stimme, Schmerzen und Schwellungen im Kehlkopfbereich sowie Atemnot (bei Säuglingen und Kleinkindern; Pseudokrupp); manchmal auch erhöhte Körpertemperatur

➤ Siehe auch Husten und Bronchitis (S. 74ff.), Halsschmerzen und Angina (S. 24ff.) sowie Atemnot (S. 380f.)

SOFORTMASSNAHMEN – WAS SIE GLEICH TUN KÖNNEN

Luftfeuchtigkeit erhöhen

Wichtig ist, sofort die Frischluftzufuhr und die Luftfeuchtigkeit zu erhöhen.

➤ Sich (oder den Säugling/das Kleinkind) warm anziehen, dann bei geöffnetem Fenster die frische (feuchte) Luft tief einatmen; in der Stadt eventuell in einem Park kurz spazieren gehen

➤ Eine Zeit lang die warme Dusche aufdrehen oder ständig nasse Handtücher über die Heizung hängen; am besten (für die Zukunft) einen Luftbefeuchter (im Sanitätsfachhandel erhältlich) anschaffen

Mit Salzwasser inhalieren

Inhalationen mit Salzwasserdampf befeuchten die Atemwege und erleichtern somit das Atmen.

➤ **Anwendung:** 1 Esslöffel Salz (oder Meersalz) in eine große Schüssel mit 1 Liter heißem Wasser geben. Den Kopf, mit einem Handtuch umhüllt, über die dampfende Flüssigkeit beugen; tief ein- und ausatmen (mindestens 10 Minuten). Nach dem Inhalieren eine Ruhepause einlegen und anschließend nicht sofort nach draußen gehen.

Kinder

Zur Behandlung von Kindern siehe S. 29.

Grenzen der Selbstbehandlung

Bei hohem Fieber, starken Schluck- und Atembeschwerden sowie häufig wiederkehrenden Entzündungen ist eine ärztliche Untersuchung erforderlich; auch wenn die Beschwerden länger als 1 Woche anhalten bzw. sich sogar noch verschlechtern.

Sofort den Notarzt rufen

➤ Bei akuter schwerer Atemnot

➤ Bei einem Ohnmachtsanfall

AUS DER APOTHEKE

Synthetische Medikamente …

Die folgenden Medikamente helfen bei Kehlkopfentzündung und Pseudokrupp. Die Medikamente sind rezeptfrei erhältlich.

➤ **Präparate mit Pentoxyverin:** Pertix®, Sedotussin® (Saft, Tropfen, Tabletten, Zäpfchen)

Wichtiger Hinweis: Erbrechen, Übelkeit, Durchfall, Müdigkeit sind möglich; nicht für Säuglinge geeignet; nicht während Schwangerschaft und Stillzeit anwenden

… und Phytopharmaka

➤ **Präparat mit Efeublätterextrakt:** Prospan® (Saft, Tropfen, Tabletten und Kinderzäpfchen)

Wichtiger Hinweis: Schleimhautreizungen möglich

➤ **Präparate mit Thymianextrakt:** Nimopect® (Saft), Melrosum Hustensirup Forte® (Lösung), Thymipin® (Saft)
Wichtiger Hinweis: Saft, Lösungen, Tropfen enthalten Alkohol

NATURHEILKUNDE

Gurgeln mit Meersalz und Salbei

Salzwasser befeuchtet die Schleimhäute und wirkt dadurch schmerzlindernd. Salbei wirkt entzündungshemmend.
➤ **Anwendung 1:** 1 Teelöffel Meersalz in 1/4 Liter warmes Wasser geben; etwas abkühlen lassen, dann mit der lauwarmen Flüssigkeit gurgeln, nach Bedarf mehrmals täglich wiederholen.
➤ **Anwendung 2:** 2 Teelöffel Salbeiblätter mit 1/4 Liter kochendem Wasser übergießen, 10 Minuten ziehen lassen; etwas abkühlen lassen, dann mit der lauwarmen Flüssigkeit gurgeln.

Aromatherapie

Als unterstützende Behandlungsmethode bei Kehlkopfentzündungen eignen sich Anwendungen mit ätherischen Ölen.
➤ **Duftlampenmischung:** Je 2 Tropfen Latschenkiefern-, Thymian-, Eukalyptus- und Myrtenöl in die Verdunstungsschale der Duftlampe geben.

DAS KÖNNEN SIE NOCH TUN

Mehr Bewegung

Gerade im Herbst und im Winter ist viel Bewegung an der frischen Luft wichtig. Ein täglicher Spaziergang sollte eigentlich immer drin sein. Am besten ist es aber, wenn man regelmäßig eine Ausdauersportart (etwa Jogging oder Schwimmen) ausübt. Das Ausdauertraining entspannt und stärkt die körperlichen Abwehrkräfte. Dadurch schützen Sie sich wirksam gegen den Ausbruch von Infektionskrankheiten. Auch Kinder sollten im Winter – gut vermummt – an die frische Luft.

⊕ Das hilft

Inhalationen

Feuchte, saubere Atemluft

Viel Flüssigkeit (Tees) trinken

Ruhe und Entspannung

⊖ Das schadet

Reizstoffe (z. B. Abgase)

Stress, Hektik

Falsche Atmung (durch den Mund)

Rauchen

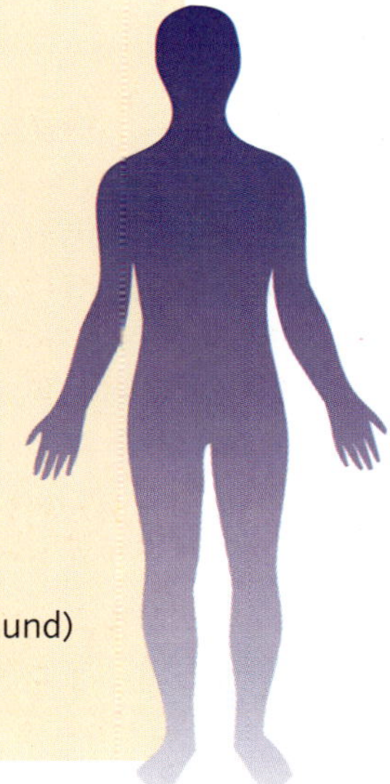

Reden ist Silber, Schweigen Gold

Sprechen Sie möglichst wenig. Und vor allem: Flüstern Sie nicht. Das schadet Ihrem Kehlkopf.

SCHNELLE HILFE FÜR KINDER

Bei einem Pseudokruppanfall sind die folgenden Verhaltensregeln zu beachten.
➤ Beruhigen Sie zunächst das Kind. Nehmen Sie es in den Arm, und geben Sie ihm das Gefühl von Sicherheit und Geborgenheit, denn Angst verstärkt lediglich die Atemnot.
➤ Ziehen Sie das Kind warm an, und lassen Sie es bei geöffnetem Fenster frische Luft atmen.
➤ Anschließend lassen Sie das Kind feuchte, warme Luft einatmen (beispielsweise, indem Sie eine Inhalation mit Salzwasser vornehmen).
➤ Falls zur Hand, können Sie dem Kind auch Kortisonzäpfchen geben.
➤ Gegen die Schwellung des Kehlkopfs kann Traumeel® (Tabletten) helfen – allerdings nicht im akuten Fall.
➤ Falls sich die Atmung innerhalb von 30 Minuten nicht deutlich verbessert, sollten Sie auf jeden Fall den Notarzt rufen!

Kopfschmerzen

Typische Beschwerden: pochende, ziehende, stechende, dröhnende, bohrende oder dumpfe Schmerzen im gesamten Kopfbereich, auch am Hinterkopf sowie im Nackenbereich

Es gibt über 100 verschiedene Kopfschmerzformen. Grundsätzlich unterscheidet man zwischen primären Kopfschmerzen (dazu zählen der überaus häufige Spannungskopfschmerz, die Migräne und vasomotorische Kopfschmerzen) und sekundären Kopfschmerzen (Begleitsymptome einer anderen Erkrankung, etwa eines grippalen Infekts).

➤ Zum Halbseitenkopfschmerz siehe Migräne (S. 38ff.)

➤ Zum Problembereich Kopfschmerzen siehe auch Kater (S.108f.), Nebenhöhlenentzündung (S. 46ff.), Wetterfühligkeit (S. 338ff.), Blutdruck, zu hoher (S. 272ff.) und Jetlag (S. 320f.)

SOFORTMASSNAHMEN – WAS SIE GLEICH TUN KÖNNEN

Kälteanwendungen

Kalte Kompressen oder Eisbeutel (auf Nacken und/oder Stirn gelegt) lindern die akuten Schmerzen.

➤ Den Eisbeutel nie direkt auf die Haut geben, sondern immer in ein Tuch wickeln und nur kurz (maximal 5 Minuten) liegen lassen. Anwendung mehrmals täglich wiederholen.

Akupressur

Die chinesische Druckpunktmassage hilft bei leichten Kopfschmerzen.

➤ **Anwendung:** Die Vertiefungen neben den Augenbrauenbögen auf der Stirn mit beiden Zeigefingern gleichzeitig im Uhrzeigersinn massieren (weitere Akupressurpunkte siehe S. 31).

Schmerztabletten

Schmerztabletten (aus der Apotheke) mit den Wirkstoffen Parazetamol, Ibuprofen und Azetylsalizylsäure (ASS) helfen bei Kopfschmerzen.

➤ Schmerzmittel sollten nur bei mittelstarken bis starken Kopfschmerzen angewendet werden; nicht auf Dauer einnehmen (Gefahr der Abhängigkeit und Organschäden). Monopräparate anstelle von Kombinationspräparaten bevorzugen.

➤ Azetylsalizylsäure (z. B. in Aspirin®) kann Magenbeschwerden verursachen.

Kinder

Bei Kindern sollte man möglichst keine synthetischen Medikamente anwenden.

➤ Bei leichten bis mittelstarken Kopfschmerzen kalte Kompressen anwenden.

➤ Bei starken Kopfschmerzen sollten Medikamente mit dem Wirkstoff Parazetamol den Vorzug bekommen.

➤ Das Kind sollte Ruhe haben.

Grenzen der Selbstbehandlung

Wenn Sie oft Kopfschmerzen haben, sollten Sie sich ärztlich untersuchen lassen. Kopfschmerzen können Symptome anderer (auch schwer wiegender) Erkrankungen, etwa von Bluthochdruck oder Gehirntumor, sein.

Sofort den Notarzt rufen

➤ Bei starken Kopfschmerzen, die mit Lähmungserscheinungen einhergehen (Verdacht auf Gehirnblutung bzw. Schlaganfall)

➤ Bei Kopfschmerzen, die mit Sehstörungen oder mit Blitzen vor den Augen verbunden sind (Verdacht auf Netzhautablösung)

AUS DER APOTHEKE

Synthetische Medikamente …

Alle folgenden Medikamente mit den Wirkstoffen Azetylsalizylsäure (ASS), Ibuprofen und Parazetamol gibt es rezeptfrei in der Apotheke.

➤ **Präparate mit ASS:** Aspirin®, ASS-ratiopharm®, Togal ASS 400® (Tabletten, Kautabletten, Brausetabletten), Alka-Seltzer® (Brausetabletten)

Wichtiger Hinweis: bei Kindern und Jugendlichen unter 15 Jahren nur anwenden, wenn andere Maßnahmen nicht wirken; während Schwangerschaft und Stillzeit nur unter ärztlicher Kontrolle anwenden

➤ **Präparate mit Ibuprofen:** Aktren®, Togal N®, Ibuprofen Stada® (Dragees, Brausegranulat, Tabletten)

Wichtiger Hinweis: für Kinder nur bedingt geeignet; nicht bei Magen- und Darmgeschwüren anwenden

➤ **Präparate mit Parazetamol:** Benuron®, Doloreduct®, Paracetamol-ratiopharm®, Pyromed® (Zäpfchen, Tabletten, Kapseln)

Wichtiger Hinweis: für Kinder besonders geeignet; nicht bei schweren Leberfunktionsstörungen und Asthma bronchiale anwenden

… und Phytopharmaka

➤ **Präparate mit Minzöl:** Euminz®, China-Oel®, Japanisches Heilpflanzenöl® (Lösungen)

Wichtiger Hinweis: nicht auf Schleimhäute oder in die Augen bringen; bei Kleinkindern nicht im Gesichtsbereich anwenden

➤ **Präparate mit Weidenrindenextrakt:** Rheumatab Salicis® (Tabletten), Salix Bürger® (Lösung), Tamanybonsan® (Dragees)

NATURHEILKUNDE

Wasseranwendungen

Neben kalten Kompressen als erster Hilfe hat sich als weitere Wasseranwendung bei Kopfschmerzen das kalte Armbad bewährt.

➤ **Kaltes Armbad:** Kaltes Wasser ins Waschbecken einlaufen lassen. Arme bis zur Mitte der Oberarme etwa 30 Sekunden lang eintauchen. Anwendung mehrmals wiederholen.

Akupressur

Weitere wirksame Akupressurpunkte gegen Kopfschmerzen sind – neben den beiden Stirnpunkten (siehe Kasten S. 30) – die folgenden.

➤ **LG 26:** Dieser Punkt des Lenkergefäßes befindet sich im Oberlippengrübchen zwischen den beiden Hautfalten direkt unter der Nase. Den Druckpunkt etwa 3 Minuten lang gegen den Uhrzeigersinn mit sanften Kreisen akupressieren.

➤ **MA 36:** Dieser Druckpunkt des Magenmeridians befindet sich am Unterschenkel auf der Außenseite des Schienbeins, etwa 3 bis 4 Finger breit unterhalb der Kniescheibe. Den Punkt erst am rechten und dann am linken Bein jeweils etwa 3 Minuten lang gegen den Uhrzeigersinn mit mittlerer Stärke massieren.

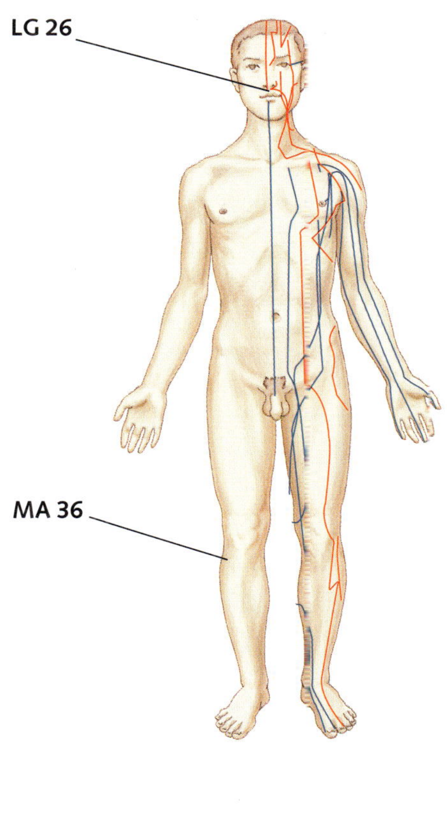

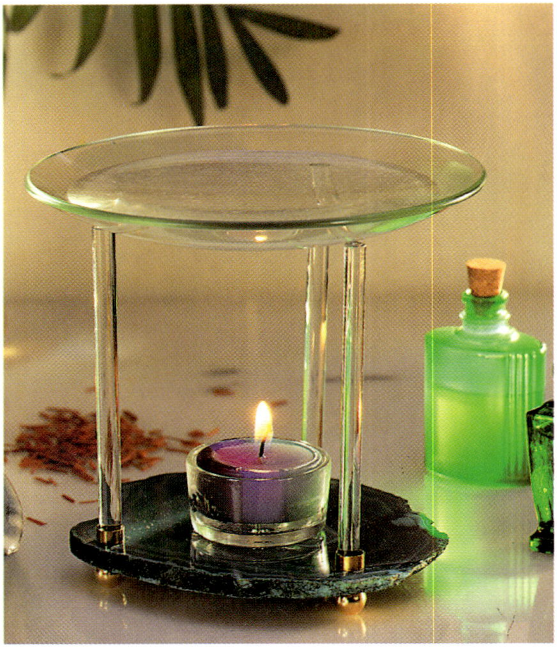

Ätherische Öle können beruhigen und entspannen – vor allem bei stressbedingten Kopfschmerzen.

Aromatherapie

Bei allen Spannungskopfschmerzen empfehlen sich zwei Anwendungsformen der Aromatherapie: einmal das Einatmen von Düften über eine Duftlampe, des Weiteren eine direkte Einreibung mit ätherischem Öl.

➤ **Mischung für Duftlampe:** Je 2 Tropfen Lavendel-, Pfefferminz- und Lemongrasöl sowie je 1 Tropfen Muskatellersalbei- und Eukalyptusöl in die Verdunstungsschale der Duftlampe geben.

➤ **Einreibung:** 1 bis 2 Tropfen (Japanisches) Pfefferminzöl auf ein Taschentuch geben und damit Schläfen und Nacken leicht massieren. Der Duft kann auch eingeatmet werden.

➤ **Riechfläschchen:** Ein dunkles Glasfläschchen (20 Milliliter) mit Sonnenblumenöl auffüllen und je 2 Tropfen Lavendel-, Pfefferminz-, Eukalyptus- und Lemongrasöl dazugeben. Anschließend das Fläschchen gut schütteln, damit eine Lösung entsteht. Für unterwegs ist es sinnvoll, immer ein kleines Riechfläschchen dabeizuhaben.

BEWÄHRTE HAUSMITTEL

Silberweidentee

Die Rinde der Silberweide enthält eine Vorstufe der Azetylsalizylsäure (Wirkstoff in Aspirin®).

➤ **Silberweiden-Melissen-Tee:** 30 Gramm Weidenrinde, 20 Gramm Weidenblätter und 20 Gramm Melissenblätter mischen. 1 Esslöffel der Mischung mit 1/4 Liter kochend heißem Wasser aufgießen und 5 Minuten ziehen lassen.

BEIM HEILPRAKTIKER

Akupunktur

In der traditionellen chinesischen Medizin werden Kopfschmerzen als Folge einer Energieblockade betrachtet. Wem konventionelle Behandlungsmethoden nicht helfen, der spricht eventuell auf eine Akupunkturbehandlung an. Akupunktur, d. h. die Behandlung von bestimmten Meridianpunkten mit Nadeln oder mit Laser, wird von entsprechend ausgebildeten Therapeuten durchgeführt.

NAHRUNG, DIE HEILT

Ungesättigte Fettsäuren und Vitamin C

Durch eine ausgewogene Kost mit viel Obst und Gemüse sowie weniger Fleisch und Wurstwaren kann die Neigung zum Kopfschmerz (Auslöserfaktoren) günstig beeinflusst werden.

➤ Sojaprodukte, Avocados, Oliven und kaltgepresste Pflanzenöle enthalten reichlich mehrfach ungesättigte Fettsäuren, die hemmend auf die Schmerzauslöser wirken.

➤ Die ausreichende Zufuhr von Vitamin C (z. B. enthalten in Zitrusfrüchten, frischen Kräutern, Sanddornsaft, Paprika) verhindert den Ausstoß entzündungsverursachender Substanzen.

➤ Sinnvoll ist es auch, mehrere kleinere Mahlzeiten auf den Tag verteilt einzunehmen, anstatt wenige reichhaltige zu essen.

DAS KÖNNEN SIE NOCH TUN

Entspannungsübungen

Entspannungsübungen können helfen, Situationen zu vermeiden, die typische Auslöserfaktoren (z. B. Stress, Muskelverspannungen) für viele Arten von Kopfschmerzen bieten.

➤ **Autogenes Training:** Das autogene Training ist der Klassiker unter den Entspannungstechniken. Der Übende nutzt dabei die in jedem Menschen schlummernde Fähigkeit der Autosuggestion (Selbstbeeinflussung). Beim autogenen Training kann eine Entspannungsempfindung nach entsprechender Übung willentlich und gezielt herbeigeführt werden. Autogenes Training wird in speziellen Kursen (z. B. an jeder Volkshochschule) erlernt (siehe dazu auch das Special S. 332f.).

➤ **Yoga:** Yoga ist eine jahrtausendealte indische Meditationskunst. Sie verbindet Körperübungen mit Meditation und Atemtechniken. Yogakurse werden von Volkshochschulen, Gesundheitszentren und Yogaschulen angeboten.

➤ **Progressive Muskelrelaxation (PMR):** Bei dieser Entspannungsmethode (begründet von Edmund Jacobson) werden einzelne Muskeln angespannt und wieder entspannt. Die Entspannungsübungen beginnen mit den Armen und enden bei den Füßen.

Sport und Bewegung

Wer aufgrund von einem Wetterumschwung, Überforderung oder Stress zu Kopfschmerzen neigt, sollte eine aktive Pause an der frischen Luft machen. Ob man in dieser Pause joggt, Rad fährt oder nur spazieren geht, ist eher nebensächlich.
Am besten wäre es jedoch, wenn Sie sich entschließen würden, regelmäßig eine Ausdauersportart (Jogging, Schwimmen, Radfahren) auszuüben. Ein richtig dosiertes Ausdauertraining entspannt und hält die Blutgefäße elastisch. Dies wirkt nicht nur vorbeugend bei Kopfschmerzen bzw. deren Auslöserfaktoren, sondern verbessert auch die Herz- und Kreislauftätigkeit und stärkt zudem das Immunsystem.

Gymnastische Übungen

Verspannungen im Schulter-, Hals- und Nackenbereich entwickeln sich meist durch falsches und/oder zu langes Sitzen. Mit den folgenden Übungen können Sie gezielt die verspannte Hals- und Nackenmuskulatur lockern.

➤ **Halsmuskeln dehnen:** Die rechte Hand über den Kopf ans linke Ohr führen. Den Kopf jetzt vorsichtig mit der Hand nach rechts ziehen, bis eine deutliche Dehnung zu spüren ist. Diese Position etwa 10 Sekunden lang halten, danach kommt die andere Seite an die Reihe; mehrmals wiederholen.

➤ **Nackenwirbel lockern:** Beide Hände gefaltet an den Hinterkopf legen. Die Spitzen der Ellbogen zeigen dabei zur Seite. Den Kopf nun vorsichtig mit leichtem Druck nach vorn beugen, bis eine Dehnung im Nacken spürbar wird. Diese Stellung etwa 10 Sekunden lang halten; dann den Kopf ganz langsam wieder zurückdehnen. Nach einer kurzen Pause die Übung wiederholen. Bei dieser Übung sollte man aufrecht sitzen.

⊕ Das hilft

Bewegung an der frischen Luft

Entspannungstechniken

Ausreichend Schlaf

Kopfschmerztagebuch führen

Richtige Matratze

Ausdauersportart

⊖ Das schadet

Trockene Räume

Nikotin, Alkohol, zu viel Kaffee (eventuell bestimmte Nahrungsmittel wie Nüsse, Schokolade)

Bewegungsmangel

Stress

Falsche Sitzhaltung

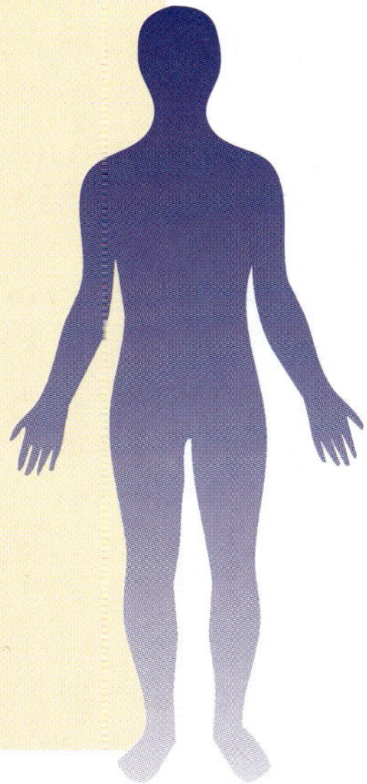

Akupressur – Heilsames aus Fernost

Die traditionelle chinesische Medizin (TCM) und ihre Teilbereiche Akupunktur und Akupressur gründen u. a. auf der Meridianlehre. Im Gegensatz zur Behandlung mit Nadeln (Akupunktur) eignet sich dabei die Akupressur, der Druck auf die Akupunkturpunkte, gut für die Selbstbehandlung. In der TCM unterscheidet man zwischen Haupt- und Nebenmeridianen. In Bezug auf die Akupressur sind 14 Meridiane von Bedeutung – 12 Hauptmeridiane und 2 besondere Gefäße.

Meridiane – Yin/Yang und Qi

Die chinesische Vorstellung von Gesundheit beruht auf einer Balance der beiden polaren, sich gleichwohl ergänzenden Kräfte Yin und Yang sowie dem ungehinderten Fluss der Lebenskraft Qi. Meridiane sind die Transportwege des Qi. Treten hier Blockaden auf und geraten Yin und Yang ins Ungleichgewicht, wird der Mensch krank.

Die TCM unterteilt die 12 Hauptmeridiane in Yin- und Yang-Meridiane. Sie sind Organen zugeordnet und verlaufen paarig – also sowohl auf der linken als auch auf der rechten Körperhälfte.

Die beiden besonderen Gefäße – das Konzeptionsgefäß (Ren Mai) und das Lenkergefäß (Du Mai) – sind ebenfalls nach Yin und Yang unterteilt, allerdings nicht paarig. Sie verlaufen in der Körpermitte auf Vorder- und Rückseite.

Die 6 Yang-Meridiane

➤ **Dünndarmmeridian (DÜ):** Der Meridian beginnt an der Fingerspitze des kleinen Fingers und verläuft an der Außenseite des Arms über die Schulter und den Hals zum Ohr, wo er endet.

➤ **Dreifacher-Erwärmer-Meridian (3E):** Der Meridian beginnt an der Rückseite des Ringfingers und verläuft – neben dem Dünndarmmeridian – an der Außenseite des Arms über Schulter und Hals bis zur Schläfe neben dem Auge.

➤ **Dickdarmmeridian (DI):** Der Meridian beginnt an der Zeigefingerspitze und verläuft – neben dem Dreifachen Erwärmer – an der Außenseite des Arms entlang, zieht den Hals hinauf und endet neben der Nase.

➤ **Blasenmeridian (BL):** Der Meridian beginnt am inneren Augenwinkel, zieht dann über Stirn und Hinterkopf den Rücken hinunter, wo er sich in 2 Äste gabelt. Er verläuft an der Rückseite des Beins und endet im Grundglied der kleinen Zehe.

➤ **Magenmeridian (MA):** Der Meridian beginnt unterhalb des Augenlids, verläuft zur Schläfe und dann wieder hinunter zum Hals und über Brust und Bauch nach unten zur Spitze der 2. Zehe.

➤ **Gallenblasenmeridian (GB):** Der Meridian entspringt am Außenrand des Augenwinkels und verläuft in Zickzacklinie über Schläfe, Hinterkopf und Schulterbereich. Zwischen Körpervorder- und Körperrückseite wechselnd, zieht er Rücken und Bein entlang und endet in der 4. Zehe.

Die 6 Yin-Meridiane

➤ **Herzmeridian (HE):** Der Meridian beginnt in der Achselhöhle und zieht über den Innenarm zur Innenseite des kleinen Fingers, wo er endet.

➤ **Kreislauf-Sexualität-Meridian oder Herzbeutel- bzw. Perikardmeridian (KS):** Der Meridian verläuft von der Außenseite der Brustwarze die Innenseite des Arms entlang – neben dem Herzmeridian – und endet an der Fingerkuppe des Mittelfingers.

➤ **Lungenmeridian (LU):** Der Meridian beginnt unterhalb des Schlüsselbeins und verläuft – neben dem Kreislauf-Sexualität-Meridian – auf der Arminnenseite zur äußeren Kante des Daumennagels.

➤ **Nierenmeridian (NI):** Der Meridian beginnt auf der Mitte der Fußsohle und zieht sich im Zickzackkurs über das Bein zur Körpervorderseite, wo er kurz unterhalb des Schlüsselbeins endet.

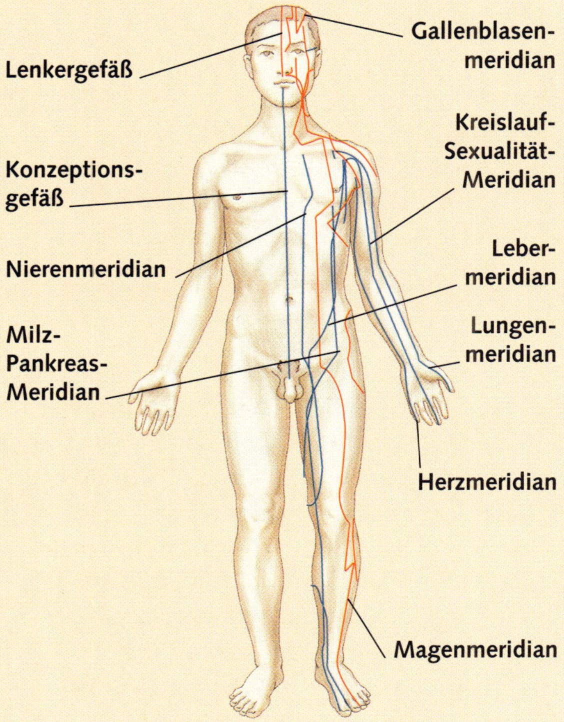

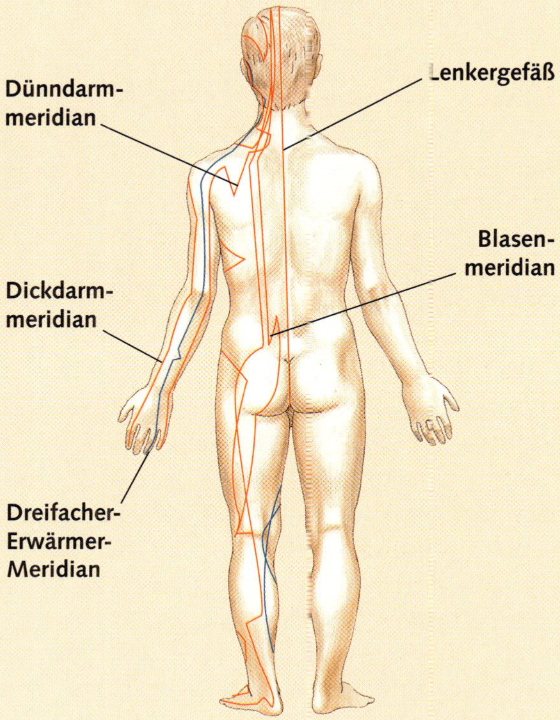

➤ **Milz-Pankreas-Meridian (MP):** Der Meridian beginnt an der Innenseite der großen Zehe und zieht sich an der Körpervorderseite empor bis zum Schlüsselbein, dann wieder etwas abwärts; er endet unterhalb der Achselhöhle.

➤ **Lebermeridian (LE):** Der Meridian beginnt im Zwischenraum zwischen großer und 2. Zehe, zieht sich über Vorder- und Rückseite des Beins zur Leiste und dann in einem Bogen bis zum Rippenbogen, wo er endet.

Die beiden Gefäße

➤ **Konzeptionsgefäß (KG):** Der Sondermeridian beginnt zwischen Anus und äußeren Geschlechtsorganen (am so genannten Dammpunkt) und verläuft senkrecht auf der Körpervorderseite nach oben bis zur Unterlippe.

➤ **Lenkergefäß (LG):** Der Sondermeridian beginnt ebenfalls am Dammpunkt und verläuft über die Körperrückseite und den Hinterkopf zur Stirn; er endet oberhalb der Oberlippe.

Die Akupunktur-/Akupressurpunkte

Die Akupunkturpunkte liegen auf den Meridianen und werden nach ihnen bezeichnet. Beispiel: Der 4. Punkt des Dickdarmmeridians heißt DI 4. Diese Bezeichnungen finden Sie bei allen Akupressurempfehlungen dieses Buchs. Wenn Sie Schwierigkeiten haben, die Punkte zu finden, sollten Sie an der angegebenen Stelle nach leichten Vertiefungen oder schmerzempfindlichen Bereichen suchen. Mit der Zeit entwickelt man ein Gespür für die Punkte, die auch einen anderen Hautwiderstand aufweisen.

Druckpunkttechniken

Es gibt 2 grundlegende Akupressurtechniken. Mit der Kuppe von Daumen, Zeige- oder Mittelfinger wird der Bereich mit sanftem Druck leicht kreisend massiert – und zwar entweder anregend (tonisierend) oder beruhigend (sedierend):

➤ **Tonisierend =** kreisend im Uhrzeigersinn

➤ **Sedierend =** kreisend gegen den Uhrzeigersinn

Lippenherpes

Typische Beschwerden: zu Beginn Spannungsgefühl und leichtes Prickeln auf den Lippen, anschließend Bildung von manchmal schmerzhaften Bläschen (mit klarem Inhalt) auf den Lippen; im Spätstadium Platzen der Bläschen, Eintrocknen, bräunlicher Schorf, der bald abfällt

➤ Siehe auch Mundgeschwür (S. 42f.) und Soor (S. 62f.)

SOFORTMASSNAHMEN – WAS SIE GLEICH TUN KÖNNEN

Virushemmende Medikamente

Gegen die Herpes-simplex-Viren (Typ 1) – sie sind die Auslöser von Lippenherpes – helfen so genannte Virustatika mit den Wirkstoffen Aciclovir und Penciclovir. Die Medikamente sind nur zum Teil rezeptfrei erhältlich.

➤ Die Therapie mit Virustatika sollte möglichst frühzeitig begonnen werden; am besten schon dann, wenn sich die ersten Anzeichen von Lippenherpes einstellen.

Kinder

➤ Das Aufkratzen von Herpesbläschen sollte möglichst verhindert werden (Infektionsgefahr).

➤ Personen mit Lippenherpes dürfen auf keinen Fall Kontakt zu Neugeborenen haben (hohe Infektionsgefahr); die Viren können bei Neugeborenen zu schweren gesundheitlichen Schädigungen führen.

Grenzen der Selbstbehandlung

Lippenherpes ist meist harmlos und kann in vielen Fällen selbst behandelt werden. Wenn Sie aber starke Schmerzen haben oder hohes Fieber (über 39 °C) auftritt, sollten Sie unverzüglich einen Arzt aufsuchen. Auch wenn Sie an immer wiederkehrenden Infektionen leiden, sollten Sie sich untersuchen lassen.

AUS DER APOTHEKE

Synthetische Medikamente …

Die Virustatika (das sind Medikamente, die speziell gegen Viren wirken) mit den Wirkstoffen Aciclovir und Penciclovir helfen bei Lippenherpes.

➤ **Präparate mit Aciclovir:** Zovirax®, Supraviran®, Herpofug®, Acic® (Cremes; rezeptfrei)

Wichtiger Hinweis: Rötung, Eintrocknung und Juckreiz sowie Brennen und Stechen auf den behandelten Hautabschnitten möglich; nicht anwenden bei schweren Störungen der Immunabwehr; nicht auf Schleimhäute bringen

➤ **Präparat mit Penciclovir:** Vectavir® (Creme; rezeptpflichtig)

Wichtiger Hinweis: Brennen, Stechen und Taubheitsgefühl an der Auftragsstelle möglich; nicht auf Schleimhäute bringen oder im Bereich der Augen auftragen; nicht während Schwangerschaft und Stillzeit anwenden

➤ **Präparate mit Zink oder Zinksulfat:** verschiedene Gele und Pasten

Wichtiger Hinweis: gute Alternative zu Virustatika, da kaum Nebenwirkungen auftreten; möglichst sofort bei beginnendem Juckreiz auftragen

… und Phytopharmaka

➤ **Präparate mit Melissen- und Salbeiextrakt:** Lomaherpan®, Viru-Salvysat® (Cremes)

Wichtiger Hinweis: möglichst sofort bei beginnendem Juckreiz auftragen

NATURHEILKUNDE

Kompresse mit Kamille

Kamillenblüten haben eine sanft entzündungshemmende Wirkung. Die Herpesbläschen trocknen durch die Heilkraft der Kamille schneller ab.

➤ **Anwendung:** 2 Teelöffel Kamillenblüten mit 1/4 Liter kochendem Wasser aufgießen, 10 Minuten lang ziehen lassen; dann abkühlen lassen und damit ein Mull- oder Taschentuch tränken. Die Kompresse auf die betroffenen Stellen auflegen und etwa 10 Minuten einwirken lassen.

Vorsicht: Für Menschen mit einer Allergie gegen Korbblütler sind Kamillenanwendungen nicht geeignet.

Abtupfen mit Tinkturen

Empfehlenswert ist bei Lippenherpes auch das Betupfen mit Tinkturen (z. B. aus Salbei, Kamille, Zinnkraut oder Melisse). Dadurch werden Rötungen und Schmerzen gelindert.

➤ **Anwendung:** Mit einem Wattestäbchen, das mit der entsprechenden Tinktur getränkt wurde, die Herpesbläschen vorsichtig betupfen – mehrmals täglich wiederholen.

Vorsicht: Tinkturen enthalten in der Regel Alkohol; aus diesem Grund sollte man sie nicht auf die Schleimhäute bringen und auch nicht bei Kleinkindern anwenden.

BEWÄHRTE HAUSMITTEL

Kräuterteemischung

Eine Teemischung aus Kamille, Weidenrinde, Thymian und Salbei hat sich bei Lippenherpes gut bewährt. Die Schmerzen werden dadurch gelindert.

➤ **Teemischung:** Je 20 Gramm Weidenrinde, Kamillenblüten, Salbeiblätter und getrockneten Thymian mischen. 2 Teelöffel der Mischung mit 1/4 Liter kochendem Wasser aufgießen, 10 bis 15 Minuten lang ziehen lassen. 2 bis 3 Tassen der Teemischung täglich trinken.

DAS KÖNNEN SIE NOCH TUN

Verhaltensregeln bei Herpes

Um die Herpes-simplex-Infektion nicht weiterzuverbreiten bzw. weiteren Infektionen vorzubeugen, sollten Sie die folgenden Verhaltensregeln berücksichtigen.

➤ Die Herpesbläschen sollte man möglichst nicht mit den Fingern berühren. Wenn dies doch geschieht, sollte man sich die Hände waschen.

➤ Drücken Sie die Bläschen keinesfalls aus, denn sie sind mit Viren gefüllt. Wenn die Bläschenflüssigkeit nach außen gelangt, kann der gesamte Mundbereich infiziert werden.

➤ Salben sollten Sie immer mit einem Wattestäbchen oder einem Wattebausch auftragen

➤ Vermeiden Sie eine zu starke Belastung mit UV-Strahlung; schützen Sie sich mit einer Sonnencreme mit hohem Lichtschutzfaktor (über 15).

➤ Achten Sie auf Zahnpflege und Mundhygiene. Eine nasse Zahnbürste im Badezimmer über dem Waschbecken bietet den Herpesviren ein ideales Milieu zur Ausbreitung. Bewahren Sie deshalb die Zahnbürste besser in einem Badeschrank auf, und legen Sie sich alle 6 Wochen eine neue zu.

⊕ Das hilft

Gezielte Mund- und Hautpflege
Schutz vor UV-Strahlung
Heiltees
Stärkung des Immunsystems
Ausgewogene, vitaminreiche Kost

⊖ Das schadet

Zu viel Sonne
Rauchen und Alkohol
Häufige Infekte, Abwehrschwäche
Ungesunde Ernährung
Stress

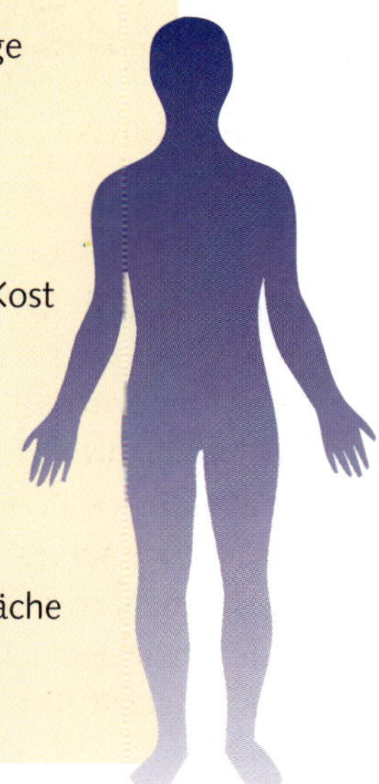

Migräne

Typische Beschwerden: sehr starke, anfallartige, pulsierende Kopfschmerzen (Schmerzen setzen meist plötzlich ein); in der Regel einseitiger Schmerz (so genannter Halbseitenkopfschmerz); zusätzliche Symptome: Übelkeit und Erbrechen, Licht- und Lärmempfindlichkeit, Schwindel; seltener Seh- und Sprachstörungen sowie Lähmungserscheinungen

➤ Siehe auch Kopfschmerzen (S. 30ff.), Kater (S. 108f.), Wetterfühligkeit (S. 338ff.), Schwindel (S. 336f.) und Jetlag (S. 320f.)

SOFORTMASSNAHMEN – WAS SIE GLEICH TUN KÖNNEN

Schmerztabletten

➤ Schmerztabletten mit den Wirkstoffen Parazetamol, Azetylsalizylsäure (ASS) und Ibuprofen helfen bei leichter Migräne. Diese Mittel sind rezeptfrei erhältlich.

➤ Bei starken Migräneanfällen helfen spezielle neue Migränemittel, die so genannten Triptane. Präparate mit diesen Wirkstoffen sollten nicht auf Dauer eingenommen werden (Gefahr der Abhängigkeit). Die Medikamente sind rezeptpflichtig.

Eisbeutel und kalte Kompressen

Kühlende Kompressen und Eisbeutel, die auf Nacken und Stirn gelegt werden, lindern die akuten Beschwerden bei Migräne.

➤ **Anwendung 1:** Leinentuch oder Waschlappen einige Zeit unter fließend kaltes Wasser halten; mit der Kompresse 3 bis 5 Minuten die schmerzenden Stellen kühlen

➤ **Anwendung 2:** Eisbeutel nie direkt auf die Haut legen, sondern immer in ein Handtuch einwickeln und nur relativ kurz (höchstens 5 Minuten) aufliegen lassen. Anwendung mehrmals täglich wiederholen.

Akupressur

Die chinesische Druckpunktmassage kann die Schmerzbehandlung unterstützen. Ihr Vorteil ist, dass sie keine Nebenwirkungen hat.

➤ **Anwendung:** Bei Migräneanfällen ist vor allem der 4. Punkt des Dickdarmmeridians (DI 4) wirksam. Er befindet sich auf dem Handrücken zwischen Zeigefinger und Daumen. Man findet den Punkt an der höchsten Stelle der Wölbung, die entsteht, wenn Daumen und Zeigefinger fest zusammengedrückt werden. Diesen Punkt mindestens 1 Minute lang kräftig im Uhrzeigersinn massieren (weitere Akupressurpunkte siehe S. 39).

Kinder

➤ Kindern sollte man möglichst wenig synthetische Medikamente geben. Kühlende Kompressen und Ruhe sind bei leichten bis mittelstarken Beschwerden vorzuziehen.

➤ Bei starken Schmerzen sollten vorzugsweise Präparate mit dem Wirkstoff Parazetamol angewendet werden.

Grenzen der Selbstbehandlung

Wenn Sie an Migräne leiden, sollten Sie sich auf jeden Fall ärztlich untersuchen lassen. Dadurch können eventuell spezielle Auslöserfaktoren ermittelt werden (z. B. Nahrungsmittel, Wetterlagen, Stress, Licht oder Lärm), die eine vorbeugende Migränebehandlung ermöglichen.

Sofort den Notarzt rufen

➤ Bei einem starken Migräneanfall, der mit Sehstörungen (Flimmern und Blitzen), Schwindel und Lähmungserscheinungen einhergeht

AUS DER APOTHEKE

Synthetische Medikamente ...

Spezifische Migränemittel, so genannte Triptane (Sumatriptan, Zolmitriptan, Naratriptan), oder Mittel mit Ergotamin sind rezeptpflichtig. Schmerzmittel mit den Wirkstoffen Azetylsalizylsäure (ASS), Ibuprofen und Parazetamol gibt es rezeptfrei.

➤ **Präparate mit Ergotamin:** Ergo-Kranit mono®, ergo sanol spezial®, Migrexa® (Tabletten, Kapseln, Zäpfchen)

➤ **Präparate mit Triptanen:** Asco Top®, Imigran®, Sigaprolol® (Tabletten, Filmtabletten, Zäpfchen, Injektionslösung)

Wichtiger Hinweis für alle Migränemittel: nicht geeignet bei Herz- oder Gefäßerkrankungen sowie bei Sulfonamidallergie; nicht gleichzeitig mit Ergotaminen einnehmen; nicht während der Schwangerschaft anwenden; verschiedene Störungen wie Müdigkeit, Übelkeit, Magen-Darm-Beschwerden, Sehstörungen, kurzfristiger Blutdruckanstieg möglich; nicht geeignet für Kinder

➤ **Präparate mit ASS:** Aspirin®, ASS-ratiopharm®, Togal ASS 400® (Tabletten, Kautabletten, Brausetabletten), Alka-Seltzer® (Brausetabletten)

Wichtiger Hinweis: bei Kindern und Jugendlichen unter 15 Jahren nur anwenden, wenn andere Maßnahmen nicht wirken; Vorsicht in Schwangerschaft und Stillzeit

➤ **Präparate mit Ibuprofen:** Aktren®, Togal N®, Ibuprofen Stada® (Dragees, Granulat, Tabletten)

Wichtiger Hinweis: für Kinder nur bedingt geeignet; nicht bei Magen- und Darmgeschwüren anwenden

➤ **Präparate mit Parazetamol:** Benuron®, Doloreduct®, Paracetamol-ratiopharm®, Pyromed® (Zäpfchen, Tabletten, Kapseln)

Wichtiger Hinweis: für Kinder besonders geeignet; nicht bei schweren Leberfunktionsstörungen und Asthma bronchiale anwenden

... und Phytopharmaka

➤ **Präparate mit Minzöl:** Euminz®, China-Oel®, Japanisches Heilpflanzenöl® (Lösungen)

Wichtiger Hinweis: nicht auf Schleimhäute oder in die Augen bringen; bei Kleinkindern nicht im Gesichtsbereich anwenden

NATURHEILKUNDE

Akupressur

Außer DI 4 (siehe Kasten S. 38) helfen noch 2 weitere Akupressurpunkte bei Migräne.

➤ **DI 11:** Dieser Punkt des Dickdarmmeridians liegt auf der Oberseite des Arms in Höhe des Ellbogens. Wenn der Unterarm angewinkelt wird, kann man den Punkt am oberen Ende der Beugefalte ertasten. Den Akupressurpunkt erst am rechten, dann am linken Arm etwa 2 Minuten lang mit mittlerem Druck gegen den Uhrzeigersinn massieren.

➤ **GB 20:** Dieser Punkt des Gallenblasenmeridians liegt jeweils links und rechts der Halswirbelsäule (ca. Haaransatz). Man spürt die Punkte als Vertiefungen in den Hinterhauptshöckern. Auf beide Punkte gleichzeitig 5 Minuten Druck ausüben.

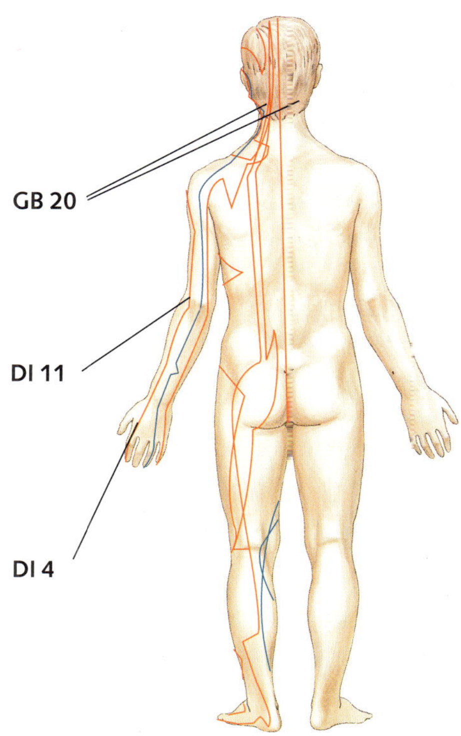

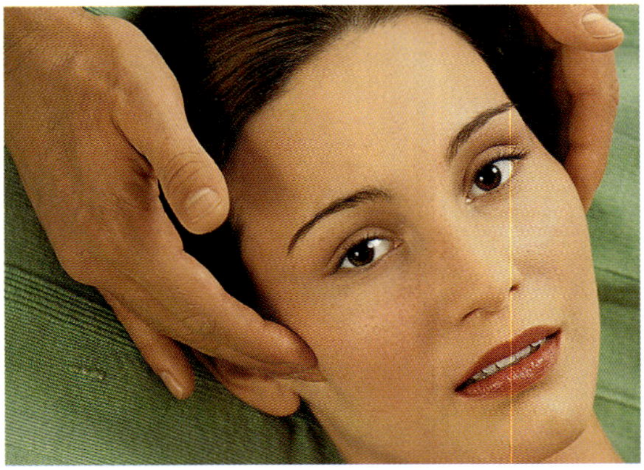

Kraniosakraltherapie löst Blockaden und kann bei chronischen Schmerzen helfen.

Pestwurz und Mutterkraut

Nach neueren Forschungen sind 2 Kräuter gegen Migräne gewachsen: Pestwurz und Mutterkraut. Es gibt einige Studien, nach denen sich Migräneanfälle bei Einnahme verringerten. Präparate mit Mutterkraut gibt es in Deutschland bislang noch nicht, dagegen gibt es Pestwurzpräparate in Kapselform (Petadolex®, Petaforce V®). Nehmen Sie die Kapseln; in Tees ist die Wirkung zu gering.

Wasseranwendungen nach Kneipp

Neben Eisbeuteln als erster Hilfe lassen sich zur Vorbeugung von Migräneanfällen auch andere kneippsche Wasseranwendungen erfolgreich einsetzen: Gesichtsguss und Wassertreten. Man benutzt für den Gesichtsguss einen kurzen Schlauch, der an den Wasserhahn angeschraubt werden kann; der Wasserstrahl sollte kalt (etwa 15 °C), aber nicht zu stark eingestellt werden. Für das Wassertreten wird die Badewanne mit kaltem Wasser (etwa 15 °C) gefüllt, bis das Wasser etwa Wadenhöhe erreicht hat.

➤ **Kalter Gesichtsguss:** Beginnend an Stirn und Schläfe, auf der rechten Gesichtshälfte das rechte Auge mit dem Wasserstrahl umkreisen, dann zum Kinn wandern; anschließend mit der anderen Gesichtshälfte ebenso verfahren. Bis zu 4-mal wiederholen. Die Anwendung kann pro Tag mehrmals durchgeführt werden.

Variante: Es besteht auch die Möglichkeit, den Guss von der Stirn über den Hinterkopf bis zum Nacken auszuführen (Kopfguss).

➤ **Wassertreten:** Im wadenhohen kalten Wasser der Badewanne im so genannten Storchenschritt (bei jedem Schritt wird das schreitende Bein immer vollständig aus dem Wasser gehoben) gehen. Anschließend die kalten Füße in warme Socken hüllen und einige Minuten auf und ab gehen. Zumindest am Anfang sollte die Anwendungszeit nicht länger als 30 Sekunden betragen.

BEWÄHRTE HAUSMITTEL

Migränetee

Eine Teemischung aus Weidenrinde und -blättern, Liebstöckel, Waldmeister und Melisse wirkt bei einer leichten Migräne schmerzlindernd.

➤ **Teemischung:** Je 20 Gramm Weidenrinde und -blätter, Liebstöckel, Waldmeister und Melissenblätter mischen. 2 Teelöffel der Mischung mit 1/4 Liter kochendem Wasser aufgießen und 10 Minuten lang ziehen lassen. Stündlich 1 Tasse Tee trinken.

BEIM HEILPRAKTIKER

Ohrakupunktur

Dieses therapeutische Verfahren geht von der Annahme aus, dass die verschiedenen Organe des Körpers jeweils mit einem bestimmten Bereich der Ohrmuschel reflektorisch in Verbindung stehen. Deshalb können auch alle Organe von dort aus beeinflusst werden – also angeregt oder beruhigt werden. Im Zusammenhang mit der Migränevorbeugung konnten mit der Ohrakupunktur gute Erfolge erzielt werden.

Vorsicht: Das Therapieverfahren sollte nicht bei akuten Herz-Kreislauf-Problemen oder während der Schwangerschaft eingesetzt werden. Die Ohrakupunktur sollte außerdem nur von einem in dieser Methode erfahrenen Arzt oder Heilpraktiker durchgeführt werden.

Kraniosakraltherapie

Die Kraniosakraltherapie gehört zu den sanftesten manuellen Therapien. Die Therapie stützt sich auf die These, dass die Gehirn- und Rückenmarkflüssigkeit sich in einem regelmäßigen pulsierenden Rhythmus befindet, der an der Wirbelsäule kleine Dreh- und Pendelbewegungen hervorruft. Ist der natürliche Rhythmus gestört, kann es zu verschiedenen Erkrankungen – u. a. Kopfschmerzen und Migräne – kommen. Der Kraniosakraltherapeut versucht dann, mit sanftem Druck die entstandenen Blockaden zu lösen und den Pulsrhythmus wieder zu harmonisieren.

Die Kraniosakraltherapie zeitigt im Bereich bestimmter chronischer Schmerzformen, darunter auch der Migräne, recht gut Erfolge. Besonders geeignet ist die risikoarme Therapie für Kleinkinder und Kinder, die darauf gut ansprechen.

NAHRUNG, DIE HEILT

Vitamin- und ballaststoffreich

Mit einer ausgewogenen, vitamin- und ballaststoffreichen Ernährungsweise kann die Migräneneigung positiv beeinflusst werden.

➤ Eine ausreichende Zufuhr von Vitamin C (z. B. enthalten in Zitrusfrüchten, Acerolakirschen, Kiwis, Paprikas, Avocados) verhindert den Ausstoß entzündungsverursachender Substanzen.

➤ Avocados, Oliven, Sojaprodukte und kaltgepresste Pflanzenöle enthalten große Mengen an mehrfach ungesättigten Fettsäuren, die hemmend auf die so genannten Schmerzauslöser einwirken.

➤ Auch Fastenkuren (oder so genanntes Heilfasten) zeigen teilweise recht gute Erfolge.

DAS KÖNNEN SIE NOCH TUN

Vorbeugen durch richtiges Verhalten

Wer an Migräneattacken leidet, sollte generell genau beobachten, in welchen Situationen es zu solchen Attacken kommt. Stress ist in diesem Zusammenhang einer der Hauptauslöserfaktoren. Deshalb hat die Deutsche Migräne- und Kopfschmerzgesellschaft einige grundsätzliche Verhaltensregeln für Migränepatienten entwickelt.

➤ Suchen Sie nach Ihren persönlichen Auslöserfaktoren (z. B. bestimmte Nahrungsmittel, Lärm, Zigarettenrauch), und versuchen Sie, diese individuellen Faktoren möglichst auszuschalten.

➤ Sie sollten sich an einen regelmäßigen Schlaf-wach-Rhythmus gewöhnen; dieser sollte auch an den Wochenenden beibehalten werden.

➤ Gehen Sie möglichst oft an der frischen Luft spazieren. Am sinnvollsten ist es, den Kreislauf durch Ausdauersport (Jogging, Schwimmen, Radfahren) auf Trab zu bringen.

➤ Saunabesuche sollten besser vermieden werden, sie können eine Migräneattacke auslösen.

➤ Organisieren Sie den normalen Tagesablauf ohne jede Hektik. Hilfreich sind in diesem Zusammenhang Entspannungstechniken (z. B. autogenes Training, siehe dazu auch das Special S. 332f.).

➤ Nehmen Sie sich genügend Zeit für sich selbst. Nur wenn Sie eine gewisse Gelassenheit erreichen, können Sie auch Ihr Leben besser genießen.

Das hilft

- Ausgewogener Schlaf-wach-Rhythmus
- Entspannungstechniken
- Bewegung an der frischen Luft
- Ausdauersport
- Bequemes Bett (gute Matratze)
- Migränetagebuch führen
- Zink und Magnesium

Das schadet

- Nikotin und Alkohol sowie bestimmte individuelle Auslöser (z. B. Nüsse, Käse, Schokolade)
- Bewegungsmangel
- Stress
- Falsche Sitzhaltung

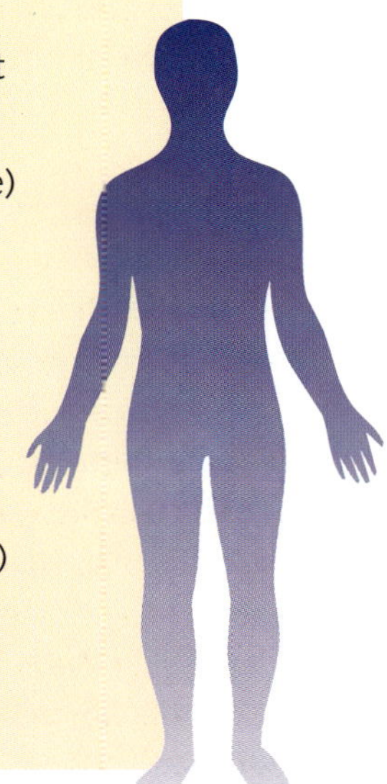

Mundgeschwür (Aphthen)

Typische Beschwerden: starke Schmerzen im Mundbereich (Zunge und Mundschleimhaut) aufgrund der weißlich verfärbten und rot umrandeten Geschwüre; zusätzlich belegte Zunge, Trockenheit, Brennen und wundes Gefühl im Mund; manchmal Fieber und Krankheitsgefühl

➤ Siehe auch Lippenherpes (S. 36f.) und Soor (S. 62f.)

SOFORTMASSNAHMEN – WAS SIE GLEICH TUN KÖNNEN

Mundspülungen mit Salzwasser

Spülungen mit Salzwasser desinfizieren den Mund- und Rachenraum und hemmen dadurch die Entzündung.

➤ **Anwendung:** 1 Teelöffel Kochsalz in 1 Glas heißem Wasser auflösen und abkühlen lassen; dann mit der lauwarmen Flüssigkeit den Mund- und Rachenbereich gut spülen. Die Anwendung mehrmals täglich wiederholen.

Kinder

Bei starken Schmerzen von Kindern und vor allem Kleinkindern können Sie betäubende Lösungen oder Gele auf die Mundschleimhaut auftragen (mit Wattestäbchen oder Wattebausch betupfen; eventuell auch auf den Schnuller auftragen). Diese Behandlung sollte jedoch unbedingt mit dem Kinderarzt abgeklärt werden.

➤ Tipp: Eisessen kann ebenfalls zur Milderung der akuten Beschwerden beitragen.

Grenzen der Selbstbehandlung

Mundgeschwüre können in der Regel gut selbst behandelt werden. Wenn jedoch starke Schmerzen, Eitergeschwüre oder hohes Fieber (über 39 °C) auftreten, sollten Sie unbedingt einen Arzt aufsuchen. Ebenso empfiehlt sich der Gang zum Arzt, wenn Sie immer wieder Aphthen haben.

AUS DER APOTHEKE

Synthetische Medikamente …

Bei Schmerzen helfen Medikamente mit dem Wirkstoff Parazetamol (auch Kindern).

➤ **Präparate mit Parazetamol:** Benuron®, Doloreduct®, Paracetamol-ratiopharm®, Pyromed® (Zäpfchen, Tabletten, Kapseln; rezeptfrei)

Wichtiger Hinweis: nicht bei schweren Leberfunktionsstörungen und Asthma bronchiale anwenden

➤ **Kombinationspräparate:** Kamistad®, Herviros® (Gele)

… und Phytopharmaka

➤ **Präparate mit Myrrhe, Salbei, Kamille, Rhabarberwurzel und Ratanhia:** Inspirol P forte® (Myrrhentinktur), Salbei Curarina® (Tropfen), Salvysat Bürger® (Lösung), Kamille Spitzner®, Kamillosan Konzentrat® (Lösungen), Repha-Os-Mundspray® (Flüssigkeit), Pyralvex® (Lösung, Gel)

Wichtiger Hinweis: Kamille kann allergische Reaktionen hervorrufen

NATURHEILKUNDE

Gurgeln mit Kamillenblütenextrakt

Die Heilpflanze Kamille besitzt eine stark entzündungshemmende Wirkung. Vor allem in Extrakten ist diese Wirkung konzentriert vorhanden.

➤ **Anwendung:** 5 bis 10 Milliliter Kamillenlösung (z. B. Kamille Spitzner® oder Kamillosan Konzentrat®) in 100 Milliliter warmes Wasser geben und damit gründlich gurgeln. Anwendung bis zu 4-mal täglich wiederholen.

Pinseln mit Myrrhentinktur

Hilfreich ist bei Mundgeschwüren auch das Pinseln der Mundschleimhaut mit Myrrhentinktur.

➤ **Anwendung:** 5 bis 10 Milliliter Myrrhentinktur (z. B. Inspirol®) in 100 Milliliter warmes Wasser geben und mit einem kleinen Pinsel die Geschwüre auf der Mundschleimhaut bis zu 4-mal täglich vorsichtig bepinseln.

Gurgeln mit Teebaumöl

Gerade bei Mundgeschwüren hat sich australisches Teebaumöl, das sowohl gegen Bakterien als auch gegen Viren und Pilze wirkt, bewährt.

➤ **Anwendung:** 1 Glas mit abgekühltem Kamillentee (bei Allergie gegen Korbblütler 1 Glas Wasser) vorbereiten und 4 bis 5 Tropfen Teebaumöl hineingeben. Mit dieser Mischung etwa 5 Minuten lang gurgeln. Beim Gurgeln die Flüssigkeit möglichst lang im Mund behalten.

Vorsicht: Teebaumöl sollte nicht geschluckt und auch nicht bei Kindern angewendet werden.

Mundspülung mit Propolis

Das Bienenkittharz Propolis gehört zu den wirksamsten natürlichen Antibiotika. Propolis wirkt sowohl gegen Viren als auch gegen Bakterien.

➤ **Anwendung:** 5 Tropfen Propolistinktur und 1 Teelöffel Kamillenblüten in 1 Glas mit lauwarmem Wasser geben. Die Mischung etwas ziehen lassen; dann mit der Flüssigkeit mehrmals nacheinander den Mundbereich gründlich spülen – am besten nach den Mahlzeiten.

BEWÄHRTE HAUSMITTEL

Spülung mit Wasserstoffperoxid

Eine desinfizierende Wirkung besitzt auch Wasserstoffperoxid (aus der Apotheke); damit werden bei Mundgeschwüren gute Erfolge erzielt.

➤ **Anwendung:** 1 Teelöffel einer 3-prozentigen Lösung in 1 Glas warmes Wasser (etwa 150 Milliliter) geben. Mit der Lösung den Mund- und Rachenraum gut spülen; 3-mal täglich anwenden.

Spülung mit Kräuterteemischung

Auch eine Teemischung aus Thymian, Salbei und Rosmarin ist für Mundspülungen bei Aphthen gut geeignet.

➤ **Teemischung:** Je 30 Gramm Thymiankraut, Salbeiblätter und Rosmarinblätter mischen. 2 Teelöffel der Mischung mit 1/4 Liter kochendem Wasser überbrühen, 10 Minuten lang zugedeckt ziehen lassen. Mehrmals täglich lauwarm spülen.

DAS KÖNNEN SIE NOCH TUN

Konsequente Mundpflege

Zur Vorbeugung gegen Mundgeschwüre ist eine konsequente Mundpflege sinnvoll. Dazu gehören tägliche Mundspülungen bzw. das Gurgeln des Rachenraums, außerdem regelmäßiges Zähneputzen (3-mal täglich, am besten nach den Mahlzeiten) und täglicher Einsatz der Zahnseide zur Säuberung der Zahnzwischenräume.

⊕ Das hilft

- Konsequente Mundhygiene
- Mundspülungen
- Kräftigung des Immunsystems
- Lauwarme, milde, vitaminreiche Kost (ohne »Ecken und Kanten«)
- Behebung von Magen-Darm-Problemen

⊖ Das schadet

- Rauchen
- Alkohol und scharfe Speisen
- Säurehaltige Nahrungsmittel

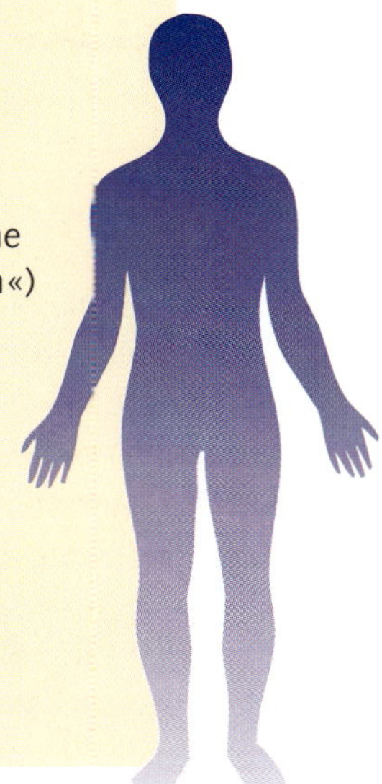

Nasenbluten

Typische Beschwerden: mehr oder weniger starkes Bluten aus den Nasenlöchern, manchmal in Verbindung mit Kopfschmerzen

➤ Siehe auch Blutungen (S. 392f.)

SOFORTMASSNAHMEN – WAS SIE GLEICH TUN KÖNNEN

Blutstillung

Beugen Sie den Kopf nach vorn, und drücken Sie mit Daumen und Zeigefinger die Nasenlöcher 5 bis 10 Minuten zu (dabei durch den Mund atmen); diesen Vorgang nach einiger Zeit (wenn nötig) wiederholen.

➤ Wenn die Nase zu bluten aufgehört hat, sollte sie möglichst eine längere Zeitspanne (etwa 12 Stunden) nicht mehr geputzt werden, um die Blutgefäße in der Nase nicht erneut zu verletzen.

Kühlung

Den Kopf nach vorn beugen und einen mit Eiswürfeln gefüllten Waschlappen auf die Nasenwurzel drücken. Zusätzlich kann auch noch eine Eiskompresse oder einfach ein kalter Waschlappen auf den Nacken gelegt werden.

Kinder

Nasenbluten kommt bei Kindern häufiger vor und ist meistens harmlos. Wenn sich die Blutungen jedoch oft wiederholen, ist ein Gang zum Arzt notwendig.

Grenzen der Selbstbehandlung

Bei ständig wiederkehrendem Nasenbluten (Verdacht auf Bluthochdruck bzw. Blutgerinnungsstörung) ist eine medizinische Untersuchung unerlässlich; es könnte sich dabei um eine schwer wiegende Erkrankung handeln. Der HNO-Arzt kann auch kleine Blutgefäße, die in bestimmten Situationen immer zu bluten beginnen, veröden.

Sofort den Notarzt rufen

➤ Bei nicht stillbarer Blutung mit hellrotem Blut

AUS DER APOTHEKE

Synthetische Medikamente ...

Bei einer trockenen Nasenschleimhaut sind Nasensalben mit den Wirkstoffen Dexpanthenol und Natriumchlorid bzw. Natriumhydrogenkarbonat zur Vorbeugung von Nasenbluten empfehlenswert.

➤ **Präparat mit Dexpanthenol:** Bepanthen® (Nasensalbe; rezeptfrei)

Wichtiger Hinweis: sehr selten allergische Unverträglichkeitsreaktionen

➤ **Präparat mit Natriumchlorid, Natriumhydrogenkarbonat:** Nisita® (Nasensalbe; rezeptfrei)

Wichtiger Hinweis: leichtes Brennen der Nasenschleimhaut möglich

➤ **Meerwasserlösung zur Befeuchtung der Nasenschleimhaut:** Rhinomer® (Nasentropfen und Nasenspray)

Wichtiger Hinweis: für Säuglinge und Kleinkinder geeignet

... und Phytopharmaka

➤ **Präparate mit Kamille:** Kamille Spitzner®, Kamillosan Konzentrat® (Lösungen)

Wichtiger Hinweis: selten allergische Überempfindlichkeitsreaktionen möglich; alle Präparate für Inhalationen geeignet

NATURHEILKUNDE

Inhalation mit Kamillenöl

Inhalieren mit Wasserdampf befeuchtet die Atemwege und hilft somit gegen trockene Nasenschleimhäute. Ätherische Öle (z. B. Kamillen- oder Wacholderöl) fördern dabei die Wirkung des Dampfbads zusätzlich.

➤ **Anwendung:** 5 bis 10 Tropfen Kamillenöl in eine Schüssel mit heißem Wasser geben. Den Kopf über die dampfende Flüssigkeit beugen; Kopf und Schüssel dabei mit einem Handtuch so umhüllen, dass möglichst wenig Dampf austreten kann. Dann tief ein- und ausatmen (etwa 10 bis 15 Minuten). Danach etwa 30 Minuten ruhen.

Tipp: Im Fachhandel können auch spezielle Inhalationsgeräte erworben werden, die das Inhalieren einfacher und bequemer machen.

Kamillennasentropfen – selbst gemacht

➤ **Anwendung:** 2 bis 3 Esslöffel Zucker in 1 Tasse Kamillentee geben; die Lösung etwas abkühlen lassen und vorsichtig in die Nase träufeln. Anwendung mehrmals täglich wiederholen; spätestens nach 3 Tagen wieder eine neue Lösung herstellen.

Nasenspülung mit Meersalz

Meersalz wirkt sich auch günstig auf eine trockene Nasenschleimhaut aus.

➤ **Anwendung:** 1/2 Teelöffel Meersalz in 1/4 Liter warmem Wasser auflösen; mit der lauwarmen Flüssigkeit eine Nasenspülung durchführen. Mehrmals täglich oder nach Bedarf wiederholen.

DAS KÖNNEN SIE NOCH TUN

Bewegung und Ausdauersport

Vor allem im Winter ist viel Bewegung an der frischen (und feuchten) Luft wichtig. Gerade Menschen mit extrem trockenen Nasenschleimhäuten, die oft zu Nasenbluten neigen, sollten täglich (auch im Winter bei Schnee und Kälte) spazieren gehen. Noch besser ist es, regelmäßig eine Ausdauersportart (Schwimmen, Jogging, Radfahren) auszuüben. Ausdauersport entspannt und stärkt die körpereigene Immunabwehr. Dadurch kann man sich nicht nur wirksam gegen Infektionskrankheiten schützen, auch die trockenen Nasenschleimhäute werden durch die sportliche Betätigung besser durchblutet und durchfeuchtet.

Luftfeuchtigkeit erhöhen

In der kalten Jahreszeit wird die Luftfeuchtigkeit in den Wohnräumen durch das Heizen deutlich verringert. Trockene Luft kann zu einem starken Austrocknen der Nasenschleimhäute führen. Dies erhöht wiederum die Anfälligkeit für Nasenbluten. Wenn die Luftfeuchtigkeit in der Wohnung oder am Arbeitsplatz unter 50 Prozent fällt, sollte die Luft befeuchtet werden. Zu diesem Zweck sollte man in Fachgeschäften spezielle Luftbefeuchter kaufen. Nur diese können die Luftfeuchtigkeit in ausreichendem Maß erhöhen.

Tipp: Geben Sie ein paar Tropfen ätherisches Öl in den Wasserbehälter des Luftbefeuchters. Gut geeignet sind Teebaumöl, Kamillenöl (Vorsicht bei Allergie gegen Korbblütler!), Eukalyptusöl oder Latschenkiefernöl.

⊕ Das hilft

Kalte Kompressen

Inhalationen

Nasenspülungen

Sport an frischer (feuchter) Luft

Luftbefeuchtung

⊖ Das schadet

Trockene Heizungsluft

Häufiges Schnäuzen

Nasenbohren

Zigarettenrauch

Bewegungsmangel

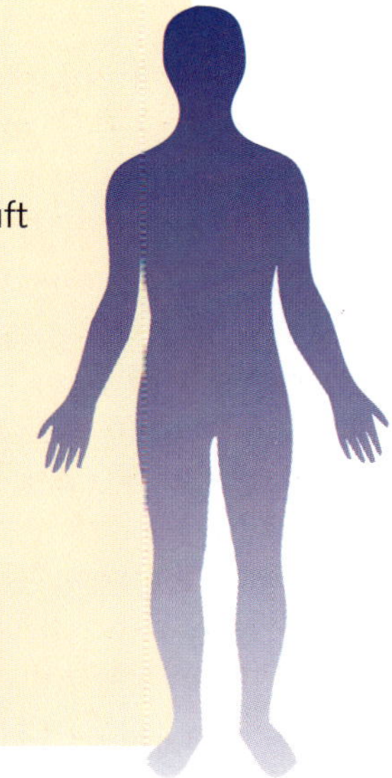

Nebenhöhlenentzündung

Typische Beschwerden: leichte bis mittlere Kopfschmerzen, Druckgefühl im Bereich der Wangenknochen bzw. über den Augen, Verstärkung der Beschwerden beim Bücken und Aufstehen, leichtes Fieber, Schnupfen (wobei oft die Nase schon nicht mehr »läuft«)

➤ Siehe auch Schnupfen (S. 58ff.), Husten und Bronchitis (S. 74ff.), grippaler Infekt (S. 310ff.) sowie Halsschmerzen und Angina (S. 24ff.)

SOFORTMASSNAHMEN – WAS SIE GLEICH TUN KÖNNEN

Medikamente

Hilfreich bei einer Nebenhöhlenentzündung sind Alpha-Sympathomimetika (Xylometazolin, Olymetazolin), die in gängigen Nasentropfen bzw. Nasensprays enthalten sind, und pflanzliche Kombinationspräparate mit ätherischen Ölen.

➤ Achtung: Nasentropfen sind nicht ungefährlich, da sie bei Dauergebrauch zum Arzneimittelschnupfen führen. Sie sollten Nasentropfen nie länger als 4 Tage ohne ärztliche Diagnose anwenden.

Inhalation mit Meersalz

Inhalationen mit Meersalz befeuchten die Schleimhäute, lösen Sekrete und erleichtern das Atmen durch die Nase.

➤ **Anwendung:** 1 Esslöffel Meersalz in eine große Schüssel mit 1 Liter heißem Wasser geben. Den Kopf mit einem Handtuch umhüllen und sich über die dampfende Schüssel beugen; dann langsam und tief ein- und ausatmen (etwa 10 bis 15 Minuten). Nach der Inhalation eine Entspannungspause (etwa 30 Minuten) einlegen; im Anschluss an das Kopfdampfbad nicht sofort in die Kälte gehen oder im Freien arbeiten.

➤ Die Inhalation kann übrigens ebenso gut mit einer Kochsalzlösung (1 Gramm Kochsalz auf 100 Milliliter Wasser), Heilkräutern (z. B. Kamillenblüten) oder Aromaölen (etwa Eukalyptusöl, Teebaumöl; 5 bis 10 Tropfen auf eine Schüssel Wasser genügen) durchgeführt werden.

Kinder

Bei Kindern empfehlen sich Hochlagerung des Oberkörpers, Behandlung mit Kamillenlösung sowie Nasentropfen (für Säuglinge), die die Schleimhäute abschwellen lassen. Auch Rotlichtbestrahlungen (50 Zentimeter Abstand), Inhalationen und Nasenspülungen mit Kamillentee oder Sole (Salzlösung) haben sich bewährt.

➤ Vorsicht: Kindern unter 6 Jahren sollten keine ölhaltigen Nasentropfen gegeben werden. Auch menthol- und kampferhaltige Präparate sind für die Kleinen ungeeignet, teilweise sogar lebensgefährlich.

Grenzen der Selbstbehandlung

Bei den folgenden Symptomen sollten Sie sich unbedingt ärztlich untersuchen lassen, da hier der Verdacht auf eine Nebenhöhlenvereiterung besteht:

- ➤ Schnupfen, der länger als 2 Wochen andauert
- ➤ Atembeschwerden
- ➤ Starke Kopfschmerzen
- ➤ Auffällige Sekretausscheidung aus der Nase (gelb grünlicher Ausfluss, Eiter)
- ➤ Angeschwollene Augenhöhlen

Sofort den Notarzt rufen

➤ Bei Atemnot, sehr hohem Fieber (40 °C oder höher) und/oder sehr starken Kopfschmerzen (Gefahr eines Kreislaufschocks oder einer Lungenentzündung)

AUS DER APOTHEKE

Synthetische Medikamente …

Präparate mit Alpha-Sympathomimetika zum Abschwellen der Nasenschleimhaut sind rezeptfrei in der Apotheke erhältlich. Bei bakteriellen Infektionen verordnet der Arzt Antibiotika.

➤ **Präparate mit Xylometazolin:** Olynth®, Otriven®, Nasenspray E/-K ratiopharm®, schnupfen endrine® (Nasensprays, Nasentropfen)

Wichtiger Hinweis: Brennen und Trockenheit der Nasenschleimhaut möglich, chronische Nasenverstopfung bei Langzeitanwendung; in verschiedenen Stärken erhältlich, daher auch für Säuglinge und Kleinkinder geeignet

➤ **Präparate mit Oxymetazolin:** Larylin Nasenspray N®, Nasivin®, Wick Sinex® (Nasenspray)

Wichtiger Hinweis: selten Brennen; nicht während Schwangerschaft und Stillzeit anwenden

… und Phytopharmaka

➤ **Kombinationspräparate:** Sinupret® (Dragees, Lösung), Gelomyrtol® (Kapseln), Bronchoforton®, Transpulmin®, Tumarol® (Salben, Kinderbalsam), Thymipin N® (Flüssigextrakt)

Wichtiger Hinweis: Schleimhautreizungen möglich; Salben können auch inhaliert werden

NATURHEILKUNDE

Aromatherapie

Für die Therapie einer Nebenhöhlenentzündung eignen sich die ätherischen Öle von Pfefferminze, Myrrhe, Fichtennadeln, Wacholder, Thymian, Eukalyptus, Rosmarin und Kamille.

➤ **Duftlampenmischung:** Je 2 Tropfen Pfefferminz-, Myrrhen-, Eukalyptus- und Kamillenöl in die Verdunstungsschale der Duftlampe geben. Hierzu am besten ruhige Meditationsmusik auflegen und mindestens 1 Stunde lang entspannen.

➤ **Schnelle Hilfe:** Auf ein Taschentuch 1 bis 2 Tropfen Eukalyptusöl träufeln. An diesem Dufttuch können Sie einige Stunden lang schnuppern; anschließend 2 Tropfen Rosmarinöl hinzufügen.

➤ **Badezusatz:** In die Badewanne angenehm warmes Wasser (etwa 35 bis 38 °C) einlaufen lassen; dann eine Mischung aus 5 Tropfen Pfefferminzöl, 5 Tropfen Eukalyptusöl und 5 Tropfen Rosmarinöl in die Badewanne geben. Etwa 15 Minuten lang baden; im Anschluss daran noch etwa 1 Stunde lang entspannen.

➤ **Einreibung von Brust, Hals, Stirn und Nacken:** 5 Tropfen Wacholder-, 5 Tropfen Eukalyptus- und 5 Tropfen Thymianöl in ein mit 100 Milliliter Mandelöl aufgefülltes, abgedunkeltes Fläschchen geben; die Ölmischung gut schütteln. Von dem Massageöl etwa 1 Esslöffel auf Brust, Hals, Stirn und Nacken geben und leicht einmassieren.

Wechselduschen

Nebenhöhlenentzündungen entstehen in der Folge von Erkältungen. Als vorbeugende Maßnahme zur Verhinderung von Erkältungskrankheiten bieten sich Wasseranwendungen nach Kneipp an. Bewährt hat sich dabei das Wechselduschen.

➤ **Anwendung:** Nach dem Aufstehen zuerst 2 Minuten lang (nicht zu) warm duschen, dann 30 Sekunden kalt. Den Wechsel der Temperatur mehrfach wiederholen, um zum Abschluss unter einem kalten Wasserstrahl endgültig wach zu werden.

Heiltees

Bei einer akuten Nebenhöhlenentzündung sollte man immer viel Flüssigkeit trinken. Dazu eignen sich vor allem Kräutertees aus den Heilpflanzen Pfefferminze, Thymian, Kamille und Salbei.

➤ **Pfefferminztee:** 2 Teelöffel Pfefferminzblätter mit 1/4 Liter kochendem Wasser aufgießen; den Tee 10 Minuten lang zugedeckt ziehen lassen und anschließend abseihen. Täglich 3 bis 4 Tassen heißen Tee trinken.

➤ **Thymiantee:** 2 Teelöffel Thymiankraut mit 1/4 Liter kaltem Wasser ansetzen und bis zum Sieden erhitzen; dann 10 Minuten lang ziehen lassen und anschließend abseihen. Täglich 2 bis 3 Tassen Tee möglichst heiß trinken.

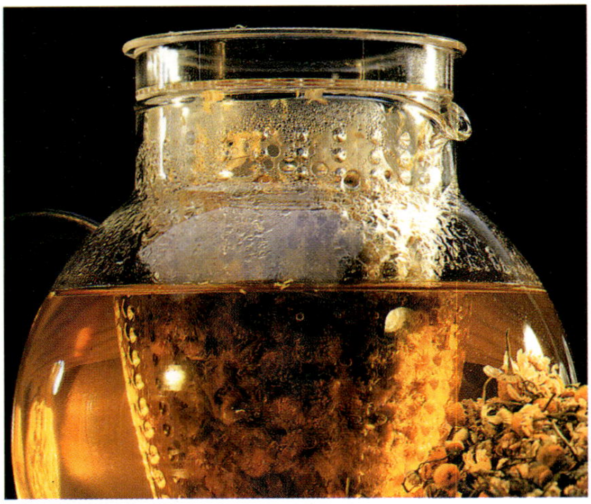

Kamille hilft bei Entzündungen; manche Menschen reagieren allerdings allergisch darauf.

➤ **Kamillentee:** 2 Teelöffel Kamillenblüten mit 1/4 Liter kochendem Wasser übergießen. Den Tee 10 Minuten lang zugedeckt ziehen lassen und dann abseihen. Täglich 3 bis 4 Tassen des Tees heiß und ungesüßt trinken.

➤ **Salbeitee:** 2 Teelöffel Salbeiblätter mit 1/4 Liter kochendem Wasser überbrühen; den Tee 10 Minuten lang ziehen lassen und danach abseihen. Täglich 3 bis 4 Tassen des Tees heiß und ohne Zucker trinken.

BEWÄHRTE HAUSMITTEL

Kalte und heiße Auflagen

In der akuten Phase einer Nebenhöhlenentzündung sollte man kalte Auflagen machen (z. B. Quarkauflagen). Später lindern heiße Gesichtsauflagen (mit Zitrone und/oder Kamille) die Beschwerden.

➤ **Quarkauflage:** 3 Esslöffel Quark mit dem Saft von 1 Zitrone und 1 Esslöffel Milch verrühren; diesen Brei auf einen Waschlappen verteilen. Die Packung etwa 15 Minuten auf Stirn und Wangen legen.

➤ **Zitronenauflage:** Den Saft von 1 Zitrone mit 1/4 Liter heißem Wasser übergießen, darin ein kleines Mull- oder Taschentuch tränken; das Mulltuch über Stirn und Wangen legen (eventuell zwei Tücher auflegen), darüber ein kleines Handtuch schlagen und etwa 10 Minuten lang einwirken lassen. Die Anwendung mehrmals täglich oder je nach Bedarf wiederholen. Die Kompresse kann auch mit Kamillentee getränkt werden.

Wärmebehandlung mit Rotlicht

Mit einer Infrarotlichtlampe können die betroffenen Stellen durch Wärmestrahlung behandelt werden. Die Anwendungsdauer sollte 10 Minuten nicht überschreiten. Außerdem wichtig: Es muss ein Mindestabstand von 50 Zentimetern eingehalten werden, und man sollte nicht direkt in die Lampe schauen (Augen geschlossen halten). Qualitativ hochwertige Rotlichtlampen gibt es im Sanitätsfachhandel.

Inhalation mit Wacholderöl

Inhalationen halten die Atemwege feucht, erleichtern das Atmen, steigern das allgemeine Wohlbefinden, wirken heilsam und haben vor allem keine Nebenwirkungen. Ätherische Öle, wie Kamillen-, Eukalyptus-, Rosmarin- oder Wacholderöl, können die Wirkung des heißen Dampfbads noch steigern.

➤ **Anwendung:** 5 Tropfen Wacholderöl in eine große Schüssel mit kochendem Wasser geben. Den Kopf über die dampfende Flüssigkeit beugen und Kopf sowie Schüssel mit einem Handtuch umhüllen, damit möglichst wenig Dampf entweichen kann. Dann mindestens 10 Minuten lang tief ein- und ausatmen. 30 Minuten lang ausruhen und nicht sofort in die Kälte gehen.

BEIM HEILPRAKTIKER

Akupunktur & Co.

Wenn Sie generell zu Nebenhöhlenentzündungen neigen, sollten Sie einmal einen Therapeuten, der traditionelle chinesische Medizin praktiziert, aufsuchen. Eine Kombination aus Akupunkturbehandlung, Tees und chinesischen Heilkräutern schlägt gerade bei chronischen Beschwerden oder bei offensichtlicher Abwehrschwäche gut an.

NAHRUNG, DIE HEILT

Mehr Gemüse

Um die körpereigenen Abwehrkräfte zu stärken, sollte man eine ausgewogene vitamin- und ballaststoffreiche Ernährung mit viel Obst (insbesondere Zitrusfrüchte) und Gemüse sowie verhältnismäßig wenig Fleisch und Wurstwaren bevorzugen. Die ausreichende Zufuhr von Vitamin C wirkt entzündungshemmend und kräftigend.

➤ Kräutertees, verdünnte Obstsäfte sowie Heil- und Mineralwässer befeuchten die Schleimhäute und unterstützen den Heilungsprozess. Sie sollten viel trinken.

➤ Versuchen Sie es einmal, auch wenn es etwas ungewohnt ist: Knoblauch und Meerrettich fördern die Sekretlösung und die Schleimbildung, womit sie zur Linderung einer Nebenhöhlenentzündung erheblich beitragen können.

GESUNDHEITSKUR

Enzymkur

Um die vollständige Ausheilung einer Nebenhöhlenentzündung zu fördern bzw. einem chronischen Verlauf vorzubeugen, eignet sich eine Enzymkur zur Stärkung des Immunsystems. Hierzu werden 4 bis 8 Wochen Enzympräparate (Wobenzym®, Phlogenzym®) eingenommen.

DAS KÖNNEN SIE NOCH TUN

Immunstimulation mit Bakterienlysaten

Bei immer wiederkehrenden Infekten der Atemwege können Sie Ihr Immunsystem mit einer »Bakterienmischung« stärken. Diese Bakterienlysate (z. B. Broncho-Vaxom®; rezeptpflichtig) enthalten leicht veränderte Bakterien, die Atemwegsinfekte auslösen (etwa Streptokokken, Klebsiellen). Dadurch wird das Immunsystem gegen diese Erreger gestärkt. Meist handelt es sich um eine Intervalltherapie, die der Arzt in mehrwöchigem Abstand durchführt. Es gibt spezielle Präparate für Kinder und Erwachsene.

Richtig die Nase putzen

Häufiges und richtiges Naseputzen kann einer Nebenhöhlenentzündung vorbeugen: hierbei nur eine Nasenhälfte zudrücken und die Luft durch das andere Nasenloch kräftig herausschnäuzen. Wenn beim Schnäuzen beide Nasenflügel gleichzeitig zugedrückt werden, kann der Naseninhalt nach oben gelangen, was zu Nasennebenhöhlenentzündungen führen kann.

Saunagänge

Nicht während der akuten Phase einer Nebenhöhlenentzündung, aber zur Vorbeugung empfiehlt sich die Sauna. Beginnen Sie mit kurzen Saunagängen von 5 bis 8 Minuten (Geübte halten die Hitze bis zu 20 Minuten aus). Anschließend duschen Sie kalt und/oder gehen hinaus an die frische Luft. Dann sollten Sie mindestens 30 Minuten ruhen und bis zum nächsten Saunagang entspannen. Führen Sie als Anfänger nicht mehr als 3 Saunagänge durch.

⊕ Das hilft

- Inhalationen
- Viel trinken (Tee)
- Ruhe und Entspannung
- Wärmebehandlung
- Vitamin- und enzymreiche Kost
- Bewegung an frischer Luft

⊖ Das schadet

- Trockene, stickige Raumluft
- Flüssigkeitsmangel
- Stress
- Rauchen

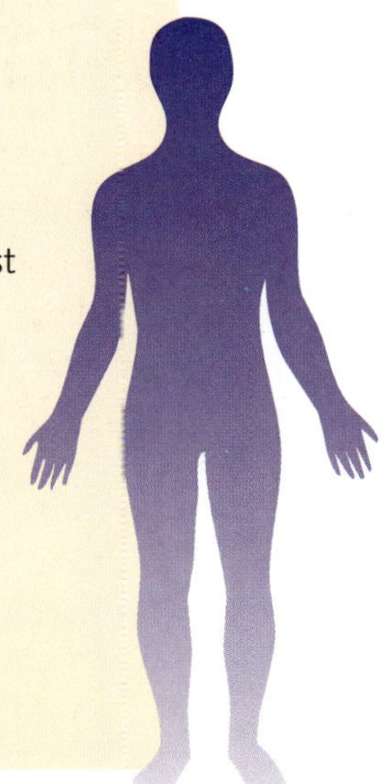

Ohrenentzündung

Typische Beschwerden: Völlegefühl im Ohr, pulsierende Ohrenschmerzen; häufige Begleitsymptome: Schwerhörigkeit, Ohrgeräusche und Fieber; meist nach 2 bis 3 Tagen so genanntes Ohrenlaufen (Absonderung von schleimigem Sekret) durch ein Loch im Trommelfell und Abklingen der Schmerzen (bei einer Mittelohrentzündung)

➤ Siehe auch Schnupfen (S. 58ff.), Nebenhöhlenentzündung (S. 46ff.), grippaler Infekt (S. 310ff.) sowie Ohrgeräusche und Tinnitus (S. 54f.)

SOFORTMASSNAHMEN – WAS SIE GLEICH TUN KÖNNEN

Ohrentropfen

Wirksam bei einer Ohrenentzündung sind Ohrentropfen (mit Glyzerin), die eine Entschwellung der Ohrenschleimhaut herbeiführen und Schmerzen lindern. Außerdem helfen Kombinationspräparate mit den folgenden Wirkstoffen.

➤ Schmerzmittel mit den Wirkstoffen Phenazon und Cholinsalicylat (aus der Apotheke) hemmen gleichzeitig die Entzündung.

➤ Lokalanästhetika (mit den Wirkstoffen Procain oder Lidocain) haben eine schmerzstillende Wirkung.

➤ Desinfizierende Wirkstoffe (z. B. Ethacridinlactat) verringern die Gefahr einer (Re-)Infektion des Ohrs.

Wichtig: Die Medikamente, die Sie meist rezeptfrei erhalten, sollten auf keinen Fall länger als 7 Tage ohne ärztliche Untersuchung angewendet werden.

Zwiebelumschlag

Umschläge mit Zwiebeln sind ein bewährtes Hausmittel bei Ohrenentzündungen. Zwiebeln haben antibakterielle Wirkstoffe und regen deshalb die Durchblutung der entzündeten Schleimhäute an, was zu deren Abschwellung und zur Linderung von Schmerzen beiträgt.

➤ **Anwendung:** 2 mittelgroße Zwiebeln in kleine Würfel schneiden und in zwei Leinensäckchen (bzw. Taschentücher) einschlagen, über Wasserdampf kurz erwärmen. Die Kompressen auf beide Ohren legen und mit einem Schal umwickeln. Diesen Umschlag etwa 1 Stunde angelegt lassen. Die Anwendung bis zu 3-mal täglich wiederholen.

Kinder

Ohrenschmerzen bei Kindern sollten Sie ärztlich untersuchen lassen. Daneben haben sich die folgenden Anwendungen als sinnvoll erwiesen:

➤ Kamillenlösungen

➤ Schmerzlindernde Ohrentropfen

➤ Nasentropfen für das Abschwellen der Nasenschleimhaut und zur Durchlüftung der Tuben

Wichtig: Kinder unter 6 Jahren sollten keine ölhaltigen Nasentropfen anwenden; Vorsicht auch bei Menthol und Kampfer.

➤ Rotlichtbestrahlungen der Ohren (50 Zentimeter Abstand einhalten)

➤ Schmerzlindernde Parazetamolzäpfchen

➤ Zwiebelwickel oder Senfmehlumschläge

Grenzen der Selbstbehandlung

Eine Mittelohrentzündung muss unbedingt von einem Arzt mit Antibiotika behandelt werden. Sie tritt sehr oft bei Kindern im Zusammenhang mit anderen Infektionskrankheiten (z. B. Schnupfen) auf. Bei den folgenden Symptomen sollte deshalb immer ein Arzt aufgesucht werden:

➤ Starke Ohrenschmerzen

➤ Fieber

➤ Großer Druck in den Ohren, Hörminderung

AUS DER APOTHEKE

Synthetische Medikamente ...

Die folgenden Ohrentropfen lindern Schmerzen und helfen bei akuten Entzündungen der Ohren. Die hier angegebenen Medikamente erhalten Sie rezeptfrei.

➤ **Audax®:** mit dem Wirkstoff Cholinsalicylat (Ohrentropfen)
Wichtiger Hinweis: Überempfindlichkeitsreaktionen möglich; nicht anwenden bei beschädigtem Trommelfell und bei Salicylatüberempfindlichkeit; nicht geeignet für Säuglinge

➤ **Otalgan®:** mit den Wirkstoffen Phenazon, Procainhydrochlorid, Glyzerol (Ohrentropfen)
Wichtiger Hinweis: Überempfindlichkeitsreaktionen möglich; nicht anwenden bei beschädigtem Trommelfell und bei Pyrazolonallergie

➤ **Otodolor®:** mit den Wirkstoffen Phenazon, Procain, Glyzerol (Ohrentropfen)
Wichtiger Hinweis: Überempfindlichkeitsreaktionen möglich; nicht anwenden bei beschädigtem Trommelfell und bei Pyrazolonallergie

➤ **Otolitan N mit Rivanol®:** mit den Wirkstoffen Ethacridinlactat, Lidocain, Glyzerol (Ohrentropfen)
Wichtiger Hinweis: Überempfindlichkeitsreaktionen möglich; Flasche nach Gebrauch wieder fest verschließen

Als Begleitmaßnahme zu Ohrentropfen empfehlen sich abschwellend wirkende Nasentropfen, vor allem bei Kindern.

➤ **Meerwasserlösung zur Befeuchtung der Nasenschleimhaut:** Rhinomer® (Nasenspray; für Säuglinge und Kleinkinder geeignet)
Wichtiger Hinweis: selten Schleimhautreizungen möglich

... und Phytopharmaka

➤ **Kombinationspräparat:** Soledum med. Nasentropfen® (Nasentropfen)
Wichtiger Hinweis: gelegentlich Überempfindlichkeitsreaktionen (Schleimhautreizungen); nicht geeignet für Säuglinge und Kleinkinder

NATURHEILKUNDE

Heiltees

Bei einer Infektionskrankheit wie der Mittelohrentzündung ist die Steigerung der Immunabwehr des Organismus eine wirksame Möglichkeit, den Heilungsprozess zu unterstützen und zu beschleunigen. Hierzu eignen sich insbesondere Heiltees. Holunderblüten wirken schweißtreibend und steigern die körpereigenen Abwehrkräfte. Die Blüten der Ringelblume wirken gegen Bakterien und Viren. In der Volksmedizin gilt die Kamille als Universalheilmittel. Gegen Entzündungen wirkt die Heilpflanze aufgrund ihrer antiviralen und antibakteriellen Inhaltsstoffe. Die Blüten der Linde wirken schweißtreibend und krampflösend. Der sehr bekömmliche und bewährte Hagebuttentee wirkt aufgrund seines hohen Gehalts an Vitamin C vorbeugend gegen Infektionskrankheiten. Der Mädesüßtee wirkt schmerzlindernd.

➤ **Holunderblütentee:** 1 Esslöffel getrocknete Holunderblüten mit 1/4 Liter kochendem Wasser übergießen; den Tee 5 bis 10 Minuten lang zugedeckt ziehen lassen, anschließend abseihen. Täglich 3 bis 4 Tassen Tee trinken.

➤ **Ringelblumenblütentee:** 2 Teelöffel der Blüten mit 1/4 Liter kochendem Wasser überbrühen, dann 10 Minuten lang zugedeckt ziehen lassen und anschließend abseihen. Täglich 2 bis 3 Tassen Tee möglichst ungesüßt trinken.

➤ **Kamillenblütentee:** 2 Teelöffel Kamillenblüten mit 1/4 Liter kochendem Wasser aufgießen, 10 Minuten lang ziehen lassen, dann abseihen. Täglich 3 bis 4 Tassen Tee heiß und ungesüßt trinken.

➤ **Lindenblütentee:** 2 Teelöffel Lindenblüten mit 1/4 Liter kochendem Wasser überbrühen, 10 Minuten lang ziehen lassen, dann abseihen. Täglich 3 bis 4 Tassen Tee heiß und ohne Zucker trinken.

➤ **Hagebuttentee:** 2 Teelöffel getrocknete Früchte mit 1/4 Liter kochendem Wasser übergießen; den Tee 10 Minuten lang ziehen lassen und dann abseihen. Täglich bis zu 5 Tassen Tee heiß und ohne Zucker trinken.

➤ **Mädesüßtee:** 2 Teelöffel getrocknetes Mädesüßkraut mit 1/4 Liter kochendem Wasser aufgießen, den Tee 10 Minuten lang zugedeckt ziehen lassen, anschließend abseihen. Täglich 2 bis 3 Tassen Tee trinken.

Wassertreten

Das Wassertreten ist eine der bekanntesten kneippschen Wasseranwendungen. Alle Wasseranwendungen wirken vorbeugend gegen Infektionen.
➤ **Anwendung:** Die Badewanne bis auf Wadenhöhe mit Wasser füllen (Wassertemperatur höchstens 15 °C), dann im so genannten Storchenschritt in der Wanne auf- und abgehen, wobei das ausschreitende Bein bei jedem Schritt vollständig aus dem Wasser gehoben wird. Anwendungsdauer je nach Verträglichkeit: 30 Sekunden bis wenige Minuten.

Schwitzkur mit Heublumen

Bei Infektionskrankheiten fördert eine Schwitzkur den Heilungsprozess.
➤ **Anwendung:** Heublumensäckchen etwa 20 Minuten in einen großen Topf mit kochendem Wasser hängen, ohne dass das Säckchen mit dem Wasser in Berührung kommt. Anschließend sich mit dem Säckchen ins Bett legen und gut zugedeckt etwa 2 Stunden lang schwitzen. Nach dem Schwitzen noch längere Zeit ruhig im Bett liegen bleiben.

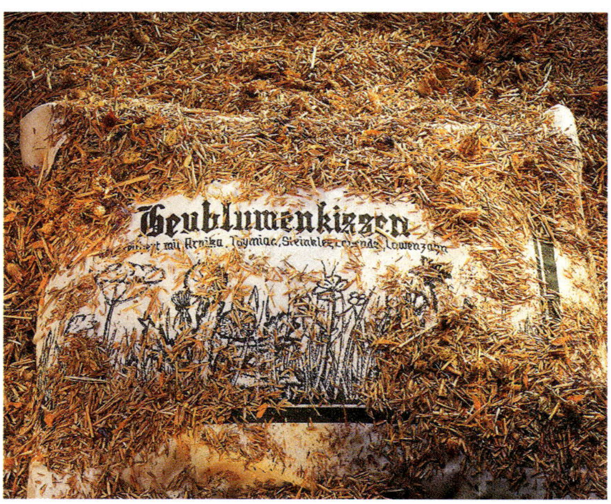

Heublumen besitzen große Heilkraft – leider nicht für Allergiker.

Kantharidenpflaster

Kantharidenpflaster (aus der Apotheke) wirkt schmerzlindernd und »zieht« sozusagen die Entzündung aus dem Ohr.
➤ **Anwendung:** Kantharidenpflaster in Briefmarkengröße auf den Knochen hinter dem betroffenen Ohr kleben. Nach etwa 8 bis 10 Stunden, wenn sich eine Blase bildet, das Pflaster wieder abnehmen.

BEWÄHRTE HAUSMITTEL

Heiße Kompresse mit Kamille

Heiße Kompressen mit Kamille oder Zitrone lindern die Beschwerden bei einer Mittelohrentzündung – allerdings erst nach Abklingen der akuten Phase.
➤ **Anwendung:** 2 Teelöffel Kamillenblüten mit 1/4 Liter heißem Wasser übergießen, 10 Minuten lang ziehen lassen; dann zwei kleine Mull- oder Taschentücher damit tränken; die Tücher über beide Ohren legen, darum ein kleines Handtuch wickeln und mindestens 15 Minuten einwirken lassen. Die Anwendung mehrmals täglich oder nach Bedarf wiederholen.
Tipp: Die Kompresse kann auch mit heißer Zitrone getränkt werden.

Rotlichtbestrahlung

Mit einer Rotlichtlampe können die schmerzenden Ohren durch Wärmestrahlung behandelt werden. Die Anwendungsdauer sollte 10 Minuten nicht überschreiten. Es sollte ein Mindestabstand von 50 Zentimetern eingehalten werden. Eine qualitativ hochwertige Rotlichtlampe erwirbt man am besten im Sanitätsfachhandel.

Teebaumöl und Mandelöl

Mit Teebaumöl und Mandelöl können Sie sich selbst Ohrentropfen mischen, die eine desinfizierende Wirkung haben.
➤ **Anwendung:** 5 Tropfen Mandelöl und 3 Tropfen Teebaumöl in einem Schälchen vermischen und mit einer Pipette vorsichtig ins Ohr träufeln.

Senfmehlumschläge

Ein altes Hausmittel bei leichten Ohrenschmerzen sind Umschläge mit Senfmehl. Solche Umschläge sind auch für Kinder gut geeignet.

➤ **Anwendung:** Frisches Senfmehl mit warmem Wasser zu einem dünnen Brei verrühren und diesen auf ein Taschentuch streichen; das Taschentuch etwa 10 bis 15 Minuten lang hinter das betroffene Ohr legen.

DAS KÖNNEN SIE NOCH TUN

Homöopathie

Einige Homöopathika haben sich allgemein bei Ohrenschmerzen bewährt:

➤ **Aconitum D6:** hilft bei Ohrenschmerzen nach Zugluft oder kaltem Wind

➤ **Belladonna D4:** hilft bei Ohrenstechen mit starkem Schwitzen und gleichzeitigem Fieber

Das Immunsystem stärken

Um die vollständige Genesung nach einer Ohrenentzündung zu fördern oder künftigen Infektionen vorzubeugen, eignet sich eine Kur zur Stärkung des Immunsystems. Hierzu werden über einen längeren Zeitraum (Intervalltherapie) Bakterienextrakte mit leicht veränderten Bakterien eingenommen. Zudem ist es sinnvoll, während dieser Zeit eine vitamin- und ballaststoffreiche Ernährungsweise einzuhalten. Eine solche Kur sollte jedoch immer mit einem Arzt oder einem erfahrenen Heilpraktiker abgestimmt werden.

Kälte- und Wasserschutz

Achten Sie immer darauf, im Herbst und Winter nie mit nassen Haaren ins Freie zu gehen. Außerdem ist es sinnvoll, wenn entsprechend empfindliche Personen in der kalten Jahreszeit eine Mütze oder Ohrenschützer tragen. Unmittelbar nach einer Ohrenentzündung sollte man auch Schwimmbadbesuche meiden. Die gleiche Vorsicht gilt übrigens auch für das heimische Bad und die Dusche. Bringen Sie möglichst wenig Wasser in die Ohren.

Sport und Bewegung

Zur Vorbeugung von Infektionskrankheiten ist viel Bewegung an der frischen Luft gerade das Richtige. Am sinnvollsten ist es, wenn Sie regelmäßig eine Ausdauersportart (z. B. Jogging oder Schwimmen) ausüben. Ausdauertraining entspannt und stärkt das körpereigene Immunsystem. Dadurch schützen Sie sich wirksam gegen Infekte.

Richtiges Ohrenputzen

Wenn Sie mit Wattestäbchen Ihre Ohren (oder die Ihrer Kinder) reinigen, sollten Sie Folgendes berücksichtigen.

➤ Die Ohren besitzen ein Selbstreinigungssystem. Von der Mitte des Trommelfells aus schieben sich ältere Hautschichten nach außen. Dort mischen sie sich mit Ohrschmalz, das von speziellen Drüsen produziert wird.

➤ Wenn Sie mit dem Wattestäbchen zu weit in den Gehörgang vordringen, schieben Sie das schon transportierte Ohrschmalz wieder zurück; dadurch kann es zur Bildung eines Ohrpfropfs kommen (der vom HNO-Arzt aufgelöst werden muss). Im Extremfall kann auch das Trommelfell verletzt werden. Beschränken Sie sich deshalb auf die Reinigung der äußeren Ohrmuscheln.

⊕ Das hilft

Zwiebelwickel

Rotlichtbehandlung

Kaugummi kauen (durch das Schlucken öffnen sich die Tuben)

Vitamin-C-reiche Kost

⊖ Das schadet

Kalte Zugluft und Wind

Schwimmen oder Tauchen

Verschleppte Infekte

Flugreisen mit Infekten

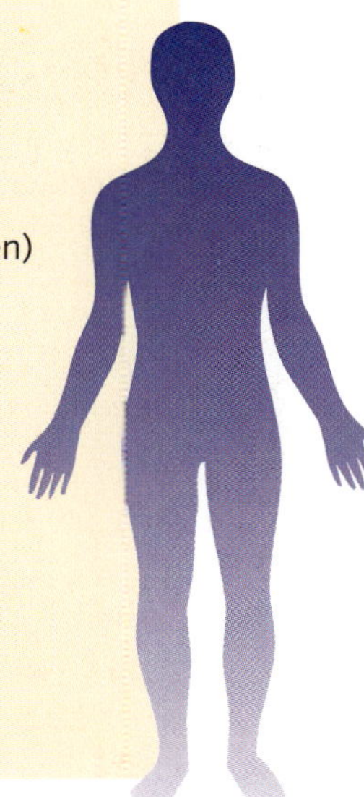

Ohrgeräusche und Tinnitus

Typische Beschwerden: »Zufallen« des Ohrs (etwa wie im Flugzeug), sirrende Geräusche, eventuell Hörminderung; bei Tinnitus: ständiges Geräusch im Ohr, beispielsweise Summen oder Klingeln (so genanntes Ohrensausen); bisweilen auch grollendes Rumpeln bzw. hohes Klicken, Zischen oder Knirschen

➤ Siehe auch Ohrenentzündung (S. 50ff.), Durchblutungsstörungen (S. 282ff.) sowie Blutdruck, zu hoher (S. 272ff.)

SOFORTMASSNAHMEN – WAS SIE GLEICH TUN KÖNNEN

Durchblutungsfördernde Mittel

Bei Ohrgeräuschen aufgrund von Durchblutungsstörungen helfen Medikamente, die die Durchblutung des Innenohrs fördern.

Leise Hintergrundmusik

Wenn die Ohrgeräusche nicht so stark sind oder nur phasenweise auftreten, hilft auch leise Musik im Hintergrund bzw. das Geräusch eines Zimmerspringbrunnens.

Sofortige Ruhe und Entspannung

Lassen Sie alles, was Sie belastet, los. Atmen Sie tief und ruhig (Bauchatmung). Falls Sie autogenes Training beherrschen, können Sie es in einer solchen Situation einsetzen.

Klangtherapie

Es existiert speziell für Tinnitus komponierte Musik (z. B. Klangtherapie nach Tomatis), die angenehme Frequenzen schafft.

Grenzen der Selbstbehandlung

Bei den folgenden Symptomen sollte unbedingt ein Facharzt (HNO-Arzt) aufgesucht werden:

➤ Anhaltende bzw. starke Ohrgeräusche und/oder zusätzlich Schwindel oder Kopfschmerzen

Sofort zum Notarzt

➤ Bei plötzlicher Änderung der akustischen Wahrnehmung oder plötzlichem Verlust der Hörfähigkeit auf einem oder auf beiden Ohren (Verdacht auf Hörsturz)

AUS DER APOTHEKE

Synthetische Medikamente …

Bei Ohrgeräuschen aufgrund von Durchblutungsstörungen helfen Medikamente mit dem Wirkstoff Pentoxifyllin.

➤ **Präparate mit Pentoxifyllin:** Rentylin®, Trental®, PENTO-PUREN® (Retardtabletten; rezeptpflichtig)

Wichtiger Hinweis: Überempfindlichkeitsreaktionen der Haut, Kopfschmerzen und auch Magen-Darm-Beschwerden möglich; nicht während der Schwangerschaft und möglichst nicht während der Stillzeit anwenden; vor allem von kreislaufschwachen Personen müssen die Medikamente »einschleichend« (d. h. mit allmählicher Steigerung der Dosis) genommen werden

➤ **Magnesiumpräparate:** Magnesium Verla N®, Magnesium Diasporal® (Granulat)

… und Phytopharmaka

➤ **Ginkgo-biloba-Präparate:** Gingium®, Ginkobil N-ratiopharm®, Kaveri forte®, Rökan Plus®, Tebonin forte® (Filmtabletten, Tropfen)

Wichtiger Hinweis: allergische Hautreaktionen möglich; Tropfen enthalten Alkohol

NATURHEILKUNDE

Qi Gong

Die chinesische Atemmeditation besitzt eine jahrtausendealte Tradition. Durch bestimmte Bewegungs- und Atemtechniken sowie die Konzentration auf die Meridiane und den Qi-Fluss im Körper werden Blockaden aufgelöst, was zu einer tiefen Entspannung führt und u. a. eine Verbesserung der Durchblutung zur Folge hat (siehe dazu auch das Special S. 358f.).

BEIM HEILPRAKTIKER

Ozontherapie

Die Ozontherapie (auch Sauerstofftherapie) ist ein medizinisches Verfahren, das auf der entzündungshemmenden und durchblutungsfördernden Wirkung von Ozon-Sauerstoff-Verbindungen basiert. Diese Therapie kann bei einem Tinnitus, der durch Durchblutungsstörungen bedingt ist, helfen. Innerhalb der Ozontherapie gibt es verschiedene Behandlungsmethoden.

NAHRUNG, DIE HEILT

Low-fat-Ernährung und Vitalstoffe

➤ Meiden Sie möglichst fette Speisen (vor allem tierische Fette) und Alkohol. Sie gelten als Risikofaktoren für Gefäßverengungen. Eine ballast- und vitalstoffreiche Ernährung verbessert die Fließeigenschaften des Blutes.

➤ Erhöhen Sie den Vitamin-B6-Anteil Ihrer Ernährung. Vitamin B6 gilt als »Nervenvitamin« und ist in größeren Mengen u. a. in naturbelassenen Getreideprodukten, Hülsenfrüchten (vor allem Sojabohnen), Nüssen, Sesam, Leinsamen und Mohn enthalten.

➤ Nehmen Sie Magnesium ein: Dieser Mineralstoff verbessert die Regenerationsfähigkeit der feinen Haarzellen im Innenohr.

DAS KÖNNEN SIE NOCH TUN

Tinnitusmaskierung

Der so genannte Tinnitusmasker ist ein Gerät, das ins Ohr eingesetzt wird. Es gibt ein Rauschen von sich, das die Tinnitusgeräusche überdecken soll. Solche Geräte werden vom Arzt verschrieben und müssen von Fachkräften angepasst werden.

Tinnitus-Retraining

Diese Methode besteht in der Kombination von Entspannungstechniken und dem Tragen eines technischen Geräts (Sanus-Noiser). Das Gerät erzeugt im Gegensatz zum Masker ein angenehmes Hintergrundrauschen, das den Tinnitus nicht überdeckt, sondern ihn positiv beeinflussen soll.

Biofeedback

Das Biofeedback-Gerät visualisiert Anspannungs- und Entspannungszustände. Es zeigt durch optische Signale den Grad der Muskelspannung, die Schweißproduktion, die Atmung etc. Viele Menschen können sich mit Hilfe solcher Geräte leichter entspannen – und gezielte Entspannung kann eine wirksame Hilfe bei Ohrgeräuschen sein.

⊕ Das hilft

Ruhe und Entspannung

Stressvermeidung

Ernährungsumstellung

Gymnastische Übungen (Tennisballtherapie)

Musik (Klangtherapien)

⊖ Das schadet

Stress

Lärm und absolute Stille

Falsches Sitzen (Nackenprobleme)

Probleme im Kieferbereich

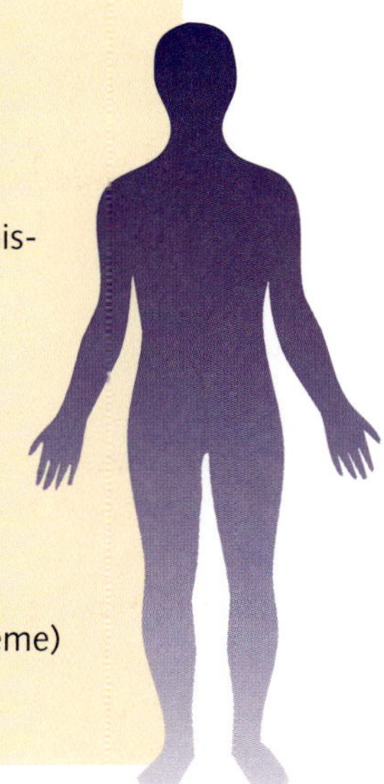

Schnarchen

Typische Beschwerden: röchelnde, schnarrende, sägende Geräusche während des Schlafs, eventuell dadurch bedingte Schlafstörungen und nächtliche Atemprobleme

➤ Siehe auch Schlafstörungen (S. 364ff.) und Hausstaubmilbenallergie (S. 246f.)

SOFORTMASSNAHMEN – WAS SIE GLEICH TUN KÖNNEN

Schlafposition ändern

Versuchen Sie, Ihre Schlafposition zu ändern. Bei Rückenlage ist Schnarchen am wahrscheinlichsten. Am besten bewährt hat sich die Seitenlage. Sie kann durch eine zusätzliche Stabilisierung mit Kissen erreicht werden.

Nasentropfen

Schnelle Erleichterung bei Schnarchen im Zusammenhang mit einer verstopften Nase verschaffen Nasentropfen, die allerdings nur kurzfristig genommen werden sollten.

Nasenspülung mit Salzwasser

Sinnvoll ist es, vor dem Zubettgehen die Nase mit Salzwasser zu spülen.

➤ **Anwendung:** 1/2 Teelöffel Salz in 1 Glas Wasser auflösen. Etwas Wasser in die Handfläche geben, durch die Nase hochziehen, aber nicht schlucken. Das Wasser dann wieder aus der Nase herauslaufen lassen.

Kinder

Auch Kinder können schnarchen, z. B. aufgrund vergrößerter Polypen, die eventuell entfernt werden sollten. In diesem Zusammenhang ist ein Gang zum Kinderarzt unvermeidlich.

Grenzen der Selbstbehandlung

Bei Schnarchen, das zu schweren Schlafstörungen oder sogar Apnoeanfällen (Atempausen) führt, sollten Sie den Facharzt aufsuchen.

AUS DER APOTHEKE

Synthetische Medikamente …

Nasentropfen und -sprays mit den Wirkstoffen Xylometazolin und Oxymetazolin helfen bei einer verstopften Nase. Sie sind ohne Rezept in der Apotheke erhältlich.

➤ **Präparate mit Xylometazolin:** Olynth®, Otriven®, Nasenspray E/K ratiopharm®, schnupfen endrine® (Nasenspray, Nasentropfen)

Wichtiger Hinweis: Brennen und Trockenheit der Nasenschleimhaut möglich; chronische Nasenverstopfung bei Langzeitanwendung; bestimmte Mittel auch für Säuglinge und Kleinkinder geeignet

➤ **Präparate mit Oxymetazolin:** Larylin Nasenspray N®, Nasivin®, Wick Sinex® (Nasenspray)

Wichtiger Hinweis: manchmal Brennen; nicht während der Schwangerschaft und in der Stillzeit anwenden

➤ **Meerwasserlösungen zur Befeuchtung der Nasenschleimhaut:** Rhinomer® 1/2/3 (Nasentropfen, Nasenspray)

… und Phytopharmaka

➤ **Präparate mit Kamille:** Kamille Spitzner®, Kamillosan Konzentrat® (Lösungen)

Wichtiger Hinweis: selten allergische Überempfindlichkeitsreaktionen; Präparate auch für Inhalationen geeignet

GESUNDHEITSKUR

Übergewicht abbauen

Schnarchen hängt oft mit Übergewicht zusammen. Wenn Sie Übergewicht haben und zu den Schnarchern gehören, sollten Sie unbedingt eine Gewichtsreduktion anstreben.
Die einfachste Methode des Abnehmens ist zugleich auch die unspektakulärste. Sie kostet weder Geld, noch verspricht sie Wunder. Es handelt sich um eine vollwertige Reduktionskost, bei der die Kalorienzufuhr eingeschränkt wird. Auf diese Weise verlieren Sie zwar nur langsam, aber dafür nachhaltig an Gewicht. Das in bestimmten Depots (Bauch, Hüften, Po und Oberschenkel) angesammelte Fett kann nur abgebaut werden, wenn Sie es Tag für Tag einsparen. Es ist deshalb wichtig, dass Sie sich falsche Ernährungsgewohnheiten abgewöhnen und sich dafür neue, sinnvolle angewöhnen, beispielsweise die folgenden:

- Jeden Bissen sehr lange kauen; zwischen jedem Bissen das Besteck aus der Hand legen.
- Nur dann etwas essen, wenn man auch wirklich Hunger hat. Mit dem Essen aufhören, sobald sich ein Gefühl der Sättigung einstellt.
- Sofort nach dem Essen die Reste der Mahlzeit wegräumen.
- Möglichst nach 19 Uhr nichts mehr essen, auch keine kleinen Snacks beim Fernsehen.
- Zwischen den Mahlzeiten viel Mineralwasser bzw. Kräutertees trinken. Insgesamt täglich mindestens 2 bis 3 Liter Flüssigkeit zu sich nehmen.
- Die Mahlzeiten ansprechend auf einem Teller zubereiten. Zur Mahlzeit dann nur diesen auf den Tisch stellen, um ein Nachfassen zu vermeiden.

DAS KÖNNEN SIE NOCH TUN

Vorsicht bei Hausstaubmilbenallergie

Bei Allergikern können allergische Reaktionen auf die Exkremente von Hausstaubmilben die erschwerte Nasenatmung beim Schlafen und damit das Schnarchen auslösen. In diesem Fall sollte man die Anschaffung einer allergenarmen Matratze und spezieller Bettwäsche (mit synthetischem Futter) in Erwägung ziehen.

Korrektur der Nasenscheidewand

Wenn Ihr Schnarchen nicht mit einer Apnoe (Atemstillstand) und nicht mit völlig erschlafftem Gaumengewebe (Gaumensegel) in Zusammenhang zu bringen ist, kann es auch an einer schiefen Nasenscheidewand liegen. Diese kann operativ begradigt werden, so dass die Atmung freier wird. Die Erfolgsquote in Bezug auf das Schnarchen liegt jedoch lediglich bei 50 Prozent.

Genussgifte meiden

Rauchen und Alkoholgenuss am Abend können den Schnarchpegel erhöhen. Sowohl Nikotin als auch Alkohol tragen zu einer Verengung der Atemwege bei. Schnarcher sollten diese Vorbeugungsregeln beherzigen. Statt Alkohol sollte man abends viel Mineralwasser oder Tee trinken, um die Befeuchtung der Schleimhäute zu fördern.

⊕ Das hilft

Abnehmen
Seitenlage beim Schlafen
Nasenspülungen
Luftbefeuchtung
Aromatherapie
Flaches oder kein Kopfkissen
Viel trinken

⊖ Das schadet

Trockene Heizungsluft
Rauchen und Alkohol
Übergewicht
Chronischer Schnupfen
Schlafmittel

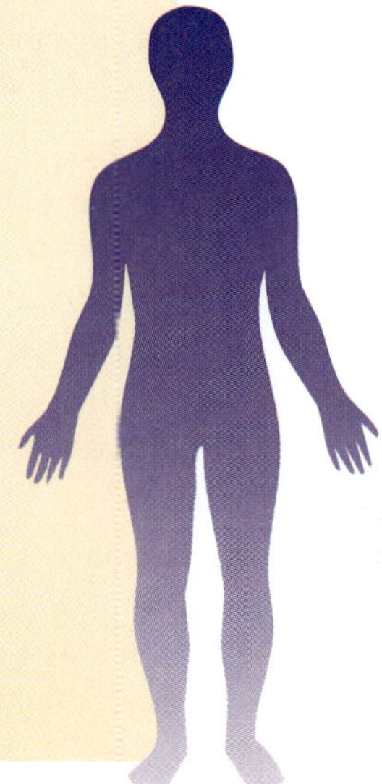

Schnupfen

Typische Beschwerden: häufiges Niesen, ständig tropfende Nase, geschwollene, oft auch schmerzhafte Schleimhäute, Nasenverstopfung, in schwereren Fällen zusätzlich leichte Hals- und Rachenschmerzen, erhöhte Körpertemperatur sowie Kopfschmerzen

➤ Siehe auch Nebenhöhlenentzündung (S. 46ff.), grippaler Infekt (S. 310ff.) sowie Heuschnupfen (S. 248ff.)

SOFORTMASSNAHMEN – WAS SIE GLEICH TUN KÖNNEN

Nasentropfen und -sprays

Schnelle Erleichterung bei einer verstopften Nase verschaffen Nasentropfen und/oder Nasensprays, die die Nasenschleimhaut abschwellen lassen (so genannte Sympathomimetika). Die Präparate verengen dabei die Blutgefäße der Nasenschleimhaut und bringen sie so zum Abschwellen. Diese gängigen Schnupfenmittel bekommen Sie rezeptfrei in jeder Apotheke.

➤ Sie sollten diese Mittel auf keinen Fall länger als 3 bis 4 Tage anwenden, sonst besteht die Gefahr einer Schädigung der Nasenschleimhaut oder eines chronischen Schupfens (Arzneimittelschnupfen), der durch die Präparate selbst hervorgerufen wird.

Nasenspülung mit Kochsalz

Mit einer Salzwasserlösung wird der Schleim in der Nase gelöst und die Atmung freier.

➤ **Anwendung:** 1/2 Teelöffel Kochsalz in 1 Glas mit warmem Wasser auflösen. Salzwasser in die hohle Hand geben und in beide Nasenlöcher einsaugen. Anschließend wieder aus der Nase herauslaufen lassen. Anwendung etwa 3- bis 5-mal täglich wiederholen.

Inhalation mit Kamille

Inhalationen mit Kamillendampf befeuchten die Schleimhäute und erleichtern das Atmen.

➤ **Anwendung:** 2 Esslöffel Kamillenblüten in eine große Schüssel mit dampfend heißem Wasser geben. Kopf und Schüssel mit einem großen Handtuch umhüllen und über den Dampf gebeugt etwa 10 bis 15 Minuten langsam und tief ein- und ausatmen. Nach der Inhalation eine kleine Ruhepause (etwa 1/2 Stunde) einlegen; nach der Anwendung nicht sofort in die Kälte gehen oder im Freien arbeiten.

➤ Die Inhalation kann genauso gut mit Sole oder einer Kochsalzlösung durchgeführt werden.

Kinder

Bei Kindern dauert Schnupfen oft länger als bei Erwachsenen. Vor allem Säuglinge leiden sehr darunter, weil sie dann nicht richtig trinken können. Die folgenden Maßnahmen helfen:

➤ Hochlagerung des Oberkörpers

➤ Kamillenlösung

➤ Nasenschleimhaut abschwellende Nasentropfen, die für Säuglinge und Kinder geeignet sind (keine ölhaltigen Nasentropfen bei Kindern unter 6 Jahren anwenden; auch Präparate mit Menthol und Kampfer sind problematisch)

➤ Muttermilch bei Säuglingen bis zur 6. Woche

Grenzen der Selbstbehandlung

Bei einem Schnupfen, der länger als 10 Tage andauert, bei Atembeschwerden oder starken Kopfschmerzen sowie bei auffälliger Sekretabsonderung (Blut, Eiter o. Ä.) ist eine ärztliche Untersuchung unerlässlich (Verdacht auf einen chronischen Schnupfen oder eine Nebenhöhlenvereiterung).

AUS DER APOTHEKE

Synthetische Medikamente ...

Nasentropfen, -sprays und -salben mit den Wirkstoffen Xylometazolin, Oxymetazolin, Tetryzolin und Dexpanthenol sind ohne Rezept in jeder Apotheke erhältlich.

➤ **Präparate mit Xylometazolin:** Olynth®, Otriven®, Nasenspray E/K ratiopharm, schnupfen endrine® (Nasensprays, Nasentropfen)

Wichtiger Hinweis: Brennen und Trockenheit der Nasenschleimhaut möglich, chronische Nasenverstopfung bei Langzeitanwendung; in verschiedenen Stärken erhältlich, daher auch für Säuglinge und Kleinkinder geeignet

➤ **Präparate mit Oxymetazolin:** Larylin Nasenspray N®, Nasivin®, Wick Sinex® (Nasensprays)

Wichtiger Hinweis: selten Brennen; nicht während Schwangerschaft und Stillzeit anwenden

➤ **Präparate mit Tetryzolin:** Rhinopront®, Tyzine® (Nasensprays, Nasentropfen)

Wichtiger Hinweis: Brennen und Trockenheit der Nasenschleimhaut möglich, chronische Nasenverstopfung bei Langzeitanwendung; nicht geeignet für Kinder unter 6 Jahren, nicht während Schwangerschaft und Stillzeit anwenden

➤ **Präparat mit Dexpanthenol:** Bepanthen Nasensalbe® (Nasensalbe)

Wichtiger Hinweis: selten allergische Unverträglichkeitsreaktionen; auch für Kinder geeignet

➤ **Salzhaltige Präparate zur Befeuchtung der Nasenschleimhaut:** Rhinomer® (Nasenspray; vor allem für Säuglinge und Kleinkinder geeignet), Emser Nasensalbe N® (Salbe)

Wichtiger Hinweis: bisweilen Schleimhautreizungen möglich

... und Phytopharmaka

➤ **Kombinationspräparat:** Soledum med. Nasentropfen® (Nasentropfen; nicht geeignet für Säuglinge und Kleinkinder)

Wichtiger Hinweis: selten Überempfindlichkeitsreaktionen möglich

NATURHEILKUNDE

Heiltees

Bei akuten Entzündungen der oberen Atemwege sollten Sie immer viel Flüssigkeit zu sich nehmen. Dazu eignen sich am besten Kräutertees aus den Heilpflanzen Thymian, Kamille und Salbei.

➤ **Thymiantee:** 2 Teelöffel Thymiankraut mit 1/4 Liter kaltem Wasser ansetzen und bis zum Sieden erhitzen; den Tee 10 Minuten lang ziehen lassen und anschließend abseihen. Täglich 3 Tassen Tee möglichst heiß trinken.

➤ **Kamillentee:** 2 Teelöffel Kamillenblüten mit 1/4 Liter kochendem Wasser überbrühen. Den Tee 10 Minuten zugedeckt ziehen lassen und dann abseihen. Täglich 3 bis 4 Tassen Tee heiß, in kleinen Schlucken und ungesüßt trinken.

➤ **Salbeitee:** 2 Teelöffel Salbeiblätter mit 1/4 Liter kochendem Wasser aufgießen. Den Tee 10 Minuten lang ziehen lassen; dann abseihen. Täglich 3 bis 4 Tassen Tee heiß und ungesüßt trinken.

Vorbeugen mit Echinacea

Der Rote Sonnenhut (Echinacea purpurea) gehört zu den Immunstimulanzien. Echinacea-Präparate werden vorbeugend genommen. In der Anfangsphase eines Schnupfens oder eines grippalen Infekts – also wenn Sie noch nicht ständig niesen oder die Nase läuft – kann die Heilpflanze auch noch wirksam sein. Bei akutem Krankheitszustand sollten Sie Echinacea nicht nehmen. In der Apotheke sind in der Regel Tinkturen erhältlich, die man nach Vorschrift einnehmen sollte. Am besten ist eine Kuranwendung zur Vorbeugung.

Teebaumölanwendungen

Teebaumöl wirkt gegen Viren, Bakterien und Pilze. Da ein Schnupfen von Viren ausgelöst wird, kann Teebaumöl direkt die Viren bekämpfen.

➤ **Nasse Inhalation:** 5 bis 8 Tropfen Teebaumöl in eine Schüssel mit kochendem Wasser geben (nur 5 Tropfen in ein Inhaliergerät) und den Dampf etwa 10 bis 15 Minuten lang inhalieren.

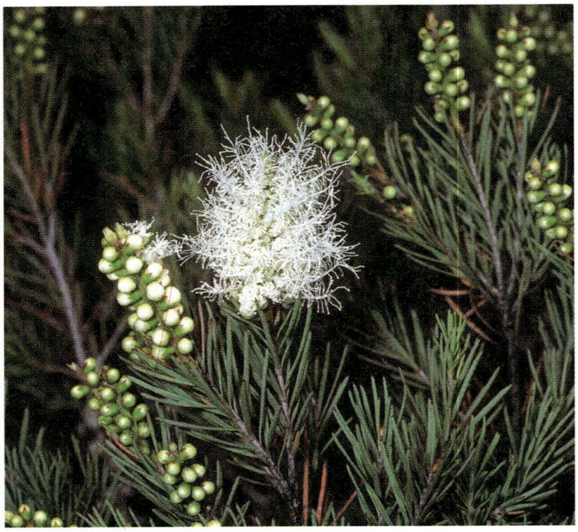

Das australische Teebaumöl wirkt gegen Viren, Bakterien und Pilze.

➤ **Trockene Inhalation:** 3 Tropfen Teebaumöl auf ein Taschentuch geben und den Tag über immer wieder daran schnüffeln.

Aromatherapie

Zur Behandlung von Schnupfen eignen sich einige ätherische Öle hervorragend, beispielsweise Wacholder-, Thymian-, Eukalyptus-, Rosmarin- und Zedernöl.

➤ **Duftlampenmischung:** Je 2 Tropfen Rosmarin-, Thymian-, Eukalyptus- und Zedernöl in die Verdunstungsschale der Duftlampe geben.

➤ **Schnelle Hilfe:** Auf ein Taschentuch 2 bis 3 Tropfen Eukalyptusöl träufeln. An diesem Dufttuch einige Stunden lang immer wieder etwas schnuppern.

➤ **Badezusatz:** Die Badewanne mit nicht zu heißem Wasser (etwa 35 bis 38 °C) füllen; dann eine Mischung aus 5 Tropfen Rosmarinöl, 5 Tropfen Eukalyptusöl und 3 bis 4 Esslöffeln süßer Sahne (damit sich die ätherischen Öle nicht so schnell verflüchtigen) in die Badewanne geben. Etwa 10 bis 15 Minuten lang baden; im Anschluss noch etwa 60 Minuten lang ruhen.

➤ **Einreibung von Brust, Hals und Nacken:** Für die Einreibung folgende Aromaölmischung herstellen: 5 Tropfen Rosmarin-, 5 Tropfen Eukalyptus- und 5 Tropfen Zedernöl in ein dunkles, mit 100 Millilitern Mandelöl gefülltes Fläschchen geben, das Ganze gut durchschütteln. Von dem Massageöl etwa 1 Esslöffel auf Brust, Hals und Nacken geben und so lange einmassieren, bis die Haut das Öl vollständig aufgenommen hat. Am besten abends vor dem Zubettgehen anwenden.

Propolis für das Immunsystem

Gerade während der kalten Jahreszeit sollten Sie vorbeugend Ihr Immunsystem stärken, weshalb eine Kuranwendung mit Propolis und Gelée royale besonders empfehlenswert ist.

➤ **Anwendung:** 3-mal täglich 1 Glas Mineralwasser mit 5 bis 10 Gramm Propolispulver trinken. Dazu ergänzend täglich 1/4 Gramm Gelée royale einnehmen. Am besten ist es, die entsprechende Menge an Gelée royale in einer Mischung mit Honig (etwa 2 Teelöffel für 1 Tasse Kräutertee) aufzunehmen.

Wechselfußbad zur Vorbeugung

Als Vorbeugungsmaßnahme sind auch kneippsche Wechselfußbäder empfehlenswert.

➤ **Anwendung:** 2 Fußbadewannen mit Wasser füllen – die eine mit warmem (ca. 38 °C), die andere mit kaltem Wasser (ca. 15 °C). Die Füße zuerst 5 Minuten in die warme Wanne stellen, anschließend kurz (10 bis 15 Sekunden) in die kalte Fußbadewanne. 3- bis 4-mal wiederholen.

BEWÄHRTE HAUSMITTEL

Nasenspülung mit Meersalz

Meersalz (gibt es in der Apotheke oder im Reformhaus) wirkt abschwellend und entzündungshemmend auf die Nasenschleimhaut.

➤ **Anwendung:** 1/2 Teelöffel Meersalz in 1 Glas lauwarmes Wasser geben; das Salz auflösen und etwas abkühlen lassen, dann mit der lauwarmen Flüssigkeit Nasenspülungen durchführen. Dazu Wasser in die hohle Hand geben und einsaugen (nicht schlucken), dann wieder durch die Nasenlöcher herauslaufen lassen. Mehrmals täglich wiederholen.

Kamillen-Zucker-Lösung

Kamille hat entzündungshemmende Eigenschaften, die auch bei einem Schnupfen helfen. Da Kamille zu den Korbblütlern gehört, kann sie bei hierfür empfindlichen Menschen allerdings eine Allergie hervorrufen.

➤ **Anwendung:** In 1 Tasse Kamillentee 2 bis 3 Esslöffel Zucker geben und den Tee etwas abkühlen lassen; die Lösung vorsichtig in die Nase träufeln. Anwendung mehrmals täglich wiederholen; spätestens nach 3 Tagen wieder eine neue Kamillenlösung herstellen.

NAHRUNG, DIE HEILT

Vitamin C

Eine ausgewogene und vitaminreiche Ernährung mit viel Obst (vor allem Zitrusfrüchte) und Gemüse sowie weniger Fleisch und Wurstwaren wirkt vor allem in der kalten Jahreszeit vorbeugend gegen alle so genannten Erkältungskrankheiten. Die ausreichende Zufuhr von Vitamin C (in Zitrusfrüchten, Acerolakirschen, frischen Kräutern, Sanddornsaft, Paprikas, Brokkoli und Avocados) wirkt entzündungshemmend und stärkt die körperlichen Abwehrkräfte.

➤ **Zitrusgetränk:** Den Saft von 1/2 Zitrone und 1/2 Orange mit 1/4 Liter heißem Wasser (oder grünem Tee) übergießen (die Temperatur sollte nicht über 70 °C betragen, da sonst Vitamin C zerstört wird). Nach Bedarf den Tee mit etwas Honig süßen.

Tipp: Gegebenenfalls können Sie zusätzlich Vitamin-C-Präparate (Askorbinsäure) einnehmen, um die Abwehrkräfte zu stärken.

DAS KÖNNEN SIE NOCH TUN

Homöopathie

Gegen Schnupfen werden in der Homöopathie die Wirkstoffe der Zwiebel genutzt. Beim normalen Erkältungsschnupfen hat sich Allium cepa D6 recht gut bewährt.

Bewegung und Sport

Gerade in der kalten Jahreszeit ist viel Bewegung an der frischen (und feuchten) Luft wichtig. Der tägliche Spaziergang sollte eigentlich obligatorisch sein. Am besten ist es jedoch, wenn Sie regelmäßig eine Ausdauersportart (Jogging, Schwimmen, Radfahren) ausüben. Ein Ausdauertraining stärkt die körperlichen Abwehrkräfte.

Luft befeuchten

Im Winter wird durch das Heizen der Räume und den geringeren Luftaustausch die Luftfeuchtigkeit in der Wohnung deutlich reduziert, was zu einem stärkeren Austrocknen der Schleimhäute führen kann und dadurch Erkältungskrankheiten fördert. Legen Sie sich einen Luftbefeuchter zu, oder hängen Sie nasse Handtücher über die Heizung (ein Schälchen Wasser reicht hierfür nicht aus).

Rauchen reduzieren

Versuchen Sie, das Rauchen zumindest während des Schnupfens drastisch zu reduzieren, besser ganz damit aufzuhören. Rauchen verringert die Durchblutung der Nasenschleimhäute und setzt wichtige Schutzmechanismen der oberen Atemwege außer Kraft.

⊕ Das hilft

- Inhalationen
- Nasenspülungen
- Viel trinken
- Bewegung an frischer Luft
- Erhöhung der Vitamin-C-Zufuhr

⊖ Das schadet

- Trockene, stickige Luft
- Flüssigkeitsmangel
- Stress
- Rauchen

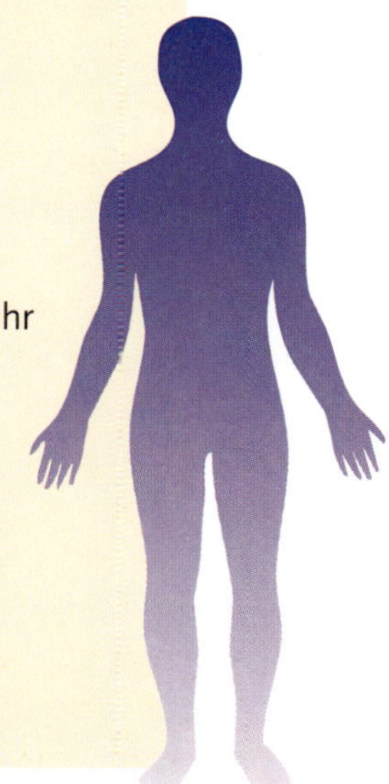

Soor (Mundsoor)

Typische Beschwerden: weißliche Flecken auf Zunge und Mundschleimhaut sowie übler Mundgeruch; außerdem Brennen, belegte Zunge und Wundgefühl im Mund

➤ Siehe auch Zahnfleischentzündung (S. 64f.), Mundgeschwür (S. 42f.) und Lippenherpes (S. 36f.)

SOFORTMASSNAHMEN – WAS SIE GLEICH TUN KÖNNEN

Behandlung mit Nystatin

Bei einer Pilzinfektion wie Soor gehört eine Behandlung mit Medikamenten, die die Wirkstoffe Nystatin oder Miconazol (so genannte Antimykotika) enthalten, zum schulmedizinischen Standardprogramm. Diese Medikamente werden auch von Säuglingen in der Regel vertragen. Eine Einnahme sollte nur in Rücksprache mit einem Fach- oder Kinderarzt erfolgen; die Mittel sind teilweise rezeptpflichtig.

Kinder

Bei Kindern in den ersten 2 Lebensjahren ist die Schnullerhygiene sehr wichtig, um Infektionen zu vermeiden. Ist die Erkrankung da, sollten Sie dem Kind konsequent nach dem Trinken das antimykotische Mundgel auf die Schleimhaut auftragen. Auch Pinselungen (mit Ratanhiatinktur) sind hilfreich. Im Säuglingsalter dauert eine Soortherapie etwa 8 bis 10 Tage.

Grenzen der Selbstbehandlung

Bei einer Soorinfektion sollten Sie sich (oder Ihr Kleinkind/Säugling) grundsätzlich in die Behandlung eines Facharztes begeben, weil eine nicht behandelte Infektion schwer wiegende Erkrankungen nach sich ziehen kann. Sie können jedoch die Behandlung gut unterstützen.

AUS DER APOTHEKE

Synthetische Medikamente …

Die folgenden Präparate mit den Wirkstoffen Nystatin oder Miconazol helfen bei Soor. Präparate mit Nystatin sind rezeptfrei, Präparate mit Miconazol dagegen rezeptpflichtig.

➤ **Präparate mit Nystatin:** Biofanal®, Candio-Hermal®, Nystatin Lederle®, Moronal® (Dragees, Tabletten, Tropfen, Mundgel; rezeptfrei)
Wichtiger Hinweis: Überempfindlichkeitsreaktionen oder Magen-Darm-Beschwerden möglich, aber selten; nicht einnehmen bei Überempfindlichkeit gegen Para-Hydroxybenzoesäureester

➤ **Präparat mit Miconazol:** Daktar® (Mundgel; rezeptpflichtig)
Wichtiger Hinweis: Übelkeit, Durchfall, Erbrechen möglich; nicht bei stillenden Müttern auf die Brustwarze geben, um Säuglinge zu behandeln (Blasenbildung, Rötung)

… und Phytopharmaka

➤ **Präparate mit Nelkenöl, Fenchelöl, Anisöl, Salbeiöl, Pfefferminzöl, Kamille, Ratanhiawurzel und Myrrhe:** Salviathymol® (Lösung), Salbei Curarina® (Tropfen), Salvysat Bürger® (Lösung), Kamillosan Konzentrat® (Lösung), Ratanhiatinktur® (Tinktur), Inspirol P forte® (Myrrhentinktur)
Wichtiger Hinweis: Kamille (Korbblütler) kann allergische Reaktionen hervorrufen; Präparate enthalten teilweise Alkohol (für Kleinkinder nicht geeignet); Tinkturen bei Kindern unter 3 Jahren generell nur in stark verdünnter Form anwenden

NATURHEILKUNDE

Pinselungen mit Myrrhentinktur

Die Soorflecken können mit einer Myrrhentinktur vorsichtig betupft werden. Dadurch wird der Heilungsprozess beschleunigt.

➤ **Anwendung:** Die Tinktur zuerst verdünnen: 10 Tropfen in 1 Glas warmes Wasser geben; dann ein Wattestäbchen in der Flüssigkeit tränken und damit die Soorflecken vorsichtig abtupfen.

Gurgeln mit Teebaumöl

Die Behandlung ist nur für Erwachsene geeignet. Bei ihnen kann jedoch das australische Teebaumöl den Heilungsprozess bei Soor unterstützen.

➤ **Anwendung:** 1 Glas mit Kamillentee vorbereiten, abkühlen lassen; 4 bis 5 Tropfen Teebaumöl hinzugeben. Mit dieser Mischung etwa 5 Minuten lang gurgeln. Die Flüssigkeit sollte beim Gurgeln möglichst lang im Mund behalten werden. Danach das Teebaumöl wieder ausspucken.

Heiltees

Vor allem zur Vorbeugung und zur unterstützenden Therapie empfehlen sich Teeanwendungen.

➤ **Kamillentee:** 2 Teelöffel Kamillenblüten mit 1/4 Liter kochendem Wasser überbrühen. Den Tee 10 Minuten ziehen lassen. Täglich 3 bis 4 Tassen Tee trinken – und zwar unbedingt ungesüßt.

➤ **Mädesüßtee:** 2 Teelöffel Mädesüßblüten und -blätter mit 1/4 Liter kochendem Wasser überbrühen. Den Tee 10 Minuten lang ziehen lassen, abseihen. Täglich 3 Tassen Tee ungesüßt trinken.

DAS KÖNNEN SIE NOCH TUN

Pinseln mit Farbstoffen

Farbstofflösungen haben sich bei Soor ebenfalls bewährt (etwa Pyoktanin® 0,5 % oder Gentianaviolett® 0,5 %). Sie können damit die betroffenen schmerzenden Stellen einpinseln. Die Lösungen erhalten Sie in der Apotheke.

Tägliche Mundpflege

Zur Vorbeugung gegen Soor hilft eine konsequente Mundhygiene. Hierzu gehören tägliche Mundspülungen, regelmäßiges Zähneputzen (am besten immer nach den Mahlzeiten) und der Einsatz von Zahnseide.

Regelmäßig mit Salzwasser gurgeln

Bei einer Anfälligkeit für Pilzinfektionen sollte das regelmäßige Gurgeln mit Salzwasser zum Pflichtprogramm gehören. Salzwasserspülungen sind zwar nicht besonders angenehm, aber sie haben auch keine Nebenwirkungen.

➤ **Anwendung:** 1 Teelöffel Kochsalz in 1/4 Liter heißes Wasser geben und abkühlen lassen; vor der Anwendung nochmals umrühren. Mit der nun lauwarmen Flüssigkeit im Mund- und Rachenraum etwa 5 Minuten lang gründlich gurgeln. Die Anwendung mehrmals täglich wiederholen.

Für gute Verdauung sorgen

Eine Gefahr bei Soor besteht darin, dass sich der Pilz auch im Darm festsetzen kann. Ballaststoffreiche Ernährung (in hartnäckigen Fällen Heilfasten) hilft bei der Darmsanierung.

⊕ Das hilft

Konsequente Mundhygiene

Regelmäßige Mundspülungen

Stärkung des Immunsystems

Ballaststoffreiche bzw. verdauungsfördernde Kost

Saugerhygiene beim Säugling

⊖ Das schadet

Rauchen und Alkohol

Mangelnde Mundhygiene

Zuckerreiche Ernährung

Antibiotika (können Pilzbefall nach sich ziehen)

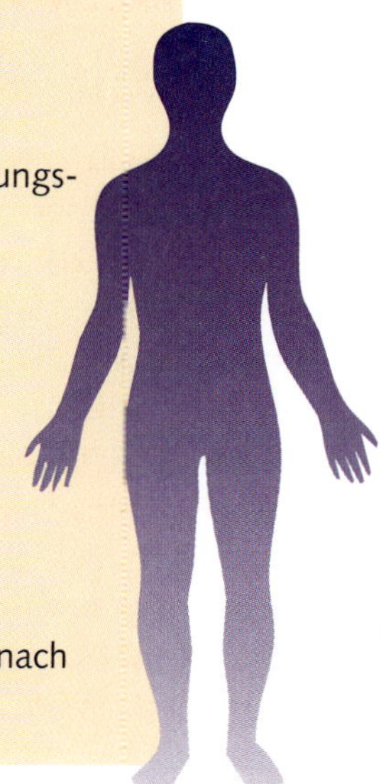

Zahnfleischentzündung

Typische Beschwerden: schmerzhafte Rötungen, manchmal auch Blutungen des Zahnfleischs, übler Mundgeruch; zusätzlich Brennen, belegte Zunge, Trockenheit und Wundgefühl im Mund
➤ Siehe auch Mundgeschwür (S. 42f.) und Soor (S. 62f.)

SOFORTMASSNAHMEN – WAS SIE GLEICH TUN KÖNNEN

Mundspülungen mit Ratanhiatinktur

Spülungen des Mund- und Rachenraums mit einer Tinktur aus der Ratanhiawurzel (aus der Apotheke) haben sich bestens bewährt; durch die adstringierende (zusammenziehende) Wirkung von Ratanhia wird der Heilungsprozess deutlich beschleunigt.

➤ **Anwendung:** 5 bis 10 Tropfen der Tinktur in 1 Glas mit lauwarmem Wasser (150 Milliliter) geben. Mit der Flüssigkeit mehrmals hintereinander den Mund- und Rachenbereich gründlich spülen. Mehrmals täglich anwenden (am besten nach den Mahlzeiten).

Kinder

Zahnschmerzen bzw. Zahnfleischentzündungen bei Kindern gehören in die Hand des Zahnarzts.

➤ Bei Zahnungsschmerzen von Kleinkindern helfen im Kühlschrank gekühlte Beißringe sowie Rohkost (z. B. Karottenstücke) zum Kauen. Es gibt auch spezielle Gele (z. B. Dentinox®).

Grenzen der Selbstbehandlung

Leichte Zahnfleischentzündungen können Sie selbst behandeln. Bei starken Schmerzen oder beginnender Parodontitis (Zahnfleischschwund) sollten Sie unbedingt zum Zahnarzt gehen.

AUS DER APOTHEKE

Synthetische Medikamente …

Bei mittleren Schmerzen im Mund- und Zahnbereich helfen Medikamente mit den Wirkstoffen Parazetamol und Ibuprofen zur akuten Schmerzbekämpfung. Die Medikamente sind rezeptfrei erhältlich. Sie ersetzen allerdings nicht den Gang zum Zahnarzt. Bei stärkeren Zahnschmerzen wirken diese Mittel nicht mehr; dann kommen rezeptpflichtige Schmerzmittel bzw. Lokalanästhetika zum Einsatz.

➤ **Präparate mit Parazetamol:** Benuron®, Doloreduct®, Paracetamol-ratiopharm®, Pyromed® (Zäpfchen, Tabletten, Kapseln)
Wichtiger Hinweis: nicht bei schweren Leberfunktionsstörungen und Asthma bronchiale anwenden

➤ **Präparate mit Ibuprofen:** Aktren®, Togal N®, Ibuprofen Stada® (Dragees, Brausegranulat, Tabletten)
Wichtiger Hinweis: nicht bei Magen- und Darmgeschwüren anwenden

… und Phytopharmaka

Die folgenden Präparate sind teilweise auch bei Zahnprothesen-Druckstellen geeignet.

➤ **Präparate mit Nelkenöl, Fenchelöl, Anisöl, Salbei, Kamille, Ratanhia, Zaubernussdestillat u. a.:** Salviathymol® (Lösung), Salbei Curarina® (Tropfen), Salvysat Bürger® (Lösung), Kamillosan Konzentrat® (Lösung), Ratanhiatinktur® (Tinktur), Hametum Extrakt® (Flüssigkeit), Pyralvex® (Gel, Lösung)
Wichtiger Hinweis: Kamille kann allergische Reaktionen hervorrufen; Präparate enthalten teilweise Alkohol; bei Kindern unter 3 Jahren nur in stark verdünnter Form anwenden

NATURHEILKUNDE

Mundspülung mit Meersalz

Spülungen mit Meersalzwasser desinfizieren den Mundbereich und beschleunigen den Heilungsvorgang bei Entzündungen.

➤ **Anwendung:** 1 bis 2 Teelöffel Meersalz in 1/4 Liter heißes Wasser geben, abkühlen lassen und vor der Anwendung nochmals gut umrühren; anschließend mit der lauwarmen Flüssigkeit den Mund- und Rachenraum gut spülen. Die Anwendung kann bis zu 4-mal täglich wiederholt werden.

BEWÄHRTE HAUSMITTEL

Mädesüß und Salbei

Trinken Sie einmal bei Zahnfleischbeschwerden einen bekömmlichen Tee aus Mädesüß, statt ein herkömmliches Schmerzmittel zu schlucken. Mädesüß enthält Salizylaldehyd und Salizylsäuremethylester, die schmerzlindernd wirken. Die Heilpflanze Salbei verfügt über entzündungshemmende Eigenschaften.

➤ **Mädesüßtee:** 2 Teelöffel getrocknete Mädesüßblüten und -blätter mit 1/4 Liter kochendem Wasser überbrühen. Den Tee 10 Minuten lang zugedeckt ziehen lassen und dann abseihen. 2 bis 3 Tassen Tee täglich ungesüßt trinken.

➤ **Salbeitee:** 1 Esslöffel frische oder 2 Teelöffel getrocknete Salbeiblätter mit 1/4 Liter kochendem Wasser überbrühen, den Tee 10 Minuten lang zugedeckt ziehen lassen; dann abseihen. 2 bis 3 Tassen Tee täglich möglichst ungesüßt trinken.

DAS KÖNNEN SIE NOCH TUN

Richtige Zahnpflege

Eine konsequente und richtige Zahnpflege ist die beste Vorbeugung gegen Zahnfleischbluten, Zahnfleischentzündungen und Parodontitis. Richtige Pflege bewahrt Sie vor häufigem Zahnarztbesuch.

➤ Die richtige Putztechnik beim Zähneputzen bewirkt, dass die Zähne keinen Zahnbelag ansetzen. Die Zahnpflege sollte bereits bei Kindern im Alter von 2 Jahren mit Hilfe der Eltern beginnen.

➤ Speziell für Kinder ist die leicht erlernbare Rotationstechnik zu empfehlen. Dabei werden die äußeren Flächen des Gebisses im Ober- und Unterkiefer gleichzeitig gebürstet, indem mit der Zahnbürste kreisende Bewegungen ausgeführt werden. Die Kauflächen und die Innenseiten der Zähne werden mit kleineren kreisenden Bewegungen geputzt.

➤ Erwachsene sollten dagegen eine mehr rüttelnde Methode des Zähneputzens anwenden. Hierbei wird die Zahnbürste schräg am Zahnfleischrand angesetzt und sanft in den Zahnfleischsaum eingerüttelt. Dann wird in kurzen Bewegungen am Zahn entlang hin- und hergebürstet und zur Zahnoberfläche hin ausgewischt.

➤ Wichtig ist außerdem, dass die Zähne nach jeder Mahlzeit, vor allem nach dem Genuss von Süßigkeiten, gereinigt werden. Ersatzweise (wenn Sie gerade keine Bürste zur Hand haben) können Sie auch einen xylithaltigen Zahnpflegekaugummi kauen.

➤ Auch die Zahnzwischenräume müssen gesäubert werden. Hierzu eignen sich medizinische Zahnstocher oder Zahnseide.

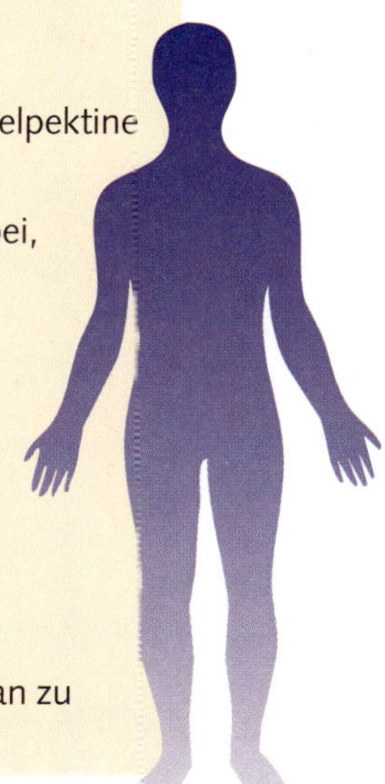

⊕ Das hilft

Richtiges Zähneputzen

Täglich einen Apfel essen (Apfelpektine wirken reinigend)

Gurgeln (z. B. mit Kamille, Salbei, Propolis, Teebaumöl)

⊖ Das schadet

Ungenügende Zahn- und Mundhygiene

Zuckerreiche Ernährung

Rauchen und Alkohol

Softfood (Nahrung, bei der man zu wenig kauen muss)

Brust und Lunge

Der schnelle Diagnoseüberblick

Die folgenden Kurzbeschreibungen von Symptomen oder Symptomenkomplexen sollen Ihnen die Selbstdiagnose erleichtern und führen Sie mit Seitenverweisen zur Erkrankung – sowohl im Kapitel »Brust und Lunge« als auch in anderen Kapiteln. Gleichzeitig finden Sie hier bereits Warnhinweise, wann Sie (sofort) zum Arzt gehen müssen.

Lunge und Atemwege

Rasche oberflächliche Atmung, Schwindel, Blässe, Nervosität, Verkrampfungen der Hände (so genannte Pfötchenstellung)
→ **Hyperventilation** (S. 80f.)

Erschwerte Ausatmung, »giemende« Atemgeräusche, bisweilen krampfartiger Husten, häufig Atemnot → **Asthma bronchiale** (S. 68ff.)

Brennen in der Brust, dann trockener, schmerzhafter Reizhusten, oft begleitet von Krankheitsgefühl; später meist lockerer Husten mit Verschleimung
→ **Husten und Bronchitis** (S. 74ff.)

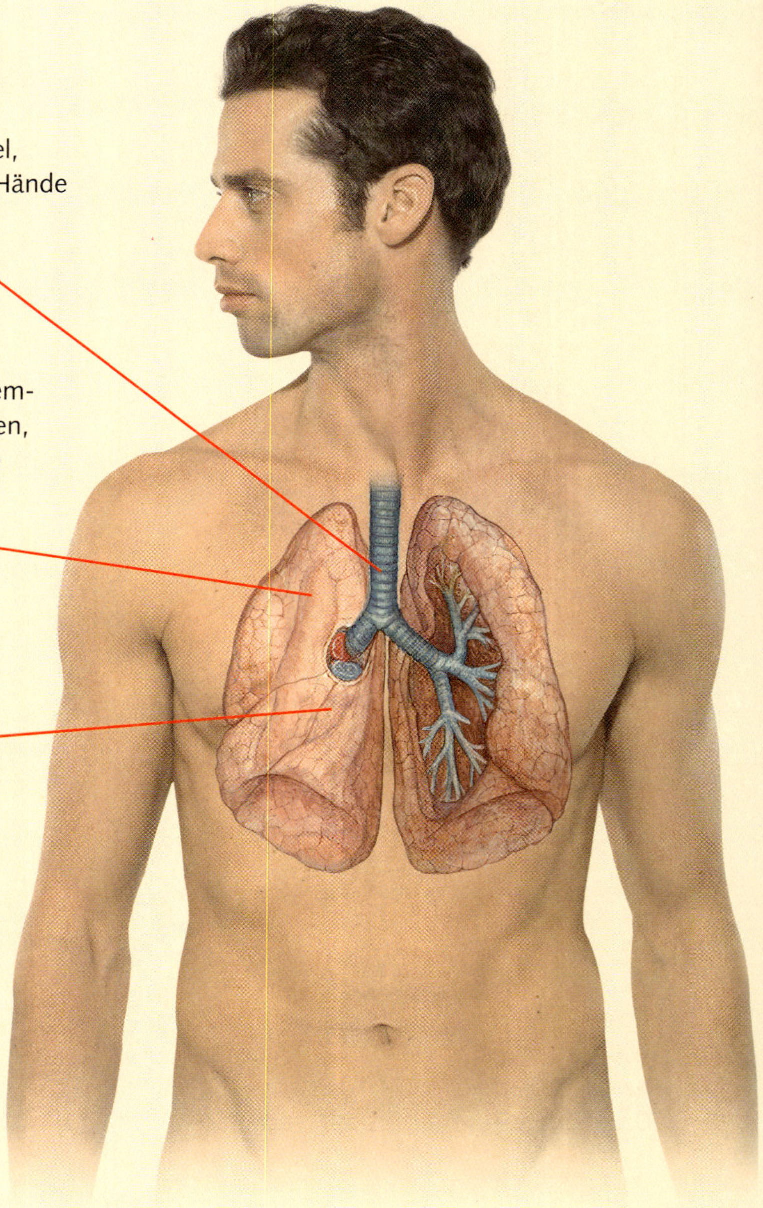

! Achtung bei Atemnot im Zusammenhang mit Brustschmerzen. Dies könnte möglicherweise ein Angina-pectoris-Anfall sein – oder schlimmer: ein Herzinfarkt. Rufen Sie bei Verdacht einen Notarzt.

Wann zum Arzt?

Bei länger anhaltenden asthmatischen Beschwerden

Beim Status asthmaticus, dem akuten Asthmaanfall mit dauernder Atemnot, muss ein Notarzt gerufen werden

Bei Kindern, wenn die Atemnot mit bellendem Husten verbunden ist (Verdacht auf Kruppanfall)

Bei länger als 20 Minuten dauernder Hyperventilation

Bei Verdacht auf einen Kollaps

Andere Atemprobleme

- Atemprobleme im Zusammenhang mit bestimmten Allergieformen → **Hausstaubmilbenallergie** (S. 246f.) und → **Heuschnupfen** (S. 248ff.)
- Atemprobleme im Zusammenhang mit einer Kehlkopfentzündung bei Kindern → **Kehlkopfentzündung und Pseudokrupp** (S. 28f.)
- Atemprobleme im Zusammenhang mit Unfällen/Notfällen → **Atemnot** (S. 380f.), → **Hitzschlag, Sonnenstich** (S. 402f.), → **Kreislaufkollaps, Herzstillstand** (S. 414f.) und → **Schock** (S. 416f.)

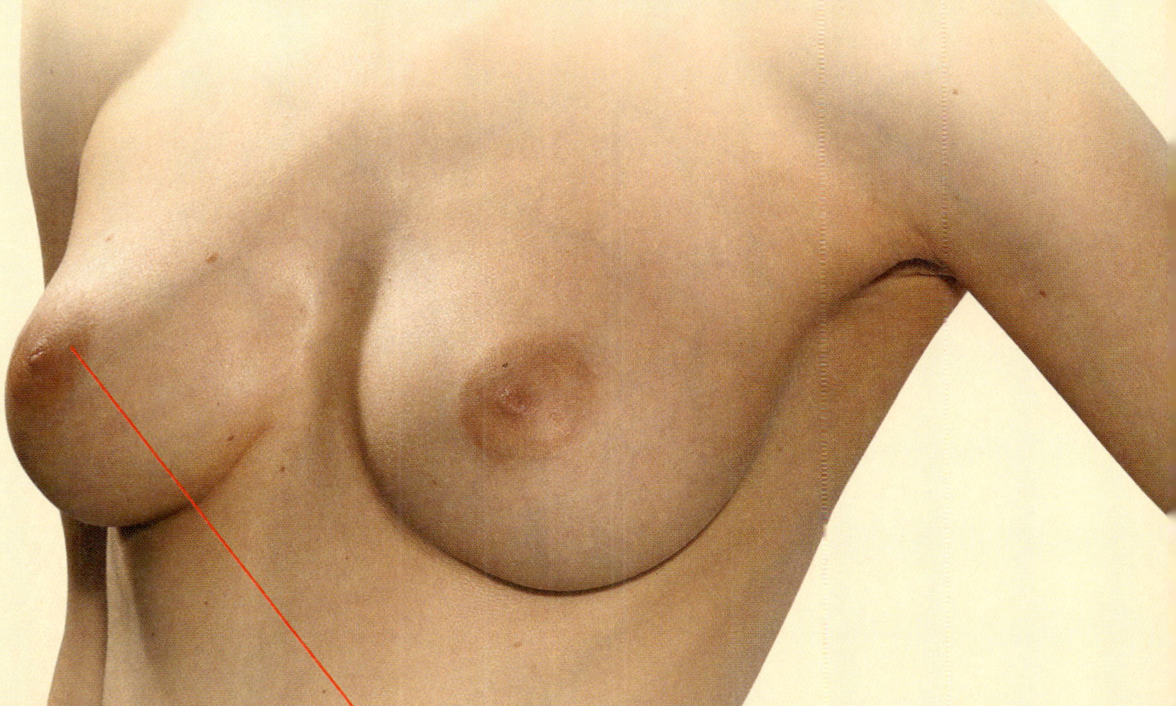

Weibliche Brüste

Aufgrund von Stillen Spannungsgefühl in den Brüsten, Rötung, Schwellung, Hitzegefühl und ziehende Schmerzen
→ **Brustdrüsenentzündung** (S. 72f.)

Andere Brustprobleme

- Spannungsgefühl und Schmerzen in den Brüsten vor der Regel, teilweise mit »Knötchenbildung« → **Menstruationsprobleme und prämenstruelles Syndrom** (S. 146ff.)

Asthma bronchiale

Typische Beschwerden: erschwerte Ausatmung, so genanntes Giemen (ziehende und quietschende Atemgeräusche), krampfartiger Husten, häufig Atemnot

➤ Siehe auch Atemnot (S. 380f.) und Heuschnupfen (S. 248ff.)

SOFORTMASSNAHMEN – WAS SIE GLEICH TUN KÖNNEN

Sprays

Am schnellsten helfen bronchialerweiternde Mittel, so genannte Bronchodilatatoren, die häufig als Sprays angewendet werden.

Kaffee

Wenn kein Spray zur Hand ist, kann man ersatzweise zu Kaffee greifen. Das Koffein wirkt der Verkrampfung der Bronchialmuskulatur entgegen. Es sollten jedoch mindestens 2 Tassen stärkeren Kaffees (Espresso) sein, um diesen Effekt zu erzielen.

Richtige Sitzhaltung

Bei einem plötzlich auftretenden Anfall sollten Sie sich möglichst gerade auf einen Stuhl setzen und den Bauch etwas nach vorn wölben, um dem Zwerchfell die Arbeit zu erleichtern. Lassen Sie die Arme locker herunterhängen. Auch die so genannte Kutscherhaltung (Sitzen mit aufgestellten Füßen, Ober- und Unterschenkel bilden einen 90-Grad-Winkel, Arme ruhen locker auf den Knien) ist eine entspannende Sitzhaltung und kann bei einem asthmatischen Anfall helfen.

Lippenbremse

Zusätzlich zur entspannten Sitzhaltung können Sie die Lippen beim Ausatmen spitzen (als ob Sie pfeifen wollen). Dies verhindert das Zusammenfallen der Lungenbläschen, was maßgeblich dafür verantwortlich ist, dass der Asthmatiker die eingeatmete Luft nicht mehr aus der Lunge herausatmen kann.

Kinder

Asthma bronchiale sollte bei Kindern grundsätzlich von fachlich qualifizierten Ärzten behandelt werden, von einem Kinderarzt in Zusammenarbeit mit einem auf Kinder spezialisierten Allergologen oder Lungenfacharzt. Die notwendigen Medikamente müssen an die individuellen Bedürfnisse des Kindes angepasst werden. Außerdem können die Ärzte bei allergischem Asthma eine Hyposensibilisierung vornehmen, die bei Kindern oft recht erfolgreich ist. In vielen Fällen lassen sich die Atembeschwerden ganz beseitigen oder zumindest verringern. Wichtig ist außerdem die Selbstkontrolle mit dem so genannten Peak-Flowmeter, einem Gerät, das den Atemfluss misst (zu Tipps siehe S. 71).

Grenzen der Selbstbehandlung

Bei häufig wiederkehrenden und länger anhaltenden Asthmabeschwerden oder gar Atemnot sollte stets ein Arzt konsultiert werden. Gehen Sie zu einem Facharzt für innere Medizin mit Spezialisierung auf Lungenheilkunde. Er kann Lungenfunktionstests sowie Labormessungen und gegebenenfalls Röntgenuntersuchungen vornehmen, um die Ursache des Asthmas in Erfahrung zu bringen.

Sofort den Notarzt rufen

➤ Beim so genannten Status asthmaticus, einem akuten Anfall von Atemnot (es müssen dann Notfallmedikamente verabreicht werden, um eine drohende Erstickung zu verhindern)

AUS DER APOTHEKE

Synthetische Medikamente

Medikamente mit den Wirkstoffen Fenoterol, Salbutamol und Terbutalin helfen, die Luftnot bei einem Asthmaanfall zu verringern. Glukokortikoide wie Beclometason und Budesonid eignen sich zur entzündungshemmenden Basisbehandlung. Bei schwerem Asthma kommen auch lang wirksame Bronchodilatatoren wie Salmeterol und Theophyllin zum Einsatz. Alle Medikamente sind rezeptpflichtig und haben diverse Nebenwirkungen.

➤ **Präparat mit Fenoterol:** Berotec® (Dosieraerosol, Inhalationslösung, Saft, Tabletten)

➤ **Präparate mit Salbutamol:** Apsomol®, Broncho-spray®, Sultanol®, Salbutamol Stada® (Dosieraerosole, Injektionslösungen)

➤ **Präparate mit Terbutalin:** Aerodur®, Bricanyl®, Terbutalin Mundipharma® (Dosieraerosole, Inhalationslösungen, Retardkapseln, Tabletten)

Wichtige Hinweise: vorübergehend Zittern, Herzklopfen, Schwindel und Unruhe möglich; keine Anwendung bei Schilddrüsenüberfunktion und Herzrhythmusstörungen

➤ **Präparate mit Beclometason:** Beclorhinol®, Bronchocort®, Sanasthmyl® (Dosieraerosole, Suspensionen)

➤ **Präparat mit Budesonid:** Pulmicort® (Suspension, Dosieraerosol, Turbohaler, Pulver)

➤ **Präparate mit Salmeterol:** aeromax®/-Diskus, Serevent®/-Diskus (Inhalationspulver, Dosieraerosole)

➤ **Präparate mit Theophyllin:** Afonilum®, Cronasma®, Euphyllin®, Theophyllin 300 Trom® (Kapseln, Sprays, Zäpfchen)

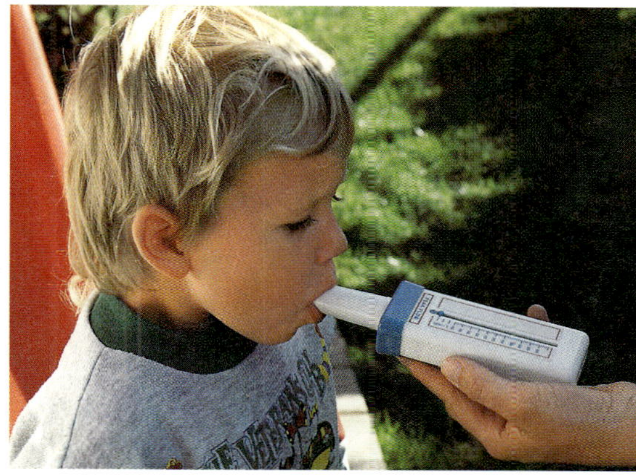

Den Umgang mit dem Peak-Flowmeter können auch Kinder lernen.

NATURHEILKUNDE

Heiltees

Grüner Tee enthält in geringen Mengen Theophyllin. Diese Substanz erweitert das Bronchialsystem und findet daher auch in der Asthmatherapie Anwendung. Schwarzkümmel, Süßholzwurzel und Anis entspannen die Atemwege, erleichtern das Abhusten von Schleim, der bei Reizungen entsteht, und stärken die lokale Abwehr. Lungenkraut ist eine klassische Heilpflanze bei Lungenleiden; sie enthält Kieselsäure, die zur Elastizitätsverbesserung des Lungengewebes beiträgt.

➤ **Grüner Tee:** 2 Teelöffel junge, kleine Teeblätter (enthalten mehr Koffein als ältere, große Blätter) mit 1/4 Liter (70 °C) heißem Wasser übergießen und nur 2 Minuten lang ziehen lassen.

➤ **Asthmateemischung:** 1 Esslöffel Schwarzkümmel und je 1 Teelöffel Süßholzwurzel und Anis gut zerkleinern und mischen. 2 Teelöffel der Mischung mit 1/4 Liter kochendem Wasser aufgießen und 10 Minuten ziehen lassen. 4 bis 6 Wochen lang 3-mal täglich vor den Mahlzeiten 1 Tasse Tee trinken.

➤ **Lungenkrauttee:** 2 Teelöffel Lungenkraut mit 1/4 Liter kochendem Wasser übergießen. 10 Minuten lang ziehen lassen, dann abseihen. Den Tee täglich zu den Mahlzeiten trinken.

BEWÄHRTE HAUSMITTEL

Senfwickel

Senfwickel entspannen die Atemwege und befreien die Bronchien von zähem Schleim.

➤ **Anwendung:** 15 Gramm Senfmehl in 1 Liter warmem Wasser anrühren. Ein Leinentuch in die Flüssigkeit eintauchen, abtropfen lassen und auf die Brust legen. Mit einem warmen Tuch aus Wolle oder Flanell abdecken. Etwa 20 bis maximal 30 Minuten liegen lassen.

Huflattich

Huflattich ist als Tee und in Form von Rauch hilfreich. Man kann beides bei einem schwachen Asthmaanfall einsetzen, es erleichtert das Atmen. Bei einer Allergie gegen Korbblütler sollten Sie allerdings von diesen Anwendungen absehen.

➤ **Huflattichrauch:** Huflattichblätter auf glimmende Zypressenkohle legen und den Rauch z. B. durch einen Trichter einatmen.

➤ **Huflattichtee:** 2 Teelöffel Huflattich mit 1/4 Liter kochendem Wasser übergießen und 5 Minuten lang ziehen lassen. 2 bis 3 Tassen Tee am Tag trinken.

BEIM HEILPRAKTIKER

Atemgymnastik

Atemgymnastik ist sehr wichtig! Vor allem das Erlernen der Bauch- und Flankenatmung ist für Asthmatiker quasi eine Notwendigkeit, da bei diesen Techniken die Atemkapazität viel besser ausgeschöpft werden kann. Sie sollten die bei einem Physiotherapeuten erlernten Übungen täglich durchführen. Das erhöht die Lungenleistung und erleichtert die Beschwerden.

Atemtherapie nach Middendorf

Mit dieser Methode können seelische Störungen, die sich z. B. in Atemproblemen über den Körper Ausdruck verschaffen, beseitigt werden. Der Atem bildet eine Brücke zwischen dem Bewussten und dem Unbewussten. Ilse Middendorf hat die Methode des »erfahrbaren Atems« entwickelt. Diese Arbeit nutzt die Tatsache, dass zwischen dem Körper und der Psyche über den Atem direkte Verbindungen erfahren werden können. Das weckt heilende innere Kräfte. Der Mensch wird fröhlicher und kann zwischenmenschliche Beziehungen spontaner und angstfreier genießen.

NAHRUNG, DIE HEILT

Vitaminreiche Kost

Asthmakranke sollten möglichst leichte, ausgewogene Kost mit viel frischem Obst und Gemüse zur Deckung des täglichen Mineralstoff- und Vitaminbedarfs zu sich nehmen. Oft besteht auch eine Neigung zu Nahrungsmittelallergien. Dann müssen entsprechende Lebensmittel natürlich gemieden werden. Vorsicht vor allem bei Milch, Eiern, Nüssen und Schokolade!

GESUNDHEITSKUR

Klimakuren

Aufenthalte von mindestens 3 bis 6 Wochen in Spezialkliniken, z. B. an der Nordsee oder in den Hochalpen, können Patienten mit chronischem Asthma bronchiale oft helfen und ein Stück Gesundheit zurückbringen. Auch bei Kindern bewirken solche Kuren meist kleine Wunder. In den Asthmakliniken werden die Patienten intensiv betreut. Sie erhalten eine individuell auf ihre Bedürfnisse abgestimmte medikamentöse Behandlung und eine Begleittherapie mit wirkungsvollen Naturheilmethoden. Außerdem erlernen sie im Rahmen einer Asthmaschulung spezielle Atemtechniken, die ihnen den Umgang mit der Erkrankung erleichtern.

DAS KÖNNEN SIE NOCH TUN

Psychotherapie

Asthma zählt für manche Ärzte zu den psychosomatischen Krankheiten, d. h., es liegt auch eine seelische Problematik vor. Wer mit Hilfe eines Therapeuten herausfinden kann, was ihm psychisch im wahrsten Sinn des Wortes »die Luft zum Atmen nimmt«, kann sein Asthmaproblem möglicherweise in den Griff bekommen. Wenn seelische Blockaden und Ängste aufgelöst werden, besteht die Chance, endlich wieder richtig durchatmen zu können. Es bedarf jedoch einer großen Bereitschaft des Patienten, gewohnte Verhaltensmuster abzulegen und gegebenenfalls sein Leben komplett zu ändern.

Tipps für Erwachsene und Kinder

➤ Allergisches Asthma kann durch verschiedenste Allergene ausgelöst werden. Besonders häufig sind Pollen, Hausstaubmilben, Tierhaare oder -federn. Deshalb sollten Sie bei der Einrichtung der Wohnung, vor allem der Schlafräume und des Kinderzimmers, auf Staubfänger wie Rosshaarmatratzen, schwere Stoffvorhänge sowie auf Federbetten und -kissen verzichten. Besser eignen sich Kunststoffmatratzen, die genauso rückenfreundlich sind.

➤ Auch blühende Topfpflanzen haben im Schlafzimmer von Asthmatikern nichts zu suchen.

➤ Wegen der Empfindlichkeit der Bronchialschleimhäute gegenüber Sprühnebeln sollten Sie beim Umgang mit Haarsprays oder Deodorants sowohl bei sich selbst als auch in der Nähe Ihrer Kinder besonders vorsichtig sein.

➤ Dass alle Asthmapatienten, ganz besonders die von der Krankheit betroffenen Kinder, durch Zigarettenrauch sehr belastet werden, ist allgemein bekannt. Deshalb sollte Rauchen in der Umgebung eines Asthmatikers absolut tabu sein.

➤ Achten Sie während der Heizperiode auf eine Raumtemperatur von 21 bis 23 °C und eine Luftfeuchtigkeit von 50 Prozent.

➤ Lüften Sie Ihre Wohnräume häufig, das vermindert das Risiko von Schimmelpilz- und Hausstaubmilbenallergie und die daraus resultierende Gefahr asthmatischer Beschwerden.

➤ Fellhaustiere sollten in Haushalten von Asthmakranken besser nicht gehalten werden.

➤ Stress – bei Erwachsenen beispielsweise ausgelöst durch große Anforderungen im Beruf oder finanzielle Sorgen, bei Kindern durch Schulängste oder Familienkonflikte – stellt für Asthmatiker eine zusätzliche Belastung dar. Hier können Entspannungsübungen helfen. Methoden wie das autogene Training sind für Erwachsene, aber auch bereits für Kinder geeignet, um die innere Anspannung zu lösen und damit auch eine Entkrampfung der Bronchien zu erzielen (zum autogenen Training siehe das Special S. 332f.). In Stresssituationen, z. B. vor einer Klassenarbeit oder Prüfung, kann zusätzlich die Inhalation eines bronchialerweiternden (verschreibungspflichtigen) Mittels sinnvoll sein.

➤ Treiben Sie regelmäßig Sport, überfordern Sie sich dabei aber nicht. Veranlassen Sie auch Ihr Kind, sich möglichst häufig an der frischen Luft zu bewegen. Das stärkt die Immunabwehr und stabilisiert die Lungenfunktion. Eine der besten Sportarten für Asthmatiker ist Schwimmen. Die Schwimmbewegungen dehnen den Brustkorb, sie regen automatisch zu einer gesunden, rhythmischen Tiefatmung an. Außerdem tut die feuchte Luft den Bronchien gut. Auch Jogging an der frischen Luft ist geeignet. Es kräftigt die Lunge.

➤ Vorsicht bei Kälte! Akute Kältereize führen zur spontanen Engstellung der Bronchien. Schützen Sie sich an kalten Wintertagen am besten mit einem Schal oder Tuch vor Mund und Nase.

⊕ Das hilft

Kaffee und grüner Tee

Salzinhalationen

Verschiedene Arten von Atemgymnastik

Frische, möglichst allergenarme Luft

Ausgeglichene Lebensweise

(Regel)mäßiger Sport

Vitaminreiche Kost

⊖ Das schadet

Rauchen

Akute Kältereize

Stress und Ängste

Ätherische Öle wie Eukalyptusöl, Menthol und Minzöl

Schlafmangel

Bewegungsmangel

Extremsport

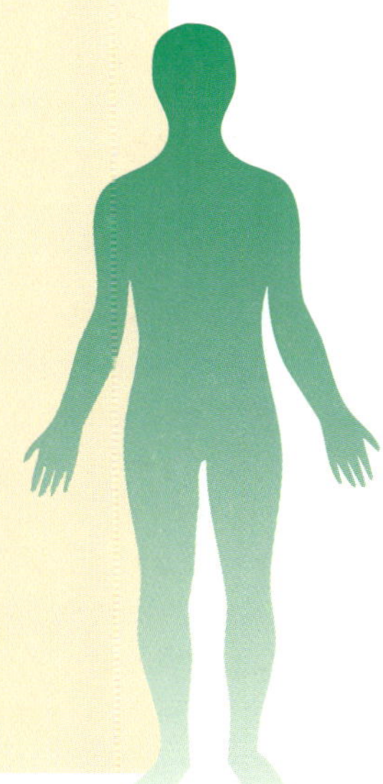

Brustdrüsenentzündung

Typische Beschwerden: Spannungsgefühl in der Brust, Rötung, Schwellung, Hitzegefühl und ziehende Schmerzen (manchmal auch beim Stillen)

SOFORTMASSNAHMEN – WAS SIE GLEICH TUN KÖNNEN

Kälteanwendungen

Feuchtkalte Auflagen zwischen den Stillmahlzeiten wirken dem Spannungsgefühl entgegen und lindern die Beschwerden.

➤ **Anwendung:** Eiswürfel in ein kleines Tuch wickeln und in den Stillbüstenhalter legen (vor allem bei beginnender Brustentzündung bewährt, um die Ausbreitung zu stoppen). Oder: Eine Kompresse mit frischem Quark aus dem Kühlschrank bestreichen und einige Minuten auf die Brust bzw. auf beide Brüste legen.

Abpumpen

Die Entzündung im Drüsengewebe verschlimmert sich, wenn die Milch nicht abgesaugt wird. Deshalb sollten Sie die Brust zur Entlastung möglichst vollständig abpumpen. Mechanische oder elektrische Milchpumpen gibt es in der Apotheke – auch leihweise gegen eine geringe Gebühr. Nach dem Abpumpen die Brust immer hochbinden.

Grenzen der Selbstbehandlung

Wenn die Beschwerden in der Brust durch die genannten Maßnahmen nicht zurückgehen oder sich sogar noch verschlimmern, sollten Sie Ihren Arzt aufsuchen. Bei stärkeren Schmerzen mit begleitender Rötung oder Schwellung und Fieber besteht der Verdacht auf eine bakteriell ausgelöste Brustdrüsenentzündung (Mastitis). Die Symptome werden dann möglicherweise mit einem Kortison- oder Antibiotikumpräparat behandelt. Bei manchen Mitteln darf sogar weitergestillt werden, bei anderen ist es angezeigt, die Milch während der Medikamenteneinnahme abzupumpen und nicht mehr zu verwenden.

AUS DER APOTHEKE

Synthetische Medikamente …

Bei einer bakteriell ausgelösten Brustdrüsenentzündung helfen Antibiotika, die Ihnen der Arzt verschreiben muss.

… und Phytopharmaka

➤ **Präparate zur äußerlichen Anwendung als Auflage oder Einreibung:** Kamillosan® (Salbe, Tinktur), Arnikamill® (Salbe)

➤ **Präparate zur Hautpflege:** Linola® (Salbe), Bepanthen® (Creme, Salbe)

NATURHEILKUNDE

Brustauflage mit Heilkräutern

Eine wohltuende Brustauflage können Sie mit Petersilie (auch Beinwell, Kerbelkraut, Majoran, Bockshornklee oder Kamille sind geeignet) machen. Die Brust dabei immer hochbinden.

➤ **Anwendung:** 100 Gramm Petersilienblätter grob zerkleinern, in 1 Liter Wasser bis zum Siedepunkt erhitzen und mit einem Schaumlöffel herausnehmen. Den Sud abkühlen lassen. Eine sterile Mullkompresse aus Baumwolle (aus der Apotheke) damit tränken und auf die Brust legen.

BEWÄHRTE HAUSMITTEL

Einreibung mit Lapachotee

Entzündungshemmend und antibakteriell wirkt tiefgefrorener Lapachotee.

➤ **Anwendung:** 1/2 Liter Wasser mit 1 gestrichenen Esslöffel Lapachotee 5 Minuten lang kochen, 20 Minuten zugedeckt ziehen lassen, abseihen und abkühlen lassen. In mehrere Eiswürfelbehälter füllen und ins Eisfach stellen. Die Brust mehrmals täglich sanft mit den Eiswürfeln einreiben.

Retterspitz

Retterspitz (in der Apotheke erhältlich) besitzt einen kühlenden, durchblutungsfördernden, entzündungshemmenden Effekt. Eine Auflage mit Retterspitzlösung (zur äußerlichen Anwendung) kann die Schmerzen lindern.

DAS KÖNNEN SIE NOCH TUN

Stillvorbereitung und Stillregeln

➤ Brust und Brustwarzen sind schon von Natur aus recht empfindlich. Sie schmerzen durch die ungewohnte Beanspruchung beim Stillen leicht. Deshalb sollte man die Brust schon während der Schwangerschaft »abhärten« und auf das Stillen vorbereiten. Dies gelingt mit sanften Massagen und dem Auftragen einer Pflegecreme.

➤ Zur Vorbeugung gegen eine Brustentzündung ist es empfehlenswert, das Baby gleich in den ersten Tagen kurz, aber häufig anzulegen.

➤ Als stillende Mutter dürfen Sie Ihrer Brust zwischendurch immer wieder einmal ein kurzes Sonnenbad gönnen. Sonnenlicht in Maßen gibt der Haut Widerstandskraft.

➤ Der Mund des Kindes sollte sich immer auf der Höhe der Brustwarze befinden, das Baby selbst Bauch an Bauch mit der Mutter in Kontakt sein.

➤ Der Warzenhof muss vor allem im Bereich des Unterkiefers miterfasst werden, damit der Säugling nicht nur auf der Brustwarze »herumkaut«.

➤ Am Ende der Stillmahlzeit sollten Sie das Kind nicht einfach von der Brust wegziehen, sondern Ihren kleinen Finger in den Mundwinkel des Babys schieben, um es vorsichtig von der Brust zu lösen. Das schont die Brustwarzen.

➤ Halten Sie die Brust stets trocken, und legen Sie in Ihren Stillbüstenhalter Einlagen aus gepresster Watte oder weichem Vlies ein. Wechseln Sie die Einlagen häufig.

➤ Lassen Sie den letzten Tropfen Milch an der Brustwarze trocknen. Das hält die Haut geschmeidig und schützt vor Entzündungen und Rissen.

➤ Sorgen Sie dafür, dass der Milchspendereflex schon vor dem Stillen ausgelöst wird. Das gelingt beispielsweise durch das Auflegen eines warmen Waschlappens auf die Brust (die Warze dabei aussparen). Das Saugen tut dann nicht so weh, weil die Milch besser fließt.

➤ Brusthütchen oder Brustwarzenschoner aus Silikon (gibt es in der Apotheke) schützen empfindliche oder wunde Brustwarzen.

➤ Beim Stillen sollten Sie viel Ruhe haben und die enge Verbundenheit zwischen sich und dem Kind ganz bewusst genießen. Das ist eine gute Vorbeugung gegen Komplikationen beim Stillen.

⊕ Das hilft

Kühlende Auflagen
Entzündungshemmende Heilpflanzen
Sanfte Abhärtung
Milchstau vermeiden
Massagen
Hautpflege
Still-BH und Brusthütchen
Entspannung beim Stillen

⊖ Das schadet

Mangelnde Hygiene
Mangelnde Brustpflege
Aufhören mit dem Stillen

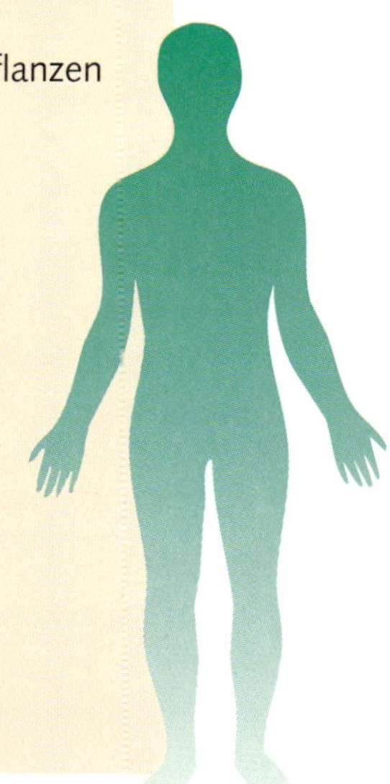

Husten und Bronchitis

Typische Beschwerden: zu Beginn der Erkrankung oft Brennen in der Brust, dann trockener, schmerzhafter Reizhusten, oft begleitet von Krankheitsgefühl; später meist lockerer Husten mit Verschleimung

➤ Siehe auch grippaler Infekt (S. 310ff.)

SOFORTMASSNAHMEN – WAS SIE GLEICH TUN KÖNNEN

Inhalation mit Kamille und Thymian

Dampfbäder mit Kamille und Thymian helfen vor allem bei trockenem Reizhusten zu Beginn der Erkrankung.

➤ **Anwendung:** 3 bis 4 Liter Wasser zum Kochen bringen, je 2 Esslöffel Kamillenblüten und Thymiankraut hinzugeben und 10 Minuten lang ziehen lassen; dann Kopf, Schulter und Topf mit einem großen Tuch abdecken und die heißen Dämpfe ca. 10 Minuten lang einatmen.

»Inhalation von innen« mit Cineol

Wer an Atemwegsproblemen leidet und viel unterwegs ist, kann ganz einfach bis zu 6 Kapseln täglich mit dem wertvollen Wirkstoff Cineol aus dem Eukalyptusblatt einnehmen. Das Präparat (aus der Apotheke) sorgt dafür, dass entzündeten Bronchien die natürliche, heilende Substanz innerlich zugeführt wird.

Einreibung

Einfach selbst herzustellen oder fertig zu kaufen: Hustenbalsam zum Einreiben stärkt die Atemwege und erleichtert das Abhusten.

➤ **Anwendung:** 2 Gramm Eukalyptusöl mit 40 Gramm Kampfersalbe mischen und 2-mal täglich Brust und Rücken dünn einreiben.

Schleimlöser

Schleimlösende Medikamente enthalten Wirkstoffe wie Azetylzystein, Bromhexin oder Ambroxol, die den zähen Schleim in den Bronchien auflösen und das Abhusten erleichtern.

Kinder

Inhalationen sollte man bei Kindern mit einem speziellen Inhalationsgerät durchführen. Bei Säuglingen und Kleinkindern sollte man keine Einreibungen mit Kampfer oder ätherischen Ölen wie Eukalyptus und Menthol machen (Gefahr von Atemproblemen). Gut geeignet sind Quarkwickel und die Erhöhung der Luftfeuchtigkeit. Sie wirken sich positiv auf trockenen Husten aus und sorgen für ungestörten Nachtschlaf.

➤ **Quarkwickel:** Eine Baumwollwindel oder ein Leinentuch in der Mitte etwa 1 Zentimeter dick mit zimmerwarmem Magerquark bestreichen, auf die Brust legen und mit einem Frottierhandtuch umwickeln, ca. 60 Minuten liegen lassen.

➤ **Luftbefeuchtung:** Einen Wäscheständer mit feuchten Handtüchern ins Zimmer stellen.

Grenzen der Selbstbehandlung

Bei starkem, lang anhaltendem Husten mit ausgeprägten Beschwerden wie Brustschmerzen oder gar Atemnot sollten Sie unbedingt einen Arzt aufsuchen. Auch wenn der Husten von anderen Symptomen wie hohem Fieber, Hautausschlag oder Kopfschmerzen begleitet wird, muss ein Arzt zurate gezogen werden.

Sofort den Notarzt rufen

➤ Bei akuter Atemnot (Verdacht auf Lungenentzündung)

➤ Bei Atemnot von Kindern mit charakteristischem »bellenden« Husten (Verdacht auf Kruppanfall)

AUS DER APOTHEKE

Synthetische Medikamente ...

Die folgenden Medikamente mit den Wirkstoffen Azetylzystein, Ambroxol, Bromhexin erleichtern das Abhusten des Schleims (Hustenlöser); Medikamente mit den Substanzen Pentoxyverin, Clobutinol und Codein wirken hustenstillend (Hustenstiller).

➤ **Präparate mit Azetylzystein:** ACC®, Acetylcystein AL100®, Mucret®, Pulmicret®, Fluimucil® (Brausetabletten, Saft, Granulat, Tabs, Retardtabletten, Kapseln, Kindersaft; rezeptfrei)

➤ **Präparate mit Ambroxol:** Ambroxol 30 Heumann®, Mucosolvan®, Pect Hustenlöser®, stas Hustenlöser® (Saft, Tabletten, Inhalationslösung, Tabletten, Tropfen, Brausetabletten; rezeptfrei)

➤ **Präparate mit Bromhexin:** Bisolvon®, Bromhexin von ct® (Lösung, Lutschtabletten; rezeptfrei)

Wichtige Hinweise: viel trinken, nicht gleichzeitig mit Hustenstillern anwenden.

➤ **Präparate mit Clobutinol:** Silomat®, stas Hustenstiller®, Tussamed® (Dragees, Saft, Tropfen; rezeptfrei)

➤ **Präparate mit Codein:** Codipront mono®, Bronchicum mono® (Retardkapseln, Tropfen, Saft, rezeptpflichtig)

➤ **Präparate mit Pentoxyverin:** Pertix®, Sedotussin® (Saft, Tropfen, Zäpfchen, Tabletten; rezeptfrei)

Wichtige Hinweise: nicht gleichzeitig mit Schleimlösern anwenden; Vorsicht während Schwangerschaft und Stillzeit; Codein beeinträchtigt das Reaktionsvermögen

... und Phytopharmaka

➤ **Präparate zum Inhalieren und Einreiben von Brust und Rücken:** Bronchoforton®, Pinimenthol®, Transpulmin® (Salben)

➤ **Präparate gegen Reizhusten:** Isla-Moos Pastillen®, Eibisch Sirup® (Pastillen, Sirup)

➤ **Schleimlösende Präparate:** Melrosum®, Thymipin®, Soledum®, Prospan® (Hustensäfte)

Wichtige Hinweise: Vorsicht bei Kindern; spezielle Zubereitungen für Kinder erhältlich

NATURHEILKUNDE

Heilkräutertees

Es gibt eine Fülle von Heilkräutern, die einerseits bei trockenem Husten bzw. so genanntem Reizhusten helfen (z. B. Eibischwurzel, Isländisch Moos), andererseits gegen Verschleimung wirken (z. B. Anis, Fenchel, Efeublätter). Nützen Sie auch die antibakterielle und antiseptische Wirkung des Salbeis, um entzündliche Reaktionen im Atemwegsbereich zu mildern und die Regeneration der Schleimhaut zu fördern.

➤ **Teemischung bei trockenem Husten:** 20 Gramm Anisfrüchte mit 25 Gramm Eibischwurzel, 10 Gramm Sonnentaukraut und 10 Gramm Isländisch Moos mischen. 1 Esslöffel der Mischung mit 1/4 Liter siedendem Wasser übergießen, bedeckt 10 Minuten ziehen lassen, abseihen. Mehrmals täglich 1 Tasse frisch zubereiteten Tee trinken.

➤ **Teemischung bei Verschleimung:** 10 Gramm Fenchelfrüchte (klein gestoßen) mit 25 Gramm Spitzwegerichkraut, 25 Gramm Süßholzwurzel und 10 Gramm Thymiankraut mischen. 1 Esslöffel der Mischung mit 1/4 Liter siedendem Wasser übergießen, bedeckt 10 Minuten ziehen lassen, dann abseihen. 3-mal täglich 1 Tasse Tee trinken.

➤ **Salbeitee:** 2 Liter Wasser mit 3 Esslöffeln Salbeiblättern 3 Minuten lang kochen. Dann abseihen und den warmen Salbeitee über den Tag verteilt trinken.

Lapacho

Wenn Sie einige Tage lang täglich 1 Liter Lapachotee (aus dem Naturkostladen, dem Reformhaus oder aus der Apotheke) trinken, aktivieren Sie auf natürliche Weise das Immunsystem. Lapacho, der Heiltrunk der Inkas, wird übrigens schon seit Jahrhunderten erfolgreich von den Indianern gegen Beschwerden der Atemwege eingesetzt.

➤ **Lapachoteekur:** 1 Liter Lapachotee auf 3 Portionen verteilt zwischen den Mahlzeiten zu sich nehmen. Jedem Trunk 1/2 ausgepresste Zitrone zusetzen (das bringt viel zusätzliches Vitamin C).

BEWÄHRTE HAUSMITTEL

Brustwickel mit Kartoffeln

Kartoffelwickel helfen, die Verkrampfung in den Bronchien zu lösen, und wirken angenehm hustenmildernd.

➤ **Anwendung:** Für den Kartoffelwickel saubere, ungeschälte, gekochte Pellkartoffeln in ein längs gefaltetes Handtuch geben und zerdrücken. Nachprüfen, ob die Kartoffelmasse nicht zu heiß ist. Auf die Brust legen und mit einem Frottierhandtuch umwickeln. Mindestens 20 Minuten liegen lassen.

Leinsamenumschlag

Ein Leinsamenumschlag hat eine positive Wirkung bei Beschwerden in der Brust.

➤ **Anwendung:** 1 Hand voll Leinsamen in kochendem Wasser verrühren, bis ein dicker, klumpenfreier Brei entstanden ist. Die Masse dann etwa 1 Zentimeter dick auf ein Leinentuch streichen, die Ränder dabei frei lassen. Den Umschlag so heiß wie möglich für 1 bis 2 Stunden auf die Brust legen. Nach der Entfernung des Leinsamenbreis die Haut mit warmem Wasser abwaschen und danach sanft und gründlich abtrocknen und eincremen. Die Prozedur nach ein paar Stunden oder am nächsten Tag wiederholen.

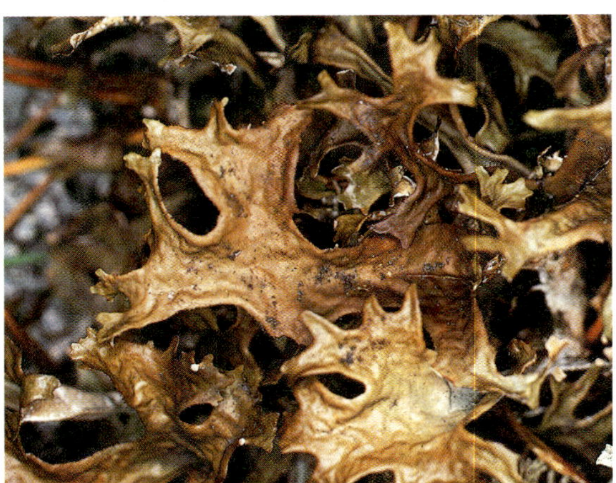

Unscheinbar, aber hochwirksam: Isländisch Moos ist die Schleimdroge schlechthin.

BEIM HEILPRAKTIKER

Umstimmungstherapie mit Enzymen

Wenn Sie an chronischer Bronchitis oder an Husten leiden, der ständig wiederkehrt, können Sie vom Heilpraktiker eine Umstimmungstherapie mit Enzymen (z. B. Wobenzym®) durchführen lasen. Dies stärkt die körpereigene Abwehr.

NAHRUNG, DIE HEILT

Vitalstoffe und Knoblauch

Essen Sie viel frisches Obst und Gemüse. Die darin in großer Menge enthaltenen Vitamine und Mineralien helfen, das Immunsystem zu stärken, damit es Infektionen besser abwehren kann.

An erster Stelle der heilenden Nahrungsmittel zur Bekämpfung von Infektionen, die durch Krankheitserreger wie Viren und Bakterien ausgelöst werden, steht der Knoblauch. Sein antiseptisches Öl wird durch die Lunge ausgeschieden und tötet dort die Krankheitskeime ab. Genießen Sie den Knoblauch entweder roh oder als Knoblauchöl in Kapseln (im Reformhaus oder in der Apotheke erhältlich).

Schleimbildner meiden

Bei Atemwegserkrankungen mit starker Schleimbildung sollte die Nahrung möglichst wenig schleimbildende Bestandteile enthalten. Verzichten Sie deshalb vorübergehend auf Milchprodukte (auch Joghurt), Eier, glutenreiche Getreide wie Weizen, Hafer, Roggen und Gerste. Meiden Sie außerdem Zucker, Kartoffeln und stärkehaltige Wurzel- und Knollengemüse.

Viel trinken

Trinken Sie viel Mineralwasser oder ungesüßten Kräutertee. Sehr gut geeignet ist Hagebuttentee (nicht als Teebeutel!), weil er viel Vitamin C liefert. Durch reichliche Flüssigkeitszufuhr kann der zähe Schleim aufgelöst und abgehustet werden.

GESUNDHEITSKUR

Meeresbrise …

Eine Klimatherapie am Meer (z. B. an der Nordsee) kann bei chronischer Bronchitis Wunder wirken. Die salzhaltige Luft reinigt die Atemwege, wirkt Entzündungen entgegen und stärkt die Immunabwehr im Bronchialsystem. Die Bronchien können sich wieder erholen. Das ist zudem eine gute Vorbeugung gegen Asthma bronchiale.

… und Gebirgsluft

Auch reine, allergenfreie Gebirgsluft ist im Sommer wie im Winter eine Wohltat für Bronchien und Lunge. Ein erholsamer Aufenthalt in einem heilklimatischen Kurort mit leichten Wanderungen in die Berge bewirkt nicht nur eine Stärkung der Atemwegsorgane, sondern auch eine Kräftigung der allgemeinen körperlichen Konstitution.

DAS KÖNNEN SIE NOCH TUN

Immunstimulation mit Bakterienlysaten

Bei immer wiederkehrenden Infekten der Atemwege bzw. bei chronischer Bronchitis können Sie Ihr Immunsystem mit einer »Bakterienmischung« stärken. Diese so genannten Bakterienlysate (z. B. Broncho-Vaxom®; rezeptpflichtig) enthalten leicht veränderte Bakterien der Sorte, die Atemwegsinfekte auslösen (etwa Streptokokken, Klebsiellen). Meist handelt es sich um eine Intervalltherapie, die der Arzt in mehrwöchigem Abstand über einige Monate durchführt. Es gibt spezielle Präparate für Kinder und Erwachsene.

Atemtherapien

Oft hilft bei chronischer Bronchitis eine gezielte Atemgymnastik. Durch eine bewusst gelenkte Atmung können Sie Ihr seelisches und körperliches Wohlbefinden verbessern. Es gibt zahlreiche Übungen, die Lunge und Bronchien stärken und reinigen. Erkundigen Sie sich nach Kursen.

Luftbefeuchtung

Vor allem im Winter ist es in beheizten Räumen oft zu trocken. Die Luftfeuchtigkeit sollte idealerweise 55 Prozent betragen, damit die Schleimhäute in den Atemwegen stets befeuchtet sind. Im Fachhandel gibt es elektrische Luftbefeuchtungsgeräte zu kaufen. Die regelmäßige hygienische Wartung eines solchen Apparats ist unerlässlich, da sonst die Gefahr besteht, dass sich Bakterien darin vermehren.

Frische Luft

Bewegen Sie sich nicht nur im Sommer, sondern auch im Winter viel an der frischen Luft. Durch reichliche Sauerstoffzufuhr stärken Sie Ihr Immunsystem und beugen Erkältungskrankheiten wie Husten und Bronchitis vor.

Zigaretten meiden

Sowohl aktives als auch passives Rauchen ist ungesund! Zigarettenrauch enthält etwa 4 000 chemische Substanzen, mehr als 300 davon haben sogar eine Krebs erregende Wirkung. Alle Inhaltsstoffe reizen das Bronchialsystem und schwächen dort das Abwehrsystem.

⊕ Das hilft

Inhalieren
Kräutertees
Brustwickel
Einreibungen
Frische Luft
Luftbefeuchtung in Innenräumen
Atemübungen

⊖ Das schadet

Zigarettenrauch
Trockene Luft
Schleimbildende Nahrung
Bewegungsmangel

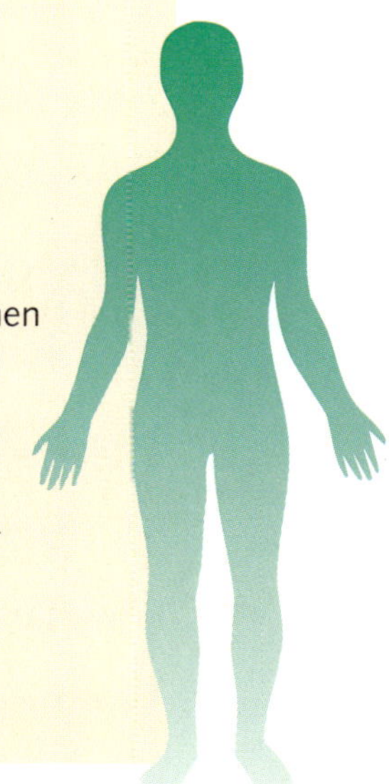

Wickel, Auflagen, Kompressen und Inhalationen

Es gibt eine Reihe sehr wirkungsvoller Wasseranwendungen bzw. Anwendungen mit Kälte und Wärme, die bei Erkrankungen eingesetzt werden können. Einige erfordern spezielle Heilkräuter, Tinkturen oder Salben, zu anderen braucht man lediglich Wasser und/oder Nahrungsmittel. Oft hat man solche heilenden Nahrungsmittel bzw. die entsprechenden Utensilien (wie Leinentücher, Handtücher etc.) sowieso im Haushalt, so dass man ohne großen Aufwand die entsprechenden Maßnahmen sofort durchführen kann.

Wickel – immer mehrere Schichten

Wadenwickel

Wadenwickel haben sich als sanft fiebersenkende Maßnahme bestens bewährt.

➤ **Durchführung:** Zunächst ein trockenes Duschhandtuch unter beide Beine des Patienten legen. Zwei in Längsrichtung gefaltete Leinentücher oder Küchenhandtücher nehmen, in kaltes Wasser tauchen, gut auswringen und je eines stramm und glatt um je einen Unterschenkel wickeln. Bei kleinen Kindern Gästehandtücher oder Stofftaschentücher nehmen. Das Duschhandtuch nun darüber schlagen, feststecken und eine leichte Wolldecke über die Beine legen (kein dickes Bettzeug), denn die Wärme soll ungehindert abziehen können. Die Wickel viertel- bis halbstündlich wechseln, maximal 4-mal nacheinander.

Wichtig: Wadenwickel sollten nur bei warmen Füßen angewandt werden. Für Kinder gilt: Je jünger das Kind ist, desto eher sollten Sie lauwarmes als zu kaltes Wasser verwenden.

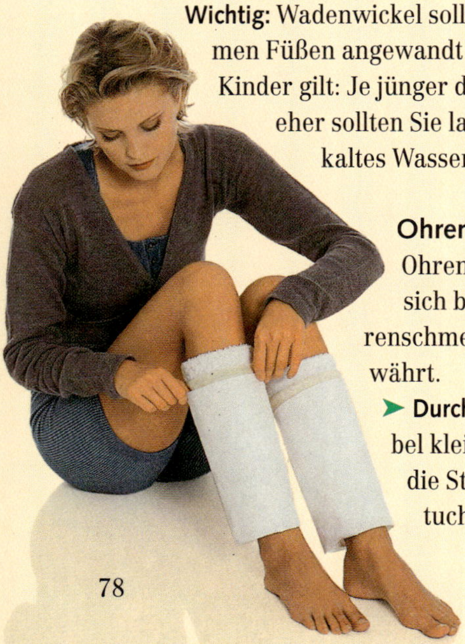

Ohrenwickel

Ohrenwickel haben sich bei akuten Ohrenschmerzen sehr bewährt.

➤ **Durchführung:** 1 Zwiebel klein schneiden und die Stücke in ein Mulltuch oder Stofftaschentuch füllen und dieses zubinden. Anschließend das Tuch auf der Heizung oder kurz über Wasserdampf erwärmen, auf das schmerzende Ohr legen und mit einem Stirnband oder einer Mütze fixieren. Den Wickel mindestens 30 Minuten auf dem Ohr lassen.

Variante: Zusätzlich können Sie noch eine Wärmflasche verwenden.

Halswickel

Halswickel werden bei Halsschmerzen als angenehm empfunden. Der Halswickel fördert die Durchblutung und aktiviert die körpereigenen Abwehrmechanismen. Am besten wirkt er, wenn Sie gleichzeitig ein heißes Getränk zu sich nehmen.

➤ **Durchführung:** Ein glattes Tuch (Küchenhandtuch, Herrentaschentuch, Leinentuch) in Längsrichtung falten, in kaltes Wasser tauchen, gut ausdrücken und von Ohr zu Ohr um den Hals legen (nicht in den Nacken!). Anschließend einen Seiden- oder leichten Wollschal um den Hals wickeln und den Wickel mindestens 10 Minuten wirken lassen. Mehrmals täglich anwenden.

Brustwickel

Brustwickel können bei Husten schleim- und krampflösend wirken.

➤ **Durchführung:** Ein Frottiertuch, das etwas breiter ist als der Brustkorb des Patienten, auf dem Bettlaken ausbreiten. Darauf eine Mullwindel oder ein dünnes Baumwolltuch (ca. doppelt so groß wie das vorherige) legen und mit der vorgesehenen Masse auf einer Hälfte bestreichen. Die andere Hälfte umschlagen, so dass die Masse nicht die Haut berührt. Den Patienten auf den vorbereiteten Wickel betten, der straff um den Brustkorb festgesteckt wird (Arme draußen lassen).

➤ Quarkwickel: zimmerwarmer, abgetropfter Magerquark; 60 Minuten oder auch die ganze Nacht liegen lassen; wirkt schleim- und krampflösend.

➤ Kartoffelwickel: warme (Temperatur kontrollieren!), zerdrückte, gekochte Kartoffeln; 20 Minuten bis maximal 30 Minuten liegen lassen; wirkt schleimlösend und hustenlindernd.

Bauchwickel

Bei Blähungen und schmerzhaften Darmbewegungen haben sich Bauchwickel bewährt.

➤ **Durchführung:** Ein Baumwoll- oder Frottiertuch mit lauwarmem Wasser gut anfeuchten (dem Wasser kann Salz oder Kamillentee zugefügt werden), etwas ausdrücken (Tuch sollte noch relativ feucht sein, aber nicht nass) und glatt auf den Bauch legen. Darüber ein trockenes Handtuch geben.

Tipp: Zur Steigerung der Wirkung können Sie nun noch eine Wärmflasche auflegen.

Auflagen und Kompressen

Für Auflagen verwendet man entweder Salben und Cremes oder Tinkturen, z. B. bei Prellungen oder Verstauchungen.

➤ **Durchführung:** Wirkstoffhaltige Salbe (z. B. mit Arnika) messerrückendick auf ein Baumwolltuch oder auf Mull streichen und auf der verletzten Stelle mit einer elastischen Binde fixieren. Mehrere Stunden liegen lassen, damit die Wirkstoffe gut durch die Haut dringen können. Für Kompressen verwenden Sie entweder kaltes Wasser, Tinkturen oder Tees, z. B. bei Kopfschmerzen, Prellungen oder als Umschläge bei Ekzemen und nässenden Wunden. Den Kompressen können Arnika, Salz oder desinfizierende Substanzen (z. B. essigsaure Tonerde oder Betaisodona®) zugefügt werden.

➤ **Durchführung:** Ein Mullläppchen oder Taschentuch mit der Flüssigkeit anfeuchten und auf die betreffende Stelle legen, wo es mehrere Minuten verbleiben soll.

Tipp: Sie können das Läppchen feucht halten, indem Sie es mit der Flüssigkeit übergießen.

Inhalationen

Bei Entzündungen der oberen und unteren Luftwege können Inhalationen Gutes bewirken. Sie befeuchten die Schleimhäute, wirken schleimlösend und beruhigend. Sie können Inhaliergeräte (aus der Apotheke) benutzen oder – klassisch – den Topf mit heißem Inhalat und einem Handtuch über Kopf und Topf oder aber die Dämpfe frei einatmen, dabei den Abstand je nach Hitzegrad verringern.

Wichtig: Beachten Sie bitte, dass Sie niemals nur mit Wasser inhalieren; dadurch quillt die Schleimhaut nur auf, und eine Verschlechterung tritt ein. Menschen, die zu Asthma bronchiale oder spastischer Bronchitis neigen, sollten nicht mit Menthol, Kampfer, Eukalyptus oder ähnlich starken ätherischen Ölen inhalieren, da sonst eine akute, schwer wiegende Verschlechterung eintreten kann. Gleiches gilt, wenn Sie Homöopathika nehmen. Achten Sie vor allem bei Kindern darauf, dass der Abstand bei heißen Dämpfen nicht zu gering ist, da sonst äußerst schmerzhafte Verbrühungen auftreten können.

➤ Salzinhalation: 1 Esslöffel Meersalz mit 1 Liter Wasser aufkochen.

➤ Inhalation mit Kamille: 2 Esslöffel Kamillenblüten auf 1 Liter Wasser geben.

➤ Inhalation mit ätherischen Ölen: 5 bis 8 Tropfen des ätherischen Öls auf 1 Liter heißes Wasser geben (dieselbe Menge auch für ein Inhaliergerät) oder einige Tropfen in die Verdunstungsschale der Duftlampe geben.

Tipp: Es gibt verschiedene fertige Inhalationslösungen zu kaufen, die befreiend wirken, z. B. China-Oel®, Pinimenthol®, Wick VapoRub®, Babix® o. Ä.; es gibt spezielle Zubereitungen für Kinder, etwa Bronchoforton Kinderbalsam® oder Pinimenthol S®. Die Tropfen, Salben, Inhalate oder Lösungen werden in heißem Wasser aufgelöst und die Dämpfe dann eingeatmet. Sie können auch eine Schale mit heißem Wasser und dem entsprechenden Zusatz im Zimmer verdampfen lassen.

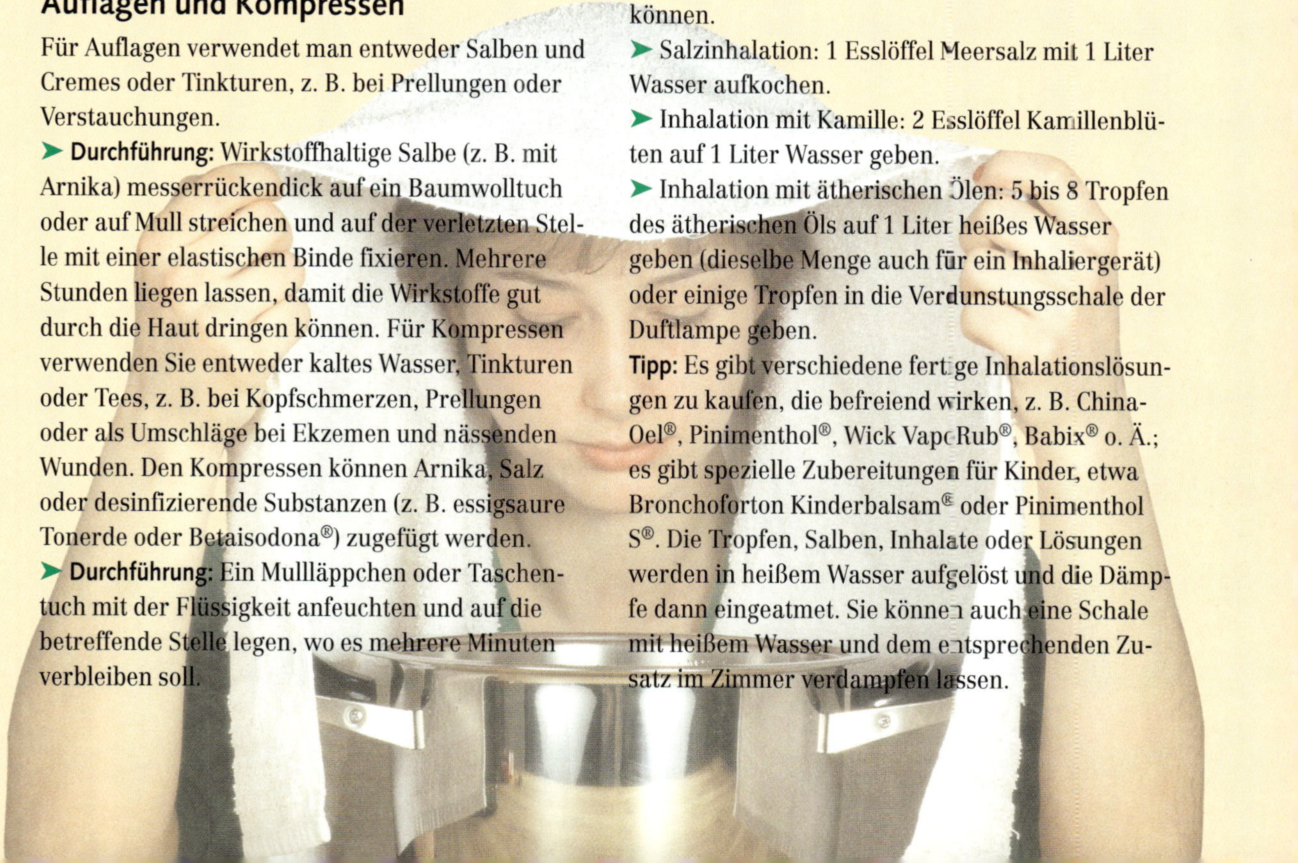

Hyperventilation

Typische Beschwerden: rasche oberflächliche Atmung, Schwindel, Blässe, Nervosität, Verkrampfungen der Hände (so genannte Pfötchenstellung)

➤ Siehe auch Atemnot (S. 380f.)

SOFORTMASSNAHMEN – WAS SIE GLEICH TUN KÖNNEN

Tütenatmung und Bauchatmung

Die schnellste und wirkungsvollste Hilfe ist die so genannte Tütenatmung.

➤ **Tütenatmung:** Eine kleine Papier- oder Plastiktüte für kurze Zeit vor den Mund des Betroffenen halten und ihn daraus und hinein atmen lassen. Vorsicht! Es droht Erstickungsgefahr, wenn eine zu große Tüte über den ganzen Kopf gestülpt wird.

Da bei Hyperventilation zu viel Sauerstoff in die Lunge gerät, sollte nach der Tütenatmung eine ruhige Bauchatmung im Sitzen erfolgen.

➤ **Bauchatmung:** Die Hände auf den Bauch legen und langsam einatmen (Bauch wölbt sich nach außen). Dann mit einem lang gezogenen »Ffffff« aus halb offenem Mund möglichst lang ausatmen, den Bauch dabei hängen lassen. Erst am Schluss der Ausatmung geht der Bauch wieder in seine Ausgangsposition zurück.

Kinder

Ein hyperventilierendes Kind sollten Sie zunächst beruhigen und in den Arm nehmen. Das gibt ihm das Gefühl von Geborgenheit und hilft oft am besten. Wenn die Atemfrequenz sehr hoch ist, lassen Sie es in eine kleine Papier- oder Plastiktüte atmen. Achten Sie darauf, dass die Ein- und Ausatmung ausschließlich mit dem Sauerstoffvolumen der Tüte gemacht wird.

Grenzen der Selbstbehandlung

Wenn die Atemprobleme immer wiederkehren, sollten Sie zum Arzt gehen.

➤ Eine Kreislaufschwäche oder niedriger Blutdruck ruft manchmal Schwindel und Ohnmachtsgefühle mit Atemproblemen hervor. Auch eine Zuckerstoffwechselstörung mit Unterzucker im Blut oder Bronchialasthma löst möglicherweise die Hyperventilation aus.

➤ Oft liegen seelische Probleme wie Ängste, Depressionen oder Schlafstörungen zugrunde. Dann ist psychotherapeutische Hilfe angesagt.

Sofort den Notarzt rufen

➤ Wenn sich die Atmung nach 20 Minuten nicht normalisiert hat

➤ Wenn ein Kollaps droht

➤ Wenn bei Kindern der Verdacht auf akute Atemwegs- oder Infektionserkrankungen mit Fieber und Kreislaufstörungen besteht

AUS DER APOTHEKE

Phytopharmaka

Angst- und Spannungszustände, die oft mit Übererregtheit und Nervosität verbunden sind, können mit pflanzlichen Mitteln gelindert werden. Es eignen sich die »klassischen« beruhigenden Kräuter wie z. B. Baldrian, Hopfen, Melisse und Passionsblume. Bei Angstzuständen hat sich vor allem der Wurzelstock des Rauschpfeffers, Kava-Kava, bewährt. Auch Johanniskraut ist geeignet.

➤ **Präparate mit Baldrianwurzel, Passionsblumenextrakt, Melissenblättern und Hopfenzapfen:** Moradorm® (Filmtabletten), Baldrian-Dispert®, Baldriparan stark N®, Baldrisedon mono® (Dragees)
➤ **Präparate mit Kava-Kava:** Aigin Kava Hevert®, Antares 120®, Kava-Phyton®, Kava-ratiopharm® (Tabletten, Dragees, Kapseln)
Wichtiger Hinweis: selten allergische Reaktionen
➤ **Präparate mit Johanniskraut:** Dysto-lux®, Felis®, Hyperforat®, Hypericum Stada N®, Jarsin®, Johanniskraut-ratiopharm®, Neurovegetalin®, Viviplus® (Dragees, Kapseln, Lösung)
Wichtiger Hinweis: erhöhte Empfindlichkeit gegen Sonnenlicht; Vorsicht in der Schwangerschaft

NATURHEILKUNDE

Beruhigungstees

Zum Ausgleich des Nervensystems sind Teezubereitungen mit Johanniskraut, Melisse, Hopfen und Baldrian empfehlenswert.
➤ **Melissentee:** 2 Teelöffel Melissenblätter mit 1/4 Liter kochendem Wasser übergießen. Zugedeckt 10 Minuten lang ziehen lassen, abseihen. Den Tee am besten abends vor dem Zubettgehen schluckweise trinken.
➤ **Beruhigungstee:** 35 Gramm Baldrianblätter, 45 Gramm Hopfenblüten und 25 Gramm Johanniskraut mischen. 2 Teelöffel der Mischung mit 1/4 Liter heißem Wasser übergießen, 10 Minuten lang ziehen lassen. Täglich 1 Tasse Tee trinken.

BEIM HEILPRAKTIKER

Biofeedback

Durch die Biofeedback-Methode kann man herausfinden, ob man richtig atmet. Mit einem speziellen Gerät wird die Atem- und Herzfrequenz des Patienten akustisch und visuell aufgezeigt und seine Anspannung gemessen. So kann er zunächst mit Hilfe des Geräts seine Atmung selbst kontrollieren, später schafft er dies ohne den Apparat.

DAS KÖNNEN SIE NOCH TUN

Atem- und Entspannungstherapien

Verschiedene Methoden helfen, zu innerer Ruhe zu finden. Fragen Sie nach Kursen an der Volkshochschule Ihres Wohnorts, oder suchen Sie geeignete private Institutionen. Ihr Hausarzt kann Ihnen sicher auch weiterhelfen.
➤ Yoga ist ein Weg, über den Atem und entspannende Körperübungen zur eigenen Mitte zu kommen. Suchen Sie sich einen Yogalehrer, der besonders viele Entspannungs- und Atemübungen macht. Mit seiner Hilfe werden Sie dann zu Ihrem natürlichen Atemrhythmus finden, der Ihnen innere Ruhe vermittelt.
➤ Auch beim autogenen Training (siehe das Special S. 332f.) können Sie lernen, über die Atmung die Tätigkeit des vegetativen Nervensystems zu regulieren und gelassener zu werden.
➤ Als weitere hilfreiche Methode ist die progressive Muskelrelaxation nach Jacobson (PMR) zu nennen. »Ich spanne meine Muskeln an, damit ich mich entspannen kann«, lautet das Motto. Ängste und Stress werden abgebaut, und ein gesunder Nachtschlaf wird gefördert.

⊕ Das hilft

Atemtechniken
Geregelter Tagesablauf
Schlaf vor Mitternacht
Sport (Schwimmen)
Aromaöle (Lavendel, Sandelholz, Ylang-Ylang, Zimt)

⊖ Das schadet

Stress
Unausgeglichene Lebensweise
Zu wenig Schlaf
Anspannung und Nervosität

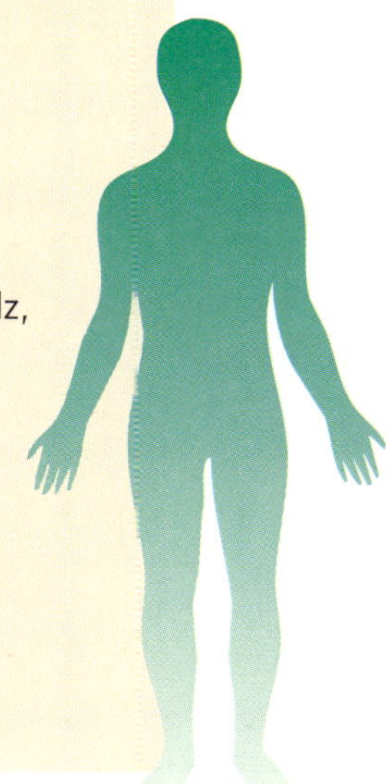

Leber, Magen, Darm & Co.

Der schnelle Diagnoseüberblick

Die folgenden Kurzbeschreibungen von Symptomen oder Symptomenkomplexen sollen Ihnen die Selbstdiagnose erleichtern und führen Sie mit Seitenverweisen zur Erkrankung – sowohl im Kapitel »Leber, Magen, Darm & Co.« als auch in anderen Kapiteln. Gleichzeitig finden Sie hier bereits Warnhinweise, wann Sie (sofort) zum Arzt gehen müssen.

Speiseröhre und Magen

Am Tag nach größerem Alkoholgenuss auftretende Kopfschmerzen, Licht- und Geräuschempfindlichkeit, Übelkeit mit Appetitlosigkeit (»flauer Magen«) → **Kater** (S. 108f.)

Dumpfer und bohrender, manchmal in den Rücken ausstrahlender Schmerz, oft in direkter Beziehung zur Nahrungsaufnahme (Frühschmerz unmittelbar nach dem Essen) oder wiederkehrende Beschwerden in Abhängigkeit von den Jahreszeiten, meist Frühjahr und Herbst → **Magengeschwür** (S. 112f.)

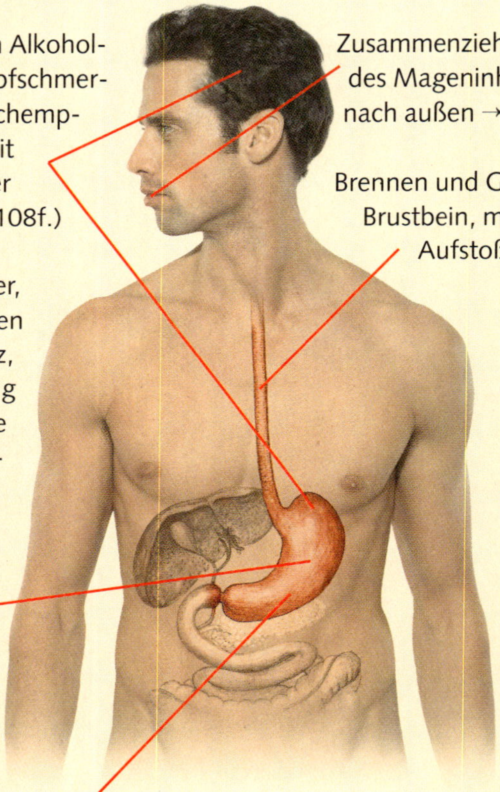

Sodbrennen, Übelkeit und Erbrechen, Magendruck und Völlegefühl sowie Magenschmerzen bis hin zu Magenkrämpfen; bei Magenschleimhautentzündung mit organischer Ursache, bei Reizmagen ohne organische Ursache → **Magenschleimhautentzündung und Reizmagen** (S. 114ff.)

Zusammenziehen des Magens mit Hochdrücken des Mageninhalts über Speiseröhre und Mund nach außen → **Erbrechen** (S. 100f.)

Brennen und Gefühl des Wundseins hinter dem Brustbein, manchmal verbunden mit saurem Aufstoßen → **Sodbrennen** (S. 122f.)

! Achtung: Hinter Sodbrennen kann sich bisweilen ein Herzproblem verbergen.

Wann zum Arzt?

Bei Erbrechen von Blut

Bei drohendem Kreislaufkollaps

Bei Verdacht auf Magengeschwür

Andere Magenschmerzen

- Erbrechen nach Sturz oder Schlag auf den Kopf → **Gehirnerschütterung** (S. 400f.)

Leber und Gallenblase

Druckgefühl, Aufstoßen, Übelkeit und Blähungen, im akuten Fall (wenn ein Stein die Gallenwege blockiert) Kolik mit schwersten krampfartigen Schmerzen unter dem rechten Rippenbogen und Ausstrahlung bis in den Schulter- und Rückenbereich (Gallenkolik); Beschwerden im rechten Oberbauch mit Fieber, Schüttelfrost sowie Erbrechen, Übelkeit oder anderen Verdauungsstörungen (Gallenwegentzündung)
→ **Gallenblasenbeschwerden** (S. 102ff.)

Symptome der Gelbsucht (vor allem Gelbfärbung der Haut und der Bindehaut in den Augen), anhaltender Druckschmerz über der Leberregion; Verdauungsstörungen, Erbrechen, starke Übelkeit, allgemeiner Juckreiz, dunkel gefärbter Urin und entfärbter heller bis weißer Stuhl; bei länger unbehandelten Leberschäden Wasseransammlungen in den Beinen und im Bauchraum, Erschöpfung, Schläfrigkeit und Verwirrtheit
→ **Leberprobleme** (S. 110f.)

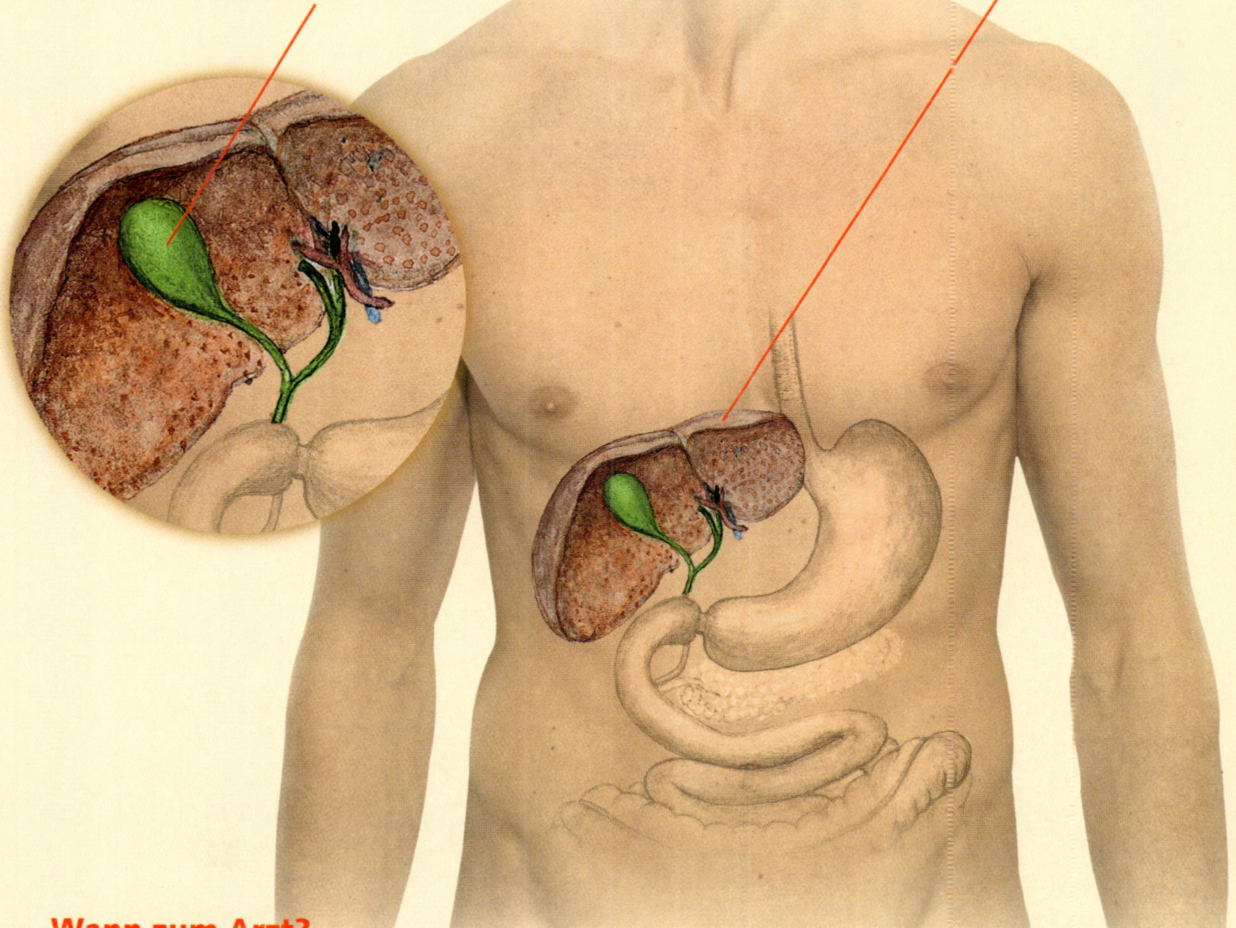

Wann zum Arzt?

Bei Verdacht auf Hepatitis (Entzündung der Leber)

Bei jeder Kolik

! Achtung: Hinter vermeintlichen Leberproblemen kann auch ein Problem der Bauchspeicheldrüse stecken. Deshalb bei entsprechenden Symptomen immer erst die Ursache abklären lassen.

Bauchraum

Ziehende, stechende, kolikartige und/oder drückende Schmerzen verschiedener, oft wechselnder Intensität im gesamten Bauchraum von der Magengegend bis zum Beckenboden
→ **Bauchschmerzen** (S. 86ff.)

! Bitte bedenken Sie auch, dass heftige Bauchschmerzen auf eine Blinddarmentzündung oder eine Lebensmittelvergiftung hinweisen können.

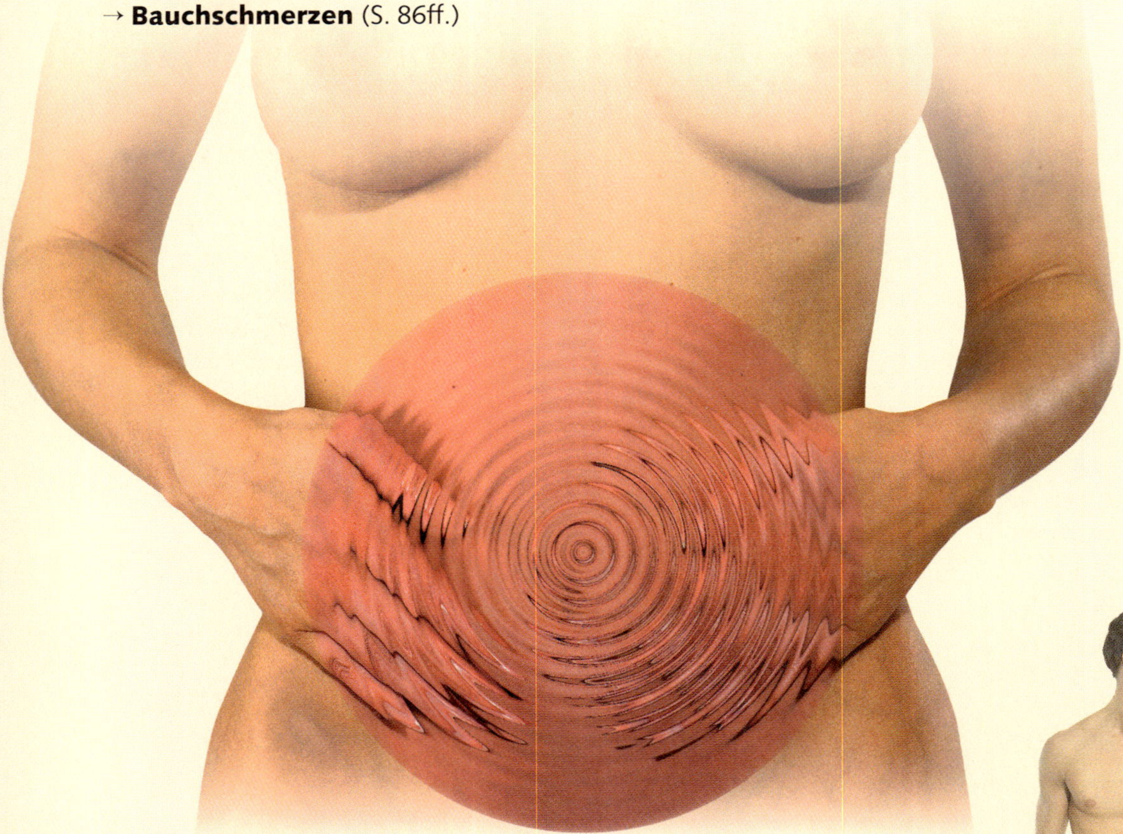

Wann zum Arzt?

Bei plötzlichen, starken Schmerzen

Bei ständigen Bauchschmerzen, da Bauchschmerzen ein Symptom vieler Erkrankungen sein können (auch so seltener Vorkommnisse wie Bauchhöhlenschwangerschaften)

Bei Kindern, die ständig über Bauchweh klagen, da Kleinkinder andere Schmerzen oft als Bauchweh bezeichnen

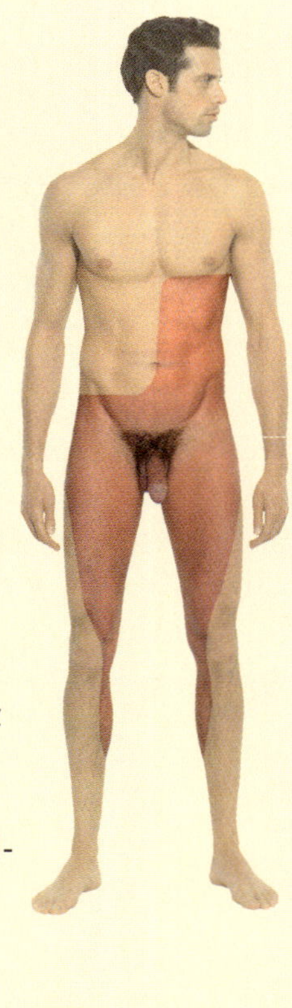

Schmerzzonen

Die Schmerzen bei Darmerkrankungen können in ganz unterschiedliche Bereiche ausstrahlen. Die schmerzempfindlichen Zonen (Head-Zonen) sind rot markiert.

Rund um den Darm

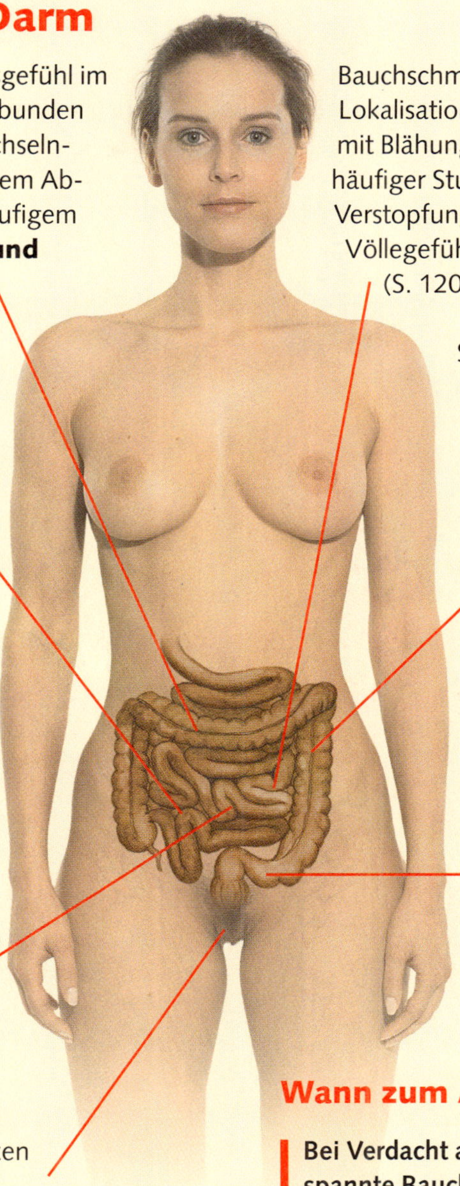

Völlegefühl und Spannungsgefühl im Ober- und Unterbauch, verbunden mit Bauchschmerzen in wechselndem Ausmaß und vermehrtem Abgang von Winden sowie häufigem Aufstoßen → **Blähungen und Darmkoliken** (S. 90ff.)

Ungeformter, breiiger bis dünnflüssiger Stuhl, dem eventuell Schleim, Eiter oder Blut beigemengt ist und der öfter als 3-mal täglich auftritt → **Durchfall** (S. 96ff.)

Bei einer Candidaerkrankung meist unklare Verdauungsbeschwerden, Gewichtszunahme, oft einhergehend mit Blähungen, Verstopfung und/oder Afterjucken; bei Kleinkindern ist oft der Windelbereich (Windeldermatitis) betroffen → **Pilzinfektion** (S. 118f.)

Brennender Schmerz, Druckgefühl und/oder Jucken am Darmausgang; starke Schmerzen bei der Darmentleerung; Wundsein und/oder Nässen am After; Blutungen (hellrotes Blut) aus dem After; manchmal auch mit Verstopfung einhergehend → **Hämorrhoidalleiden** (S. 106f.)

Bauchschmerzen verschiedenster Art, Lokalisation und Intensität, oft verbunden mit Blähungen und Abgang von Winden, häufiger Stuhlgang oder eine Mischung aus Verstopfung und Durchfall; manchmal auch Völlegefühl und Übelkeit → **Reizdarm** (S. 120f.)

Ständiges Völlegefühl im Unterbauch, verbunden mit einem unregelmäßigen, seltenen (1-mal in mehr als 5 Tagen) und harten, trockenen Stuhlgang, der oft unter Schmerzen vonstatten geht oder nur mit relativ großer Kraftanstrengung beendet werden kann → **Verstopfung** (S. 124ff.)

Juckreiz am After, Bauchschmerzen, blasses Aussehen, Schlafstörungen, allgemein schlechtes Befinden, bisweilen Wurmstücke im oder auf dem Stuhl → **Wurmbefall** (S. 128f.)

Wann zum Arzt?

Bei Verdacht auf Darmverschluss (gespannte Bauchdecke mit Aufhören der Darmbewegung und Darmgeräusche)

Bei Verdacht auf Wurmbefall und Pilzerkrankung

Bei länger anhaltenden Beschwerden

Bei starkem Durchfall nach der Rückkehr aus dem Urlaub (speziell aus den Tropen)

Bauchschmerzen

Typische Beschwerden: ziehende, stechende, kolikartige und/oder drückende Schmerzen verschiedener, oft wechselnder Intensität im gesamten Bauchraum von der Magengegend bis zum Beckenboden
➤ Siehe auch Blähungen und Darmkoliken (S. 90ff.), Verstopfung (S. 124ff.) sowie Menstruationsprobleme und prämenstruelles Syndrom (S. 146ff.)

SOFORTMASSNAHMEN – WAS SIE GLEICH TUN KÖNNEN

Krampf- und schmerzlösende Medikamente

Nicht verschreibungspflichtige Medikamente mit dem Wirkstoff Butylscopolamin (z. B. Buscopan®, Butylscopolamin-ratiopharm®) gegen Bauchschmerzen bzw. Schmerzen im Unterleib sollten in der Hausapotheke vorhanden sein, um die akut auftretenden Schmerzen erst einmal in den Griff zu bekommen.

➤ Bitte bedenken Sie: Schmerzmittel bekämpfen nur die Symptome, niemals die Ursachen!

Wärmflasche

Wärme lindert die Schmerzen im Bauch und lässt dort ein allgemeines Wohlgefühl entstehen. Legen Sie eine Wärmflasche auf den Bauch, wobei Sie ein Handtuch unterlegen sollten.

Bauchmassage

Bauchmassagen aktivieren die Reflexzonen des Bauchs und beruhigen.

➤ **Anwendung:** Massieren Sie mit sanften Handbewegungen den gesamten Bauchbereich im Uhrzeigersinn.

Kinder

Treten bei Kindern Bauchschmerzen auf, so sollte der Allgemeinzustand des Kindes aufmerksam beobachtet werden, denn das Bauchweh muss seine Ursache nicht immer im Bauchraum haben, sondern kann das Symptom einer völlig anderen Störung sein.

Treten die Schmerzen zusammen mit Erbrechen auf, so sollte dies nicht sofort unterdrückt werden, denn Kinder befreien sich zunächst von den möglicherweise die Schmerzen verursachenden Stoffen. Nur wenn auch Flüssigkeit erbrochen wird, sollte gegebenenfalls ein Zäpfchen (z. B. Vomex-A® für Kinder) verabreicht werden.

Grenzen der Selbstbehandlung

Wenn Sie trotz Selbstbehandlung weiterhin Bauchschmerzen verspüren, muss die Ursache vom Arzt geklärt werden.

➤ Bauchschmerzen können eine ganze Reihe von schwereren Erkrankungen signalisieren, sowohl akut auftretende als auch sich langfristig entwickelnde. Oft können die Schmerzen auf einen bestimmten Bereich des Bauchs lokalisiert werden und geben dadurch Hinweise, welches Organ betroffen sein kann.

➤ Bei Frauen besteht die Möglichkeit, dass die Schmerzen von den Geschlechtsorganen verursacht werden und wegen der direkten Nachbarschaft auf den Darmbereich ausstrahlen.

Sofort den Notarzt rufen

➤ Bei starken kolikartigen Bauchschmerzen, Ohnmachtsanfällen, Fieber, unstillbarem Erbrechen, blutigem und/oder schleimigem Durchfall, Stuhlverhalt, Urinverhalt und Versiegen der Darmbewegungen (Verdacht u. a. auf akute Entzündungen, Gallensteine, Gallenwegentzündungen, Darmverschluss)

AUS DER APOTHEKE

Synthetische Medikamente ...

Schmerzstillende Medikamente, die sich zur Bekämpfung von Bauchschmerzen eignen, sind sowohl rezeptfrei als auch rezeptpflichtig erhältlich. Sie sollten nur bis zum nächsten Arztbesuch angewendet werden, denn die Ursache der Schmerzen wird mit ihnen nicht therapiert.

➤ **Präparate (Spasmolytika) mit Butylscopolamin:** Buscopan®, Butylscopolamin-ratiopharm® (Dragees, Zäpfchen; rezeptfrei)

Wichtiger Hinweis: gut wirksam gegen Krämpfe im Bereich von Magen, Darm, Gallen- und Harnwegen sowie der weiblichen Geschlechtsorgane; Vorsicht in Schwangerschaft und Stillzeit

➤ **Schmerzmittel mit Metamizol:** Novalgin®, Baralgin®, Novaminsulfon Lichtenstein®, Novaminsulfon-ratiopharm®, Berlosin® (Tabletten, Tropfen, Sirup, Zäpfchen; rezeptpflichtig)

Wichtiger Hinweis: keine Anwendung in Schwangerschaft und Stillzeit

... und Phytopharmaka

➤ **Präparate mit Pfefferminzöl:** Cholaktol® (Dragees bei Gallenblasenbeschwerden); Aspasmon N® (Tropfen)

Wichtiger Hinweis: keine Anwendung bei Verschluss der Gallenwege, Gallenblasenentzündung und schweren Leberschäden; nicht geeignet für Kinder unter 12 Jahren; Aspasmon enthält Alkohol

➤ **Präparate mit Pfefferminze, Kamille, Angelikawurzel, Kalmus, Melisse, Wermut, Süßholzwurzel, Schöllkraut:** Gastricholan-L® (Tropfen), Iberogast® (Tropfen)

Wichtiger Hinweis: Tropfen enthalten Alkohol

NATURHEILKUNDE

Akupressur

Um schnell etwas gegen Bauchschmerzen tun zu können, eignet sich die Massage der folgenden Akupressurpunkte.

➤ **MP 6:** Der Punkt liegt unmittelbar hinter dem Schienbein, etwa 3 Finger breit über dem Innenknöchel. Etwa 1 bis 2 Minuten wird mäßiger Druck auf den Punkt ausgeübt, dabei wird mit dem Finger gegen den Uhrzeigersinn gekreist.

➤ **MP 9:** Der Punkt liegt auf der Innenseite des Beins, etwa da, wo das Schienbein ins Knie übergeht. Akupressieren Sie den Punkt mit mittlerem Druck etwa 3 Minuten lang.

➤ **MP 4:** Dieser Punkt des Milz-Pankreas-Meridians befindet sich auf dem Fußrücken am Übergang zur Fußsohle, etwas nach dem Ende des langen Knochens der großen Zehe. Akupressieren Sie ihn mit Kreisbewegungen im Uhrzeigersinn.

➤ **KG 4:** Diesen Punkt des Konzeptionsgefäßes findet man etwa 3 Finger breit unterhalb des Bauchnabels. Er liegt auf einer imaginären Linie, die senkrecht vom Bauchnabel abwärts zum Schambein verläuft. Der Punkt wird 2 bis 3 Minuten lang mit sanftem Druck und kleinen Kreisbewegungen gegen den Uhrzeigersinn sediert (beruhigt).

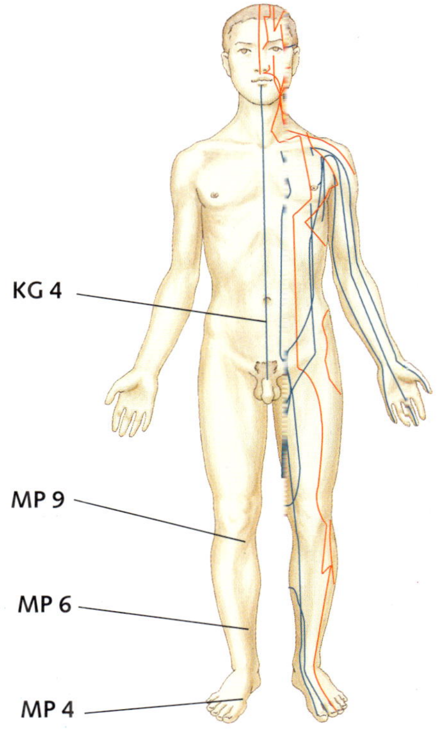

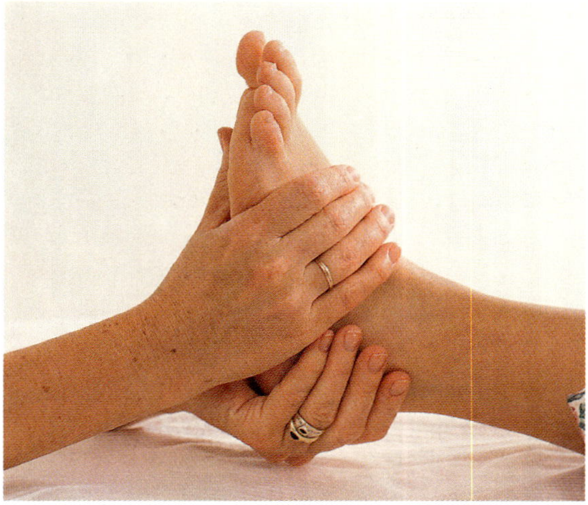

Gerade bei unspezifischem Bauchweh kann eine Fußreflexzonenmassage hilfreich sein.

Heublumensäckchen

Heublumen fördern in Kombination mit Wärme die Durchblutung der Haut und der unmittelbar darunter liegenden Organe. Heublumensäckchen kann man fertig kaufen oder auch selbst herstellen.

➤ **Anwendung:** Aus Baumwolle oder Leinen ein Säckchen nähen und es mit Heublumen (in Reformhaus oder Apotheke erhältlich) füllen, bis es eine Dicke von etwa 7 Zentimetern aufweist. Zunähen und auf einem Sieb über einem Topf mit kochendem Wasser im Wasserdampf etwa 10 bis 15 Minuten lang erhitzen. Am besten mit angezogenen Beinen auf die linke Seite legen, den Körper zudecken und das warme Säckchen an den Bauch legen. Dabei das Säckchen mit den Händen festhalten (Vorsicht bei Pollenallergie!).

Feuchtwarme Bauchwickel

Bei schmerzhaften Darmbewegungen haben sich Bauchwickel bewährt.

➤ **Anwendung:** Ein Baumwolltuch mit lauwarmem Wasser anfeuchten (dem Wasser kann Salz oder Kamillentee zugefügt werden). Das Tuch etwas ausdrücken (es sollte noch relativ feucht sein, aber nicht nass) und glatt auf den Bauch legen. Darüber ein trockenes Handtuch geben. Zur Steigerung der Wirkung noch eine Wärmflasche auflegen.

Heilkräutertee mit Süßholzwurzel

Kräutertees aus Süßholzwurzel, Fenchelsamen und Pfefferminze, entweder einzeln oder als Mischung verwendet, eignen sich bei Bauchschmerzen.

➤ **Teemischung:** Je 20 Gramm zerkleinerte Süßholzwurzel, Pfefferminzblätter und Fenchelsamen mischen. 2 Teelöffel der Mischung mit 1/4 Liter kochendem Wasser aufgießen, 10 Minuten lang ziehen lassen und abseihen. Jeweils nach dem Essen 1 Tasse des Tees trinken.

BEIM HEILPRAKTIKER

Fußreflexzonenmassage

Die Fußreflexzonenmassage gehört zu den so genannten Umstimmungstherapien und dient der Auflösung von Blockaden im Körper über die Reflexzonen der Füße. Mit dieser speziellen Massagetechnik, die durch Druckausübung auf bestimmte Punkte der Füße (sowohl auf der Sohle als auch auf dem Rist) innere Organe und ganze Körperbereiche beeinflusst, können auch Bauchschmerzen gemildert oder sogar abgestellt werden.

NAHRUNG, DIE HEILT

Haferschleimsuppe

Nach dem Abklingen der Bauchschmerzen empfiehlt es sich nicht, das normale »Essprogramm« sofort wieder aufzunehmen, sondern Magen und Darm zunächst mit schonender Kost wieder in die Normalität zurückzuführen. Hierfür hat sich die Haferschleimsuppe bestens bewährt.

➤ **Rezept:** 20 Gramm Haferflocken in 1/4 Liter Salzwasser oder Gemüsebrühe aufkochen und die Suppe noch kurze Zeit unter ständigem Rühren leicht kochen lassen.

Leichtes Essen

Um die Belastung des Darms möglichst gering zu halten und damit Bauchschmerzen erst gar nicht entstehen zu lassen, sollte man mehrmals täglich kleine Portionen mit leichtem Essen (gedünstetes Gemüse, reifes Obst, mageres Fleisch und Fisch) zu sich nehmen. Schweres Essen (Vollkornbrot, Fettgebackenes oder -gebratenes, Süßigkeiten) auf nur 3 große Mahlzeiten am Tag verteilt, kann das Verdauungssystem nicht richtig verarbeiten, was ein möglicher Grund für Bauchschmerzen ist.

Blähende Speisen meiden

Auf blähende Speisen, z. B. Hülsenfrüchte, Kohlsorten (mit Ausnahme von Blumenkohl, Kohlrabi und Brokkoli), Artischocken, Beeren, rohes Gemüse oder unreifes Obst, sollte bei einer Neigung zu Bauchweh verzichtet werden. Dagegen sorgen Milchprodukte wie Joghurt, Dickmilch, Kefir, Buttermilch und Molke für den Aufbau und Erhalt einer gesunden Bakterienflora im Darm; auf diese Weise werden Gärungs- und Fäulnisprozesse im Darm verhindert, die Schmerzen verursachen können.

DAS KÖNNEN SIE NOCH TUN

Entsäuerungskur

Wenn Sie öfter unter Bauchschmerzen leiden, die keine organische Ursache zu haben scheinen (bitte vom Arzt abklären lassen), können Sie es einmal mit einer Entsäuerungskur versuchen. Bei dieser Ernährungsumstellung werden basische Lebensmittel bevorzugt; so genannte Säurebildner werden gemieden. Damit und mit Bewegung soll der Säureüberschuss aus dem Körper ausgeleitet werden (siehe dazu das Special S. 94f.).

Entspannungstechniken

Es ist bekannt, dass auch Stress durch Muskelverspannungen Bauchschmerzen verursachen kann. Deshalb ist es wichtig, Entspannungstechniken zu kennen und zu praktizieren, die den Stress abbauen und die Muskeln des Bauchraums lockern und entspannen helfen. Zu den bewährtesten Entspannungstechniken zählen autogenes Training (siehe das Special S. 332f.), Eurhythmie und die verschiedenen Formen der Bewegungsenergie.

Atmen gegen Schmerzen

Eine geeignete Möglichkeit, etwas gegen leichte Bauchschmerzen zu unternehmen bzw. vorbeugend zu wirken, ist die Entspannung durch Atmen. Diese weit verbreitete Entspannungstechnik erfordert nicht allzu viel Zeit – nur etwa 20 Minuten sollten dafür täglich aufgewendet werden.

➤ **Anwendung:** Man setzt sich so auf einen Stuhl oder Hocker mit gerader Sitzfläche, dass man senkrecht und gerade sitzt, ohne aber ein Hohlkreuz zu machen. Die Hände liegen entspannt auf den Oberschenkeln. Die Luft wird langsam, tief und geräuschlos eingesogen, so dass ein Gefühl entsteht, als würde man durch die Luft bis weit nach oben aufgerichtet werden, wobei sich der Bauchraum füllt und die Bauchmuskeln entspannt werden. Mit dem Ausatmen wird die Anspannung herausgelassen. Jedes weitere Ein- und Ausatmen bringt mehr Entspannung, so dass die Schmerzen gelindert bzw. verhindert werden können.

Aromatherapie

Die ätherischen Öle von Basilikum und Sandelholz (ein paar Tropfen in die Duftlampe geben) stehen in dem Ruf, Spannungszustände im Bauch zu beseitigen und die Magenwände zu beruhigen.

⊕ Das hilft

Wärme

Ruhe und Entspannung

Leichte Kost (nicht blähend)

Tees mit Fenchel, Süßholzwurzel, Kümmel, Anis, Melisse, Kamille

⊖ Das schadet

Scharfe und blähende Speisen

Kälte

Stress

Kohlensäurehaltige Getränke

Ruckartige Bewegungen

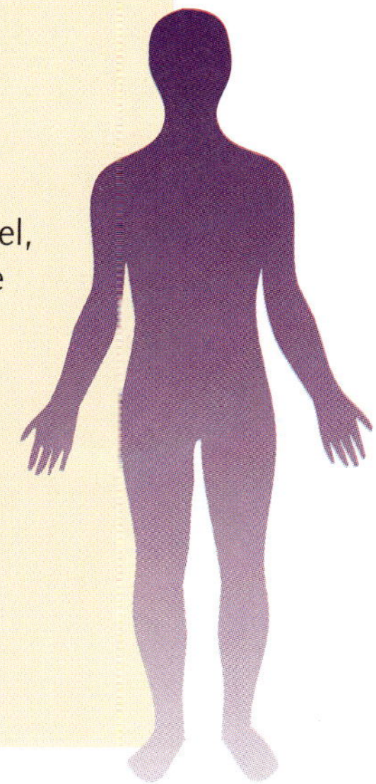

Blähungen und Darmkoliken

Typische Beschwerden: Völlegefühl und Spannungsgefühl im Ober- und Unterbauch, verbunden mit Bauchschmerzen in wechselndem Ausmaß und vermehrtem Abgang von Winden sowie häufigem Aufstoßen

➤ Siehe auch Bauchschmerzen (S. 86ff.), Verstopfung (S. 124ff.), Sodbrennen (S. 122f.), Gallenblasenbeschwerden (S. 102ff.) und Leberprobleme (S. 110f.)

SOFORTMASSNAHMEN – WAS SIE GLEICH TUN KÖNNEN

Bauchmassage

Bauchmassagen lösen Verspannungen im Bauch und wirken anregend auf die Darmtätigkeit. Der Inhalt des Darms wird dabei zusammen mit den Gasen in Richtung des Darmausgangs bewegt.

➤ **Anwendung:** Massieren Sie mit sanften Handbewegungen den gesamten Bauchbereich im Uhrzeigersinn.

Wärmeanwendung

Wärme vertreibt die Winde und erweist sich als entlastende und befreiende Wohltat. Legen Sie eine Wärmflasche oder (nicht zu) heiße Umschläge auf den Bauch, wobei die Umschläge etwa halbstündlich erneuert werden sollten.

Entschäumermittel

Entschäumende Arzneimittel mit dem Wirkstoff Siliziumdioxid binden die entstehenden Gase und führen so zu einer Linderung der Beschwerden. Sie sind für die orale Einnahme in Form von Tropfen und Kautabletten in der Apotheke rezeptfrei erhältlich.

Kinder

Die hier angeführten Sofortmaßnahmen haben sich auch bei Kindern bewährt. Säuglinge (insbesondere männliche) leiden infolge des noch nicht ausgereiften Magen-Darm-Trakts in den ersten 3 Lebensmonaten häufig an kolikartigen Bauchschmerzen durch Blähungen (die so genannten Dreimonatskoliken). Diese Beschwerden finden Ausdruck in oft unvermittelt beginnendem, mehr oder weniger lang anhaltendem Schreien, vor allem nach dem Stillen oder dem Füttern. Stillende Mütter sollten daher blähende Speisen meiden.

➤ Behutsames Massieren des Bauchs im Uhrzeigersinn und feuchtwarme Bauchwickel können Linderung bringen.

➤ Auch bei Säuglingen und Kleinkindern können Entschäumertropfen (z. B. sab simplex®) verabreicht werden.

Grenzen der Selbstbehandlung

Wenn Sie trotz Selbstbehandlung weiter an Blähungen, verbunden mit heftigen und lang anhaltenden Bauchschmerzen und heftigen Begleitsymptomen (Fieber, Erbrechen, Durchfall, Stuhlverhaltung), leiden, müssen Sie zum Arzt gehen. Auch wenn Sie häufiger an Blähungen leiden, die mit Sodbrennen einhergehen, sollten Sie den Arzt aufsuchen.

Sofort den Notarzt rufen

➤ Bei erheblichen kolikartigen Bauchschmerzen, starken Abwehrspannungen der Bauchdecke, Stuhlverhaltung, Versiegen der Darmbewegungen und Ohnmachtsanfällen (Verdacht insbesondere auf Bauchspeicheldrüsenentzündung, Typhus, Leberleiden, Erkrankungen der Gallenblase, Darmverschluss)

AUS DER APOTHEKE

Synthetische Medikamente …

Entschäumende Medikamente zur Behandlung von Blähungen sind rezeptfrei erhältlich und können auch über einen längeren Zeitraum eingesetzt werden. Sie zersetzen die schaumartigen Bläschen, so dass die frei gewordenen Gase rasch abtransportiert werden können.

➤ **Entschäumermittel mit Siliziumdioxid:** sab simplex®, Lefax® (Tropfen, Kautabletten)
Wichtiger Hinweis: Tropfen sind auch für Kinder geeignet

… und Phytopharmaka

➤ **Präparate mit Fenchel, Enzian, Pfefferminze, Kamille, Süßholzwurzel u. a.:** Digestivum Hetterich S® (Tropfen), Kneipp Magentee®, Bad Heilbrunner Magentee®, Roha-Fenchel-Tee®, Gastricholan-L® (Tropfen)
Wichtiger Hinweis: Gastricholan-L® nicht bei Gallensteinen anwenden; Digestivum Hetterich S® nicht bei Magengeschwüren anwenden; gelegentlich allergische Reaktionen möglich; Tropfen enthalten Alkohol

NATURHEILKUNDE

Bauchbehandlung nach Rosendorff

Mit der Bauchbehandlung nach Rosendorff werden die Verdauungsorgane besser durchblutet. Es tritt eine entspannende Wirkung ein, und die Blähungen werden durch das erleichternde Abgehen von Winden gelindert.

➤ **Anwendung:** Man legt sich auf den Rücken und streicht mit kreisenden und langsamen Bewegungen der flachen Hand im Uhrzeigersinn gefühlvoll über den ganzen Bauch. Dies geschieht zunächst von außen nach innen, wobei der Nabel das Zentrum der kreisenden Bewegungen darstellt. Ist man dort angelangt, kreist man wieder zurück von innen nach außen. Anschließend wird die Hand

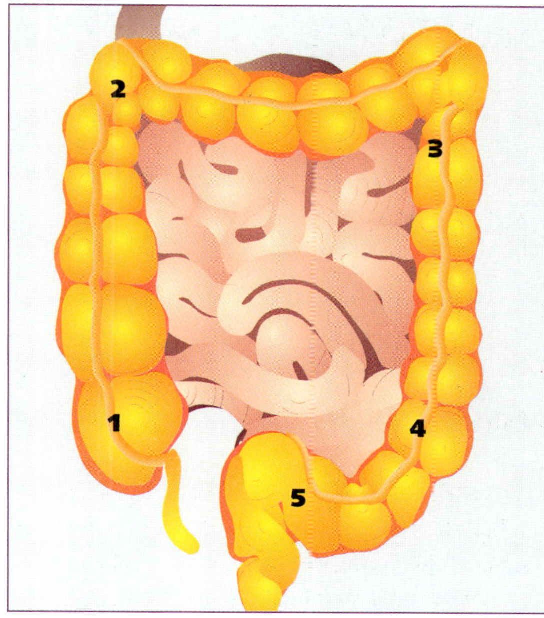

sehr langsam vom Brustbein gerade nach unten über den Bauch geführt, wobei das Gefühl entstehen sollte, dass die Wärme der Hand in den Bauchraum eindringt. Man sollte sich etwa 10 Minuten Zeit für jeden der beiden Übungsteile nehmen.

Colonmassage

Bei dieser Darmmassage wird an 5 Punkten des Dickdarms mit den Händen kreisend im Rhythmus des Atems (Bauchatmung) massiert, und zwar beginnend von rechts unten (1) nach rechts oben (2), dann nach links oben (3), weiter nach links unten (4) und schließlich in Richtung des Darmausgangs (5) nach unten (siehe Abb. oben).

BEWÄHRTE HAUSMITTEL

Heilkräutertees

Kräutertees aus Fenchel, Kümmel, Anis und Koriander, einzeln oder als Mischung, helfen sowohl bei Verstopfung als auch bei Blähungen. Sie sind auch gut für Kinder geeignet.

➤ **Teemischung:** 1 Esslöffel zerkleinerte Anis-, Fenchel-, Kümmel- und Korianderfrüchte in beliebi-

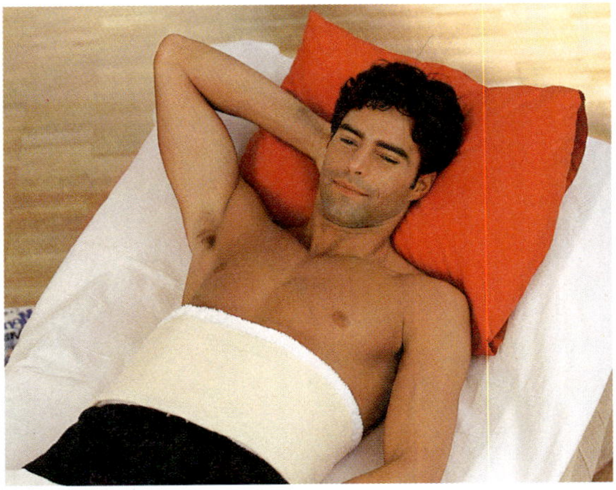

Ein kneippscher Klassiker: Feuchtwarme Bauchwickel lindern Blähungen.

gem Mischungsverhältnis mit 1/4 Liter kochendem Wasser übergießen und nach 10 Minuten abseihen. Jeweils nach dem Essen 1 Tasse des Tees warm und in kleinen Schlucken trinken.

Feuchtwarme Bauchwickel

Ein Bauchwickel regt die Durchblutung der Haut und der darunter liegenden Organe an. Nehmen Sie dafür eine Gummiwärmflasche, ein kleines Baumwolltuch und ein größeres Badehandtuch.
➤ **Anwendung:** Die Wärmflasche mit heißem Wasser nur so füllen, dass sie nicht auf der Haut herumkugeln kann, sondern flach auf ihr zu liegen kommt. Das kleine Tuch mit lauwarmem Wasser anfeuchten und längs auf dem bloßen Oberbauch platzieren. Das Handtuch darüber legen, die Wärmflasche obendrauf. Mit der Bettdecke zugedeckt mindestens 60 Minuten lang in dieser feuchtwarmen Umhüllung liegen bleiben.

BEIM HEILPRAKTIKER

Symbioselenkung

Bakterien und Mensch gehen in bestimmten Organen eine Symbiose ein, die zum Vorteil von beiden Lebewesen ist. Im Darm sorgt diese Symbiose für eine funktionierende Darmflora. Bei der Symbioselenkung wird die Darmflora mit Mitteln (z. B. Symbioflor®), die physiologische (erwünschte und nützliche) Bakterien, so genannte Eubionten, enthalten, besiedelt, die die Darmtätigkeit positiv anregen sollen.

Einlauftherapien

Es ist sinnvoll, sich von Fachleuten über die Technik von Darmeinläufen gut informieren zu lassen, bis man sich selbst an die nicht ganz ungefährliche Prozedur wagt. Der Heilpraktiker klärt darüber auf und führt auch Einläufe in der Praxis durch.
Eine spezielle Art von Einlauftherapie ist die Colon-Hydro-Therapie, eine sehr intensive Form der Darmreinigung (die für Astronauten entwickelt wurde). Dabei wird durch ein Darmrohr lauwarmes Wasser (mit Ozon oder einer speziellen Lösung) in den Darm geleitet und dann wieder abgesaugt.

NAHRUNG, DIE HEILT

Kümmel

Kümmel hilft sehr gut gegen Blähungen und Völlegefühl. Als Gewürz eingesetzt, stört der intensive dominierende Geschmack jedoch oft die Ausgewogenheit eines Gerichts, insbesondere wenn man direkt auf die Körner beißt. Deshalb ist es sinnvoll, das Gewürz in einem Säckchen mitzugaren und vor dem Servieren aus dem Gericht zu entfernen.
➤ **Kümmelsäckchen:** Ein Säckchen aus Baumwolle oder Leinen mit Kümmelkörnern füllen und zunähen. Das Säckchen ins Gericht geben und mitgaren lassen.
Tipp: Diese Variante eignet sich besonders gut beim Kochen von Sauerkraut, denn bei dieser blähenden Speise kann der Kümmel im Darm sofort seine wohltuende Wirkung entfalten.

Mit Gewürzen würzen

Basilikum, Petersilie, Thymian, Salbei, Majoran und Rosmarin sind ideale Gewürze in den Speisen, wenn man an Blähungen leidet. Sie weisen blähungstreibende Eigenschaften auf, die die negativen Auswirkungen des Verzehrs von blähenden Lebensmitteln neutralisieren können. Auch Olivenöl mit eingelegtem Knoblauch hat sich in dieser Hinsicht bewährt.

Blähungsarme Speisen

Auf blähende Speisen, wie z. B. Hülsenfrüchte, Kohlsorten, Artischocken, Beeren, rohes Gemüse oder unreifes Obst, sollte generell verzichtet werden, wenn man öfter an Blähungen leidet. Dagegen sorgen Milchprodukte wie Joghurt, Dickmilch, Kefir, Buttermilch und Molke für den Aufbau und Erhalt einer gesunden Bakterienflora im Darm.
Tipp: Manche Gemüsesorten (insbesondere Kohl) verlieren ihre blähende Wirkung, wenn sie vor dem Verzehr eingefroren werden. Deshalb ist der Griff in die Tiefkühltruhe im Supermarkt bei diesen Gemüsesorten zu empfehlen.

GESUNDHEITSKUR

Kuren mit Kohlsäften

Kohl wirkt blähend, doch Säfte, etwa Kohlsaft und Sauerkrautsaft, tun dies nicht. Sauerkraut weist neben den wichtigen Ballaststoffen durch seine Art der Zubereitung (milchsaure Gärung) auch Milchsäuren auf, die für die Darmflora wohltuend sind. Weißkohlsaft besitzt sogar einen Antigeschwürfaktor, wirkt also generell regulierend auf den Magenbereich.
➤ **Anwendung:** Jeden Morgen nüchtern 1 Glas Weißkohl- oder Sauerkrautsaft trinken.

DAS KÖNNEN SIE NOCH TUN

Bitterkräuter und Verdauungsschnäpse

Bitterkräuter wie Tausendgüldenkraut, Wermut, Schafgarbe, Zitwer, Ingwer, Kalmus u. a. gelten in der Volksmedizin seit jeher als Magen- und Verdauungskräuter bzw. -wurzeln. In Form von Tee oder auch in Form von Tinkturmischungen (in der Apotheke bzw. im Reformhaus erhältlich) können sie die Folgen eines opulenten Essens mildern. Gleiches gilt für die Verdauungsschnäpse. Nun ist der regelmäßige Konsum von Schnaps sicher nicht zu empfehlen – aber sollten nach dem Essen erste Blähungen zu spüren sein, dann ist die Wirksamkeit solcher Alkoholika unbestritten. Deshalb ein Rezept:
➤ **Kümmelschnaps:** 50 Gramm zerkleinerten Kümmel in 3/4 Liter Kornschnaps ansetzen und das Gemisch 10 Tage lang ziehen lassen. Abseihen und in eine dunkle Flasche abfüllen.

Keine Hast beim Essen und Trinken

Durch das hastige Schlucken beim Essen und Trinken gelangt mit dem Speisebrei bzw. mit der Flüssigkeit zu viel Luft in den Darm und führt dort zwangsläufig zu den als Blähungen bekannten Symptomen. Langsames Essen und Trinken sowie gutes Kauen verhindern dieses Problem weitgehend. Beim Essen sollte man auch nicht reden. Außerdem: Essen und Trinken im Liegen führen ebenfalls zum vermehrten Verschlucken von Luft.

⊕ Das hilft

Leichte, nicht blähende Kost

Verdauungsanregung (Sauerkrautsaft, Ballaststoffe)

Viel Bewegung

⊖ Das schadet

Blähende Speisen, unreifes Obst
Stress

Bewegungsmangel

Zu viel Alkohol und Kaffee

Antibiotika (zerstören die Darmflora)

Konservenkost und Fastfood

Kohlensäurehaltige Getränke

Zu heiß, zu kalt essen

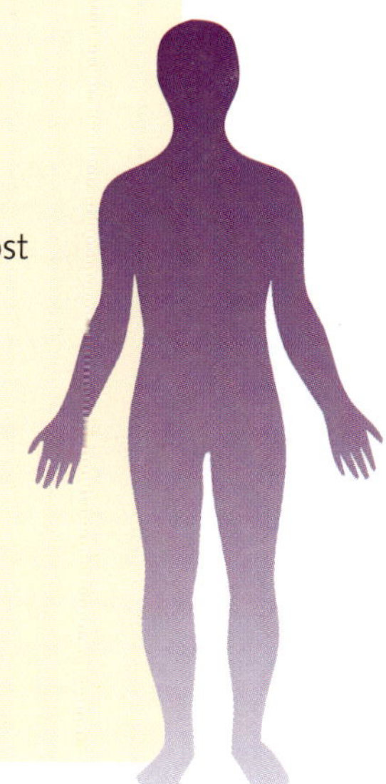

Entsäuerungstherapie – den Körper entgiften

Haben Sie öfter Blähungen und leiden an Völlegefühl? Leiden Sie unter chronischer Müdigkeit und Konzentrationsproblemen? Sind Sie infektanfällig, und/oder neigen Sie zu Durchblutungsstörungen? Dies und viele weitere Befindlichkeitsstörungen könnten damit zusammenhängen, dass Ihr Organismus übersäuert ist. Übersäuerung gilt als typische Zivilisationskrankheit: Vor allem falsche Ernährung, aber auch Bewegungsmangel können dazu führen, dass der Säure-Basen-Haushalt des Körpers über kurz oder lang aus dem Gleichgewicht gerät.

Das Säure-Basen-Gleichgewicht

Ein ausgewogenes Säure-Basen-Verhältnis ist – neben anderen Faktoren – die Voraussetzung dafür, dass die verschiedenen Stoffwechselvorgänge in unserem Körper reibungslos ablaufen. Säuren und Basen sind chemische Verbindungen, die in einem bestimmten Verhältnis zueinander stehen sollten. Dieses Verhältnis wird mit dem pH-Wert angegeben.

➤ Normalerweise beträgt der pH-Wert im Blut etwa 7,4.

➤ Bei Werten unter 7,35 spricht man von Übersäuerung (Azidose).

➤ Bei Werten über 7,45 spricht man von Alkalose (einem Zuviel an Basen).

Mit Hilfe von Lackmus- oder Indikatorpapier (in der Apotheke erhältlich) können Sie selbst zu Hause einen Urintest durchführen, der schon einen gewissen Aufschluss darüber gibt, ob Ihre Säure-Basen-Balance stimmt.

Sind Säuren generell ungesund?

Einige Säuren werden vom Körper selbst gebildet (etwa die aus Salzsäure bestehende Magensäure). Andere werden über die Nahrung aufgenommen und entstehen dann z. B. bei der Eiweißverdauung oder als Folge bestimmter Gärungs- und Fäulnisprozesse im Darm. Doch kann der Organismus eine bestimmte Säuremenge neutralisieren und über Nieren, Haut und Lunge ausscheiden. Gesundheitliche Probleme ergeben sich erst durch einen Säureüberschuss, der – chronisch geworden – Zellatmung und Organdurchblutung verschlechtert.

Ursachen der Übersäuerung

Bestimmte Erkrankungen der Nieren, des Herzes, aber auch Diabetes mellitus können zur Übersäuerung führen. Die Hauptursache liegt aber in unseren Essgewohnheiten begründet. Hinzu kommt ein eklatanter Bewegungsmangel. Außerdem sind Genussmittel wie Kaffee, schwarzer Tee, Alkohol und Nikotin, Umweltgifte (z. B. Abgase, Dünge- und Spritzmittel) sowie Stress und negative Gefühle (Zorn, Hektik, Angst usw.) für eine Übersäuerung mitverantwortlich. Negativ kann sich auch Elektrosmog auf die Säure-Basen-Balance auswirken, so etwa Hochspannungsleitungen, TV-Geräte, Radios, Handys, Halogenlampen und Mikrowellengeräte. Auch synthetische Medikamente können mehr oder weniger stark in den Stoffwechsel eingreifen und dadurch eine Übersäuerung fördern.

Säure bildende Nahrungsmittel

Zum einen werden Säuren vom Körper selbst hergestellt, zum anderen gelangen sie durch die Aufnahme fester oder flüssiger Nahrung in den Organismus. Als besonders säurereiche bzw. stark Säure bildende Nahrungsmittel gelten Fleisch- und Wurstwaren, Wild, Nudeln, Reis, Fruchtsäfte, Früchtetees, Joghurt, saure Sahne, Quark, Eier, Hartkäse, Fisch, Geräuchertes und Geröstetes, Bratfett und Süßigkeiten. Auch eigentlich gesundes Gemüse wie Artischocken, Spargel, Sauerkraut und anderes milchsauer vergorenes Gemüse kann – vor allem bei übermäßigem Genuss – problematisch sein, da auch diese Gemüsearten zu den Säure bildenden Nahrungsmitteln zählen.

Kein saures Obst bei Übersäuerung

Wer an Übersäuerung leidet, sollte kein saures Obst, z. B. unreife Früchte, Zitrusfrüchte oder Beeren, und auch keine geschwefelten Trockenfrüchte zu sich nehmen. Abzuraten ist außerdem von Weißmehlprodukten, Knäckebrot und Backhefe. Was die Getränke betrifft, sollte auf stark kohlensäurehaltige Getränke, Limonaden und insbesondere Colagetränke verzichtet werden. Hochprozentiger Alkohol ist ebenfalls stark Säure bildend.

Basen – die Gegenspieler der Säuren

Entscheidend für die Regulierung von Übersäuerungszuständen sind die Basen – die natürlichen »Gegenspieler« der Säuren. Sie neutralisieren die Säuren und sorgen so für den Abbau eines Säurenüberschusses. Vor allem mineralische Stoffe neigen stark zur Basenbildung, etwa Kalium, Kalzium, Natrium, Magnesium und Eisen. Generell ist der Genuss von basischen bzw. Basen bildenden Lebensmitteln eine wirkungsvolle Maßnahme gegen Übersäuerung.

Kartoffeln – optimale Basenlieferanten

Ein Basenlieferant von außerordentlicher Bedeutung ist die Kartoffel, da sie nicht nur reich an Vitamin C ist, sondern auch relativ große Mengen an Kalium und Kalzium enthält. Damit sie ihre gesundheitsfördernden Eigenschaften entfalten kann, sollte man sie ohne Druck dämpfen und möglichst erst nach dem Kochen pellen. Als basenreiche Lebensmittel gelten neben den meisten Gemüsesorten (Ausnahmen siehe oben) auch Blattsalate, Oliven, Zwiebeln, Knoblauch, Sojabohnenprodukte, Algen, gekeimte Hülsenfrüchte, Pilze und Kräuter, wie z. B. Petersilie, Schnittlauch, Oregano und Rosmarin.

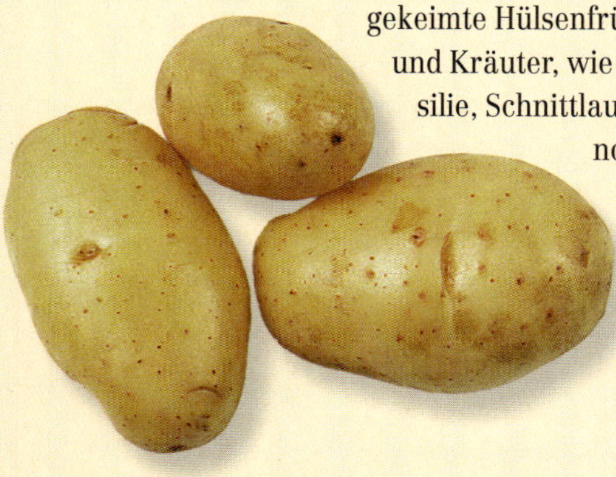

Die Entsäuerungskur

Zur Entsäuerung des Körpers empfehlen sich gezielte Kuren, bei denen man eine Kost zu sich nimmt, die basenreich ist bzw. die die Bildung von Basen im Körper unterstützt. Gleichzeitig verzichtet man auf Säurebildner. Wer nur leichte Beschwerden hat, die auf eine Übersäuerung zurückzuführen sind, kann schon durch eine 1-wöchige Kur den Körper entsäuern. Der tägliche Genuss einer basischen Gemüsebrühe (Rezept siehe unten) über einen Zeitraum von 1 bis 4 Wochen ist hilfreich, den Entsäuerungsprozess zu fördern. Kranke Menschen sollten eine Entsäuerungskur nur nach Rücksprache mit dem Arzt durchführen. Wichtig ist, dass Sie in dieser Zeit (und darüber hinaus) möglichst auf Genussmittel sowie auf Fleisch und Zucker verzichten und dass Sie für regelmäßige Bewegung (etwa 1 Stunde pro Tag) sorgen. Außerdem gilt:

➤ Bevorzugen Sie frische Gemüse und Salate. Lediglich das Brot sollte 1 oder 2 Tage alt sein.
➤ Dünsten oder garen Sie schonend.
➤ Ersetzen Sie Salz durch frische Kräuter.
➤ Meiden Sie industriell zubereitete Nahrung (z. B. Konservenkost).
➤ Trinken Sie bevorzugt kohlensäurearmes Mineralwasser, das zudem viel Hydrogenkarbonat und Magnesium, aber nur wenig Natriumchlorid (= Kochsalz) und Sulfat enthält.
➤ Auch regelmäßiges Schwitzen fördert die Entsäuerung. Wählen Sie eine Ihrer Gesundheit und Konstitution angemessene Tätigkeit (von Gartenarbeit bis Jogging), die Spaß macht.

Gemüsebrühe zur Entsäuerung

➤ **Zutaten:** ca. 200 Gramm Gemüse (z. B. Kartoffeln, Karotten, Brokkoli, Sellerie) • 1/2 Liter Wasser etwas Meersalz • frische Gartenkräuter

➤ **Zubereitung:** Das Gemüse putzen, grob zerkleinern und 30 Minuten lang im Wasser kochen. Ein wenig Meersalz und frische Gartenkräuter hinzufügen. Das Gemüse abseihen. Bei der strengen Form der Kur nur das Gemüsewasser trinken, ansonsten das pürierte Gemüse mitessen.

Durchfall

Typische Beschwerden: ungeformter, breiiger bis dünnflüssiger Stuhl, dem eventuell Schleim, Eiter oder Blut beigemengt ist und der öfter als 3-mal täglich auftritt

➤ Siehe auch Bauchschmerzen (S. 86ff.), Leberprobleme (S. 110f.) und Reizdarm (S. 120f.)

SOFORTMASSNAHMEN – WAS SIE GLEICH TUN KÖNNEN

Geriebene Äpfel

Äpfel weisen einen hohen Pektingehalt auf. Die Pektine enthalten Gerbsäuren, die Wasser und Giftstoffe binden und ausleiten.

➤ **Anwendung:** 2 Äpfel schälen und reiben, etwas liegen lassen, bis sich die Apfelmasse an der Luft leicht braun verfärbt hat. Dann löffelweise essen. Möglichst viele Äpfel pro Tag so essen.

Richtig und viel trinken

Bei Durchfall verliert der Körper viel Flüssigkeit zusammen mit Mineralstoffen, die ersetzt werden müssen. Es eignen sich stille Mineralwässer (mit einem hohen Gehalt an Natrium, Magnesium und Kalzium und mit wenig Sulfat) oder gerbstoffhaltige Tees, z. B. schwacher Schwarztee und grüner Tee sowie Tees aus Eichenrinde, Ratanhiawurzel und Tormentill (Blutwurz).

Elektrolytgetränke

Elektrolytgetränke aus der Apotheke (Elotrans®, Oralpädon®) führen dem Körper gezielt Mineralien zu, die er durch den Durchfall verliert. Einfache Elektrolytgetränke für den Notfall kann man auch selbst herstellen.

➤ **Elektrolytgetränk:** 1 Teelöffel Kochsalz und 10 Teelöffel Traubenzucker in 1 Glas Orangensaft anrühren und mit 1 Liter nicht zu kaltem Wasser vermischen.

Trockenhefe

Die Darmflora lässt sich mit Hilfe bestimmter Bakterien wieder auf Vordermann bringen. Diese Bakterien, Saccharomyces boulardii, gibt es in der Apotheke zu kaufen (Perenterol®).

Kinder

Zur Behandlung von Kindern siehe S. 99.

Grenzen der Selbstbehandlung

Lässt der Durchfall nach 2 bis 3 Tagen nicht nach, ist es ratsam, einen Arzt aufzusuchen. Treten die Symptome länger auf, muss unbedingt ein Arzt konsultiert werden, denn chronische Durchfälle sind in der Regel Symptome einer ernsten Erkrankung oder Funktionsstörung. Dies gilt auch, wenn während des Durchfalls Fieber über 38,5 °C auftritt und/oder wenn der Durchfall sehr wässrig ist und Schleim- und Blutbeimengungen im Stuhl auftreten. Hinter chronischen Durchfällen können sich beispielsweise Erkrankungen wie ein Reizkolon (Reizdarm) oder auch chronisch-entzündliche Darmerkrankungen (Morbus Crohn und Colitis ulcerosa) verbergen.

Sofort den Notarzt rufen

➤ Wenn während des Durchfalls Bewusstseinsstörungen, massiver Kräfteverfall, hohes Fieber und Kreislaufprobleme (Gefahr eines Kreislaufkollapses) auftreten

➤ Wenn der Durchfall innerhalb von 48 Stunden nach der Rückkehr aus tropischen und subtropischen Ländern oder mit Cholera, Typhus, Darmtuberkulose oder Ruhr verseuchten Gebieten auftritt

AUS DER APOTHEKE

Synthetische Medikamente …

Medikamente gegen Durchfall wirken stopfend bzw. hemmen die Darmbewegungen. Lebensfähige Hefezellen und physiologische Darmbakterien bauen die Darmflora wieder auf.

➤ **Medizinische Kohle:** Kohle-Compretten®, Kohle-Hevert® (Tabletten; rezeptfrei)
Wichtiger Hinweis: nicht bei Durchfall mit Fieber und nicht gleichzeitig mit anderen Medikamenten anwenden

➤ **Präparat mit Tanninalbuminat:** Tannalbin® (Kapseln, Tabletten; rezeptfrei)

➤ **Präparate mit Loperamid:** Imodium®, Lopedium®, Lopetrans®, Sanifug® (Kapseln, Tabletten, Lösung, Tropfen; rezeptfrei)
Wichtiger Hinweis: keine Anwendung bei chronischen Durchfällen und bakteriellen Darmerkrankungen; nicht geeignet für Kinder unter 12 Jahren

➤ **Elektrolytpräparate:** Elotrans® (Pulver), Oralpädon® (Pulver); rezeptfrei
Wichtiger Hinweis: für Kinder geeignet und in verschiedenen Geschmacksrichtungen erhältlich; nicht bei Ausscheidungsschwierigkeiten der Nieren anwenden

➤ **Präparate mit Saccharomyces boulardii:** Perenterol® (Pulver, Kapseln), Santax® (Kapseln); rezeptfrei
Wichtiger Hinweis: viel dazu trinken; nicht mit zu heißen Speisen und Getränken oder mit Alkohol anwenden

… und Phytopharmaka

Eingesetzt werden Pflanzenextrakte, die Gerbstoffe enthalten.

➤ **Präparat mit Uzarawurzelextrakt:** Uzara® (Dragees, Lösung)
Wichtiger Hinweis: nicht gleichzeitig mit Herzglykosiden anwenden

➤ **Präparat mit Apfelpektin und Kamillenblütenextrakt:** Diarrhoesan® (Flüssigkeit zum Einnehmen)
Wichtiger Hinweis: nicht gleichzeitig mit anderen Medikamenten einnehmen

NATURHEILKUNDE

Akupressur

Mit Hilfe der Akupressur lassen sich die Beschwerden bisweilen schnell lindern.

➤ **MA 36:** Dieser Punkt des Magenmeridians liegt am oberen Ende des Unterschenkels an der Außenseite des Schienbeins, etwa 3 bis 4 Finger breit unterhalb der Kniescheibe. Regen Sie den Punkt an, indem Sie etwa 3 Minuten kräftigen Druck ausüben und Kreisbewegungen im Uhrzeigersinn ausführen.

➤ **MA 25:** Dieser Akupressurpunkt liegt seitlich neben dem Bauchnabel auf der Bauchdecke. Sie finden ihn etwa 3 bis 4 Finger breit vom Bauchnabel entfernt. Massieren Sie den Punkt auf der rechten und auf linken Seite gleichzeitig. Drücken Sie die Punkte mit sanften kreisenden Bewegungen gegen den Uhrzeigersinn – mindestens 4 Minuten lang.

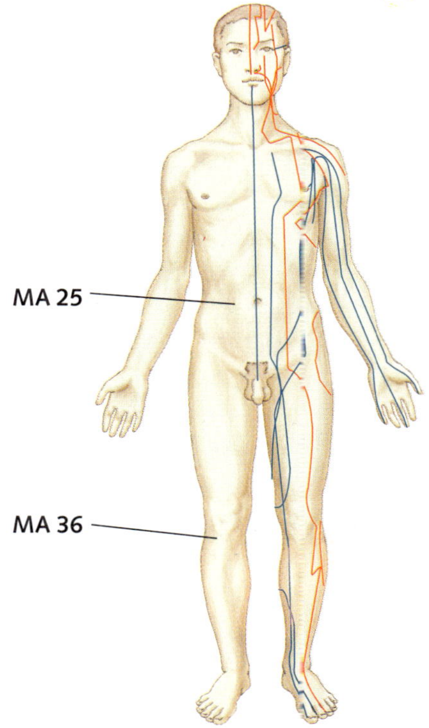

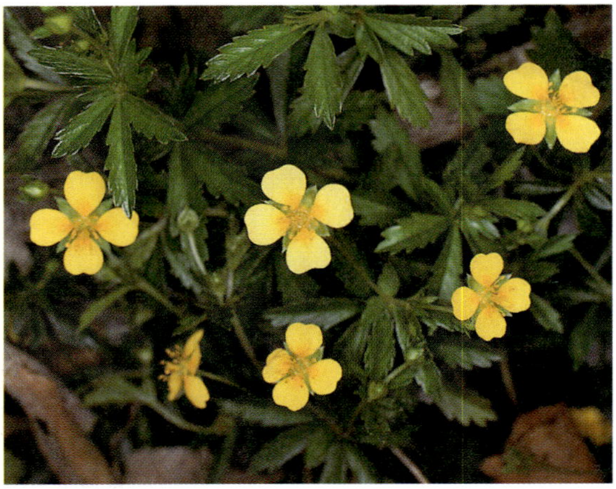

Aufgrund ihres hohen Gerbstoffgehalts wirkt die Blutwurz (Tormentill) gegen Durchfall.

Blutwurztee

Die in der Blutwurz (Tormentill) enthaltenen Gerbstoffe, insbesondere das Tannin, lindern den Durchfall.

➤ **Tee gegen Durchfall:** 2 Esslöffel zerkleinerte Blutwurz 10 Minuten in 1/2 Liter Wasser kochen, vom Herd nehmen und 30 Minuten ziehen lassen. Mehrmals täglich 1 Tasse Tee trinken.

BEWÄHRTE HAUSMITTEL

Heidelbeeren

Getrocknete und eingeweckte Heidelbeeren sowie Heidelbeersaft sind mit ihrem Reichtum an Gerbstoffen ein altbewährtes und wirksames Mittel gegen Durchfall. Vor frischen Heidelbeeren sollte man sich bei Durchfall hüten, denn die Fruchtsäuren würden die Beschwerden verschlimmern.

➤ **Anwendung:** Vor jeder Mahlzeit 10 Gramm getrocknete Heidelbeeren so lange kauen, bis sie durch die Einspeichelung schön weich geworden sind.

Wärme und Bettruhe

Mit Ruhe und Entspannung können die Beschwerden bei Durchfall gelindert werden. Dies erreicht man am besten, indem man sich im Bett mit angewinkelten Beinen auf die Seite legt, so dass die Bauchmuskulatur möglichst gelockert ist. Zusätzlich haben feuchtwarme Auflagen auf dem Bauch – bei Seitenlage müssen sie mit einem Handtuch fixiert werden – eine wohltuende und den Darm beruhigende Wirkung.

NAHRUNG, DIE HEILT

Schleim- und Gemüsesuppen

Bei Durchfallerkrankungen verspürt der Betroffene in der Regel kaum Lust zum Essen. Es ist auch sinnvoll, ein paar Stunden oder auch den ganzen Tag lang gar nichts zu essen. Erst wenn die Beschwerden abklingen, sollte zu leichter Aufbaukost gegriffen werden.

➤ **Reisschleim:** 2 Esslöffel Reis in 1 Liter leicht gesalzenem Wasser so lange quellen lassen, bis ein dünner Schleim abgeseiht werden kann. In diesen Schleim 2 Esslöffel Haferflocken geben, das Ganze noch etwa 15 Minuten ziehen lassen und abseihen. Von der Schleimsuppe alle 30 Minuten 1 Esslöffel essen.

➤ **Karottensuppe:** 2 Karotten in 1/4 Liter leicht gesalzenem Wasser oder Gemüsebrühe ganz weich kochen und mit der Hälfte der Kochflüssigkeit pürieren. Wenn es das Befinden und die Lust bzw. Unlust am Essen zulassen, eine entsprechende Menge des Breis langsam auslöffeln.

Salzstangen und Kekse

Altbewährt ist es auch, Salzstangen, Kekse oder Kräcker zu sich zu nehmen. Auch Zwieback und Knäckebrot sind geeignete Nahrungsmittel. Man sollte das harte Gebäck aber unbedingt gut durchkauen, damit es nicht zu einer Belastung für Magen und Darm wird.

Bananen und Joghurt

Dass Bananen »stopfen«, ist bekannt. Man kann die Banane auch zerdrückt in Naturjoghurt (mit lebenden Kulturen) zu sich nehmen. Dies wirkt sich positiv auf die Darmschleimhaut aus.

DAS KÖNNEN SIE NOCH TUN

Alkohol, Kaffee, Zigaretten meiden

Alkohol und Nikotin haben eine ungünstige Wirkung auf das vegetative Nervensystem, das die Funktion der Verdauungsorgane steuert, und beeinträchtigen die Genesung. Koffein weist die bei Durchfall höchst kontraproduktive Wirkung auf, dass zusätzlich Wasser in den Darm eingebracht wird, wodurch die Intensität der Beschwerden noch verstärkt wird. Auch wenn es schwer fällt: Alle diese Suchtstoffe sollten Sie in der akuten Phase des Durchfalls unbedingt meiden.

Homöopathie

Die folgenden Homöopathika helfen bei Durchfallerkrankungen:

➤ **Nux vomica D6:** wenn vor dem Durchfall viel durcheinander gegessen wurde bzw. der Betroffene nervös war

➤ **Veratrum album D6:** wenn der Durchfall von besonders wässriger Beschaffenheit ist

Das hilft

Viel trinken

Gerbstoffhaltige Tees und Tinkturen (Tormentill, Lapacho, Süßholzwurzel, auch schwacher Grün- und Schwarztee)

Elektrolytgetränke

Ruhe und Entspannung

Wärme (Wärmflasche auf dem Bauch)

Das schadet

Colagetränke

Stress

Alkohol

Kaffee

Nikotin

Scharfe Speisen

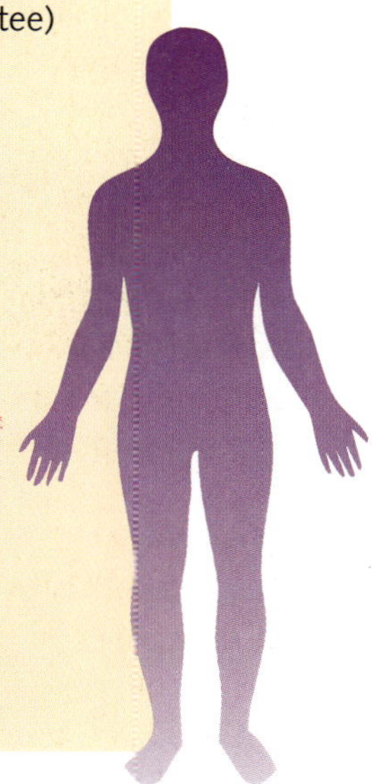

SCHNELLE HILFE FÜR KINDER

Bei Babys und Kleinkindern darf Durchfall keinesfalls als Bagatellerkrankung betrachtet werden, denn die Folgen einer Nichtbehandlung bzw. falschen Behandlung können schnell lebensgefährlich werden; die Kinder verlieren zu viel Flüssigkeit. Am besten gehen Sie mit dem Säugling oder Kleinkind zum Arzt.

➤ Dem Kind sollten keine Milch, keine Colagetränke, kein Zucker und kein Fett gegeben werden.

➤ Bei Kindern sollte eine so genannte Teepause eingelegt werden, in der 2- bis 3-mal nacheinander nur Tee gegeben wird. Anschließend wird mit Reisschleim oder Heilnahrung, bei gestillten Kindern weiterhin mit Muttermilch wieder aufgebaut. (Eventuell müssen Sie das Baby mehrmals anlegen.) Auch Karottensuppe und geriebene Äpfel sind, wie bei Erwachsenen, hilfreich.

➤ Die Verabreichung von Blutwurz ist bei schon größeren Kindern eine sinnvolle Hilfe: 3-mal täglich können 40 Tropfen Tinctura Tormentillae (Blutwurztinktur) gegeben werden.

➤ Das Motto bei Durchfall von Kindern lautet wie bei Erwachsenen: trinken, trinken, trinken (leicht gesalzene bzw. gesüßte Tees und stille Mineralwässer). Als Getränk für die Zuführung von durch den Durchfall verloren gegangenen Mineralstoffen eignen sich in der Apotheke erhältliche Elektrolyt-Glukose-Mischungen (z. B. Elotrans®, Oralpädon®), die es speziell für Kinder in verschiedenen Geschmacksrichtungen gibt.

➤ Treten bei kleinen Säuglingen spritzende, grüne Stühle auf, ist umgehend der Arzt aufzusuchen, weil diese Kinder sehr rasch Flüssigkeit verlieren und austrocknen können.

➤ Ein Arztbesuch ist auch dann dringend notwendig, wenn bei Säuglingen starker Durchfall länger als 6 Stunden anhält oder mit Fieber und Erbrechen einhergeht.

Erbrechen

Typische Beschwerden: Zusammenziehen der Magenwände mit Hochdrücken des Mageninhalts über Speiseröhre und Mund nach außen, verbunden mit Übelkeit, Schweißausbruch, Schwächegefühl
➤ Siehe auch Kater (S. 108f.), Reisekrankheit (S. 334f.), Migräne (S. 38ff.), Gehirnerschütterung (S. 400f.) und Essstörungen (S. 360ff.)

SOFORTMASSNAHMEN – WAS SIE GLEICH TUN KÖNNEN

Elektrolyt-Glukose-Lösungen

Bei Erbrechen gehen dem Organismus viel Flüssigkeit und Mineralstoffe verloren, die ihm wieder zugeführt werden müssen. Dafür eignen sich Elektrolytlösungen (aus der Apotheke).

Kräutertees

Tees mit Kamille, Pfefferminze oder Spargelpulver mindern den Brechreiz und dämpfen eine Magenübersäuerung.
➤ **Rezept:** 1 bis 2 Teelöffel der jeweiligen Droge (bzw. 1 Teelöffel Spargelpulver) mit 1/4 Liter kochendem Wasser übergießen, 10 Minuten ziehen lassen. Lauwarmen Tee schluckweise trinken.

Kinder

Zur Behandlung von Kindern siehe S. 101.

Grenzen der Selbstbehandlung

Eine Selbstbehandlung kommt nur infrage, wenn das Erbrechen in Zusammenhang mit einer Magenverstimmung, Migräne, (Schiffs-)Reise oder während einer Schwangerschaft auftritt. Länger anhaltendes heftiges Erbrechen ist ein Fall für den Arzt, da es Symptom unterschiedlichster Erkrankungen sein kann.

Sofort den Notarzt rufen

➤ Wenn Sie (hellrotes) Blut erbrechen
➤ Wenn es zu Bewusstseinsstörungen (mit Kollapsgefahr) kommt
➤ Wenn das Erbrechen nach einem Sturz oder Schlag auf den Kopf auftritt (Verdacht auf Gehirnerschütterung)
➤ Bei Verdacht auf eine Vergiftung

AUS DER APOTHEKE

Synthetische Medikamente

Medikamente gegen Erbrechen sind meist rezeptpflichtig und sollten erst eingenommen werden, wenn andere Maßnahmen nicht helfen. Präparate mit Dimenhydrinat helfen auch bei Reiseübelkeit.
➤ **Präparate mit Metoclopramid:** Gastrosil®, Paspertin®, MCP-Hexal®, Gastronerton® (Tabletten, Tropfen, Kapseln, Zäpfchen; rezeptpflichtig)
➤ **Präparat mit Domperidon:** Motilium® (Tropfen, Suspension, Filmtabletten; rezeptpflichtig)
Wichtige Hinweise: nicht geeignet für Kinder; Vorsicht während Schwangerschaft und Stillzeit
➤ **Präparate mit Dimenhydrinat:** Logomed®, Superpep®/-forte, Vomex A® (Tabletten, Kaugummis, Dragees, Zäpfchen, Sirup; rezeptfrei)
Wichtiger Hinweis: eingeschränktes Reaktionsvermögen; während Schwangerschaft und Stillzeit nur nach Befragung des Arztes anwenden
➤ **Elektrolytpräparate:** Elotrans®, Oralpädon® (Pulver); rezeptfrei
Wichtiger Hinweis: für Kinder geeignet und in verschiedenen Geschmacksrichtungen erhältlich; nicht bei Nierenproblemen anwenden

NATURHEILKUNDE

Schleimdrogen

Die beim Erbrechen stark strapazierten Schleimhäute werden wieder regeniert, indem sich die Schleimstoffe von beispielsweise Isländisch Moos wie ein Schutzfilm darüber legen. Auch Eibisch hat sich in dieser Hinsicht bewährt.

➤ **Anwendung:** 3 Teelöffel zerkleinertes Isländisch Moos mit 1/4 Liter kochend heißem Wasser übergießen, 15 Minuten ziehen lassen und ab und zu umrühren. Dann abseihen und den Tee schluckweise trinken.

BEWÄHRTE HAUSMITTEL

Fanconi-Lösung

Dieses Hausmittel ist für Kinder und Erwachsene geeignet.

➤ **Anwendung:** 300 Milliliter Orangensaft in 1 Liter Schwarztee geben und mit 3 Esslöffeln Traubenzucker sowie 1/2 Teelöffel Salz verrühren. Über den Tag verteilt trinken.

NAHRUNG, DIE HEILT

Kamillentee mit Zwieback

Kamillentee wirkt beruhigend auf Magen und Darm und ist deshalb vor allem nach dem Erbrechen sehr zu empfehlen. Wenn sich wieder leichte Hungergefühle einstellen, kann man Zwieback dazu essen.

DAS KÖNNEN SIE NOCH TUN

Frische Luft

Wenn die Schwäche in der akuten Phase des Erbrechens wieder nachlässt, empfiehlt es sich, an die frische Luft zu gehen, um durch die erhöhte Sauerstoffzufuhr den Stoffwechsel anzuregen.

⊕ Das hilft

Heilkräutertees (Pfefferminze, Kamille)

Wärme und Ruhe

Zimttee

Frische Luft

Leichte Aufbaukost (Haferschleim, Zwieback)

Viel trinken

⊖ Das schadet

Zu fette und süße Nahrungsmittel

Mangelnde Flüssigkeitszufuhr

Stress

Abgestandene Luft

Alkohol, Nikotin, Koffein

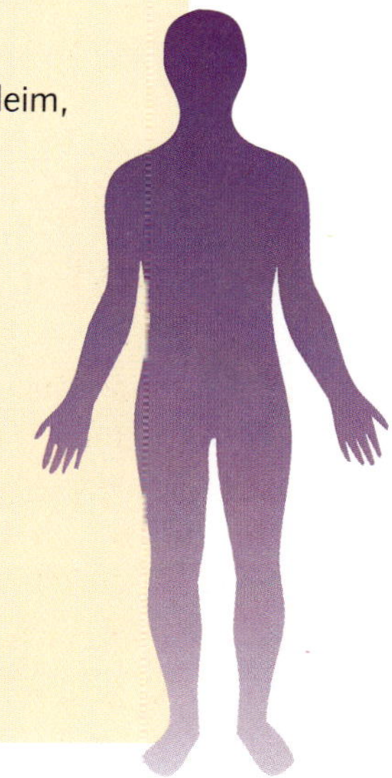

SCHNELLE HILFE FÜR KINDER

Kinder können sich durch Erbrechen leichter als Erwachsene von Unverträglichem befreien. Das Erbrechen sollte zunächst aufmerksam beobachtet werden. Erst bei aufkommendem Fieber und sichtbarer Verschlechterung des Allgemeinzustands oder wenn das Kind sehr klein ist und sich immer wieder erbricht, ist umgehend ein Arzt zu konsultieren. Auch wenn sich das Kind anders verhält als sonst, sollten Sie besser den Arzt rufen.

➤ Säuglinge und Kleinkinder können bei Erbrechen rasch austrocknen, weshalb ihnen schluckweise Tee mit Traubenzucker (Traubenzucker hilft gegen den Brechreiz) verabreicht werden sollte.

➤ Bei starkem bzw. mehrmaligem Erbrechen und wenn auch keine Flüssigkeit mehr behalten werden kann, kann man Kindern, die dennoch in relativ gutem Allgemeinzustand sind, auch Vomex-A®-Zäpfchen geben. Nach etwa 30 Minuten sollte dann Flüssigkeit (Tee) angeboten werden.

Gallenblasenbeschwerden

Gallensteine – typische Beschwerden: Druckgefühl, Aufstoßen, Übelkeit und Blähungen, im akuten Fall (wenn ein Stein die Gallenwege blockiert) Gallenkolik mit schwersten krampfartigen Schmerzen unter dem rechten Rippenbogen und Ausstrahlung bis in den Schulter- und Rückenbereich
Gallenblasenentzündung – typische Beschwerden: Beschwerden im rechten Oberbauch mit Fieber, Schüttelfrost sowie Erbrechen, Übelkeit oder anderen Verdauungsstörungen
➤ Siehe auch Bauchschmerzen (S. 86ff.), Erbrechen (S. 100f.) und Leberprobleme (S. 110f.)

SOFORTMASSNAHMEN – WAS SIE GLEICH TUN KÖNNEN

Feuchtwarmer Leibwickel

Während des akuten Verlaufs der Beschwerden sollte man sich ins Bett legen. Bei bekannter Kolik durch Gallensteine kann man einen feuchtwarmen Leibwickel auflegen.

➤ **Anwendung:** Ein Baumwoll- oder Leinentuch, das von der Brust bis zu den Oberschenkeln reicht, mit lauwarmem Wasser anfeuchten. Das feuchte Tuch auf den Leib legen und mit einem größeren Wolltuch umschlagen; die Wärmflasche flach obenauf legen. Den Leibwickel etwa 1 Stunde lang liegen lassen.

Wichtig: Wenn die Beschwerden leichter sind und vermutlich durch eine Infektion hervorgerufen worden sind, darf keine (!) Wärmeanwendung erfolgen. Die Entzündung kann sich dadurch verschlimmern.

Bei Gallenblasenbeschwerden sollte man generell viel trinken (Mineralwässer, Tees).

Gleichmäßig atmen

Bis der Arzt eintrifft, sollte man versuchen, gleichmäßig und ruhig zu atmen, um die in Wellen wiederkehrenden starken Schmerzen besser auszuhalten.

Grenzen der Selbstbehandlung

Wenn Sie an Beschwerden leiden, die auf Gallensteine oder auf eine Entzündung der Gallenblase bzw. der Gallenwege schließen lassen, muss durch einen Arzt eine eindeutige Diagnose gestellt werden.

Falls die Beschwerden mit massiven Verdauungsstörungen, Gelbfärbung der Haut, starker Übelkeit und Erbrechen einhergehen, muss ebenfalls der Arzt aufgesucht werden. Erst nach der Diagnose können die eine ärztliche Behandlung unterstützenden und mit dem Arzt abgesprochenen Mittel und Methoden angewendet werden.

Sofort den Notarzt rufen

➤ Bei einer Gallenkolik, die sich durch die unerträglichen wellenförmigen Schmerzen auszeichnet (muss medikamentös behandelt werden)

AUS DER APOTHEKE

Synthetische Medikamente …

Medikamente richten sich zunächst gegen die starken krampfartigen Schmerzen bei Gallenkoliken. Wenn die Ursache der Beschwerden Gallensteine sind, können auch Präparate zur Auflösung von cholesterinhaltigen Gallensteinen verordnet werden. Die letzteren Präparate sind alle verschreibungspflichtig. Phytopharmaka sind im akuten Fall nicht wirksam.

➤ **Krampflösende Präparate mit Hymecromon:** Cholspasmin forte®, Chol-Spasmoletten®, Gallo Merz Hymecromon® (Tabletten, Dragees, Ampullen; rezeptfrei)
Wichtiger Hinweis: Magen-Darm-Störungen möglich; Anwendung während Schwangerschaft und Stillzeit nur nach Befragen des Arztes; keine Anwendung bei Gallenwegverschluss, entzündlichen Darmerkrankungen und Nierenschwäche
➤ **Präparate zur Auflösung von cholesterinhaltigen Gallensteinen mit Chenodesoxycholsäure oder Ursodesoxycholsäure:** Chenofalk®, Ursofalk®, Cholit-Ursan®, Urso Heumann® (Kapseln, Filmtabletten; rezeptpflichtig)
Wichtiger Hinweis: Durchfall möglich; bei gebärfähigen Frauen keine Anwendung ohne sichere Verhütungsmethode; keine Anwendung während Schwangerschaft und Stillzeit

... und Phytopharmaka

Phytopharmaka kommen bei so genannten funktionellen Gallenblasenbeschwerden und leichten Krämpfen im Bereich der Gallenwege zum Einsatz.
➤ **Präparate überwiegend mit Löwenzahn, Gelbwurz, Artischocken, Schöllkraut und Wermut:** Hepatikum-Pascoe novo® (Filmtabletten), Cholagogum F® (Kapseln), Synafol® (Dragees), Kneipp Galle- und Leber-Tee N® (Tee), Galleb S® (Lösung), Ardeycholan N® (Dragees), Gallemolan forte® (Kapseln)
Wichtiger Hinweis: keine Anwendung bei Gallenwegverschluss; nicht geeignet bei Gallensteinerkrankungen; Lösungen enthalten Alkohol

NATURHEILKUNDE

Die Naturheilkunde kennt eine ganze Reihe von Pflanzen, die vorbeugend bzw. unterstützend bei Problemen mit der Gallenblase angewendet werden können. Am hilfreichsten ist aufgrund seiner krampflösenden Wirkung das Schöllkraut; es sollte in Mischungen allerdings einen Anteil von 15 Prozent nicht übersteigen (es kann nämlich in hoher Dosis die Leber schädigen). Weitere wichtige Pflanzen sind Wermut, Gelbwurz, Artischockenextrakte, Boldoblätter, Erdrauchkraut und Löwenzahn. Hilfreich sind auch: Schwarzkümmel, Rettich und Alant.

Gallentee

Eine Mischung aus Löwenzahn und Javanischer Gelbwurz hat sich als Gallentee bewährt.
➤ **Teemischung:** 1 Esslöffel Löwenzahnwurzeln und -kraut und 1 Teelöffel Javanische Gelbwurz (Pulver) mit 1/4 Liter kochend heißem Wasser überbrühen und 15 Minuten lang ziehen lassen. Lauwarm trinken.

Gallentinktur

Wem das Aufbrühen von Tee zu viel Arbeit macht, der kann sich in der Apotheke eine Tinktur aus gallenfreundlichen Pflanzen herstellen lassen. Jede Tinktur wird auf Alkoholbasis zubereitet.
➤ **Tinktur:** Je 100 Milliliter Mariendistel-, Pfefferminz-, Wermut-, Löwenzahn- und Pomeranzentinktur mischen. 3-mal täglich 15 Tropfen auf 1 Würfelzucker oder 1 Esslöffel warmes Wasser geben und vor den Mahlzeiten einnehmen.

Bitterstoffmischung

Ist vor allem der Gallenabfluss gestört, hilft eine Wurzelmischung von Pflanzen, die reich an Bitterstoffen sind.
➤ **Bitterstofftinktur:** Je 20 Gramm zerkleinerte Löwenzahn-, Enzian-, Kalmus-, Ingwer-, Zitwerwurzel sowie Javanische Gelbwurz mischen. 2 Esslöffel der Mischung über Nacht in 1/2 Liter Wasser und 1/4 Liter Rotwein ansetzen, am nächsten Tag 10 Minuten lang kochen lassen, dann abseihen. Von der täglich neu hergestellten Tinktur 1 Woche lang halbstündlich 1 Likörglas voll trinken.

BEWÄHRTE HAUSMITTEL

Alanttee

Da Alant zu den Korbblütlern gehört, kann er bei manchen Menschen eine Allergie auslösen.

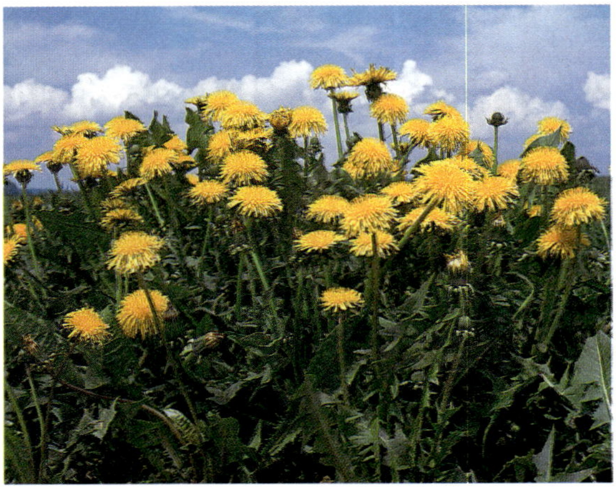

Frühjahrskur mit Löwenzahn: Die Bitterstoffpflanze wirkt positiv auf Leber und Gallenblase.

➤ **Alanttee:** 1 Esslöffel Alant mit 1/4 Liter kochend heißem Wasser übergießen, 5 Minuten lang ziehen lassen. Den Tee etwas abgekühlt trinken.

Schwarzkümmeltee

Ägyptischer Schwarzkümmel ist erst vor ein paar Jahren wieder entdeckt worden. Es gibt ihn in Form von Samen, Kapseln und Öl zu kaufen.
➤ **Schwarzkümmeltee:** 1 Teelöffel der zerkleinerten Schwarzkümmelsamen mit 1/4 Liter kochendem Wasser übergießen und 15 Minuten lang ziehen lassen. Den Tee vor den Mahlzeiten trinken.

NAHRUNG, DIE HEILT

Mit Essen Gallensteinen vorbeugen

Zur Vorbeugung gegen Gallensteine sollte man vollwertig, aber fettreduziert essen und insbesondere Cholesterin meiden. Denn die meisten Gallensteine bestehen aus Cholesterin. Bei der Zubereitung des Essens verwendet man am besten kaltgepresste Pflanzenöle mit einfachen oder mehrfach ungesättigten Fettsäuren (z. B. Weizenkeimöl, Distelöl). Sinnvoll ist es auch, mehrere kleinere Mahlzeiten am Tag einzunehmen – anstelle der 3 »klassischen« großen Mahlzeiten. Die folgenden Nahrungsmittel haben sich besonders bewährt.

➤ **Gemüse:** vor allem Artischocken, im Weiteren Karotten und grünes Gemüse (Grünkohl, Spinat, Rosenkohl, Brokkoli)
➤ **Salat:** vor allem frische Blattsalate mit Bitterstoffen wie Löwenzahn, Endiviensalat und Chicorée
➤ **Meeresalgen:** am besten in Form von Agar-Agar zum Binden und Gelieren von Speisen (unterstützen den Fettabbau und stärken die Leber)
➤ **Sauermilchprodukte:** Joghurt mit lebenden Kulturen, Sauerkraut, Kombucha

Rettich

Rettich enthält Allyl- und Butylsenföl sowie Raphanol und Vitamin C. Diese Zusammensetzung verleiht ihm eine gallentreibende Wirkung, die wissenschaftlich nachgewiesen werden konnte. Auch enthält Rettich viele Mineralstoffe und Spurenelemente: Kalium, Kupfer, Eisen, Magnesium und einen sehr hohen Anteil an Selen, dem man im Zusammenspiel mit dem Raphanin sogar eine Krebs vorbeugende Wirkung nachsagt. Vermutlich ist es die gesamte Mischung der Wirkstoffe, die den Rettich zu einer gewaltigen Waffe gegen Gallenblasenbeschwerden macht: Neben seiner gallentreibenden Wirkung lindert er zudem Entzündungen der Gallenwege und setzt das Risiko von Stein- und Grießbildung herab. Noch weiß man nicht, welcher Stoff dafür verantwortlich ist, aber es ist sehr auffällig, dass in Gegenden, in denen der Bierrettich sehr viel gegessen wird (z. B. in bayerischen Biergärten), deutlich weniger Gallenblasenentzündungen auftreten und weniger Gallensteinoperationen erforderlich sind. Dass der kunstvoll aufgeschnittene Rettich in der Regel kräftig gesalzen wird, zeugt allerdings nicht von einer gesundheitsbewussten Ernährung. Man sollte auch in diesem Fall mit Salz sparsam umgehen.
Da magenempfindliche Menschen den Rettich in Rohform oft nicht so gut vertragen, nachfolgend ein Rezept für sanfteren Rettichsaft.
➤ **Rettichsaft:** Rettich in Scheiben schneiden und im Entsafter verarbeiten. 3-mal täglich 1 Esslöffel des Safts vor den Mahlzeiten einnehmen und die Dosis langsam bis auf 3 oder 4 Esslöffel steigern.

GESUNDHEITSKUR

Löwenzahnkur

Durch die gezielte Anwendung von Löwenzahn kann die Bildung bzw. das Wachstum von Gallensteinen verhindert bzw. gehemmt werden (vorhandene Steine kann man damit allerdings nicht auflösen). Die mehrwöchige Löwenzahnkur sollte im Frühjahr zusammen mit einer gallenblasenfreundlichen Ernährung durchgeführt werden.

Die Löwenzahnblätter werden im Frühjahr kurz nach dem Austreiben gesammelt, so dass sie noch klein und aromatisch sind. Die Wurzel des Löwenzahns wird im April und Mai mit einem Wurzelstecher geerntet. Die Wurzeln werden der Länge nach geteilt und zum Trocknen aufgehängt. Die unterste Blattreihe verbleibt an der Wurzel, denn sie wird mitgetrocknet.

➤ **Löwenzahnsalat:** 1 Hand voll frisch gesammelte Blätter mit 2 Tomaten und 1 Becher Kräuterfrischkäse vermischen und mit Salz, Pfeffer, Schnittlauch, Essig und Distelöl anmachen.

➤ **Löwenzahntee:** 2 Teelöffel getrocknete und zerkleinerte Blätter und Wurzeln mit 1/4 Liter kaltem Wasser ansetzen, langsam erwärmen und 1 Minute lang kochen. Den Topf vom Herd nehmen und den Tee noch 10 Minuten ziehen lassen. Kurmäßig täglich 1/4 Liter lauwarmen Tee 4 bis 6 Wochen lang trinken.

➤ **Löwenzahnsaft:** 1 Hand voll frische Löwenzahnblätter 15 Minuten lang in kaltem Wasser einweichen und anschließend im Entsafter auspressen.

DAS KÖNNEN SIE NOCH TUN

Wechselduschen

Bei chronischen Gallenblasenbeschwerden sind Wechselduschen empfehlenswert. Die Kälte erträgt man leichter, wenn man tief durchatmet. Ist man die Wechselduschen gewöhnt, sollte man versuchen, die Warmphasen zugunsten der Kaltphasen etwas zu verkürzen.

➤ **Anwendung:** Den Wasserstrahl nur auf den rechten Oberbauch richten, beginnend mit warmem Wasser, nach etwa 30 Sekunden zu kaltem Wasser wechselnd und nach weiteren 3 Sekunden wieder zu warmem. Nach maximal 5 Minuten die Wechselduschen mit dem kalten Wasserstrahl beenden. Wechselduschen bis zu 3-mal täglich wiederholen.

Stoßwellenlithotripsie

Große Gallensteine, die Beschwerden bereiten, müssen entfernt werden. Dies muss nicht unbedingt durch eine Operation geschehen. Man kann Steine auch unter Verwendung von Schallwellen – ganz ohne chirurgischen Eingriff – zertrümmern (so genannte Stoßwellenlithotripsie). Dies ist jedoch nicht bei allen Steinen möglich.

Gallengrießkur

Bei Gallengrieß kann die »Bad Wörrishofener Gallenreinigungskur« durchgeführt werden. Diese Kur ist allerdings ziemlich belastend und sollte nur unter ärztlicher Aufsicht erfolgen.

⊕ Das hilft

Vollwertige, leichte, fettarme Kost in kleinen Portionen über den Tag verteilt

Ruhe und Entspannung

Entschlackungskuren

Bitterstoffe

⊖ Das schadet

Alkohol

Kaffee

Nikotin

Fettreiche Kost und große Mahlzeiten

Bewegungsmangel

Übergewicht

Ärger und Aufregung (cholerisches Temperament)

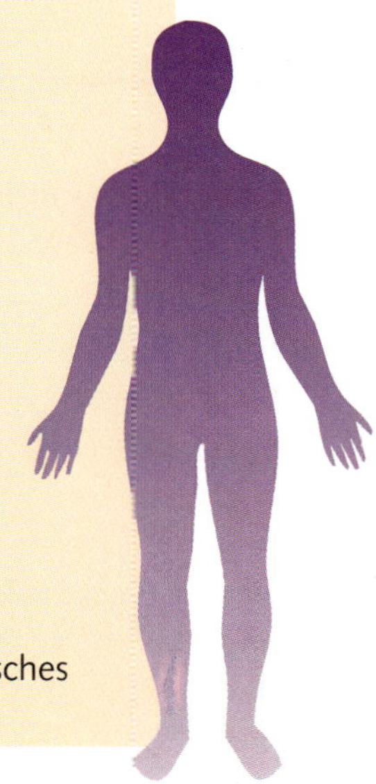

Hämorrhoidalleiden

Typische Beschwerden: brennender Schmerz, Druckgefühl und/oder Jucken am Darmausgang, starke Schmerzen bei der Darmentleerung, Wundsein und/oder Nässen am After, Blutungen (hellrotes Blut) aus dem After, manchmal auch mit Verstopfung einhergehend

➤ Siehe auch Verstopfung (S. 124ff.) und Wurmbefall (S. 128f.)

SOFORTMASSNAHMEN – WAS SIE GLEICH TUN KÖNNEN

Kälte

Kälteanwendungen haben sich gegen die Ekzembildung bewährt: am besten einen eiskalten Waschlappen nach jedem Stuhlgang benutzen.

Sitzbäder mit Eichenrinde

Wegen ihres hohen Anteils an Gerbstoffen (zusammenziehende Wirkung) hat sich Eichenrinde bewährt.

➤ **Anwendung**: 500 Gramm Eichenrinde mit 2 Liter Wasser übergießen, erhitzen, so lange kochen lassen, bis noch 1 Liter Sud vorhanden ist, und etwas abkühlen lassen. Im lauwarmen Wasser ein Sitzbad nehmen.

Juckreizstillende Medikamente

Gegen Juckreiz und Entzündungsschmerzen gibt es in der Apotheke Medikamente (Salben, Zäpfchen), von denen einige auch ohne Rezept erhältlich sind.

Kinder

Auch bei Kindern können schon Hämorrhoidalleiden auftreten.

➤ Verwenden Sie am besten hamamelishaltige Salben und Zäpfchen (z. B. Hametum®).

➤ Unterstützen Sie den Stuhlgang durch die Gabe von Laktulose (Milchzucker); gleichzeitig sollte das Kind viel trinken (keine Abführmittel!).

Grenzen der Selbstbehandlung

Wenn Sie erstmals Blutungen oder starke Blutungen aus dem After feststellen, müssen Sie die Ursache unbedingt vom Arzt abklären lassen. Bei starken Beschwerden ist möglicherweise ein operativer Eingriff erforderlich.

AUS DER APOTHEKE

Synthetische Medikamente …

Desinfizierende, entzündungshemmende, juckreiz- und schmerzstillende Zäpfchen, Salben und auch Tampons wirken lindernd. Bei starken Beschwerden, extremem Juckreiz oder einem Analekzem kann der Arzt Kortisonpräparate verschreiben (keine Dauertherapie).

➤ **Präparate mit Benzocain, Lidocain oder Quinisocain:** Anasthesin N® (Zäpfchen), LidoPosterine® (Salbe, Zäpfchen, Mulleinlage), Haenal® (Salbe), Isochinol® (Salbe); rezeptfrei

Wichtiger Hinweis: selten Brennen und Jucken; Haenal® und Isochinol® nicht bei starken Blutungen anwenden

➤ **Präparat mit Hydrokortison:** Posterine Corte® (Salbe, Zäpfchen; rezeptpflichtig)

Wichtiger Hinweis: bei längerer Anwendung Schädigung der Haut am After, deshalb nur befristet anwenden; keine Anwendung bei Säuglingen; bei der Anwendung von Salbe wird die Reißfestigkeit von Latexkondomen beeinträchtigt

… und Phytopharmaka

➤ **Präparate mit Hamamelis, Mäusedorn oder Rosskastanie:** F 99 Sulgan® (Salbe, Zäpfchen), haemo Duoform® (Salbe), Hametum N® (Creme, Zäpfchen), Sagittaproct® (Gel, Salbe, Zäpfchen), Venobiase mono® (Kapseln), Lindigoa S® (Filmtabletten)
Wichtiger Hinweis: selten Überempfindlichkeitsreaktionen; bei Salben Beeinträchtigung der Reißfestigkeit von Kondomen

NATURHEILKUNDE

Pflegende Leinkrautsalbe

Es empfiehlt sich, den Analbereich regelmäßig mit einer schonend wirksamen Salbe zu pflegen. Hierfür eignet sich Leinkraut.
➤ **Anwendung:** 30 Gramm frisches zerkleinertes Leinkraut in 30 Gramm Alkohol ansetzen, 1 Woche stehen lassen und die Lösung mit 150 Gramm Vaseline vermischen. Die Salbe 1-mal täglich auftragen.

Beinguss

Ein Beinguss nach Kneipp eignet sich sehr gut zur Behandlung von Hämorrhoidalleiden, weil Kälte erweiterte Gefäße zusammenzieht.
➤ **Anwendung:** Mit dem kalten Wasserstrahl unten an den Füßen beginnen und ihn beinaufwärts bis zum Knie (keinesfalls bis zum Po) führen, wobei der Strahl nicht zu hart eingestellt werden darf und es auch nicht spritzen sollte. Nach 1 Minute den Wasserstrahl wieder nach unten führen.

NAHRUNG, DIE HEILT

Ballaststoffe, Flüssigkeit, Milchzucker

Ballaststoffe (viel Gemüse, Obst, Rohkost, Vollkornprodukte) erleichtern die Darmentleerung. Ein weiteres Hilfsmittel heißt: Flüssigkeit. Sie sollten also genügend viel trinken. Um den Stuhl weicher zu machen, kann man auch auf Milchzucker zurückgreifen. Die Dosierung muss allerdings so bemessen sein, dass es bei der Einnahme zu keinem Durchfall kommt. Beachten Sie deshalb die Hinweise auf der Packungsbeilage möglichst genau.

DAS KÖNNEN SIE NOCH TUN

Feuchte Analhygiene

Die Reinigung nach dem Stuhlgang kann bei Hämorrhoidalleiden zur Qual werden. Am besten geschieht die Analhygiene mit kaltem Wasser, entweder über dem Bidet oder ersatzweise mit dem Duschkopf in der Badewanne. Denn mit dem kalten Wasser werden nicht nur die Bakterien gründlich entfernt, sondern es werden auch die Gefäße zusammengezogen, und Entzündungen klingen leichter ab. Danach muss sorgfältig abgetrocknet werden. Ein wenig Creme auf die trockene Haut lindert die Schmerzen.
Ist Waschen nicht möglich, kann man sehr weiches, dreilagiges Toilettenpapier (oder weiche Papiertaschentücher) verwenden. Das Anfeuchten des Papiers unter dem Wasserhahn ist bei der Reinigung hilfreich.

⊕ Das hilft

Sitzbäder mit Heilkräutern

Kälteanwendungen

Spezialsitzkissen für »Vielsitzer«

Feuchte Analhygiene

Ballaststoffreich essen, viel trinken

Mäßige Bewegung

⊖ Das schadet

Bewegungsmangel, sitzende Tätigkeiten

Langes Sitzen (vor allem auf kalten Flächen)

Trockene Analhygiene (zu hartes Toilettenpapier)

Verstopfung, Durchfall

Abführmittel

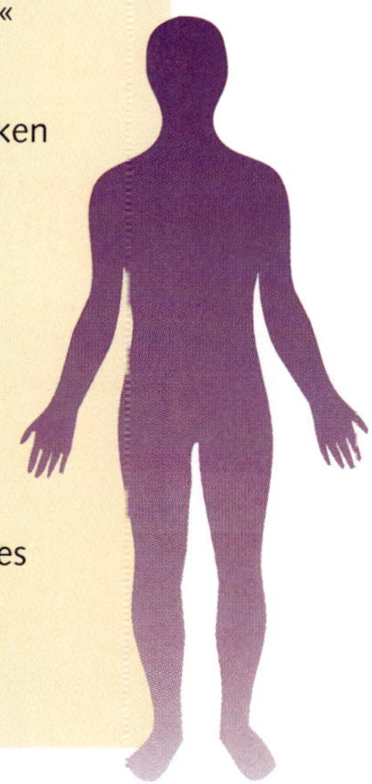

Kater

Typische Beschwerden: am Tag nach größerem Alkoholgenuss auftretende Kopfschmerzen (»Brummschädel«), Licht- und Geräuschempfindlichkeit, Schwindel, Kreislaufprobleme, bei Erbrechen am Vorabend auch Übelkeit mit Appetitlosigkeit (»flauer Magen«)

➤ Siehe auch Erbrechen (S. 100f.)

SOFORTMASSNAHMEN – WAS SIE GLEICH TUN KÖNNEN

Viel Mineralwasser

Der Körper verlangt nach dem Alkoholgenuss sehr viel Flüssigkeit, denn Alkohol bewirkt u. a. eine Erweiterung der Blutgefäße. Dies bekommen auch die Nieren zu spüren, die deshalb vermehrt Wasser ausscheiden. Dieser Flüssigkeitsverlust muss mit viel Mineralwasser (es kann auch Kamillen- oder Melissentee sein) wieder ausgeglichen werden.

Azetylsalizylsäure (ASS)

Sind die Kopfschmerzen »unerträglich«, kann man Schmerzmittel mit dem Wirkstoff Azetylsalizylsäure nehmen.

Fruchtgetränke

Fruchtzucker bringt den Blutzuckergehalt wieder auf sein normales Maß, und zudem wird der Abbau von Alkohol beschleunigt. Auch das in den Früchten enthaltene Vitamin C fördert den Abbau von Alkohol.

Kinder

Bei Kindern auftretende Katersymptome könnten der Hinweis darauf sein, dass in am Tag zuvor verabreichten Medikamenten (hochprozentiger) Alkohol enthalten war (bei den meisten Tropfen, Lösungen und Tinkturen der Fall) oder dass sie unbemerkt im Haushalt an Alkohol geraten sind.

Grenzen der Selbstbehandlung

Wenn Sie trotz Selbstbehandlung am Tag nach dem Alkoholgenuss heftige Kopfschmerzen, Übelkeit, Erbrechen und andere massive Beschwerden verspüren, sollten Sie einen Arzt aufsuchen.

Sofort den Notarzt rufen

➤ Bei Bewusstseinsstörungen oder wenn die Gefahr eines Kreislaufkollapses besteht (Verdacht auf Alkoholvergiftung)

AUS DER APOTHEKE

Synthetische Medikamente …

Wenn der Kater mit Kopfschmerzen verbunden ist, kann man diese Symptome mit Kopfschmerzmedikamenten (etwa Präparaten mit ASS) bekämpfen. Auch Vitamin-C- und Mineralstoffpräparate sind für den »Tag danach« geeignet.

➤ **Präparate gegen Kopfschmerzen mit Azetylsalizylsäure (ASS):** Aspirin®/-direkt, ASS 500 Hexal®, ASS-ratiopharm®, Aspro 500®, Acesal®, Alka-Seltzer®, Godamed®, Togal ASS 400® (Tabletten, Kautabletten, Brausetabletten; rezeptfrei)

Wichtiger Hinweis: keine Anwendung bei Asthma bronchiale, Magenbeschwerden und Gerinnungsstörungen des Bluts; Vorsicht während Schwangerschaft und Stillzeit

… und Phytopharmaka

➤ **Präparate gegen Kopfschmerzen mit Minzöl:** Euminz N®, China-Oel®, Japanisches Heilpflanzenöl® (Lösungen zur äußerlichen Anwendung)
Wichtiger Hinweis: nicht auf die Schleimhäute oder in die Augen bringen; nur auf die Mitte der Stirn und auf die Schläfen auftragen; nicht bei Kleinkindern anwenden

NATURHEILKUNDE

Ingwer

Ein paar Scheiben rohen Ingwer zu kauen hat sich nicht nur bei Reiseübelkeit, sondern auch bei Kater bewährt. Die Substanzen des Ingwers wirken beruhigend auf den Magen und helfen bei Übelkeit.

BEWÄHRTE HAUSMITTEL

Feuchte Kompressen

Gegen die Schwere im Kopf und gegen geschwollene Augenlider hat sich die Anwendung von feuchten Kompressen auf Augen, Stirn und Schläfen bewährt.
➤ **Anwendung:** Ein Tuch (Leinen oder Mull) so zusammenlegen, dass es eine geeignete Größe für den Anwendungsbereich aufweist. Mit kaltem Wasser tränken und ausdrücken. Etwa 5 Minuten lang direkt auf Augen, Stirn oder Schläfen legen.

NAHRUNG, DIE HEILT

Saure Speisen

Schon klassisch: Nach durchzechten Nächten sollte etwas Saures auf den Tisch kommen. Ob es sich nun um saure Gurken oder um eingelegten Hering handelt, ist egal – nur sauer muss es sein. Die wohltuende Wirkung kommt dadurch zustande, dass saure Lebensmittel den Magen beruhigen (zu hohe Absonderung von Magensaft) und den Salz- und Wasserhaushalt regulieren.

DAS KÖNNEN SIE NOCH TUN

Homöopathie

Nux vomica D12 kann nicht nur die Beschwerden eines Katers lindern, sondern soll darüber hinaus auch noch vorbeugend wirksam sein.

Vorbeugung auf der Party

Maßnahmen gegen Kater beginnen dann, wenn Alkohol konsumiert wird. Deshalb sollte man auf einer Party reichlich Wasser trinken, um dem Flüssigkeitsverlust vorzubeugen. Auch häufiges Tanzen ist zu empfehlen, weil man in dieser Zeit in der Regel weder raucht noch trinkt und zudem der Alkohol durch die Bewegung schneller abgebaut wird. Der wiederholte Gang an die frische Luft (raus aus dem Nikotinmief) dient der Sauerstoffversorgung des Körpers und hilft, die Folgen des Abends in erträglichen Dimensionen zu halten.

⊕ Das hilft

Bei Alkoholkonsum immer bei einem Getränk bleiben und viel Wasser trinken und Zigaretten meiden

Azetylsalizylsäure, Vitamin- und Mineralstoffpräparate am »Tag danach«

Saure Lebensmittel

Zitronensaft pur

Honig

Kräcker und Salzstangen

Frische Luft

⊖ Das schadet

Verschiedene Alkoholika durcheinander trinken und kein Wasser zwischendurch

Kaffee (verhindert Alkoholabbau)

Nikotin

Stickige, verrauchte und sauerstoffarme Luft

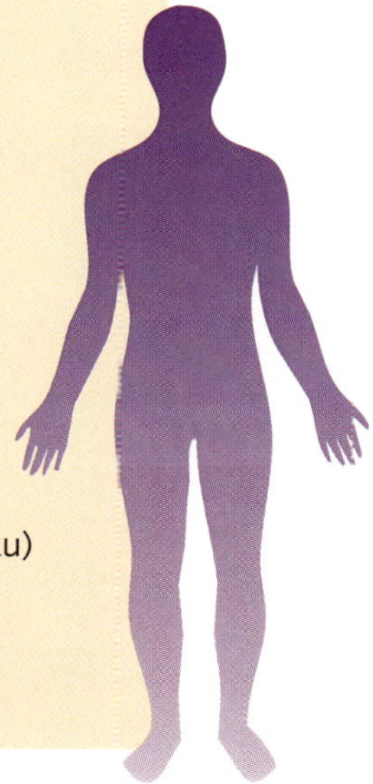

Leberprobleme

Typische Beschwerden: Symptome der Gelbsucht (vor allem Gelbfärbung der Haut und der Bindehaut in den Augen), anhaltender Druckschmerz über der Leberregion; Verdauungsstörungen, Erbrechen, starke Übelkeit, allgemeiner Juckreiz, dunkel gefärbter Urin und entfärbter, heller bis weißer Stuhl; bei länger unbehandelten Leberschäden Wasseransammlungen in den Beinen und im Bauchraum, Erschöpfung, psychische Störungen wie Schläfrigkeit und Verwirrtheit

➤ Siehe auch Gallenblasenbeschwerden (S. 102ff.) und Bauchschmerzen (S. 86ff.)

SOFORTMASSNAHMEN – WAS SIE GLEICH TUN KÖNNEN

Feuchtwarmer Oberbauchwickel

Treten akut starke Schmerzen auf, so sollten diese gelindert werden, um einen Arzt aufsuchen zu können. Dazu eignet sich ein feuchtwarmer Oberbauchwickel.

➤ **Anwendung:** Ein etwa 50 mal 50 Zentimeter großes Baumwoll- oder Leinentuch – es sollte von der Brust aus bis etwas unterhalb des Nabels reichen – mit lauwarmem Wasser anfeuchten. Das feuchte Tuch straff um den Oberbauch legen und ein größeres Wolltuch darum herumwickeln. Eine (Gummi-)Wärmflasche flach obenauf legen. Den Oberbauchwickel ungefähr 1 Stunde liegen lassen und danach noch etwas liegen bleiben.

Strenges Alkoholverbot

Auch wenn die Beschwerden möglicherweise nicht durch Alkohol verursacht sind, ist der Konsum von Alkohol bei Leberproblemen absolut schädlich.

Grenzen der Selbstbehandlung

➤ Treten Symptome wie anhaltender Druckschmerz, massive Verdauungsstörungen, starke Übelkeit und Erschöpfung über einen längeren Zeitraum auf, muss ein Arzt aufgesucht werden.

➤ Bei Gelbfärbung der Haut.

➤ Bei Verdacht auf Hepatitis.

Die ärztliche Therapie kann durch Selbstbehandlung allenfalls unterstützt werden.

AUS DER APOTHEKE

Synthetische Medikamente …

Synthetische Medikamente spielen bei Lebererkrankungen – außer bei akuten Komplikationen – eine untergeordnete Rolle.

… und Phytopharmaka

Phytopharmaka, insbesondere Extrakte aus der Mariendistel, haben sich dagegen als Leberschutzmittel bewährt. Etwas im Schatten der Mariendistel steht die Artischocke.

➤ **Präparate mit Extrakten aus Mariendistelfrüchten:** Legalon 70 bzw. 140® (Kapseln), Cefasilymarin 140® (Filmtabletten), hepa-loges N® (Dragees), Hepar-Pasc 100® (Filmtabletten), Heparsyx N® (Lösung), Silibene® (Filmtabletten); rezeptfrei

Wichtiger Hinweis: leicht abführende Wirkung möglich

➤ **Präparate mit Extrakten aus Artischockenblättern:** Cynacur® (Dragees), Florabio naturreiner Heilpflanzensaft® (Presssaft), Hepar SL forte® (Kapseln); rezeptfrei

Wichtiger Hinweis: keine Anwendung bei Verschluss der Gallenwege und bei Allergie gegen Korbblütler

NATURHEILKUNDE

Mariendistel und Leberblümchen

Die bei Leberproblemen sehr wirksame Mariendistel und auch das Leberblümchen können als Tee zubereitet werden und unterstützend getrunken werden.

➤ **Lebertee 1:** 1 Teelöffel zerkleinerte Mariendistelfrüchte mit 1/4 Liter kochendem Wasser übergießen und 10 Minuten lang ziehen lassen. Den Tee jeweils vor dem Essen trinken.

➤ **Lebertee 2:** 1 Teelöffel Leberblümchenkraut mit 1/4 Liter Wasser kalt ansetzen und über Nacht stehen lassen. Abseihen und den Aufguss erwärmen. Schluckweise über den Tag verteilt trinken.

NAHRUNG, DIE HEILT

Leberschonend und -stärkend essen

Wer mit einer Fettleber belastet ist, muss seine Essgewohnheiten einschränken. Er muss in erster Linie kalorien- und kohlenhydratarme Kost zu sich nehmen. Sehr wichtig ist auch, dass das Essen weitgehend fettfrei, insbesondere cholesterinarm ist. Geeignet ist leichte Kost mit einem hohen Gemüseanteil und frischen Blattsalaten (vor allem die bitteren Sorten wie Endivien, Chicorée, Löwenzahn). Rettich und Sellerie wird eine entgiftende Wirkung zugeschrieben. Auch bestimmten Gewürzen wie Safran, Kurkuma (Gelbwurz), Basilikum, Majoran, Liebstöckel wird eine positive Wirkung bei Leberproblemen nachgesagt.

GESUNDHEITSKUR

Heilkräutertrinkkur

Eine mehrwöchige Trinkkur mit bestimmten Heilkräutern ist für die Entgiftung des Körpers und damit zur Unterstützung der Leber gut geeignet.

➤ **Anwendung:** Von den Heilkräutern Brennnessel, Ehrenpreis, Gänseblümchen, Gundelrebe, Hirtentäschel, Johanniskraut, Löwenzahn, Labkraut, Meisterwurz, Odermennig, Salbei, Schafgarbe, Selleriekraut und Wegwarte jeden Tag ein anderes Heilkraut als Tee zubereiten. Jeweils 3 Esslöffel einer Heilpflanze mit 1 Liter kochendem Wasser aufgießen, den Aufguss 10 Minuten lang ziehen lassen. Den Tee über den Tag verteilt, am besten vor den Mahlzeiten, trinken.

DAS KÖNNEN SIE NOCH TUN

Alkohol – Gift für die Leber

Die Statistik besagt: Bei Männern besteht ein Erkrankungsrisiko von über 60 Prozent, wenn täglich mehr als 60 Gramm Alkohol getrunken werden. Das entspricht etwa 3 Flaschen Bier bzw. 0,7 Liter Wein pro Tag. Bei Frauen liegt der Grenzwert deutlich niedriger: Schon ab 20 Gramm Alkohol pro Tag besteht ein 60-prozentiges Erkrankungsrisiko. Für alle, die schon eine Leberschädigung haben, gilt striktes Alkoholverbot, bis sich die Leberwerte erholt haben.

⊕ Das hilft

Bierhefe

Leichte, fettarme Kost

Warme Wickel und Bäder

Sojalezithin

Ruhe, Entspannung

⊖ Das schadet

Alkohol (insbesondere Hochprozentiges) und Kaffee

Nikotin

Bestimmte Medikamente bzw. dauerhafte Medikamenteneinnahme

Fette Speisen

Bewegungsmangel

Einengende Kleidung

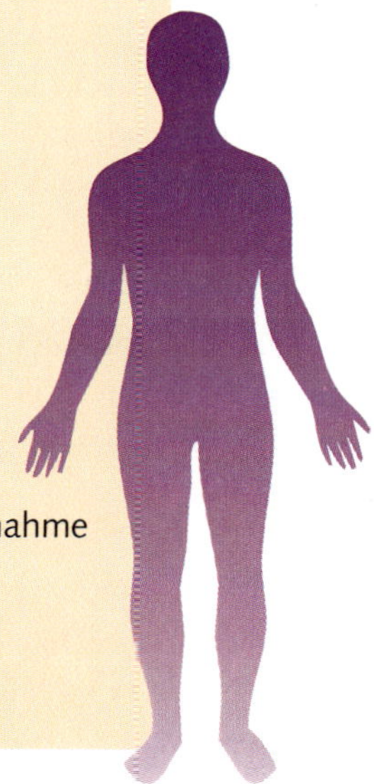

Magengeschwür

Typische Beschwerden: dumpfer und bohrender, manchmal in den Rücken ausstrahlender Schmerz, oft in direkter Beziehung zur Nahrungsaufnahme (als so genannter Frühschmerz unmittelbar nach dem Essen) oder wiederkehrende Beschwerden in Abhängigkeit von den Jahreszeiten, meist Frühjahr und Herbst (rezidivierendes Magengeschwür), auch einhergehend mit Sodbrennen, Übelkeit und Erbrechen

➤ Siehe auch Magenschleimhautentzündung und Reizmagen (S. 114ff.) und Sodbrennen (S. 122f.)

SOFORTMASSNAHMEN – WAS SIE GLEICH TUN KÖNNEN

Ruhe und Entspannung

Bettruhe ist bisweilen angebracht. Zumindest sollte man sofort alle Stressoren abstellen.

No smoking

Raucher sollten den Zigarettenkonsum einstellen; Nikotin führt zu einer weiteren Reizung der Magenschleimhaut.

Säurehemmer

Der Arzt verordnet bei Magengeschwüren stark wirksame Säurehemmer. Die Medikamente sind verschreibungspflichtig.

Grenzen der Selbstbehandlung

Wenn die Beschwerden auf ein Magengeschwür hindeuten, müssen Sie zum Arzt. Denn unbehandelt kann die Schleimhautschädigung in tiefere Schichten der Magenwand vordringen, später sogar die Muskelschicht durchbrechen.

Sofort den Notarzt rufen

➤ Bei Erbrechen mit dunklen Blutbrocken oder bei schwallartigem Erbrechen großer Mengen Speisen vom Vortag

➤ Bei heftigsten Oberbauchschmerzen, Schweißausbrüchen und Kreislaufproblemen

AUS DER APOTHEKE

Synthetische Medikamente

Bei einem Magengeschwür wird zunächst die Säureproduktion im Magen mit Antazida (Säure bindenden Salzen) oder stärker wirksamen Protonenpumpenhemmern eingeschränkt, damit das Geschwür abheilen kann. Treten Magengeschwüre immer wieder auf und steckt als Ursache der Magenkeim Helicobacter pylori dahinter, versucht man, den Erreger zu eliminieren. Zum Einsatz kommen dann Säurehemmer in Verbindung mit einem Antibiotikum und eventuell Bismutsalzen. Die Therapie gehört in die Hand des Arztes. Phytopharmaka sind gegen das Bakterium unwirksam.

NATURHEILKUNDE

Grundsätzlich gilt für die Selbstbehandlung mit naturheilkundlichen Mitteln, dass sie neben der medikamentösen Behandlung durch den Arzt nur begleitend und unterstützend durchgeführt werden darf.

Süßholzwurzel

Der Wirkstoff Glyzyrrhizin in der Süßholzwurzel (Lakritze) wirkt krampflösend. Vorsicht: Süßholz darf nicht auf Dauer angewendet werden.

➤ **Teemischung:** 30 Gramm Süßholzwurzel, 60 Gramm Gänsefingerkraut, 30 Gramm Kamillenblüten und 30 Gramm Odermennig mischen. 1 Esslöffel der Mischung mit 1/2 Liter kochend heißem Wasser übergießen und 10 Minuten lang ziehen lassen. Den Tee auf 3 Portionen aufteilen und über den Tag verteilt lauwarm trinken.

Schleimdrogen

Isländisch Moos und Spitzwegerich gehören zu den Pflanzen, deren Schleimstoffe sich schützend über die Magenschleimhaut legen.

➤ **Teemischung:** 30 Gramm Kamillenblüten, 30 Gramm Melissenblätter, 10 Gramm Isländisch Moos und 10 Gramm Spitzwegerich mischen. 2 Teelöffel der Mischung mit 1/4 Liter Wasser mehrere Stunden kalt ansetzen, dann aufkochen und 10 Minuten lang ziehen lassen; den Tee lauwarm trinken.

Johanniskraut, Melisse, Baldrian

Da Magengeschwüre auch psychische Ursachen haben, empfiehlt es sich, etwas für die Nerven im Allgemeinen zu unternehmen. Johanniskraut, Melisse und Baldrian tragen zur Entspannung bei und beruhigen auch den Magen.

➤ **Teemischung:** 30 Gramm Melissenblätter, 30 Gramm Kamillenblüten, 10 Gramm Johanniskraut, 10 Gramm Orangenblüten, 10 Gramm Fenchelfrüchte und 10 Gramm Baldrianwurzel mischen. 2 gehäufte Teelöffel der Mischung mit 1/4 Liter kochendem Wasser aufgießen, 10 Minuten lang ziehen lassen. Mehrere Wochen lang 1/4 Liter des Tees über den Tag verteilt trinken.

NAHRUNG, DIE HEILT

Weißkohl- und Kartoffelsaft

Kartoffeln sind basisch und puffern die Magensäure. Weißkohlsaft enthält einen so genannten Antigeschwürfaktor und kräftigt die Magenschleimhaut – wozu man jedoch größere Mengen trinken muss.

Magenfreundlich essen

Früher wurde bei Magen- und Zwölffingerdarmgeschwüren Schonkost verordnet. Das wird heutzutage nicht mehr gemacht. Erlaubt ist, was der Patient verträgt – mit Ausnahme von gebratenem Fleisch, fettem Essen, Hülsenfrüchten o. Ä. Hilfreich ist in vielen Fällen – solange die Schmerzen andauern –, basische Suppen oder rohe Gemüsepresssäfte (mit Hafer-, Reis- oder Weizenbrei bzw. Leinsamenschleim vermischt) zu sich zu nehmen. Wichtig ist, generell auf eine gesunde Ernährung umzustellen und das Essen in Ruhe zu genießen, d. h. auch, nicht zu hastig, zu heiß, zu fett, zu süß, zu scharf etc. zu essen. Und: Immer gut kauen.

DAS KÖNNEN SIE NOCH TUN

Entspannung lernen

Unser heutiger Lebensstil ist normalerweise weit von einem Insichruhen entfernt. Dies wäre aber für die Therapie von Magengeschwüren sehr hilfreich, denn neben der bakteriellen Ursache spielen psychische Faktoren eine bedeutende Rolle. Das Erlernen von Entspannungstechniken ist ein Weg zur inneren Stabilität, Ruhe und Ausgeglichenheit – und damit auch zum Schutz vor Magengeschwüren.

⊕ Das hilft

Magenfreundliche Ernährung und richtige Essgewohnheiten

Rollkur mit Kamillentee

Ruhe und Entspannung

Warme Wickel und Auflagen mit Heublumensäckchen

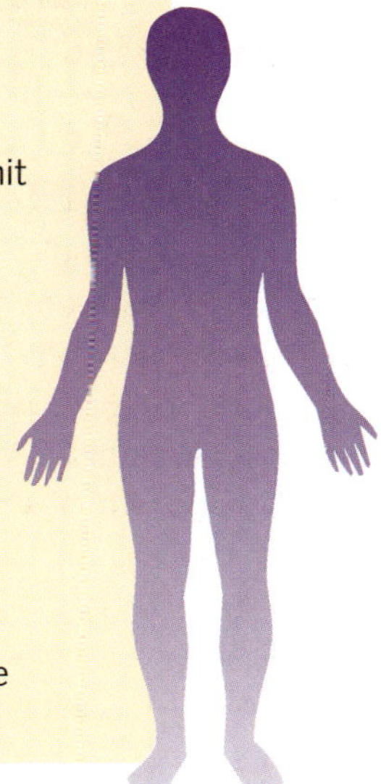

⊖ Das schadet

Strenges Fasten

Grobes Vollkornbrot, frisches Brot, Fettgebratenes, schwere Speisen, Hülsenfrüchte

Alkohol, Kaffee und Nikotin

Stress, Angst, Ärger und andere psychische Belastungen

Magenschleimhautentzündung und Reizmagen

Magenschleimhautentzündung – typische Beschwerden: Sodbrennen, Übelkeit und Erbrechen, Magendruck und Völlegefühl sowie Magenschmerzen bis hin zu Magenkrämpfen
Reizmagen – typische Beschwerden: die gleichen Beschwerden, die allerdings nicht ständig, sondern eher gelegentlich auftreten und keine organische Ursache haben
➤ Siehe auch Magengeschwür (S. 112f.), Blähungen und Darmkoliken (S. 90ff.), Erbrechen (S. 100f.) und Sodbrennen (S. 122f.)

SOFORTMASSNAHMEN – WAS SIE GLEICH TUN KÖNNEN

Bettruhe und Magenpause

Während der akuten Beschwerden ist es angebracht, 1 bis 2 Tage das Bett zu hüten. In der Regel besteht in dieser Phase kein Hungergefühl, bisweilen sogar eine Abneigung gegen die Nahrungsaufnahme. Man sollte dem Magen dann auch nichts aufzwingen, sondern ihm eine Erholungspause gönnen.

Kalmuswurzel kauen

Wer öfter von Magenbeschwerden heimgesucht wird, sollte immer ein Stück Kalmuswurzel griffbereit haben. Entweder wird die Wurzel vorbeugend hin und wieder oder im Fall von akuten Beschwerden gekaut. Das Wurzelstück sollte dabei so lange wie möglich im Mund verbleiben.

Rollkur mit Kamillentee

Ein altbewährtes Mittel, schnell etwas gegen Magenbeschwerden zu unternehmen, ist die Rollkur am Morgen.
➤ **Anwendung:** Am Abend 2 Esslöffel Kamillenblüten mit 1/2 Liter kochendem Wasser aufgießen, 10 Minuten lang ziehen lassen und abseihen. Den Tee in eine Thermoskanne füllen und sie neben das Bett stellen. Beim Aufwachen am Morgen den Tee trinken und anschließend jeweils 5 Minuten lang zunächst auf den Rücken, dann auf die rechte Körperseite, auf den Bauch und schließlich auf die linke Körperseite »rollen« – bitte in dieser Reihenfolge, nicht umgekehrt.

Kinder

Bei Schulkindern kommen Reizmagen und Magenschleimhautentzündung ebenfalls schon vor, wobei insbesondere psychische Faktoren eine Rolle spielen. Aber auch das Helicobacter-pylori-Bakterium kann die Ursache für eine Erkrankung sein. Gehen Sie bei Magenproblemen Ihrer Kinder auf jeden Fall zum Kinderarzt.

Grenzen der Selbstbehandlung

Wenn Sie an Beschwerden leiden, die auf eine Magenschleimhautentzündung hinweisen, sollten Sie möglichst bald einen Arzt aufsuchen, um Schäden an der Schleimhaut zu verhindern. Als Hauptverursacher von Magenschleimhautproblemen gilt mittlerweile des Bakterium Helicobacter pylori, das mit verschreibungspflichtigen Medikamenten bekämpft wird.

Sofort den Notarzt rufen

➤ Bei Erbrechen von schwarzen Blutstückchen und/oder starken Schmerzen im Bereich des Oberbauchs
➤ Bei massiven Kreislaufproblemen

AUS DER APOTHEKE

Synthetische Medikamente …

Medikamente gegen eine Magenschleimhautentzündung, insbesondere wenn sie chronisch ist, schützen die empfindliche Schleimhaut. Gegen einen Reizmagen, der z. B. auf bestimmte Nahrungsmittel überreagiert oder auch auf Stress empfindlich reagiert, helfen Antazida. Liegen den Magenbeschwerden Verdauungsstörungen zugrunde, sind auch Medikamente sinnvoll, die die Darmmotorik anregen und den Mageninhalt schneller weitertransportieren (Motilitätsregulatoren).

➤ **Antazida mit Aluminium-Magnesium-Silikathydrat und Magaldrat:** Gelusil® (Tabletten, Pulver, Flüssigkeit), Riopan®, Gastrostad®, Magaldrat-ISIS® (Suspensionen, Kautabletten); rezeptfrei
Wichtiger Hinweis: nicht bei eingeschränkter Nierenfunktion und zusammen mit Tetrazyklinen anwenden

➤ **Präparate zum Schutz der Magenschleimhaut mit Sucralfat oder Misoprostol:** Sucrabest®, Ulcogant® (Granulat, Tabletten, Kautabletten, Suspensionen), Cytotec® (Tabletten); rezeptpflichtig
Wichtiger Hinweis: Vorsicht bei Nierenproblemen und bei entzündlichen Darmerkrankungen; Anwendung während Schwangerschaft und Stillzeit nur nach Befragen des Arztes

➤ **Motilitätsregulatoren mit Cisaprid:** Alimix®, Propulsin® (Tabletten, Beutel, Suspensionen; rezeptpflichtig)
Wichtiger Hinweis: Vorsicht in Schwangerschaft und Stillzeit

… und Phytopharmaka

Bei der phytotherapeutischen Behandlung von Magenschleimhautentzündungen kommen Kamillenextrakte (auch als Rollkur), Schleimstoffdrogen (Leinsamen, Eibisch, Malve) und Süßholzwurzel zum Einsatz.

➤ **Präparat mit Kamille:** Kamille Spitzner® (Lösung)

➤ **Präparate mit Leinsamen:** Gastronal® (Beutel), Linusit Creola® (Leinsamen)

➤ **Kombinationspräparate:** Cefagastrin® (Tropfen), Iberogast® (Tropfen), Ullus Kapseln N® (Kapseln), Heumann Magentee Solu-Vetan® (Teepulver)
Wichtige Hinweise: Tropfen enthalten Alkohol; Vorsicht in Schwangerschaft und Stillzeit

NATURHEILKUNDE

Akupressur

Magenbeschwerden, bei denen Stress eine Rolle spielt, kann man mit Akupressur gut behandeln.

➤ **MA 44:** Dieser Magenpunkt befindet sich auf dem Fußrücken zwischen der 2. und 3. Zehe, auf der Außenseite der 2. Zehe. Mit dem Zeigefinger wird 1 Minute lang intensiv Druck ausgeübt.

➤ **MA 36:** Diesen Punkt findet man am Unterschenkel, an der Außenseite des Schienbeins, etwa 3 bis 4 Finger breit unterhalb der Kniescheibe. Akupressieren Sie ihn 3 Minuten lang mit sanftem Druck gegen den Uhrzeigersinn.

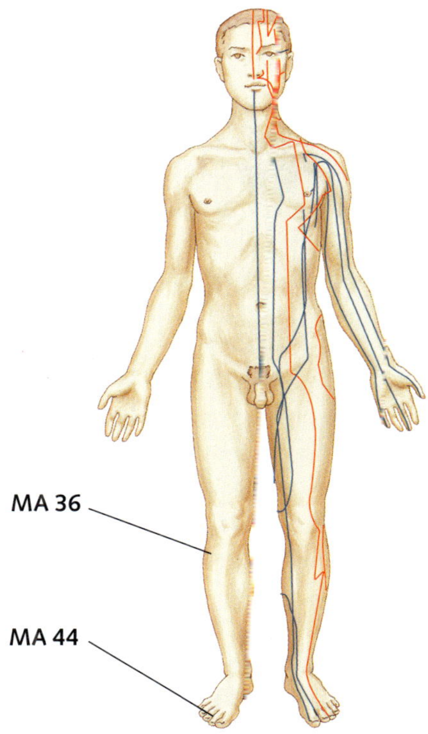

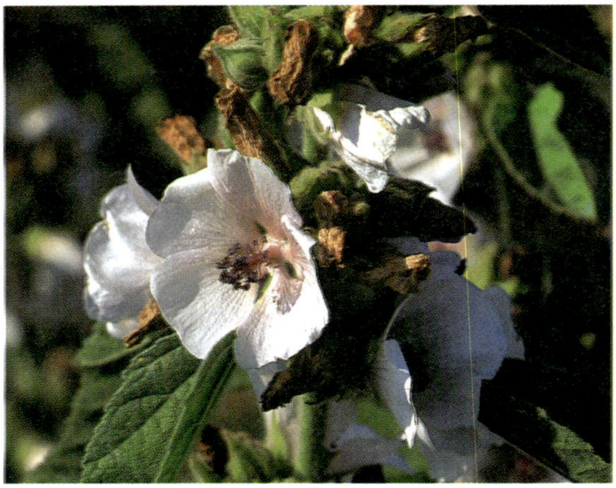

Eibisch, ein Malvengewächs, gehört zu den Schleimstoffdrogen.

Süßholzwurzelextrakt

Durch ihren Gehalt an Glyzyrrhizin- und Glyzyrrhetinsäure wirkt die Süßholzwurzel entzündungshemmend und krampflösend. Sie ist deshalb für eine unterstützende Behandlung von Magenschleimhautentzündung ein ideales Naturheilmittel. Der Extrakt aus der Wurzel ist in Apotheke und Reformhaus erhältlich.

Warme Auflagen

Wärme und Ruhe besänftigen den Magen. Sie können warme Leibwickel machen oder sich ein Heublumensäckchen (aus der Apotheke oder dem Reformhaus oder selbst gemacht mit Heublumen) oder ein anderes Kräutersäckchen (z. B. mit Salbei, Wermut, Rainfarn, Raute u. a.) auf den Magenbereich legen.

➤ **Anwendung:** Die Kräuter oder die Heublumen in ein Säckchen aus Baumwolle oder Leinen einnähen. Das Säckchen über Wasserdampf erhitzen (es darf aber nicht nass werden). Dann das Säckchen heiß auf den Bauch legen und mit einem großen Wolltuch fixieren. Liegen lassen, bis es abkühlt.

Magentees

Bei Reizmagen und Magenschleimhautentzündung sind Kamille, Pfefferminze, Melisse, Fenchel, Schafgarbe und Baldrian (in Teemischungen) hilfreich. Auch die Bitterstoffdroge Enzian in Kombination mit Heilerde ist gegen die Beschwerden wirksam. Die Wurzel des Gelben Enzians enthält einen hohen Anteil an Bitterstoffen, die die Magenmuskulatur dazu stimulieren, den Mageninhalt weiterzutransportieren, und damit die Belastung der Magenschleimhäute verringern. Die Heilerde wiederum ist in der Lage, überschüssige Magensäure zu binden und teilweise zu neutralisieren.

➤ **Enziantee mit Heilerde:** 1 Teelöffel der zerkleinerten Enzianwurzel mit 1/4 Liter kaltem Wasser übergießen und langsam erhitzen, 5 Minuten lang leicht kochen lassen, dann abseihen. Den Tee 2-mal täglich mit 1 Teelöffel Heilerde vermischt in kleinen Schlucken nach dem Essen trinken.

NAHRUNG, DIE HEILT

Magenbrei aus Leinsamen

Leinsamen kann parallel zur ärztlichen Behandlung einer Magenschleimhautentzündung gute unterstützende Dienste leisten, denn der hohe Schleimgehalt trägt zum wirksamen Schutz der Magenschleimhaut bei.

➤ **Anwendung:** 1 Teelöffel Leinsamen in 1 Tasse mit kaltem Wasser über Nacht einweichen, den Brei am nächsten Morgen auf Zimmertemperatur erwärmen und auf nüchternen Magen essen.

Entsäuern mit Buttermilch

Buttermilch weist alkalische Stoffe auf, die den Säure-Basen-Haushalt im Magen-Darm-Bereich regulieren. Außerdem beruhigt sie die angegriffenen Magenwände. Es bietet sich an, außerhalb der normalen Mahlzeiten eine Buttermilchkur als Ersatz für die Zwischenmahlzeiten durchzuführen.

➤ **Anwendung:** Über den Tag hinweg 1 Liter zimmerwarme Buttermilch in kleinen Schlucken trinken und dabei regelrecht »zerkauen«.

Vitamine und Zink

Besonders magenfreundliches Gemüse ist solches, das viel Vitamin E und das Spurenelement Zink

enthält (grüne Blattgemüse wie Mangold, Grünkohl u. a.). Viel Vitamin E – nebst den ungesättigten Fettsäuren – ist beispielsweise auch in kaltgepressten Pflanzenölen enthalten (Weizenkeimöl, Maiskeimöl, Olivenöl u. a.). Auch Gemüse mit Beta-Karotin, der Vorstufe von Vitamin A, ist empfehlenswert. Neben Karotten und Gemüsefenchel sind Mangold, Pastinaken und Spinat reich an Beta-Karotin.
Es wurde auch festgestellt, dass Patienten, die zu Magenschleimhautentzündungen neigen, einen niedrigen Vitamin-C-Spiegel haben. Zur Vorbeugung empfiehlt sich daher Vitamin-C-haltige Kost (Zitrusfrüchte, Acerolakirschen, Erdbeeren, Paprikas, Sanddorn u. a.).

DAS KÖNNEN SIE NOCH TUN

Stressabbau ist magenfreundlich

Psychische Faktoren spielen vor allem beim Reizmagen, aber auch bei der Gastritis eine Rolle. »Ärger schlägt auf den Magen«, weiß schon der Volksmund. Auch bestimmte schlechte Essgewohnheiten (zu hastiges Essen, zu heißes Essen, der Griff zu Fastfood etc.) hängen oft mit Stressfaktoren zusammen. Dagegen hilft Entspannung. Verschiedene Techniken helfen, die innere Balance wieder zu finden. Bewährt haben sich autogenes Training (siehe das Special S. 332f.), Tai Chi Chuan, Qi Gong (siehe das Special S. 358f.) und Yoga.

Atemübungen

Atemübungen können helfen, relativ schnell zur Ruhe zu kommen. Es gibt Atemtherapien unterschiedlichster Art. Hier nur eine kleine Übung, die Sie (fast) überall durchführen können.

➤ **Atemübung:** Legen Sie sich mit dem Rücken auf eine weiche Unterlage auf dem Boden. Die Beine strecken Sie aus, die Hände liegen locker auf dem Bauch. Konzentrieren Sie sich jetzt auf Ihre Atmung. Atmen Sie ruhig durch die Nase ein, und spüren Sie, wie sich die Bauchdecke wölbt und das Zwerchfell sich nach unten gegen die Bauchorgane senkt. Die Bauchmuskeln bleiben weich und entspannt. Nun atmen Sie aus und spüren, wie die Bauchdecke zurücksinkt und sich das Zwerchfell wieder hebt. Atmen Sie einige Minuten in dieser Weise, und beobachten Sie sich selbst. Dann versuchen Sie, kraft Ihrer Vorstellung beim Ausatmen alle Spannungen abzugeben, beim Einatmen alles Positive aufzunehmen.

Aromatherapie

Im Bereich der ätherischen Öle ist die Kamille die Nummer eins bei der natürlichen Behandlung von Reizmagen und Gastritis. Kamillenöl wirkt auf der körperlichen Ebene entzündungshemmend und im geistig-seelischen Bereich beruhigend und entkrampfend.

➤ **Aromaölbad:** 10 Tropfen Kamillenöl mit 3 bis 4 Esslöffeln süßer Sahne vermischen und ins 35 bis 38 °C warme Badewasser geben. Höchstens 10 bis 15 Minuten baden. Nach dem Bad noch etwa 60 Minuten ausruhen.

Das hilft

- Leichte Kost (nicht blähend)
- Tees mit entzündungshemmenden Wirkstoffen (Kamille) und mit Schleimstoffen (Eibisch, Süßholzwurzel)
- Kleine Essensportionen über den Tag verteilt verzehren
- Wärme (Auflagen)
- Entspannungstechniken

Das schadet

- Alkohol, Kaffee, Nikotin
- Scharf Gebratenes und Gewürztes
- Große fettreiche Mahlzeiten
- Kalte Getränke
- Stress, Angst, Ärger
- Eventuell Milchprodukte und tierisches Eiweiß

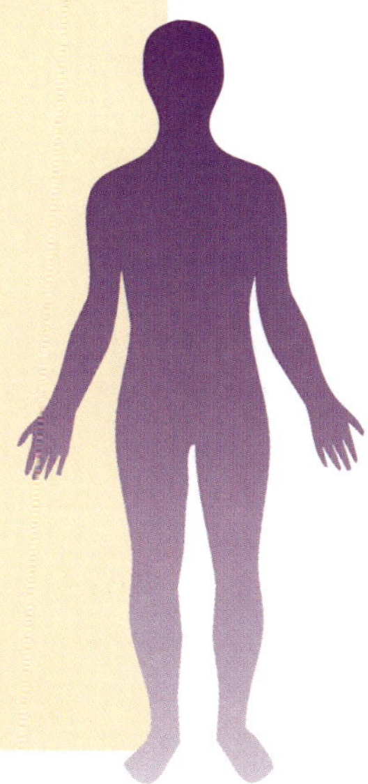

Pilzinfektion

Typische Beschwerden: bei einer Candidaerkrankung meist unklare Verdauungsbeschwerden, Gewichtszunahme, oft einhergehend mit Blähungen, Verstopfung und/oder Afterjucken; bei Kleinkindern sind oft auch der Mundbereich (Mundsoor) und der Windelbereich (Windeldermatitis) betroffen

➤ Siehe auch Bauchschmerzen (S. 86ff.), Verstopfung (S. 124ff.), Blähungen und Darmkoliken (S. 90ff.) sowie Soor (S. 62f.)

SOFORTMASSNAHMEN – WAS SIE GLEICH TUN KÖNNEN

Pilztötende Medikamente

Antipilzmittel (so genannte Antimykotika) sind hochwirksame Medikamente; die meisten müssen vom Arzt verschrieben werden. Ausnahme ist der Wirkstoff Nystatin, der auch für die Anwendung bei Kindern geeignet ist.

Kein raffinierter Zucker

Das Hauptnahrungsmittel von Darmpilzen ist Zucker. Deshalb sollte die Zufuhr von Kohlenhydraten, vor allem in der Zeit des Pilzbefalls, ausschließlich aus Ballaststoffen bestehen. Damit kann die medikamentöse Pilzbekämpfung wirksam unterstützt werden. Auch vorbeugend sollte auf raffinierten Zucker (vor allem in süßem Gebäck) möglichst verzichtet werden.

Kinder

Vor allem in den ersten beiden Jahren haben viele Kinder Pilze im Mund (Mundsoor) oder im Windelbereich (bisweilen ist hier übertriebene Hygiene schuld). Sie können aber auch Darmpilze haben.

Wichtig: Erwachsene sollten nicht den Schnuller der Kinder in den Mund nehmen, um ihn zu »säubern«.

➤ Bei einer ausgeprägten Windeldermatitis sollte immer auch der Darm mitbehandelt werden und der Windelbereich nur mit Wasser gesäubert und anschließend trockengefönt werden. Die Behandlung erfolgt wie bei Erwachsenen mit Nystatin.

Grenzen der Selbstbehandlung

Wenn Sie länger an unklaren Verdauungsbeschwerden, Übelkeit, Erbrechen, Hautjucken, Ausschlägen und Kopfschmerzen leiden, sollten Sie zum Arzt gehen, um andere Ursachen ausschließen zu lassen. Vorsicht bei der Selbstdiagnose: Klarheit verschafft nur ein Pilzabstrich.

AUS DER APOTHEKE

Synthetische Medikamente

Der hauptsächliche Wirkstoff zur Bekämpfung von Pilzen im Darm ist Nystatin; die Medikamente sind rezeptfrei erhältlich.

➤ **Präparate mit Nystatin:** Biofanal®, Candio-Hermal®, Nystatin Lederle®, Moronal® (Dragees, Tabletten, Tropfen, Mundgele), Candio-Hermal®, Moronal®, Mykoderm®, Nystatin Lederle® (Salben, Pasten, Cremes, Heilsalben für Kinder)

Wichtiger Hinweis: selten Überempfindlichkeitsreaktionen und Magen-Darm-Beschwerden möglich; nicht einnehmen bei Überempfindlichkeit gegen Para-Hydroxybenzoesäureester; spezielle Heilsalben für Kinder (vor allem bei Windeldermatitis) erhältlich

NATURHEILKUNDE

Kombucha

Der Einsatz des »Teepilzes« Kombucha, der eigentlich eine Flechte ist, ist für die Sanierung der Darmflora empfehlenswert, denn Kombucha enthält Mikroorganismen, die eine Milchsäuregärung in Gang bringen und den Pilzen die Nährstoffe entziehen.

➤ **Anwendung:** Kombucha wird am besten mit Schwarz- oder Grüntee angesetzt, aber auch alle anderen Teesorten sind geeignet.

NAHRUNG, DIE HEILT

Sauermilchprodukte

Joghurt, Kefir und Buttermilch sind die ideale Nahrungsergänzung bei einem Pilzbefall des Darms. Sie wirken auch vorbeugend gegen die ungezügelte Vermehrung der Darmpilze. Die »Lieblingsnahrung« der Pilze, der raffinierte Zucker, sollte vom Speiseplan gestrichen werden.

Reichlich Ballaststoffe

Wenn die Lust auf etwas Süßes übermächtig wird, bieten sich die folgenden Nahrungsmittel an, die auch die notwendigen Ballaststoffe mitliefern: Fruchtschnitten, Müsliriegel ohne Zucker, Studentenfutter und Trockenobst (z. B. Rosinen, Datteln, Feigen, Apfelringe). Auch mit kohlenhydratreicher Nahrung wie Kartoffeln und Getreideprodukten wird der Drang nach Süßem befriedigt.

DAS KÖNNEN SIE NOCH TUN

Die Darmflora wieder aufbauen

Nach einer Behandlung mit dem Wirkstoff Nystatin muss die Darmflora wieder aufgebaut werden. Dies geschieht am besten mit so genannter Trockenhefe, die spezielle Bakterienkulturen enthält (z. B. Perenterol®).

Gemüsesaftfasten

In der Zeit des Fastens, das einen oder mehrere Tage andauern kann, werden nur frische Gemüsesäfte getrunken. Die reinen Säfte – direkt aus dem Gemüse gepresst – werden im Verhältnis 1:1 mit Wasser verdünnt und möglichst ungesalzen getrunken. 2 Liter Gemüsesäfte pro Tag sind ausreichend. Dazu sollte man reichlich Kräutertee trinken. Das Gemüse sollte aus biologischem Anbau stammen.

Das Immunsystem stärken

Ein starkes Immunsystem verhindert, dass sich die Pilze ausbreiten. Deshalb sollte mit pflanzlichen Immunstimulanzien das Immunsystem unterstützt bzw. gestärkt werden. Sehr bewährt haben sich die Wirkstoffe Echinacea (Sonnenhut) und Thuja (Lebensbaum). Präparate mit Extrakten aus Echinacea & Co. (z. B. Echinacin®, Esberitox®, Resistan®, Pascotox®) sind in den Apotheken rezeptfrei erhältlich. Vorsicht allerdings bei einer Allergie gegen Korbblütler!

⊕ Das hilft

Sauermilchprodukte, Laktobazillen

Immunstärkungsmittel

Darmsanierung (Entsäuerungstherapie, Colon-Hydro-Therapie)

Viel trinken

Vitamin- und mineralstoffhaltige Kost

Bewegung und Bauchgymnastik

⊖ Das schadet

Zucker- und fettreiche Ernährung

Fastfood

Bewegungsmangel

Zu viel Alkohol und Zigaretten

Übertriebene Intimhygiene

Einnahme von Antibiotika oder Immunsuppressiva

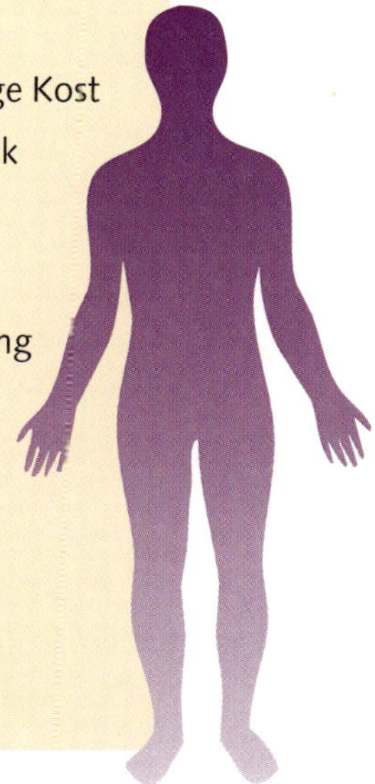

Reizdarm

Typische Beschwerden: Bauchschmerzen verschiedenster Art, Lokalisation und Intensität, oft verbunden mit Blähungen und Abgang von Winden, häufiger Stuhlgang oder eine Mischung aus Verstopfung und Durchfall; manchmal auch Völlegefühl und Übelkeit

➤ Siehe auch Bauchschmerzen (S. 86ff.), Durchfall (S. 96ff.) und Verstopfung (S. 124ff.)

SOFORTMASSNAHMEN – WAS SIE GLEICH TUN KÖNNEN

Entspannung/Bauchmassagen

Ruhe und Entspannung helfen, einen Reizdarm zu beruhigen. Begleitend sollte man versuchen, die Bauchmuskulatur zu lockern.

➤ **Bauchmassage:** Mit flacher Hand im Uhrzeigersinn von innen nach außen auf dem Bauch kreisen. Sie können auch Massageöl benützen.

Viel trinken

Vor allem bei Durchfall müssen Sie viel trinken. Es eignen sich stille Mineralwässer, aber auch Heilkräutertees (Kamille, Melisse, Pfefferminze) oder Elektrolytgetränke aus der Apotheke.

Trockenhefe zum Darmaufbau

Trockenhefe (z. B. Perenterol®) eignet sich zur Stärkung der Darmflora und zur Verdauungsregulierung.

Grenzen der Selbstbehandlung

Bei einem Reizdarm kann der Arzt üblicherweise keine organische Ursache finden. Trotzdem ist es bei länger andauernden und heftigen Beschwerden notwendig, den Arzt aufzusuchen, vor allem bei Stuhlauffälligkeiten (Verdacht auf chronisch entzündliche Darmerkrankungen wie Morbus Crohn oder Colitis ulcerosa).

AUS DER APOTHEKE

Synthetische Medikamente

Elektrolytgetränke führen dem Körper verloren gegangene Mineralien zu; Trockenhefe baut die Darmflora wieder auf.

➤ **Elektrolytpräparate:** Elotrans®, Oralpädon® (Pulver; rezeptfrei)

Wichtiger Hinweis: für Kinder in verschiedenen Geschmacksrichtungen erhältlich; nicht bei Ausscheidungsschwierigkeiten der Nieren anwenden

➤ **Präparate mit Saccharomyces boulardii:** Perenterol® (Pulver, Kapseln), Santax® (Kapseln); rezeptfrei

Wichtiger Hinweis: viel dazu trinken; nicht mit zu heißen Speisen und Getränken oder mit Alkohol anwenden

NATURHEILKUNDE

Bierhefe

Bierhefe (aus dem Reformhaus) stärkt durch ihren hohen Anteil an Vitamin B1 die Darmflora. Entweder werden Speisen am Ende des Garvorgangs mit Bierhefepulver gewürzt. Oder Sie nehmen nach Angaben des Herstellers Tabletten ein.

Heilkräutertees

Johanniskraut (oder Johanniskrautextrakt aus der Apotheke) dient zur Beruhigung bei nervösen Darmbeschwerden. Salbei, Blutwurz und Süßholzwurzel helfen bei Neigung zu Durchfall, Faulbaumrinde, Fenchel und Kümmel bei Neigung zu Verstopfung.

➤ **Johanniskrauttee:** 20 Gramm Johanniskraut und 20 Gramm Schafgarbenkraut mischen. 2 Teelöffel der Mischung mit 1/4 Liter kochendem Wasser übergießen, 10 Minuten lang ziehen lassen. Den Tee 2-mal täglich über einen längeren Zeitraum trinken.

➤ **Tee bei Durchfall:** Einen Kamillentee zubereiten und im heißen Tee 20 Gramm Lakritze (die Süßholzwurzel enthält) lösen. Nicht mehr als 1 Tasse Tee pro Tag trinken, nicht länger als 2 Wochen anwenden.

➤ **Tee bei Verstopfung:** 1 Teelöffel Faulbaumrinde in 1/4 Liter kaltem Wasser 10 Stunden lang ansetzen. Dann abseihen und den Tee leicht erwärmen.

BEIM HEILPRAKTIKER

Colon-Hydro-Therapie

Mit dieser intensiven Form der Darmreinigung, die speziell für Astronauten entwickelt wurde, kann eine vorbeugende Wirkung gegen Reizdarmerscheinungen erreicht werden. Der Heilpraktiker leitet durch ein Darmrohr lauwarmes Wasser in den Darm und saugt es wieder ab, gleichzeitig wird Sauerstoff, Ozon oder eine therapeutische Lösung in den Darm eingebracht. Diese Art des Einlaufs darf nur von Fachkräften durchgeführt werden.

Symbioselenkung

Zur Stärkung der Körperabwehr wird die Darmflora mit physiologischen Bakterien (Eubionten) behandelt. Man nimmt sie meist im Rahmen einer Darmreinigungskur (z. B. F.-X.-Mayr-Diät) ein.

NAHRUNG, DIE HEILT

Basenreiche Kost

Versuchen Sie es mit einer Entsäuerungstherapie. Dabei werden basische Lebensmittel (Gemüse) bevorzugt gegessen. Damit und mit Bewegung soll der Säureüberschuss aus dem Körper ausgeleitet werden (siehe dazu das Special S. 94f.).

DAS KÖNNEN SIE NOCH TUN

Konflikte bereinigen

Vieles weist darauf hin, dass der Reizdarm eine psychisch bedingte Störung ist. Deshalb sollte vermieden werden, dass Konflikte zu lange unaufgearbeitet die Psyche belasten.

Weglassdiät

Mit Hilfe einer Weglassdiät kann festgestellt werden, ob eine Lebensmittelallergie zur immer wiederkehrenden Reizung des Darms führt.

➤ **Anwendung:** Von den gewohnten Lebensmitteln bzw. Essenszutaten wird genau eins weggelassen, bis die Darmprobleme wieder auftreten. Ist dies der Fall, kann diese Substanz als Ursache ausgeschlossen werden. Eine andere wird daraufhin weggelassen usw.

Stuhlgang nicht verkneifen

Der erste Schritt auf dem Weg zu einer Funktionsstörung des Darms ist es, wenn der Stuhlgang häufig unterdrückt wird. Um Reizdarm zu vermeiden, sollte man einen regelmäßigen, am besten täglichen Stuhlgang anstreben.

⊕ Das hilft

Entspannungstechniken zum Stressabbau

Wärme (Leibwickel)

Bauchmassagen

Darmsanierung und Entsäuerungstherapien

⊖ Das schadet

Alkohol, Kaffee und Nikotin

Zu fette und zu süße Nahrung

Zu große Essensportionen

Stress und Schlafmangel

Missbrauch von Abführmitteln

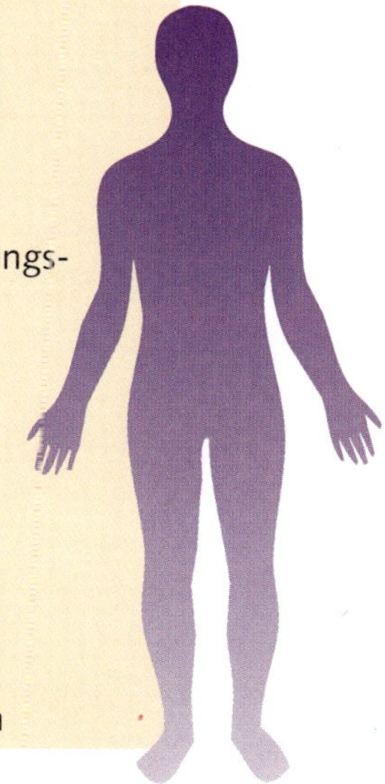

Sodbrennen

Typische Beschwerden: Brennen und Gefühl des Wundseins hinter dem Brustbein, manchmal verbunden mit saurem Aufstoßen

➤ Siehe auch Magenschleimhautentzündung und Reizmagen (S. 114ff.), Magengeschwür (S. 112f.) sowie Pilzinfektion (S. 118f.)

SOFORTMASSNAHMEN – WAS SIE GLEICH TUN KÖNNEN

Basenpulver

Eine Basenmischung (Fertigmischung in der Apotheke erhältlich) kann die Beschwerden bei Sodbrennen lindern.

➤ **Basenmischung:** 10 Gramm Natrium phosphoricum, 10 Gramm Kalium bicarbonicum, 100 Gramm Calcium carbonicum, 80 Gramm Natrium bicarbonicum mischen. Bei Bedarf 1 Teelöffel in 1 Glas warmem Wasser auflösen und trinken.

Antazida

In der Apotheke sind rezeptfreie Säurebinder (so genannte Antazida) erhältlich, die meist sowohl bei Sodbrennen als auch bei Blähungen helfen.

Erhöhter Oberkörper beim Schlafen

Wer nachts unter Sodbrennen leidet, sollte beim Schlafen den Oberkörper etwas höher lagern, damit die Magensäfte nicht so leicht zurückfließen können.

Kinder

Zur Behandlung von Kindern siehe S. 123.

Grenzen der Selbstbehandlung

Wenn Sie trotz Gegenmaßnahmen über einen längeren Zeitraum Sodbrennen haben, sollten Sie einen Arzt aufsuchen. In die Speiseröhre zurückfließende Magensäfte können dort irreparable Schäden an der Schleimhaut der Speiseröhre anrichten. Die so genannte Refluxösophagitis (Speiseröhrenentzündung) kann heute allerdings gut endoskopisch (d. h. mit minimalen chirurgischen Eingriffen) operiert werden. Zum anderen kann es sich bei Brennen hinter dem Brustbein auch um Herzbeschwerden (Angina pectoris) handeln.

AUS DER APOTHEKE

Synthetische Medikamente

Medikamente gegen Sodbrennen haben vorrangig die Aufgabe, Säure zu binden. Die hier aufgeführten Medikamente sind rezeptfrei erhältlich.

➤ **Präparat mit Aluminium-Magnesium-Silikathydrat:** Gelusil®/-Lac (Tabletten, Pulver, Liquid)
Wichtiger Hinweis: keine Anwendung bei eingeschränkter Nierenfunktion

➤ **Kombinationspräparate:** Supralox® (Tabletten), Trigastril® (Tabletten, Granulat, Gel), Solugastril® (Gel, Tabletten), Maaloxan® (Suspension, Tabletten)
Wichtiger Hinweis: Verdauungsprobleme möglich

NATURHEILKUNDE

Weiße Tonerde

Ein bewährtes Mittel gegen Sodbrennen ist Weißer Ton (Kaolin) als Pulver oder in Kapselform.

➤ **Anwendung:** 1 Teelöffel Tonerde in 1 Glas Mineralwasser oder 1 Tasse Kräutertee auflösen und über den Tag hinweg schluckweise trinken.

Bitterstoffdrogen

Klassische Bitterstoffpflanzen wie Gelber Enzian, Tausendgüldenkraut, Schafgarbe, Javanische Gelbwurz (Kurkuma) u. a. helfen vor allem bei Sodbrennen infolge von zu schwerem und reichlichem Essen. Sie können als Verdauungsschnäpse oder als Bittertinkturen (in Apotheke und Reformhaus erhältlich) nach dem Essen genommen werden. In Form von Tee können sie über den Tag verteilt getrunken werden.

BEWÄHRTE HAUSMITTEL

Roher Kartoffelsaft

Der Saft aus rohen Kartoffeln wirkt basisch und beruhigt die Magenwände. Kartoffelsaft kann man fertig kaufen, aber auch selbst zubereiten.

➤ **Anwendung:** 1 mittelgroße rohe Kartoffel schälen, auspressen und den Saft mit 1/2 Liter warmem Wasser vermischen. Die Mischung über den Tag verteilt trinken.

NAHRUNG, DIE HEILT

Vitamin A für die Schleimhaut

Für die Regeneration der angegriffenen Schleimhaut der Speiseröhre ist Gemüse mit Beta-Karotin (die Vorstufe zu Vitamin A) zu empfehlen. Beta-Karotin ist u. a. in Karotten, Brokkoli, Petersilie, Aprikosen, Avocados, Mangos, Melonen enthalten.

DAS KÖNNEN SIE NOCH TUN

Langsam essen

Wichtig ist es, das Essen gut durchzukauen, denn der Magen braucht dann zur Verdauung nicht so viele Säuren zu bilden, die eventuell in die Speiseröhre zurückfließen. Wie bei allen Verdauungsstörungen ist es zudem hilfreich, lieber 5 kleine als 2 bis 3 opulente Mahlzeiten zu sich zu nehmen.

⊕ Das hilft

Leichte Kost in kleinen Essensportionen

Gut kauen und langsam essen

Bittertinkturen

Oberkörper beim Schlafen höher lagern

Gewichtsreduktion

⊖ Das schadet

Kaffee, Alkohol, Zigaretten

Schokolade

Schwere, fettreiche Gerichte

Hastiges, schnelles Essen

Fastfood

Einengende Kleidung

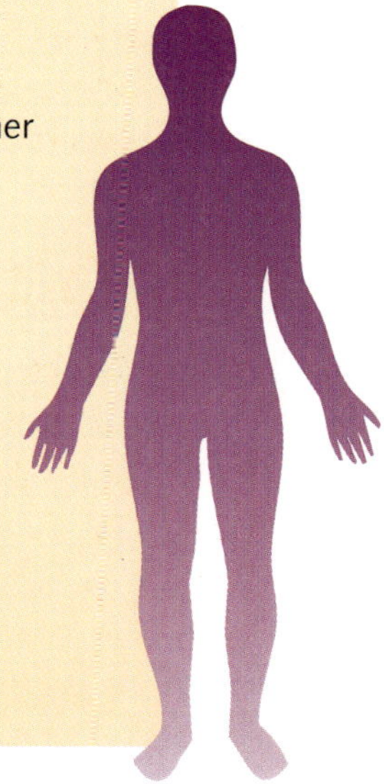

SCHNELLE HILFE FÜR KINDER

Bei Säuglingen, deren Muskulatur im Bereich des Mageneingangs in der Regel noch schwach ist, kommt es mitunter zu Entzündungen des unteren Teils der Speiseröhre durch zurückfließende Magensäfte. Weil dies ein sehr unangenehmes Brennen verursacht, schreit das Baby nach dem Essen.

➤ Das Kind sollte nach dem Trinken mit dem Oberkörper hoch gelagert und auf die rechte Seite gedreht werden. Auf diese Weise kann die Nahrung in Richtung des Magenausgangs fließen.

➤ Es gibt auch für Kleinkinder geeignete Antazida (Säure bindende Mittel), die nach Rücksprache mit dem Kinderarzt gegeben werden können.

➤ Da sich das Baby nicht mitteilen kann, ist es ratsam, einen Kinderarzt aufzusuchen, wenn das Kind regelmäßig nach dem Trinken schreit.

Verstopfung

Typische Beschwerden: ständiges Völlegefühl im Unterbauch, verbunden mit einem unregelmäßigen, seltenen (1-mal in mehr als 5 Tagen) und harten, trockenen Stuhlgang, der oft unter Schmerzen vonstatten geht oder nur mit relativ großer Kraftanstrengung beendet werden kann

➤ Siehe auch Hämorrhoidalleiden (S. 106f.) und Reizdarm (S. 120f.)

SOFORTMASSNAHMEN – WAS SIE GLEICH TUN KÖNNEN

Glyzerinzäpfchen

Das Einführen von Glyzerin – in Form von Zäpfchen bzw. Rektionen –, das als Gleitmittel wirkt, erleichtert die Darmentleerung (Präparate in der Apotheke erhältlich).

➤ Die Verwendung eines Zäpfchens aus Hartfett ist im Vergleich zu einem Klistier (Darmeinlauf) einfacher zu handhaben. Dagegen setzt die Wirkung eines Klistiers meist rascher ein.

Einlauf

Den ersten Einlauf sollte man nicht ohne fachkundige Anleitung durchführen, da die Gefahr einer Verletzung der Darmwände besteht.

➤ **Anwendung:** 1/2 Liter kalte Kochsalzlösung in ein Einlaufgerät (Irrigator) füllen und den Darmschlauch im Liegen vorsichtig einführen. Mehrmals drehen, um die Flüssigkeit gut zu verteilen.

Bauchwickel

Bauchwickel wirken u. a. krampflösend und schmerzlindernd. Die Anwendung empfiehlt sich besonders dann, wenn die Verstopfung mit Bauchschmerzen und Blähungen verbunden ist.

➤ **Anwendung:** Ein Leinentuch in warmem Wasser tränken und auf den Bauch legen. Mit einem Wolltuch fixieren. Liegen lassen, bis der Wickel abgekühlt ist.

Kinder

Mehrtägige Verstopfung kommt bei gestillten Säuglingen häufig vor und ist innerhalb von 7 Tagen in der Regel kein Grund zur Besorgnis. Sie können jedoch Babylax® als Miniklistier (einfache Handhabung mit einer Einwegrektiole) oder Glycilax® als Zäpfchen verabreichen. Das Kind sollte viel Flüssigkeit zu sich nehmen.

Grenzen der Selbstbehandlung

Wenn Sie trotz Selbstbehandlung weiter an hartnäckiger Verstopfung leiden, sollten Sie einen Arzt aufsuchen.

Sofort den Notarzt rufen

➤ Bei starken kolikartigen Bauchschmerzen, starken Abwehrspannungen, Stuhlverhaltung und Versiegen der Darmbewegungen (Verdacht auf Darmverschluss)

AUS DER APOTHEKE

Synthetische Medikamente ...

Abführende Medikamente (Laxanzien) sollten nur über einen begrenzten Zeitraum eingesetzt werden, denn sie verursachen bei fortwährendem Gebrauch Störungen im Wasser- und Mineralienhaushalt. Alle hier aufgeführten Medikamente sind rezeptfrei erhältlich.

➤ **Gleitmittel mit Glyzerol:** Babylax®, Microklist® (Miniklistiere), Glycilax® (Zäpfchen)

Wichtiger Hinweis: nicht bei Darmverschluss und unklaren Bauchschmerzen anwenden

➤ **Gleitmittel mit Paraffin:** Obstinol mild® (Emulsion)

Wichtiger Hinweis: nicht bei Darmverschluss und unklaren Bauchschmerzen anwenden; für Kinder unter 3 Jahren nur auf Anordnung des Arztes

➤ **Osmotisch und salinisch wirkende Abführmittel mit Laktulose:** Bifiteral®, Lactuflor®, Lactulose Neda® (Pulver, Sirup)

Wichtiger Hinweis: während Schwangerschaft und Stillzeit den Arzt befragen

➤ **Diphenolische Abführmittel mit Bisacodyl oder Natriumpicosulfat:** Agaroletten®, Bekunis®, Dulcolax®, Tirgon® (Dragees, Zäpfchen), Laxoberal® (Tropfen)

Wichtiger Hinweis: Vorsicht in Schwangerschaft und Stillzeit; längere Anwendung verursacht Darmträgheit; nicht für Kinder geeignet

… und Phytopharmaka

➤ **Füll- und Quellmittel mit Leinsamen:** Linusit Creola® (Samen)

➤ **Füll- und Quellmittel mit Flohsamen:** Agiolax®, Plantocur® (Granulat)

Wichtiger Hinweis: für Kinder unter 12 Jahren nicht geeignet

➤ **Präparate mit Anthrachinonen (aus Aloe, Cascararinde, Sennesblättern, Sennesfrüchten, Faulbaumrinde und/oder Rhabarberwurzel):** Bad Heilbrunner Abführtee®, Depuran N® (Kapseln), Kräuterlax A® (Dragees), Liquidepur® (Tabletten, Lösung mit Alkohol), Midro Tee-N®, Neda® (Früchtewürfel), Rheogen® (Dragees)

Wichtiger Hinweis: nicht länger als 1 bis 2 Wochen anwenden; nicht anwenden während Schwangerschaft und Stillzeit; nicht geeignet für Kinder unter 12 Jahren

NATURHEILKUNDE

Akupressur

Mit der Akupressur von Dickdarmmeridianpunkten kann die Darmtätigkeit angeregt und damit die Ausscheidung unterstützt werden.

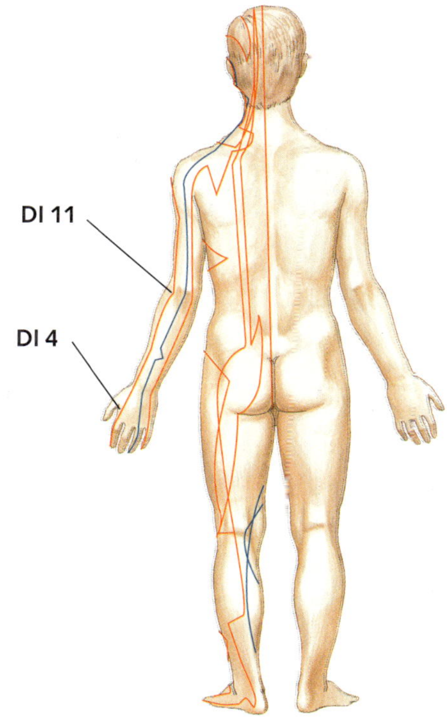

➤ **DI 4:** Dieser Dickdarmpunkt liegt auf dem Handrücken. Er ist genau zwischen Zeigefinger und Daumen zu finden, am höchsten Punkt der Muskelwölbung, die beim Zusammenpressen von Zeigefinger und Daumen entsteht. Der Punkt wird mindestens 3 Minuten lang mit sanftem Druck sediert (mit Kreisbewegungen gegen den Uhrzeigersinn).

➤ **DI 11:** Der Punkt liegt auf der Oberseite des Arms in Höhe des Ellbogens, auf der Daumenseite der Ellbeuge. Man findet ihn leichter, wenn der Unterarm angewinkelt wird: Er liegt am oberen Ende der entstehenden Beugefalte. Der Punkt wird 2 bis 3 Minuten lang mit wenig Druck stimuliert.

Heublumensäckchen

Heublumen fördern die Durchblutung der Haut und der darunter liegenden Organe.

➤ **Anwendung:** Aus Baumwolle oder Leinen ein Säckchen nähen und es mit Heublumen füllen, die getrocknet in Reformhaus oder Apotheke erhältlich sind. Das Säckchen bis zu einer Dicke von etwa

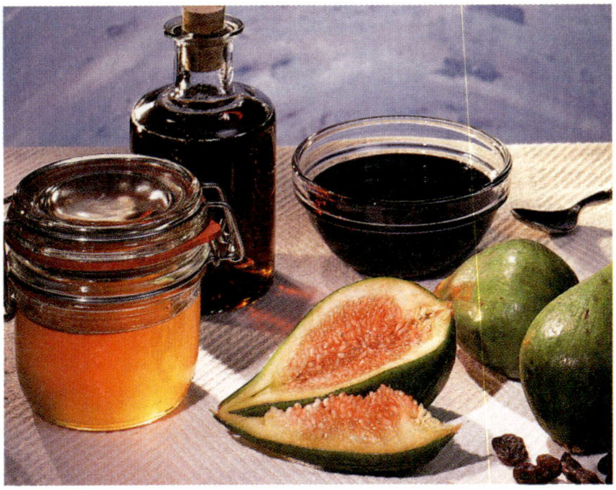

Und morgens eine Feige – ein bewährtes Mittel bei Verstopfung.

7 Zentimetern füllen, zunähen und über Wasserdampf etwa 10 bis 15 Minuten lang erhitzen. Das warme Säckchen anschließend im Liegen auf den Bauch legen. Das Säckchen mit einem Handtuch oder einem großen Wolltuch umwickeln, so dass es nicht verrutschen und nicht so schnell auskühlen kann (nicht bei Allergieneigung anwenden).

Artischockenextrakte

Die Inhaltsstoffe der Artischocke – insbesondere die der Blätter – weisen neben einer Reihe anderer gesundheitsfördernder Eigenschaften auch eine verdauungsfördernde Wirkung auf. In Reformhäusern und Apotheken wird eine Vielzahl von Artischockenextrakten angeboten.

BEWÄHRTE HAUSMITTEL

Verdauungsfördernde Tees

Kräutertees aus Faulbaumrinde, Kalmuswurzel, Kümmelfrüchten, Anis und Enzianwurzel, entweder einzeln oder als Mischung verwendet, eignen sich sowohl gegen Verstopfung als auch gegen Blähungen. Speziell gegen Verstopfung ist ein Tee aus Faulbaumrinde hilfreich.

➤ **Teemischung:** 20 Gramm Faulbaumrinde sowie je 10 Gramm Kalmuswurzel und Kümmelfrüchte und 5 Gramm Enzianwurzel mischen. 2 Teelöffel der Mischung in 1/4 Liter kaltem Wasser ansetzen, 12 Stunden ziehen lassen, dann kurz aufkochen und abseihen. Am Abend 1 Tasse Tee trinken und am nächsten Morgen die Wirkung genießen.

Trinkkur mit Karlsbader Salz

Trinken Sie morgens auf nüchternen Magen 1 Glas Wasser, vermischt mit 1 Esslöffel Karlsbader Salz.

BEIM HEILPRAKTIKER

Symbioselenkung

Bakterien und Mensch gehen in bestimmten Organen eine Symbiose ein, die zum Vorteil von beiden Lebewesen ist. Im Darm sorgt diese Symbiose für eine funktionierende Darmflora. Bei der Symbioselenkung wird die Darmflora mit physiologischen (erwünschten und nützlichen) Bakterien (so genannte Eubionten) behandelt, die die Darmtätigkeit positiv anregen.

NAHRUNG, DIE HEILT

Milchprodukte mit lebenden Kulturen

Joghurt, Dickmilch, Kefir, Buttermilch und Molke sind »saure« Milchprodukte, die für den Aufbau und Erhalt einer gesunden Bakterienflora im Darm sorgen. Auch Gärungs- und Fäulnisprozesse im Darm können so verhindert werden. Sie können morgens 1 Becher Biojoghurt ins Müsli geben oder 1 Glas Buttermilch trinken.

Ballaststoffe

Weizenkleie (nicht bei Glutenunverträglichkeit!), Vollkornbrot, Leinsamen, frische Küchenkräuter (z. B. Rosmarin, Salbei, Petersilie, Basilikum) und Obst (z. B. Rhabarber, eingeweichte Pflaumen, Feigen, Datteln) weisen die Ballaststoffe auf, die der Darm für seine Funktionsfähigkeit braucht. Mit ihnen wird übrigens auch das Darmkrebsrisiko deutlich herabgesetzt.

Viel trinken

Mindestens 1,5 bis 2 Liter (besser 2 bis 3 Liter) Flüssigkeit braucht der Körper täglich, um alle Funktionen aufrechterhalten zu können. Einer der größten Nutznießer ist der Darm, in dem die Flüssigkeit dafür sorgt, dass der Inhalt geschmeidig und beweglich bleibt. Kräutertees und Mineralwässer (nicht Alkohol!) sind hier ideal.

GESUNDHEITSKUR

Heilfasten und F.-X.-Mayr-Kur

Heilfasten dient der Entgiftung und Entschlackung des Organismus. Beim Heilfasten wird den Verdauungsorganen eine Verschnaufpause gegönnt, in der die giftigen Reste des Stoffwechsels ausgeschieden werden können. Zudem wird durch den damit verbundenen Rückgang des Darmvolumens eine vorher möglicherweise vorhandene Einengung anderer Organe im Bauchraum vermindert.

Die bekannteste Form der Darmsanierung durch Fasten ist die F.-X.-Mayr-Kur, in strenger Form eine Heil- und Teefastenkur, in der milderen Variante eine Milch-Semmel-Diät, verbunden mit einer milden Ausleitungstherapie. Sie hat bei Darmproblemen eine hohe Erfolgsrate und sollte etwa 2 Wochen lang dauern. Sie kann sowohl als Selbstbehandlung als auch in speziellen Kurzentren durchgeführt werden.

➤ **Durchführung:** Vor Beginn der Kur steht eine Abführung (entweder mit Bittersalz oder mit einem Einlauf). Während der Kur werden nur Semmeln (altbackene »Kursemmeln«, die zu einem Teil aus Weißmehl und zum anderen aus Weizenvollkornmehl bestehen) und Milch verzehrt. Dies geht so: Sie schneiden die Semmel in Scheiben und kauen jeden Bissen mindestens 40-mal; dazu wird Milch gelöffelt, die ebenfalls gekaut wird. Sie essen so lange, bis Sie ein erstes Gefühl der Sättigung spüren, dann hören Sie auf. Über den Tag verteilt können Sie mehrere Semmeln und löffelweise Milch essen.

Wichtig: Wenn Sie die Kur zu Hause durchführen, sollten Sie sich von einem Arzt betreuen lassen.

Sauerkrautkur

Sauerkraut besitzt durch seine Zubereitungsart (milchsaure Gärung) für die Darmflora einen hohen Gesundheitswert.

➤ **Anwendung:** 3 Wochen lang jeden Morgen auf nüchternen Magen 3 Esslöffel rohes und zimmerwarmes Sauerkraut essen oder 1 Glas Sauerkrautsaft trinken.

DAS KÖNNEN SIE NOCH TUN

Körperliche Bewegung

Regelmäßige körperliche Betätigung wirkt der Verstopfung entgegen bzw. kann sie sogar lösen, weil die Darmwände mitbewegt werden und der Nahrungsbrei dadurch schneller durch den Darm wandern kann. Je regelmäßiger der Körper bewegt wird, umso wohltuender wirkt sich dies auf die Darmtätigkeit aus. Geeignet sind leichtere Ausdauersportarten wie Radfahren, Jogging, Schwimmen oder Walking.

⊕ Das hilft

- Verdauungsanregung (Sauerkrautsaft, Ballaststoffe, Artischockenextrakt)
- Bewegung
- Viel trinken
- Vollkornprodukte sowie frisches Obst und Gemüse
- Entspannung

⊖ Das schadet

- Stress
- Bewegungsmangel, sitzende Tätigkeiten
- Zu viel Alkohol
- Weißmehlprodukte und Zucker
- Konservenkost und Fastfood
- Missbrauch von Abführmitteln

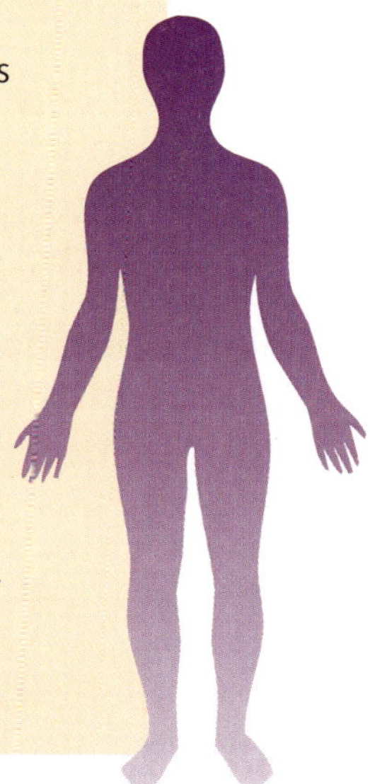

Wurmbefall

Typische Beschwerden: Juckreiz am After, Bauchschmerzen, blasses Aussehen, Schlafstörungen, allgemein schlechtes Befinden, bisweilen Wurmstücke im oder auf dem Stuhl

➤ Siehe auch Bauchschmerzen (S. 86ff.) und Hämorrhoidalleiden (S. 106f.)

SOFORTMASSNAHMEN – WAS SIE GLEICH TUN KÖNNEN

Antiwurmmittel

Gegen den Befall des Darms mit Würmern gibt es sehr gut wirksame Medikamente – meist in Form von Tabletten oder Saft –, die die Würmer oft innerhalb eines Tages abtöten. Es muss jedoch feststehen, um welche Art von Würmern es sich handelt.

Kinder

Zur Behandlung von Kindern siehe S. 129.

Grenzen der Selbstbehandlung

Bei Verdacht auf Wurmbefall sollten Sie immer zum Arzt gehen – um mögliche Komplikationen zu vermeiden.

AUS DER APOTHEKE

Synthetische Medikamente

Antiwurmmittel (Anthelminthika) sind speziell auf die verschiedenen Wurmarten abgestimmte rezeptpflichtige Medikamente. Sie werden oft zusammen mit Abführmitteln (siehe zu Abführmitteln S. 124f.) angewendet.

➤ **Präparat gegen Madenwürmer mit Pyrvinium:** Molevac® (Dragees, Saft; rezeptfrei)
Wichtiger Hinweis: Rotfärbung des Stuhls; Magen- und Darmstörungen möglich

➤ **Präparat gegen Maden- und Spulwürmer mit Mebendazol:** Vermox® (Tabletten; rezeptpflichtig)
Wichtiger Hinweis: Magen- und Darmstörungen möglich; möglichst nicht während der Schwangerschaft anwenden

➤ **Präparat gegen Maden- und Spulwürmer mit Pyrantel:** Helmex® (Kautabletten, Saft; rezeptpflichtig)
Wichtiger Hinweis: Magen- und Darmstörungen möglich

➤ **Präparat gegen Bandwürmer mit Praziquantel:** Cesol® (Tabletten; rezeptpflichtig)
Wichtiger Hinweis: Übelkeit, Erbrechen möglich; Vorsicht in der Schwangerschaft; Stillen abbrechen bei Einnahme

➤ **Präparat gegen Bandwürmer mit Niclosamid:** Yomesan® (Tabletten; rezeptpflichtig)
Wichtiger Hinweis: bisweilen Magenschmerzen

BEWÄHRTE HAUSMITTEL

Bärlauch

Ein altes Mittel gegen Würmer ist der Bärlauch. Bärlauch kann begleitend zu einer medikamentösen Therapie eingesetzt werden.

➤ **Anwendung:** Die Zwiebeln der Pflanze zerdrücken und in Milch einlegen. Dieses Gebräu schluckweise über den Tag verteilt trinken.

NAHRUNG, DIE HEILT

Stuhlgangfördernde Nahrung

Das Verbleiben der Würmer oder ihrer abgestorbenen Reste im Darm wird dadurch begünstigt, dass der Stuhlgang nicht oft genug erfolgt. Deshalb ist es sinnvoll, Nahrung zu sich zu nehmen, die den Stuhlgang fördert, aber nicht abführend wirkt. Dies wird dadurch erreicht, dass vor allem ballaststoffreiche Lebensmittel gegessen werden und viel Flüssigkeit aufgenommen wird. Auch die regelmäßige Gabe von Sauerkraut ist hilfreich.

DAS KÖNNEN SIE NOCH TUN

Sorgfältige Hygiene

Um nach erfolgreicher Wurmabtreibung eine Neuinfektion zu vermeiden, ist sorgfältigste Hygiene erforderlich. Die folgenden Regeln sind zu beachten.

- Zu Beginn und am Ende einer Wurmkur muss die Bettwäsche unbedingt gewechselt und ausgekocht werden.
- Die Unterwäsche muss jeden Morgen und jeden Abend gewechselt und ausgekocht werden.
- Nach jedem Umgang mit Tieren und vor dem Essen ist auf sorgfältige Handwaschhygiene mit Seife, Nagelbürste und persönlichem Handtuch zu achten. Die Fingernägel bitte kurz schneiden.
- Hat ein Familienmitglied Würmer, sollten sich alle anderen ebenfalls einer Wurmkur unterziehen.

Vorsicht bei Früchten aus dem Wald

Beeren und Pilze, die im Wald gesammelt werden, können von dem für den Menschen lebensgefährlichen Fuchsbandwurm (Echinokokkus) verseucht sein, dessen Eier über den Kot des Fuchses an die Früchte gelangen. Das Sammelgut muss deshalb sorgfältig gewaschen, am besten gekocht werden (Marmelade o. Ä.).

Kein rohes Fleisch essen

Nicht nur in fernen tropischen Gefilden, sondern auch in Mitteleuropa sollte man kein rohes Rind- und Schweinefleisch, keine rohen Fische, Krebse, Krabben, Schnecken oder Muscheln essen, um sich nicht mit Bandwürmern zu infizieren, die im Darm bis zu 10 Meter lang werden können. Achten Sie im Urlaub darauf.

Das hilft

Antiwurmmittel, ergänzend Bärlauch

Sorgfältige Hygiene

Obst und Gemüse waschen

Das schadet

Mangelnde Hygiene

Ungewaschenes Obst und Gemüse

Ungewaschene Beeren und Pilze direkt aus dem Wald

Rohes Fleisch und roher Fisch

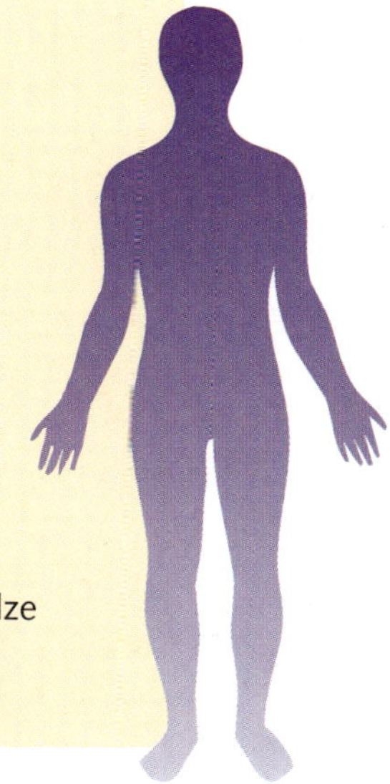

SCHNELLE HILFE FÜR KINDER

Kinder infizieren sich besonders leicht mit Würmern und werden wie Erwachsene mit Antiwurmmitteln behandelt. Von nahezu überall – ob vom Spielplatz, von wurmbefallenen Hunden, aus Kindergarten oder Schule – können die Würmer mitgebracht werden. Auch nicht durchgebratenes Fleisch beim Grillen oder schlecht gewaschener Salat kann einem Kind die Infektion mit Würmern einbringen. Deshalb sollten insbesondere bei Kindern strenge Hygienestandards gelten.

- Generell ist es wichtig, dass die Haustiere regelmäßig einer Wurmkur unterzogen werden.
- Spielplätze, die mit Hunde- und Katzenkot verunreinigt sind, sollten gemieden werden.
- Es erscheint unrealistisch, aber es wäre hilfreich, wenn sich das Kleinkind im Freien nicht den Finger oder Sand in den Mund steckt.
- Am besten sollten Sie dem Kind die Fingernägel kurz schneiden. Vor dem Essen: Hände waschen!
- Die Spielsachen müssen gründlich mit heißem Wasser und Spülmittel abgewaschen werden. Das Schmuse(stoff)tier muss in die Waschmaschine!
- Übrigens: Bei Mädchen kann sich der Wurmbefall durch Jucken der Genitalregion zeigen.

Blase, Nieren und Geschlechtsorgane

Der schnelle Diagnoseüberblick

Die folgenden Kurzbeschreibungen von Symptomen oder Symptomenkomplexen sollen Ihnen die Selbstdiagnose erleichtern und führen Sie mit Seitenverweisen zur Erkrankung – sowohl im Kapitel »Blase, Nieren und Geschlechtsorgane« als auch in anderen Kapiteln. Gleichzeitig finden Sie hier bereits Warnhinweise, wann Sie (sofort) zum Arzt gehen müssen.

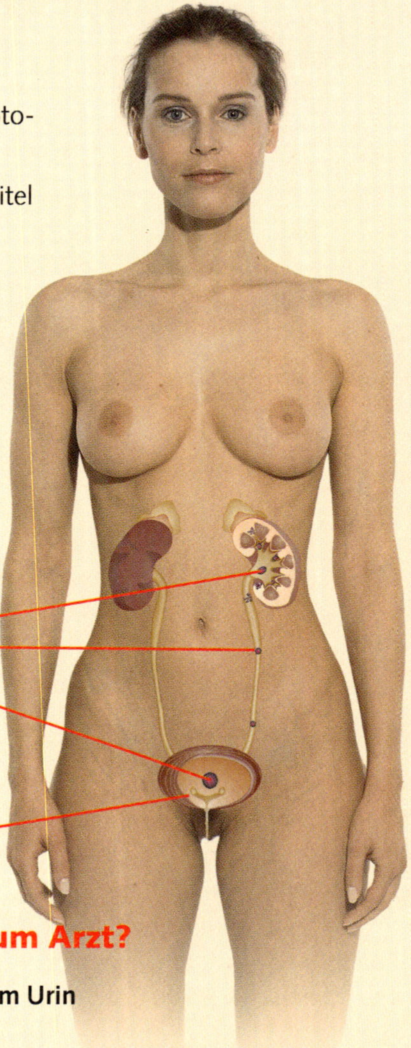

Blase und Nieren

Oft keinerlei Beschwerden; bisweilen auch in die Flanken- oder Leistengegend ausstrahlende Schmerzen; im Akutfall krampfartige Schmerzen im Unterbauch (Kolik), Übelkeit, Erbrechen, Schüttelfrost; manchmal Blut im Urin → **Nierensteine, Harnsteine** (S. 150ff.)

Schmerzen und Brennen beim Wasserlassen, Unterbauchschmerzen, gelegentlich Fieber, trüber Urin, bei schwerer Entzündung bisweilen auch mit Blut vermengt → **Blasenentzündung** (S. 134ff.)

! Bitte bedenken Sie, dass Blasenprobleme auch mit Geschlechtskrankheiten oder einer Scheidenentzündung bei Frauen zu tun haben können. Für Männer gilt: Es kann sich auch um eine Geschlechtskrankheit bzw. um eine Prostatavergrößerung handeln.

Wann zum Arzt?

Bei Blut im Urin

Bei häufigen Blasenentzündungen

Bei hohem Fieber und Schmerzen (Verdacht auf Nierenbeckenentzündung)

Bei heftigen Koliken

Bei Harnverhaltung

Genitalherpes

Juckreiz und Spannungsgefühl an Schamlippen und Scheide oder am Penis bzw. im Gesäßbereich, Hautausschlag mit Bläschen, die später krustig werden, manchmal Lymphknotenschwellung im Bereich der Leisten sowie erhöhte Temperatur → **Genitalherpes** (S. 138f.)

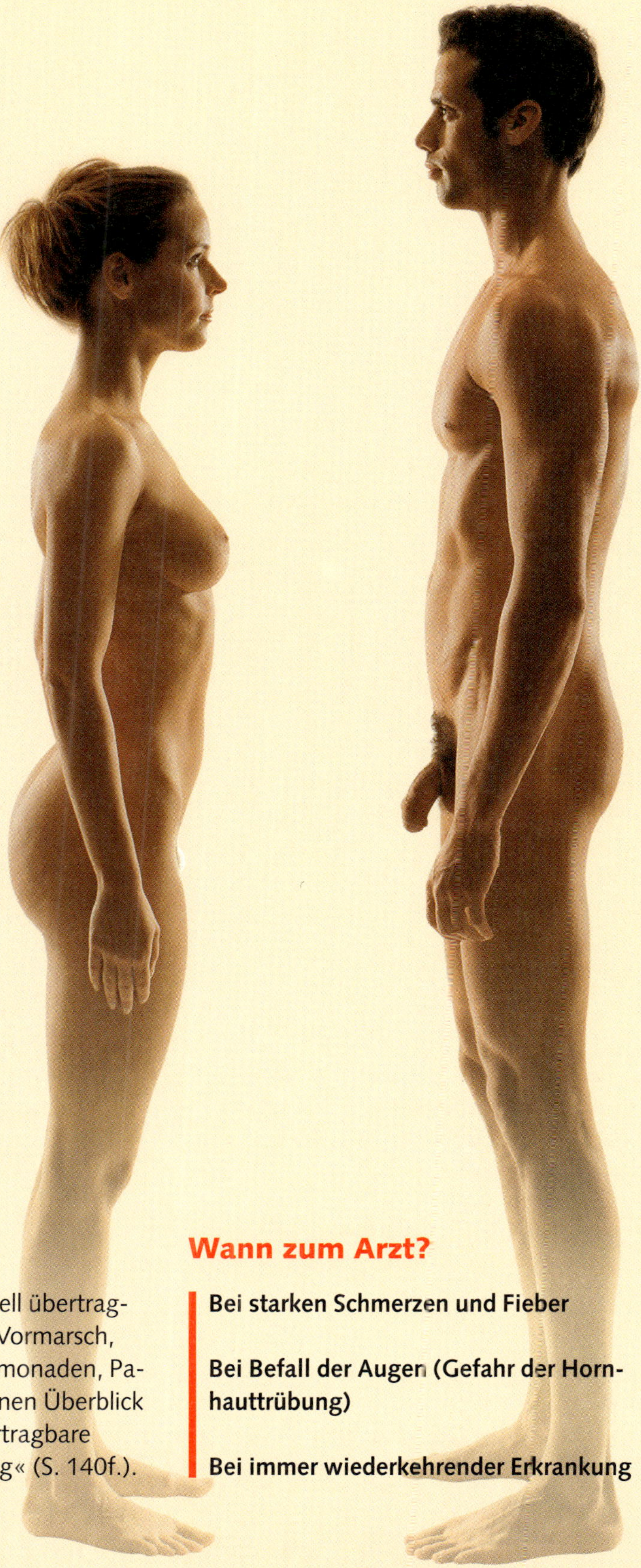

! Bitte bedenken Sie, dass Herpes auch mit manchen anderen Geschlechtskrankheiten verwechselt werden kann (etwa mit Tripper). Das sollten Sie ausschließen. Übrigens: Der Partner/die Partnerin muss immer mitbehandelt werden bzw. darf nicht gefährdet werden.

! Achtung: Neue Erreger für sexuell übertragbare Krankheiten sind auf dem Vormarsch, beispielsweise Chlamydien, Trichomonaden, Papillomaviren und Hepatitisviren. Einen Überblick finden Sie im Special »Sexuell übertragbare Krankheiten und deren Behandlung« (S. 140f.).

Wann zum Arzt?

Bei starken Schmerzen und Fieber

Bei Befall der Augen (Gefahr der Hornhauttrübung)

Bei immer wiederkehrender Erkrankung

Weibliche Geschlechtsorgane

Krampfartige Unterleibsbeschwerden, bisweilen auch Rückenschmerzen, verstärkte oder abgeschwächte Blutung, bisweilen Übelkeit und Erbrechen (bei Menstruationsproblemen); in den Tagen vor der Regel Spannungsgefühl in den Brüsten, Müdigkeit, Konzentrationsmangel, Stimmungsschwankungen, Gewichtszunahme durch Wassereinlagerungen, Verstopfung und Blähungen, Kopfschmerzen, Kreislaufprobleme, Schlafstörungen (bei PMS) → **Menstruationsprobleme und prämenstruelles Syndrom** (S. 146ff.)

Juckreiz, Ausfluss, Rötungen, Schwellungen, Bläschen und Pusteln im Scheidenbereich; bisweilen Brennen beim Wasserlassen; manchmal Lymphknotenschwellung in der Leistengegend, Fieber, Müdigkeit, Abgeschlagenheit, Unwohlsein, Bauchweh, sexuelle Unlust → **Scheidenentzündung** (S. 156f.)

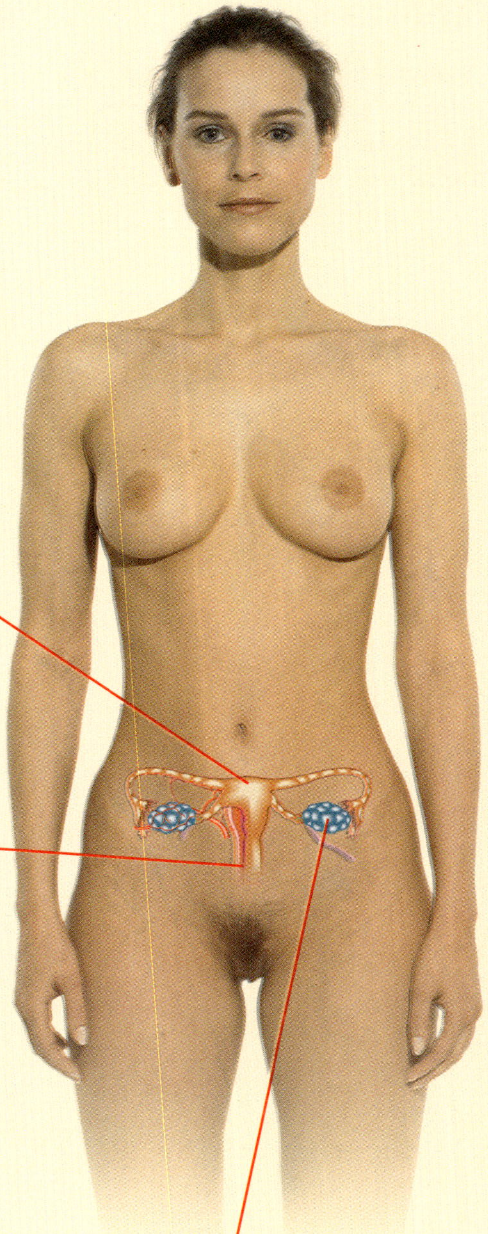

Wann zum Arzt?

Bei allen Zyklusveränderungen wie verstärkter Blutung, schwacher Blutung, Zwischenblutungen

Bei auffälligem Ausfluss

Bei Veränderungen der Brust

Bei sehr starken Schmerzen in der Eierstockgegend (Verdacht auf Entzündung bzw. Drehung oder Verdacht auf Eileiterschwangerschaft) den Notarzt rufen

Hitzewallungen, Kopfweh, Müdigkeit, Stimmungsschwankungen, Konzentrationsmangel, trockene Scheide, sexuelle Unlust, Hauttrockenheit, Inkontinenzneigung, Schlafstörungen → **Wechseljahrebeschwerden** (S. 160ff.)

Männliche Geschlechtsorgane

Abgeschwächter Harnstrahl, »Nachtröpfeln«, vermehrter Harndrang, nächtliches Wasserlassen; manchmal Brennen beim Wasserlassen → **Prostatavergrößerung** (S. 154f.)

Zu schwache oder keine Erektion über einen längeren Zeitraum trotz sexueller Erregung; mangelndes sexuelles Verlangen; Unmöglichkeit, einen Samenerguss zu haben → **Impotenz** (S. 144f.)

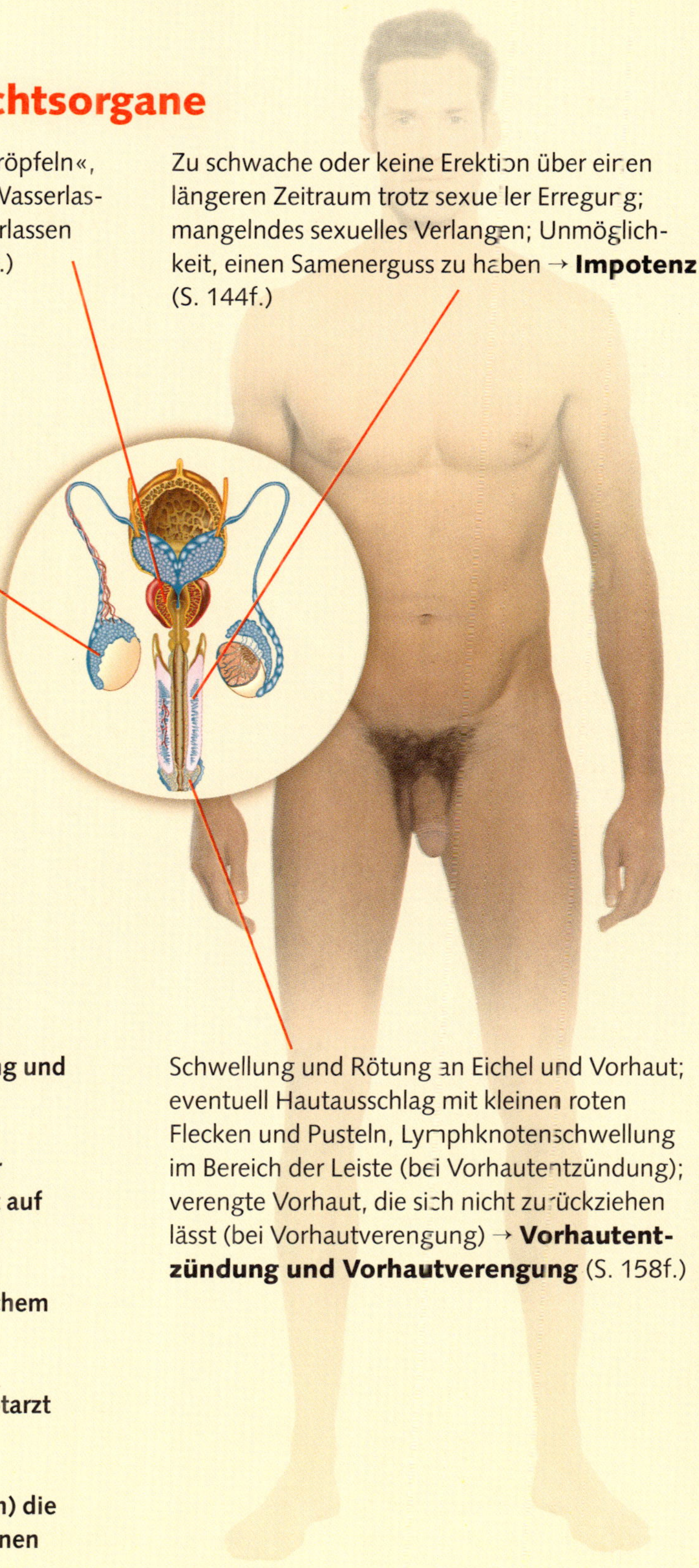

Ziehende Schmerzen im Bereich des Hodens, oft ausstrahlend in die Leistenregion; ein- oder beidseitige Hodenschwellung; häufig Rötung, Lymphknotenschwellung in der Leiste, Fieber; vor allem bei Kindern auch Bauchweh, Übelkeit, Erbrechen → **Hodenentzündung, Hodenschwellung** (S. 142f.)

Schwellung und Rötung an Eichel und Vorhaut; eventuell Hautausschlag mit kleinen roten Flecken und Pusteln, Lymphknotenschwellung im Bereich der Leiste (bei Vorhautentzündung); verengte Vorhaut, die sich nicht zurückziehen lässt (bei Vorhautverengung) → **Vorhautentzündung und Vorhautverengung** (S. 158f.)

Wann zum Arzt?

Bei schmerzloser Hodenschwellung und derber Vergrößerung

Bei starken Schmerzen und starker Schwellung des Hodens (Verdacht auf Hodendrehung) den Notarzt rufen

Bei Blasenproblemen und nächtlichem Harndrang

Bei akuter Harnverhaltung den Notarzt rufen

Wenn größere Jungen (ab 3 Jahren) die Vorhaut nicht zurückschieben können

Blasenentzündung

Typische Beschwerden: Schmerzen und Brennen beim Wasserlassen, Unterbauchschmerzen, gelegentlich Fieber, trüber Urin, bei schwerer Entzündung bisweilen auch mit Blut vermengt

➤ Siehe auch Scheidenentzündung (S. 156f.) und Wechseljahrebeschwerden (S. 160ff.)

SOFORTMASSNAHMEN – WAS SIE GLEICH TUN KÖNNEN

Viel trinken

Das Wichtigste ist, dass Sie viel trinken, z. B. Mineralwasser oder besser noch Kräutertees. Blasentees gibt es in der Apotheke oder im Reformhaus fertig zu kaufen.

Blasentees

Sie können wirkungsvolle Heilkräuter aus der Apotheke selbst mischen.

➤ **Blasentee zur Entzündungshemmung:** 20 Gramm Bärentraubenblätter, 20 Gramm Ginster, 15 Gramm Schachtelhalm, 10 Gramm Birkenblätter und 20 Gramm Orthosiphon mischen. 3 Esslöffel der Mischung mit 1 Liter kochend heißem Wasser überbrühen, 10 Minuten lang ziehen lassen und abseihen. 3-mal täglich 1 Tasse Tee warm trinken.

➤ **Blasentee für den Akutfall:** Je 25 Gramm Bärentraubenblätter, Quecke und Schafgarbe mischen. 3 Esslöffel der Mischung mit 1 Liter kochend heißem Wasser überbrühen, 10 Minuten lang ziehen lassen und abseihen. Alle 2 Stunden 1 Tasse Tee heiß trinken.

Wärme und Bettruhe

Fühlen Sie sich insgesamt matt, sollten Sie sich für 2 bis 3 Tage Bettruhe gönnen. Eine Wärmflasche (zwischen den Beinen oder auf dem Unterbauch) sorgt zusätzlich für Entspannung.

Kinder

Zur Behandlung von Kindern siehe S. 137.

Grenzen der Selbstbehandlung

➤ Ziehen Sie einen Arzt zurate, wenn Sie stärkere Schmerzen und Krämpfe in der Blasengegend haben.

➤ Schmerzen in der Nierenregion könnten auf eine aszendierende (aus Harnröhre und Blase aufsteigende) Infektion hinweisen. Eine mögliche Nierenbeckenentzündung gehört in die Hand des (Fach-)Arztes (Urologe).

➤ Ärztliche Hilfe brauchen Sie auch, wenn Ihr Urin auffällig verfärbt ist oder Blut aufweist.

➤ Wenn Sie Fieber, Kopfschmerzen oder Übelkeit und Erbrechen haben, sollten Sie ebenfalls den Arzt aufsuchen.

AUS DER APOTHEKE

Synthetische Medikamente …

Bei einer Blasenentzündung werden bei Bedarf Antibiotika eingesetzt sowie eine Durchspülungstherapie; Vorbeugung ist möglich durch antibiotische Minimalprophylaxe oder durch das Immunsystem stimulierende Bakterienlysate (z. B. Uro-Vaxom®). Bakterienlysate enthalten leicht veränderte Bakterien der Gruppen, die Harnwegsinfekte auslösen (das sind Escherichia-coli-Bakterien).

… und Phytopharmaka

Verschiedene Pflanzenextrakte wirken bei Blasenentzündung krampflösend und entzündungshemmend; Tees eignen sich zur Durchspülungstherapie der Harnwege.

➤ **Präparate mit Extrakten aus Orthosiphonblättern, Goldrutenkraut, Birkenblättern, Bärentraubenblättern, Schachtelhalmkraut u. a.:** Arctuvan N® (Tabletten), Carito mono® (Kapseln), Cysto Fink Durchspülungstee®, Heumann Blasen- und Nierentee Solubitrat N®, Nieron-Tee N®, Urodyn Cystinal long® (Tabletten, Kapseln, Lösung), Uvalysat Bürger® (Lösung)

NATURHEILKUNDE

Heilkräuteranwendungen

Heilkräuter regen die Harnausscheidung an und schwemmen Keime aus. Geeignet sind Bärentraubenblätter, (Acker-)Schachtelhalm, Goldrute, Brennnesseln, Liebstöckel und Bohnenschalen. Sie können die Kräuter auch mischen.

➤ **Schachtelhalmtee:** 2 Teelöffel Ackerschachtelhalmkraut in 1/4 Liter Wasser kalt ansetzen und einige Stunden ziehen lassen, dann abseihen und den Tee kurz erwärmen. Tee mehrere Tage lang morgens und abends schluckweise trinken.

➤ **Bärentraubentee:** 2 Teelöffel Bärentraubenblätter mit 1/4 Liter kochend heißem Wasser übergießen. 10 Minuten lang ziehen lassen, dann abseihen. Täglich 2 Tassen Tee mäßig warm trinken.

➤ **Goldrutentee:** 2 Teelöffel Goldrutenblätter und -blüten mit 1/4 Liter kochend heißem Wasser übergießen. 10 Minuten lang ziehen lassen, dann abseihen. Täglich 3 Tassen Tee mäßig warm trinken.

➤ **Brennnesseltee:** 2 Teelöffel Brennnesselblätter in 1/4 Liter Wasser 5 Minuten kochen, dann abseihen. Den Tee mäßig warm schluckweise trinken.

➤ **Liebstöckeltee:** 2 Teelöffel zerschnittene Wurzel mit 1/4 Liter kaltem Wasser ansetzen, dann aufkochen und abseihen. Täglich 2 Tassen Liebstöckeltee trinken.

➤ **Bohnenschalentee:** 1 gehäuften Esslöffel Bohnenschalen in 1/4 Liter kaltem Wasser ansetzen, aufkochen, 5 Minuten kochen lassen und dann abseihen. 2- bis 3-mal täglich 1 Tasse des Tees trinken.

Tipp: Die genannten Heilkräuter können Sie genauso gut als Badezusatz für ein Sitzbad einsetzen.

Kresse

Essen Sie Brunnen- oder Kapuzinerkresse in Maßen im Salat. Diese Kräuter wirken harntreibend und blutreinigend. Sie sind allerdings nicht für den Dauergebrauch geeignet, weil sich ihre Wirkung ins Gegenteil verkehren kann und sie möglicherweise eine Blasen- und Nierenreizung sowie Magen-Darm-Probleme auslösen. (Übrigens: Mittlerweile gibt es auch Antibiotika auf der Basis von Brunnenkresse, die z. B. erfolgreich bei Nierenbeckenentzündungen eingesetzt werden.)

Lapacho

Tee aus der Rinde des südamerikanischen Lapachobaums hilft bei Infektionen und stärkt die Abwehrkräfte.

➤ **Lapachotee:** Über mehrere Tage täglich 1 Liter Lapachotee (in Reformhäusern und Naturkostläden erhältlich) zwischen den Mahlzeiten trinken. Dabei jeder Tasse Tee 1 Esslöffel frisch gepressten Zitronensaft beifügen. Eventuell mit Honig süßen.

➤ **Sitzbad mit Lapacho:** 2 Esslöffel Lapachorinde in 1/2 Liter Wasser 15 Minuten kochen. Weitere 15 Minuten ziehen lassen, abseihen und den Sud ins warme Badewasser geben. Je höher die Wassertemperatur ist, desto größer ist die Wirkung. Täglich ein 10-minütiges Sitzbad nehmen.

Tipp: Sie können aus dem Lapachobad auch ein ansteigendes Sitzbad machen – am besten in einer Sitzbadewanne, denn Oberkörper, Arme sowie Beine und Füße sollten dabei außerhalb des Wassers bleiben; nur der Unterleib befindet sich im Wasser. Dazu beginnen Sie mit einer Wassertemperatur von 35 °C, die Sie innerhalb von 10 Minuten durch Zugießen von heißem Wasser auf 42 °C steigern. Danach legen Sie sich am besten mit einer Wärmflasche ins Bett.

Heublumen

Blasenentzündungen sprechen auf Heublumen sehr gut an. Sie können ein über Wasserdampf erhitztes Heublumensäckchen auf die Blasengegend legen oder ein Heublumenbad nehmen (Vorsicht bei Allergieneigung!).

➤ **Heublumenbad:** 400 Gramm Heublumen 15 Minuten lang in 5 Liter Wasser kochen, dann abseihen. Den Sud ins ca. 35 bis 38 °C warme Badewasser gießen und 10 Minuten baden.

BEWÄHRTE HAUSMITTEL

Wärme und warme Auflagen

Wärmebehandlungen wirken bei Blasenentzündungen wohltuend. Falls Sie eine Infrarotlampe im Haus haben, können Sie diese verwenden. Sie können aber auch die gleichmäßige Wärme von Pellkartoffeln für eine Auflage nutzen.

➤ **Infrarotbestrahlung:** Mit einer Infrarotlampe (im Sanitätsfachhandel erhältlich) die Blasengegend 2-mal täglich 10 Minuten aus einem Abstand von 50 Zentimetern bestrahlen.

➤ **Kartoffelauflage:** 500 Gramm Kartoffeln in der Schale kochen und zerdrücken. Den Brei in ein Leinentuch einschlagen und so heiß wie möglich auf die Blasengegend auflegen. Eventuell mit einem Wolltuch fixieren.

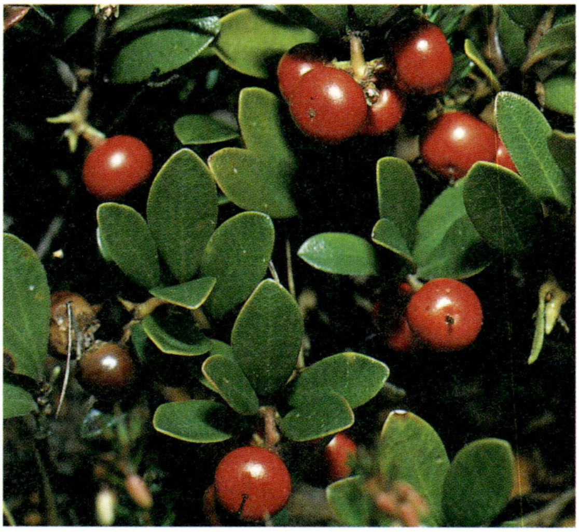

Die Bärentraube gehört zu den klassischen Heilkräutern bei Blasenentzündung.

NAHRUNG, DIE HEILT

Das stärkt die Blase

➤ Kürbiskerne stärken die Blase, wirken harntreibend, entzündungshemmend und bekämpfen Bakterien. Knabbern Sie regelmäßig diese Naturarznei, am besten täglich 3 Esslöffel davon.

➤ Säfte aus Preiselbeeren und Johannisbeeren erhöhen den Säuregehalt im Urin. In diesem Milieu haben es Krankheitserreger besonders schwer, sich zu vermehren. Auch Rote-Bete-Saft, Apfelsaft und Traubensaft sind empfehlenswert.

➤ Essen Sie leicht verdauliche, gewürz- und salzarme, aber vitamin- und mineralstoffreiche Kost.

➤ Vielleicht können Sie einige Obst- und Milchtage einlegen. Die basischen Nahrungsmittel entlasten den Körper und stärken seine Abwehrkräfte.

➤ Himbeer-Joghurt-Gelee schmeckt nicht nur gut, sondern hilft auch bei Blasenproblemen. Himbeeren enthalten Phenolsäuren, die bei Harnblasenentzündungen antibiotische Eigenschaften entwickeln. Außerdem enthalten sie viel Vitamin C.

Das schwächt die Blase

➤ Meiden Sie Fleisch, Kaffee, schwarzen Tee und Wein (vor allem Rotwein).

GESUNDHEITSKUR

Echinacea

Stärken Sie Ihr Immunsystem und damit auch gleichzeitig die Immunkraft der Blase mit einer Echinaceakur (entsprechende Präparate gibt es in der Apotheke).

DAS KÖNNEN SIE NOCH TUN

Tipps zur Vorbeugung

➤ Jeden Morgen 1 Minute lang im wadenhohen kalten Wasser der Badewanne Wasser treten härtet ab und schützt Sie vor Blasenentzündungen.

➤ Sie sollten den Unterleib immer warm halten und am besten Baumwollunterwäsche tragen. Bodys sollten auch die Nierenregion bedecken. Die bauchfreie Mode junger Mädchen ist leider nicht blasenfreundlich.

➤ Trinken Sie täglich mindestens 2 bis 3 Liter Flüssigkeit.

➤ Zu enge Strumpfhosen oder Jeans können eine Reizung der Harnröhre bewirken.

➤ Bei kalter Witterung sollten Sie entsprechend warme Schuhe anziehen.

➤ Nicht auf kalte Steine oder feuchtes Gras setzen!

➤ Vorsicht mit dem Baden in öffentlichen Badeanstalten oder Badeseen: Bei empfindlichen Personen können Blasenreizungen und -entzündungen ausgelöst werden. Die Badekleidung sollten Sie zudem sofort nach dem Baden wechseln!

➤ Den Intimbereich sollten Sie nicht zu viel waschen und keine reizenden Stoffe (parfümierte Seifen, Intimsprays oder Lotionen) verwenden.

➤ Toilettenpapier sollte man immer von vorn nach hinten benützen.

➤ Frauen, die zu Blasenentzündungen neigen, sollten zur Empfängnisverhütung weder Scheidenzäpfchen noch Gele nehmen, außerdem vor und nach dem Geschlechtsverkehr die Blase entleeren.

➤ Beckenbodengymnastik stärkt die geschwächte Muskulatur und kräftigt dadurch die Organe im Beckenraum. Das beugt vor allem Harninkontinenz vor. Eine einfach auszuführende Übung: Halten Sie beim Wasserlassen den Urinstrahl an; dann lockern Sie die Muskulatur wieder.

⊕ Das hilft

Viel trinken

Harntreibende Teemischungen mit entzündungshemmenden Heilkräutern

Stressabbau

(Sitz-)Bäder und warme Auflagen

⊖ Das schadet

Flüssigkeitsmangel

Kaffee, schwarzer Tee, Rotwein

Schwimmen in kalten Gewässern, nasse Kleidung am Körper

Sitzen auf kalten Flächen

Falsche Intimhygiene

Zu enge Hosen, bauchfreie Pullover

Stress

Stark gewürzte Nahrung

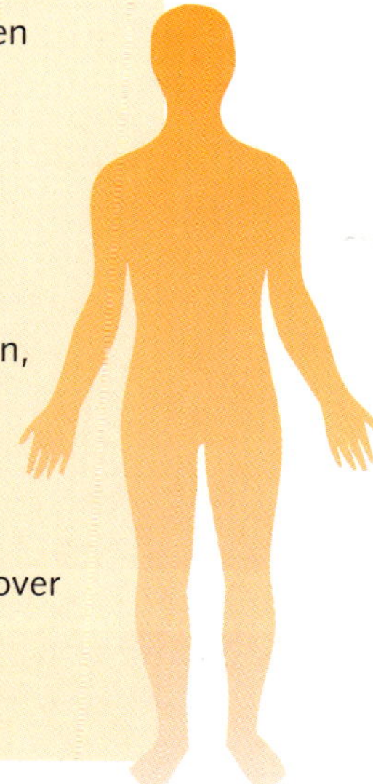

SCHNELLE HILFE FÜR KINDER

➤ Auch Kinder sollen viel trinken: entweder Mineralwasser, einen fertigen Blasentee aus der Apotheke oder eine selbst hergestellte harntreibende Teemischung (siehe oben). Zur Geschmacksabrundung dürfen die Getränke mit etwas Honig gesüßt werden.

➤ Kinder, vor allem Mädchen, sollten im Bereich des Unterleibs stets warm angezogen sein. Sie sind (aufgrund der kürzeren Harnröhre) weit häufiger von Harnwegsinfektionen betroffen als Jungen.

➤ Analhygiene: Bei Mädchen den Po nach hinten abwischen, bei Jungen nur mit klarem Wasser reinigen, nicht an der Vorhaut manipulieren und nicht versuchen, sie gewaltsam zurückzuziehen.

➤ Bei kleinen Mädchen kann eine Entzündung der Schamgegend zu Brennen beim Wasserlassen führen. Sitzbäder (mit Kamille und Eichenrinde) bringen Linderung.

➤ Eine Blasen- oder Harnröhrenentzündung beim Kind sollte immer von einem Kinder- oder Jugendarzt abgeklärt werden. Eventuell sind Ultraschall- oder Röntgenuntersuchungen notwendig, um angeborene Fehlbildungen festzustellen oder auszuschließen.

➤ Bitte bedenken Sie immer, dass kleine Kinder noch nicht in der Lage sind, ihre Beschwerden genau zu beschreiben. Symptome könnten eventuell falsch gedeutet werden.

Genitalherpes

Typische Beschwerden: Juckreiz und Spannungsgefühl an Schamlippen und Scheide oder am Penis bzw. im Gesäßbereich, Hautausschlag mit Bläschen, die später krustig werden, manchmal Lymphknotenschwellung im Bereich der Leiste sowie erhöhte Temperatur

➤ Siehe auch Lippenherpes (S. 36f.) und Scheidenentzündung (S. 156f.)

SOFORTMASSNAHMEN – WAS SIE GLEICH TUN KÖNNEN

Medikamente

So genannte Virustatika bremsen die Herpesviren in ihrer Vermehrung. Die Cremes sind rezeptfrei. In schweren Fällen verordnet der Arzt diese Mittel auch als Tabletten zur innerlichen Anwendung.

Propolis und Teebaumöl

Betupfen Sie die betroffenen Stellen, gleich wenn sich die ersten Bläschen bemerkbar machen, mit Propolistinktur (aus der Apotheke oder dem Reformhaus). Sie hemmt die Virusvermehrung, ohne die Zellen zu schädigen. Auch Teebaumöl kann – im Anfangsstadium der Erkrankung angewendet – den Viren noch den Garaus machen.

Kinder

Schwangere sollten eine mögliche Herpesinfektion vom Frauenarzt oder von einem (auf sexuell übertragbare Krankheiten spezialisierten) Hautarzt abklären lassen, da sich die Viren beim Geburtsvorgang auf das Neugeborene übertragen und eine schwere Infektion (Herpesenzephalitis = Hirnentzündung) auslösen können.

Grenzen der Selbstbehandlung

Länger bestehender oder ständig wiederkehrender (rezidivierender) Genitalherpes sollte unbedingt vom Arzt behandelt werden, vor allem wenn Schmerzen und Fieber auftreten und sich der Bläschenausschlag weiter ausbreitet.

➤ Bei Befall der Augen besteht die Gefahr, dass Trübungen der Hornhaut zurückbleiben.

➤ Schlimmstenfalls greifen die Viren das Herz an, wenn sie nicht behandelt werden, oder nehmen Einfluss auf verstärkte Ablagerungen in den Arterien, was eine Herz-Kreislauf-Erkrankung begünstigt.

AUS DER APOTHEKE

Synthetische Medikamente

Medikamente mit den Wirkstoffen Aciclovir und Famciclovir können die Herpesviren in ihrer Vermehrung hemmen und die Abheilung der Bläschen beschleunigen.

➤ **Präparate mit Aciclovir:** Zovirax®, Aciclostad®, aciclovir ct® (Tabletten; rezeptpflichtig), Zovirax®, Supraviran®, Herpofug®, Acic® (Cremes; rezeptfrei)

➤ **Präparate mit Famciclovir:** Famvir® (Tabletten; rezeptpflichtig)

Wichtiger Hinweis: Hautreaktionen möglich; Vorsicht in Schwangerschaft und Stillzeit

NATURHEILKUNDE

Melisse

Bestimmte Inhaltsstoffe der Melisse sind gegen Herpesviren wirksam (bei leichteren Infektionen).

Da eine Melissentinktur einige Zeit braucht, bis sie gebrauchsfertig ist, sollten Sie sie bei immer wiederkehrenden Infektionen schon vorrätig haben. Ansonsten können Sie sie auch in der Apotheke kaufen.

➤ **Melissentinktur:** 10 Gramm zerkleinerte Melissenblätter in 100 Milliliter 70-prozentigem Alkohol in einer Flasche mischen und die Flasche anschließend verkorken. Das Gemisch an einen hellen, warmen Platz ohne Sonneneinstrahlung stellen und täglich mehrmals schütteln. Nach 10 Tagen den Blätterrückstand abseihen. Die Bläschen vorsichtig mit der Tinktur betupfen.

DAS KÖNNEN SIE NOCH TUN

Konstitutionsbehandlung

Mit homöopathischen Mitteln wird das körpereigene Abwehrsystem gestärkt und unterstützt. Wer das Herpesvirus in sich trägt, kann durch eine so genannte Konstitutionsbehandlung die Krankheitsursache in der Tiefe bekämpfen. Diese Methode sollte allerdings nur von einem erfahrenen Homöopathen durchgeführt werden.

Umstimmungstherapie

Eine Umstimmungstherapie ist ebenfalls eine gute Möglichkeit, das Virus in Schach zu halten. Enzyme sind vor allem bei der Steigerung der Immunabwehr hochwirksame Helfer. Sie beeinflussen das Immunsystem direkt, stärken es und bauen es auf (z. B. Wobenzym®).

Immunmodulation

In vielen Fällen sind beispielsweise Stress oder seelische Belastungen, häufige Erkältungen oder die Menstruation bei Frauen verantwortlich dafür, dass die Körperabwehr geschwächt ist und die Herpesinfektion mit ihren lästigen Symptomen immer wieder aufflackert. Wird das Immunsystem allerdings dauerhaft gestärkt, haben die Viren weniger Chancen. Zur Anregung bzw. Umstimmung des Abwehrsystems eignen sich vor allem Extrakte aus dem Sonnenhut (Echinacea) sowie dem Lebensbaum (Thuja). Diese Pflanzenextrakte stehen als Tropfen, Tabletten oder auch als Spritzenkur zur Verfügung. Eine Therapie sollte schon vorbeugend erfolgen und sich über einen Zeitraum von ca. 4 bis 6 Wochen erstrecken.

Tipps bei Herpes

➤ Berühren Sie die Bläschen nicht mit den Fingern, und reiben oder kratzen Sie nicht daran. Die Bläschen sind mit Viren gefüllt.

➤ Achten Sie auf äußerste Hygiene, da Herpes hoch ansteckend ist.

➤ Informieren Sie Ihren Partner (Ihre Partnerin). Bei einer Infektion müssen auch immer beide Partner behandelt werden.

➤ Beim Geschlechtsverkehr sollten Sie Kondome benutzen, damit das Virus nicht im Pingpongeffekt (von einem Partner auf den andern und zurück) übertragen wird.

➤ Stärken Sie Ihre Immunabwehr durch viel sportliche Betätigung an frischer Luft, Saunabesuche, Kneippkuren und eine ruhige, ausgeglichene Lebensweise.

⊕ Das hilft

Sitzbäder und Auflagen mit Kamille oder Eichenrinde

Virushemmende Substanzen und Zinksulfat

Entspannung und ausgeglichene Lebensweise

Frischkost

⊖ Das schadet

Bestimmte Auslöserfaktoren wie Stress, zu wenig Schlaf, Alkohol und Nikotin

Unausgewogene Ernährung

Sex ohne Kondom bei Verdacht auf eine Infektion

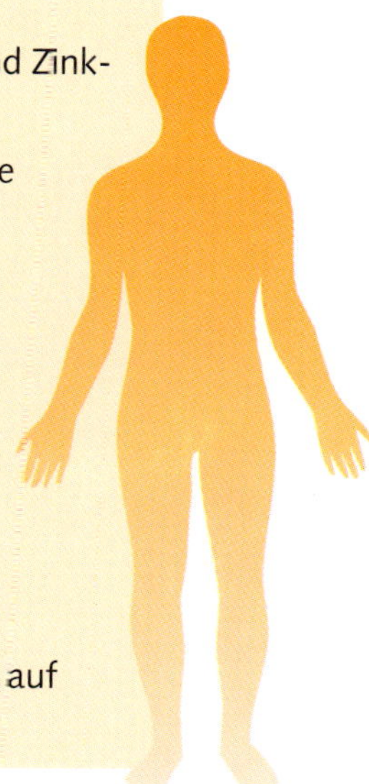

Sexuell übertragbare Krankheiten und deren Behandlung

Dank der Antibiotika, der Wunderwaffen gegen Bakterieninfektionen, sind die »klassischen« Geschlechtskrankheiten Syphilis und Tripper sehr viel weniger verbreitet als noch vor wenigen Jahrzehnten. Aber sie haben anderen Erregern Platz gemacht, die auf nicht minder heimtückische und gefährliche Weise Lust in Leid verwandeln können.

Neue Erreger auf dem Vormarsch

Die neuen Sexualerreger nennen sich Chlamydien, Trichomonaden, Papilloma-, Herpes- oder Hepatitisviren, und sie breiten sich in rasantem Tempo aus. Beim Hepatitis-B-Virus gehen Mediziner beispielsweise von jährlich 50 000 Neuinfektionen allein in Deutschland aus. An Chlamydieninfektionen, den Spitzenreitern unter den sexuell übertragbaren Krankheiten, leiden nach einem aktuellen Bericht des Berufsverbandes der Frauenärzte hierzulande ca. 1,1 Millionen Menschen. Und die Betroffenen werden immer jünger: Eine Ansteckung mit Papillomaviren, die bei Frauen unbehandelt zu Gebärmutterhalskrebs führen kann, fanden amerikanische Wissenschaftler bei knapp 20 Prozent aller sexuell aktiven Mädchen, und das schon in einem Alter von 14 bis 18 Jahren.

Schleichender Befall

Was Erreger wie Chlamydia trachomatis oder das Human-Papilloma-Virus so gefährlich macht, ist ihre Eigenart, sich schleichend und häufig nahezu symptomlos auszubreiten. Oft haben die Patienten keine typischen Beschwerden wie etwa Ausfluss, Juckreiz, Brennen oder Hautausschlag, und deshalb fehlt ihnen die Veranlassung, zum Arzt zu gehen. So vergeht viel Zeit, in der sich die Erreger vermehren und ihr Zerstörungswerk ausführen können: Entzündungen, Vernarbungen an Ei- oder Samenleitern, Zellveränderungen und sogar Krebs.

Vorsorge und Vorsicht

Eine wichtige Strategie gegen die gefährlichen Mikroorganismen sind regelmäßige Vorsorgeuntersuchungen beim Gynäkologen, Urologen oder einem entsprechend spezialisierten Hautarzt. Dort sollten sich stets beide Partner untersuchen (und therapieren) lassen, um den Pingpongeffekt zu vermeiden – das Phänomen, dass die Krankheit immer wieder vom einem auf den anderen Partner überspringt. Der beste Schutz wäre natürlich, die Erreger gar nicht erst an sich herankommen zu lassen. Dafür muss man beim Sex mit einem neuen Partner konsequent Kondome benutzen.

Die folgende Tabelle gibt Ihnen einen Überblick über die wichtigsten sexuell übertragbaren Krankheiten – mit Ausnahme von AIDS (neue Behandlungsmethoden finden Sie in Spezialpublikationen).

Sexuell übertragbare Krankheiten durch Viren

Krankheit/Erreger	Symptome	Risiken	Behandlung
Feigwarzen (Papillomaviren)	Warzenähnliche Hautwucherungen an den Genitalien; oft auch keine Symptome	Einige Papillomavirusarten sind an der Entstehung von Gebärmutterhalskrebs beteiligt	Operative Maßnahmen (z. B. Abtragung mit Laser)
Hepatitis B und C (Hepatitisviren)	Leberentzündung, Gelbsucht, oft schleichend ohne Symptome	Wenn unerkannt, Gefahr von Leberzirrhose oder Leberkrebs	Vorbeugende Impfung gegen Hepatitis B; Interferonbehandlung
Genitalherpes	Siehe S. 138f.	Siehe S. 138f.	Siehe S. 138f.

Sexuell übertragbare Krankheiten durch Bakterien

Krankheit/Erreger	Symptome	Risiken	Behandlung
Gonorrhö bzw. Tripper (Gonokokken, speziell das Bakterium Neisseria gonorrhoe)	Grün gelblicher Ausfluss, Schmerzen und Brennen beim Wasserlassen durch entzündete Harnröhre. Bei ungefähr 50 bis 80 Prozent aber keine Symptome bei Krankheitsbeginn	Bei der Frau Entzündung von Gebärmutterschleimhaut, Eileitern und Eierstöcken, wenn die Erreger weiter vordringen. Manchmal Eiteransammlungen. Gefahr der Unfruchtbarkeit Beim Mann chronische Entzündung von Hoden und Nebenhoden. Gefahr der Unfruchtbarkeit	Antibiotika, die die Bakterienvermehrung hemmen; Arzt muss nachprüfen, ob die Therapie anschlägt, denn es gibt bereits Gonokokken, die gegen bestimmte Antibiotika resistent sind 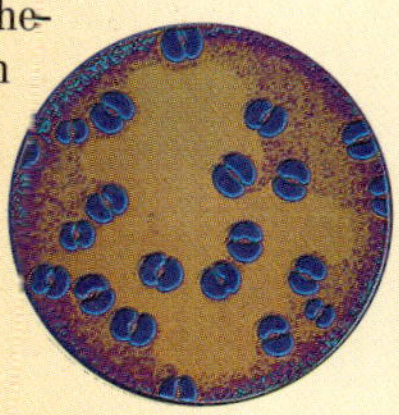
Syphilis bzw. Lues (Treponema pallidum) 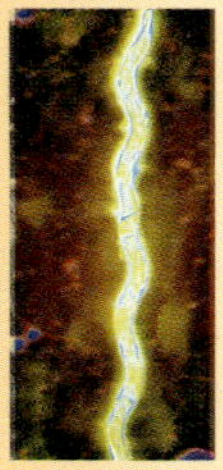	1. Stadium: ca. 3 Wochen nach Infektion schmerzloses verhärtetes Geschwür an Eintrittspforte (harter Schanker), Lymphknotenschwellung 2. Stadium: 8 Wochen bis 2 Jahre später Befall des ganzen Körpers: Hautausschlag, Müdigkeit, Lymphknotenschwellung, Fieber 3. Stadium: nach (bis zu 20) Jahren schwere Erkrankung des Herz-Kreislauf- und Nervensystems	Im 3, Stadium Herzklappenfehler, Veränderungen der Hauptschlagader, Lähmungen, Psychosen, Gedächtnisverlust, Ausfall des Berührungsempfindens. Bei Infektion im Mutterleib Früh- oder Totgeburt oder schwerste Schäden und geistige Behinderung möglich	Penizillin, Behandlungsplan nach Stadium der Erkrankung. Je früher therapiert wird, umso erfolgreicher Vorsorge beim Ungeborenen: routinemäßige Untersuchung aller Schwangeren auf Syphilis
Chlamydieninfektion (Chlamydien)	Oft keine! Manchmal eitrig-schleimiger Ausfluss, Rötung und Brennen in der Genitalregion; Schmerzen beim Wasserlassen	Verklebungen und Narben von Ei- und Samenleitern; Unfruchtbarkeit; in der Schwangerschaft Gefahr der Fehlgeburt Bei Neugeborenen eitrige Bindehautentzündung	Antibiotika: Tetrazyklinpräparate, besser: neue Makrolidantibiotika; Impfstoffe gegen Chlamydien sind in der Entwicklung Vorsorge: Screening im Rahmen der Schwangerschaftsvorsorge
Gardnerellainfektion oder Aminkolpitis (Gardnerella)	Bei der Frau fischartig riechender, häufig dünnflüssig grauer Ausfluss, selten Brennen oder Juckreiz, beim Mann leichte Entzündung der Eichel	Bei der Frau aufsteigende Infektion möglich, dadurch Entzündung von Gebärmutterhals, Eileiter und Eierstöcken	Vaginalzäpfchen, manchmal auch Tabletten

Sexuell übertragbare Krankheiten durch Parasiten

Krankheit/Erreger	Symptome	Risiken	Behandlung
Trichomonaden-infektion (Trichomonaden)	Genitalentzündung mit Ausfluss, Brennen, Juckreiz, manchmal Schmerzen beim Sex und Wasserlassen; oft aber auch keine Beschwerden	Chronische Genitalentzündung, aufsteigende Infektion	Tabletten zum Einnehmen, oft zusätzlich für die Frau Vaginalzäpfchen 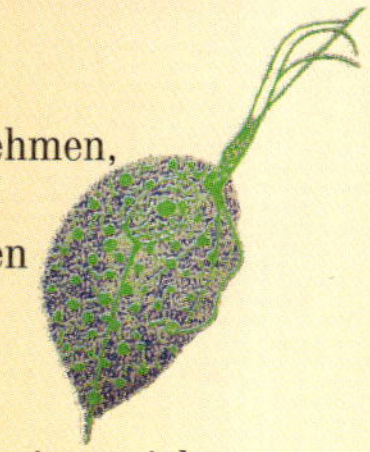
Läusebefall (Filzläuse)	Im Bereich der Schamhaare (selten an der übrigen Körperbehaarung) Juckreiz (durch die Lausbisse) und blaugraue Flecken auf der Haut	Chronische Entzündung auf Haut und Schleimhaut	Örtliche Einreibung mit speziellen Medikamenten (z. B. Tinkturen), die die Läuse und ihre Eier (Nissen) abtöten

Hodenentzündung, Hodenschwellung

Typische Beschwerden: Ziehende Schmerzen im Bereich des Hodens, oft ausstrahlend in die Leistenregion; ein- oder beidseitige Hodenschwellung; häufig Rötung, Lymphknotenschwellung in der Leiste, Fieber; vor allem bei Kindern auch Bauchweh, Übelkeit, Erbrechen

SOFORTMASSNAHMEN – WAS SIE GLEICH TUN KÖNNEN

Hochlagern

Die Hochlagerung des Hodensacks bringt sofortige Erleichterung und nimmt das schmerzhafte Ziehen. Zum Hochlagern ist ein spezielles Suspensorium oder eine Mullbinde geeignet sowie ein Hodenbänkchen oder ein kleines Kissen.

Medikamente

Zunächst sind entzündungshemmende Salbenumschläge (z. B. mit Hirudoid®) sinnvoll.

Kinder

➤ Bei Kindern und Jugendlichen kann es gelegentlich zu einer Hodentorsion (Verdrehung des Samenstrangs) kommen, die sofort notärztlich behandelt werden muss. Wenn sie nicht innerhalb von 4 bis 6 Stunden operativ korrigiert wird, drohen eine Mangeldurchblutung und ein Absterben des Hodengewebes. Die Symptome sind plötzlich einsetzende Schmerzen und eine rasche Schwellung des Hodens, oft begleitet von Bauchschmerzen, jedoch ohne Fieber.

➤ Die Kinderkrankheit Mumps (Ziegenpeter) kann eine Hodenentzündung auslösen. Sind beide Hoden entzündet, kann es in der Folge zu Unfruchtbarkeit kommen. Davor schützt eine Kombinationsimpfung (Masern-Mumps-Röteln-Impfung).

Grenzen der Selbstbehandlung

Bei ausgeprägten Symptomen muss unbedingt ein Arzt konsultiert werden, ebenso bei schmerzloser Schwellung oder derber Vergrößerung des Hodens (Tumorverdacht). Gleiches gilt bei Verdacht auf eine sexuell übertragbare Krankheit (Tripper, Trichomonaden etc.).

Sofort den Notarzt rufen

➤ Bei starken Schmerzen und starker Schwellung (Verdacht auf Hodentorsion)

AUS DER APOTHEKE

Synthetische Medikamente

Eine bakterielle Hodenentzündung muss mit Antibiotika nach Verordnung des Arztes behandelt werden. Als unterstützende Therapie können Schwefelverbindungen äußerlich angewendet werden.

➤ **Präparate mit Polyschwefelsäureester:** Hirudoid®, Etrat® (Salben, Gele; rezeptfrei)

Wichtiger Hinweis: Kontaktallergie möglich

NATURHEILKUNDE

Auflagen mit Retterspitz

Retterspitz wirkt entzündungshemmend und abschwellend.

➤ **Anwendung:** Ein Leinentuch oder Verbandmull mit Retterspitzlösung (aus der Apotheke oder dem Reformhaus) tränken und auf den Hodenbereich legen. So lange liegen lassen, bis die Flüssigkeit verdunstet ist.

Heilkräuter

Die folgende Teemischung dämmt die Entzündung im Hodenbereich ein und fördert die Ausschwemmung von entzündlichen Stoffen.

➤ **Teemischung:** 30 Gramm Kamillenblüten, 20 Gramm Birkenblätter, 20 Gramm Schafgarbenkraut und 10 Gramm Weiße Taubnessel (oder Brennnessel) mischen. 2 gehäufte Teelöffel der Mischung mit 1/4 Liter kochendem Wasser übergießen, 10 Minuten lang ziehen lassen, dann abseihen. 6 Wochen lang täglich 2-mal 1 Tasse frisch aufgebrühten Tee trinken.

Sitzbäder mit Moor und Eichenrinde

Moorschlamm hat antibakterielle, entzündungshemmende und regenerierende Eigenschaften. Eichenrinde wirkt adstringierend (zusammenziehend) und ebenfalls entzündungshemmend.

➤ **Moorsitzbad:** Die Sitzbadewanne mit (nicht zu) warmem Wasser füllen. Moorextrakt (aus der Apotheke) nach Vorschrift im Wasser auflösen. Etwa 10 bis 15 Minuten darin baden, danach ruhen.

➤ **Eichenrindensitzbad:** 500 Gramm Eichenrinde in 2 Liter Wasser kalt ansetzen und so lange kochen lassen, bis die Flüssigkeit auf 1 Liter eingekocht ist. Abseihen und den Sud abkühlen lassen. Eine Sitzbadewanne mit kaltem Wasser füllen (so kalt, wie Sie es aushalten, ohne zu frieren), den Sud hineingeben und 10 Minuten lang baden.

Wichtig: Bei einem Sitzbad sollten nur Po und Becken im Wasser sein. Füße, Beine, Brust und Arme bleiben trocken.

GESUNDHEITSKUR

Ginseng

Eine Kur mit Ginseng macht ausgeglichen und aktiv. Die körpereigenen Abwehrkräfte werden mobilisiert, und Entzündungen haben keine Chance. In Apotheke und Reformhaus gibt es zahlreiche Ginsengpräparate.

Tipp: Ginseng in Kombination mit Vitaminen ist sogar noch effektiver.

DAS KÖNNEN SIE NOCH TUN

Tipps bei Hodenproblemen

Hodenprellungen und Hodenschwellungen können recht häufig auftreten, etwa nach sportlicher Betätigung oder auch beim Geschlechtsverkehr. Wenn Sie dazu neigen, sollten Sie die folgenden Tipps beherzigen.

➤ Während und auch noch nach Abklingen der Entzündung sollten Sie Unterhosen tragen, die den Hoden stützen (also keine Boxershorts).

➤ Da das Allgemeinbefinden bei einer Hodenentzündung beeinträchtigt ist, sollte Bettruhe eingehalten werden.

➤ Bei bestimmten Sportarten ist Vorsicht geboten. Wer Kampfsportarten wie Judo oder Taekwondo betreibt, sollte den Genitalbereich besonders schützen. Gleiches gilt für Fußball. Während einer akuten Entzündung sollten Sportarten wie Radfahren oder Reiten nicht ausgeübt werden.

➤ Legen Sie im Alltag immer mal wieder Ruhepausen ein.

⊕ Das hilft

- Bettruhe und Hochlagern der Hoden
- Kühlende Auflagen
- Salbenumschläge
- Viel trinken
- Stützende Unterhosen

⊖ Das schadet

- Sportarten wie Radfahren und Reiten
- Tritte in den Unterleib bei Kampfsportarten
- Stress
- Zu wenig Ruhe
- Alkohol
- Sex in der akuten Phase

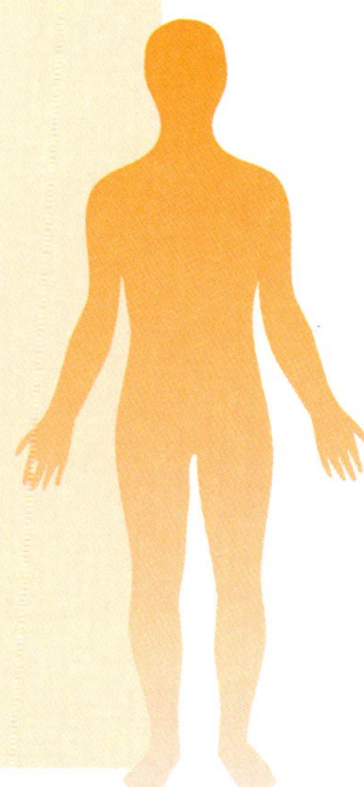

Impotenz

Typische Beschwerden: zu schwache oder keine Erektion über einen längeren Zeitraum trotz sexueller Erregung; mangelndes sexuelles Verlangen; Unmöglichkeit, einen Samenerguss zu haben

SOFORTMASSNAHMEN – WAS SIE GLEICH TUN KÖNNEN

Viagra®

Die »Potenzpille« mit dem Wirkstoff Sildenafil kann Mechanismen hemmen, die an der Erektionsstörung beteiligt sind. Vor allem Männern mit organisch bedingter Impotenz (beispielsweise wegen Durchblutungsstörungen) kann dieses Medikament helfen. Auch bei psychisch bedingter Impotenz scheint das Mittel zu wirken – weil es die Angst vor dem Versagen nimmt. Es sollte aber in jedem Fall erst nach eingehender Untersuchung und Absprache mit einem Facharzt (Urologe oder Androloge) genommen werden.

Grenzen der Selbstbehandlung

Bei jeder länger andauernden »Erektionsschwäche« sollte ein Arzt aufgesucht werden, da Erektionsstörungen ganz unterschiedliche Ursachen haben können – von organischen (so genannte erektile Dysfunktion) bis hin zu psychischen (Partnerprobleme).

➤ Ursache kann z. B. eine Zuckerkrankheit (Diabetes mellitus) sein.

➤ Manchmal besteht auch ein Mangel an männlichem Sexualhormon (Testosteron), oder es gibt Unregelmäßigkeiten bei den Schilddrüsenhormonen.

➤ Durchblutungsstörungen und hoher Blutdruck können zur Potenzminderung beitragen.

➤ Auch eine ganze Reihe von Medikamenten (Beta-Blocker, Medikamente gegen Magen-Darm-Störungen, Aufputschmittel, Krebsmedikamente u. a.) kann zur Impotenz führen.

➤ Depressionen und andere psychische Störungen wirken sich schnell auf das Liebesleben aus (hier ist eine Psychotherapie angezeigt).

AUS DER APOTHEKE

Synthetische Medikamente

Die folgenden Medikamente mit den Wirkstoffen Sildenafil und Alprostadil können die Erektionsfähigkeit wiederherstellen. Die gefäßerweiternde Substanz Alprostadil spritzt sich der Mann selbst in den Schwellkörper. Den durchblutungs- und erektionsfördernden Wirkstoff Sildenafil nimmt er als Tablette ein. Beide Medikamente sind rezeptpflichtig. Ihre Einnahme muss wegen vielfältiger Nebenwirkungen mit dem Arzt abgesprochen werden.

➤ **Präparat mit Sildenafil:** Viagra® (Tabletten)

➤ **Präparat mit Alprostadil:** Caverject® (Injektionslösung)

Wichtige Hinweise: empfohlene Anwendungshäufigkeit nicht überschreiten; bei Viagra® Kopfschmerzen und Sehstörungen möglich; Vorsicht bei Herz-Kreislauf-Erkrankungen

NATURHEILKUNDE

Kalmus

Die Kalmuswurzel ist bekannt dafür, dass sie die Durchblutung auf natürliche Weise fördert und zur Entspannung beiträgt. Schon die Araber schrieben dieser sehr alten Heilpflanze eine Steigerung der Liebeskraft zu. Bei nicht organisch bedingten Erektionsstörungen ist sie zu empfehlen (nicht über einen längeren Zeitraum anwenden).

➤ **Kalmustinktur:** 50 Gramm geschälte Kalmuswurzeln in 2,5 Liter Apfelmost kalt ansetzen und in einer verkorkten Flasche 6 Wochen lang ziehen lassen. Täglich 1/4 Liter davon über den Tag verteilt trinken.

➤ **Kalmustee:** 2 Teelöffel zerkleinerte Kalmuswurzeln in 1/4 Liter kaltem Wasser ansetzen, 6 Stunden ziehen lassen, dann aufkochen. Ca. 15 Minuten ziehen lassen und abseihen. Den Kalmustee lauwarm trinken.

Guarana

Das stark koffeinhaltige Guarana, eine Schlingpflanze aus dem brasilianischen Regenwald, gilt schon seit dem Mittelalter als wirkungsvolles Potenzmittel. Die psychoaktive Droge wirkt anregend, belebend und stimulierend. Der hohe Anteil an Ballaststoffen und die Bindung an Gerbstoffe sorgen dafür, dass das Guaranakoffein langsam und magenschonend an den Organismus abgegeben wird und bis zu 6 Stunden wirkt. Guarana gibt es in Form von Kautabletten, Kapseln oder (Tee-) Pulver in Apotheke und Reformhaus. Außerdem kann man mit Guarana versetzte Kaugummis, Kekse und Getränke kaufen. Vorsicht vor einer Überdosierung!

DAS KÖNNEN SIE NOCH TUN

Homöopathie

Vollkommen nebenwirkungsfrei kann eine homöopathische Behandlung eventuell die Manneskraft stärken. Bei Impotenz im Anfangsstadium hat sich Spargel (Asparagus officinalis) bewährt. Dosierung und Anwendungsform sollten mit dem Heilpraktiker besprochen werden.

Schwarzkümmel

Täglich 3 Gramm Schwarzkümmelöl (aus Apotheke und Reformhaus) ist gut für die Potenz.

Lustkiller meiden

Meiden Sie Zigaretten. Nikotin verschlechtert die Durchblutung und kann eine Erektionsschwäche hervorrufen. Ähnliches gilt für Alkohol: Wenig Alkohol kann durchaus stimulieren und Hemmungen abbauen, zu viel allerdings wirkt der sexuellen Kraft entgegen.

Die psychische Komponente pflegen

Zärtlichkeit beim Sex regt an. Den Intimverkehr sollte man nicht als Leistungssport betrachten, sondern als liebevolle, innige Begegnung zweier Menschen. Gemeinsame Erlebnisse, beispielsweise Spaziergänge, Urlaube, Konzerte, Kino- und Theaterbesuche, regen die Phantasie an und steigern die sexuelle Lust.

⊕ Das hilft

Viagra®

Aromatherapie (Vetiver, Ylang-Ylang, Sandelholz und Jasmin)

Vitamin E und Zink

Zärtlichkeit und Phantasie im sexuellen Bereich

Zeit und Muße

Ausgeglichene Lebensweise

Tantrische Übungen

Anregende Massagen und (Aromaöl-)Bäder

Mäßiger Ausdauersport

⊖ Das schadet

Stress und Leistungsdruck

Nikotin und Alkohol sowie Drogen (z. B. Kokain)

Übergewicht

Bewegungsmangel

Schlafmangel

Sexualklischees

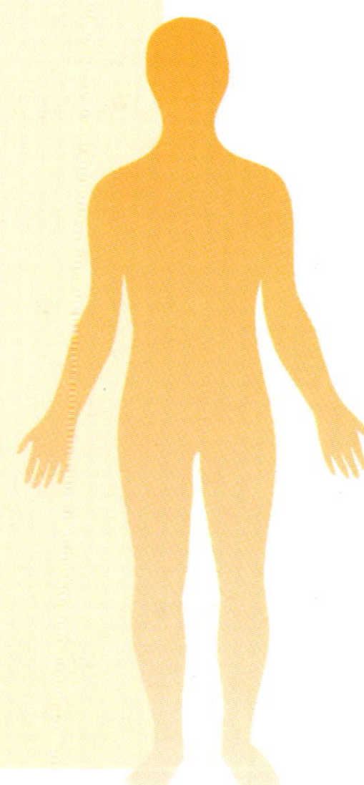

Menstruationsprobleme und prämenstruelles Syndrom (PMS)

Menstruationsproblome – typische Beschwerden: krampfartige Unterleibsbeschwerden, bisweilen auch Rückenschmerzen, verstärkte oder abgeschwächte Blutung, eventuell Übelkeit und Erbrechen
PMS – typische Beschwerden: in den Tagen vor der Regel Spannungsgefühl in den Brüsten, Müdigkeit, Konzentrationsmangel, Stimmungsschwankungen, Gewichtszunahme durch Wassereinlagerungen, Verstopfung und Blähungen, Kopfschmerzen, Kreislaufprobleme, Schlafstörungen
➤ Siehe auch Wechseljahrebeschwerden (S. 160ff.)

SOFORTMASSNAHMEN – WAS SIE GLEICH TUN KÖNNEN

Antidysmenorrhötee

Schafgarbe wirkt krampfstillend, Kamille beruhigt, Hopfenblüten regen den Zyklus an, und Kümmel lindert Beschwerden im Unterleib. Ein Tee aus diesen Heilkräutern kann vor und während der Menstruation hilfreich sein.
➤ **Teemischung:** Je 20 Gramm Schafgarbenkraut, Kamillenblüten, Hopfenblüten und zerstoßene Kümmelsamen mischen. 2 Teelöffel der Mischung mit 1/4 Liter kochendem Wasser übergießen, 10 bis 15 Minuten lang ziehen lassen und abseihen. Etwa 1 Woche vor Beginn der Periode 3-mal täglich 1 Tasse Tee trinken. Erst nach Ende der Blutung damit aufhören.

Krampflösende Medikamente

Bei schmerzhaftem Ziehen im Bauch oder Krämpfen während der Regel bringen Schmerzmittel mit Ibuprofen sowie der krampflösenden Substanz Butylscopolamin rasche Linderung. Bei stärkeren Beschwerden werden Hormonpräparate verschrieben.

Grenzen der Selbstbehandlung

Sie sollten Ihren Frauenarzt aufsuchen, wenn sich die Unterleibsschmerzen und Symptome wie Unwohlsein, Übelkeit oder depressive Verstimmungen mit den hier genannten Maßnahmen nicht bessern.
➤ Zyklusstörungen wie eine zu schwache (Hypomenorrhö), zu starke (Hypermenorrhö) oder zu lange Blutung (Menorrhagie) müssen zunächst unbedingt vom Arzt abgeklärt werden. Es könnte eine Endometriose (»Versprengung« der Gebärmutterschleimhaut) vorliegen; auch Myome (gutartige Geschwülste), Polypen oder aber ein Tumor lösen mitunter Zyklusveränderungen aus.

AUS DER APOTHEKE

Synthetische Medikamente …

Medikamente mit den Wirkstoffen Butylscopolamin und Ibuprofen wirken krampflösend, Arzneimittel mit den Hormonen Dydrogesteron und Lynestrenol helfen, Regelbeschwerden und PMS-Symptome zu lindern.
➤ **Präparate mit Butylscopolamin:** Buscopan®, Butylscopolamin-ratiopharm® (Zäpfchen, Dragees; rezeptfrei)
Wichtiger Hinweis: eingeschränktes Reaktionsvermögen; Vorsicht in der Schwangerschaft

➤ **Präparate mit Ibuprofen:** Aktren®, Dismenol N®, Ibumerck®, Urem® (Dragees, Brausegranulat, Tabletten, Zäpfchen; rezeptfrei)
Wichtiger Hinweis: Magen-Darm-Störungen möglich; Vorsicht bei Blutbildungsstörungen
➤ **Präparat mit Dydrogesteron:** Duphaston® (Tabletten; rezeptpflichtig)
Wichtiger Hinweis: Übelkeit und Kopfschmerzen möglich; keine Anwendung in der Schwangerschaft
➤ **Präparat mit Lynestrenol:** Orgametril® (Tabletten; rezeptpflichtig)
Wichtiger Hinweis: Kopfschmerzen, Magenbeschwerden und Wasseransammlungen möglich; keine Anwendung in der Schwangerschaft

... und Phytopharmaka

Präparate mit Mönchspfefferextrakt lindern PMS-Beschwerden und Störungen der Regelblutung; bei leichten Regelschmerzen hat sich Gänsefingerkraut bewährt, bei PMS insbesondere Präparate aus der Wurzel der Traubensilberkerze. Sie wirken allerdings erst nach längerer Einnahmezeit.
➤ **Präparate mit Mönchspfeffer:** Agnolyt®, Agnufemil®, Femicur®, Strotan®, Agnucaston® (Kapseln, Lösung, Filmtabletten)
➤ **Präparate mit Traubensilberkerze:** Cimisan® (Kapseln, Tropfen), Remifemin® (Tabletten, Lösung)
➤ **Präparate mit Gänsefingerkraut:** Cefadin® (Filmtabletten), Natudolor® (Dragees)

NATURHEILKUNDE

Nachtkerzen- und Borretschöl bei PMS

Ursache von PMS kann u. a. ein Mangel an Gamma-Linolensäure sein, die in Nachtkerzensamen- und Borretschsamenöl reichlich enthalten ist. Gamma-Linolensäure fördert die Bildung von Prostaglandin E1, das eine entscheidende Rolle bei der Regulation des weiblichen Zyklus spielt. Auch hier ist eine langfristige Einnahme sinnvoll.
➤ **Anwendung:** Täglich 2 bis 3 Kapseln des Öls, das es im Reformhaus oder in der Apotheke zu kaufen gibt, einnehmen.

Frauenmantel bei starker Blutung

Frauenmantel wirkt u. a. zusammenziehend und hilft bei Unterleibsschmerzen und starker Blutung (nicht bei krankhaft bedingter starker Blutung).
➤ **Frauenmanteltee:** 1 bis 2 Teelöffel Frauenmantelkraut mit 1/4 Liter kochend heißem Wasser übergießen, 10 Minuten lang ziehen lassen. 1 bis 2 Tassen des Tees pro Tag trinken.

Heiße und kalte Wickel

Heiße Unterleibswickel helfen gegen Krämpfe und Verspannungen. Heublumen (Vorsicht bei Allergieneigung!) sind beispielsweise sehr gut geeignet, um die Schmerzen zu lindern. Bei zu starker Periodenblutung sind kalte Wickel ratsam. Die Durchblutung der Gebärmutter wird verringert und die Periode somit schwächer (falls keine krankhafte Veränderung der Gebärmutter vorliegt).
➤ **Heißer Heublumenwickel:** 200 Gramm Heublumen mit etwa 2 Liter kochendem Wasser übergießen und zugedeckt 15 Minuten ziehen lassen, dann abseihen. Ein Leinentuch in die Flüssigkeit eintauchen und auswringen. Mit der Pulsseite des Handgelenks prüfen, ob die Temperatur erträglich ist. Auf den Unterleib auflegen. Den Bauch mit einem Wolltuch umwickeln und 45 Minuten warm zugedeckt liegen bleiben. Mit einer heißen Wärmflasche darüber hält der Wickel die Wärme noch länger.
➤ **Kalter Unterleibswickel:** Möglichst am Morgen ein Leinentuch in kaltes Wasser tauchen, gut auswringen und so zusammenfalten dass es den Unterleib bedeckt. Mit einem trockenen, etwas größeren Leinen- oder Wolltuch fixieren und ca. 30 Minuten liegen lassen.

BEWÄHRTE HAUSMITTEL

Melissen-Kümmel-Tee

Melisse ist bekannt für ihre krampflösende und durchblutungsfördernde Wirkung. Im Volksmund wird sie dank ihrer Heilkraft bei Frauenleiden auch Frauenkraut genannt. Ein bewährtes Hausrezept ist Kümmeltee mit Melissengeist.

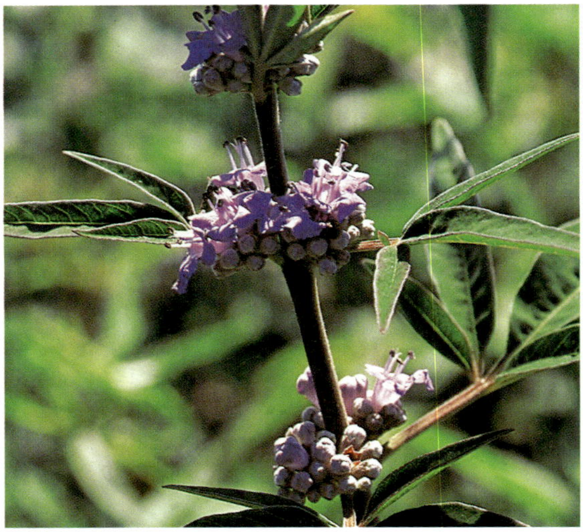

Mönchspfeffer wirkt ausgleichend auf den weiblichen Hormonhaushalt.

➤ **Melissen-Kümmel-Tee:** 1 gehäuften Teelöffel Kümmel mit dem Mörser zerstoßen und mit 1/4 Liter kochendem Wasser übergießen. 10 Minuten ziehen lassen, abseihen und bis zu 20 Tropfen Melissengeist zugeben. Den Tee 3-mal täglich trinken, solange die Beschwerden anhalten.

BEIM HEILPRAKTIKER

Akupunktur

Nach Vorstellung der traditionellen chinesischen Medizin soll Akupunktur die in den Meridianen gestauten Energien wieder in Fluss bringen. Vor allem bei (chronischen) Schmerzen, also auch bei Menstruationsbeschwerden, wird die Nadelbehandlung erfolgreich eingesetzt. Gehen Sie auf jeden Fall zu einem erfahrenen Akupunkteur. Schon nach 3 bis 5 Behandlungen sollten erste Erfolge spürbar sein.

Fußreflexzonenmassage

Die inzwischen sehr beliebte Fußreflexzonenmassage kann ebenfalls helfen, funktionelle Störungen der Frau zu beseitigen. So regt die sanfte Massage an bestimmten Stellen der Füße den Blutkreislauf der Organe an und beseitigt Schlacken. Bei akuten Infektionen und Fieber soll diese Technik jedoch nicht angewendet werden.

NAHRUNG, DIE HEILT

Vitalstoffe

Vor allem bei PMS, aber auch bei Regelbeschwerden hilft die richtige Ernährung. Wichtig sind die Vitamine B6 und B12, des Weiteren Magnesium, Zink, Kalzium und Gamma-Linolensäure.

➤ Pflanzliche Samen, Algen und Schwarze Johannisbeeren enthalten Gamma-Linolensäure. Die ungesättigte Fettsäure ist auch in Nachtkerzen- und Borretschöl enthalten (siehe S. 147).

➤ Vitamin B6 und Vitamin B12 vermögen die Beschwerden von PMS zu lindern. Entsprechende Präparate gibt es in der Apotheke. Die Vitamine sind natürlich u. a. in Vollkornprodukten, Schaltieren, Fisch und Sojabohnen enthalten.

➤ Als Nahrungsergänzung können Sie ein Magnesiumpräparat einnehmen. Dieser Mineralstoff hat einen entspannenden Effekt auf das Nervensystem und die Muskulatur. So verringert er Verkrampfungen der Gebärmuttermuskulatur.

➤ Den Hautproblemen bei PMS und während der Regel kann man mit Zink begegnen. Zink ist u. a. enthalten in Austern, Weizenkeimen und Haferflocken, Linsen, Erbsen und Mohnsamen.

➤ Milchprodukte (möglichst fettarm) sorgen für den nötigen Kalziumumsatz im Körper.

Wichtig: Nehmen Sie so wenig raffinierten Zucker wie möglich zu sich, weil bei dessen Verdauung Vitamine verbraucht werden und die Ausscheidung von Magnesium vermehrt wird.

Entschlackende Kost

➤ Essen Sie an den »Tagen vor den Tagen« möglichst wenig Salz, weil Salz Flüssigkeit im Körper bindet.

➤ Legen Sie eventuell vor Beginn der Menstruation einen Reistag ein. So entschlacken und entwässern Sie Ihren Körper.

➤ Essen Sie vitamin-, mineralstoff- und ballaststoffreiche Kost mit viel frischem Obst, Salat, Gemüse und Vollkornprodukten. Ballaststoffe fördern die Verdauung und tragen so zusätzlich zu einer Lockerung im ganzen Bauchbereich bei.

GESUNDHEITSKUR

Zu Hause kuren mit Moor

Moor speichert viel Wärme und gibt sie relativ langsam wieder ab. Während des Moorbads wird eine Überwärmung (Hyperthermie) des Körperkerns auf 39 °C erreicht. Das ist wie ein künstliches Fieber. Der Körper zeigt darauf eine Gegenreaktion, von der u. a. der Hypothalamus und die Hypophyse (die Steuerungszentren des Hormonsystems im Gehirn) positiv beeinflusst werden. Dies regt die Eierstöcke an, mehr Östrogene zu produzieren.

➤ **Anwendung:** Mit einem Moorbad aus der Apotheke oder dem Reformhaus ein Vollbad nach Anleitung zubereiten. Bis zu 20 Minuten im 40 °C heißen Badewasser liegen bleiben. Danach mindestens 1 Stunde ruhen. Vorsicht: Moorbäder sind bei Fieber, Herzschwäche und Bluthochdruck verboten!

DAS KÖNNEN SIE NOCH TUN

Bewegung für Frauen

Vielen Frauen hilft Bewegung. Ausgezeichnete Methoden, die Durchblutung im Beckenraum zu fördern und gleichzeitig die Muskeln zu lockern, sind Beckenbodengymnastik, Bauchtanz und Luna-Yoga. Sie können einen Kurs machen oder aber die Übungen bzw. Bewegungsabfolgen aus entsprechenden Ratgebern lernen.

➤ **Beckenbodengymnastik:** Mit ganz speziellen Übungen werden erschlaffte Muskeln im Beckenbereich gestärkt. So gelingt es, die Beckenorgane besser unter Kontrolle zu halten. Übungen zur Entspannung der Beckenbodenmuskulatur wirken außerdem schmerzhaften Verkrampfungen bei der Regelblutung entgegen.

➤ **Bauchtanz:** Mit seiner weiblichen Seite richtig in Kontakt zu kommen und die eigene erotische Ausstrahlung zu spüren ist Sinn des Bauchtanzes. Wer die Kombination von Bewegung und Musik liebt, kann sich beim Bauchtanz Ausdruck verschaffen und gleichzeitig die Beckenorgane lockern.

➤ **Luna-Yoga:** Durch sanftes Schwingen, Beckenkreisen und rhythmische Tanzbewegungen unter Miteinbeziehen des Atems lernen Frauen, ihren Körper zu spüren und innere Regulationsabläufe wie die Durchblutung der Unterleibsorgane zu beeinflussen. Verkrampfungen können sich lösen. Viele Frauen nehmen durch Luna-Yoga überhaupt erstmals ihren Unterleib richtig wahr.

Johanniskraut

Wenn Sie sich vor der Periode depressiv fühlen, können Sie als natürlichen Stimmungsaufheller Johanniskrautextrakt (aus der Apotheke oder dem Reformhaus) einnehmen. Vorsicht: Johanniskraut erhöht die Lichtempfindlichkeit.

⊕ Das hilft

Krampflösende Medikamente
(Bauch-)Massagen
Atemtherapie (Bauchatmung)
Vitamin- und mineralstoffreiche Nahrung
Ruhe und Konzentration auf sich selbst
Warme oder kalte Wicke

⊖ Das schadet

Disharmonische Partnerschaft
Stress
Zu viel Alkohol
Unausgewogene Ernährung
Extrem- und Leistungssport
Bewegungsmangel
Salz- und zuckerreiches Essen
Schlafmangel

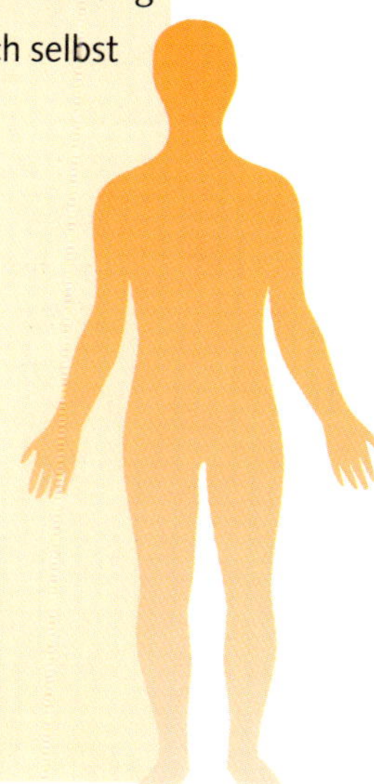

Nierensteine, Harnsteine

Typische Beschwerden: oft keinerlei Beschwerden, bisweilen auch in die Flanken- oder Leistengegend ausstrahlende Schmerzen, im Akutfall krampfartige Schmerzen im Unterbauch (Kolik), Übelkeit, Erbrechen, Schüttelfrost, manchmal Blut im Urin

➤ Siehe auch Blasenentzündung (S. 134ff.)

SOFORTMASSNAHMEN – WAS SIE GLEICH TUN KÖNNEN

Reichlich Flüssigkeit

Trinken ist gerade bei Steinen der Nieren und der ableitenden Harnwege sehr wichtig, am besten 3 bis 4 Liter täglich, einen Teil auch nachts. Geeignet sind (möglichst mineralstoffarmes) Mineralwasser und ungesüßte Heilkräutertees. Kleine Steine können so – teilweise in Verbindung mit einer Alkalisierung des Harns (durch Ernährung oder durch Medikamente) – aufgelöst werden. Tees aus Birkenblättern sorgen für vermehrte Harnbildung. Ihr Einsatz zur Durchspülungstherapie ist bei Laien wie bei Fachärzten sehr beliebt. Tee aus Orthosiphonblättern wirkt ausschwemmend und krampflösend.

➤ **Birkenblättertee:** 2 Teelöffel Birkenblätter mit 1/4 Liter heißem Wasser überbrühen, 10 Minuten lang ziehen lassen, dann abseihen. 3 Tassen des Tees täglich mäßig warm trinken. Nur für die Zeit der Entwässerung anwenden!

➤ **Orthosiphontee:** 1 Esslöffel Orthosiphonblätter in 1/4 Liter Wasser kalt ansetzen und unter gelegentlichem Umrühren 12 Stunden stehen lassen. Abseihen und auf Trinktemperatur erhitzen. Maximal 3 Tassen Tee am Abend trinken.

Eine Überdosierung ist bei allen Blasen- und Nierentees zu vermeiden!

Viel Bewegung

Laufen, Hüpfen, Gymnastik im Stehen und Treppensteigen können helfen. Der Stein soll so von der Niere oder vom Harnleiter, wo er Schmerzen verursacht, in die Blase befördert werden.

Kinder

Kinder leiden in den seltensten Fällen an Steinen. Bei einer angeborenen Stoffwechselstörung oder einer chronischen Niereninfektion können allerdings auch sie von Steinen geplagt werden. Dann muss der Kinderarzt den kleinen Patienten an einen Spezialisten überweisen.

Grenzen der Selbstbehandlung

Bei ständig wiederkehrenden Steinleiden muss unbedingt ein Nephrologe (Nierenfacharzt) oder ein Urologe (Facharzt für Krankheiten der Harnorgane) aufgesucht werden. Symptome wie kolikartige Schmerzen in der Nieren- und Blasengegend, Fieber, Blut im Urin, Übelkeit und Erbrechen, Schwellungen an den Augenlidern, Wassereinlagerungen in den Unterschenkeln und Knöcheln, Müdigkeit und Leistungsabfall müssen auf jeden Fall vom Arzt abgeklärt werden. Behandlungsbedürftig ist auch eine chronische Niereninfektion. Eine Gefahr für die Nieren stellt außerdem die Wucherung eines oder mehrerer Knötchen der Nebenschilddrüsen dar. Sie kann den Kalziumstoffwechsel durcheinander bringen und für Nierensteine verantwortlich sein, die die Abflusswege behindern.

Sofort den Notarzt rufen

➤ Bei akuten, anfallartig starken Schmerzen, die nicht in den Griff zu bekommen sind

➤ Wenn ein Kollaps droht oder das Wasserlassen nicht mehr möglich ist

AUS DER APOTHEKE

Synthetische Medikamente …

Medikamente mit den Wirkstoffen Butlyscopolamin und Metamizol wirken schmerzstillend und krampflösend. Präparate mit Kalium-Natrium-Hydrogenzitrat alkalisieren den Harn. Daneben gibt es noch verschreibungspflichtige Medikamente für spezielle Steinarten (etwa Harnsäuresteine oder kalziumhaltige Steine), die sowohl der Vorbeugung dienen als auch harntreibende Wirkung besitzen.

➤ **Präparate mit Butylscopolamin:** Buscopan®, Butylscopolamin-ratiopharm® (Zäpfchen, Dragees; rezeptfrei)

Wichtiger Hinweis: eingeschränktes Reaktionsvermögen; Vorsicht in der Schwangerschaft

➤ **Präparate mit Metamizol:** Novalgin®, Novalminsulfon Lichtenstein® (Filmtabletten, Sirup, Tropfen, Zäpfchen; rezeptpflichtig)

Wichtiger Hinweis: nur auf Anweisung des Arztes einnehmen; Rotfärbung des Harns möglich; Blutbildstörungen möglich

➤ **Präparat mit Kalium-Natrium-Hydrogenzitrat:** Uralyt-U® (Granulat; rezeptfrei)

Wichtiger Hinweis: Magen-Darm-Beschwerden möglich; regelmäßige Kontrolle des Harn-pH-Werts notwendig

… und Phytopharmaka

Mit einer Durchspülungstherapie können kleine Steine bisweilen aus den Harnwegen herausbefördert werden. Dies gilt auch für Grieß. Dafür eignen sich vor allem Teezubereitungen aus Goldrute, Schachtelhalm, Orthosiphon, Bärentraube, Brennnessel und Birke. Die Tees sollten nicht zu lange und nicht bei eingeschränkter Nierentätigkeit getrunken werden.

➤ **Tees zur Durchspülung:** Bad Heilbrunner Harntee®, Cysto Fink Durchspülungs-Tee®, Harntee Steiner®, Heumann Blasen- und Nierentee Solubitrat N®, Hevert Blasen- und Nierentee®, Kneipp Blasen- und Nierentee®, Nieron-Tee N®, Salus Nieren-Blasen-Tee®, Sidroga Nieren- und Blasentee® (Tees)

NATURHEILKUNDE

Nützliche Tees

Trinken, trinken, trinken – so heißt die Devise bei Steinleiden. Die folgenden Tees durchspülen, wirken entzündungshemmend, lindernd bei Koliken und/oder vorbeugend.

➤ **Goldrutentee:** Das Korbblütlergewächs Goldrute ist empfehlenswert zum Durchspülen bei Entzündungen, bei Harnsteinen und Nierengrieß, auch vorbeugend. Menschen mit einer Allergie gegen Korbblütler sollten hierauf allerdings verzichten.

Zubereitung: 1 gehäuften Teelöffel Goldrutenkraut in 1/4 Liter Wasser aufkochen, 2 Minuten lang ziehen lassen. Täglich 3 Tassen Tee trinken.

➤ **Grüner Tee:** Grüner Tee ist in China seit langem ein bewährtes Hausmittel gegen Harnstein- und Nierensteinleiden. Das koffeinhaltige Getränk verbessert die Harnausscheidung und fördert den Abbau von Harnsäure. Außerdem unterstützt es die Fettverdauung und schützt durch seine alkalische Wirkung vor Übersäuerung.

Zubereitung: 1/4 Liter Wasser aufkochen und auf ca. 70 °C abkühlen lassen. 1 Teelöffel der Teeblät-

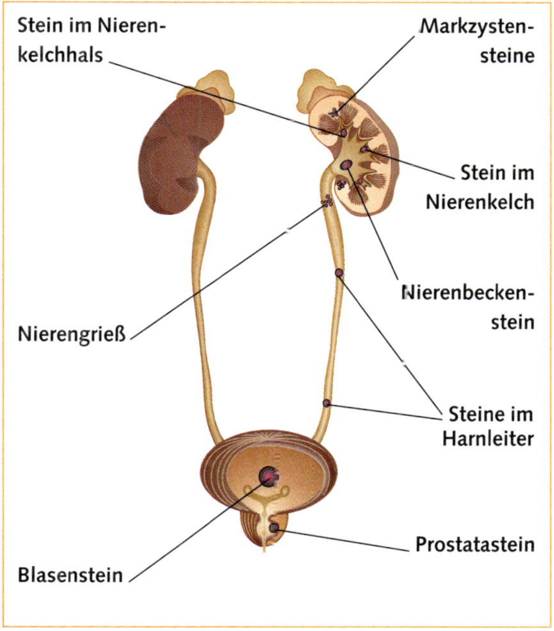

ter mit dem Wasser übergießen und den Tee 1 bis 3 Minuten lang ziehen lassen.

➤ **Kamillentee:** Kamillentee beruhigt und unterstützt während einer Kolik den Körper, den Harnstein abzutransportieren.
Zubereitung: 2 Teelöffel Kamillenblüten mit 1/4 Liter kochend heißem Wasser überbrühen, 10 Minuten lang ziehen lassen.

➤ **Lindenblütentee:** Warmer Lindenblütentee, während einer Kolik in kurzen Abständen immer wieder getrunken, kann helfen. Auf diese Weise wird auf den Stein Druck erzeugt, und er kann eventuell abgehen.
Zubereitung: 1 bis 2 Teelöffel Lindenblüten mit 1/4 Liter kochend heißem Wasser überbrühen, 5 Minuten lang ziehen lassen.

➤ **Hauhecheltee:** Hauhecheltee ist schon seit dem Altertum als harntreibendes, steinlösendes Naturheilmittel bekannt.
Zubereitung: 4 Teelöffel der zerkleinerten Wurzel in 0,4 Liter kaltem Wasser ansetzen und 8 Stunden lang ausziehen lassen. Danach kurz aufkochen und abseihen. 2 Tassen Tee täglich trinken – allerdings nur wenige Tage nacheinander, da die Wirkung bald nachlässt. Nach einer Pause von etwa 1 Woche die Teekur wiederholen.

Schwarzkümmelöl

Die Therapie bei Nierensteinen lässt sich wirkungsvoll unterstützen durch eine ausreichende Einnahme ungesättigter Fettsäuren, die z. B. im Schwarzkümmelöl enthalten sind. Nehmen Sie deshalb 2-mal täglich 1 Teelöffel dieses Öls ein.

BEWÄHRTE HAUSMITTEL

Senfbreiauflage

Eine Senfbreiauflage hilft gegen die Symptome einer akuten Kolik.

➤ **Anwendung:** 250 bis 300 Gramm gemahlenes Senfpulver in etwas warmem Wasser auflösen und zu einem möglichst klumpenfreien Brei verrühren. Die streichfähige Masse auf ein Baumwoll- oder Leinentuch auftragen. Den Stoff mit der senffreien Seite auf die Nierengegend legen. Mit einem weiteren Tuch fixieren. Wenn die Schmerzen nachgelassen haben, die Auflage wieder abnehmen.

Wärmeanwendungen

➤ Die Auflage von 1 oder 2 heißen Wärmflaschen sorgt für Besserung der Beschwerden.

➤ Ebenso kann eine Bestrahlung mit einer Infrarotlampe aus 50 Zentimeter Entfernung helfen. Durch das wärmende Licht wird die Ausscheidung von Harn- und Abfallstoffen erhöht.

➤ Eine Auflage mit Heublumen wirkt schmerzlindernd, entspannend und durchblutungssteigernd (Vorsicht bei einer Allergie gegen Korbblütler).
Anwendung: Ein Leinensäckchen mit Heublumen (aus der Apotheke oder dem Reformhaus) füllen und zunähen. Über Wasserdampf erwärmen (nicht nass werden lassen). Auf die Nierengegend auflegen, mit einem Wolltuch umwickeln und etwa 1 Stunde liegen lassen.

NAHRUNG, DIE HEILT

Steinbildende Nahrung meiden

Fleisch, vor allem Innereien, enthält Purine, die die Bildung von Steinen fördern können. Essen Sie bei einer Neigung zu Steinen weniger Fleisch.
Bei Kalziumoxalatsteinen sollte man Nahrungsmittel mit hohem Kalziumgehalt einschränken oder meiden. Dazu gehören Milch und Milchprodukte, Haselnüsse, Mandeln und Sesam. Oxalsäuren, die z. B. in Rhabarber, Tomaten, Schokolade und Spinat zu finden sind, sollte man ebenfalls nicht essen. Auch eine salzarme Ernährung ist ratsam.

Entgiftende Nahrungsmittel

Äpfel, Grapefruits, Kirschen, Melonen, Pfirsiche, Artischocken, Auberginen, Bohnen, Fenchel, Kohl, Kürbisse, Portulak, Sellerie, Spargel, Zwiebeln und Löwenzahnsalat haben eine teilweise entwässernde Wirkung, teilweise eine direkt entgiftende Wirkung auf die Nieren.

Magnesium

Eine erhöhte Magnesiumzufuhr kann die Neubildung von Harnsteinen verhindern. Den Mineralstoff kann man entweder als Nahrungsergänzungsmittel (in der Apotheke oder im Reformhaus erhältlich) einnehmen oder sich über die Nahrung zuführen. Gleichzeitig sollte man Gemüse in Form von Rohkost verzehren und fettarm essen, denn Fett verringert die Aufnahme von Magnesium.

GESUNDHEITSKUR

Teekur

Zur Vorbeugung kann man eine wassertreibende (diuretische) Frühjahrs- und Herbstkur mit der folgenden Teemischung aus Bohnenschalen und anderen Kräutern machen.

➤ **Wassertreibender Tee:** 20 Gramm Bohnenschalen, je 5 Gramm Schachtelhalmkraut, Schafgarbenkraut und Pfefferminzblätter sowie 10 Gramm Birkenblätter mischen. 2 Teelöffel der Mischung mit 1/4 Liter kochendem Wasser übergießen, 10 Minuten lang ziehen lassen, danach abseihen. Kurmäßig mindestens 1 Woche lang 3-mal täglich 1 Tasse Tee trinken.

Traubenkur

Eine Traubenkur übers Wochenende stärkt die Nierentätigkeit, sie bringt überdies den Kreislauf in Schwung und hebt die Stimmung.

➤ **Anwendung:** Am Samstag und am Sonntag jeweils 1 bis 2 Kilogramm saftige Trauben samt Schale und Kernen über den Tag verteilt essen, sonst nichts. Viel dazu trinken.

DAS KÖNNEN SIE NOCH TUN

Stoßwellenlithotripsie

Große Steine, die trotz aller Durchspülungstherapien und Trinkkuren nicht abgehen, kann man relativ schmerzlos entfernen lassen. Die so genannte Stoßwellenlithotripsie zertrümmert die Steine mit Hilfe von Ultraschall, so dass sie – ohne operativen Eingriff – abgehen können. Nur bei sehr großen Steinen oder um Nierenschäden vorzubeugen, ist nach wie vor ein operativer Eingriff unumgänglich.

Homöopathie

Einige homöopathische Mittel zeigen bei Steinen und Kolikschmerzen gute Erfolge. Terebenthina, Calcium carbonicum und Lycopodium sind Akutmittel. Ebenso kommen – je nach Konstitution – Sarsaparilla, Phosphor und Silicea in Betracht. Das jeweilige Mittel (Simile) sollte von einem erfahrenen Homöopathen ausgewählt werden. Sinnvoll ist bei Neigung zu Steinleiden auch eine homöopathische Konstitutionsbehandlung.

⊕ Das hilft

- Reichliche Flüssigkeitszufuhr
- Wärme (Rotlichtbestrahlung, Wickel) bei Kolik
- Bewegung
- Magnesium
- Homöopathische Konstitutionsbehandlung
- Blasen- und Nierentees
- Schwarzkümmelöl
- Senfauflagen
- Wenig Salz
- Petersilie

⊖ Das schadet

- Kalzium- und oxalatreiche Kost bei Kalziumoxalatsteinen
- Flüssigkeitsmangel
- Bewegungsmangel
- Fleisch
- Zu viel Kaffee und Alkohol
- Fettreiche Ernährung
- Übergewicht

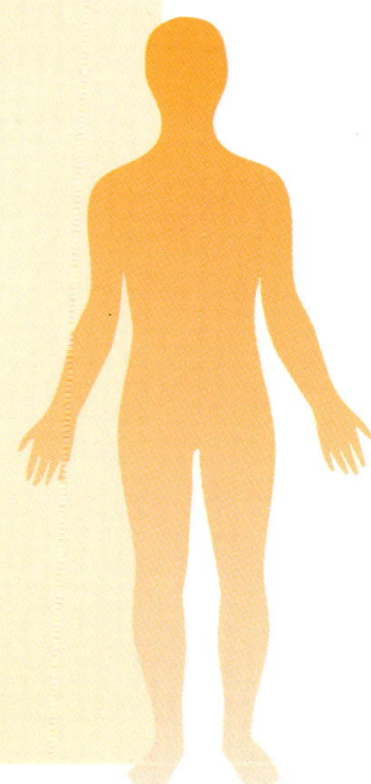

Prostatavergrößerung

Typische Beschwerden: abgeschwächter Harnstrahl, »Nachtröpfeln«, vermehrter Harndrang, nächtliches Wasserlassen; manchmal Brennen beim Wasserlassen

SOFORTMASSNAHMEN – WAS SIE GLEICH TUN KÖNNEN

Medikamente

Bei gutartiger Prostatavergrößerung kommen – je nach Erkrankungszustand – verschreibungspflichtige Medikamente zum Einsatz.

Sägepalmfrüchte

Auszüge aus Sägepalmfrüchten sind hilfreich bei Prostataleiden. Einsatz und Dosierung sollten mit einem Arzt besprochen werden.

Vorbeugen mit Kürbiskernen

Die Phytosterine im Kürbiskernöl stärken die Blase und stoppen eine Prostatavergrößerung. Kürbiskerne wirken auch harntreibend, entzündungshemmend und bekämpfen Bakterien. Sie verbessern Harnfluss und Harndrang.

➤ **Anwendung:** Täglich 3 Esslöffel Kürbiskerne knabbern oder Kürbiskernpräparate aus der Apotheke nach Vorschrift einnehmen.

Grenzen der Selbstbehandlung

➤ Konsultieren Sie einen Arzt, wenn Sie Schmerzen oder Brennen beim Wasserlassen verspüren (Verdacht auf eine Entzündung).

➤ Bei Harnverhaltung oder verstärktem Harndrang müssen Sie unbedingt einen Urologen hinzuziehen. Er kann mit Ultraschall oder Tasten feststellen, wie die Prostata beschaffen ist.

Sofort zum Notarzt

➤ Bei akuter Harnverhaltung (Blaseninhalt muss mit Katheter entleert werden)

AUS DER APOTHEKE

Synthetische Medikamente …

Bei gutartiger Prostatavergrößerung werden Medikamente mit den rezeptpflichtigen Alpha-1-Blockern Alfuzosin, Tamsulosin und Terazosin verschrieben, bei stark vergrößerter Prostata wird der 5-alpha-Reduktase-Hemmer Finasterid verordnet.

➤ **Präparate mit Alfuzosin:** Urion®, UroXatral®, Alna OMNIC®, Flotrin-Uro®, Urion® (Filmtabletten, Retardtabletten, Retardkapseln; rezeptpflichtig)

Wichtiger Hinweis: Schwindel und Kreislaufstörungen möglich; Vorsicht bei Blutdruckproblemen

➤ **Präparat mit Finasterid:** Proscar® (Filmtabletten; rezeptpflichtig)

Wichtiger Hinweis: Erektionsstörungen, Brustvergrößerung möglich

… und Phytopharmaka

Phytopharmaka mit Kürbissamen, Brennnesselwurzeln und Sägepalmfrüchten oder mit dem Wirkstoff Beta-Sitosterin eignen sich bei leichteren Beschwerden.

➤ **Präparate mit Kürbissamen, Brennnesselwurzeln und Sägepalmfrüchten:** Bazoton®, Nomon mono®, Prosta Fink forte®, Prostagutt®, Prostaneurin®, Prostess®, Strogen S®, Talso uno® (Kapseln)

➤ **Präparate mit Beta-Sitosterin:** Azuprostat M®, Harzol®, Sitosterin-Prostata® (Kapseln)

Wichtige Hinweise: selten Magen-Darm-Beschwerden möglich

NATURHEILKUNDE

Brennnesseltee

Ein Tee aus Brennnesselblättern erhöht die Harnmenge, ein Tee aus den Wurzeln der Brennnessel wirkt bei Miktionsbeschwerden (Beschwerden beim Wasserlassen) und bei gutartiger Prostatavergrößerung im Stadium I und II. Die Restharnmenge wird erniedrigt und der Harnfluss verbessert. Die Wurzeln verringern außerdem die Produktion der sexualhormonbindenden Globuline, die bei Prostataadenomen eine Schlüsselrolle spielen.

➤ **Brennnesseltee:** 2 Teelöffel der Wurzeln (oder Blätter) in 1/4 Liter Wasser 5 Minuten zugedeckt kochen lassen, dann abseihen. Bis zu 8 Wochen lang 1 Tasse lauwarmen Tee morgens und abends schluckweise trinken.

Sitzbad

Ein Sitzbad mit Kamille und Mandelöl wirkt sich bei Prostatabeschwerden positiv aus.

➤ **Anwendung:** Die Sitzbadewanne etwa 20 Zentimeter hoch mit 35 bis 38 °C warmem Wasser füllen. 8 Tropfen Kamillenöl in 3 Esslöffeln Mandelöl auflösen und ins Badewasser geben. Etwa 20 Minuten in der Sitzbadewanne bleiben, danach ruhen.

NAHRUNG, DIE HEILT

Asiatisches Essen

Essen wie die Japaner und Chinesen beugt der Prostatavergrößerung vor. Auf dem Speisezettel sollten also Weizenkeimlinge und viel Vollkornreis stehen (er ist reich an pflanzlichen Geschlechtshormonen). Auch Knollengemüse wie Sellerie und Rote Bete sollten gegessen werden.

Das sollten Sie essen

Eine große Wirkung bei Prostataleiden wird auch Haselnüssen, Walnüssen, Leinsamen, Pinienkernen, Kokosnüssen, Tomaten, Paprikaschoten, Gurken, Äpfeln und Birnen zugeschrieben.

Mit dem Urologen sollten Sie über eine zusätzliche Einnahme von B-Vitaminen beraten.

Das sollten Sie meiden

Sie sollten keine scharf gewürzten Speisen essen, möglichst wenig tierische Fette und möglichst wenig Süßes. Vorsicht beim Trinken von Alkohol, insbesondere von Bier! Ein reichlicher Genuss von Bier steigert die Füllung der Blase erheblich.

DAS KÖNNEN SIE NOCH TUN

Yoga

Bestimmte Yogaübungen (Schmetterling, Kamel, Bootstellung und Heuschrecke) haben eine vorbeugende Wirkung auf eine Vergrößerung der Prostata. Das Fortschreiten der Erkrankung kann außerdem durch diese Asanas, die zur besseren Durchblutung des kleinen Beckens beitragen, verzögert werden. Bei akuter oder chronischer Entzündung der Prostata oder bei bösartigen Tumoren sollte jedoch von Yogaübungen abgesehen werden.

⊕ Das hilft

- Kürbiskerne zur Vorbeugung
- Sitzbäder
- Yoga und Ausdauersport
- Regelmäßiger Stuhlgang
- Fettarme und milde Nahrung

⊖ Das schadet

- Harntreibende Getränke (z. B. Bier)
- Abkühlung von unten (Sitzen auf kalten Bänken, Steinen etc.)
- Langes Sitzen (z. B. beim Autofahren)
- Sportarten wie Reiten und Radfahren
- Gewürztes, Süßes, tierische Fette

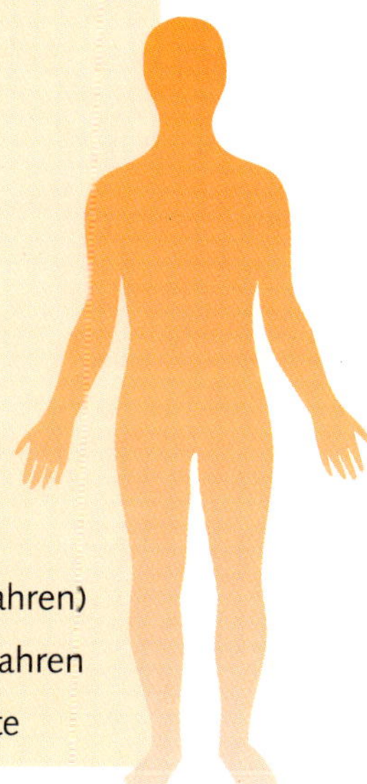

Scheidenentzündung

Typische Beschwerden: Juckreiz, Ausfluss, Rötungen, Schwellungen, Bläschen und Pusteln im Scheidenbereich; bisweilen Brennen beim Wasserlassen; manchmal Lymphknotenschwellung in der Leistengegend, Fieber, Müdigkeit, Abgeschlagenheit, Unwohlsein, Bauchweh, sexuelle Unlust

➤ Siehe auch Blasenentzündung (S. 134ff.) und Genitalherpes (S. 138f.)

SOFORTMASSNAHMEN – WAS SIE GLEICH TUN KÖNNEN

Biojoghurt/Laktobazillen

Biojoghurt enthält Milchsäure bildende Bakterien (Lactobacillus acidophilus und Lactobacillus bifidus), die die Scheidenflora regenerieren.

➤ **Anwendung:** Einen Tampon mit Joghurt bestreichen und in die Vagina einführen (nicht länger als 8 bis 10 Stunden in der Scheide lassen). Wiederholen, bis die Beschwerden verschwunden sind.
In der Apotheke gibt es auch entsprechende Scheidenzäpfchen und -tabletten zu kaufen.

Anwendungen mit Teebaumöl

Teebaumöl hat antibakterielle, antivirale und antimykotische Eigenschaften. Eine Spülung mit diesem Öl lindert das Brennen und den Juckreiz. Ebenso kann ein Tampon mit Teebaumöl oder eine Slipeinlage verwendet werden.

➤ **Spülung:** 10 Tropfen Teebaumöl in 1 Tasse mit warmem Wasser geben und vermischen. Die Mischung langsam über den Genitalbereich gießen.

➤ **Teebaumöltampon:** 10 Tropfen Teebaumöl mit etwas Olivenöl vermischen. Einen Tampon damit tränken und in die Scheide einführen.

➤ **Slipeinlage mit Teebaumöl:** 4 bis 5 Tropfen auf eine Slipeinlage träufeln.

Kinder

Sogar bei kleinen Mädchen kann es z. B. durch falsche Analhygiene zu einer Scheideninfektion kommen. Deshalb sollte man Kindern beibringen, den Po immer von vorn nach hinten zu reinigen sowie keine Seifen, Intimsprays o. Ä. zur Intimhygiene zu verwenden. Die Unterwäsche sollte aus Baumwolle sein und täglich gewechselt werden.

Grenzen der Selbstbehandlung

Bei erstmaliger Scheidenentzündung sowie bei ausgeprägten Symptomen, starkem Ausfluss und übermäßigem Juckreiz sollten Sie unbedingt einen Arzt konsultieren. Er kann feststellen, ob es sich um Hefepilze, um Trichomonaden oder andere Erreger handelt, die mit entsprechenden Wirkstoffen bekämpft werden müssen.

➤ Auch wenn der Verdacht auf eine sexuell übertragbare Krankheit besteht, muss der Facharzt hinzugezogen werden. Eine Infektion mit Chlamydien (erzeugt Entzündungen in der Harnröhre) z. B. ist sehr weit verbreitet.

➤ Auch Genitalherpes (mit Bläschenausschlag), Gonorrhö (durch eitrigen Ausfluss bemerkbar) und andere Infektionen müssen medikamentös behandelt werden.

➤ Vorsicht: Sie müssen in einigen Fällen aufpassen, dass der Partner nicht angesteckt wird!

➤ Vorsicht in der Schwangerschaft: Ist die Vaginalflora durch eine Entzündung aus dem Gleichgewicht gebracht, können Keime von der Scheide zur Gebärmutter aufsteigen und dort einen vorzeitigen Blasensprung oder gar eine Fehlgeburt auslösen. Während des Geburtsvorgangs können dann Erreger (z. B. Hefepilze) auf das Baby übertragen werden.

AUS DER APOTHEKE

Synthetische Medikamente

Medikamente mit den Wirkstoffen Econazol, Miconazol und Nystatin helfen bei Scheideninfektionen durch Pilze; die Wirkstoffe Metronidazol und Policresulen bekämpfen Trichomonaden; Tetrazyklinpräparate wirken gegen Chlamydieninfektionen. Sie werden vom Arzt verordnet.
Medikamente mit dem Wirkstoff Clotrimazol, jodhaltige Lösungen zur Desinfektion und Präparate mit Milchsäurebakterien zur Normalisierung der Scheidenflora wirken bei leichteren Infekten. Die hier aufgeführten Präparate sind rezeptfrei.

➤ **Präparate mit Clotrimazol:** gynoCanesten®, Canifug®, durafungol®, Mykofungin® (Vaginaltabletten, Vaginalcremes)

➤ **Präparat mit Policresulen:** Albothyl® (Vaginalkugeln)

➤ **Präparate mit Povidon-Jod:** Betaisodona®, Braunovidon®, Traumasept® (Vaginalgele, Vaginalzäpfchen, Vaginallösungen)

➤ **Präparate mit Milchsäurebakterien:** Döderlein med. Vaginalkapseln®, Vagiflor® (Vaginalkapseln, Vaginalzäpfchen)

Wichtige Hinweise: teilweise lokale Reizungen möglich; Vorsicht in der Schwangerschaft; bei Vaginalkugeln kein Geschlechtsverkehr möglich

BEWÄHRTE HAUSMITTEL

Knoblauch

Altbekannt ist die bakterientötende Wirkung des Knoblauchs.

➤ **Anwendung:** Einen Zwirn oder ein Stück Zahnseide durch eine Knoblauchzehe ziehen und wie einen Tampon in die Scheide einführen. Oder die Knoblauchzehe in ein Stück Gaze einwickeln.

Sitzbad in Essigwasser

Auch Essig wirkt sich auf die Regulierung des Scheidenmilieus aus.

➤ **Anwendung:** Pro Liter Wasser 1 bis 2 Esslöffel Essig für ein Sitzbad zugeben. Etwa 10 Minuten im 35 bis 38 °C warmen Wasser baden.

GESUNDHEITSKUR

Preiselbeersaft

Trinken Sie 2 bis 3 Wochen lang täglich 3 Gläser Preiselbeersaft. Das trägt zur Regulierung der Vaginalflora bei. Die Wirkstoffe der Preiselbeere dämmen außerdem Entzündungen ein und beruhigen das vegetative Nervensystem. Ihr Gehalt an Vitamin A und C beugt Mangelzuständen vor und stärkt das Immunsystem.

DAS KÖNNEN SIE NOCH TUN

Tipps bei Infektionen

➤ Stärken Sie Ihre Abwehrkräfte durch sportliche Betätigung an der frischen Luft.

➤ Benutzen Sie keine Intimsprays, Seifen oder parfümierten Badezusätze, und tragen Sie atmungsaktive Kleidung aus Naturmaterialien.

⊕ Das hilft

Laktobazillen

Vitaminreiche Ernährung

Unterwäsche aus kochfester Baumwolle und atmungsaktive Kleidung

⊖ Das schadet

Stress

Alkohol und Nikotin

Falsche Intimhygiene

Unterwäsche und Kleidung aus Synthetikfasern

Zuckerreiche Ernährung

Schlafmangel

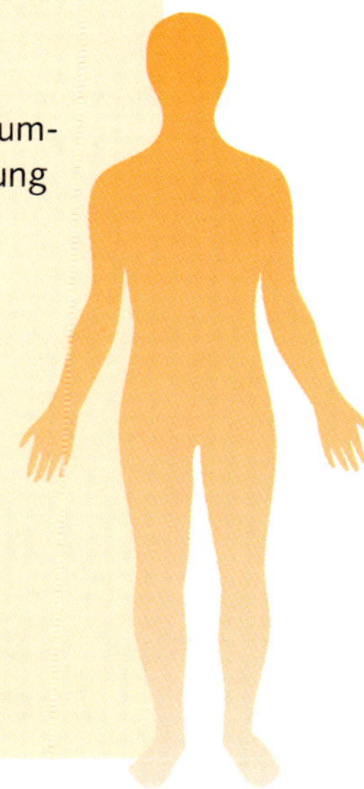

Vorhautentzündung und Vorhautverengung

Vorhautentzündung – typische Beschwerden: Schwellung und Rötung an Eichel und Vorhaut; eventuell Hautausschlag mit kleinen roten Flecken und Pusteln, Lymphknotenschwellung im Bereich der Leiste
Vorhautverengung – typische Beschwerden: verengte Vorhaut lässt sich nicht zurückziehen
➤ Siehe auch Genitalherpes (S. 138f.)

SOFORTMASSNAHMEN – WAS SIE GLEICH TUN KÖNNEN

Entzündungshemmende Mittel

➤ Kamillenextrakt zur äußerlichen Anwendung, nach Vorschrift verdünnt, kann einer Vorhautentzündung entgegenwirken.
➤ Zur Reiz- und Schmerzlinderung gibt es außerdem Heilsalben für die äußerliche Anwendung. Salben mit antibiotischen oder antimykotischen Inhaltsstoffen sind aufzutragen, wenn bakterielle Infektionen bzw. Pilzbefall vorliegen.

Kinder

Zur Behandlung von Kindern siehe S. 159.

Grenzen der Selbstbehandlung

➤ Bei chronischen oder rezidivierenden (ständig wiederkehrenden) Entzündungen sollte ein Arzt aufgesucht werden. Möglich ist ein Bakterienbefall oder eine Geschlechtskrankheit.
➤ Eine Vorhautverengung (Phimose), die von starken Beschwerden wie Entzündung, Schmerzen beim Wasserlassen oder Harnverhaltung begleitet wird, muss meist operativ behandelt werden. Die Operation dient gleichzeitig der Verhütung von Genitalkrebs. Sie wird heutzutage auch bei Kindern ambulant durchgeführt.

AUS DER APOTHEKE

Synthetische Medikamente ...

Örtlich anzuwendende Medikamente mit den Wirkstoffen Clotrimazol und Miconazol helfen gegen Vorhautinfektionen, die durch Pilze verursacht sind; Arzneimittel mit dem Wirkstoff Metronidazol bekämpfen Entzündungen, die durch Trichomonaden hervorgerufen wurden (häufiger Erreger sexuell übertragbarer Erkrankung); jodhaltige Lösungen wirken allgemein desinfizierend. Hier ist nur eine Auswahl der Mittel aufgeführt.
➤ **Präparate mit Clotrimazol:** Canesten®, Canifug®, Fungizid-ratiopharm®, Myco Cordes® (Cremes, Puder, Lösungen; rezeptfrei)
➤ **Präparat mit Miconazol:** Gyno-Daktar® (Creme; rezeptpflichtig)
➤ **Präparate mit Povidon-Jod:** Betaisodona®, Braunovidon®, Traumasept® (Gele, Lösungen; rezeptfrei)
Wichtige Hinweise: Hautreaktionen möglich

... und Phytopharmaka

Äußerliche Anwendungen (Bäder, Auflagen) mit Kamillen- und Eichenrindenextrakt bremsen die Ausbreitung von Krankheitserregern und lindern die Entzündung.
➤ **Präparate mit Kamille und Eichenrinde:** Kamillosan® (Tinktur, Creme, Wund- und Heilbad), Kamillen-Bad-Roguben® (Badezusatz), Eichenrindenextrakt FS® (Badezusatz)
Wichtiger Hinweis: selten allergische Reaktionen

NATURHEILKUNDE

Waschungen mit Eichenrinde

Die Gerbstoffe der Eichenrinde lindern die Entzündung und reinigen schonend.

➤ **Anwendung:** 2 Teelöffel Eichenrinde in 1/4 Liter kaltem Wasser ansetzen, einige Stunden stehen lassen, dann aufkochen. Auf Körperwärme abkühlen lassen und behutsam damit waschen.

BEWÄHRTE HAUSMITTEL

Ringelblumen und Hamamelis

Die Ringelblume wirkt bei allen Infektionen oder Entzündungen der Haut (sogar bei Pilzbefall). Ebenso können Sie Hamamelis anwenden. Die Blätter sind reich an Gerb- und Bitterstoffen. Mit den Aufgüssen werden Waschungen vorgenommen.

➤ **Ringelblumenaufguss:** 2 bis 3 Teelöffel der Blütenblätter mit 1/4 Liter kochend heißem Wasser überbrühen, 10 Minuten ziehen lassen, dann abseihen.

➤ **Hamamelisaufguss:** 2 Teelöffel der getrockneten Blätter mit 1/4 Liter kochend heißem Wasser überbrühen, 10 Minuten ziehen lassen, dann abseihen.

DAS KÖNNEN SIE NOCH TUN

Tipps zur Vorbeugung

➤ Beim Wasserlassen den Penis nicht mit verschmutzten Händen (Bakterien) berühren.

➤ Kochfeste Baumwollunterwäsche tragen und die Wäsche täglich wechseln.

➤ Absonderungen der Talgdrüsen und Zellreste unter der Vorhaut regelmäßig vorsichtig mit etwas Wasser oder Kamillenabsud entfernen.

SCHNELLE HILFE FÜR KINDER

Beim Säugling bedeckt die Vorhaut normalerweise die Eichel vollständig, und beide sind auch miteinander verklebt. Erst ab dem 2. Lebensjahr löst sich diese Verklebung allmählich. Jede zu frühzeitige oder zu heftige Manipulation am Penis von kleinen Jungen sollte vermieden werden, denn das könnte zu Einrissen führen. Die daraus resultierende Narbenbildung würde einer späteren Vorhautverengung (Phimose) Vorschub leisten.

➤ So prüfen Sie bei Ihrem Kind, ob eine Vorhautverengung vorliegt: Während eines warmen Bads ganz behutsam die Vorhaut zurückziehen. In den meisten Fällen klappt dies nach mehreren Versuchen. Zeigen Sie Ihrem Sohn dann, wie er dies selbst durchführen kann. Bei den Vorsorgeuntersuchungen prüft der Kinderarzt, wie weit sich die Vorhaut schon zurückziehen lässt.

➤ Sandkörner, Flusen oder andere kleine Fremdkörper können bei kleinen Jungen unter die Vorhaut geraten und dort eine eitrige Entzündung verursachen. Diese wird mit Kamillen- oder Eichenrindensitzbädern behandelt. Manchmal wird der Kinderarzt auch eine antibiotische Salbe verschreiben, die 3 bis 5 Tage lang örtlich aufgetragen werden muss.

⊕ Das hilft

- Gewissenhafte Intimhygiene
- Entzündungshemmende Bäder
- Unterwäsche täglich wechseln
- Nicht an der Vorhaut manipulieren
- Die Partnerin mitbehandeln
- Homöopathie

⊖ Das schadet

- Parfümierte Seifen
- Intimsprays und -lotionen
- Zurückziehen der Vorhaut mit Gewalt
- Häufig wechselnde Sexualpartner
- Ungeschützter Geschlechtsverkehr

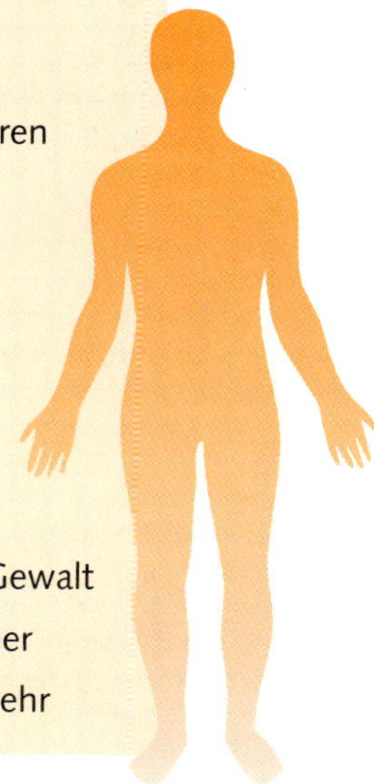

Wechseljahrebeschwerden

Typische Beschwerden: Hitzewallungen, Kopfweh, Müdigkeit, Stimmungsschwankungen, Konzentrationsmangel, trockene Scheide, sexuelle Unlust, Hauttrockenheit, Inkontinenzneigung, Schlafstörungen
➤ Siehe auch Menstruationsprobleme und prämenstruelles Syndrom (S. 146ff.)

SOFORTMASSNAHMEN – WAS SIE GLEICH TUN KÖNNEN

Mönchspfeffer und Cimicifuga

➤ Mönchspfeffer hat eine regulierende Wirkung auf den Hormonkreislauf. Durch die Einnahme wird die Produktion des Gelbkörperhormons Progesteron angekurbelt. Außerdem gleicht Mönchspfeffer psychische Probleme wie innere Unruhe und Angstzustände in vielen Fällen aus. Die Einnahme des »Frauenkrauts« über einen längeren Zeitraum wird empfohlen (Tabletten oder Tropfen sind in der Apotheke erhältlich).

➤ Cimicifuga (Traubensilberkerze, Schlangenkraut) enthält natürliche Östrogene und dient quasi als »Östrogenersatz«. Entsprechende Präparate gibt es in der Apotheke.

Johanniskraut und Kava-Kava

Beide Heilkräuter gibt es als Tropfen, Kapseln, Dragees oder Tee.

➤ Johanniskraut wirkt ausgleichend auf das Nervensystem. Nach etwa 4 bis 6 Wochen Behandlungsdauer ist eine deutliche Aufhellung der Stimmungslage zu erkennen. Es wird auch bei längerer Anwendung gut vertragen, macht allerdings lichtempfindlich.

➤ Die Extrakte der Kava-Kava-Wurzel (Rauschpfeffer), einer aus Polynesien stammenden Pflanze, wirken gegen Angstzustände, aber auch gegen klimakterisch bedingte Kopfschmerzen, Hitzewallungen und Schlafstörungen.

Hormonpräparate

Hormonpräparate mindern Wechseljahrebeschwerden und steigern das Wohlbefinden. Sie beugen zudem Osteoporose vor, sind gut für das Herz-Kreislauf-System und schützen – nach neuesten Erkenntnissen – auch vor der gefürchteten Alzheimerkrankheit. Ein erfahrener Frauenarzt, der auf Wechseljahrebeschwerden spezialisiert ist, sollte mit Ihnen zusammen überlegen, in welcher Form und Dosierung die Hormone genommen werden. Hormonpflaster z. B. kommen mit deutlich niedrigerer Dosierung aus als Pillen. Ein Kombinationspflaster mit nur geringen Nebenwirkungen führt sowohl Östrogen als auch Gestagen kontinuierlich zu.

Gleitcremes

Haut und Schleimhaut im Vaginalbereich werden bei der hormonellen Umstellung in den Wechseljahren dünner und trockener. Gleitcremes (aus der Apotheke), aber auch Rizinusöl oder Sesamöl helfen.

Grenzen der Selbstbehandlung

➤ Während des Klimakteriums verändert sich das Brustdrüsengewebe. Wenn Sie Spannungsgefühle und Schmerzen in der Brust spüren, sollten Sie unbedingt zum Arzt gehen (Tumorfrüherkennung).

➤ Auch wenn die Regel übermäßig schmerzhaft oder stark (Gefahr von Eisenmangel!) verläuft, muss geprüft werden, ob Myome, Zysten, Polypen oder eine bösartige Geschwulst vorliegen.

➤ Sehr häufige Blasenentzündungen (und Inkontinenzneigung) sollten Sie ebenfalls ärztlich abklären lassen.

AUS DER APOTHEKE

Synthetische Medikamente …

Medikamente zur Hormonersatztherapie enthalten Estradiol, Estradiolvalerat und Estriol. Die zusätzliche Gabe von Gestagen wird empfohlen. Die Medikamente sind alle verschreibungspflichtig.

➤ **Präparate mit Estradiol:** Estraderm® (Pflaster), Estradiol Jenapharm® (Tabletten)

➤ **Präparat mit Estradiolvalerat:** Progynova® (Tropfen, Dragees)

➤ **Präparate mit Estriol:** Ovestin®, Estriol Jenapharm®, Synapause E® (Tabletten)

Wichtige Hinweise: Brustspannen, Wasseransammlungen, Kopfschmerzen möglich; halbjährliche gynäkologische Untersuchungen erforderlich

… und Phytopharmaka

➤ **Präparate mit Traubensilberkerze:** Cimisan®, Cefaklima mono®, Klimadynon® (Kapseln, Tropfen), Remifemin® (Tabletten, Lösung)

➤ **Präparate mit Mönchspfeffer:** Agnolyt® (Kapseln), Agnucaston® (Filmtabletten), Kytta-Femin® (Kapseln)

➤ **Präparate mit Johanniskraut:** Dysto-lux® (Dragees), Esbericum® (Kapseln, Dragees), Felis® (Dragees), Helarium Hypericum® (Dragees), Hyperforat® (Dragees, Injektionslösung), Jarsin 300® (Dragees), Johanniskraut-ratiopharm® (Kapseln), Psychotonin 300® (Kapseln), Texx 300® (Filmtabletten)

➤ **Präparate mit Kava-Kava:** Antares 120® (Tabletten), Aristoforat 120® (Kapseln), Kava-Phyton® (Dragees), Kava-ratiopharm® (Kapseln), Laitan 100® (Kapseln)

Wichtige Hinweise: Hautreizungen möglich; Johanniskraut erhöht die Lichtempfindlichkeit

NATURHEILKUNDE

Heilkräutertees

Die Eierstöcke können, solange sie noch Hormone produzieren, mit Hilfe einiger Kräutertees zu vermehrter Hormonproduktion angeregt werden. Außerdem helfen verschiedene Tees gegen die unterschiedlichen Beschwerden der Wechseljahre.

➤ Gegen starke Regelblutungen hilft folgender Schafgarbentee.

Zubereitung: 2 Teelöffel Schafgarbenkraut in 1/4 Liter Wasser kurz aufkochen und 10 Minuten ziehen lassen, dann abseihen. 2 bis 3 Tassen lauwarmen Tee trinken.

Wichtig: Bei empfindlichen Menschen kann allergischer Hautausschlag auftreten.

➤ Bei Hitzewallungen und Schweißausbrüchen sollten Sie Melissentee trinken.

Zubereitung: 2 Teelöffel Melissenblätter mit 1/4 Liter kochendem Wasser übergießen und abgedeckt 10 Minuten lang ziehen lassen, dann abseihen.

➤ Salbei gibt dem Organismus Vitalität und Kraft. Durch seine pflanzlichen Hormonstoffe wirkt auch dieser Tee gut gegen Hitzewallungen. Zudem ist er hilfreich bei schmerzhafter Regel oder wenn die Tage ausbleiben.

Zubereitung: 2 Teelöffel Salbeiblätter mit 1/4 Liter kochendem Wasser übergießen, 15 Minuten lang ziehen lassen, dann abseihen. 2 Teelöffel Melissengeist und 1 Teelöffel Honig hinzufügen. Schluckweise trinken.

➤ Gänsefingerkraut ist sehr wirkungsvoll bei krampfartigen Periodenschmerzen.

Zubereitung: 2 Teelöffel Gänsefingerkraut mit 1/4 Liter kochend heißem Wasser übergießen, 10 Minuten lang ziehen lassen, danach abseihen. Täglich 2 bis 3 Tassen des ungesüßten Tees möglichst heiß schluckweise trinken.

Nachtkerzenöl

Täglich 2 bis 4 Kapseln Nachtkerzenöl, nach dem Essen eingenommen, können langfristig für Besserung des Beschwerdebildes sorgen. Die im Öl enthaltene wertvolle Gamma-Linolensäure sorgt dafür, dass der weibliche Hormonhaushalt ins Gleichgewicht kommt. Bei Stimmungsschwankungen und Depressionen wirkt sie stimmungsaufhellend. Äußerlich angewandt ist das Nachtkerzenöl außerdem ein hervorragendes Pflegemittel bei al-

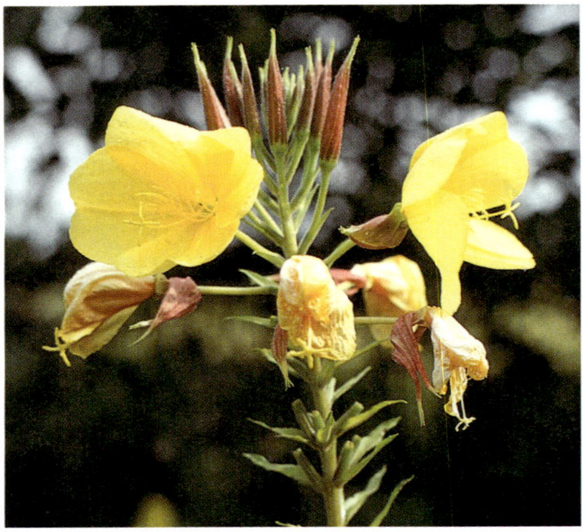

Zur innerlichen und äußerlichen Anwendung: Nachtkerzenöl enthält Gamma-Linolensäure.

ternder Haut. Es regeneriert das Zellwachstum, stimuliert die Hautzirkulation und revitalisiert die alternden Zellen. Es spendet Feuchtigkeit und hilft, die Glattheit einer jugendlichen Haut aufrechtzuerhalten. Im Reformhaus oder in der Apotheke gibt es Tages- und Nachtcremes mit dem reichhaltigen Öl.

Entspannungsbäder

Gönnen Sie sich Erholung in der Badewanne. Ein Zusatz von Fichtennadeln oder Lavendelöl (aus der Apotheke oder dem Reformhaus) bringt körperliche Entspannung und beruhigt die Seele. Bürsten Sie dabei den ganzen Körper herzwärts in Kreisen sanft ab. Das sorgt für eine gute Durchblutung.

Aromatherapie

Für die Aromatherapie sollten Sie ausschließlich naturreine ätherische Öle verwenden, die es in Reformhäusern, Naturkostläden und Apotheken gibt. Entspannen Sie in einem Raum, der von einem für Sie geeigneten Duft erfüllt ist.

- **Rosenöl bei unregelmäßiger Menstruation:** Es wirkt stark antidepressiv und aphrodisisch und öffnet das Herz.
- **Lavendelöl bei Ausbleiben der Regel:** Es reinigt, erfrischt und lässt Ordnung entstehen.
- **Jasminöl bei schmerzhafter Periode:** Es wirkt krampflösend und bringt Gefühle von Sinnlichkeit und Hingabe.
- **Ylang-Ylang-Öl bei allgemeinen Menstruationsbeschwerden:** Es beruhigt, schenkt Vertrauen und gibt Raum für Emotionen.

BEIM HEILPRAKTIKER

Akupunktur

Wenn Frauen während des Klimakteriums das Gefühl haben, kraftlos zu sein, und sich nicht mehr als vollwertige Frau fühlen, kann Akupunktur die Lebensenergie stärken und die weiblichen Hormone günstig beeinflussen. Obendrein regt die Behandlung zu einer vermehrten Ausschüttung von Endorphinen an, die ebenfalls eine positive Wirkung auf den Hormonhaushalt haben. Diese uralte chinesische Heilmethode vermag Zyklusstörungen zu lindern, ja sogar einen Eisprung auszulösen. Die Behandlung gehört allerdings in die Hände eines erfahrenen Therapeuten.

NAHRUNG, DIE HEILT

Wechseljahreernährung

- Eine vollwertige, fettarme Ernährung mit viel frischem Obst, Salaten und Gemüse ist wegen ihres hohen Gehalts an Vitaminen, Mineralstoffen und Spurenelementen zu bevorzugen.
- Sie sollten reichlich Milchprodukte essen. Diese enthalten Kalzium, das der Osteoporose vorbeugt. Gleichzeitig sollten Sie möglichst wenig Alkohol, Kaffee und Colagetränke konsumieren, weil diese dem Körper Kalzium entziehen. Alkohol belastet zudem die Leber und den Stoffwechsel, Kaffee kann Hitzewallungen auslösen.
- Auf Zucker sollten Sie verzichten. Er ist ein Vitaminräuber und bringt überflüssige Pfunde!
- Wichtig ist die tägliche Versorgung mit den Vitaminen B3 und B6 sowie den Mineralstoffen Magnesium, Selen und Zink. Vitamin B6 fördert die

Ausscheidung von Östrogen über die Leber, falls im Körper zu viel davon vorhanden ist. So wird eine Balance zwischen Östrogen und Progesteron hergestellt. Über die Einnahme von Vitamin- und Mineralstoffpräparaten sollten Sie mit Ihrem Arzt sprechen.

➤ Linolsäure fördert den Hormonstoffwechsel. Sonnenblumenöl und Maiskeimöl kann man für die Zubereitung von Salaten verwenden, zusätzlich sollte man Nüsse und Keime essen.

DAS KÖNNEN SIE NOCH TUN

Beckenbodentraining

Die Muskeln des Beckenbodens stützen die Gebärmutter, den Darm, die Blase, die Öffnungen der Harnröhre, der Scheide und des Afters. Durch eine große Anzahl von Übungen können diese Muskeln gestärkt werden. Lernen Sie diese bei einem Physiotherapeuten. Regelmäßig ausgeübt stellen sie eine gute Vorbeugung gegen Harninkontinenz, Gebärmuttervorfall oder auch eine Erschlaffung des Afterschließmuskels dar.

Luna-Yoga

Diese Methode, die von Adelheid Ohlig entwickelt wurde, kann man als eine Mischung aus Bauchtanz, Yoga, Atemübungen und Bewegung bezeichnen. Luna-Yoga fördert die Durchblutung der Beckenorgane. Die weiblichen Keimdrüsen werden aktiviert. Das bringt eine deutliche Besserung der Wechseljahrebeschwerden. Kurse werden in Volkshochschulen und Gesundheitszentren angeboten.

Massagen

Entspannen Sie bei wohltuenden Massagen, die eine geschulte Person mit einem pflegenden, duftenden Hautöl durchführen sollte. Sie lockern die Muskeln am ganzen Körper, fördern die Durchblutung, regen den Stoffwechsel an und sind gleichzeitig Streicheleinheiten für die Seele. So kommen Sie, gerade wenn Sie depressiv, nervös, überreizt und innerlich angespannt sind, wieder zur Ruhe.

Tipps für den Wechsel

➤ Frauen, die vor oder in den Wechseljahren sind, müssen gegen Parodontose vorbeugen. Deshalb sollten sie auf eine gute Zahnhygiene achten und regelmäßig zum Zahnarzt gehen.

➤ Sorgen Sie für Stressabbau durch erholsame Urlaube und Freizeitsport. Bewegung hält jung, reguliert den Stoffwechsel und das Herz-Kreislauf-System und stärkt außerdem Muskeln und Knochen (Osteoporosegefahr!). Dynamische Sportarten wie beispielsweise Schwimmen, Wandern, Biken, Lang- und Schlittschuhlaufen sind gut geeignet.

➤ Rauchen beeinflusst den Hormonhaushalt negativ und hemmt die Bildung weiblicher Geschlechtshormone.

➤ Eine ausgeglichene Lebensweise mit einem regelmäßigen Wechsel von aktiven und ruhigen Phasen unterstützt eine reibungslose Hormonumstellung. Genügend viel Schlaf bringt den Körper ins Gleichgewicht.

⊕ Das hilft

- Mönchspfeffer und Cimicifuga
- Johanniskraut und Kava-Kava
- Hormonpräparate
- Gleitcremes
- Heilkräutertees
- Homöopathie
- Bewegung und Entspannung
- Eine neue Aufgabe/Zeit für sich selbst

⊖ Das schadet

- Genussgifte wie Nikotin, Alkohol und Kaffee
- Unausgeglichene Lebensweise
- Vitaminarme Nahrung
- Bewegungsmangel
- Schlafmangel und Stress

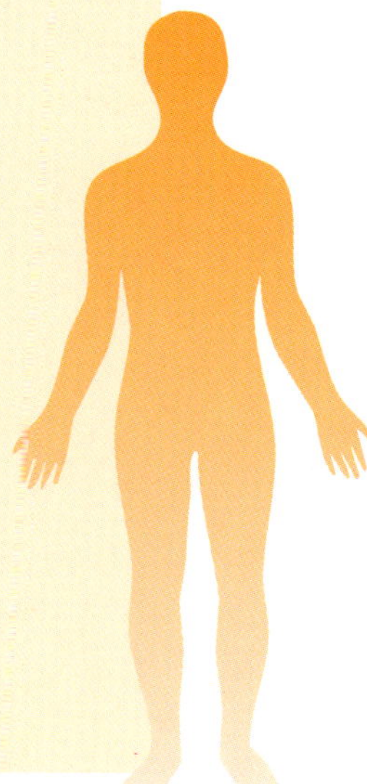

Rücken, Gelenke, Sehnen, Muskeln & Co.

Der schnelle Diagnoseüberblick

Die folgenden Kurzbeschreibungen von Symptomen oder Symptomenkomplexen sollen Ihnen die Selbstdiagnose erleichtern und führen Sie mit Seitenverweisen zur Erkrankung – sowohl im Kapitel »Rücken, Gelenke, Sehnen, Muskeln & Co.« als auch in anderen Kapiteln. Gleichzeitig finden Sie hier bereits Warnhinweise, wann Sie (sofort) zum Arzt gehen müssen.

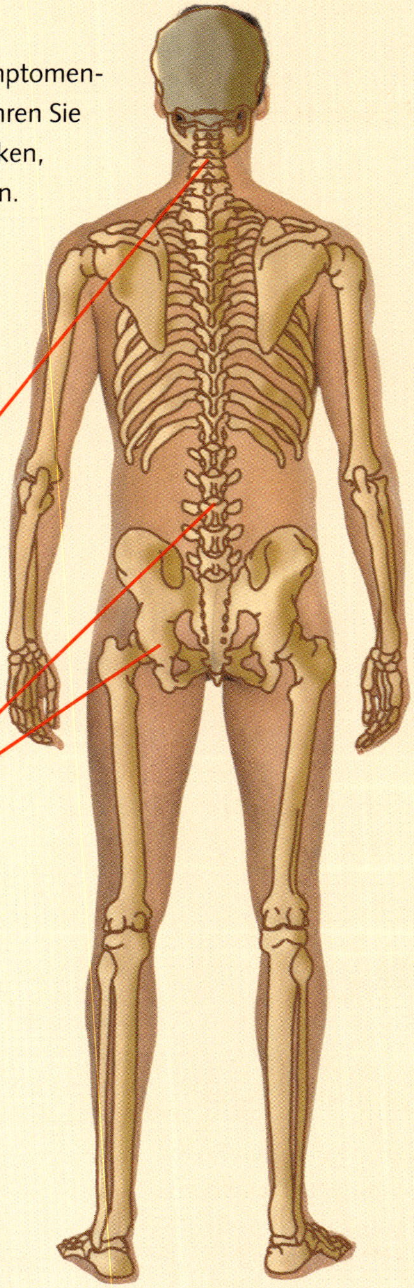

Nacken und unterer Rücken

Akute und chronische Schmerzen im Nackenbereich, bis in den Kopf und in die Arme ausstrahlend; gelegentlich Bewegungseinschränkungen, Kopfschmerzen und Schwindelgefühle
→ **Nackenverspannungen** (S. 178f.)

Plötzlich auftretende, starke Schmerzen (die »Hexe« schießt ins Kreuz) im Bereich der Lendenwirbelsäule mit starker Bewegungseinschränkung (bei Hexenschuss) sowie akute Schmerzen im Gesäßbereich, am Oberschenkel, teilweise bis in die Fußgegend ausstrahlend (bei Ischialgien) → **Hexenschuss und Ischiasschmerzen** (S. 176f.)

Wann zum Arzt?

Bei Lähmungserscheinungen (Verdacht auf Bandscheibenvorfall)

Bei Nackenschmerzen nach Unfall (HWS-Syndrom)

Rücken- und Knochenprobleme

Akute und chronische Schmerzen im gesamten Rückenbereich, die Schmerzen können bis in den Nacken, den Kopf, die Arme und die Beine ausstrahlen; oft auch Bewegungseinschränkungen (vor allem morgens), Schmerzen bei bestimmten Bewegungen bzw. Belastungen, Nackenverspannungen, Kopfschmerzen und Schwindel → **Rückenschmerzen** (S. 188ff.)

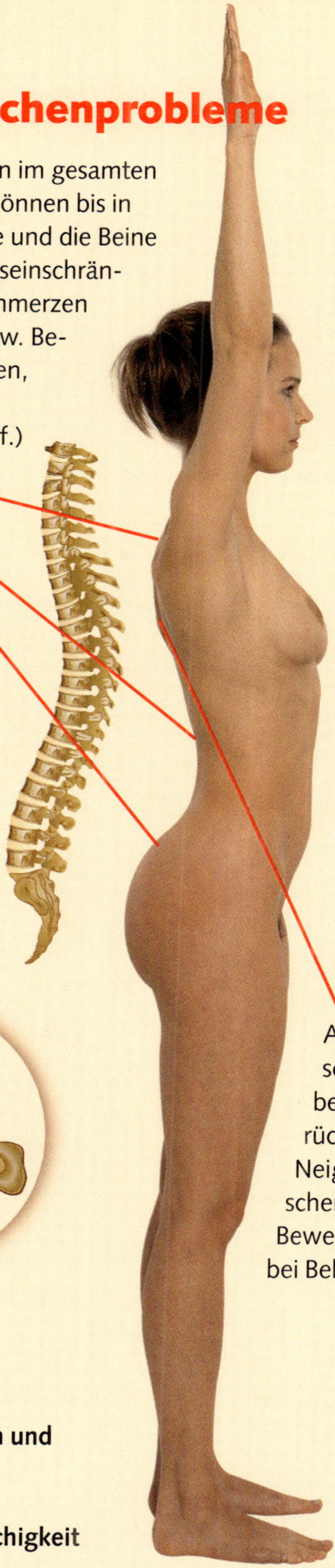

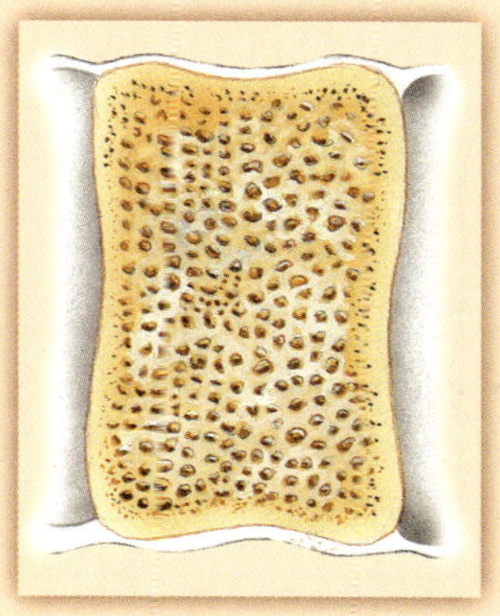

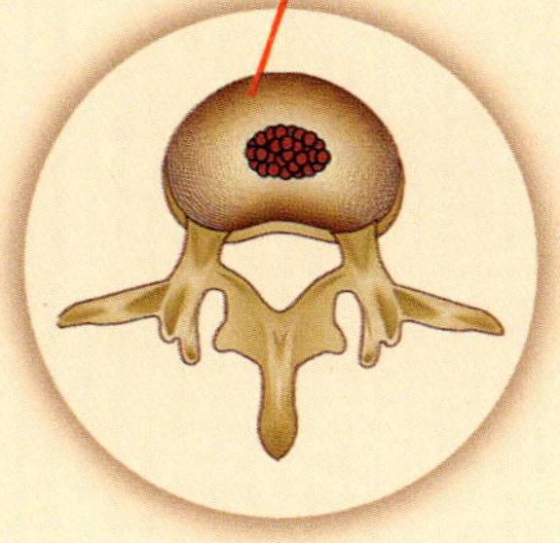

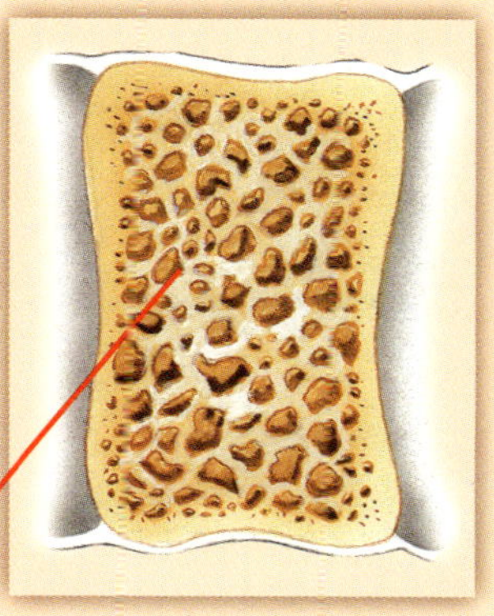

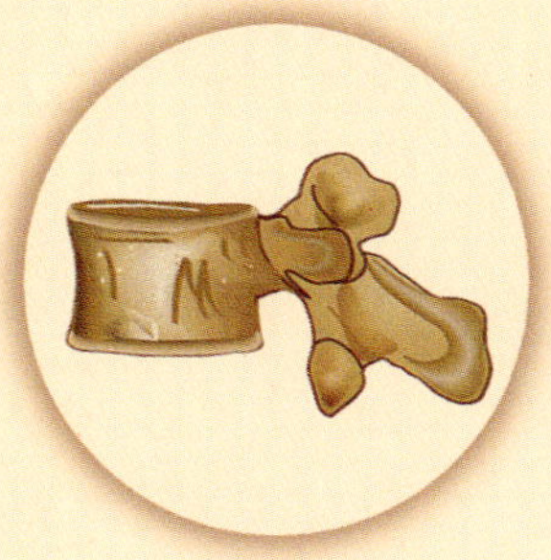

Akut auftretende, starke Rückenschmerzen (aufgrund brüchiger Wirbelknochen); Bildung eines Rundrückens (so genannter Witwenbuckel), Neigung zu Knochenbrüchen (Oberschenkel- und Handgelenkbereich); Bewegungseinschränkungen; Schmerzen bei Belastungen → **Osteoporose** (S. 180f.)

Wann zum Arzt?

- **Bei anhaltenden Beschwerden und Lähmungserscheinungen**
- **Bei Verdacht auf Knochenbrüchigkeit**

»Rheuma« und Verwandtes

Chronische, aber auch akute Schmerzen in den Gelenken; ziehende, reißende oder stechende Schmerzgefühle; Schwellungen und Rötungen; Verformungen von Gelenken, Bewegungseinschränkung bei Arthritis; Schmerzen bei Belastungen und bestimmten Bewegungen, Versteifungen und Deformationen von Gelenken, so genannte Anlaufschmerzen (meist morgens), oft auch Bewegungseinschränkungen und Wetterfühligkeit bei Arthrose → **Arthritis und Arthrose** (S. 168ff.)

Akute und chronische Schmerzen in Gelenken, Muskeln und Sehnen; ziehende, reißende oder stechende Schmerzen unterschiedlicher Stärke, Schwellungen und Rötungen; »wandernde« Beschwerden (an wechselnden Körperstellen); oft auch Bewegungseinschränkungen, Verformungen, Versteifungen und Deformationen; auch Schmerzen bei bestimmten Bewegungen und Belastungen sowie rheumatisches Fieber und »Rheumaknoten« unter der Haut → **rheumatische Beschwerden** (S. 184ff.)

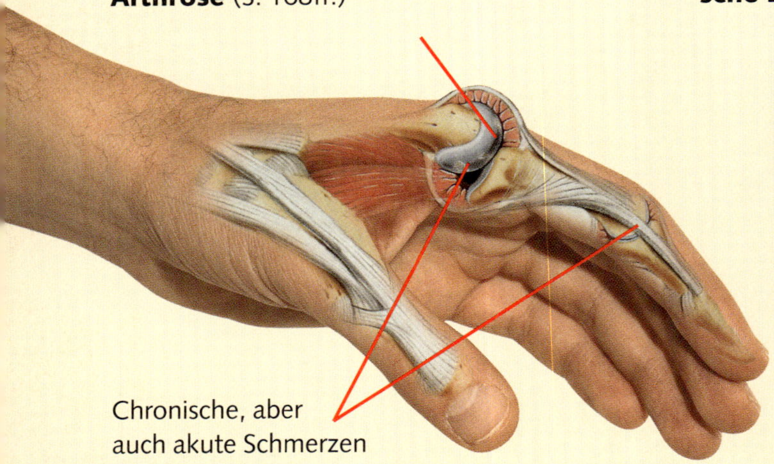

Chronische, aber auch akute Schmerzen (Gichtanfälle) in den Gelenken; meist pochende Gelenkschmerzen; Schwellungen und Rötungen; oft auch Bewegungseinschränkungen, Verformungen, Versteifungen und Deformationen (Gichtarthritis); Schmerzen bei Belastungen und bestimmten Bewegungen; Entstehung von kleinen Knoten in den Gelenken (Gichtknoten); Nierenfunktionsstörungen und -entzündungen (Gichtnieren) → **Gicht** (S. 172ff.)

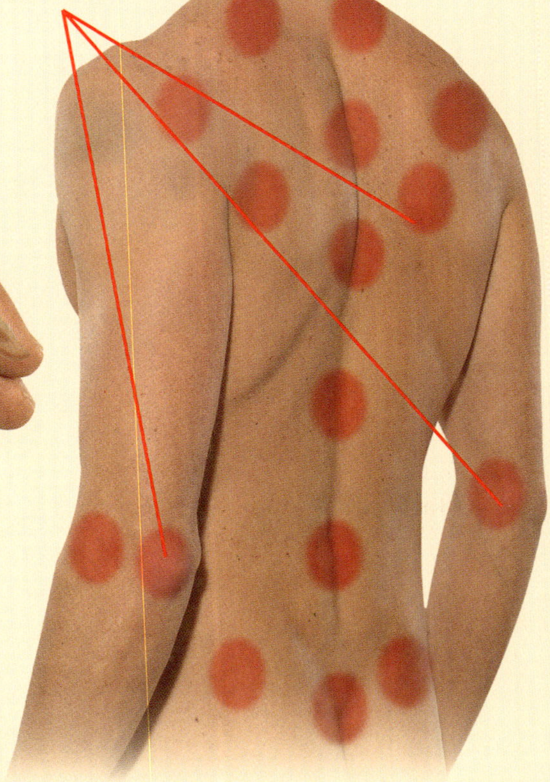

! Bitte bedenken Sie: Erkrankungen des rheumatischen Formenkreises sind individuell sehr unterschiedlich ausgeprägt. Falls Sie einen Verdacht in dieser Richtung haben, müssen Sie sich auf jeden Fall ärztlich untersuchen lassen. Bisweilen stecken Stoffwechselerkrankungen oder Autoimmunerkrankungen hinter der vermeintlichen Arthrose.

Wann zum Arzt?

Bei Lähmungserscheinungen

Bei jedem akuten Schub der Erkrankung

Weichteil- und Knochenverletzungen

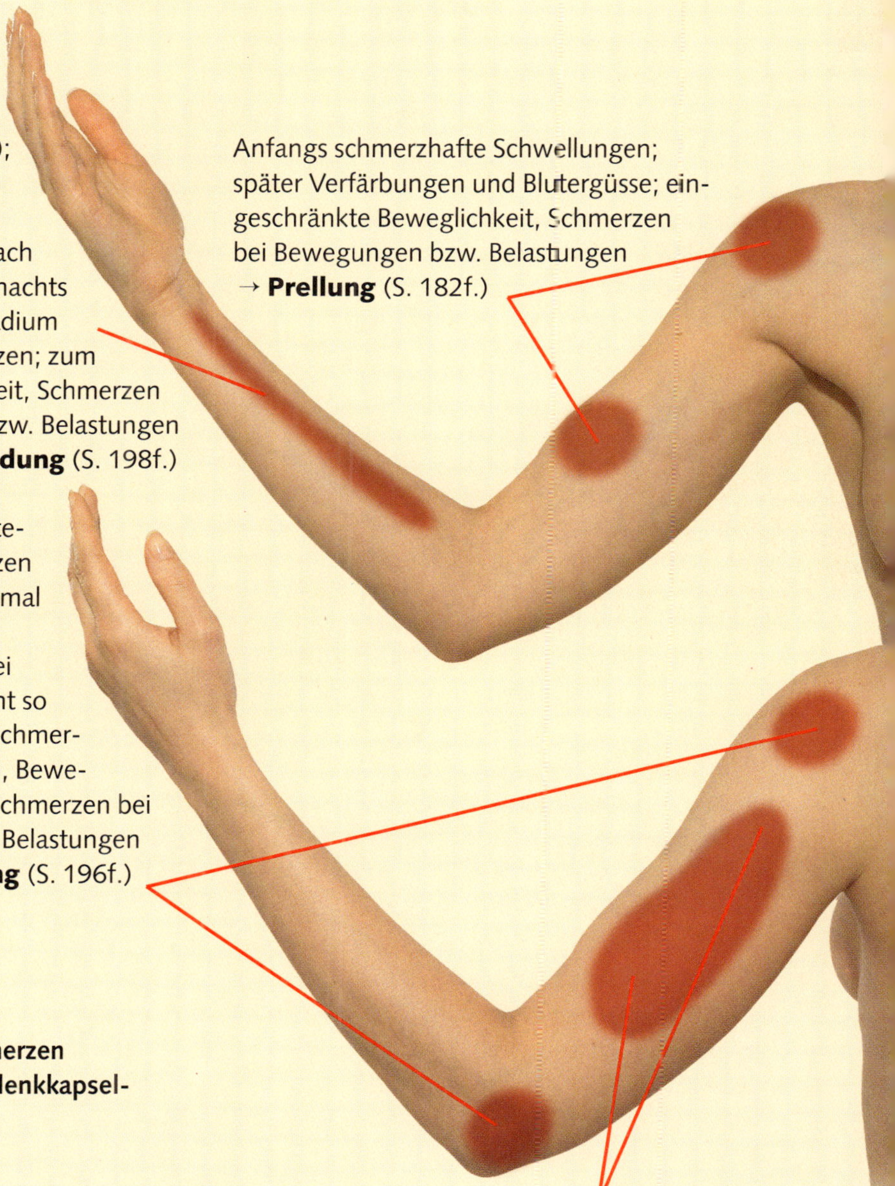

Im Anfangsstadium Schmerzen nach schweren Anstrengungen bzw. bestimmten, monotonen Bewegungsabläufen (z. B. Tippen oder Akkordarbeit); später Schmerzen während der Anfangsphase bei bestimmten Bewegungsabläufen, die sich nach Beendigung der Tätigkeit oder nachts meist verschlimmern; im Endstadium dauerhafte, chronische Schmerzen; zum Teil eingeschränkte Beweglichkeit, Schmerzen bei bestimmten Bewegungen bzw. Belastungen
→ **Sehnen(scheiden)entzündung** (S. 198f.)

Anfangs schmerzhafte Schwellungen; später Verfärbungen und Blutergüsse; eingeschränkte Beweglichkeit, Schmerzen bei Bewegungen bzw. Belastungen
→ **Prellung** (S. 182f.)

Bei akuter Entzündung starke stechende oder bohrende Schmerzen meist im Gelenkbereich, manchmal auch Schwellungen, Rötungen, Krankheitsgefühl und Fieber; bei chronischen Entzündungen nicht so ausgeprägte, aber dauerhafte Schmerzen, gelegentlich Schwellungen, Bewegungseinschränkungen sowie Schmerzen bei bestimmten Bewegungen bzw. Belastungen
→ **Schleimbeutelentzündung** (S. 196f.)

Anfangs stechende Schmerzen im betroffenen Gelenk, später Schwellungen und Verfärbungen; eingeschränkte Beweglichkeit, Schmerzen bei Bewegungen bzw. Belastungen; Gefahr einer weiteren Bänderüberdehnung bzw. eines Bänderrisses → **Verstauchung, Zerrung** (S. 200f.)

Wann zum Arzt?

Bei länger anhaltenden Schmerzen (Verdacht auf Bänderriss, Gelenkkapselverletzung, Knochenbruch)

Ähnliche Beschwerden

- Schmerzen im Gelenkbereich mit Rötung, Schwellung, Wärmeentwicklung
→ **Bluterguss** (S. 390f.) und
→ **Knochenbrüche** (S. 410ff.)

Arthritis und Arthrose

Arthritis – typische Beschwerden: chronische, aber auch akute Schmerzen in den Gelenken; ziehende, reißende oder stechende Schmerzgefühle; Schwellungen und Rötungen; wechselnde Beschwerden (an verschiedenen Körperstellen), Verformungen von Gelenken, Bewegungseinschränkung
Arthrose – typische Beschwerden: Schmerzen bei Belastungen und bestimmten Bewegungen, Versteifungen und Deformationen von Gelenken, so genannte Anlaufschmerzen (meist morgens), häufig auch Bewegungseinschränkungen, Wetterfühligkeit
➤ Siehe auch rheumatische Beschwerden (S. 184ff.) und Gicht (S. 172ff.)

SOFORTMASSNAHMEN – WAS SIE GLEICH TUN KÖNNEN

Wärme- und Kälteanwendungen

Bei chronischer Arthritis, aber auch bei Arthrose lindern Wärmeanwendungen Schmerzen und lösen Verspannungen der Muskulatur. Bei akuter Entzündung sind Kälteanwendungen sinnvoll:

➤ **Wärmebehandlung:** u. a. warme Bäder, Kompressen und Wickel, Fangopackungen, Rheumahemd nach Kneipp, Rotlichtbehandlungen, Hyperthermie, Elektrotherapie sowie Auflagen mit Kohlblättern oder Kartoffeln

➤ **Kälteanwendungen:** z. B. kalte Arm- und Fußbäder, Kompressen, Eisbeutel, Eissprays oder Hot-Cold-Packs (aus der Apotheke)

Einreibungen mit Aromaölen

Ätherische Öle (z. B. von Rosmarin, Eukalyptus, Fichtennadeln oder Weihrauch) wirken schmerzlindernd und entzündungshemmend.

➤ **Anwendung:** Für eine Einreibung je nach Größe bzw. Fläche des betroffenen Körperteils 5 bis 10 Tropfen des bevorzugten Aromaöls mit 1 bis 2 Teelöffeln Massageöl (z. B. Jojobaöl) vermischen. Einreibungen können 2- bis 3-mal täglich durchgeführt werden.

Antirheumatika

Antirheumatika wirken schmerzlindernd und entzündungshemmend; meist werden so genannte nichtsteroidale Antirheumatika (NSAR) verschrieben; diese werden sowohl zur Behandlung akuter Schübe als auch zur Dauerbehandlung bei Arthritis (Gelenkentzündung) sowie zur Therapie bei Arthrose (Gelenkabnutzung) eingesetzt. Einige wichtige Wirkstoffe sind: Azetylsalizylsäure, Ibuprofen, Indometacin, Diclofenac, Acemetacin und Meloxicam. Außerdem werden noch Glukokortikoide, Myotonolytika und so genannte Basistherapeutika angewendet. Diese Medikamente dürfen nur unter ärztlicher Kontrolle und vorheriger gründlicher Diagnose eingenommen werden, weil sie zum Teil erhebliche Nebenwirkungen haben.

Grenzen der Selbstbehandlung

Wenn Sie den Verdacht haben, an Arthritis oder Arthrose erkrankt zu sein, sollten Sie sich auf jeden Fall sehr gründlich medizinisch untersuchen lassen. Es gibt in diesem Bereich sehr viele Krankheiten (z. B. rheumatoide Polyarthritis, Arthrose, Gicht, Weichteilrheumatismus, Bechterew-Krankheit, Fibromyalgie), die ähnliche Symptome aufweisen.
Arthritis und Arthrose gehören in die Hand des Arztes, damit eine sinnvolle, auf die individuellen Bedürfnisse des Patienten zugeschnittene Therapie entwickelt werden kann. Eine ärztliche Behandlung kann allerdings mit einigen Selbsthilfemaßnahmen unterstützt werden.

AUS DER APOTHEKE

Synthetische Medikamente ...

Hier werden nur einige Antirheumatika ausgewählter Wirkstoffgruppen genannt; sie sind in der notwendigen Dosierung alle rezeptpflichtig.

➤ **Präparate mit Acemetacin:** Rantudil®, Acemetacin Stada® (Kapseln, Zäpfchen, Tabletten)

➤ **Präparate mit Diclofenac:** Allvoran®, Effekton®, Diclofenac-ratiopharm®, Voltaren® (Retardtabletten, Zäpfchen, Tabletten), arthrex Cellugel®, Diclac®, Voltaren Emulgel® (Gele)
Wichtige Hinweise: Hautreaktionen, Kopfschmerzen, Übelkeit, Durchfall, Magenblutungen möglich, bei Zäpfchen auch Reizerscheinungen im After; Vorsicht bei Asthma bronchiale

➤ **Präparate mit Indometacin:** Amuno®, Indo-phlogont® (Kapseln, Suspension, Zäpfchen, Tabletten)
Wichtiger Hinweis: Reizerscheinungen und Magen-Darm-Probleme möglich; rezeptfreie Lösungen und Sprays erhältlich (Elmetacin®, Sigadoc®)

➤ **Präparate mit Ibuprofen:** Anko®, Opturem®, Ibuprofen Stada® (Dragees, Granulat, Tabletten)
Wichtiger Hinweis: Magenbeschwerden, Durchfall, Überempfindlichkeitsreaktionen möglich; rezeptfreie Cremes und Gele erhältlich (Dolgit®, Ibutop®)

... und Phytopharmaka

➤ **Präparate mit Cayennepfeffer:** Kneipp Rheumasalbe®, Rheumaplast N®, Thermo Bürger® (Salben, Pflaster)

➤ **Kombinationspräparate zur Wärmebehandlung:** ABC Lokale Schmerz-Therapie®, Fangotherm®, Kytta-Thermopack® (Wärmepflaster, Wärmepackungen)
Wichtiger Hinweis: Überempfindlichkeitsreaktionen; nicht auf Wunden oder geschädigte Haut auftragen

➤ **Präparate mit Aromaölen:** Eucafluid N®, Kneipp Rheumabad®, Leukona Rheumasalbe®, Rheumaliment N® (Lösungen, Badezusätze, Salben)
Wichtiger Hinweis: Reizungen möglich

➤ **Präparate mit Teufelskralle:** Arthrosetten H®, Arthrotabs®, Dolo-Arthrosetten H®, Herbadon®, Rivoltan® (Kapseln, Filmtabletten)

NATURHEILKUNDE

Wärmeanwendungen

Wärmeanwendungen aller Art sind als unterstützende Therapie bei rheumatischen Beschwerden bzw. bei degenerativen Gelenkbeschwerden geeignet. Das Rheumahemd und das Heublumenbad sind alte Kneipprezepte zur Schmerzlinderung. Personen, die auf Heublumen allergisch reagieren (Allergie gegen Korbblütler), sollten diese Anwendungen nicht machen.

➤ **Rheumahemd nach Kneipp:** 1 Hand voll Heublumen kurz in 2 Liter Wasser aufkochen, 15 Minuten lang ziehen lassen. Ein Hemd (am besten ein Leinenhemd) in den Kräutersud tauchen, auswringen und möglichst warm anziehen; gut zugedeckt 1 bis 2 Stunden in einem vorgewärmten Bett (Heizkissen oder Wärmflasche) schwitzen. Anschließend noch etwa 1 Stunde lang ruhen.

➤ **Heublumenbad:** Ca. 400 Gramm Heublumen in 5 Liter Wasser 15 Minuten lang kochen lassen. Den Kräutersud ins 35 bis 38 °C warme Badewasser geben; etwa 10 Minuten lang baden. Nach dem Heublumenbad noch 1 Stunde lang ruhen.

➤ **Fangopackung:** 1 Fangopackung (aus der Apotheke) auf die betroffene Körperregion legen, die Packung mit Tüchern fixieren, etwa 30 Minuten lang einwirken lassen; Fangopackungen nur 1-mal täglich anwenden.

Kälteanwendungen

Bei akuten Schüben sind Kälteanwendungen (z. B. Eispackungen und kalte Kompressen) empfehlenswert; sie wirken schmerzlindernd und entzündungshemmend.

➤ **Eispackung:** Eiswürfel zerkleinern und in eine Plastikfolie geben, diese in ein Handtuch einwickeln und auf das schmerzende Gelenk legen; Anwendung mehrmals täglich wiederholen.

➤ **Kalte Kompresse:** Waschlappen oder Leinentuch in kaltes Wasser eintauchen und ausdrücken; Kompresse etwa 10 Minuten auf die schmerzende Körperstelle legen.

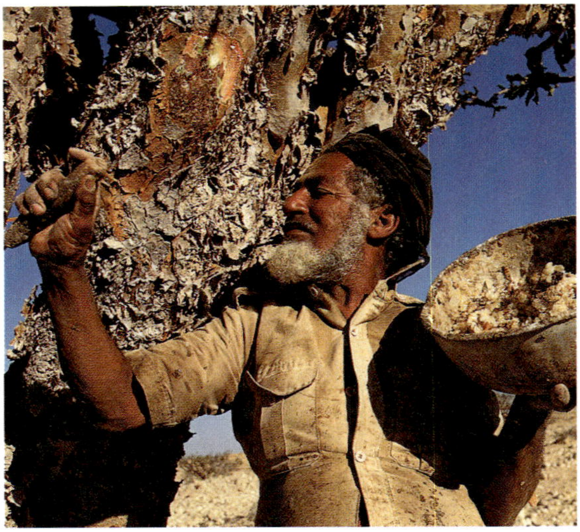

Die Boswelliasäuren des Weihrauchs hemmen die Bildung von Entzündungsstoffen im Körper.

Weihrauch und Teufelskralle

Weihrauch (Olibanum) enthält entzündungshemmende Substanzen, die Boswelliasäuren, die in ersten klinischen Versuchen eine Linderung der Beschwerden bei Patienten mit einer chronischen Polyarthritis zeigten. Momentan gibt es in Deutschland noch keine zugelassenen Präparate. Sie können sich aber eventuell mit Einreibungen behelfen. Teufelskralle enthält den Wirkstoff Harpagosid, der zur Behandlung von Arthrosen eingesetzt wird. Es gibt ihn in Form von Tabletten (in der Apotheke) oder aber auch in Form von Spritzen (fragen Sie Ihren Arzt oder Heilpraktiker).

Heiltees

Einige Heilpflanzen wirken entzündungshemmend und schmerzlindernd; dazu gehören Weidenrinde (das »Aspirin« der Volksmedizin), Schafgarbe und Engelsüß; andere wirken entschlackend.

➤ **Teemischung bei Arthritis:** Je 30 Gramm Bohnenschalen und Weidenrinde sowie je 10 Gramm Mädesüßblüten, Heidekraut und Schafgarbenkraut mischen; 2 Teelöffel der Mischung mit 1/4 Liter kochendem Wasser übergießen, 15 Minuten lang ziehen lassen, dann abseihen. Täglich 2 bis 3 Tassen Tee am besten lauwarm und ungesüßt trinken.

➤ **Teemischung bei Arthrose:** 25 Gramm Brennnesselblätter, 25 Gramm Löwenzahnkraut, 20 Gramm Schachtelhalmkraut, 10 Gramm Birkenblätter und 10 Gramm Hagebuttenfrüchte mischen; 2 Teelöffel der Teemischung mit 1/4 Liter kochendem Wasser übergießen. Den Tee 10 Minuten lang zugedeckt ziehen lassen, dann abseihen. Täglich 2 bis 3 Tassen Tee ungesüßt trinken.

➤ **Engelsüßtee:** 3 Teelöffel gemahlene Engelsüßwurzeln mit 1 Tasse kaltem Wasser übergießen, den Sud etwa 8 Stunden stehen lassen; dann abseihen und den Rückstand mit 1/4 Liter kochendem Wasser überbrühen. Den Tee 15 Minuten zugedeckt ziehen lassen und dann abseihen. Am besten lauwarm und ungesüßt trinken.

BEWÄHRTE HAUSMITTEL

Warme Kartoffelpackung

Dieses altbewährte Hausmittel ist als unterstützende Behandlungsmaßnahme geeignet.

➤ **Anwendung:** Je nach Größe des zu behandelnden Bereichs 5 bis 12 Kartoffeln weich kochen und zerdrücken, in ein Leinentuch einschlagen; die Packung auf die betroffene Stelle legen und mit einem Handtuch oder Badetuch umwickeln; 20 bis 30 Minuten lang einwirken lassen; anschließend 30 Minuten lang ruhen; die Kartoffelpackung höchstens 3-mal wöchentlich anwenden.

NAHRUNG, DIE HEILT

Viel trinken

Eine ausreichende Flüssigkeitsaufnahme ist für die Ausleitung von Giftstoffen aus dem Körper wichtig. Deshalb sollte man 2 bis 3 Liter Flüssigkeit pro Tag trinken (Mineralwässer und Kräutertees).

Mehr Kaltwasserfische essen

Kaltwasserfische enthalten Omega-3-Fettsäuren, die entzündungshemmend wirken. Essen Sie vor allem mehr Makrelen, Heringe und Lachs.

Ausgewogene Ernährungsweise

Eine ausgewogene Ernährung mit viel Vitaminen und Ballaststoffen, d. h. vorzugsweise mit frischem Obst und Gemüse (Kartoffeln, Brokkoli, Avocados, Blumenkohl, Karotten usw.) sowie Vollkornprodukten (Vollkornbrot, Haferflocken, Müsli), ist günstig. Dagegen sollte man auf fett- und cholesterinreiche Nahrungsmittel weitgehend verzichten, z. B. auf fettes Fleisch und Wurstwaren; außerdem auch auf Schokolade und zu viel Kuchen.

Ananas und Papaya

Die beiden tropischen Früchte enthalten Enzyme, die entzündungshemmend wirken. Bei rheumatischen Beschwerden können Enzympräparate (Mischung der Enzyme aus Ananas und Papayas mit Trypsin) hilfreich sein.
Übrigens: Den gleichen Effekt hat auch die Gabe von Vitamin E in hoher Dosis (600 Milligramm). Sprechen Sie mit Ihrem Arzt.

GESUNDHEITSKUR

Milch-Semmel-Diät

Wenn Sie an Arthritis leiden, kann auch eine so genannte Umstimmungstherapie sinnvoll sein. Eine der bekanntesten Therapieformen ist hierbei die F.-X.-Mayr-Kur (benannt nach ihrem Begründer Franz Xaver Mayr), die auch als Milch-Semmel-Diät bezeichnet wird. Diese Kurform wird meist durch ein Teefasten eingeleitet. Dann beginnt die eigentliche Milch-Semmel-Diät, bei der – bis zur Sättigung – so genannte Kursemmeln (Mischung aus Weizen- und Weizenvollkornmehl) langsam gekaut werden; dazu wird 1 Glas Milch ebenfalls langsam und löffelweise »gekaut«. Die Diätform wird mit einer milden Ausleitungstherapie (Einnahme von Bittersalzlösungen zur Abführung) kombiniert. Das Heilverfahren sollte – zumindest das erste Mal – von einem Arzt oder Heilpraktiker begleitet werden. Noch besser ist es, die Milch-Semmel-Diät im Rahmen eines Kuraufenthalts in einer spezialisierten Kurklinik durchzuführen.

DAS KÖNNEN SIE NOCH TUN

Krankengymnastik

Insbesondere bei Versteifungen, Deformationen und Verformungen von Gelenken sind krankengymnastische Übungen empfehlenswert.

Entspannungsübungen

Die regelmäßige Anwendung von Entspannungsübungen kann bei Arthrose und Arthritis eine Linderung der Beschwerden bewirken. Sinnvolle Techniken sind z. B. Yoga, autogenes Training (siehe auch das Special S. 332f.), Qi Gong (siehe das Special S. 358f.), Tai Chi Chuan, Meditation, Atemtherapie, Alexander-Methode, Feldenkrais-Methode und progressive Muskelrelaxation (PMR). Einführungs- und Übungskurse werden in Volkshochschulen sowie in Gesundheitszentren angeboten.

Kältekammern

Die Extremform einer Kälteanwendung ist die Kältekammer. Kältekammern können im Rahmen einer Kur zur Anwendung kommen. Arthritispatienten sind daraufhin oft eine ganze Zeit lang beschwerdefrei.

⊕ Das hilft

- Umstimmungstherapien
- Wärme- und Kälteanwendungen
- Entspannungsübungen
- Heilgymnastik
- Gelenkschonende Sportarten

⊖ Das schadet

- Zu fette Ernährungsweise
- Alkohol und Nikotin
- Zu wenig Bewegung
- Übergewicht
- Zu viel Süßes

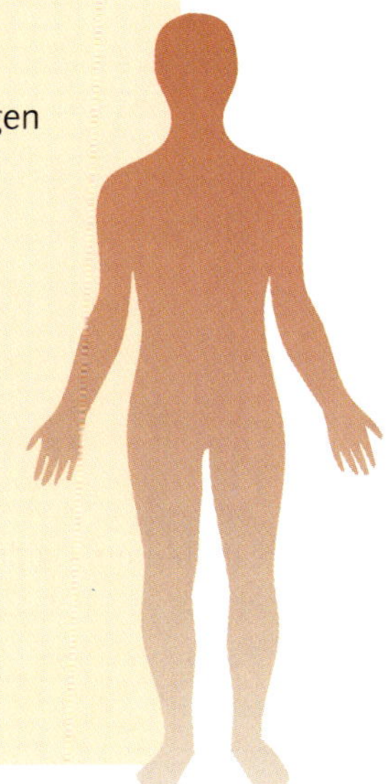

Gicht

Typische Beschwerden: chronische, aber auch akute Schmerzen (Gichtanfälle) in den Gelenken; meist pochende Gelenkschmerzen; Schwellungen und Rötungen, oft auch Bewegungseinschränkungen, Verformungen, Versteifungen und Deformationen (Gichtarthritis); Schmerzen bei Belastungen und bestimmten Bewegungen, Entstehung von kleinen Knoten an den Gelenken und Ohrknorpeln (Gichtknoten), Nierenfunktionsstörungen und -entzündungen (Gichtnieren)

➤ Siehe auch rheumatische Beschwerden (S. 184ff.) sowie Arthritis und Arthrose (S. 168ff.)

SOFORTMASSNAHMEN – WAS SIE GLEICH TUN KÖNNEN

Ruhigstellen des Gelenks

Bei einem akuten Gichtanfall sollte man das betroffene Gelenk unbedingt ruhig stellen (bandagieren oder schienen) und hochlagern (wirkt entschwellend).

Kälteanwendungen

Bei akuten Schmerzanfällen sollte man Kälteanwendungen machen. Geeignet sind kalte Arm- und Fußbäder, Kompressen, Eisbeutel, Eissprays oder Hot-Cold-Packs (aus der Apotheke).

➤ **Kälteauflage:** Zerkleinerte Eiswürfel in einen Plastikbeutel geben, diesen in ein Leinentuch wickeln und ca. 10 Minuten auf die betroffene Stelle auflegen.

Viel trinken

Trinken Sie bei einem Gichtanfall möglichst viel (Mineralwässer, Kräutertees), damit die Harnsäure verstärkt ausgeschieden wird.

Medikamente

Ein akuter Gichtanfall wird meist mit Colchicin, dem Alkaloid der giftigen Herbstzeitlosen, behandelt; alternativ können auch so genannte nichtsteroidale Antirheumatika (NSAR) eingesetzt werden.

Zur eigentlichen Behandlung der Gicht werden in der Regel Urikostatika (mit dem Wirkstoff Allopurinol) oder Urikosurika (mit dem Wirkstoff Benzbromaron) angewendet. Bei schwerer Gicht werden beide Substanzgruppen kombiniert.

Die entsprechenden Medikamente sind alle verschreibungspflichtig.

Grenzen der Selbstbehandlung

Wer an Gicht leidet, sollte seine Harnsäurewerte regelmäßig beim Hausarzt überprüfen lassen, auch wenn die Werte durch eine Ernährungsumstellung bereits wieder auf ein normales Niveau gesenkt wurden.

AUS DER APOTHEKE

Synthetische Medikamente …

Medikamente sollten bei Gicht erst angewendet werden, wenn eine Ernährungsumstellung nicht erfolgreich war. Die folgenden Urikostatika, Urikosurika und Antirheumatika sind alle rezeptpflichtig und dürfen nur unter ärztlicher Kontrolle eingenommen werden.

➤ **Präparate mit Allopurinol:** Zyloric®, Foligan®, Urosin®, Allopurinol-ratiopharm® (Tabletten)

Wichtiger Hinweis: Hautreaktionen, Magen-Darm-Störungen möglich; zu Beginn der Behandlung kann ein Gichtanfall ausgelöst werden; viel trinken; nicht in der Schwangerschaft anwenden

➤ **Präparate mit Benzbromaron:** Narcaricin®, Benzbromaron AL 100® (Dragees, Tabletten)
Wichtiger Hinweis: allergische Reaktionen, Übelkeit möglich, zu Beginn der Behandlung kann in seltenen Fällen ein Gichtanfall ausgelöst werden; viel trinken; keine Anwendung in der Schwangerschaft
➤ **Präparate mit den Alkaloiden der Herbstzeitlose:** Colchicum-Dispert® (Dragees), Colchysat Bürger® (Lösung zum Einnehmen);
Wichtiger Hinweis: Durchfall, Bauchschmerzen, Hautveränderungen möglich; nur bei akutem Gichtanfall einnehmen; nicht während Schwangerschaft und Stillzeit anwenden

... und Phytopharmaka

➤ **Kombinationspräparate zur Wärmebehandlung:** Fangotherm®, Kytta-Thermopack® (Wärmepflaster, Wärmepackung)
Wichtiger Hinweis: nicht auf offene Wunden oder verletzte Haut bringen; nicht bei akutem Anfall

NATURHEILKUNDE

Heiltees

Einige Heilpflanzen sind im Zusammenhang mit Gicht hilfreich. Ein Tee aus Birkenblättern erhöht die Wasserausscheidung, ohne die Nieren zu reizen. Ein Tee aus Gänseblümchen wirkt anregend auf Stoffwechselvorgänge. (Silber-)Weidenrinde wirkt entzündungshemmend.

➤ **Birkenblättertee:** 2 Teelöffel Birkenblätter mit 1/4 Liter kochendem Wasser übergießen. Den Tee 10 Minuten lang zugedeckt ziehen lassen, dann abseihen. Täglich 2 bis 3 Tassen des Tees ungesüßt trinken.

➤ **Gänseblümchentee:** 3 Teelöffel der Blüten und Blätter mit 1/4 Liter kochendem Wasser überbrühen, 10 bis 15 Minuten lang zugedeckt ziehen lassen; dann abseihen. Gänseblümchentee am besten lauwarm und ungesüßt trinken.

➤ **Teemischung bei Gicht:** 30 Gramm Weidenrinde, 30 Gramm Bohnenschalen, 20 Gramm Gänseblümchenblüten und -blätter, 10 Gramm Heidekraut und 10 Gramm Schafgarbenkraut mischen. 2 Teelöffel der Mischung in 1/4 Liter Wasser kalt ansetzen und dann kurz aufkochen lassen. Anschließend den Tee 15 Minuten lang zugedeckt ziehen lassen und abseihen. Täglich 2 bis 3 Tassen Tee lauwarm und ungesüßt trinken.

Kombucha

Kombucha, der »Teepilz« aus Asien, enthält Glukuronsäure, die Giftstoffe bindet.

➤ **Anwendung:** Täglich 1 Glas Kombucha (aus dem Reformhaus) trinken.

Wärmeanwendungen

Wärmeanwendungen (z. B. Schwitzkuren, Heilkräuterbäder, Fangopackungen, Moorbäder) unterstützen die therapeutischen Maßnahmen bei chronischer Gicht.

➤ **Schwitzkur mit Heublumensäckchen:** In ein Leinensäckchen Heublumen einfüllen, bis das Säckchen etwa 7 Zentimeter dick ist, und zunähen; das Heublumensäckchen etwa 15 Minuten lang über Wasserdampf erwärmen. Anschließend das Säckchen auf das betroffene Gelenk legen und mit einem Handtuch fixieren; dann etwa 1 Stunde gut zugedeckt im Bett liegen und schwitzen Nach dem Schwitzen noch etwa 1 Stunde liegen bleiben.
Vorsicht: Manche Personen reagieren auf Anwendungen mit Heublumen allergisch.

➤ **Moorbad:** Mit der entsprechenden Fertigmischung (aus der Apotheke oder dem Reformhaus) ein Vollbad zubereiten. Nicht länger als 10 Minuten baden; anschließend ruhen. Moorbäder maximal 2-mal pro Woche anwenden.

➤ **Fangopackung:** Die Fangopackung (aus der Apotheke) auf die betroffene Körperregion legen; die Packung mit Tüchern fixieren; etwa 20 bis 30 Minuten lang einwirken lassen.

Kälteanwendungen

Bei akuten Gichtanfällen sind Kälteanwendungen (z. B. kalte Kompressen, Eissprays oder Eispackungen) empfehlenswert; sie wirken schmerzlindernd und entzündungshemmend.

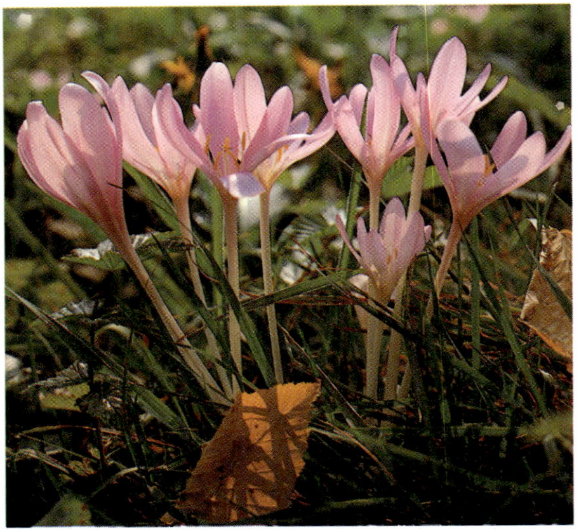

Colchicin, das Alkaloid der giftigen Herbstzeitlose, wird für Gichtmedikamente genutzt.

➤ **Kaltes Armbad:** Das Waschbecken mit kaltem Wasser füllen und abwechselnd den linken und den rechten Arm einige Sekunden lang in das Wasser tauchen.

➤ **Kalte Kompresse:** Ein Leinentuch oder auch einen Waschlappen in kaltes Wasser tauchen, anschließend etwas auswringen; Kompresse auf das schmerzende Gelenk legen; etwa 10 Minuten lang kühlen. Mehrmals täglich anwenden.

Aromatherapie

Einige ätherische Öle (z. B. von Kampfer, Cajeput, Rosmarin, Eukalyptus, Fichtennadeln oder Weihrauch) wirken schmerzlindernd und entzündungshemmend. Man kann sie in Form von Einreibungen oder als Aromaölbäder anwenden.

➤ **Einreibung:** Für eine Einreibung je nach Größe bzw. Fläche des betroffenen Körperteils 5 bis 10 Tropfen des ätherischen Öls mit 1 bis 2 Teelöffeln Massageöl (z. B. Jojobaöl) mischen und den Körperteil damit einreiben.

➤ **Aromaölbad:** Je 3 Tropfen Rosmarin-, Cajeput- und Eukalyptusöl mit 1 bis 2 Esslöffeln Sahne mischen und ins 35 bis 38 °C warme Badewasser geben. Nicht zu lange baden; 10 Minuten genügen, 20 Minuten sind das Maximum.

BEWÄHRTE HAUSMITTEL

Abreibung mit Eiswürfel

Eine Abreibung mit einem Eiswürfel wirkt bei einem akuten Gichtanfall schmerzlindernd und abschwellend.

➤ **Anwendung:** Für die Abreibung einen handlichen Eisblock (Joghurtbecher zu 2/3 mit Wasser füllen) im Gefrierfach des Kühlschranks herstellen. Mit dem Eisblock die betroffenen Gelenke etwa 1 bis 2 Minuten lang vorsichtig abreiben.

Kohlpackung

Dieses bewährte Hausmittel ist als unterstützende Behandlungsform geeignet.

➤ **Anwendung:** Einige Weißkohlblätter – je nach Größe des zu behandelnden Bereichs – blanchieren, ausdrücken und direkt auf das betroffene Gelenk auflegen; mit einem Handtuch umwickeln; die Auflage etwa 30 Minuten lang einwirken lassen.

NAHRUNG, DIE HEILT

Purinarme Ernährung

Die beste Vorbeugungsmaßnahme bei Gicht ist eine purinarme Ernährungsweise, um die Harnsäurewerte zu senken.

➤ **Das sollten Sie meiden:** Innereien (Leber, Nieren, Lunge, Bries), Muskelfleisch und fette Fische (z. B. Aal, Ölsardinen und Makrelen), Fleischextrakte (Kraftbrühen) sowie bestimmte, schnell wachsende Gemüsesorten, etwa Erbsen, Spinat, Lauch, Spargel, Blumenkohl und grüne Bohnen. Dies bedeutet nicht, dass Sie völlig auf Fleisch verzichten müssen – es sollte nur auf kleine Portionen 2- bis 3-mal die Woche begrenzt werden. Auch Blumenkohl dürfen Sie ab und zu essen – nur nicht sehr oft. Vorsicht bei Spargel: Er kann akute Gichtanfälle auslösen. Purine sind übrigens auch in Kaffee, Kakao und Tee enthalten; sie werden jedoch nicht zu Harnsäure abgebaut. Allerdings kann Kaffee einen Gichtanfall auslösen.

➤ **Das sollten Sie bevorzugt essen:** Milch und Milchprodukte (Käse, Joghurt, Buttermilch), Kartoffeln, Naturreis, Vollkornprodukte (Vollkornbrot, Vollkornmüsli), Tomaten, Rettiche, Fenchel, Paprikas oder Kohlgemüse.

➤ **Das sollten Sie bevorzugt trinken:** Eine ausreichende Flüssigkeitsaufnahme ist für die Ausleitung von Giftstoffen aus dem Körper gerade bei Gicht sehr wichtig. Außerdem wird dadurch die Ablagerung von Harnsäurekristallen in den Nieren verhindert. Deshalb sollte man mindestens 2 bis 3 Liter Flüssigkeit pro Tag trinken, vor allem Mineralwässer und Kräutertees. Zurückhaltung sollte unbedingt bei Alkohol, insbesondere bei Bier (das jede Menge Purine enthält), geübt werden. Alkohol kann einen akuten Gichtanfall auslösen.

GESUNDHEITSKUR

Entsäuerungstherapie

Möglicherweise hängt die Stoffwechselproblematik bei Gicht auch mit einer Störung des Säure-Basen-Gleichgewichts im Organismus zusammen. Testen Sie mit Lackmuspapier aus der Apotheke den Säurewert Ihres Urins. Er gibt erste Hinweise auf eine Übersäuerung. Genauere Werte liefern Blutuntersuchungen. Mit einer basenreichen Ernährung (viel basisches Gemüse, Basensuppen etc.) kann der Körper entgiftet werden. Hilfreich sind in diesem Zusammenhang auch Einläufe zur Darmsanierung, die Einnahme von Basenpulver (Fertigmischungen aus der Apotheke) sowie Schwitzkuren (siehe dazu auch das Special S. 94f.).

DAS KÖNNEN SIE NOCH TUN

Gewicht reduzieren

Wenn Sie Übergewicht haben, sollten Sie unbedingt abnehmen. Bei weniger Körpergewicht normalisieren sich auch die Harnsäurespiegel im Blut, und es werden folglich weniger purinhemmende Substanzen benötigt.

Krankengymnastik

Bei Gichtknoten, Versteifungen und Verformungen an den Gelenken sind krankengymnastische Übungen zu empfehlen. Die Übungen sollten dabei von einem Therapeuten immer speziell auf die Bedürfnisse des Patienten abgestimmt werden. Normalerweise werden die Behandlungskosten bei Gicht von den Krankenkassen übernommen.

Entspannungsübungen

Regelmäßige Entspannungsübungen können bei Gicht eine Linderung der Beschwerden bewirken. Empfehlenswerte Techniken sind Yoga, autogenes Training (siehe dazu das Special S. 332f.), Qi Gong (siehe dazu das Special S. 358f.), Tai Chi Chuan, funktionelle Entspannung nach Fuchs und progressive Muskelrelaxation (PMR). Kurse werden in den meisten Volkshochschulen sowie in Gesundheitszentren angeboten.

Homöopathie

Bei manchen Gichtpatienten hat sich die Einnahme homöopathischer Mittel bewährt:

➤ **Belladonna D12:** bei akuten Schmerzschüben

➤ **Bryonia D4:** bei langsam eintretenden Schmerzen

⊕ Das hilft

Purinarme Ernährung

Umstimmungs- und Entgiftungstherapien

Wärme- und Kältebehandlungen

Entspannungsübungen

Viel trinken

⊖ Das schadet

Purinreiche Nahrungsmittel

Alkohol, Kaffee und Nikotin

Zu wenig Flüssigkeit

Übergewicht

Zu viel Fleisch

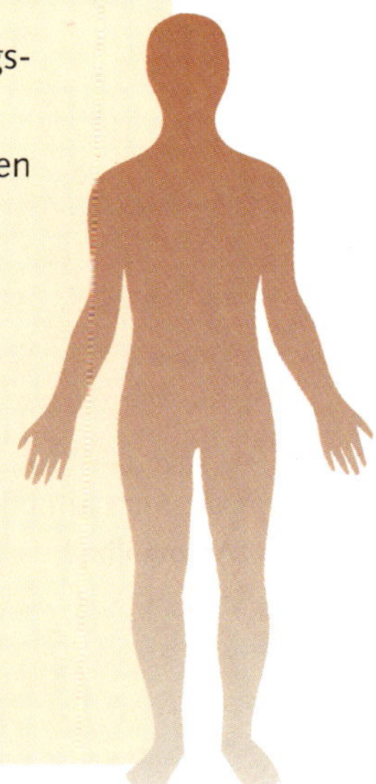

Hexenschuss und Ischiasschmerzen

Hexenschuss – typische Beschwerden: plötzlich auftretende, starke Schmerzen (die »Hexe« schießt ins Kreuz) im Bereich der Lendenwirbelsäule mit starker Bewegungseinschränkung
Ischialgien – typische Beschwerden: akute Schmerzen im Gesäßbereich, am Oberschenkel, teilweise bis in die Fußgegend ausstrahlend

➤ Siehe auch Rückenschmerzen (S. 188ff.) und Nackenverspannungen (S. 178f.)

SOFORTMASSNAHMEN – WAS SIE GLEICH TUN KÖNNEN

Psoashaltung

Für die Psoashaltung legen Sie sich auf den Rücken, die Beine werden im 90-Grad-Winkel angewinkelt und auf einen Stuhl gelegt. Anschließend versucht man, schwerpunktmäßig aus dem Bauch heraus zu atmen.

Das Becken aushängen

Legen Sie sich bäuchlings auf einen Tisch, so dass Po und Beine über die Kante herabhängen. Dann winkeln Sie die Knie an, so dass durch die Schwerkraft die Lendenwirbelsäule gedehnt wird.

Wärmebehandlung

Bei Ischiasbeschwerden und Hexenschuss lindern Wärmeanwendungen Schmerzen und lösen Verspannungen der Muskulatur.

➤ **Heiße Rolle:** Mehrere Handtücher zusammenrollen und mit kochendem Wasser übergießen. Nach Abkühlung auf ca. 60 °C die Rolle über die schmerzende Körperpartie rollen.

Grenzen der Selbstbehandlung

Bei anhaltenden Schmerzen, Lähmungserscheinungen oder Empfindungsstörungen (Verdacht auf Bandscheibenvorfall) müssen Sie zum Arzt.

AUS DER APOTHEKE

Synthetische Medikamente …

Verschiedene Schmerzmittel, z. B. mit den Wirkstoffen Parazetamol und Ibuprofen, sind rezeptfrei in der Apotheke erhältlich.

➤ **Präparate mit Parazetamol:** Benuron®, Doloreduct®, Paedialgon®, Paracetamol-ratiopharm®, Pyromed® (Saft, Zäpfchen, Tabletten, Kapseln)
Wichtiger Hinweis: selten Überempfindlichkeitsreaktionen; nicht bei schweren Leberfunktionsstörungen und Asthma bronchiale anwenden

➤ **Präparate mit Ibuprofen:** Aktren®, Togal N®, Ibuprofen Stada 200® (Dragees, Brausegranulat, Tabletten), Dolgit®, Ibutop® (Gele, Cremes)
Wichtiger Hinweis: Gele und Cremes nicht auf offene Wunden und Schleimhäute bringen; Vorsicht bei Asthma bronchiale

… und Phytopharmaka

Präparate zur Wärmebehandlung sind zur Unterstützung geeignet.

➤ **Präparat mit Fangoschlamm:** Fangotherm® (Wärmepackung)

➤ **Präparate zum Einreiben:** Arnol Heilkräutergeist®, Forapin E® (Flüssigkeiten)

➤ **Kombinationspräparate:** ABC Lokale Schmerz-Therapie®, Kytta-Thermopack®, Kytta-Rheumabad N® (Wärmepflaster, Wärmepackung, Badezusätze)
Wichtige Hinweise: nicht auf offene Wunden oder verletzte Haut bringen

NATURHEILKUNDE

Wärmeanwendungen

Wärmeanwendungen sind sowohl bei Ischiasbeschwerden als auch bei Hexenschuss sinnvoll.

➤ **Moorbad:** Mit der entsprechenden Fertigmischung (aus der Apotheke) ein Vollbad zubereiten; nicht länger als 10 bis 15 Minuten baden; höchstens 2-mal pro Woche anwenden.

➤ **Fangopackung:** Fangopackung (aus der Apotheke) auf die betroffene Stelle legen, mit Tüchern fixieren und einwirken lassen.

BEWÄHRTE HAUSMITTEL

Kartoffelkompresse

Kartoffeln sind für die Wärmebehandlung beliebt, da sie die Wärme sehr lange halten.

➤ **Anwendung:** 10 bis 12 Kartoffeln weich kochen und zerdrücken; in ein Leinentuch einschlagen; die Packung (eventuell mit einem Handtuch dazwischen) auf den unteren Rücken legen und 30 Minuten lang einwirken lassen.

Rotlichtbestrahlung

Die Bestrahlung mit einer Infrarotlichtlampe lindert die Schmerzen. Sie sollte 2- bis 3-mal täglich (jeweils höchstens 15 Minuten lang) angewendet werden (Mindestabstand zur Haut: 50 Zentimeter).

BEIM HEILPRAKTIKER

Fußreflexzonenmassage

Diese Massagetechnik geht von der Annahme aus, dass sich auf den Fußflächen das Gesamtbild des Körpers widerspiegelt. Durch Druck und Massage lassen sich die entsprechenden Organe bzw. Körperbereiche beeinflussen. Der Therapeut kann durch Massieren der entsprechenden Reflexzonen (die Wirbelsäulensegmente liegen an der Fußinnenseite) Blockaden auflösen.

Manuelle Therapien

Chirotherapie und Osteopathie versuchen, mit bestimmten Griffen Blockierungen an den Wirbelgelenken zu lösen.

DAS KÖNNEN SIE NOCH TUN

Massagen

Massagen sind eine Wohltat für Leib und Seele. Am besten werden sie mit Dehnübungen und Entspannungstechniken kombiniert.

Tipps für den unteren Rücken

➤ Rückenschwimmen, Aquagymnastik, Radfahren und Walking (schnelles Gehen) sind rückenschonende Sportarten.

➤ Ein orthopädischer Sitzball ist eine gute Alternative zum Bürostuhl. Wer viel sitzt, sollte öfter die Sitzposition und Sitzhaltung wechseln.

➤ Zu weiche Matratzen sind genauso schädlich für den Rücken wie zu harte; Matratzen sollten immer ausgiebig getestet und spätestens nach 10 Jahren ausgetauscht werden.

➤ Beim Bücken (z. B. um etwas hochzuheben) sollte man immer in die Hocke gehen.

⊕ Das hilft

Wärmeanwendungen

(Bett-)Ruhe

Übungen der Rückenschule

Ergonomisches Sitzen

Bewegung im (warmen) Wasser

⊖ Das schadet

Zu viel oder falsches Sitzen

Bewegungsmangel

Übergewicht

Falsches Heben

Zu weiche oder zu harte Matratze

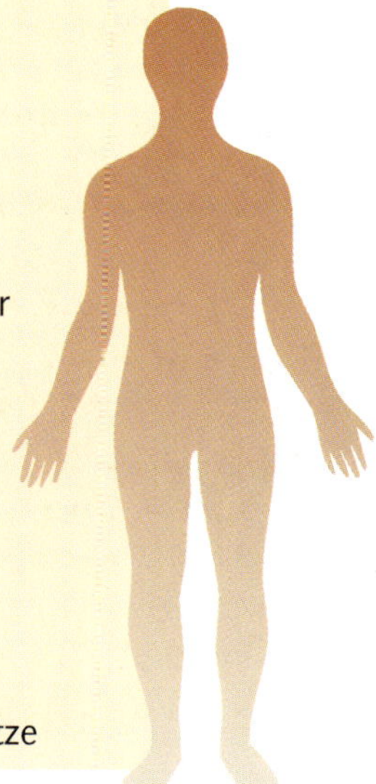

Nackenverspannungen

Typische Beschwerden: akute und chronische Schmerzen im Nackenbereich bis in den Kopf und in die Arme ausstrahlend; gelegentlich Bewegungseinschränkungen, Kopfschmerzen und Schwindelgefühle

➤ Siehe auch Rückenschmerzen (S. 188ff.) und Kopfschmerzen (S. 30ff.)

SOFORTMASSNAHMEN – WAS SIE GLEICH TUN KÖNNEN

Nackenmassage

Durch eine Nackenmassage wird die Durchblutung verbessert, zudem können Muskelverspannungen und -verkrampfungen sowie Gewebeverhärtungen aufgelöst werden.

➤ **Vibrationsmassage:** Für die Selbstanwendung eignet sich ein Vibrationsmassagegerät mit einem entsprechend flexiblen Stiel.

Wärmeanwendungen

Auch Wärmeanwendungen können Schmerzen lindern und Muskelverspannungen auflösen.

➤ **Heißer Nackenwickel:** Leinentuch oder Waschlappen in heißem Wasser tränken, ausdrücken und im Nacken auflegen. Mit einem Handtuch fixieren. Den Wickel ca. 30 Minuten lang einwirken lassen.

Kinder

Auch Schulkinder leiden oft an Nackenverspannungen. Hier gelten dieselben Anwendungen wie für Erwachsene.

➤ Achten Sie bei Schulkindern auf Haltung (Verhältnis Stuhl/Tisch und Sitzabstand), wenn sie Hausaufgaben machen.

➤ Der Schulranzen sollte auf dem Rücken getragen werden. Eine seitlich getragene (schwere) Schultasche ist ungünstig und kann zu einer Rückgratverkrümmung führen.

➤ Achten Sie vor allem bei Jugendlichen in der Pubertät darauf, dass sie nicht mit »schlurfendem Gang« und hoch bzw. nach vorn gezogenen Schultern gehen. Auch gutes Schuhwerk (keine ausgetretenen Turnschuhe) ist wichtig.

Grenzen der Selbstbehandlung

Bei sehr starken und dauerhaften Nackenschmerzen, die mit Lähmungserscheinungen oder Taubheitsgefühlen (Verdacht auf Bandscheibenvorfall) oder mit Beweglichkeitseinschränkung bei Kopfdrehungen (Verdacht auf HWS-Syndrom, beispielsweise bei einem Unfall) oder mit Schwindelanfällen einhergehen, sollte der Arzt aufgesucht werden.

AUS DER APOTHEKE

Synthetische Medikamente …

Schmerzmittel mit dem Wirkstoff Parazetamol sind rezeptfrei in der Apotheke erhältlich.

➤ **Präparate mit Parazetamol:** Benuron®, Doloreduct®, Paedialgon®, Paracetamol-ratiopharm®, Pyromed® (Saft, Zäpfchen, Tabletten, Kapseln)

Wichtiger Hinweis: selten Überempfindlichkeitsreaktionen; nicht bei schweren Leberfunktionsstörungen und Asthma bronchiale anwenden

… und Phytopharmaka

Präparate zur Wärmebehandlung sind als unterstützende Therapie geeignet.

➤ **Präparate mit Fango, Moor und Cayennepfefferextrakt:** ABC Lokale Schmerz-Therapie®, Fango-

therm®, Kytta-Thermopack® (Wärmepflaster, Wärmepackungen)
Wichtiger Hinweis: nicht auf offene Wunden oder verletzte Haut bringen

NATURHEILKUNDE

Wärmeanwendungen

Wärmeanwendungen (Rotlichtanwendungen, Fangopackungen, Moorbäder) sind bei Nackenbeschwerden empfehlenswert.

➤ **Fangopackung:** Fangopackung (aus der Apotheke) auf den Nacken legen; Packung eventuell mit einem Handtuch fixieren und einwirken lassen.

DAS KÖNNEN SIE NOCH TUN

Entspannungsübungen

Die regelmäßige Ausübung von Entspannungsübungen kann bei Nackenverspannungen Besserung bringen. Geeignet sind u. a. Yoga (auch für Kinder), progressive Muskelrelaxation, Feldenkrais.

Kopf-Nacken-Übungen

Mit den folgenden Übungen können Sie eine verspannte Nackenmuskulatur wirksam lockern.

➤ **Sitzposition:** Mit aufgerichtetem Oberkörper auf einen Stuhl setzen, den Rücken nicht anlehnen; die Füße stehen ganz auf dem Boden auf, die Unterschenkel sind etwa beckenbreit auseinander; Hüftgelenke und Knie sollten im rechten Winkel gebeugt sein.

➤ **Übung 1:** Beide Schultern bis zu den Ohren hochziehen, langsam bis 3 zählen und wieder fallen lassen. Übung 5-mal wiederholen.

➤ **Übung 2:** Mit beiden Schultern gleichzeitig rückwärts kreisen; die Arme dabei locker seitlich hängen lassen. Insgesamt 10-mal kreisen.

➤ **Übung 3:** Beide Hände hinter dem Kopf falten, so dass die Ellbogen links und rechts genau zur Seite weisen. Dann mit dem Hinterkopf langsam gegen die gefalteten Hände drücken; die Hände geben dabei einen leichten Gegendruck. Langsam bis 5 zählen und die Spannung wieder lösen. Übung 5-mal wiederholen.

Vorsicht: Niemals mit dem Kopf kreisen.

➤ **Übung 4:** Mit der rechten Hand zwischen linke Schulter und Hals fassen. Oberhalb des Schlüsselbeins ist der so genannte Trapezmuskel fühlbar; diesen mit der Hand fassen und nach vorn in Richtung Schlüsselbein ziehen; dort für 3 Sekunden festhalten. Übung mit linker Hand und rechter Schulter wiederholen (insgesamt 5-mal).

➤ **Übung 5:** Hand auf den Kopf legen; den Kopf langsam gegen den Widerstand der Hand in Richtung Zimmerdecke schieben; dabei ein Doppelkinn machen, damit der Nacken lang wird; die Spannung halten und langsam bis 5 zählen. Übung 5-mal wiederholen.

➤ **Übung 6:** Kopf leicht nach rechts drehen, ohne den Hals zu neigen; dann das Kinn nach rechts unten ziehen; dadurch wird der Nacken auf der linken Seite gedehnt. Mit der rechten Hand kann die Dehnung zusätzlich unterstützt werden, sie greift dabei an die linke Seite des Hinterkopfs; die Dehnung etwa 5 Sekunden lang halten. Übung auf jeder Seite 5-mal wiederholen.

⊕ Das hilft

- Nackenmassage
- Wärmeanwendungen
- Nackenübungen
- Nackenrolle beim Schlafen
- Ergonomisches Sitzen

⊖ Das schadet

- Falsches Sitzen
- Bewegungsmangel
- Stress
- Falsche Matratze
- Zugluft (bzw. Kaltluftquellen, vor allem nachts)

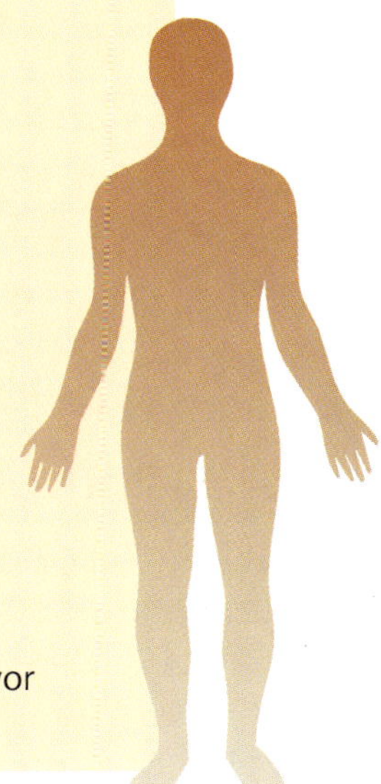

Osteoporose

Typische Beschwerden: akut auftretende, starke Rückenschmerzen (aufgrund brüchiger Wirbelknochen); Bildung eines Rundrückens (so genannter Witwenbuckel), Neigung zu Knochenbrüchen (Oberschenkel- und Handgelenkbereich), Bewegungseinschränkungen, Schmerzen bei Belastungen
➤ Siehe auch Rückenschmerzen (S. 188ff.), Knochenbrüche (S. 410ff.), Gicht (S. 172ff.) sowie Arthritis und Arthrose (S. 168ff.)

SOFORTMASSNAHMEN – WAS SIE GLEICH TUN KÖNNEN

Viel Bewegung

Viel Bewegung ist ausgesprochen wichtig bei Osteoporose (oder einer Veranlagung dazu). Durch Sport und Bewegung kann der Knochenabbau langfristig vermindert werden. Hierzu eignen sich vor allem Ausdauersportarten, die die Knochen nicht zu sehr belasten, beispielsweise Schwimmen, Jogging, Aquatraining, Wandern und Walking.

Kalziumreiche Ernährung

Bei Osteoporose (oder einer Veranlagung dazu) sollte man vor allem auf eine kalziumreiche Kost achten. Essen und trinken Sie deshalb ausreichend Milch und Milchprodukte, frisches grünes Blattgemüse und Salate. Auch Karotten, Kräuter, Fisch und Nüsse sind wichtig.

Östrogene für Frauen

Bei der so genannten Hormonersatztherapie in den Wechseljahren kommen Östrogenpräparate zum Einsatz. Sie verhindern ebenfalls den Knochenabbau.

Grenzen der Selbstbehandlung

Bei sehr starken Schmerzen, starken Bewegungseinschränkungen, Lähmungserscheinungen oder Empfindungsstörungen (Verdacht auf Bandscheibenvorfall) sollte der Arzt aufgesucht werden.

AUS DER APOTHEKE

Synthetische Medikamente

Bei Osteoporose werden Kalziumpräparate, bei älteren Menschen auch Vitamin-D-Präparate eingesetzt. Bisphosphonate wie Etidronat oder Alendronat können die Knochendichte verbessern. Ist ein Östrogenmangel für die Osteoporose verantwortlich, wie z. B. bei Frauen in der Postmenopause, können auch Östrogene (Estradiol, Estradiolvalerat) gegeben werden.

➤ **Präparate mit Alendronat und Etidronat:** Fosamax®, Diphos®, Didronel® (Tabletten; rezeptpflichtig)

Wichtiger Hinweis: Durchfall, Erbrechen, Juckreiz möglich; regelmäßige Kontrolle des Blutkalziumspiegels erforderlich

➤ **Präparate mit Kalziumkarbonat:** Calcium Hexal®, Calcium-dura®, Calcium-Sandoz® forte (Brausetabletten, Filmtabletten; rezeptfrei)

➤ **Präparate mit Vitamin D:** Ospur D3®, Vigantoletten®, Vitamin-D3-Hevert® (Tabletten; rezeptfrei)

Wichtige Hinweise: regelmäßige Kontrolle des Blutkalziumspiegels erforderlich

➤ **Präparate mit Estradiol:** Estraderm® (Pflaster), Estradiol Jenapharm® (Tabletten); rezeptpflichtig

➤ **Präparate mit Estradiolvalerat:** Progynova® (Tropfen, Dragees; rezeptpflichtig)

Wichtige Hinweise: Brustspannen, Wasseransammlungen, Kopfschmerzen möglich; halbjährliche gynäkologische Untersuchungen erforderlich

NAHRUNG, DIE HEILT

Kalzium- und vitaminreich

Bei einer Neigung zu Osteoporose sollte man vor allem auf eine kalzium- und vitaminhaltige Ernährungsweise achten.

➤ Milch und alle Milchprodukte sind reich an Kalzium; frische grüne Blattgemüse und Salate, Karotten, Obst, Kräuter, Vollkornprodukte, Fisch und Nüsse sorgen für die nötigen Vitamine und anderen Mineralstoffe.

➤ Trinken Sie bevorzugt kalzium- und mineralstoffreiches Mineralwasser; dagegen sollten Alkohol und süße Getränke gemieden werden (Kalziumräuber).

➤ Phosphatreiche Nahrungsmittel, z. B. Fleisch, Schmelzkäse, Schokolade, Speiseeis, Bohnen und Kichererbsen, können die Kalziumaufnahme behindern und sollten deshalb nur in geringen Mengen auf dem Speiseplan stehen. Auch Salz ist ein Kalziumräuber.

DAS KÖNNEN SIE NOCH TUN

Walking

Gehen oder Wandern ist auch im hohen Alter möglich. Eine neue Form des Gehens heißt Walking: ein schnelles, sportliches Gehen mit gutem Trainingseffekt. Das Gehtempo ist dabei deutlich höher als beim normalen Spazierengehen. Mit dem folgenden Trainingsprogramm können Sie Ihre Gehleistung steigern.

➤ **1. und 2. Woche:** 3-mal pro Woche Gehtraining; 3-mal 2 Minuten schnelles Gehen mit 4 Minuten Pause (langsam gehen oder ausruhen); insgesamt 30 Minuten Gehen.

➤ **3. und 4. Woche:** 3-mal pro Woche Gehtraining; 5-mal 2 Minuten schnelles Gehen mit 4 Minuten Pause (langsames Gehen oder ausruhen); insgesamt 40 Minuten Gehen.

➤ **5. und 6. Woche:** 3-mal pro Woche Gehtraining; 5-mal 3 Minuten schnelles Gehen mit 4 Minuten Pause (langsames Gehen); insgesamt 45 Minuten Gehen.

➤ **7. und 8. Woche:** 3-mal pro Woche Gehtraining; 5-mal 4 Minuten schnelles Gehen mit 4 Minuten Pause (langsames Gehen); insgesamt 50 Minuten Gehen.

➤ **9. und 10. Woche:** 3-mal pro Woche Gehtraining; 5-mal 5 Minuten schnelles Gehen mit 5 Minuten Pause (langsames Gehen); insgesamt 1 Stunde Gehen.

➤ **11. und 12. Woche:** 5-mal pro Woche Gehtraining; 5-mal 5 Minuten schnelles Gehen mit 5 Minuten Pause (langsames Gehen); insgesamt 1 Stunde Gehen.

⊕ Das hilft

Kalzium- und vitaminreiche Ernährung

Omega-3-Fettsäuren (in Kaltwasserfischen)

Pflanzliches Eiweiß (Sojaprodukte)

Zink

Wärmeanwendungen

Entspannungsübungen

Bewegung und Sport

Isometrische Übungen für die Muskeln

Sonnenlicht

⊖ Das schadet

Kalziumarme und salzreiche Ernährung

Vitamin-D-Mangel

Bewegungsmangel

Übergewicht

Nikotin, Alkohol und Koffein

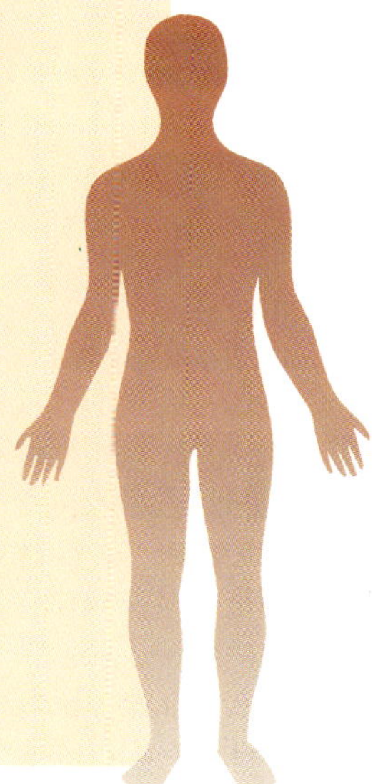

Prellung

Typische Beschwerden: anfangs schmerzhafte Schwellungen, später Verfärbungen und Blutergüsse, eingeschränkte Beweglichkeit, Schmerzen bei Bewegungen bzw. Belastungen

➤ Siehe auch Verstauchung, Zerrung (S. 200f.) und Bluterguss (S. 390f.)

SOFORTMASSNAHMEN – WAS SIE GLEICH TUN KÖNNEN

Kälteanwendungen

Bei Prellungen, Blutergüssen und Schwellungen wirken Kälteanwendungen schmerzlindernd und mindern die Schwellung. Empfehlenswert sind in diesem Zusammenhang kalte Umschläge/Kompressen, Hot-Cold-Packs, so genannte Vereisungssprays und Eisbeutel.

➤ **Kühlendes Nass:** Bei einer akuten Verletzung hat sich auch bewährt, den betroffenen Körperteil eine Zeit lang unter fließend kaltes Wasser zu halten.

➤ **Vereisungssprays:** Bei Sportverletzungen bringen so genannte Vereisungssprays eine Zeit lang die notwendige Kühlung.

Salben zum Einreiben

Salben und Gele mit synthetischen oder pflanzlichen Wirkstoffen (aus der Apotheke) unterstützen den Heilungsprozess bei Prellungen, Blutergüssen und Quetschungen.

Grenzen der Selbstbehandlung

➤ Bei starken, anhaltenden Schmerzen sollten Sie zum Arzt gehen (Verdacht auf Bänderriss, Gelenkkapselverletzung, Knochenbruch).

➤ Bei Prellungen im Kopfbereich, die mit Übelkeit, Erbrechen oder Bewusstlosigkeit einhergehen, müssen Sie sofort zum Arzt (Verdacht auf Gehirnerschütterung).

AUS DER APOTHEKE

Synthetische Medikamente …

➤ **Präparate mit Diclofenac:** Diclac®, Voltaren Emulgel® (Gele; rezeptpflichtig)

➤ **Präparate mit Indometacin:** Elmetacin®, Sigadoc® (Lösungen, Sprays; rezeptfrei)

➤ **Präparate mit Ibuprofen:** Dolgit®, Ibutop® (Cremes, Gele; rezeptfrei)

Wichtige Hinweise: Hautreaktionen möglich; Vorsicht bei Asthma bronchiale; nur bedingt für Kinder geeignet; Vorsicht in der Schwangerschaft

… und Phytopharmaka

➤ **Präparate mit Arnika:** arnica-loges®, Arniflor®, Hyzum N® (Gele, Salben, Tinkturen)

➤ **Präparate mit Beinwell:** Kytta-Plasma® (Umschlagpaste), Traumaplant® (Salbe)

➤ **Kombinationspräparate:** Cefawell®, Trauma-cyl®, Varicylum S®, Traumeel S® (Salben)

Wichtige Hinweise: nicht auf offene Wunden oder verletzte Haut auftragen; Arnikapräparate nicht bei einer Überempfindlichkeit gegen Korbblütler anwenden

NATURHEILKUNDE

Einreibung mit Arnikatinktur

Arnikatinktur können Sie in der Apotheke kaufen oder auch selbst herstellen.

➤ **Anwendung:** 10 Gramm Arnikablüten mit 100 Gramm 70-prozentigem Alkohol übergießen, nach 2 Wochen durch ein Leinentuch seihen, nach weiteren 10 Tagen filtern.

Umschläge mit Teebaumöl

Australisches Teebaumöl (aus der Apotheke oder dem Reformhaus) hilft ebenfalls, Schwellungen zu lindern.

➤ **Anwendung:** Ein Leinentuch in kaltem Wasser tränken, 5 bis 10 Tropfen Teebaumöl darauf geben und auf die betroffene Stelle legen. Den Umschlag ca. 30 Minuten liegen lassen.

Umschläge mit Kampfer

Kampferspiritus, den Sie in der Apotheke erhalten, zeitigt ebenfalls gute Wirkungen.

➤ **Anwendung:** Ein Leinentuch in kaltem Wasser tränken, einige Tropfen Kampferspiritus darauf geben und auf die betroffene Stelle legen.

BEWÄHRTE HAUSMITTEL

Eisabreibung

Eine Abreibung mit Eis wirkt schmerzlindernd und abschwellend.

➤ **Anwendung:** Für die Abreibung einen kleinen, handlichen Eisblock im Gefrierfach des Kühlschranks herstellen (dafür Wasser zu 2/3 in einen Joghurtbecher füllen). Mit dem Eis die betroffenen Körperstellen etwa 1 bis 2 Minuten lang vorsichtig abreiben, 5 Minuten Pause, dann wiederholen.

NAHRUNG, DIE HEILT

Ananas und Papaya

Von amerikanischen Sportärzten wird die vorbeugende Einnahme von Enzymen bereits empfohlen. Sie können sie aber auch mit der Nahrung zu sich nehmen. Die Enzyme Bromelain und Papain, die in Ananas und Papayas enthalten sind, führen bei typischen Sportverletzungen wie Prellungen, Verstauchungen, Quetschungen zu einer schnelleren Abheilung der Blutergüsse.

DAS KÖNNEN SIE NOCH TUN

Sicherheitsregeln beim Sport

Um Prellungen, Blutergüsse oder Quetschungen zu vermeiden, sollten Sie bei sportlichen Aktivitäten einige Sicherheitsregeln beachten.

➤ Vor der sportlichen Betätigung (z. B. vor dem Fußballspiel) sollte man sich immer aufwärmen (z. B. durch Einlaufen und Gymnastik); dies verringert die Verletzungsanfälligkeit erheblich.

➤ Achten Sie auf die richtige Schutzkleidung beim Sport (Helm, Knieschützer, Schulterpolster); gerade bei Sportarten wie Inline-Skating oder Skateboardfahren sollte dies obligatorisch sein.

➤ Beachten Sie notwendige Sicherheitsregeln (vor allem bei Extremsportarten), und seien Sie nicht leichtsinnig oder übermütig; überfordern Sie sich nicht (Gefahr der Ermüdung).

➤ Unternehmen Sie nur entsprechend vorbereitet und ausgerüstet Touren (z. B. Trekkingtouren) oder (Berg-)Wanderungen.

⊕ Das hilft

Salben

Kälteanwendungen

Arnica D6

Vorsicht und Nachsicht

Richtige Ausrüstung beim Sport (z. B. Helm)

Aufwärmtraining vor dem Sport

⊖ Das schadet

Extremsportarten (ohne ausreichendes Training)

Überforderung

Schlechte Ausrüstung und Sicherheitsmängel (z. B. beim Radfahren)

Leichtsinn

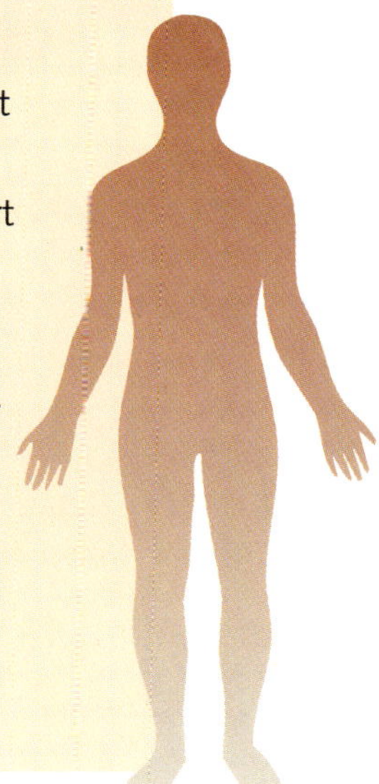

Rheumatische Beschwerden

Typische Beschwerden: akute und chronische Schmerzen in Gelenken, Muskeln und Sehnen; ziehende, reißende oder stechende Schmerzen unterschiedlicher Stärke, Schwellungen und Rötungen, »wandernde« Beschwerden (an wechselnden Körperstellen), oft auch Bewegungseinschränkungen, Verformungen, Versteifungen und Deformationen; auch Schmerzen bei bestimmten Bewegungen und Belastungen sowie bisweilen rheumatisches Fieber und »Rheumaknoten« unter der Haut

➤ Siehe auch Arthritis und Arthrose (S. 168ff.) und Gicht (S. 172f.)

SOFORTMASSNAHMEN – WAS SIE GLEICH TUN KÖNNEN

Wärme- und Kälteanwendungen

➤ Bei allen chronischen Beschwerden können Wärmeanwendungen Schmerzen lindern und Verspannungen der Muskulatur lösen. Hierbei sind insbesondere warme Bäder, Kompressen und Wickel (z. B. heiße Rolle), Fangopackungen, Rotlichtbehandlungen, Hyperthermie und Elektrotherapie sowie Auflagen mit Kohl und Kartoffeln empfehlenswert.

➤ Kälteanwendungen eignen sich bei akuten rheumatischen Schüben: kalte Kompressen, Eispackungen oder Eissprays.

Krankengymnastik

Krankengymnastische Übungen sind gerade bei Deformationen und Verformungen von Gelenken sinnvoll. Die Bandbreite reicht hierbei von passiven Maßnahmen (z. B. Massage, Mobilisation) bis zu aktiven Bewegungsübungen (z. B. Dehnübungen, Gymnastik, Wassergymnastik). In der Regel werden die Kosten der Maßnahmen bei rheumatischen Erkrankungen von den Krankenkassen übernommen. Bestimmte krankengymnastische Übungen können auch gut zu Hause durchgeführt werden.

Antirheumatika

Diese Mittel wirken entzündungshemmend und schmerzlindernd; ihre genaue Bezeichnung lautet »nichtsteroidale Antirheumatika« (NSAR). Antirheumatika werden z. B. bei chronischer Polyarthritis zur Behandlung akuter Schübe eingesetzt, aber auch zur Behandlung anderer rheumatischer Erkrankungen (z. B. Weichteilrheumatismus). Einige wichtige Wirkstoffe sind: Ibuprofen, Indometacin, Diclofenac, Acemetacin, Naproxen und Meloxicam. Außerdem werden Glukokortikoide, Myotonolytika und bisweilen auch so genannte Basistherapeutika (u. a. Goldsalze, Malariamittel oder Immunsuppresssiva bzw. Zytostatika) eingesetzt. Alle genannten Wirkstoffe dürfen nur unter ärztlicher Kontrolle und vorausgehender umfassender Diagnose eingenommen werden, weil sie zum Teil erhebliche Nebenwirkungen besitzen.

Grenzen der Selbstbehandlung

Wenn Sie an Erkrankungen des rheumatischen Formenkreises leiden, sollten Sie sich äußerst gründlich medizinisch untersuchen lassen. Da es in diesem Zusammenhang viele unterschiedliche Krankheiten (z. B. rheumatoide Polyarthritis, Gicht, Weichteilrheumatismus, Bechterew-Krankheit, Fibromyalgie) sowie verschiedene Ausformungen einer Erkrankung gibt, ist eine genaue Diagnose eines Facharztes entscheidend, um eine sinnvolle, individuell zugeschnittene Therapie zu entwickeln. Außerdem ist es ratsam, bei jedem weiteren rheumatischen Schub sofort einen Arzt aufzusuchen.

AUS DER APOTHEKE

Synthetische Medikamente ...

Die folgenden Antirheumatika sind eine Auswahl. Die genannten synthetischen Medikamente sind in der bei rheumatischen Beschwerden notwendig hohen Dosierung alle rezeptpflichtig.

➤ **Präparate mit Ibuprofen:** Anko®, Opturem®, Ibuprofen Stada® (Dragees, Granulat, Tabletten)
Wichtiger Hinweis: Magenbeschwerden, Durchfall, Überempfindlichkeitsreaktionen, Blutdruckabfall möglich; rezeptfreie Cremes und Gele erhältlich (Dolgit®, Ibutop®)

➤ **Präparate mit Indometacin:** Amuno®, Indo-Phlogont® (Suspensionen, Zäpfchen, Tabletten)
Wichtiger Hinweis: Hautreaktionen, Magenprobleme möglich; Vorsicht bei Asthma bronchiale; rezeptfreie Lösungen und Sprays erhältlich (Elmetacin®, Sigadoc®)

➤ **Präparat mit Meloxicam:** Mobec 7,5® (Tabletten)
Wichtiger Hinweis: Kopfschmerzen, Durchfall, Übelkeit, Hautreaktionen, Magenblutungen möglich; Vorsicht bei Asthma bronchiale

... und Phytopharmaka

➤ **Präparate mit Brennnesseln:** Arthrodynat N® (Tropfen), Brennesseldragees Alsitan® (Dragees), Rheuma-N-Hek® (Kapseln)
Wichtiger Hinweis: Tropfen enthalten Alkohol

➤ **Präparate aus Cayennepfefferextrakt:** Kneipp Rheumasalbe®, Rheumaplast N®, Thermo Bürger® (Salben, Pflaster)
Wichtiger Hinweis: Überempfindlichkeitsreaktionen; nicht auf Wunden oder geschädigte Haut auftragen

➤ **Präparate mit Teufelskralle:** Arthrosetten H®, Arthrotabs®, Dolo-Arthrosetten H®, Herbadon®, Rivoltan® (Kapseln, Filmtabletten)

➤ **Präparate mit Aromaölen:** Eucafluid N®, Kneipp Rheumabad®, Leukona Rheumasalbe®, Rheumaliment N® (Lösungen, Badezusätze, Salben)
Wichtiger Hinweis: Reizungen möglich; nicht bei Asthma bronchiale und Entzündungen der Atemwege anwenden

➤ **Kombinationspräparate zur Wärmebehandlung:** ABC Lokale Schmerz-Therapie®, Fangotherm®, Kytta-Thermopack® (Wärmepflaster, Wärmepackung)
Wichtiger Hinweis: nicht auf offene Wunden oder verletzte Haut auftragen

NATURHEILKUNDE

Heiltees

Heiltees aus Weidenrinde und Brennnesselblättern eignen sich zur unterstützenden Behandlung. Weidenrinde enthält Salizin (auch als Fertigarzneimittel erhältlich), das entzündungshemmend wirkt und auch in Rheumasalben eingesetzt wird.

➤ **Weidenrindentee:** 2 Teelöffel Silberweidenrinde mit 1/4 Liter kaltem Wasser ansetzen, etwa 8 Stunden ziehen lassen; dann kurz aufkochen und abseihen. Den Tee lauwarm und ungesüßt trinken.

➤ **Brennnesseltee:** 2 Teelöffel Brennnesselblätter mit 1/4 Liter Wasser aufkochen. Den Tee 10 Minuten lang zugedeckt ziehen lassen und dann abseihen. Täglich 2 bis 3 Tassen ungesüßten Tee lauwarm und in kleinen Schlucken trinken.

Weihrauch

Weihrauch (Olibanum) enthält entzündungshemmende Substanzen, die Boswelliasäuren, die in ersten klinischen Versuchen eine Linderung der Beschwerden bei Patienten mit rheumatischen Beschwerden (vor allem chronischer Polyarthritis) zeigten. Momentan gibt es in Deutschland noch keine zugelassenen Präparate. Sie können sich aber eventuell mit Einreibungen behelfen. Aromaöle mit den ätherischen Ölen von Weihrauch sind erhältlich.

Wärmeanwendungen

Wärmeanwendungen (z. B. Heilkräuterbäder, Heublumensäckchen, Fangopackungen, Moorbäder) sind als unterstützende Therapie bei chronischen rheumatischen Beschwerden geeignet. Das Vollbad mit Heublumen ist ein altes Kneipprezept zur Schmerzlinderung.

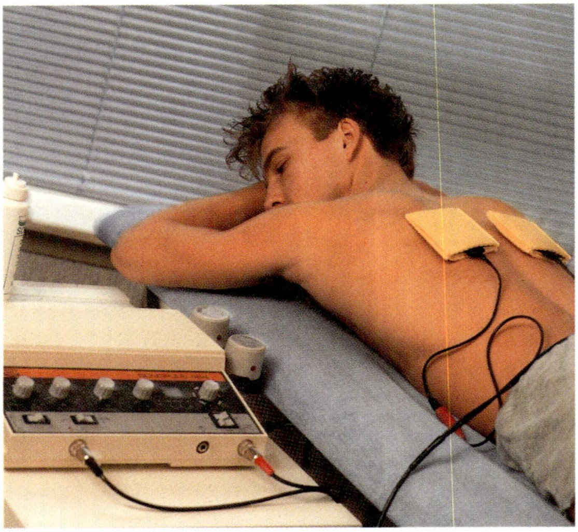

Elektrotherapie fördert die Durchblutung und hilft so bei »Muskelreißen«.

➤ **Heublumenbad:** Ca. 400 Gramm Heublumen in 5 Liter Wasser 15 Minuten lang kochen lassen. Den Kräutersud ins 35 bis 38 °C warme Badewasser geben; etwa 10 Minuten lang baden. Nach dem Heublumenbad noch 1 Stunde lang ruhen.
Vorsicht: Bei einer Allergie gegen Korbblütler darf kein Heublumenbad gemacht werden.

Kälteanwendungen

Bei akuten rheumatischen Schüben sind Kälteanwendungen (z. B. Eispackungen und kalte Kompressen) sinnvoll.
➤ **Eispackung:** Eiswürfel zerkleinern und in eine Plastikfolie einwickeln; Eisbeutel nicht unmittelbar auf die Haut legen, sondern immer in ein Handtuch einwickeln und auf das schmerzende Gelenk bzw. die schmerzende Stelle legen.
➤ **Kalte Kompresse:** Waschlappen oder Leinentuch in kaltes Wasser eintauchen und anschließend etwas auswringen; Kompresse auf das schmerzende Gelenk oder andere Körperbereiche legen; etwa 10 Minuten lang kühlen.

Einreibung mit Eukalyptusöl

Eukalyptus enthält Cineol. Dieses ätherische Öl wirkt nicht nur bei Erkältungskrankheiten, sondern scheint – auch wenn es äußerlich aufgetragen wird – innerliche Entzündungsprozesse zu hemmen.
➤ **Anwendung:** Für die Einreibung des betroffenen Gelenks oder Körperteils je nach Größe bzw. Ausdehnung etwa 5 bis 20 Tropfen Eukalyptusöl verwenden. Einreibungen höchstens 2- bis 3-mal täglich anwenden.

Einreibung mit Johanniskrautöl

Johanniskrautöl (aus der Apotheke) wirkt nicht nur gegen depressive Verstimmungen, sondern auch schmerzlindernd, entzündungshemmend und kühlend. Es ist also für akute Beschwerden des rheumatischen Formenkreises geeignet.
➤ **Anwendung:** Für die Einreibung des betroffenen Gelenks oder Körperteils je nach Größe bzw. Fläche etwa 5 bis 20 Tropfen Johanniskrautöl verwenden. Sanft mit kreisenden Bewegungen die Stelle einreiben. Einreibungen höchstens 2- bis 3-mal täglich anwenden.

BEWÄHRTE HAUSMITTEL

Warmer Kohlwickel

Dieses bewährte Hausmittel ist zur unterstützenden Behandlung geeignet.
➤ **Anwendung:** Einige Weißkohlblätter blanchieren, Blätter etwas abkühlen lassen, ausdrücken und gut handwarm auf die schmerzenden Gelenke legen; mit einem Leinentuch fixieren; etwa 20 bis 30 Minuten lang einwirken lassen.

BEIM HEILPRAKTIKER

Elektrotherapie

Elektrotherapie erzeugt Wärme und fördert damit die Durchblutung, sie reizt und aktiviert zudem Nerven und Muskeln; die Methode wirkt dadurch schmerzlindernd. Am häufigsten wird in der Elektrotherapie die so genannte Nervenstimulation praktiziert. Hierbei wird mit einem speziellen Gerät

Reizstrom von geringer Stromstärke durch die Haut des Patienten geleitet. Es kommen aber auch Elektrobäder (z. B. Stanger-Bad) zum Einsatz.

Akupunktur

Die chinesische Akupunktur kann bei rheumatischen Beschwerden Blockaden lösen und Muskelverspannungen aufheben. Akupunktiert werden die Punkte verschiedener Meridiane, meist Dickdarm-, Gallenblasen-, Milz-Pankreas- und Dreifacher-Erwärmer-Meridian.

NAHRUNG, DIE HEILT

Ernährung bei »Rheuma«

Bei rheumatischen Erkrankungen sollten Sie unbedingt auf eine ausgewogene Ernährung achten.

➤ Ausreichend Flüssigkeit ist für den Abtransport von Giftstoffen besonders wichtig. Daher sollte man mindestens 2 bis 3 Liter Flüssigkeit pro Tag zu sich nehmen, bevorzugt Mineralwässer und Kräutertees.

➤ Kaltwasserfische enthalten die entzündungshemmenden Omega-3-Fettsäuren; insbesondere Makrelen, Heringe und Lachs sind wahre Schmerz- und Entzündungskiller.

➤ Bei Weichteilrheumatismus wirken pflanzliche, mehrfach ungesättigte Fettsäuren entzündungs- und schmerzhemmend. Diese Fettsäuren finden sich in Oliven(öl), Avocados, Samen, Sojaprodukten, Kernen, Nüssen und allen Pflanzenölen.

➤ Außerdem sollte man auf eine vitamin- und ballaststoffreiche Ernährung achten: d. h. viel frisches Obst und Gemüse sowie Vollkornprodukte (Vollkornbrot, Haferflocken, Bircher-Müsli) essen.

DAS KÖNNEN SIE NOCH TUN

Enzymtherapie

Bei manchen Kranken erfolgreich: eine Behandlung mit Enzymen. Die Außenseitermethode setzt sich auch immer mehr innerhalb der Schulmedizin durch. Durch Enzyme können offenbar die so genannten Rheumafaktoren (große Eiweißmoleküle) abgebaut werden – allerdings nicht bei allen Betroffenen. Fragen Sie Ihren Arzt, oder wenden Sie sich an einen erfahrenen Heilpraktiker.

Entspannungsübungen

Die regelmäßige Anwendung einer Entspannungstechnik kann bei rheumatischen Beschwerden eine Verbesserung bewirken. Man kann z. B. Yoga, autogenes Training (siehe dazu das Special S. 332f.), Qi Gong (siehe dazu das Special S. 358f.), Tai Chi Chuan, Meditation, Atemtherapie, funktionelle Entspannung nach Fuchs, Alexander-Methode, Feldenkrais-Methode und progressive Muskelrelaxation (PMR) nach Jacobson erlernen. Übungskurse werden in den meisten Volkshochschulen, Gesundheitszentren und zum Teil auch in speziellen Schulen und Instituten angeboten.

Das hilft

- Krankengymnastik
- (Bindegewebs-)Massagen
- Wärme- und Kälteanwendungen
- Umstimmungstherapien (Fasten oder Entsäuerung)
- Entspannungsübungen
- Bewegungstraining
- Aquatraining
- Hoch dosiertes Vitamin E (ca. 500 Milligramm täglich)

Das schadet

- Fett- und cholesterinreiche Ernährung
- Alkohol und Nikotin
- Bewegungsmangel
- Stress
- Zu viele Süßigkeiten

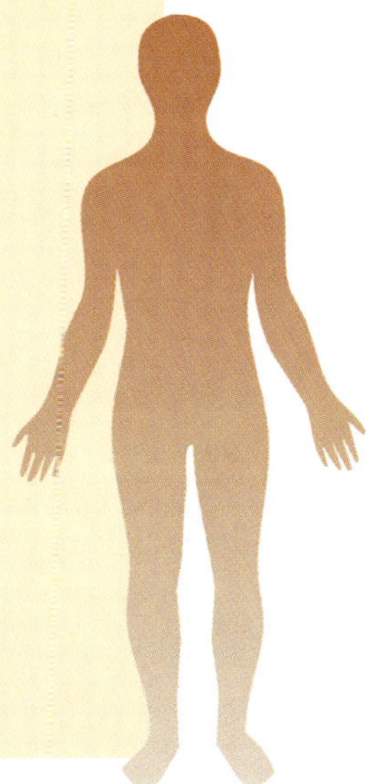

Rückenschmerzen

Typische Beschwerden: akute und chronische Schmerzen im gesamten Rückenbereich, die Schmerzen können bis in den Nacken, den Kopf, die Arme und die Beine ausstrahlen; oft auch Bewegungseinschränkungen (vor allem morgens), Schmerzen bei bestimmten Bewegungen bzw. Belastungen, Nackenverspannungen, Kopfschmerzen und Schwindel

➤ Siehe auch Nackenverspannungen (S. 178f.) sowie Hexenschuss und Ischiasschmerzen (S. 176f.)

SOFORTMASSNAHMEN – WAS SIE GLEICH TUN KÖNNEN

Wärmeanwendungen

Bei chronischen Rückenbeschwerden können Wärmeanwendungen Schmerzen lindern und Verspannungen der Muskulatur lösen. Es bieten sich z. B. warme Bäder und Wickel, Fangopackungen, Rotlichtbehandlungen, Hyperthermie und heiße Kartoffelauflagen an.

➤ **Kartoffelauflage:** Je nach betroffenem Bereich 5 bis 10 Kartoffeln weich kochen und zerdrücken, in ein Leinentuch einschlagen; die Packung auf die betroffene Stelle legen und mit einem Handtuch umwickeln; 30 Minuten lang einwirken lassen.

Rückenmassage

Durch eine Rückenmassage wird die Durchblutung gefördert und die Muskelspannung reguliert. Muskelverkrampfungen und Gewebeverhärtungen können dadurch aufgelöst werden.

➤ **Selbstanwendung:** Zur Selbstanwendung empfiehlt sich für den Rückenbereich ein Vibrationsmassagegerät mit einem entsprechend langen, flexiblen Stiel oder ein Walkgerät.

Rückenschule

Die Rückenschule ist nicht nur eine Vorbeugungsmaßnahme gegen Rückenschmerzen, sondern sie eignet sich auch zur Linderung von Beschwerden. Sie besteht aus einer Vielzahl von Übungen und Verhaltensanweisungen, die den Rücken schonen sollen. Man lernt in der Rückenschule, sich so zu bewegen bzw. zu sitzen, dass die Wirbelsäule und die Rückenmuskulatur entlastet werden; Fehlbelastungen werden vermieden, geschwächte Muskeln gestärkt, und die gesamte Rückenmuskulatur wird entspannt (siehe hierzu auch das Special S. 192ff.).

Kinder

Rückenschmerzen bei Kindern sind in der Regel Spannungsschmerzen aufgrund von Fehlhaltungen; die Schmerzen treten vor allem in Phasen schnellen Wachstums auf. Sie sollten deshalb:

➤ Die Haltung von Kindern, die schnell wachsen, beobachten

➤ Eventuell einen orthopädischen Sitzball fürs Kinderzimmer anschaffen

➤ Krankengymnastik bzw. Rückengymnastik während der Wachstumsphasen veranlassen

➤ Bei Wachstumsproblemen zum Kinderarzt oder Orthopäden gehen

Grenzen der Selbstbehandlung

Bei starken und anhaltenden Rückenschmerzen, Bewegungseinschränkungen oder Empfindungsstörungen (Verdacht auf Bandscheibenvorfall) sollten Sie zum Arzt gehen.

Sofort den Notarzt rufen

➤ Bei Lähmungserscheinungen, die mit akuten Schmerzen und anderen gravierenden Symptomen einhergehen

AUS DER APOTHEKE

Synthetische Medikamente …

Schmerzmittel in Form von Tabletten oder Salben sind – je nach Dosierung – rezeptpflichtig oder rezeptfrei erhältlich. Hier steht nur eine Auswahl.

➤ **Präparate mit Parazetamol:** Benuron®, Doloreduct®, Paedialgon®, Paracetamol-ratiopharm® (Saft, Zäpfchen, Tabletten, Kapseln; rezeptfrei)
Wichtiger Hinweis: nicht bei schweren Leberfunktionsstörungen und Asthma bronchiale anwenden

➤ **Präparate mit Diclofenac:** Allvoran®, Effekton®, Diclofenac-ratiopharm®, Voltaren® (Retardtabletten, Zäpfchen, Tabletten), arthrex Cellugel®, Diclac®, Voltaren Emulgel® (Gele); rezeptpflichtig
Wichtiger Hinweis: Hautreaktionen, Kopfschmerzen, Übelkeit, Durchfall, Magenblutungen möglich, bei Zäpfchen auch Reizerscheinungen im After; Vorsicht bei Asthma bronchiale

➤ **Präparate mit Ibuprofen:** Aktren®, Togal N®, Ibuprofen Stada® (Dragees, Brausegranulat, Tabletten), Dolgit®, Ibutop® (Salben, Gele); rezeptfrei
Wichtiger Hinweis: Magenbeschwerden und Überempfindlichkeitsreaktionen möglich

… und Phytopharmaka

➤ **Präparat mit Fangoschlamm:** Fangotherm® (Wärmepackung)

➤ **Kombinationspräparate:** ABC Lokale Schmerz-Therapie®, Kytta-Thermopack® (Wärmepflaster, Wärmepackung)
Wichtige Hinweise: nicht auf offene Wunden oder verletzte Haut auftragen

NATURHEILKUNDE

Akupressur

Die folgenden Akupressurpunkte helfen bei Rückenbeschwerden. Außerdem sind die vorgestellten Druckpunkte zur Vorbeugung geeignet.

➤ **LG 1:** Dieser Punkt des Lenkergefäßes liegt zwischen den Pobacken am so genannten Dammpunkt, zwischen Anus und Hoden bzw. Scheide. Den Punkt mit wenig Druck etwa 5 Minuten lang mit kreisenden Bewegungen gegen den Uhrzeigersinn akupressieren.

➤ **BL 31:** Dieser Druckpunkt des Blasenmeridians befindet sich direkt auf dem Kreuzbein in einer markanten Vertiefung oberhalb des Gesäßes (1. Sakralvertiefung). Diesen Punkt etwa 5 Minuten lang mit sanftem Druck und Kreisbewegungen gegen den Uhrzeigersinn massieren.

➤ **BL 67:** Dieser Punkt des Blasenmeridians befindet sich auf der Oberseite des Fußes; er liegt auf der kleinen Zehe, genau neben dem äußeren Nagelbett. Den Akupressurpunkt 2 Minuten lang mit kräftigem Druck und Kreisbewegungen im Uhrzeigersinn massieren.

Wärmeanwendungen

Wärmeanwendungen (z. B. Fangopackungen und Moorbäder) helfen vor allem bei chronischen Rückenbeschwerden.

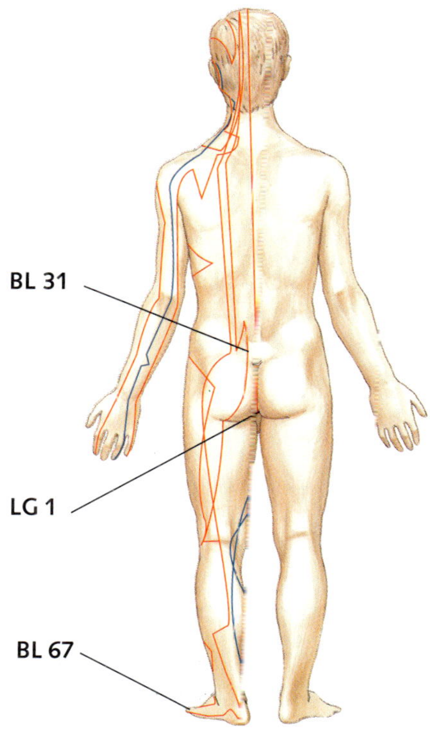

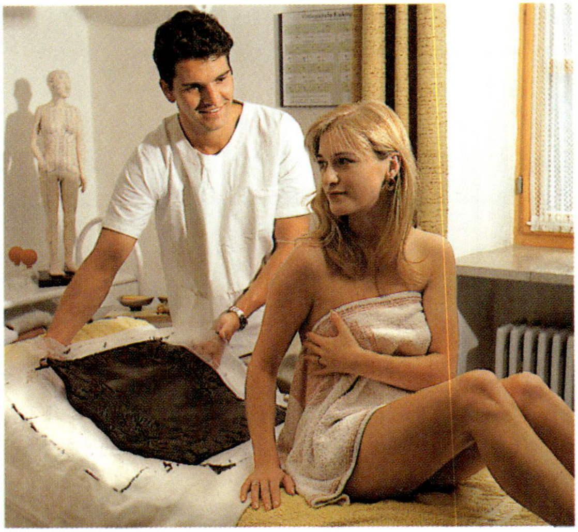

Fangobehandlung beim Heilpraktiker: Man kann Fango auch zu Hause anwenden.

➤ **Fangopackung:** Sich mit dem Rücken auf die Fangopackung (aus der Apotheke) legen und sich anschließend gut zudecken; Fango etwa 30 Minuten lang einwirken lassen; Fangopackungen nicht öfter als 1-mal täglich anwenden.
➤ **Moorbad:** Moorbadpräparat (aus der Apotheke) nach Packungsbeilage zubereiten. Nicht länger als 10 bis 15 Minuten baden; anschließend 1 Stunde lang ruhen.

Aquajogging

Eine der neuesten Wasseranwendungen ist Aquajogging. Bei dieser Methode wird zur Entlastung und Entspannung im Wasser »gelaufen«. Man steht bis zur Brust oder zumindest zur Taille im warmen Wasser; dann schreitet man zügig mit möglichst großen Schritten voran. Am besten eignet sich für diese Anwendung ein erwärmtes Bewegungsbecken. Aquajogging ist (im Gegensatz zum normalen Jogging) auch für alle Personen mit Übergewicht angenehm, weil das Wasser den Körper trägt und somit den Rücken und überhaupt alle Gelenke entlastet.
Eine Variante ist Aquarobic – Aerobic im Wasser. Mit diesem rückenfreundlichen Ausdauertraining werden Muskeln, Sehnen und Bänder gestärkt.

BEWÄHRTE HAUSMITTEL

Bestrahlung mit Rotlicht

Die Bestrahlung mit einer Infrarotlichtlampe lindert die Schmerzen. Sie sollte 2- bis 3-mal täglich (höchstens jeweils 15 Minuten lang) angewendet werden (Mindestabstand zur Haut: 50 Zentimeter).

BEIM HEILPRAKTIKER

Elektrotherapie

Mit der Elektrotherapie wird Wärme erzeugt; dies fördert die Durchblutung, reizt und aktiviert Nerven und Muskeln; die Methode wirkt dadurch schmerzlindernd. Am häufigsten wird die so genannte Nervenstimulation praktiziert. Dabei wird mit einem speziellen Gerät Reizstrom von nur geringer Stromstärke durch die Haut des Patienten geleitet. Eine andere Möglichkeit – die Kombination von Wasser und Strom – ist das Stanger-Bad.

GESUNDHEITSKUR

Kuren

Vor allem bei chronischen Rückenleiden empfehlenswert: eine vom (Haus-)Arzt verschriebene Kur. Für Rückenleiden gibt es bestimmte Heilbäder (meistens mit Mineral-, Thermal- und Moorbäderanwendungen). Die unter ärztlicher Aufsicht stehenden Anwendungen über einen längeren Zeitraum in Kombination mit Gesundheitstraining, Ernährungsumstellung und Bewegungstraining sind oft recht erfolgreich. Kuren bedürfen der Genehmigung der Krankenkasse.

DAS KÖNNEN SIE NOCH TUN

Alexander-Technik

Der Australier Frederick Matthias Alexander (1869–1955) entdeckte durch Selbststudium, dass die Stellung des Kopfs auf dem Rumpf große Auswirkungen auf die gesamte Körperhaltung besitzt. Daraus leitete er einige grundlegende Regeln ab, die in die Übungen der nach ihm benannten Entspannungsmethode Eingang fanden.

➤ Jede Fehlhaltung ist eine Fehlhaltung des ganzen Körpers.

➤ Durch die Richtigstellung der Kopf-Nacken-Muskulatur lässt sich jede Fehlhaltung des Körpers korrigieren.

➤ Falsche Sitzgewohnheiten führen zu Haltungsschäden, die wiederum Rückenschmerzen zur Folge haben.

➤ Die psychische Haltung entspricht weitgehend der Körperhaltung.

Übungskurse zur Alexander-Technik werden in fast allen Volkshochschulen und Gesundheitszentren angeboten. Vielleicht ist es das Richtige für Sie.

Feldenkrais-Methode

Bei der Feldenkrais-Methode handelt es sich um eine Körpertherapie, die der besseren Wahrnehmung des eigenen Körpers dient. Erreicht werden soll eine Bewusstheit durch Bewegung. Gerade Personen mit Rückenschmerzen können mit dieser Heilmethode meist gute Erfolge erzielen. Einführungskurse werden an vielen Volkshochschulen und Gesundheitszentren angeboten.

Schmerztherapie

Chronische Rückenschmerzen ohne organischen Befund, bei denen herkömmliche Methoden nichts ausrichten, können oft mit einer Schmerztherapie erfolgreich behandelt werden. Dabei nimmt der Patient zunächst Schmerzmittel, um sich von dem Dauerschmerz zu befreien. Hintergrund dieser Maßnahme ist die Feststellung, dass das Gehirn bei chronischen Schmerzen ein »Erinnerungsmuster« bildet, das dann bei ganz anderen Reizen den Schmerz auslöst. Dieser Kreislauf muss zunächst durchbrochen werden, indem sich der Patient ganz normal schmerzfrei bewegen kann. Nach einiger Zeit verringert der Patient die Schmerzmitteldosis bzw. hört ganz auf, Medikamente zu nehmen. Gleichzeitig beginnen andere Therapien (etwa Akupunktur, Feldenkrais-Methode oder Rückenschule).

Rückenschmerzen vorbeugen

➤ Die richtigen Schuhe sind wichtig. Oft sind falsche Schuhe die Auslöser von Rückenschmerzen. Deshalb sollte man flache, nicht einengende Schuhe bevorzugen.

➤ Rückenschonende Sportarten sind z. B. Schwimmen, Radfahren, Walking und Jogging.

➤ Im Büro sollten Sie auf rückenfreundliche Bestuhlung achten; ein orthopädischer Sitzball ist eine Alternative zum Bürostuhl; dann kann man öfter die Sitzposition und Sitzhaltung wechseln.

➤ Zu weiche Matratzen sind genauso schädlich für den Rücken wie zu harte. Die Matratze sollte alle 10 Jahre gewechselt werden.

➤ Ausreichender Schlaf ist gut für den Rücken; im Schlaf können sich die Bandscheiben erholen und erneut Flüssigkeit aufnehmen.

➤ Auch im Alltag sollten Sie an den Rücken denken: beim Einkaufen nicht zu schwere Taschen tragen (auch nicht einseitig belasten); beim Bücken immer in die Hocke gehen; öfter mal beim Stehen das Standbein wechseln (z. B. beim Bügeln).

⊕ Das hilft

Massagen

Wärmeanwendungen

Entspannungsübungen

Rückenfreundlicher Sport

Ergonomisches Sitzen

⊖ Das schadet

Übergewicht

Falsches Sitzen

Bewegungsmangel

Stress

Falsche Matratze

Schonhaltungen

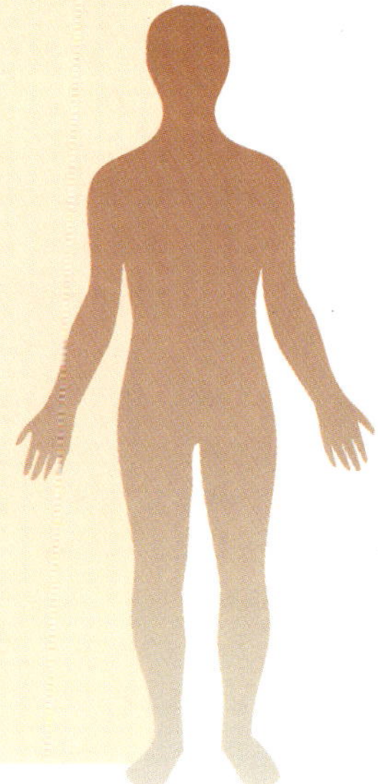

Rückenschule – Training für den Alltag

Die Rückenschule besteht aus einer Vielzahl von Übungen und Haltungsanweisungen für den Alltag. Man erlernt mit der Rückenschule, sich langfristig so zu bewegen, dass der Rücken geschont wird. Fehlbelastungen werden somit weitgehend vermieden, geschwächte Muskeln werden gekräftigt, und die gesamte Muskulatur wird entspannt. Bei einer regelmäßigen Anwendung kann die Rückenschule Beschwerden vorbeugen und bei bereits Erkrankten bestehende Rückenschmerzen lindern.

Die Haltung ist wichtig

Entscheidend bei der Rückenschule sind Erlernen und Üben einer rückengerechten Haltung; hierzu gibt es die entsprechenden Anweisungen, wie man gesund und richtig sitzt, steht und liegt. Hinzu kommt ein ausgefeiltes Übungsprogramm für die Rückenmuskulatur. Der Sinn dieser Verbindung ist einleuchtend. Wer zwar täglich Rückenübungen macht, seinen Körper aber den ganzen Tag über falsch belastet, kann keinen Erfolg erwarten. Damit einem das nicht passiert, lernt man Übungen zum Dehnen, Kräftigen und Entspannen der Rückenmuskulatur kennen, die man zu Hause leicht selbst üben kann.

Ziele und Grenzen der Rückenschule

Die Rückenschule animiert zu einem gesunden Verhalten im Alltag. Sie beugt Rückenschmerzen durch Verspannungen und durch zu starke oder falsche Belastungen vor. Wer die Ratschläge beherzigt, wird einzelne Bewegungsabläufe in Zukunft anders gestalten, wodurch der Rücken geschont wird und Schmerzen auf Dauer vermieden werden. Die Rückenschule gehört allerdings in erster Linie zu den vorbeugenden Maßnahmen; sie heilt keine bereits bestehenden Erkrankungen des Rückens, kann Bandscheibenschäden nicht beseitigen und ersetzt auch nicht den Weg in die orthopädische Praxis. Am besten ist es, man beginnt mit der Rückenschule, noch bevor sich ernsthafte Rückenschäden eingestellt haben. Einführungskurse werden in fast allen Volkshochschulen und Gesundheitszentren angeboten.

Das 15-Minuten-Programm

Das folgende 15-Minuten-Programm ist als Vorschlag gedacht, den man selbstverständlich individuell variieren kann. Die einzelnen Übungsgruppen können durch andere Übungen ersetzt werden, je nachdem, welche Körperpartien man gezielt angehen will oder welche Übungen am meisten Spaß machen bzw. im Moment leichter fallen. Täglich 15 Minuten Rückenübungen kosten einen in der Woche nur gut 90 Minuten Zeit; dies ist jedoch wesentlich effektiver, als einmal wöchentlich ein umfangreiches Übungsprogramm zu absolvieren.

➤ **Aufwärmen nicht vergessen:** Etwa 1 Minute lang auf der Stelle laufen; dabei sollte man versuchen, die Knie immer etwas höher zu ziehen. Außerdem: Die Arme schwingen beim Laufen immer kräftig mit.

1. Dehnungsübung

Bei dieser Übung kann man sich vorstellen, ein Grashalm zu sein; man sitzt hierbei auf dem Boden

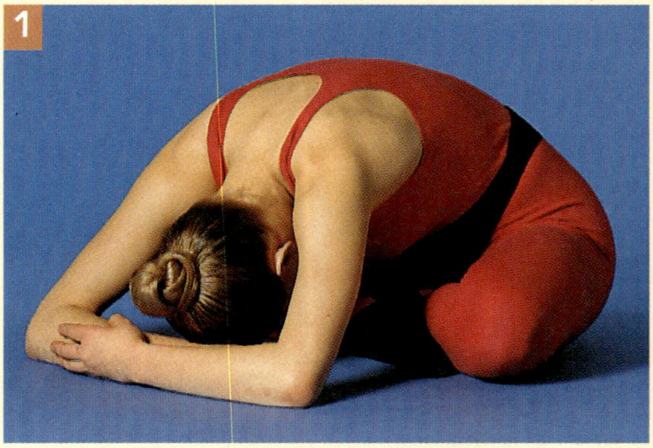

und beugt den Oberkörper so weit vor, dass er auf den Oberschenkeln zu liegen kommt – in diesem Moment kommt der Sonnenschein; der Grashalm streckt sich der Sonne entgegen – jetzt führt man die Arme so weit nach hinten, als wollte man die Sonne berühren; der Rücken bildet nun zusammen mit den Armen ein Halbrund nach hinten, es bildet sich dabei ein Hohlkreuz; diese Stellung für mindestens 3 Sekunden halten, dann wieder langsam – Wirbel für Wirbel – nach vorn rollen, bis der Oberkörper wieder auf den Oberschenkeln liegt; diesen Vorgang 5-mal wiederholen.

2. Dehnungsübung

Bei dieser Übung sitzt man auf einem Stuhl und stützt beide Unterarme auf die Oberschenkel; dann lässt man den Oberkörper leicht nach vorn fallen. Beim Ausatmen hebt man den Kopf etwas, schiebt den Oberkörper weit nach vorn und drückt den Rücken beim Einatmen so weit durch (Hohlkreuz), wie es gerade noch geht. Diese Übung etwa 1 Minute lang durchführen.

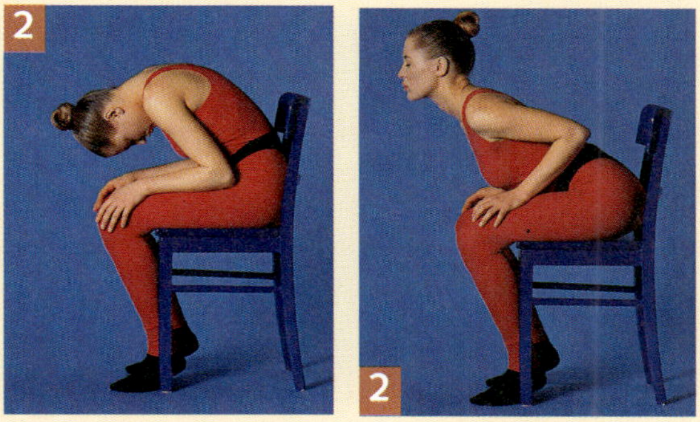

3. Beweglichkeitsübung

Bei dieser Übung sitzt man aufrecht auf dem Stuhl und dreht den Oberkörper aus der Hüfte heraus langsam nach rechts und nach links. Diese Wirbelsäulenrotation entspannt und entkrampft über die Beweglichkeitsförderung hinaus. Hektische und ruckartige Bewegungen sollten bei dieser Übung vermieden werden; man sollte sich dabei immer nur so weit drehen, wie dies schmerzfrei möglich ist; die Übung etwa 1 Minute lang durchführen (etwa 5-mal hin und zurück drehen).

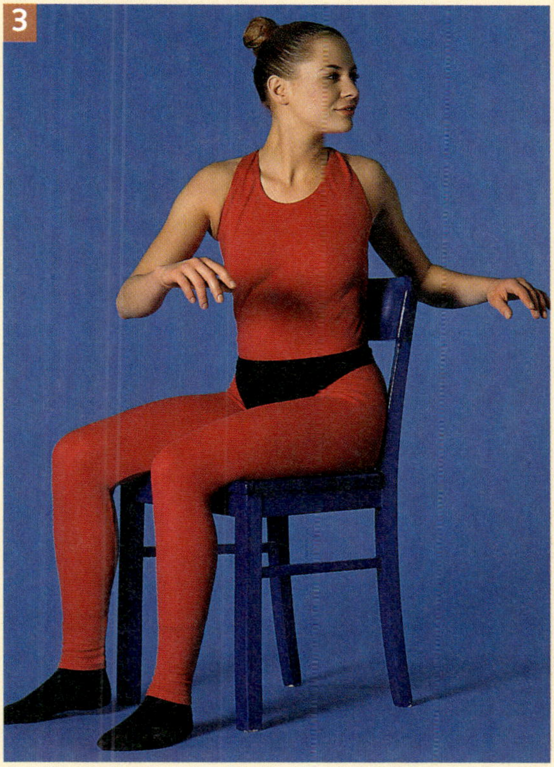

4. Kräftigungsübung für Bauch und Becken

Gehen Sie zunächst in den Vierfüßlerstand, d. h., stützen Sie sich auf Hände und Knie; der Rücken bleibt dabei gerade. Dann gehen Sie mit den Händen weiter nach vorn, dann überkreuzen Sie die Füße und heben sie an; der Rücken sollte immer noch möglichst gerade sein. Nun werden die Arme so gebeugt, dass der Kopf in Richtung Boden geführt wird; diese Bewegung etwa 8- bis 10-mal durchführen.

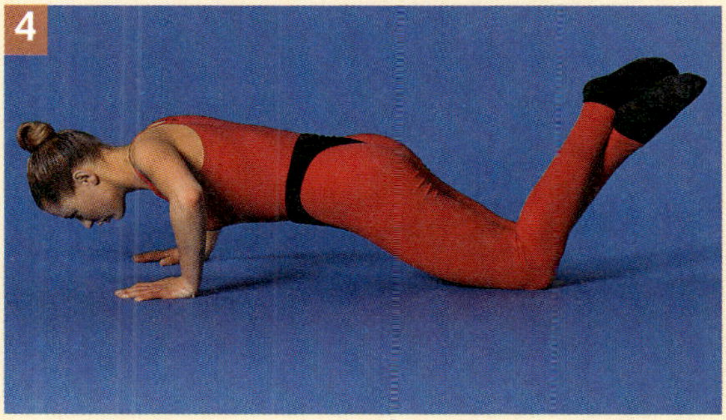

5. Kräftigungsübung
Man steht bei dieser Übung aufrecht und streckt beide Arme nach hinten; dann legt man vorsichtig den Kopf etwas in den Nacken und spreizt ein Bein nach hinten ab. Diese Übung kräftigt nicht nur die Rücken- und Beinmuskulatur, sondern fördert auch den Gleichgewichtssinn und die Geschicklichkeit; etwa 30 Sekunden lang in dieser Stellung stehen bleiben, dann kommt das andere Bein in gleicher Weise an die Reihe.

5
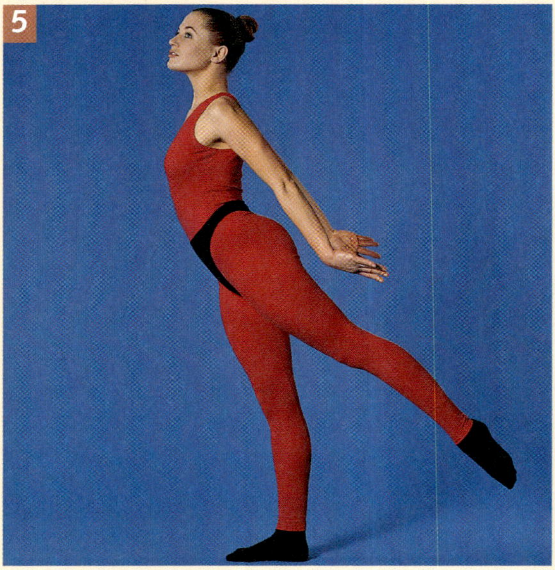

6. Dehnungsübung
Bei dieser Übung liegt man auf dem Rücken und streckt Arme (seitwärts) und Beine aus; dann hebt man das linke Bein an und legt es möglichst gestreckt auf der rechten Seite, etwa parallel zum

6
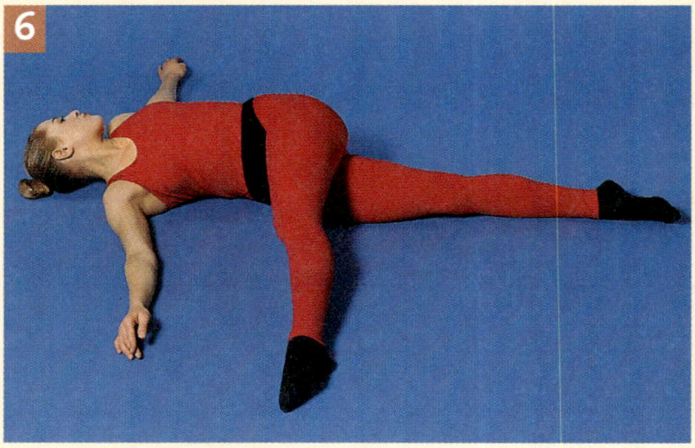

ausgestreckten rechten Arm, wieder ab; den Kopf dabei vorsichtig in die entgegengesetzte Richtung drehen; diese Stellung für mindestens 5 Sekunden halten, dann das andere Bein auf die entgegengesetzte Seite legen; diesen Vorgang insgesamt 3-mal wiederholen.

7. Kräftigungsübung für Bauch und Becken
Auf dem Rücken liegend, stellen Sie die Beine auf; mit dem rechten Arm stützen Sie den Kopf ab und strecken das rechte Bein nach oben (so gut es eben geht); der linke Arm wandert jetzt ganz langsam am rechten Bein aufwärts (dabei den Oberkörper leicht anheben); diese Übung etwa 1 Minute ausführen, dann die Seite wechseln.

7
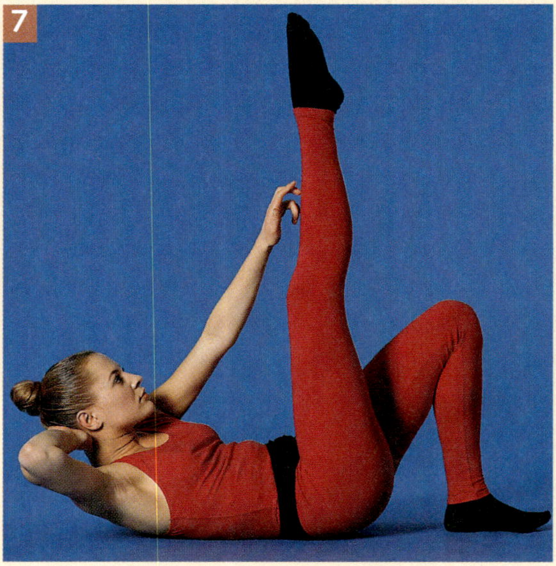

8. Dehnungsübung
Bei dieser Übung liegt man auf dem Rücken, zieht dann die Beine an und legt beide Beine geschlossen, aber abgewinkelt nach links vom Körper ab; die Arme werden dazu gleichzeitig seitlich ausgestreckt; der Kopf wird nach rechts gedreht. Anschließend geht die Bewegung auf die andere Seite (Beine rechts ablegen, Kopf nach links drehen); diesen Vorgang insgesamt 5-mal wiederholen; dabei die Bewegungen nicht zu schnell ausüben. Diese Übung lindert auch akute Beschwerden.

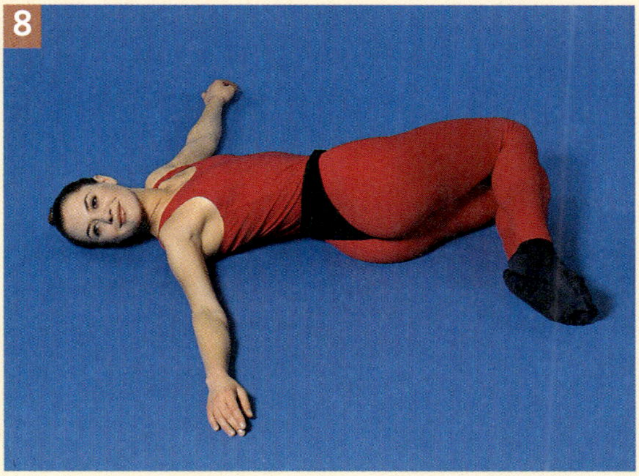

9. Kräftigungsübung für Bauch und Becken

Auf dem Rücken liegend, stellen Sie die Beine auf; die rechte Hand stützt den Kopf ab. Indem Sie den Oberkörper (und den Kopf) anheben, bewegt sich der linke Arm zum linken Fuß. Die Spannung kurz halten und den Vorgang auf der anderen Seite wiederholen. 4-mal wechseln.

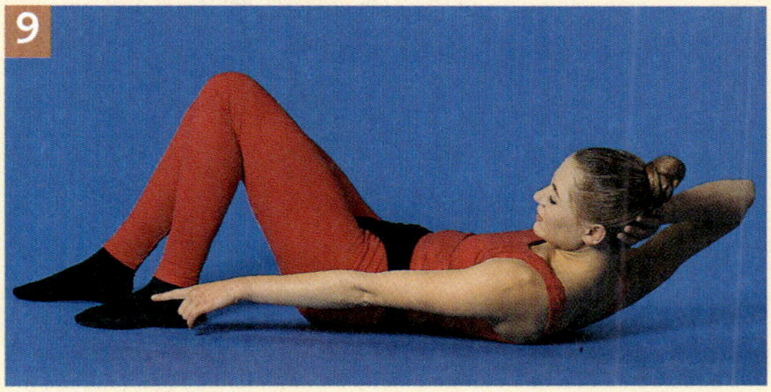

10. Dehnungsübung

Bei dieser Übung liegt man auf der Seite und rollt sich ganz klein zusammen (fast wie ein Embryo); anschließend werden Arme und Beine seitlich ausgestreckt; dann zieht man sich wieder zusammen (so wie ein schlafendes Kind); die Bewegung etwa 8-mal wiederholen. Diese Übung sollte ebenfalls nicht zu schnell ausgeführt werden, sondern langsam und sehr behutsam.

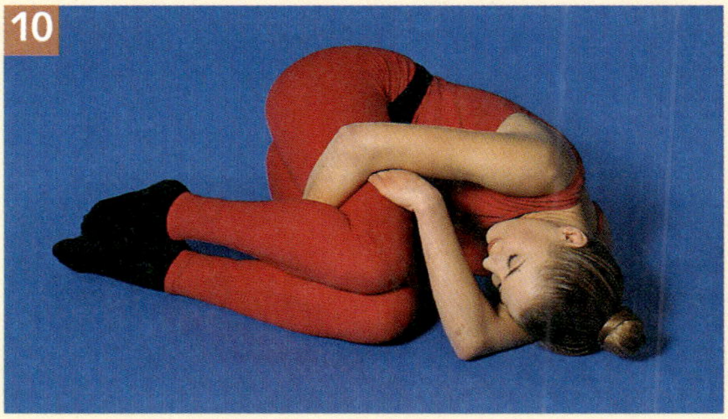

11. Beweglichkeitsübung

Bei dieser Übung steht man leicht gebeugt und macht einen Rundrücken, beide Arme werden wie Kängurupfötchen angewinkelt vor die Stirn gehalten, dann reckt man sich aufrecht in die Höhe und streckt beide Arme gerade nach vorn, um anschließend wieder in die Ausgangsposition zurückzukehren; dadurch wird der gesamte Körper in Bewegung gesetzt; die Übung etwa 1 Minute lang mit fließenden Bewegungen ausführen.

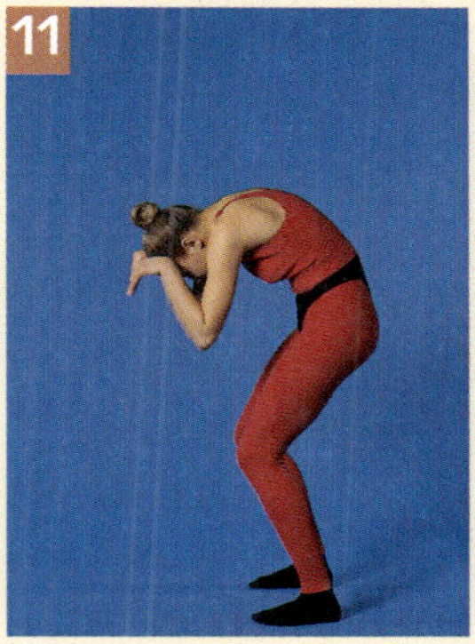

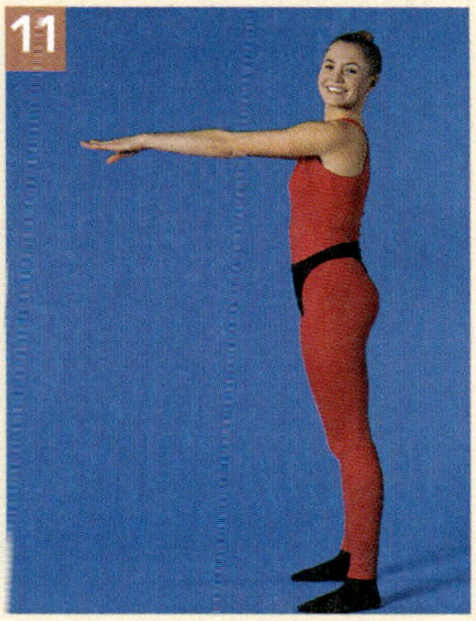

12. Abschließendes Entspannen

Zum Abschluss der Übungsfolge stellen Sie sich leicht gegrätscht hin und lassen dann die Arme und den Oberkörper ganz langsam nach vorn fallen (wenn man mit den Händen den Boden berühren kann, ist dies schön, es muss jedoch nicht unbedingt sein). Dabei können Sie leicht mit den Armen schaukeln (etwa 10 bis 15 Sekunden lang), der Kopf hängt bei dieser Übung ganz locker. Anschließend winkeln Sie die Knie leicht an und richten sich Wirbel für Wirbel langsam wieder auf; oben angekommen atmen Sie noch 3-mal tief durch.

➤ **Bitte beachten Sie:** Machen Sie keine Drehungen, Dehnungen etc. mit Gewalt. Möglicherweise sind Sie am Anfang noch nicht so beweglich, doch das wird sich mit der Zeit ändern. Viel Spaß!

Schleimbeutelentzündung

Typische Beschwerden: bei akuter Entzündung starke, stechende oder bohrende Schmerzen meist im Gelenkbereich, manchmal auch Schwellungen, Rötungen, Krankheitsgefühl und Fieber; bei chronischen Entzündungen nicht so ausgeprägte, aber dauerhafte Schmerzen, gelegentlich Schwellungen, Bewegungseinschränkungen sowie Schmerzen bei bestimmten Bewegungen bzw. Belastungen

➤ Siehe auch Sehnen(scheiden)entzündung (S. 198f.), Prellung (S. 182f.), Verstauchung, Zerrung (S. 200f.) und Bluterguss (S. 390f.)

SOFORTMASSNAHMEN – WAS SIE GLEICH TUN KÖNNEN

Ruhigstellung

Das betroffene Gelenk sollte zunächst ruhig gestellt werden. Gegebenenfalls ist sogar Bettruhe angesagt.

Kälte- und Wärmeanwendungen

In der Akutphase einer Schleimbeutelentzündung kommen Kälteanwendungen zum Einsatz, später dann Wärmeanwendungen.

➤ **Eispackung:** Eiswürfel zerkleinern und in eine Plastikfolie einwickeln. Ein Handtuch darum wickeln und auf die betroffene Stelle auflegen, etwa 10 Minuten kühlen. Anwendung mehrmals wiederholen.

Schmerzmittel

Bei akuten Beschwerden helfen Schmerztabletten mit den Wirkstoffen Parazetamol, Azetylsalizylsäure (ASS) und Ibuprofen. Die Schmerzmittel sind rezeptfrei in der Apotheke erhältlich, sollten allerdings nicht zu lange genommen werden.

Grenzen der Selbstbehandlung

Bei Schleimbeutelentzündungen mit sehr starken und anhaltenden Schmerzen sollte man auf jeden Fall zum Arzt (Orthopäden) gehen; nur so können schwer wiegende Folgeerkrankungen (z. B. Knochenmarkentzündungen) vermieden werden.

AUS DER APOTHEKE

Synthetische Medikamente …

Schmerzmittel mit den Wirkstoffen ASS, Ibuprofen und Parazetamol sind rezeptfrei erhältlich. Im Folgenden ist nur eine Auswahl angegeben. Stärkere Schmerzmittel (z. B. mit Diclofenac) oder stärker dosiertes Ibuprofen muss der Arzt verschreiben.

➤ **Präparate mit ASS:** Aspirin®, ASS-ratiopharm®, Togal ASS 400® (Tabletten, Kau- und Brausetabletten)

Wichtiger Hinweis: Magenbeschwerden und allergische Hautreaktionen möglich; nicht geeignet für Kinder und Jugendliche unter 15 Jahren; Vorsicht in Schwangerschaft und Stillzeit

➤ **Präparate mit Ibuprofen:** Aktren®, Togal N®, Ibuprofen Stada® (Dragees, Granulat, Tabletten)

Wichtiger Hinweis: Magenprobleme und Überempfindlichkeitsreaktionen möglich; für Kinder nur bedingt geeignet; Vorsicht bei Asthma bronchiale

➤ **Präparate mit Parazetamol:** Benuron®, Doloreduct®, Paedialgon®, Paracetamol-ratiopharm®, Pyromed®, Treupel mono® (Saft, Zäpfchen, Tabletten, Kapseln)

Wichtiger Hinweis: selten Überempfindlichkeitsreaktionen; nicht bei schweren Leberfunktionsstörungen und Asthma bronchiale anwenden

… und Phytopharmaka

Präparate zum Einreiben (Lösungen) und Auftragen (Gele und Salben) sind zur unterstützenden Behandlung geeignet.

➤ **Präparate mit Arnika:** arnica-loges® (Gel), Arniflor® (Salbe), Hyzum N® (Tinktur)

➤ **Kombinationspräparate zum Einreiben:** Pin-Alcol® (Lösung), China-Balsam®, Trauma-cyl®, Varicylum S® (Salben)

Wichtige Hinweise: nicht auf offene Wunden oder verletzte Haut auftragen; Arnikapräparate nicht bei Allergie gegen Korbblütler anwenden

NATURHEILKUNDE

Wärmeanwendungen

Wärmeanwendungen (z. B. Rotlichtanwendungen, Fangopackungen, Moorbäder) helfen bei chronischen Schleimbeutelentzündungen bzw. wenn die Akutphase (etwa 2 Tage) abgeklungen ist.

➤ **Fangopackung:** Fangopackung (aus der Apotheke) auf den betroffenen Körperteil legen und gegebenenfalls mit Tüchern fixieren; etwa 30 Minuten lang einwirken lassen.

Tipp: Bei einer chronischen Schleimbeutelentzündung ist meist auch eine Therapiekombination von Massage und Fangopackungen sinnvoll. Sprechen Sie Ihren Hausarzt darauf an.

BEWÄHRTE HAUSMITTEL

Umschläge mit essigsaurer Tonerde

Essigsaure Tonerde besitzt eine entzündungshemmende Wirkung; dieses Hausmittel ist vor allem in der Akutphase einer Schleimbeutelentzündung empfehlenswert.

➤ **Anwendung:** Ein Leinentuch in kaltes Wasser tauchen und etwas auswringen, darauf nach Vorschrift essigsaure Tonerde (aus der Apotheke) geben. Auf die schmerzenden Körperstellen legen und mindestens 30 Minuten lang einwirken lassen. Anwendung mehrmals täglich wiederholen.

DAS KÖNNEN SIE NOCH TUN

Hyperthermie

Bei dieser Heilmethode wird die Körpertemperatur von außen erhöht. Dies geschieht entweder durch Wärmezufuhr oder eine verminderte Wärmeabgabe des Körpers. Unterschiedliche Anwendungsformen wie Sauna, Überwärmungsbad, Wickel, Packungen und Hochfrequenztherapie gehören zur Hyperthermie. In Verbindung mit Kälteanwendungen (Kaltwassergüsse, Tauchbad nach der Sauna) bewirkt das Verfahren nicht nur eine Stärkung des Immunsystems, sondern erzielt auch Besserungen bei chronisch gewordenen Entzündungen.

Homöopathie

Einige Homöopathika helfen bei Schleimbeutelentzündungen, vor allem wenn sie chronisch geworden sind:

➤ **Arnica D6:** hilft im Akutfall gegen Schwellungen

➤ **Apis mellifica D6:** hilft bei hartnäckigen chronischen Entzündungen

➤ **Rhus toxicodendron D6:** wirkt bei Schleimbeutelentzündungen nach sportlicher Überlastung

⊕ Das hilft

Schmerzmittel

Kälte- und Wärmeanwendungen

Ruhigstellung

Heilkräuterextrakte

Keine schweren Lasten heben

Vorsicht beim Sport

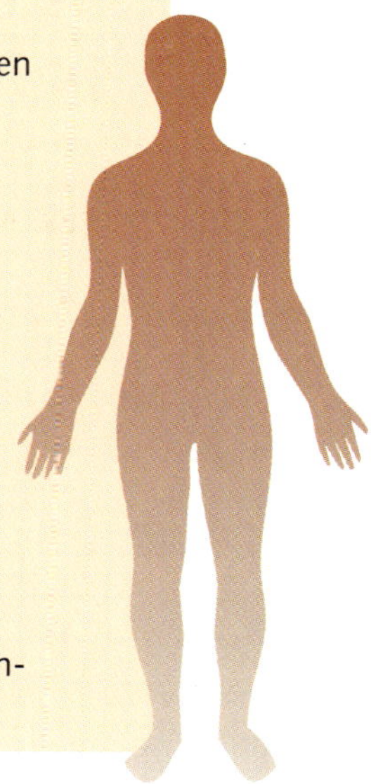

⊖ Das schadet

Schwere Lasten heben

Über- und Fehlbelastungen

Sport ohne Aufwärmen

Extremsportarten (z. B. Drachenfliegen)

Sehnen(scheiden)entzündung

Typische Beschwerden: im Anfangsstadium Schmerzen nach schweren Anstrengungen bzw. bestimmten, monotonen Bewegungsabläufen (z. B. Tippen oder Akkordarbeit); später Schmerzen während der Anfangsphase bei bestimmten Bewegungsabläufen, die sich nach Beendigung der Tätigkeit oder nachts meist verschlimmern; im Endstadium dauerhafte, chronische Schmerzen, zum Teil eingeschränkte Beweglichkeit, Schmerzen bei bestimmten Bewegungen bzw. Belastungen

➤ Siehe auch Schleimbeutelentzündung (S. 196f.), Prellung (S. 182f.) und Verstauchung, Zerrung (S. 200f.)

SOFORTMASSNAHMEN – WAS SIE GLEICH TUN KÖNNEN

Kälteanwendungen

Bei einer Sehnenscheidenentzündung oder auch einer Sehnenentzündung wirken Kälteanwendungen schmerzlindernd und zugleich entzündungshemmend (kalte Kompressen, Eisbeutel, Eissprays oder Hot-Cold-Packs).

➤ **Kalte Kompresse:** Waschlappen oder Leinentuch in kaltes Wasser eintauchen und anschließend etwas auswringen; mit der Kompresse den schmerzenden Arm – meist ist der Arm betroffen – oder andere Körperbereiche etwa 10 Minuten lang kühlen; mehrmals täglich anwenden.

Ruhigstellung

Bei einer chronischen Sehnenscheidenentzündung ist eine Ruhigstellung des Unterarms unerlässlich. Eine solche Ruhigstellung kann z. B. durch Bandagieren oder Schienen (Arzt) erreicht werden.

Kinder

Auch bei Schulkindern kommt vor allem die Sehnenscheidenentzündung relativ häufig vor. Achten Sie darauf, dass Kinder beim Sport nicht überlastet werden bzw. sich beim Schreiben nicht verkrampfen. Beim Sport gilt: Vor jedem Training aufwärmen.

Grenzen der Selbstbehandlung

Bei anhaltenden Schmerzen sollten Sie unbedingt einen Facharzt aufsuchen (Verdacht auf Karpaltunnelsyndrom).

AUS DER APOTHEKE

Synthetische Medikamente ...

Schmerzmittel mit dem Wirkstoff Parazetamol sind auch für Kinder geeignet und rezeptfrei erhältlich. Ebenso gibt es rezeptfreie Mittel zum Einreiben. Bei starken Schmerzen kommen verschreibungspflichtige Schmerzmittel (Tabletten und Gele oder Cremes, z. B. Voltaren Emulgel®) in Betracht.

➤ **Präparate mit Parazetamol:** Benuron®, Doloreduct®, Paedialgon®, Paracetamol-ratiopharm®, Pyromed®, Treupel mono® (Saft, Zäpfchen in altersgerechter Dosierung, Tabletten, Kapseln)

Wichtiger Hinweis: nicht bei schweren Leberfunktionsstörungen und Asthma bronchiale anwenden

➤ **Präparate aus Levomenthol, Kampfer, Ethanol:** Franzbranntwein-Gel Klosterfrau® (Gel), Kneipp Fichtennadel Franzbranntwein® (Lösung zum Einreiben)

Wichtiger Hinweis: Hautreizungen, Überempfindlichkeitsreaktionen möglich; nicht auf offene Wunden oder verletzte Haut auftragen; nicht bei Asthma bronchiale anwenden

... und Phytopharmaka

Pflanzliche Präparate zum Einreiben (Lösungen) und Auftragen (Gele und Salben) besitzen in der Regel eine eher geringe schmerzlindernde bzw. entzündungshemmende Wirkung.

➤ **Präparate mit Arnika:** arnica-loges® (Gel), Arniflor® (Salbe), Hyzum N® (Tinktur)

➤ **Kombinationspräparate zum Einreiben:** Pin-Alcol® (Lösung), Trauma-cyl®, Varicylum S® (Salben)

Wichtige Hinweise: nicht auf offene Wunden oder verletzte Haut auftragen; Arnikapräparate nicht bei Allergie gegen Korbblütler anwenden; bei längerer Anwendung Reizerscheinungen oder seltener Ekzeme möglich

NATURHEILKUNDE

Fangopackung

Packungen mit Fango (heilkräftigem, vulkanischem Mineralschlamm) sind vor allem bei chronischen Sehnenscheidenentzündungen sinnvoll.

➤ **Anwendung:** Fangopackung auf die betroffene Körperstelle (also z. B. den Unterarm) legen und mit einer Binde oder einem Handtuch fixieren; etwa 30 Minuten einwirken lassen.

BEWÄHRTE HAUSMITTEL

Kohlauflage

Weißkohl besitzt eine leicht entzündungshemmende Wirkung; das alte Hausmittel kann deshalb zur unterstützenden Behandlung einer Sehnenscheidenentzündung empfohlen werden. In der Akutphase kommen kalte Auflagen infrage, in der chronischen Phase warme.

➤ **Anwendung (chronische Phase):** Je nach Größe des betroffenen Areals einige Weißkohlblätter blanchieren, die Blätter etwas abkühlen lassen und gut handwarm auf die schmerzenden Bereiche des Unterarms legen; mit einem Tuch fixieren; etwa 15 bis 20 Minuten lang einwirken lassen. Anwendung mehrmals wiederholen.

DAS KÖNNEN SIE NOCH TUN

Entzündungen vorbeugen

Um Sehnen(scheiden)entzündungen zu vermeiden, sollte man bei der Arbeit oder beim Sport einige Regeln beachten.

➤ Bei monotonen Arbeitsabläufen sollten Sie immer genügend Pausen einlegen; zwischendurch können Sie z. B. auch etwas Fingergymnastik betreiben (eventuell mit dem Igelball).

➤ Heben Sie möglichst keine schweren Gegenstände; lieber öfter gehen (fördert die Gesundheit) als sich zu viel aufladen (schadet den Sehnen).

➤ Vor dem Sport (z. B. Fußball) sollten Sie sich immer aufwärmen (z. B. durch Einlaufen und Gymnastik); dies verringert die Verletzungsanfälligkeit erheblich.

➤ Üben Sie nie untrainiert bestimmte Sportarten (z. B. Squash) aus, vor allem nicht Extremsportarten (wie Trekkingtouren, Drachenfliegen o. Ä.).

⊕ Das hilft

Schmerzmittel

Kälte- und Wärmeanwendungen

Heilkräutersalben

Homöopathie (Traumeel, Arnica D6)

Vermeidung monotoner Bewegungsabläufe

Aufwärmen beim Sport

⊖ Das schadet

Monotone Bewegungsabläufe mit zu wenig Pausen

Überarbeitung

Fehlbelastungen

Schnelle Stop-and-go-Bewegungen

Sport ohne Aufwärmen

Extreme Drehbewegungen

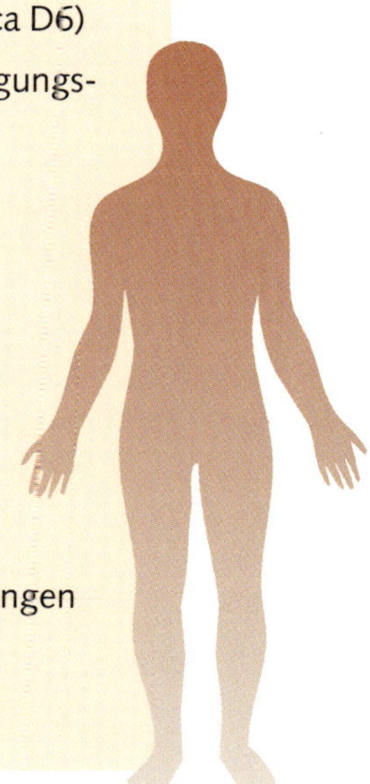

Verstauchung, Zerrung

Typische Beschwerden: anfangs stechende Schmerzen im betroffenen Gelenk, später Schwellungen und Verfärbungen; eingeschränkte Beweglichkeit, Schmerzen bei Bewegungen bzw. Belastungen; Gefahr einer weiteren Bänderüberdehnung bzw. eines Bänderrisses

➤ Siehe auch Prellung (S. 182f.), Knochenbrüche (S. 410ff.) und Bluterguss (S. 390f.)

SOFORTMASSNAHMEN – WAS SIE GLEICH TUN KÖNNEN

Ruhigstellen des Gelenks

Bei einer akuten Verstauchung oder Zerrung sollte man das lädierte Gelenk unbedingt zuerst ruhig stellen und hoch lagern (wirkt entschwellend). Eine Ruhigstellung kann z. B. durch einfaches Bandagieren oder Schienen (vom Arzt) erreicht werden.

➤ Auf gar keinen Fall dürfen Sie nach einer Verstauchung noch sportliche Aktivitäten entfalten; dies kann zu einem Bänderriss führen.

Kälteanwendungen

Bei Verstauchungen und Zerrungen wirken Kälteanwendungen (Eisbeutel, kalte Kompressen) schmerzlindernd und entschwellend.

➤ **Akutmaßnahme:** Das betroffene Gelenk eine Zeit lang unter fließend kaltem Wasser kühlen.

➤ **Vereisungssprays:** Bei Sportverletzungen leisten auch so genannte Vereisungssprays als Akutbehandlung gute Dienste.

Kinder

Bei kleinen Kindern kommt oft eine Ellbogenverrenkung vor, wobei das Speichenköpfchen aus dem Gelenk springt. Bei entsprechendem Verdacht sollten Sie mit dem Kind sofort einen Kinderarzt aufsuchen, der es wieder einrenkt.

Grenzen der Selbstbehandlung

Bei starken, anhaltenden Schmerzen und größeren Bewegungseinschränkungen sollten Sie sich immer ärztlich untersuchen lassen (Verdacht auf Bänderriss, Gelenkkapselverletzung oder Knochenbruch).

AUS DER APOTHEKE

Synthetische Medikamente ...

Schmerzmittel mit dem Wirkstoff Parazetamol sind auch für Kinder geeignet und rezeptfrei erhältlich. Ebenso gibt es rezeptfreie Mittel zum Einreiben. Bei starken Schmerzen kommen verschreibungspflichtige Schmerzmittel mit dem Wirkstoff Diclofenac (Tabletten und Gele oder Cremes, z. B. Voltaren Emulgel®) in Betracht.

➤ **Präparate mit Parazetamol:** Benuron®, Doloreduct®, Paedialgon®, Paracetamol-ratiopharm®, Pyromed®, Treupel mono® (Saft, Zäpfchen in altersgerechter Dosierung, Tabletten, Kapseln)
Wichtiger Hinweis: nicht bei schweren Leberfunktionsstörungen und Asthma bronchiale anwenden

➤ **Präparate mit Ibuprofen:** Dolgit®, Ibutop® (Salben, Gele)

➤ **Präparate aus Levomenthol, Kampfer, Ethanol:** Franzbranntwein-Gel Klosterfrau® (Gel), Kneipp Fichtennadel Franzbranntwein® (Lösung zum Einreiben)
Wichtiger Hinweis: Hautreizungen möglich; nicht auf offene Wunden oder verletzte Haut auftragen; nicht bei Asthma bronchiale anwenden

… und Phytopharmaka

➤ **Präparate aus Beinwell:** Kytta-Balsam® (Salbe, Umschlagpaste), Traumaplant® (Salbe)
Wichtiger Hinweis: Überempfindlichkeitsreaktionen möglich; nicht auf offene Wunden oder verletzte Haut auftragen

NATURHEILKUNDE

Kälteanwendungen

Sinnvolle Maßnahmen bei Verstauchungen, Zerrungen und Verrenkungen sind Kälteanwendungen aller Art, z. B. Eispackungen oder kalte Umschläge, die schmerzlindernd und entzündungshemmend wirken.

➤ **Eispackung:** Eiswürfel aus dem Kühlfach zerkleinern und in eine Plastikfolie einwickeln; den Eisbeutel nicht direkt auf die Haut legen, sondern in ein Handtuch einschlagen und auf das betroffene Gelenk legen. Anwendung mehrmals täglich wiederholen.

➤ **Kalte Kompresse:** Waschlappen oder Leinentuch 1 bis 2 Minuten unter fließend kaltes Wasser halten; mit dieser Kompresse die schmerzenden Stellen etwa 10 Minuten kühlen, dann eine neue Kompresse vorbereiten.

BEWÄHRTE HAUSMITTEL

Einreibung mit Johanniskrautöl

Johanniskrautöl besitzt eine schmerzlindernde und entzündungshemmende Wirkung. Die Einreibung kann den Heilungsprozess bei Verstauchungen und Zerrungen wirksam unterstützen. Vorsicht: Die Haut wird lichtempfindlicher.

➤ **Anwendung:** Für die Einreibung des betroffenen Gelenks je nach Größe bzw. Fläche etwa 1 bis 2 Teelöffel Johanniskrautöl verwenden. Die betroffene Stelle so einreiben, dass die Haut das Öl nach kurzem, vorsichtigem Einmassieren weitgehend aufsaugt. Die Einreibung nicht öfter als 2- bis 3-mal täglich anwenden.

DAS KÖNNEN SIE NOCH TUN

Homöopathie

Bei Verstauchungen haben sich auch homöopathische Präparate gut bewährt. Empfehlenswert sind die folgenden Homöopathika:

➤ **Arnica D6:** begrenzt den Umfang der Schwellung und Verfärbung

➤ **Hypericum D6:** wirkt schmerzlindernd

➤ **Traumeel S (Salbe):** schmerzlindernd und entzündungshemmend; für Kinder geeignet

Krankengymnastik

Als Rehabilitationsmaßnahme sollte bei einer starken Verstauchung (z. B. bei einer Bänderdehnung) unbedingt Krankengymnastik angewendet werden. Diese Form der Heilgymnastik wird von einem Therapeuten immer individuell auf den jeweiligen Patienten abgestimmt. Die Bandbreite reicht von passiven Maßnahmen (z. B. Massage, Mobilisation) bis zu aktiven Bewegungsübungen (z. B. Dehnübungen, Gymnastik, Wassergymnastik). In der Regel zahlen die Krankenkassen die Behandlung.

Das hilft

Kälteanwendungen
Heilkräutersalben
Krankengymnastik
Bequeme, flache Schuhe
Aufwärmen beim Sport

Das schadet

Fehlbelastungen
Sport ohne ausreichendes Aufwärmen
Falsche Schuhe
Vorbelastete Gelenke
Gelenkbelastende Sportarten (z. B. Squash)

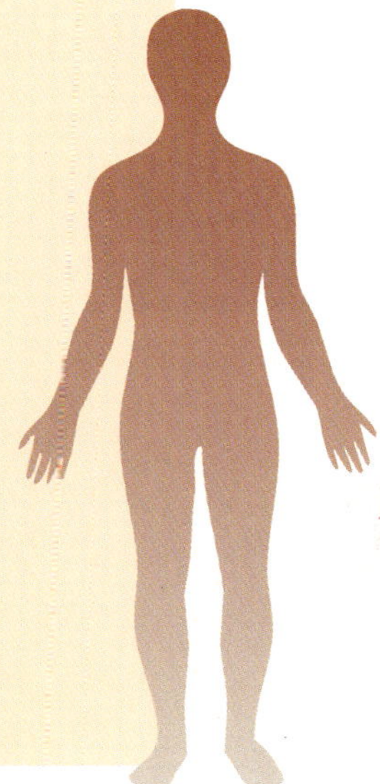

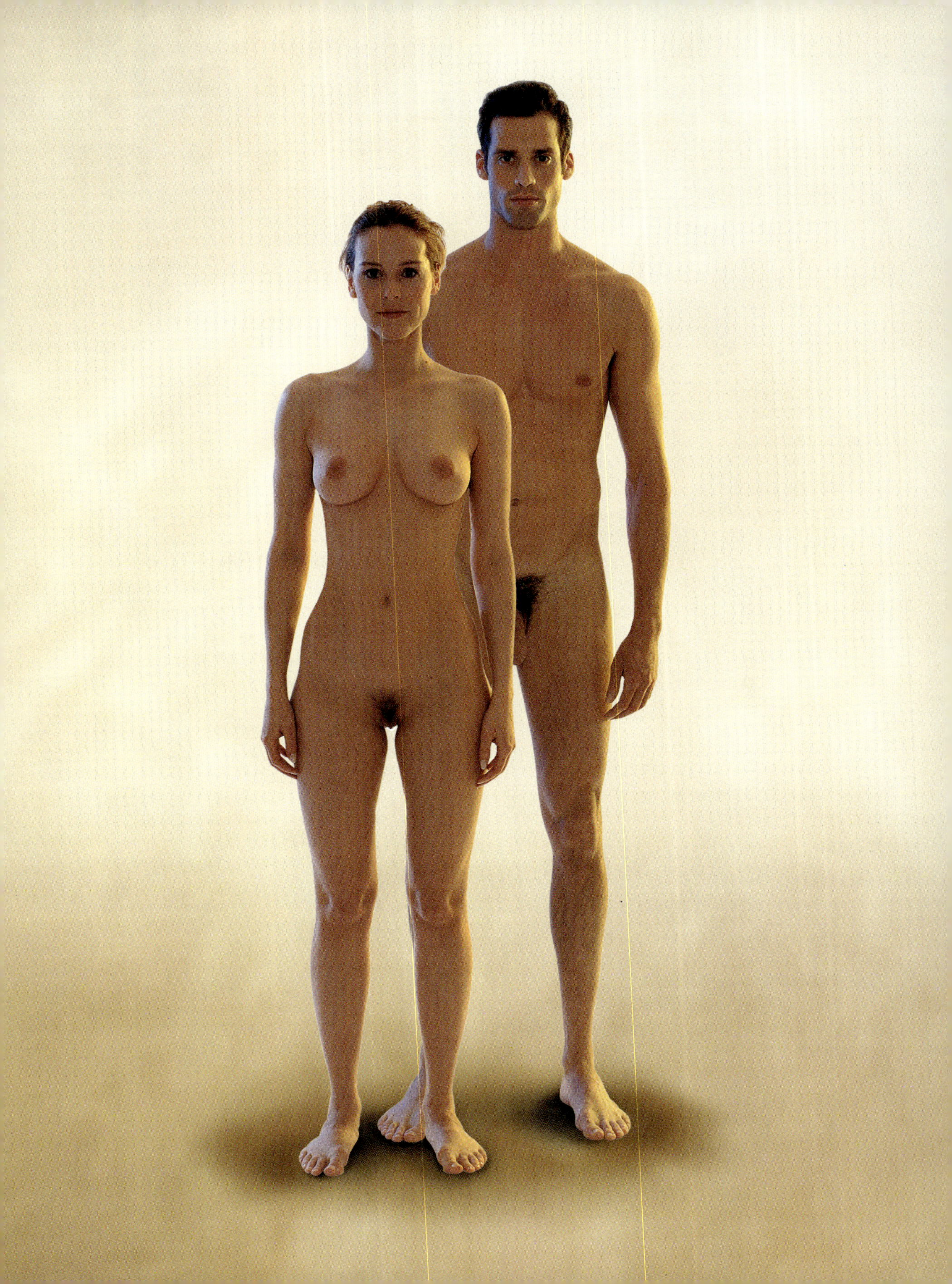

Krankheiten von außen nach innen

Was hilft wann?

Das zweite Kapitel dieses Buchs informiert über die effektive Behandlung der folgenden Krankheitsgruppen und Krankheitsbereiche:

- Haut
- Allergien
- Herz, Kreislauf und Gefäße
- Immunsystem
- Gehirn und Nerven
- Psychische und psychosomatische Beschwerden

Wenn Sie sich unsicher sind, um welche Beschwerden es sich bei Ihnen speziell handelt, sollten Sie sich wiederum die schnellen Diagnoseüberblicke ansehen.

Haut

Der schnelle Diagnoseüberblick

Die folgenden Kurzbeschreibungen von Symptomen oder Symptomenkomplexen sollen Ihnen die Selbstdiagnose erleichtern und führen Sie mit Seitenverweisen zur Erkrankung – sowohl im Kapitel »Haut« als auch in anderen Kapiteln. Gleichzeitig finden Sie hier bereits Warnhinweise, wann Sie (sofort) zum Arzt gehen müssen.

Akne, Abszess, Sonnenbrand

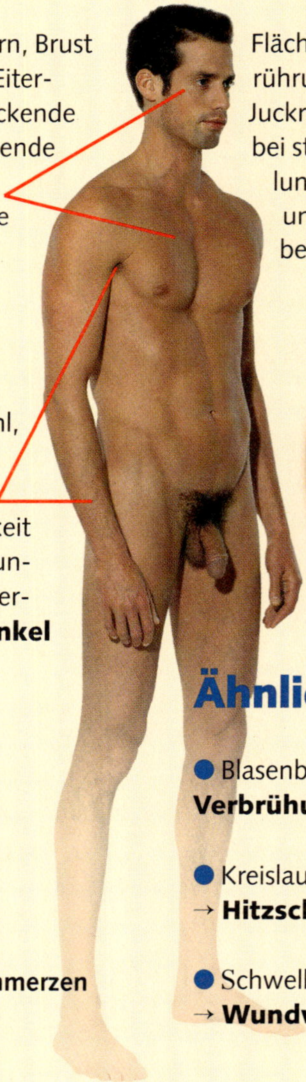

Vorwiegend im Gesicht, an Schultern, Brust und Rücken auftretende Mitesser, Eiterpickel, Hautgrieß, harte, oftmals juckende Knötchen unter der Haut oder nässende Schwellungen in der Haut; bei schwerer Verlaufsform entzündliche Knoten und Abszesse am ganzen Körper → **Akne** (S. 210ff.)

Flächenhafte Rötung der Haut mit Berührungsempfindlichkeit, einhergehend mit Juckreiz im Anschluss an die akute Phase; bei stärkerem Sonnenbrand auch Schwellungen und Blasenbildung mit Fieber und Beeinträchtigung des Allgemeinbefindens → **Sonnenbrand** (S. 236f.)

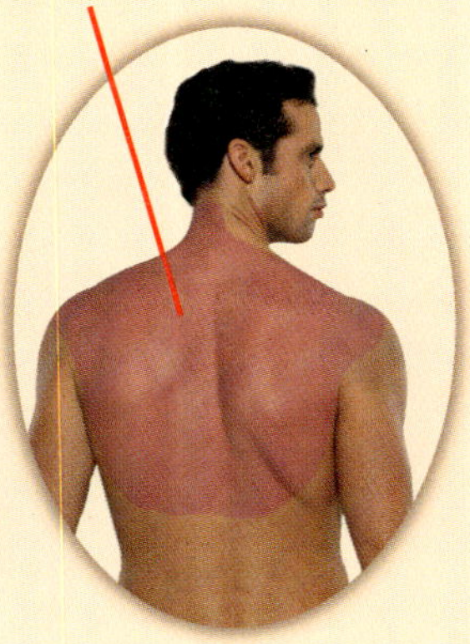

Leichte Schwellung mit Druckgefühl, bei schwererem Verlauf Rötung, starke Schwellung, klopfender Schmerz, starke Druckempfindlichkeit und erhöhte Temperatur, beim Furunkel geringer Schmerz an einer Körperhaarwurzel → **Abszess und Furunkel** (S. 208f.)

Ähnliche Beschwerden

- Blasenbildung der Haut → **Verbrennungen, Verbrühungen** (S. 420f.)
- Kreislaufbeschwerden nach Hitzeeinwirkung → **Hitzschlag, Sonnenstich** (S. 402f.)
- Schwellungen und Rötungen der Haut → **Wundversorgung** (S. 424ff.)

Wann zum Arzt?

Bei Furunkeln im Gesicht

Bei Sonnenbrand mit starken Schmerzen und Kreislaufbeschwerden

Juckreiz, Schuppenflechte, Gürtelrose und Zellulite

Ständige oder phasenweise an bestimmten Körperteilen oder am ganzen Körper auftretende Hautreizung von mehr oder weniger großer Intensität → **Juckreiz** (S. 224f.)

Meist in Schüben, aber auch chronisch auftretende scharf begrenzte Rötungen der Haut, bedeckt von silbrig weißen Schuppen, vor allem an Ellbogen und Knie, in der Kreuzbeingegend und am behaarten Kopf, bei schwerem Verlauf auch am ganzen Körper; bisweilen Befall der Nägel (weiße Tüpfel und gelbliche Verfärbungen) sowie Gelenkbeschwerden → **Schuppenflechte (Psoriasis)** (S. 232ff.)

Bei Gürtelrose oft, aber nicht immer einseitig gürtelförmig auftretende entzündliche Hautbläschen oder -pusteln (entlang dem Verlauf eines Nervensegments), verbunden mit Jucken und Schmerzen; teilweise vor Ausbruch der Hauterscheinungen Schüttelfrost und Fieber; bei Windpocken (meist nur bei Kindern) stark juckender Hautausschlag am ganzen Körper → **Gürtelrose und Windpocken** (S. 218ff.)

Kleine Dellen und Erhebungen der Haut in unterschiedlicher Größe und verschieden großer Ausdehnung, insbesondere an Oberschenkeln, Hüften und Gesäß (ähnlich der großporigen Oberflächenstruktur einer Orange, deshalb auch als »Orangenhaut« bekannt), fast ausschließlich bei Frauen auftretend → **Zellulite** (S. 240ff.)

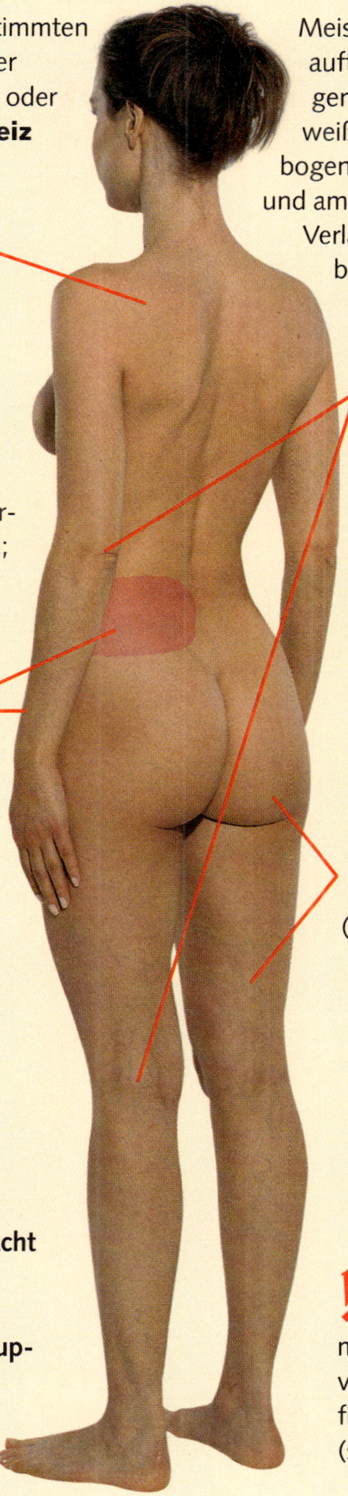

Wann zum Arzt?

Bei dauerhaftem Juckreiz (Verdacht auf innere Erkrankungen)

Beim ersten Auftreten einer Schuppenflechte

Bei Gürtelrose

! Achtung: Die Erscheinungen der Schuppenflechte ähneln manchen allergischen Hautveränderungen. Mehr zu Allergien finden Sie im Kapitel »Allergien« (siehe S. 244ff.).

Frostbeulen, Hühneraugen, Fußpilz und Warzen

Stark juckende oder brennend schmerzende rötlich blaue Schwellungen, meist an den Extremitäten (Zehen oder Fingern) → **Frostbeulen** (S. 214f.)

Auftreten von harten, deutlich abgegrenzten, runden oder unregelmäßigen fleischfarbenen bis braunen Hautauswüchsen mit einer meist höckrigen Oberfläche; bisweilen in Gruppen zusammenstehend → **Warzen** (S. 238f.)

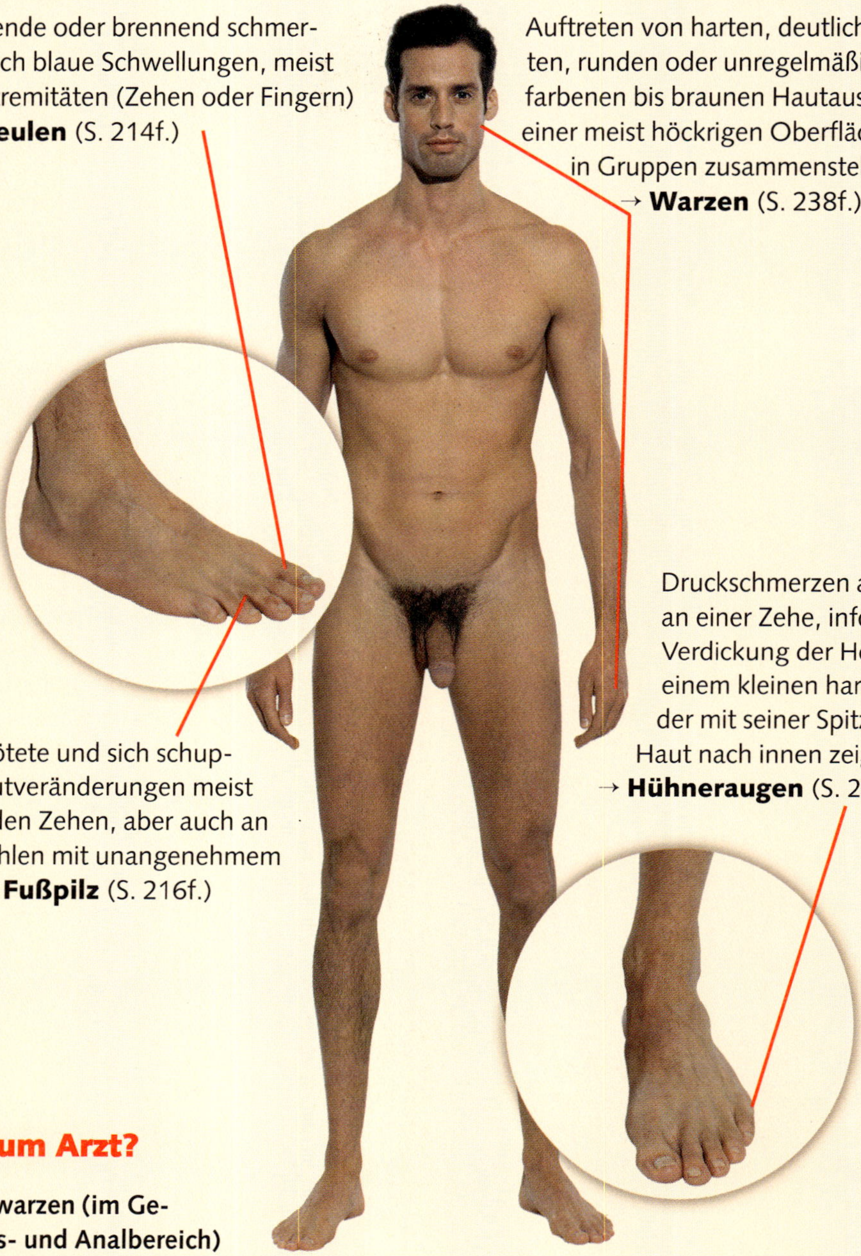

Druckschmerzen am Fuß, meist an einer Zehe, infolge einer Verdickung der Hornhaut zu einem kleinen harten Kegel, der mit seiner Spitze durch die Haut nach innen zeigt → **Hühneraugen** (S. 222f.)

Leicht gerötete und sich schuppende Hautveränderungen meist zwischen den Zehen, aber auch an den Fußsohlen mit unangenehmem Juckreiz → **Fußpilz** (S. 216f.)

Wann zum Arzt?

Bei Feigwarzen (im Geschlechts- und Analbereich) sowie bei Dellwarzen (halbkugelige Erhebungen mit Eindellung)

Bei Frostbeulen, die länger bestehen

Bei hartnäckigem Fußpilz

Ähnliche Beschwerden

- Rötlich blaue, schmerzende Schwellungen nach Kälteeinwirkung → **Erfrierungen, Unterkühlung** (S. 394f.)

Hautprobleme durch Milben und Läuse

Rötung, Blasenbildung, Pusteln, Schuppen und Krusten an der behaarten Kopfhaut (Kopfläuse); kleine rote Flecken mit Blutaustritt sowie Knötchen (Bisse der Kleiderlaus); kleine Knötchen, Krusten und graublaue Fleckchen im Bereich der Körperbehaarung, vor allem in den Schamhaaren (Filzläuse); in allen Fällen meist einhergehend mit stärkerem Juckreiz → **Läuse** (S. 230f.)

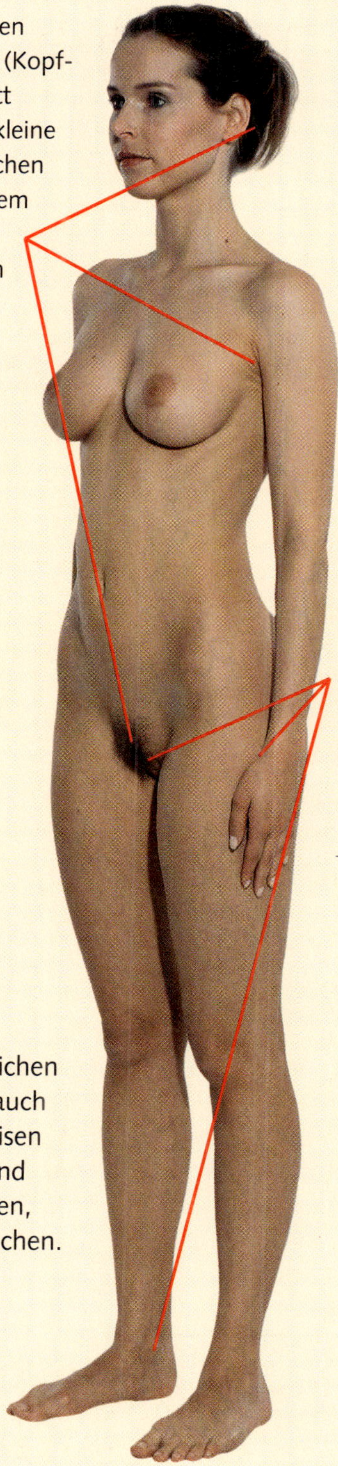

Bei Erstinfektion nach etwa 4 bis 6 Wochen, bei Neuinfektion nach 1 Tag Hautausschläge mit Rötung, ekzemartigen Erscheinungen oder kleine Knötchen, anfangs an den Fingerseitenflächen, der Beugeseite der Handgelenke, an den Fußknöcheln sowie in der Genitalregion, in der Regel mit starkem Juckreiz verbunden → **Krätze** (S. 228f.)

! Bitte bedenken Sie, dass es alle möglichen Arten von Parasitenbefall gibt (z. B. auch Würmer). Vor allem wenn Sie nach Reisen in die Tropen unerklärlichen Juckreiz und merkwürdige Hauterscheinungen haben, sollten Sie umgehend einen Arzt aufsuchen.

Wann zum Arzt?

Bei Krätze und Läusebefall sollte immer ein Arzt aufgesucht werden

Abszess und Furunkel

Abszess – typische Beschwerden: leichte Schwellung mit Druckgefühl, bei schwererem Verlauf Rötung, starke Schwellung, klopfender Schmerz, starke Druckempfindlichkeit und erhöhte Temperatur
Furunkel – typische Beschwerden: geringer Schmerz an einer Körperhaarwurzel, bei schwererem Verlauf oder Auftreten eines Karbunkels (mehrere Furunkel oder ein besonders großes) Ausbreitung der Entzündung mit großer Druckempfindlichkeit und intensiverem Schmerz, vergrößerter Schwellung und stärkerer Rötung

➤ Siehe auch Akne (S. 210ff.) und Juckreiz (S. 224f.)

SOFORTMASSNAHMEN – WAS SIE GLEICH TUN KÖNNEN

Packung aus Heilerde und Teebaumöl

Teebaumöl weist eine mild antibiotische Wirkung auf, während Heilerde allgemein die Heilung unterstützt. Beide Naturheilmittel zusammen wirken effektiv.

➤ **Anwendung:** Etwas Heilerde mit einigen Tropfen Teebaumöl vermischen, auf die betroffene Stelle auftragen und eventuell mit einem Mulltuch abdecken. Mischung etwa 30 Minuten einziehen lassen. Zum Abspülen der Masse nur warmes Wasser verwenden. Im Anschluss noch 3 bis 5 Tropfen Teebaumöl mit einem Wattebausch direkt auf die Stelle auftragen.

Desinfizierende Salben

Desinfizierend wirkende Salben und Emulsionen können Sie in der Apotheke kaufen.

Grenzen der Selbstbehandlung

➤ Drücken Sie den Abszess niemals aus; bringen Sie ihn nur zum »Reifen«.

➤ Falls Abszesse oder Furunkel nicht innerhalb von 2 bis 5 Tagen zurückgehen oder wenn starke Rötungen, Schwellungen oder Fieber auftreten, sollten Sie zum Arzt gehen. Ein Arztbesuch wird auf jeden Fall notwendig, wenn sich ein Furunkel in der Gesichtsregion entwickelt.

AUS DER APOTHEKE

Synthetische Medikamente …

In schweren Fällen wird vom Arzt ein rezeptpflichtiges Antibiotikum (Creme oder Salbe) verordnet. Meist sind jodhaltige Salben ausreichend.

➤ **Präparate mit Povidon-Jod:** Betaisodona®, Braunovidon®, Polysept®, PVP-Jod-ratiopharm® (Salben, Lösungen; rezeptfrei)

Wichtiger Hinweis: vorübergehend Brennen; nicht für Säuglinge unter 6 Monaten geeignet; Vorsicht in Schwangerschaft und Stillzeit; nicht am Hals (Schilddrüsennähe) auftragen

… und Phytopharmaka

➤ **Präparat mit Perubalsam:** derma-loges N® (Wund- und Heilsalbe)

➤ **Präparat mit Terpentin:** Ilon Abszeß® (Salbe)

Wichtige Hinweise: allergische Hautreaktionen möglich

NATURHEILKUNDE

Ringelblumen

Die Inhaltsstoffe der Ringelblume, insbesondere die Polysaccharide, wirken mild antibiotisch, indem sie die Immunzellen stimulieren und damit das Bakterienwachstum bremsen. Salben erhalten Sie in der Apotheke. Sie können aber auch eine Ringelblumenkompresse selbst herstellen.

➤ **Ringelblumenkompresse:** 2 Teelöffel Ringelblumenblüten mit 1/4 Liter kochendem Wasser übergießen und 10 Minuten ziehen lassen. Ein Leinenläppchen mit dem Sud tränken und 10 Minuten auf den Abszess/den Furunkel drücken.

Breiauflage mit Bockshornkleesamen

Die »Reifung« eines Abszesses oder eines Furunkels wird durch eine warme Auflage beschleunigt. Außerdem wird mit Bockshornkleesamen eine schmerzlindernde Wirkung erzielt.

➤ **Anwendung:** 1 Esslöffel gemahlenen Bockshornkleesamen mit abgekochtem Wasser zu einem dicken Brei verrühren, auf ein Mulltuch auftragen und warm auflegen. 20 Minuten liegen lassen; Anwendung kann mehrmals erfolgen.

Blutreinigungstee

Als gute Ergänzung zu den äußerlichen Anwendungen eignet sich ein Blutreinigungstee.

➤ **Blutreinigungstee:** Brennnesselblätter, Löwenzahnblätter und Hagebuttenfrüchte zu gleichen Teilen mischen. 2 Teelöffel der Mischung mit 1/4 Liter kochendem Wasser überbrühen und 10 Minuten lang ziehen lassen. 3-mal täglich 1 Tasse Tee vor den Mahlzeiten trinken.

BEIM HEILPRAKTIKER

Umstimmungstherapien & Co.

Ständige Hautprobleme deuten einerseits auf eine Abwehrschwäche des Körpers, andererseits auf psychische Probleme hin. Belastungen und Stress zeigen sich bei manchen Menschen besonders deutlich auf der Haut. Bisweilen bringen Umstimmungstherapien wie Akupunktur oder Homöopathie Erfolg. Auch Enzymtherapien oder ayurvedische Behandlungen (mit Heilkräutertees für die innerliche Anwendung und Sesamölmassagen für die äußerliche) können Betroffenen helfen.

DAS KÖNNEN SIE NOCH TUN

Stärkung des Immunsystems

Wer öfter unter Furunkeln und Abszessen leidet, dessen Immunsystem ist offensichtlich geschwächt. Es gibt verschiedene Methoden, das Immunsystem zu stärken.

➤ Heilfasten mit Darmsanierung und anschließender Ernährungsumstellung: Es bietet sich hier die F.-X.-Mayr-Kur (siehe S. 127) an. Auch eine Entsäuerungstherapie (siehe das Special S. 94f.) ist geeignet.

➤ Echinacea- oder Thujapräparate (aus der Apotheke) stärken die Abwehrkräfte und sollten in der beschwerdefreien Zeit vorbeugend als Stoßtherapie eingenommen werden.

⊕ Das hilft

- Desinfizierende und entzündungshemmende Lotionen, Salben und Tinkturen
- Viel an die frische Luft gehen
- Pflanzliche Immunstimulanzien
- Gesunde Ernährung mit viel Vitaminen und Mineralstoffen
- Ausgewogene Lebensweise mit Entspannung und Bewegung

⊖ Das schadet

- Nikotin und Alkohol
- Hoher Fett- und Zuckerkonsum
- Fastfood
- Bewegungsmangel
- Stress
- Schlafmangel
- Unsachgemäßes Manipulieren an Mitessern und Pickeln
- Falsche Hautpflege bezüglich des Hauttyps

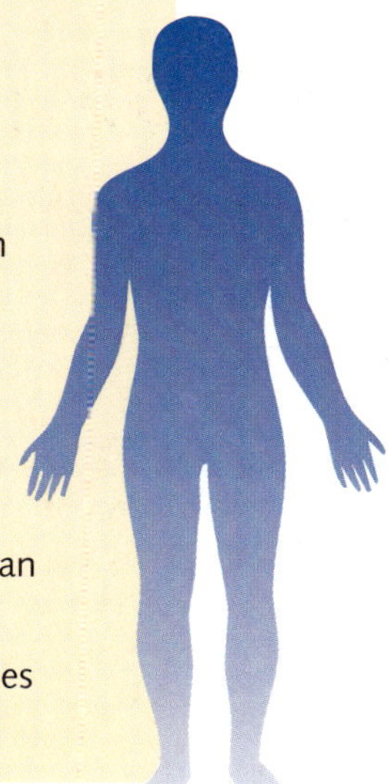

Akne

Typische Beschwerden: vorwiegend im Gesicht, an Schultern, Brust und Rücken auftretende Mitesser, Eiterpickel, Hautgrieß, harte, oftmals juckende Knötchen unter der Haut oder nässende Schwellungen in der Haut; bei schwerer Verlaufsform entzündliche Knoten und Abszesse am ganzen Körper

➤ Siehe auch Juckreiz (S. 224f.) und Abszess und Furunkel (S. 208f.)

SOFORTMASSNAHMEN – WAS SIE GLEICH TUN KÖNNEN

Aknemittel

Lotionen, Salben, Cremes und Gele gegen leichte bis mittelschwere Akne enthalten meist Schälmittel, bisweilen aber auch Antibiotika und Hormone und werden vom Hautarzt verschrieben. Bei schweren Verlaufsformen werden Antibiotika oder stark wirksame Schälmittel (Vitamin-A-Säurepräparate) eingesetzt. Bei Frauen ist unter Umständen eine Hormonbehandlung (Einnahme von Antibabypillen) hilfreich.

Reinigung und Make-up

Reinigung ist das A und O bei Akne. Es eignen sich duft- und seifenfreie Waschlotionen, Syndets (synthetische Detergenzien). Zur Abdeckung der Haut empfehlen sich pigmenthaltige Emulsionen, z. B. lutsinegetönte Tagescremes.

➤ Vorsicht ist beim Make-up geboten, da viele der handelsüblichen Kosmetika zur Abdeckung eine Akne verschlimmern können.

Teebaumöl

Aufgrund seiner desinfizierenden und den Heilungsprozess beschleunigenden Wirkung hat sich der Einsatz von Teebaumöl bei der Behandlung von Akne gut bewährt.

➤ Für die direkte Anwendung 5 Tropfen reines Teebaumöl auf einen Wattebausch geben und damit 3- bis 4-mal täglich die Pickel betupfen.

➤ Für die Reinigung 3 bis 5 Tropfen Teebaumöl in etwas warmes Wasser geben und damit die Körperstellen waschen.

Kinder

Bei Pickeln, die etwa 2 bis 6 Wochen nach der Geburt auftreten (Säuglingsakne), ist eine Behandlung nicht erforderlich.

Grenzen der Selbstbehandlung

Drücken Sie Pickel oder Mitesser vor allem nicht aus – das kann höchstens die Fachkosmetikerin tun –, da ein unsachgemäßes Vorgehen zu einer Verschlimmerung der Entzündung oder zur Narbenbildung führen kann. Bei starken Entzündungen sollten Sie den Arzt aufsuchen. Für die mittlerweile recht erfolgreiche medikamentöse Aknebehandlung ist unbedingt ein (Haut-)Arzt zu konsultieren.

AUS DER APOTHEKE

Synthetische Medikamente …

Akne wird vorwiegend äußerlich behandelt, d. h. mit Salben, Cremes oder Gelen, die Schälmittel, Antibiotika und/oder Hormone enthalten. Nur bei stark ausgeprägter Akne werden Arzneimittel auch innerlich angewendet und in Form von Tabletten verabreicht. Während Antibiotika und Hormone nur vom Arzt verordnet werden können, sind einige der Schälmittel rezeptfrei. Stark wirksame

Schälmittel mit den Wirkstoffen Vitamin-A-Säure (Tretinoin) oder Isotretinoin haben beträchtliche Nebenwirkungen (vor allem der letztere Wirkstoff, ein Abkömmling von Vitamin-A-Säure, kann bei ungeborenen Kindern zu schweren Missbildungen führen – und zwar noch einige Jahre nach Abschluss der Behandlung).

➤ **Präparate mit Benzoylperoxid:** Akneroxid®, Klinoxid®, Scherogel®, Sanoxid® (Suspensionen, Gele, Cremes; rezeptfrei)

Wichtiger Hinweis: Hautreizungen möglich; UV-Bestrahlung meiden

➤ **Präparate mit Vitamin-A-Säure:** Cordes VAS®, Epi-Aberel® (Cremes, Gele, Lösungen; rezeptpflichtig)

Wichtiger Hinweis: keine Anwendung während der Schwangerschaft

➤ **Kombinationspräparate:** Aknefug-Emulsion N® (Creme; rezeptpflichtig), Aknin-Winthrop® (Salbe; rezeptfrei)

Wichtiger Hinweis: allergische Reaktionen möglich; Vorsicht in der Schwangerschaft

… und Phytopharmaka

➤ **Teebaumöl mit 33 % Terpinen-4-ol:** Teebaumöl von Aurica® (Öl)

Wichtiger Hinweis: nicht mit den Augen in Berührung bringen

NATURHEILKUNDE

Getrocknete Bierhefe

Bierhefe (Faex medicinalis) ist reich an Vitaminen des B-Komplexes; es gibt sie in Form von Pulver, Tabletten oder Streuflocken. Regelmäßig eingenommen kann Bierhefe bei leichter Akne durchaus helfen.

Heilkräutertees

Tees aus Stiefmütterchen, Queckenwurzeln, Schachtelhalm, Brennnesseln und Birkenblättern dienen der Entschlackung des Körpers und der Blutreinigung, weshalb sie zur innerlichen und auch äußerlichen Behandlung von Akne sehr gut geeignet sind. Um die flüchtigen Anteile bei Vitamin-C-haltigen Pflanzen wie Stiefmütterchen und Birkenblättern zu schonen, empfiehlt sich die Zubereitung des Tees als Kaltaufguss.

➤ **Blutreinigungstee:** Stiefmütterchenkraut, Queckenwurzel, Schachtelhalmkraut, Brennnessel- und Birkenblätter zu gleichen Teilen mischen. 2 Teelöffel der Mischung in 1/4 Liter Wasser kalt ansetzen und über Nacht stehen lassen. Am nächsten Morgen kurz aufkochen und den Tee zum Frühstück trinken.

Queckenwurzeltinktur

Der getrocknete Wurzelstock der hierzulande als »Unkraut« auf Äckern und Brachland, in Gärten und an Wegrändern wachsenden Quecke besitzt eine antibakterielle und entwässernde Wirkung. Die Queckenwurzel wird traditionell zur Behandlung von Hauterkrankungen eingesetzt, häufig in Form von Tinkturen (in Apotheke und Reformhaus erhältlich).

Gänseblümchentinktur

Als entzündungshemmendes Mittel empfiehlt sich auch eine Gänseblümchentinktur. Vor allem die Gerbstoffe der Pflanze ziehen das Gewebe zusammen und hemmen so die Entzündungsreaktion.

➤ **Anwendung:** 100 Gramm Gänseblümchenblüten in 100 Milliliter 70-prozentigem Alkohol ansetzen. Den Ansatz 3 bis 4 Wochen stehen lassen (wenn möglich, an einer sonnigen Stelle). Die Lösung nach dem Abseihen ohne weitere Verdünnung auf die betroffenen Hautpartien auftragen.

Aloesaft

Die zur Pflanzengattung der Liliengewächse gehörende Aloe vera wird aufgrund ihrer antibakteriellen und entzündungshemmenden Eigenschaft zur Wundheilung, als natürliches Mittel zur Aknebekämpfung und auch mehr und mehr in der Kosmetikindustrie eingesetzt. Am besten gibt man den gelben Milchsaft der Aloeblätter direkt auf die Hautstellen. Da nicht jeder eine Aloe im Garten hat: Es gibt Tinkturen zu kaufen.

BEWÄHRTE HAUSMITTEL

Quarkpackungen

Quarkpackungen finden in erster Linie bei entzündlichen Hauterkrankungen Anwendung.
➤ **Anwendung:** Quark nach Bedarf mit Milch und Molke zu einem Brei verrühren und etwa fingerdick direkt auf die Haut auftragen oder auf einen Wickel aufbringen, der auf die betroffenen Stellen gelegt wird. Etwa 30 Minuten einwirken lassen, dann mit lauwarmem Wasser abwaschen.

Umschläge mit essigsaurer Tonerde

Die Aluminiumoxid enthaltende essigsaure Tonerde (Alaun) wird bei Hautbeschwerden äußerlich angewendet.
➤ **Anwendung:** Alaun auf ein Leinentuch geben und den Umschlag ca. 30 Minuten einwirken lassen.

NAHRUNG, DIE HEILT

Vollwertige Ernährung

Nach wissenschaftlicher Erkenntnis beeinflusst falsche Ernährung nicht die Entstehung und den Verlauf von Akne. Dennoch stellen Betroffene fest, dass es ihnen besser geht, wenn sie bestimmte Nahrungsmittel meiden. Ansonsten ist es hilfreich, sich gesund, d. h. vitaminreich (Gemüse und Obst) und ballaststoffreich (Vollkornprodukte, Gemüse) zu ernähren – unter Meidung von Zucker und zu viel Fett. Wichtig ist auch eine reichliche Flüssigkeitszufuhr; 2 bis 3 Liter Flüssigkeit pro Tag dürfen es ruhig sein (am besten stille Mineralwässer und Kräutertees).

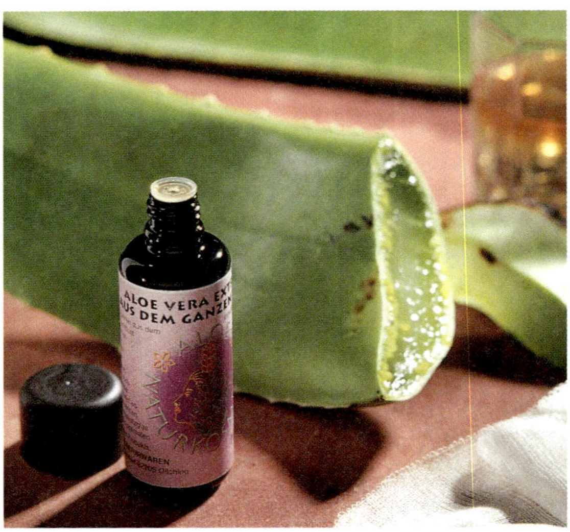

Aloe vera hilft bei Akne. Der gelbe Milchsaft der Blätter wirkt entzündungshemmend.

B-Vitamine

B-Vitamine sind für Haut und Haare wichtig. Sie heilen zwar eine Akne nicht, aber die ausreichende Versorgung mit B-Vitaminen trägt zu einem guten Hautbild bei. B-Vitamine kommen vor in Vollkornbrot, Sojaprodukten, Sonnenblumenkernen, Weizenkeimen, Honigmelonen, aber auch in Fleisch, Fisch und Milchprodukten.

GESUNDHEITSKUR

Klimakur

Diese Kurform nutzt die klimatischen Bedingungen eines Ortes, um Heilungsprozesse in Gang zu setzen. Zur Behandlung von Akne und anderen Hauterkrankungen eignet sich in erster Linie das Klima an der Meeresküste, da der Jodgehalt der Luft, das Salzwasser des Meeres, die Strahlung und der Wind einen hohen Reiz darstellen, der sich positiv auf den Zustand der Haut auswirken kann. Wegen des hohen Salzgehalts sind – wie auch bei Schuppenflechte – Kuraufenthalte am Toten Meer besonders zu empfehlen. Die UV-Strahlung der Sonne sollte allerdings nur mäßig genossen werden.

Thalassotherapie

Die Thalassotherapie (griechisch thalassa = Meer), die bei Hauterkrankungen, Venenproblemen, rheumatischen Beschwerden, Atembeschwerden sowie Kreislaufproblemen Anwendung findet, nutzt die natürlichen Heilfaktoren des Meerwassers (Salz- und Mineralstoffgehalt, Plankton, Algen), das meist von weit draußen und aus großer Tiefe geholt wird, für eine Badekur. Diese Behandlungsmethode weist folgende Anwendungsformen auf: Duschen mit hohem Druck, Unterwassermassagen, Wassergymnastik, Packungen mit Algenpaste und Trinkkuren. **Tipp:** Apotheken und Reformhäuser (und auch die Kosmetikindustrie) bieten mittlerweile verschiedene Badeprodukte auf Algen- und Meersalzbasis an, die man in der heimischen Badewanne anwenden kann.

DAS KÖNNEN SIE NOCH TUN

Regelmäßige Bewegung

Durch regelmäßige Bewegung wird Akne indirekt bekämpft, da körperliche Aktivität den Stoffwechsel in Schwung bringt, wodurch die Haut besser mit Nährstoffen und Sauerstoff versorgt wird.

Salbei gegen Schwitzen

Da sich übermäßige Schweißabsonderung bei Akne und anderen Hautproblemen negativ auswirkt, empfiehlt sich der Einsatz von Salbei, entweder als Heiltee oder in Form von Kapseln. Bewährt haben sich Buchol® Salbeikapseln, die pro Kapsel 100 Milligramm Salbeiöl aufweisen. Worauf die Wirkung des Salbeis beruht, ist bislang noch nicht eindeutig geklärt. Vorsicht: Wegen seiner austreibenden Wirkung auf die Gebärmutter sowie seiner hemmenden Wirkung auf den Milchfluss sollte Salbei während der Schwangerschaft und Stillzeit nicht angewendet werden.

Psychische Betreuung

Für Menschen, die von Akne betroffen sind, kann seelische Betreuung sehr hilfreich sein, vor allem wenn es sich um Jugendliche handelt. So kann ein ausführliches Gespräch über bestimmte Probleme, mit denen sie zu kämpfen haben, die Hautkrankheit mildern. Auf keinen Fall sollten Teenies mit dem Kummer über den schlechten Zustand ihrer Haut allein gelassen werden, da sie in dieser Zeit besonders viel Zuwendung brauchen.

Tipps für die Hautpflege

➤ Waschen Sie das Gesicht mit lauwarmem Wasser, und reinigen Sie es gegebenenfalls mit so genannten Syndets (seifenfreien Waschstücken) bzw. sanften Waschlotionen mit einem pH-Wert im leicht sauren Bereich.

➤ Verwenden Sie keine Waschlappen, und trocknen Sie die betroffenen Stellen (Gesicht, Schultern etc.) nicht mit Handtüchern (außer Sie nehmen immer ein frisches), sondern mit Papiertüchern ab.

➤ Verwenden Sie keine alkoholhaltigen Lösungen zur entfettenden Behandlung und benutzen Sie getönte Tagescremes anstelle von herkömmlichem Make-up.

➤ Drücken Sie bitte die Mitesser und Pickel niemals aus. Allenfalls sollte dies eine Kosmetikerin tun, um das Aussehen der von Akne befallenen Haut zu verbessern.

➤ Frische Luft und ein wenig Sonne tun der Haut immer gut.

⊕ Das hilft

Individuell abgestimmte Hautpflege (für fettige Haut bzw. Mischhaut)

Frische Luft, aber Sonne in Maßen

Sportliche Betätigung

Vitamine und Spurenelemente (vor allem Zink)

Ernährung mit viel frischem Obst, Gemüse und Vollkornprodukten

⊖ Das schadet

Genussgifte wie Nikotin, Alkohol und Kaffee

Zu viel Zucker

Ausdrücken von Mitessern und Pickeln

Belastungen und Stress

Anabolika (sie können zur so genannten Body-Building-Akne führen)

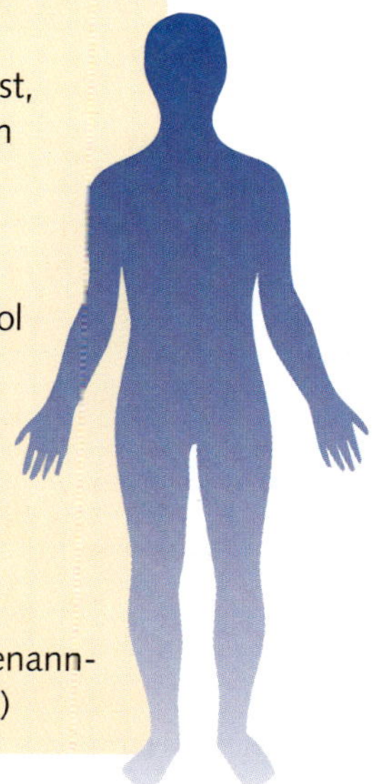

Frostbeulen

Typische Beschwerden: stark juckende oder brennend schmerzende rötlich blaue Schwellungen, meist an den Extremitäten (Zehen oder Fingern)

➤ Siehe auch Juckreiz (S. 224f.) und Erfrierungen, Unterkühlung (S. 394f.)

SOFORTMASSNAHMEN – WAS SIE GLEICH TUN KÖNNEN

Hand- und Fußbäder

Weil Frostbeulen, also die beulenartige Schwellung der Haut, durch eine mangelhafte Durchblutung des Gewebes verursacht werden, muss man die Durchblutung wieder in Gang bringen – allerdings keinesfalls durch direkte Hitzeeinwirkung (kein Föhn, kein Ofen etc.!), sondern durch eine behutsame Förderung der Durchblutung der Haut. Am besten ist dies mit einem Hand- bzw. Fußbad (je nach Lokalisation der Schädigung) mit geeigneten Heilkräutern zu erreichen. Bewährt haben sich Zinnkrautextrakt (Schachtelhalmextrakt) und Eichenrinde.

➤ **Eichenrindenbad:** 200 Gramm Eichenrinde etwa 15 Minuten in 2 Liter Wasser kochen lassen und den Sud zusammen mit etwas Zinnkrautextrakt dem Bad zusetzen. Auf eine angenehme Temperatur abkühlen lassen.

Salben und Tinkturen gegen Juckreiz

Juckreizstillende Salben und Tinkturen (aus der Apotheke) können bei Frostbeulen lindernd wirken und vor allem auch verhindern, dass man an den Frostbeulen kratzt, auch wenn der Juckreiz sehr stark sein sollte. Denn mit Kratzen an der Frostbeule wird der Heilungsprozess stark behindert, und es kann zudem zu Komplikationen kommen.

Grenzen der Selbstbehandlung

Frostbeulen gelten als leichtere Form von Kälteschädigungen des Gewebes, die zunächst selbst behandelt werden können. Bilden sie sich jedoch nicht innerhalb von 2 Tagen zurück, müssen sie ärztlich versorgt werden. Es besteht die Gefahr, dass es zu Schädigungen tieferer Hautschichten kommt oder bereits gekommen ist.

AUS DER APOTHEKE

Synthetische Medikamente …

Salben, Gele oder Tinkturen können die Schmerzen und den Juckreiz bei Frostbeulen lindern. Es kommen eventuell auch Antihistaminika gegen (allergischen) Juckreiz zur Anwendung, aber auch Antirheumatika.

➤ **Präparate mit Ibuprofen:** Dolgit®, Ibutop® (Cremes, Gele; rezeptfrei)

Wichtiger Hinweis: Vorsicht in Schwangerschaft und Stillzeit

➤ **Präparate mit Diclofenac:** arthrex Cellugel®, Diclac®, Sigafenac®, Voltaren Emulgel® (Gele; rezeptpflichtig)

Wichtiger Hinweis: Vorsicht in der Schwangerschaft; nicht geeignet für Kinder unter 6 Jahren (außer unter ärztlicher Überwachung)

➤ **Kombinationspräparate:** Tannolact®, Tannosynt® (Cremes, Lotionen, Puder; rezeptfrei)

… und Phytopharmaka

➤ **Kombinationspräparate:** Befelka-Oel® (Öl), dermaloges N® (Wund- und Heilsalbe), Leukona-Rheumasalbe® (Salbe), Buenoson N® (Salbe)

NATURHEILKUNDE

Nelkenwurz und Honig

Eine Salbenauflage mit Nelkenwurz, Honig und Glyzerin kann den Juckreiz lindern und die Heilung fördern. Die Anwendung der Nelkenwurz hat sich bei Frostbeulen gut bewährt. Der in der Salbe ebenfalls enthaltene Honig, der auch wundheilungsfördernde Eigenschaften aufweist, vollendet die Salbenauflage zu einem wirksamen Mittel gegen Frostbeulen. Das Glyzerin, eine dicke, farblose Flüssigkeit, ist der Trägerstoff der Salbe. Sie können sich die Salbe entweder in der Apotheke zubereiten lassen oder sie selbst herstellen.

➤ **Nelkenwurzsalbe:** 2 Hand voll der Nelkenwurzwurzeln mit 250 Milligramm 70-prozentigem Alkohol ansetzen. 4 Tage stehen lassen, dann abseihen. Den Sud löffelweise mit Glyzerin verrühren. Noch 1 Teelöffel Honig untermischen.

Wechselbäder

Auch Wechselbäder (Fußbad oder Handbad) lindern Juckreiz und Schmerzen und fördern außerdem die Durchblutung der betroffenen Stellen.

➤ **Anwendung:** 2 Gefäße vorbereiten. Eines mit 37 °C warmem Wasser füllen, das andere mit etwa 21 °C warmem Wasser. Den betroffenen Körperteil zunächst etwa 5 Minuten lang warm baden, dann 10 Sekunden lang kalt. Insgesamt 3 Durchgänge machen und das Wechselbad kalt beenden.

DAS KÖNNEN SIE NOCH TUN

Warme Schuhe und Handschuhe

Es braucht draußen nicht allzu kalt zu sein, um eine Frostbeule zu bekommen. Schon Temperaturen um den Nullpunkt reichen aus, wenn zusätzlich die Durchblutung beispielsweise von zu eng anliegenden Schuhen beeinträchtigt ist. In der (nass-)kalten Jahreszeit sollten Sie also immer warme Handschuhe und bequeme, gefütterte Winterstiefel anziehen.

Zehen- und Fingergymnastik

Um sich in der Kälte warm zu halten, sollte man die Füße und Hände fortwährend bewegen – das ist ein guter Schutz gegen Kälteschäden. So sollte man beispielsweise beim Stehen immer wieder ein paar Minuten lang auf den Zehen wippen, um die Durchblutung anzuregen. Gleiches gilt für die Finger, wenn man die Hände öfter zu Fäusten zusammenballt oder die Finger beider Hände kräftig gegeneinander reibt.

Handöfen & Co.

Wer in der Kälte länger stehen muss (oder will), z. B. in einem Fußballstadion, der kann sich auch mit durch Batterien erwärmten Socken oder Handschuhen behelfen. Es gibt auch Handöfen, die in Geschäften für den Jagdbedarf, aber auch im Seniorenfachhandel zu bekommen sind.

Nicht rauchen

Rauchen verschlechtert bekanntlich die Durchblutung, vor allem die der feinen Blutgefäße der Extremitäten. Raucher sind deshalb anfälliger für Unterkühlung oder Erfrierungen.

⊕ Das hilft

Ausreichend warme Kleidung im Freien, insbesondere Handschuhe, Winterstiefel und Mütze

Füße und Hände bewegen

Wechselbäder

Juckreizstillende Salben und Tinkturen

Heiße Getränke

⊖ Das schadet

Zu dünne Kleidung in der Kälte, nasse, einengende Schuhe, Synthetikbekleidung

Rauchen

Bewegungsmangel

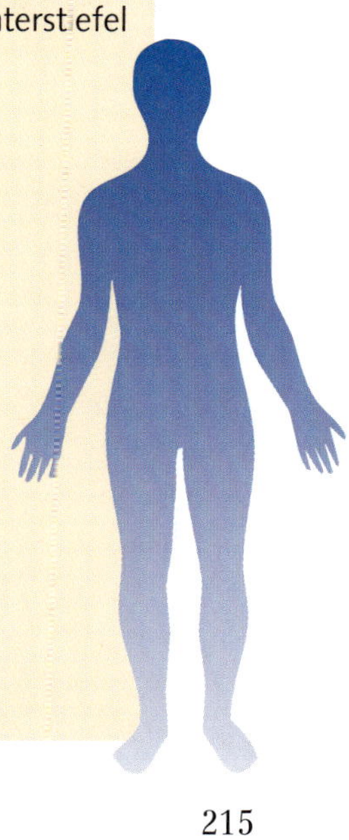

Fußpilz

Typische Beschwerden: leicht gerötete und sich schuppende Hautveränderungen meist zwischen den Zehen, aber auch an den Fußsohlen mit unangenehmem Juckreiz

➤ Siehe auch Juckreiz (S. 224f.)

SOFORTMASSNAHMEN – WAS SIE GLEICH TUN KÖNNEN

Pilztötende Medikamente

Es sind in der Apotheke eine ganze Reihe von Medikamenten (Antimykotika) erhältlich, die Fußpilzen den Garaus machen. Sie sollten etwa 4 Wochen lang konsequent angewendet werden und nach dem Verschwinden der Symptome weitere 2 Wochen, um Rückfälle zu vermeiden.

Richtige Fußhygiene

➤ Die Strümpfe sollten täglich gewechselt werden, um dem Fußpilz keine Chance zu lassen, dorthin zu »flüchten«. Strümpfe und Socken sollten aus Baumwolle sein.

➤ Die Zehenzwischenräume sollten nach jedem Waschen gut abgetrocknet werden.

➤ Das Schuhwerk sollte aus atmungsaktivem Material bestehen und häufiger gewechselt werden.

Kinder

Kinder tragen gern den ganzen Tag Turn- bzw. Sportschuhe. Bei Schuhen guter Qualität ist die Atmungsaktivität gewährleistet, bei anderen ist der Luftaustausch kaum möglich. Sie schaffen ein feuchtes Fußklima, in dem sich der Fußpilz sehr wohl fühlt. Deshalb sollten die Schuhe 1-mal pro Tag gewechselt werden. Gummistiefel sollten nicht sehr häufig getragen werden. Socken und Strümpfe sollten aus Baumwolle sein. Unter Wollsocken sollten stets noch Baumwollsocken getragen werden.

Grenzen der Selbstbehandlung

Fußpilz können Sie im Normalfall selbst behandeln. Wenn er nicht abheilt oder ausgeprägte entzündliche Erscheinungen bestehen, sollten Sie allerdings zum (Haut-)Arzt gehen.

AUS DER APOTHEKE

Synthetische Medikamente

Die Behandlung von Fußpilz geschieht zweckmäßigerweise mit Salben, Lösungen, Sprays und Puder. Zum Puder sollten Sie greifen, wenn die infizierten Stellen bereits nässen, weil die Flüssigkeit damit aufgesaugt wird.

➤ **Präparate mit Bifonazol:** Mycospor®, Bifomyk® (Cremes, Gele, Lösungen, Puder; rezeptfrei)

➤ **Präparate mit Miconazol:** Micotar®, Epi-Monistat® (Cremes, Lotionen, Puder, Sprays; rezeptfrei)

➤ **Präparate mit Clotrimazol:** Canesten®, Myko Cordes®, Mykofug®, Fungizid-ratiopharm® (Cremes, Puder, Lösungen; rezeptfrei)

Wichtige Hinweise: vorübergehend Brennen, Stechen oder Hautrötung möglich

NATURHEILKUNDE

Salbei

Die Inhaltsstoffe von Salbei wirken u. a. auch gegen Pilze. Entsprechend seinen vielen gesundheitsfördernden Eigenschaften kann Salbei in den verschiedensten Formen angewendet werden. Gegen Fußpilze bieten sich Tinkturen und Fußbäder an. Mit einigen Tropfen der Salbeitinktur auf einem Wattebausch werden die betroffenen Stellen betupft. Für ein Fußbad wird eine Menge nach Packungsbeilage verwendet. Geeignete Präparate mit Salbeiextrakten sind in Reformhaus und Apotheke erhältlich.

Teebaumöl

Einige Tropfen Teebaumöl 2- bis 3-mal täglich direkt auf die betroffene Hautstelle gegeben, ist die ideale Ergänzung zu einem warmen Fußbad, dem 6 bis 8 Tropfen Teebaumöl zugesetzt werden.

BEWÄHRTE HAUSMITTEL

Backpulverpaste

Ganz normales Backpulver hilft gegen Fußpilz.

➤ **Anwendung:** Backpulver mit ein wenig lauwarmem Wasser verrühren, bis sich eine streichfähige Masse ergibt. Diese Paste auf die betroffene Stelle reiben bzw. zwischen die Zehen streichen. Kurz einwirken lassen und anschließend mit klarem Wasser wieder abspülen. Vor allem die Zehenzwischenräume penibel abtrocknen und dann Puder (oder auch Stärkemehl) auf die befallenen Stellen geben.

DAS KÖNNEN SIE NOCH TUN

Auf die Fußhygiene achten

Man kann Fußpilz wirksam vorbeugen, indem man sorgfältig auf eine gute Fußhygiene achtet. Dazu gehört, dass die Füße jeden Tag gewaschen werden, wobei den Zehenzwischenräumen ein besonderes Augenmerk zukommen sollte. Naturgemäß sollte auch alles vermieden werden, was eine Ansteckung mit Pilzen hervorrufen könnte. In der Praxis bedeutet dies:

➤ Nie barfuß in öffentlichen Bädern, Toiletten, Saunen, Umkleide- und Duschbereichen gehen – nahezu überall in diesen Nassbereichen können Pilze »lauern«.

➤ Pilze bevorzugen ein feuchtwarmes Klima, das insbesondere dann entsteht, wenn die Füße und Zehen – vor allem aber die Zehenzwischenräume – nicht sorgfältig genug abgetrocknet werden. Will man sichergehen, dass diese Hautstellen wirklich trocken sind, kann man auch mit dem Haarföhn nachhelfen.

➤ Nicht nur benützte Socken sind ein Herd der Wiederansteckung, sondern auch die Handtücher, mit denen man die Füße an den infizierten Stellen abgetrocknet hat. Deshalb sollten die Handtücher nach einmaligem Gebrauch sofort in die Kochwäsche wandern.

➤ Wenn Sie Fußpilz haben, müssen Sie grundsätzlich eigene Handtücher benützen, da Fußpilz ansteckend ist.

⊕ Das hilft

- Pilztötende Salben, Sprays und Puder
- Fußbäder mit Kräutertinkturen
- In Schwimmbädern, Saunen etc. Badeschuhe anziehen und die Fußdesinfektionsanlage benutzen
- Atmungsaktive Schuhe tragen
- Socken/Strümpfe/Strumpfhosen aus Baumwolle tragen
- Socken und Strümpfe täglich wechseln
- Immer frische Handtücher benützen

⊖ Das schadet

- Barfußgehen in öffentlichen Nassbereichen
- Socken aus synthetischen Materialien
- Gummistiefel und Schuhe aus nicht atmungsaktivem Material
- Zu langes Tragen der Schuhe und Strümpfe

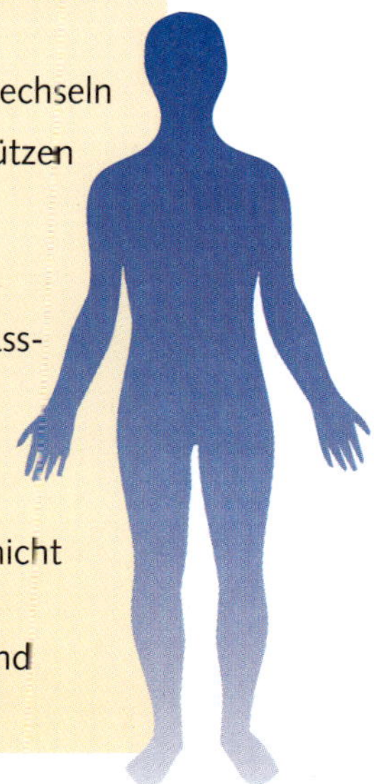

Gürtelrose und Windpocken

Gürtelrose – typische Beschwerden: oft, aber nicht immer einseitig gürtelförmig auftretende entzündliche Hautbläschen oder -pusteln (entlang dem Verlauf eines Nervensegments), verbunden mit Jucken und Schmerzen; teilweise Schüttelfrost und Fieber vor Ausbruch der Hauterscheinungen
Windpocken – typische Beschwerden: stark juckender Hautausschlag, in der Regel nur bei Kindern (wenn bei Erwachsenen, dann schwerer Verlauf mit hohem Fieber und möglichem Befall der Schleimhäute)
➤ Siehe auch Genitalherpes (S. 138f.) und Lippenherpes (S. 36f.)

SOFORTMASSNAHMEN – WAS SIE GLEICH TUN KÖNNEN

Medikamente

Der Arzt wird gegen die Hautbeschwerden Cremes oder Lotionen verschreiben, gegen die Schmerzen Schmerzmittel und gegen die Erreger Virustatika.

Vitamin-B-Präparate

Bei Nervenschmerzen hat sich die erhöhte Aufnahme von Vitamin B bewährt. Präparate erhalten Sie im Reformhaus bzw. in der Apotheke.

Kinder

Zur Behandlung von Kindern siehe S. 221.

Grenzen der Selbstbehandlung

Bei Gürtelrose müssen Sie einen Arzt aufsuchen. Unbehandelt können die Nervenschmerzen monatelang andauern. Zudem kann Gürtelrose einen sehr schweren Verlauf mit Gehirn- oder Gehirnhautentzündung nehmen. Eine unterstützende Selbstbehandlung ist nur nach Absprache mit dem behandelnden Arzt zu verantworten. Ist ein Auge, die Mundhöhle und/oder ein Ohr befallen, wird er Sie zu einem Facharzt überweisen. Werden jüngere Menschen von Gürtelrose befallen, weist dies oft auf eine starke Beeinträchtigung des Immunsystems hin.

AUS DER APOTHEKE

Synthetische Medikamente

Bei Gürtelrose kann man das Abheilen der Bläschen etwas beschleunigen und gegen die Viren Virustatika (z. B. Aciclovir und Famciclovir) einsetzen. Es gibt sie als rezeptfreie Cremes und als verschreibungspflichtige Tabletten. Auch Antihistaminika (z. B. mit dem Wirkstoff Dimetinden) sowie gerbstoffhaltige Präparate helfen gegen den Juckreiz sowohl bei Windpocken als auch bei Gürtelrose.

➤ **Präparate mit Aciclovir:** Zovirax®, Supraviran®, Herpofug® (Cremes; rezeptfrei), Zovirax®, Acic®, Aciclostad®, aciclovir® von ct (Tabletten; rezeptpflichtig)

➤ **Präparate mit Famciclovir:** Famvir®, Famvir Zoster® (Tabletten; rezeptpflichtig)
Wichtige Hinweise: Salben nicht auf Schleimhäuten und an den Augen anwenden; Tabletten nicht bei schweren Störungen der Immunabwehr anwenden

➤ **Präparat mit Dimetinden:** Fenistil® (Dragees, Tropfen, Gel zur äußerlichen Anwendung; rezeptfrei)
Wichtiger Hinweis: Müdigkeit, Mundtrockenheit möglich; Tropfen für Kinder (vor allem nachts) zur Linderung des Juckreizes geeignet

➤ **Gerbstoffhaltige Präparate:** Anaesthesulf P® (Lotion; rezeptpflichtig), Tannosynt® (Creme, Lotion, Puder, Badezusatz; rezeptfrei)

Wichtiger Hinweis: Reizerscheinungen möglich; nicht in die Augen bringen; nicht bei offenen Wunden anwenden

NATURHEILKUNDE

Wasseranwendungen nach Kneipp

Zur Stärkung der Durchblutung und der Immunabwehr bieten sich Kneippanwendungen an. Generell sollten Sie keine warmen Bäder machen, sondern nur kurze kühle Bäder bzw. Duschen, die den Juckreiz lindern. Auch kalte Güsse sind bei Gürtelrose zu empfehlen, weil der Juckreiz dadurch gelindert wird.

➤ **Wassertreten:** Die Badewanne mit 12 bis 18 °C kaltem Wasser füllen, bis das Wasser ungefähr Wadenhöhe erreicht hat. Im »Storchengang« in der Wanne auf und ab gehen (bzw. auf der Stelle treten). Bei jedem Schritt das Bein vollständig aus dem Wasser heben. Am Anfang nicht länger als 15 bis 30 Sekunden im Wasser bleiben. Die Beine anschließend nur leicht abtupfen, dicke warme Socken anziehen und einige Minuten langsam auf und ab gehen.

➤ **Kalte Güsse:** Güsse mit kaltem Wasser entweder aus einem Behälter (kleine Wanne, Eimer, Kanne etc.) oder mit dem Duschschlauch durchführen (Duschkopf abnehmen, damit das Wasser mit möglichst wenig Druck fließt). An den äußersten Punkten des Körpers und von unten nach oben beginnen und die Güsse von da aus zur Körpermitte hin durchführen.

BEWÄHRTE HAUSMITTEL

Hautöle gegen die Beschwerden

Johanniskrautöl und Leinöl sind bewährte Mittel gegen den Juckreiz und die Schmerzen – sowohl bei Windpocken als auch bei Gürtelrose. Auch Teebaumöl besitzt diese Wirkung. Die Öle bzw. die nachfolgende Teebaumölmischung werden direkt auf die betroffenen Hautbereiche getupft.

➤ **Ölmischung:** 8 Tropfen Teebaumöl, 6 Tropfen Kamillenöl und 6 Tropfen Eukalyptusöl mit 100 Milliliter Mandelöl gut vermischen. Je nach Größe des betroffenen Hautbereichs 1 bis 2 Teelöffel Öl benutzen.

Auflagen mit Bockshornkleesamen

Vor allem schmerzlindernd und beruhigend wirkt eine Auflage aus Bockshornkleesamen.

➤ **Anwendung:** Bockshornkleesamen keimen lassen und die frischen Keime entsaften. Den Saft auf eine Mullbinde träufeln und diese auf die betroffenen Körperstellen legen.

Variante: 12 Esslöffel Bockshornkleesamen in 1 Liter kaltem Wasser ansetzen und etwa 6 Stunden einweichen lassen. Dann den Sud kurz zum Sieden bringen, wieder abkühlen lassen und abseihen. Die Masse behutsam auf die betroffenen Stellen bei Gürtelrose streichen und mit einem Tuch oder einer Mullbinde bedecken.

Abtupfungen mit Schöllkraut

Schöllkraut enthält Alkaloide, Flavonoide und im frischen Milchsaft auch Enzyme.

➤ **Anwendung:** Mit frisch gepresstem Schöllkrautsaft Pusteln und Bläschen betupfen.

BEIM HEILPRAKTIKER

Umstimmungstherapien

Wenn Sie an rezidivierenden (immer wiederkehrenden) Herpesinfektionen leiden, sollten Sie eine Umstimmungstherapie ins Auge fassen. Es gibt unterschiedliche Formen, die Sie bei Heilpraktikern, aber auch bei naturkundlich orientierten Ärzten durchführen lassen können.

➤ **Akupunktur:** Die Anregung der Meridiane mittels Nadelung der Akupunkturpunkte schlägt bei manchen Menschen sehr gut an.

➤ **Neuraltherapie/Mesotherapie:** Bei diesen Weiterentwicklungen bzw. Veränderungen der Akupunktur wird gequaddelt, d. h., ein Mittel (bei der Neuraltherapie meist ein Lokalanästhetikum, bei der

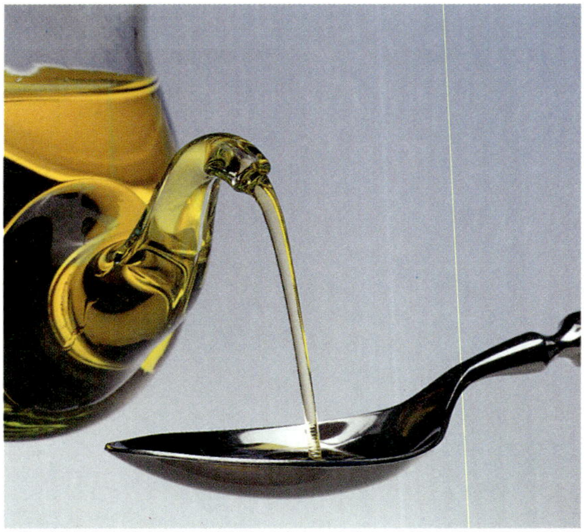

Leinöl ist ein bewährtes Mittel bei Juckreiz der Haut. Zusätzlich wirkt es schmerzstillend.

Mesotherapie ein Homöopathikum) wird knapp unter die Haut injiziert.

➤ **Homöopathie:** Die Einnahme von homöopathischen Mitteln kann den Körper gewissermaßen umprogrammieren; die Immunabwehr wird gestärkt.

➤ **Urintherapie:** Immunstimulierung sowie direkte Auswirkungen auf die Haut werden der Urintherapie nachgesagt. Dabei kann der Urin sowohl getrunken, als Einreibungsmittel verwendet wie auch homöopathisch modifiziert unter die Haut gespritzt werden.

NAHRUNG, DIE HEILT

Die Immunabwehr stärken

Menschen, die an immer wiederkehrenden Herpesinfektionen (dazu gehört nicht nur die Gürtelrose, sondern auch Lippen- und Genitalherpes) leiden, sollten ihre Ernährung umstellen. Wichtig ist die reichliche Zufuhr von Bioaktivstoffen – man sollte also viel Obst und Gemüse verzehren, das reich an Vitaminen, Mineralstoffen und so genannten sekundären Pflanzenstoffen ist. Tierische Fette und zu viel Süßes sind eher schädlich.

DAS KÖNNEN SIE NOCH TUN

Verhaltenstipps für Erwachsene

➤ Bei starkem Juckreiz ist der Drang, mit Kratzen den Juckreiz zu unterbinden bzw. ihn in Schmerz zu verwandeln (was dann sogar als angenehm empfunden wird), nahezu unüberwindbar. Deshalb sollte man auf jeden Fall die Fingernägel so kurz schneiden, dass die betroffenen Stellen nicht aufgekratzt werden. Zu den äußerst unangenehmen Erscheinungen der Gürtelrose können andernfalls noch bakterielle Infektionen hinzukommen. Bei Windpocken führt das Aufkratzen der Pusteln zu bleibenden Narben.

➤ Vermeiden Sie in der Akutphase der Erkrankung jeden Stress, das kann den Ausschlag der Gürtelrose und vor allem die damit verbundenen Nervenschmerzen verstärken. Die Betroffenen sind in der Regel krank geschrieben; doch auch danach sind Ruhe und Entspannung sehr sinnvoll.

➤ Weite, leichte und luftige Kleidung aus Naturfasern ist empfehlenswert, wenn man nicht auf Textilien an den betroffenen Stellen verzichten kann.

➤ Sie sollten trotz Erkrankung an die frische Luft gehen, jedoch in der warmen Jahreszeit eine direkte Sonnenbestrahlung der erkrankten Hautbereiche vermeiden. Leichte Kleidung verhindert, dass es zu schmerzhaften Reibungen kommt; dennoch kann Luft an die geschädigte Haut gelangen.

➤ Der Kontakt mit den reaktivierten Varicella-Zoster-Viren der Gürtelrose kann in den ersten Lebenstagen lebensgefährlich für einen Säugling sein. Wenn Sie an Gürtelrose erkrankt sind, dürfen Sie auf gar keinen Fall in die Nähe eines Neugeborenen kommen.

Schmerztherapie

Bisweilen ist der Bläschenausschlag schon lange abgeheilt, die Betroffenen haben aber immer noch starke Schmerzen. Hier kann eine Schmerztherapie (bei ausgebildeten Schmerztherapeuten) hilfreich sein, um das Schmerzgedächtnis des Körpers zu »löschen«.

SCHNELLE HILFE FÜR KINDER

Tipps bei Windpocken

Die fast nur bei Kindern auftretenden Windpocken werden von dem gleichen Herpesvirus verursacht wie die Gürtelrose – dem Varicella-Zoster-Virus. Bei Windpocken handelt es sich um die Erstansteckung mit diesem Virus, bei Gürtelrose um die Zweitinfektion, wobei die im Körper »schlafenden« Viren erneut aktiviert werden. Der Verlauf der Erstinfektion in Form von Windpocken bei Kindern ist zwar lästig und unangenehm, allerdings nicht so gefährlich wie die Gürtelrose oder auch die Windpocken bei Erwachsenen. Von der Erkrankung sind überwiegend Kinder zwischen 3 und 10 Jahren betroffen. Windpocken sind hochansteckend. Die Viren sitzen in den Bläschen. Wenn sie freigesetzt sind, können sie auch durch den Wind übertragen werden (daher der Name »Windpocken«).
Die Windpocken lösen einen starken Juckreiz aus, der für ein Kind nahezu unerträglich ist. Sie treten, meist zusammen mit leicht erhöhter Körpertemperatur, zunächst an Kopf und Hals, später auch am ganzen Körper als einzeln stehende rote Flecken auf, die sich rasch zu linsengroßen Papeln und dann zu wasserhellen Bläschen entwickeln. Die Bläschen sind in der Mitte eingedellt, trüben sich bald ein und trocknen später unter Krustenbildung ab. Die Windpocken treten schubweise auf, so dass meistens Hauterscheinungen aller Phasen gleichzeitig zu beobachten sind.

- Es erscheint zwar als unmögliches Unterfangen – dennoch muss dem Kind klargemacht werden, dass Kratzen verboten ist. Kratzen hinterlässt zum einen bleibende Narben, zum anderen kann es durch Kratzen zusätzlich zu einer bakteriellen Infektion und in der Folge zu Abszessen kommen. Schneiden Sie also die Fingernägel des Kindes so kurz wie möglich. Zur Linderung des Juckreizes kann der Kinderarzt – je nach Alter des Kindes – Salben, Puder oder eine Schüttelmixtur verschreiben. Damit das Kind nachts ruhiger schlafen kann, eignet sich die Gabe von Fenistil® Tropfen.
- Der Besuch von Schule bzw. Kindergarten ist während der Erkrankung selbstverständlich tabu. Die erhöhte Ansteckungsgefahr dauert 7 bis 10 Tage; sie beginnt etwa 1 bis 2 Tage vor der Ausbildung des Ausschlags und endet etwa 1 Woche danach. Die Inkubationszeit für Windpocken dauert etwa 2 bis 3 Wochen.
- Warme Bäder erhöhen den Juckreiz! Überhaupt sollte in den ersten Tagen nicht gebadet werden. Wenn nötig, sollte es ein kühles Bad oder eine kühle bis lauwarme Dusche sein.
- Ein Kind, das Windpocken hat, fühlt sich nicht unbedingt krank. Es sollte aber nicht so herumtollen, dass es ins Schwitzen kommt, denn der salzige Schweiß verschlimmert den Juckreiz. Falls das Kind doch das Bett hütet, sollten Sie es nicht zu warm »einpacken«.
- Steigt das Fieber auf über 39 °C, kann man es mit Parazetamolzäpfchen (z. B. Benuron®) senken. Das fiebersenkende Medikament sollte man aber nur über Nacht anwenden, in der die Temperaturkontrolle nicht durchgehend möglich ist und ein weiteres Ansteigen unbemerkt bleiben könnte. Fieber unter 39 °C hingegen hilft dem Körper, mit der Infektion selbst fertig zu werden.

⊕ Das hilft

Virustatika

Juckreizstillende Präparate

Entzündungshemmende Heilkräuter

Schmerzmittel

Ruhe und Entspannung

B-Vitamine

⊖ Das schadet

Stress

Schlafmangel

UV-Bestrahlung

Infektionskrankheiten, die nicht auskuriert wurden

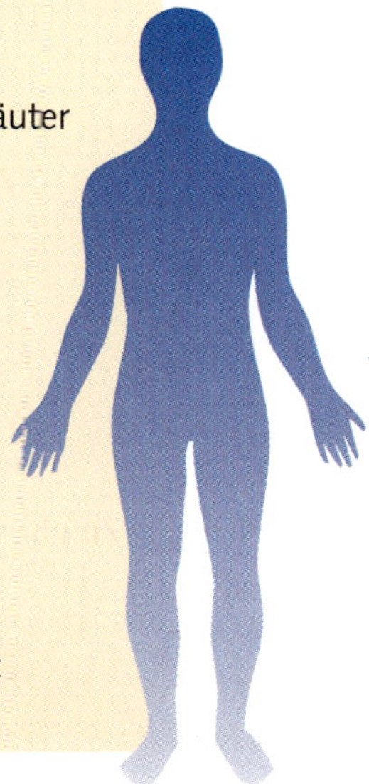

Hühneraugen

Typische Beschwerden: Druckschmerzen am Fuß, meist an einer Zehe, infolge einer Verdickung der Hornhaut zu einem kleinen harten Kegel, der mit seiner Spitze durch die Haut nach innen zeigt

SOFORTMASSNAHMEN – WAS SIE GLEICH TUN KÖNNEN

Abpolstern der betroffenen Stelle

Polstern Sie das Hühnerauge mit Mull, Baumwolle oder Watte ab, und fixieren Sie die Auflage mit Pflaster.

Aufweichende Lösungen

Milchsäure- und salizylsäurehaltige Lösungen bzw. Pflaster, die direkt auf das Hühnerauge aufgebracht werden, weichen die Hornhaut auf und wirken entzündungshemmend. Nach einiger Zeit lässt sich der Kern der Hornhaut dann gut ablösen.

Grenzen der Selbstbehandlung

Wenn sich trotz Selbstbehandlung das Hühnerauge nicht auflöst, sondern weiterhin stark schmerzhaft ist oder wenn sich ein Hühnerauge infiziert, müssen Sie einen Arzt aufsuchen. Dies sollten Sie auch tun, wenn schmerzhafte, druckempfindliche Schwielen vorhanden sind.

AUS DER APOTHEKE

Synthetische Medikamente

Zur Aufweichung der Hornhaut kommen milchsäure- und salizylsäurehaltige Präparate bzw. Pflaster zum Einsatz. Die Präparate sind alle rezeptfrei.

➤ **Präparate mit Salizylsäure:** Verrucid® (Lösung); Guttaplast®, Cornina Hühneraugen® (Hühneraugenpflaster)

➤ **Präparate mit Milchsäure:** Collomack® (Lösung)

Wichtige Hinweise: relativ selten Hautreizungen möglich

NATURHEILKUNDE

Fußbäder

Bei der Selbstbehandlung von Hühneraugen haben sich Fußbäder mit Kamillentee bzw. Teebaumöl bewährt, weil die Hornhaut damit aufgeweicht wird. Beide wirken auch entzündungshemmend.

➤ **Anwendung 1:** 2 Hand voll Kamillenblüten in 2 Liter Wasser geben und aufkochen lassen. Den Tee etwas abkühlen lassen und in eine Fußwanne geben, wobei der Tee vorher nicht unbedingt abgeseiht werden muss. Ungefähr 15 Minuten den betroffenen Fuß (bzw. beide Füße) darin baden. Dann vorsichtig versuchen, das Hühnerauge zu entfernen. Fußbad eventuell mehrmals wiederholen.

➤ **Anwendung 2:** 15 Tropfen australisches Teebaumöl auf 2 Liter warmes Wasser geben. Ungefähr 15 Minuten den betroffenen Fuß (bzw. beide Füße) darin baden. Fußbäder mehrere Tage lang wiederholen.

BEWÄHRTE HAUSMITTEL

Zwiebelscheiben

Die Zwiebel ist ein vielseitig einsetzbares Hausmittel. Ihre Inhaltsstoffe (Alliin, Sulfide) sind auch in der Lage, den harten Kern eines Hühnerauges aufzulösen.

➤ **Anwendung:** 1 Zwiebelscheibe mit einer Mullbinde auf dem Hühnerauge fixieren. So lange darauf lassen, bis sich der Kern des Hühnerauges ablöst.

Pflege für danach

Zur Hautregenerierung empfehlen sich Fußbäder oder Waschungen mit Kampfer oder Benzoe.

➤ **Anwendung:** 1 Gramm Kampfer, 30 Gramm Benzoetinktur (aus der Apotheke) mit 100 Milliliter Weingeist und 100 Milliliter Rosenwasser (oder Orangenwasser) in einem entsprechenden Gefäß gut vermischen. Mit dieser Mixtur Waschungen an der betroffenen Stelle vornehmen.

DAS KÖNNEN SIE NOCH TUN

Zehen auf Abstand halten

Viele Hühneraugen entstehen dadurch, dass die Zehen vom Schuhwerk aneinander gepresst werden und beim Gehen die Knochen der benachbarten Zehen gegeneinander gerieben werden. Wer unbedingt solche einengenden Schuhe (z. B. spitze Highheels) tragen möchte, der kann mit kleinen, für diesen Zweck vorgefertigten Pölsterchen die Zehen auf Abstand halten. Die Fußpolster werden einfach zwischen die Zehen gesteckt. Diese »Zehentrenner« sind im Sanitätsfachhandel oder auch in Drogerien erhältlich.

Passendes Schuhwerk

Neben den negativen orthopädischen Auswirkungen eines nicht passenden bzw. zu engen Schuhs werden insbesondere Hühneraugen gefördert. Nur passende Schuhe mit weichem Leder bzw. orthopädisch richtige Schuhe verursachen keine Probleme.

Medizinische Entfernung

Wenn die aufweichenden Präparate und Anwendungen keinen Erfolg zeigen, weil das Hühnerauge bzw. der harte Sporn schon zu tief in der Haut verankert ist, dann hilft nur noch ein kleiner chirurgischer Eingriff. Aber bitte Hände weg von Messern, Scheren, Rasierklingen, Feilen und anderen scheinbar geeigneten Gegenständen, die man zu Hause vorfindet – die Folgen eines unqualifizierten Eingriffs können verheerend sein: Blutvergiftung, Infektionen mit Bakterien, stärkere Blutungen an der »operierten« Stelle, Schmerzen … Nur entsprechend ausgebildete Personen (z. B. der medizinischen Fußpflege) dürfen dem Hühnerauge mit dem Skalpell den Garaus machen.

Richtige Fußpflege

Unsere Füße sind das Fundament unseres Körpers; deswegen sollten sie auch entsprechend gepflegt werden.

➤ Nehmen Sie öfter ein Fußbad; sich verdickende Stellen der Hornhaut können Sie so im Anfangsstadium schon aufweichen und dann eventuell noch leicht mit einem Bimsstein abreiben. Anschließend sollten Sie die Haut einölen.

➤ Zehennägel sollten immer gerade (keinesfalls oval) geschnitten sein; anschließend empfiehlt es sich, die Ränder mit einer Feile zu glätten.

⊕ Das hilft

Aufweichende Medikamente

Fußbäder mit Teebaumöl oder Kamillentee

Abpolsterung der Zehenzwischenräume

Schuhe aus weichem Leder, die dem Fuß ausreichend viel Platz bieten

Viel barfuß laufen

Vorbeugende Fußpflege

Bimssteinbehandlung

⊖ Das schadet

Einengende oder spitz zulaufende Schuhe

Zu hartes Leder bzw. nicht atmungsaktives Material bei Schuhen

Selbstbehandlung mit »chirurgischem« Besteck

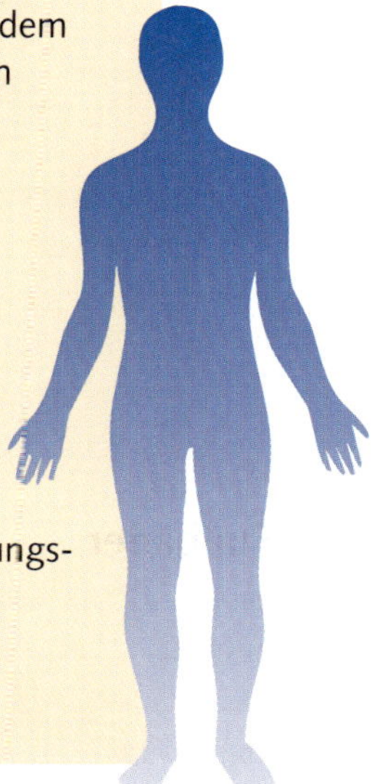

Juckreiz

Typische Beschwerden: ständige oder phasenweise an bestimmten Körperteilen oder am ganzen Körper auftretende Hautreizung von mehr oder weniger großer Intensität; möglicherweise Hautverletzungen als Folge des Kratzens mit Fingernägeln und verletzenden Gegenständen (Kratzeffekte)

➤ Siehe auch Schuppenflechte (S. 232ff.), Krätze (S. 228f.), Läuse (S. 230f.), Nesselsucht (S. 258f.), Neurodermitis (S. 260ff.), Kontaktekzem (S. 254f.) sowie Insektenstiche, Zeckenbisse (S. 404f.)

SOFORTMASSNAHMEN – WAS SIE GLEICH TUN KÖNNEN

Hautpflegemittel

Häufig ist Juckreiz, der an vielen Stellen der Haut auftritt, auf eine Austrocknung der Haut zurückzuführen. Dieser Juckreiz kann durch zu trockene Luft in beheizten Räumen, durch entfettende Seifen oder auch altersbedingt auftreten. Die juckende Haut sollte hier mit geeigneten Hautpflegemitteln behandelt werden – vor allem nach dem Baden oder Duschen.

Ätherische Öle

Ein sofort wirkendes Mittel gegen Juckreiz sind Einreibungen mit ätherischen Ölen. Bewährt haben sich vor allem Neroliöl, Sandelholzöl und auch Rosenöl.

➤ **Öl zum Einreiben:** In ein dunkles Glasfläschchen mit Mandelöl (100 Milliliter) 10 Tropfen Neroliöl sowie je 5 Tropfen Sandelholz- und Rosenöl geben und gut durchschütteln. Die juckenden Stellen damit 2-mal täglich einreiben.

Grenzen der Selbstbehandlung

Wenn der Juckreiz trotz Hautpflege nicht aufhört, muss ein Arzt aufgesucht werden. Juckreiz kann ein Symptom von Allergien sein oder auf Erkrankungen innerer Organe (z. B. Leberschädigung) hindeuten. Bei starkem Juckreiz mit Ausschlägen oder Ekzemen, starken Rötungen und Schwellungen sowie Fieber muss ebenfalls der Arzt die Diagnose stellen.

AUS DER APOTHEKE

Synthetische Medikamente …

Die folgenden Präparate wirken gegen (allergisch bedingten) Juckreiz der Haut, nicht gegen den Juckreiz trockener Haut oder falls der Juckreiz aufgrund einer inneren Erkrankung (z. B. Lebererkrankung) besteht. Sie sind alle rezeptfrei.

➤ **Präparat mit Isoprenalin:** Ingelan® (Gel)

➤ **Antihistaminika mit Dimetinden und Bamipin:** Fenistil® (Tropfen, Gel), Soventol® (Gel)

Wichtiger Hinweis: keine Anwendung während Schwangerschaft und Stillzeit

… und Phytopharmaka

➤ **Präparat mit Johanniskrautöl, Ringelblumenöl, Kamillenöl, Olivenöl und Stiefmütterchenöl:** Befelka-Oel® (Öl)

Wichtiger Hinweis: selten erhöhte Lichtempfindlichkeit möglich

NATURHEILKUNDE

Haferstroh

Nicht zu warme Vollbäder mit einem Aufguss aus Haferstroh haben sich zur Linderung von Hautjucken gut bewährt.

➤ **Anwendung:** 100 Gramm Haferstroh in 2 Liter Wasser aufkochen, abseihen und den Sud in das nur mäßig erwärmte Badewasser (nicht über 30 °C) geben. Nicht länger als 10 Minuten baden. Anschließend die Haut gut eincremen.

Teebaumöl

Wenn nur bestimmte Stellen jucken, können Sie versuchen, den Juckreiz mit Teebaumöl zu lindern, indem Sie einfach einige Tropfen Teebaumöl direkt auf die Haut geben.

BEWÄHRTE HAUSMITTEL

Apfelscheiben und Zwiebelringe

Eine kühlende, abschwellende und entzündungshemmende Wirkung weisen Äpfel und Zwiebeln auf.

➤ **Anwendung:** Zwiebeln oder Äpfel in fingerdicke Scheiben schneiden, auf die juckenden Hautstellen legen und mit Mullbinde fixieren.

Tipp: Sie können auch Zwiebelringe und Apfelscheiben gleichzeitig auflegen.

NAHRUNG, DIE HEILT

Vitamine und Mineralstoffe

Eine juckende Haut kann durch die Ernährung beeinflusst werden. Eine gute Versorgung mit Vitaminen (vor allem B-Vitaminen) und Mineralstoffen (darunter Zink) kann die Qualität der Haut spürbar verbessern. Viel Rohkost, Gemüse und Obst gewährleisten eine ausreichende Versorgung.

GESUNDHEITSKUR

Thalassotherapie

Meerwasser hat bei Juckreiz einen lindernden Einfluss. Diese Wirkung ist zum einen auf den Salz- und Mineralstoffgehalt und zum anderen auf das Plankton im Meerwasser zurückzuführen. Man muss für eine Kur kein Seebad an der französischen Atlantikküste aufsuchen. Es gibt mittlerweile auch Packungen mit Algenpaste und entsprechende Badezusätze zu kaufen.

DAS KÖNNEN SIE NOCH TUN

Trockene Luft meiden

In der kalten Jahreszeit wird durch die Zentralheizung die Raumluft stark ausgetrocknet. Sorgen Sie für eine ausreichende Befeuchtung der Luft, z. B. indem Sie nasse Tücher über die Heizkörper hängen oder sich einen Luftbefeuchter zulegen.

Richtige Hautpflege

Bei trockener juckender Haut sollten Sie keine Seife, sondern Syndets verwenden und nach jedem Duschen die Haut mit einer Pflegeemulsion einreiben, die sowohl einen hohen Fettanteil als auch Feuchthaltesubstanzen enthält.

⊕ Das hilft

- Juckreizstillende Cremes und Gele
- Intensive feuchtigkeitsspendende Körperpflege
- UV-Licht in Maßen
- Vitamin- und mineralstoffreiche Ernährung
- Entspannung

⊖ Das schadet

- Zu häufiges Duschen und ausgiebiges Baden
- Reizstoffe wie Chlor im Schwimmbad
- Stress
- Trockene Raumluft
- Rauchen (verschlechtert die Hautdurchblutung)

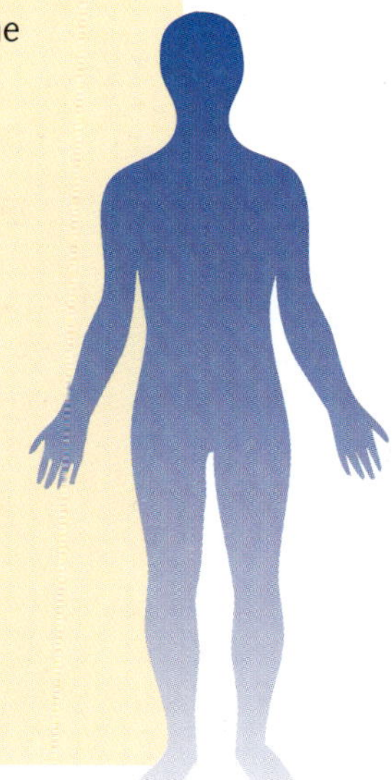

Hautpflege – welcher Hauttyp sind Sie?

Die Haut ist das größte Organ des Menschen und bildet eine geschlossene Hülle um seinen Körper. Sie dient als Schutzschild, ist aber gleichzeitig auch ein »Aushängeschild«, weil sie den inneren physischen und den psychischen Zustand nach außen sichtbar macht. Sie trägt zudem zum optischen Gesamteindruck bei, den ein Mensch bei den Mitmenschen hinterlässt. Man sollte also mit der Haut pfleglich umgehen.

Hauttypen

Nicht jede Haut ist gleich – das ist schon allein daran zu erkennen, dass die Hautfarbe in einer unendlichen Schattierungsvielfalt von hell bis dunkel vorkommt. Auch der Zustand der Haut kann nach Typen klassifiziert werden.

Das Aussehen

Die farbliche Erscheinung der Haut hängt davon ab, wie groß ihre Pigmentierung ist. Eine helle Haut hat weniger Pigmentierung, eine dunkle mehr. Die Einteilung und die Bewertung der folgenden Typisierung wurden nach Durchschnittswerten vorgenommen – im Einzelnen können sich die körperlichen Merkmale mehr oder weniger unterscheiden. Dies gilt insbesondere für die angegebene Dauer der Sonnenbestrahlung.

➤ **Auffallend helle Haut (Typ I):** Die sehr helle Haut weist einen starken Hang zur Bildung von Sommersprossen auf. Die Haare sind meist rötlich und die Brustwarzen sehr hell. Bereits nach einer Sonnenbestrahlung von 5 bis 10 Minuten kommt es in der Regel zu einem Sonnenbrand, der meist stark ausgeprägt und schmerzhaft ist.

➤ **Helle Haut (Typ II):** Auf der hellen Haut bilden sich nur zuweilen Sommersprossen. Die Palette der Haarfarbe reicht von einem hellen Blond bis zu einem hellen Braun, und die Brustwarzen sind hell. Nach 10 bis 20 Minuten Sonnenbestrahlung kommt es meist zu schmerzhaftem Sonnenbrand.

➤ **Hellbraune Haut (Typ III):** Die hellbraune Haut weist keine Sommersprossen auf. Die Haarfarbe reicht von dunkelblonden bis zu braunen Tönen, und die Brustwarzen sind braun. Eher selten kann nach 20 bis 30 Minuten ungeschützter Sonnenbestrahlung ein Sonnenbrand auftreten, der dann meist einen milden Verlauf nimmt. Eine langfristige Schädigung der Haut (z. B. Hautkrebs) bei längerem ungeschützten Sonnenbad kann allerdings nicht ausgeschlossen werden.

➤ **Hellbraune bis olive Haut (Typ IV):** Auch die dunklere Haut weist keine Sommersprossen auf. Die Haare sind dunkelbraun bis schwarz, und auch die Brustwarzen haben eine dunkle Färbung. Ein Sonnenbrand tritt kaum auf, wenn auch ab einer ungeschützten Sonnenbestrahlungsdauer von 40 Minuten eine langfristige Hautschädigung nicht auszuschließen ist.

Der Zustand

Der Zustand der Haut hängt nicht von ihrer Farbe, sondern von der Beschaffenheit ab. Die dunkle Haut kann beispielsweise ebenso fett oder trocken sein wie die helle Haut.

➤ **Normale Haut:** Die normale Haut weist einen ausgeglichenen Fett- und Feuchtigkeitsgehalt auf. Sie ist deshalb kleinporig, glatt, geschmeidig und voller Spannkraft. Sie sieht frisch und gesund aus, sie spannt und juckt nicht.

➤ **Mischhaut:** Vor allem im Gesicht liegen Bereiche mit normaler, fettiger und trockener Haut unmittelbar nebeneinander. Während die Haut an Kinn, Nase und Stirn eher fett-feucht ist sowie grobe Poren und öfter Mitesser aufweist, ist im Wangen- und Schläfenbereich eher eine normale bis relativ trockene Haut zu beobachten.

➤ **Fett-feuchte Haut:** Dieser auch Seborrhö genannte Hautzustand wird durch eine übermäßige Talgproduktion verursacht. Die Haut glänzt fettig, ist großporig und neigt zur Bildung von Mitessern und Pickeln. Im Gesicht sowie im oberen Brust- und Rückenbereich, wo sich viele Talgdrüsen befinden, ist der fett-feuchte Hautzustand ausgeprägt.

➤ **Trockene Haut:** Mit der trockenen Haut (Sebostase) gehen in der Regel Spannungsgefühle und Juckreiz an wechselnden Hautstellen einher. Sie ist fettarm und hat ein feinporiges und mattes Aussehen. Die Oberfläche ist rau, schuppig und reißt leicht ein. Die Haut ist meist sehr empfindlich gegen äußere Einflüsse wie Temperatur, Witterung, Sonnenbestrahlung oder Waschmittel.

Hautpflege – was sind Emulsionen?

Emulsionen sind Mischungen aus Fett und Wasser oder Öl und Wasser. Die Anteile können in jeder beliebigen Abstufung miteinander vermischt werden, so dass von dünnflüssigen Lotionen bis hin zu fetten Salben für alle Bedürfnisse das richtige Präparat hergestellt werden kann.

➤ **Wasser-in-Öl-Emulsion (Salbe):** Sie enthält als Hauptbestandteil Öl und nur wenig Wasser. Wird eine solche Emulsion auf die Haut gegeben, wird diese von einer Fettschicht überzogen, die mit Wasser nicht abwaschbar ist.

➤ **Öl-in-Wasser-Emulsion (Creme oder Lotion):** Sie enthält als Hauptbestandteil Wasser und nur wenig Öl, wobei die Öltröpfchen von Wasser umgeben sind. Eine solche Emulsion ist weniger fettend. Sie zieht leicht und schnell in die Haut ein und ist mit Wasser gut abwaschbar. Mischungen dieser Art sind für die Hautpflege gut geeignet, weil sie neben dem Fett auch reichlich Feuchtigkeit enthalten.

Pflegetipps

Pflegepräparate können nur dann ihre wohltuende Wirkung voll entfalten, wenn sie richtig angewendet werden. Denn jeder Hautbereich bzw. Hautzustand erfordert eine andere Art der Pflege.

➤ **Normale Haut:** Fettarme Öl-in-Wasser-Emulsionen sind für die Körperpflege bei normaler Haut im Allgemeinen ausreichend. Für die Pflege der normalen Haut im Gesicht genügt eine leicht fettende Tagescreme. Wichtig ist immer die Gesichtsreinigung, z. B. dass Make-up sorgfältig entfernt wird.

➤ **Fettige Haut:** In diesem Fall spielt die Reinigung eine große Rolle; die Reinigungsmittel sollten keine rückfettenden Substanzen enthalten. Grundsätzlich ist bei der Verwendung von Pflegepräparaten das Augenmerk darauf zu richten, dass sie einen möglichst geringen Fettgehalt aufweisen.

➤ **Trockene Haut:** Bei diesem Hautzustand darf der Säureschutzmantel möglichst wenig gestört werden; die Haut sollte nicht zusätzlich noch gereizt werden. Bei der Reinigung empfiehlt es sich, so genannte Syndets (synergetische Detergenzien) anzuwenden. Überhaupt sind häufiges Duschen und Baden zu vermeiden, weil sie eine Strapaze für die trockene Haut darstellen. Nach dem Abtrocknen ist es unerlässlich, mit einer Pflegeemulsion, die sowohl einen hohen Fettanteil aufweist als auch Feuchtigkeitssubstanzen enthält, den ganzen Körper einzureiben.

➤ **Gesichtspflege:** Vor allem bei Menschen mit Mischhaut kann die Gesichtshaut ein ziemliches Pflegeproblem darstellen. Hier ist es oft notwendig, die verschiedenen Hautzustände getrennt voneinander zu behandeln. Auch die normale Gesichtshaut braucht dann eine Pflege, wenn die Haut besonders aggressiven Witterungsbedingungen ausgesetzt ist (Kälte, Wind, starke Sonnenbestrahlung am Meer und im Hochgebirge). Unter diesen Umständen sollten fetthaltige Wasser-in-Öl-Emulsionen Verwendung finden. Wichtig ist das Abschminken bei Benutzung von Make-up. Hierzu gibt es ölhaltige und ölfreie Reinigungsmittel.

➤ **Lippenpflege:** Die Lippen bedürfen vor allem dann einer besonderen Pflege, wenn der empfindlichen Haut Kälte und extreme Sonnenbestrahlung zusetzen. Die Lippen werden dann spröde und rissig, was im Extremfall mit Schmerzen und Behinderungen, insbesondere beim Essen und Sprechen, verbunden ist. Durch die Speichelabsonderung beim Lecken der Lippen wird die Haut bei der Verdunstung der Feuchtigkeit zusätzlich ausgetrocknet. Abhelfen kann man mit einem entsprechenden Lippenbalsam.

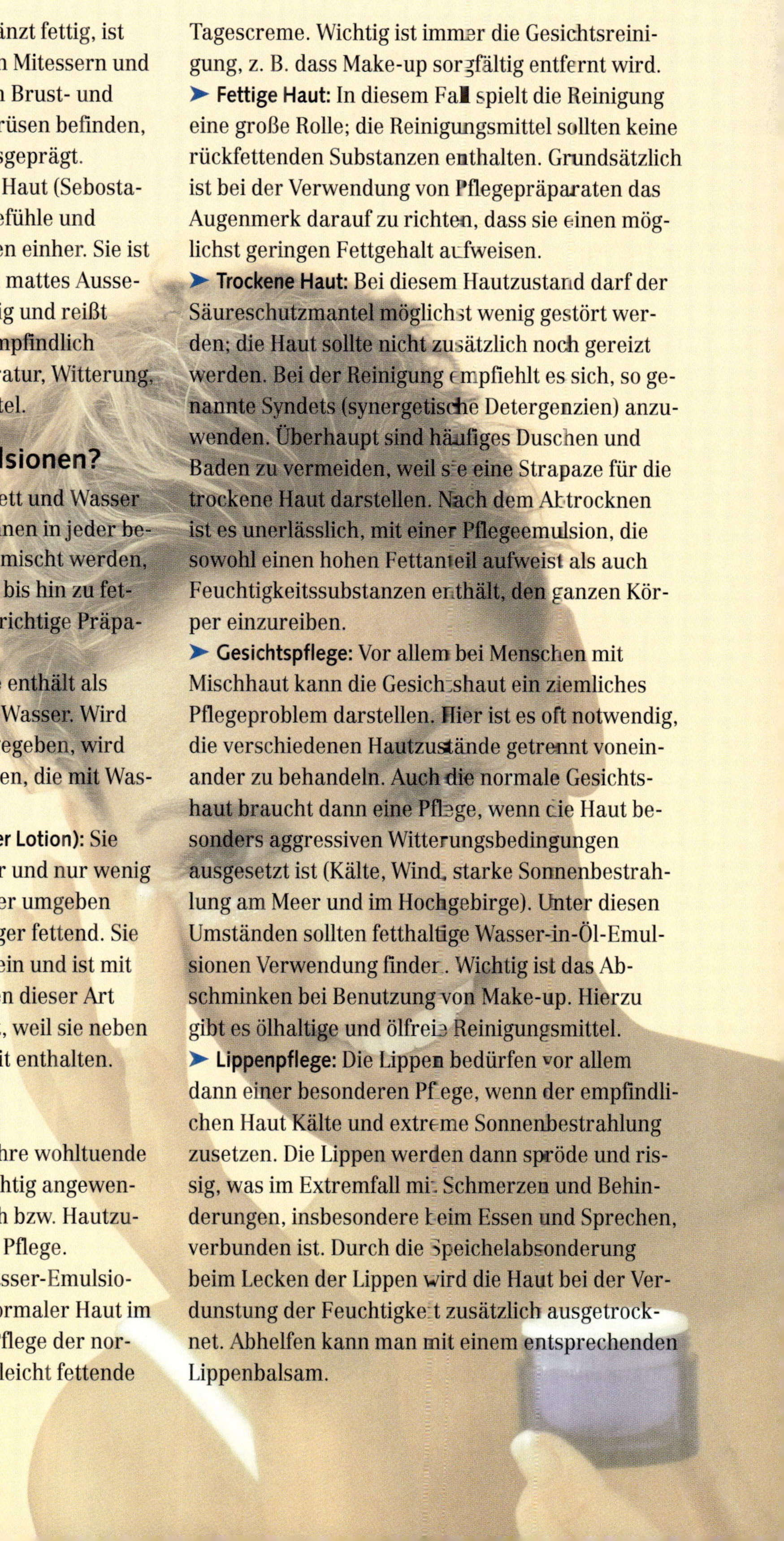

Krätze

Typische Beschwerden: bei Erstinfektion nach etwa 4 bis 6 Wochen, bei Neuinfektion nach 1 Tag Hautausschläge mit Rötung, ekzemartigen Erscheinungen oder kleinen Knötchen, anfangs an den Fingerseitenflächen, der Beugeseite der Handgelenke, den Fußknöcheln sowie in der Genitalregion, in der Regel mit starkem Juckreiz verbunden

➤ Siehe auch Juckreiz (S. 224f.) und Läuse (S. 230f.)

SOFORTMASSNAHMEN – WAS SIE GLEICH TUN KÖNNEN

Milbentötende Medikamente

Gegen Krätzmilben (Skabiesmilben) hilft die Behandlung mit Lindanpräparaten, die allerdings bei unsachgemäßer Anwendung erhebliche Nebenwirkungen zeigen können. Wichtig ist es, den Partner bzw. die ganze Familie mitzubehandeln, da die Milben durch Körperkontakt übertragen werden. Nur so kann angesichts der recht langen Inkubationszeit bei einer Erstinfektion die Gefahr einer gegenseitigen Wiederansteckung vermieden werden. Am letzten Tag der meist 3-tägigen Behandlung muss die Bettwäsche gewechselt und ausgekocht werden.

Herdysches Seifenbad

Vor dem Einsatz von milbentötenden Medikamenten kann versucht werden, mit einem Seifenbad der Plage Herr zu werden – z. B. weil keine Lindanpräparate genommen werden können oder sollen.

➤ **Anwendung:** Den Körper 30 Minuten lang mit grüner Seife einreiben und leicht massieren. Anschließend ebenfalls 30 Minuten lang mit Schwefelsalbe behandeln und nach einer Einwirkzeit von 2 Stunden ein warmes Bad nehmen.
Diese Behandlung sollte an 3 aufeinander folgenden Tagen vorgenommen werden. Bitte sprechen Sie das Vorgehen mit dem Arzt ab.

Kinder

Bei Kindern ist – im Gegensatz zu Erwachsenen – meist der ganze Körper befallen. Auf keinen Fall darf gleichzeitig der ganze Körper mit milbentötenden Medikamenten behandelt werden.

➤ **Vorgehen:** Am einen Tag oben oder unten bzw. links oder rechts, am nächsten Tag die andere Hälfte behandeln.

Grenzen der Selbstbehandlung

Bei Verdacht auf Milbenbefall sollte auf jeden Fall ein Hautarzt aufgesucht werden. Bei ausgedehnten Entzündungsherden und/oder Begleitsymptomen wie Fieber und starken Schmerzen müssen Sie umgehend zum Arzt gehen.

AUS DER APOTHEKE

Synthetische Medikamente

Gegen die Krätzmilben gibt es Präparate mit Lindan oder Benzylbenzoat. Lindan ist verschreibungspflichtig, Benzylbenzoat rezeptfrei erhältlich.

➤ **Präparate mit Lindan und Benzylbenzoat:** Jacutin® (Emulsion, Gel; rezeptpflichtig), Antiscabiosum® 10 %/20 % (Emulsion; rezeptfrei)
Wichtiger Hinweis: bei Lindan bei Überdosierung zentralnervöse Störungen (Krämpfe, Bewusstlosigkeit) möglich; Präparate nicht im Bereich der Augen und der Schleimhäute anwenden

NATURHEILKUNDE

Teebaumöl

Vollbäder oder Cremes mit dem Zusatz von Teebaumöl sind als Mittel zur Desinfektion und auch zur Linderung des erheblichen Juckreizes möglich. Die Behandlung mit milbentötenden Medikamenten kann damit allerdings nicht ersetzt werden.

➤ **Teebaumölbad:** Dem nicht zu warmen Wasser (30 °C) 15 Tropfen reines Teebaumöl mit etwas Sahne vermischt zusetzen.

➤ **Teebaumölcreme:** 1 Esslöffel parfümfreie Feuchtigkeitscreme mit 2 bis 3 Tropfen reinem Teebaumöl vermischen und die Creme 2- bis 3-mal täglich direkt auf die befallenen Hautbereiche auftragen.

BEWÄHRTE HAUSMITTEL

Tees

Tees mit Stiefmütterchen und mit Ringelblumen wirken entzündungshemmend und hautregenerierend. Sie können zusätzlich zur medikamentösen Therapie getrunken werden.

➤ **Stiefmütterchentee:** 1 bis 2 Teelöffel Stiefmütterchenkraut in 1/4 Liter Wasser aufkochen, den Sud 10 Minuten lang zugedeckt ziehen lassen und abseihen.

Variante: Eine Mullbinde mit dem abgekühlten Sud tränken und auf die betroffenen juckenden Hautstellen auflegen.

➤ **Ringelblumentee:** 2 Teelöffel Ringelblumenblüten mit 1/4 Liter kochendem Wasser übergießen, 10 Minuten lang ziehen lassen und abseihen.

DAS KÖNNEN SIE NOCH TUN

(Wieder-)Ansteckung vermeiden

➤ Handtücher und Waschlappen dürfen keinesfalls von anderen Personen als den betroffenen verwendet werden. Das feuchtwarme Milieu verlängert die Zeit der Überlebensfähigkeit der Milben außerhalb der Haut, so dass eine erhöhte Ansteckungsgefahr besteht.

➤ Kochen Sie Handtücher, Waschlappen, Bettwäsche aus. Geben Sie noch 50 Tropfen Teebaumöl zur Desinfektion mit in die Waschmaschine.

➤ In einer Partnerschaft sollte bedacht werden, dass schon das ganz oder teilweise nackte Schlafen unter einer gemeinsamen Decke ein hohes Ansteckungsrisiko in sich birgt.

➤ Beim Geschlechtsverkehr ist durch den intensiven Hautkontakt eine Ansteckung nahezu unausweichlich.

Gegenstände »sanieren«

Krätzmilben können ohne direkten Kontakt zu Menschen nur wenige Tage überleben. Liegt die Vermutung nahe, dass Gegenstände (Plüschtiere, Polstermöbel), die nicht mit hohen Temperaturen gewaschen werden können, von Krätzmilben »bewohnt« werden, dann kann man diese auch für ca. 1 Woche »aus dem Verkehr ziehen«. Sie werden dazu in einer verschlossenen Plastiktüte an einem Ort gelagert, von dem aus sie keinen Kontakt mit Menschen haben können. Plüschtiere können Sie auch über Nacht in die Tiefkühltruhe stecken.

⊕ Das hilft

Milbentötende Medikamente

Tees, Salben und Tinkturen zur Hautregeneration

Penible Hygiene

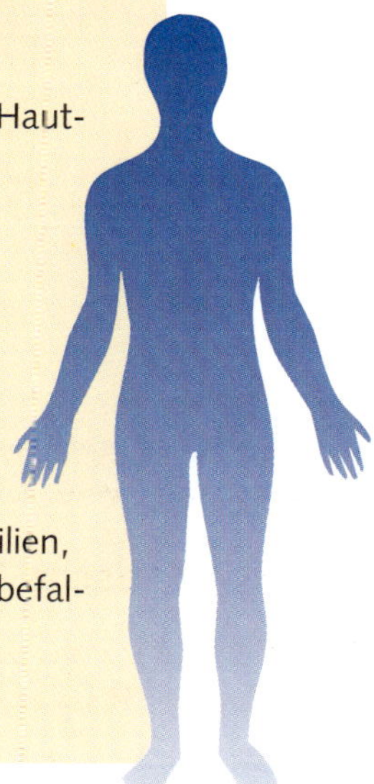

⊖ Das schadet

Mangelnde Hygiene

Gemeinsame Benutzung von Handtüchern und anderen Textilien, wenn jemand von Krätzmilben befallen ist

Sex mit Betroffenen

Läuse

Typische Beschwerden: Rötung, Blasenbildung, Pusteln, Schuppen und Krusten an der behaarten Kopfhaut (Kopfläuse); kleine rote Flecken mit Blutaustritt sowie Knötchen (Bisse der Kleiderlaus); kleine Knötchen, Krusten und graublaue Fleckchen im Bereich der Körperbehaarung, vor allem in den Schamhaaren (Filzläuse); in allen Fällen meist einhergehend mit stärkerem Juckreiz

➤ Siehe auch Juckreiz (S. 224f.) und Krätze (S. 228f.)

SOFORTMASSNAHMEN – WAS SIE GLEICH TUN KÖNNEN

Läusemittel

Die Vernichtung von Läusen kann nur zuverlässig durch synthetische Spezialmedikamente geschehen. Weil die noch nicht geschlüpften Läuse in den Nissen (Eiern) zuweilen die Behandlung überleben, muss in der Regel die Behandlung wiederholt werden, um auch diese Population vernichten zu können. Die Läuselarven schlüpfen nach etwa 7 Tagen aus.

Kinder

Säuglinge dürfen nur vom Arzt behandelt werden. Bei Kopfläusen dürfen Kinder in der Regel nicht in Kindergarten und Schule. Erst ein ärztliches Attest mit der Bestätigung, dass sie »läusefrei« sind, hebt das Verbot wieder auf. Bei Kindern treten nicht nur Kopfläuse, sondern auch Filzläuse zuweilen in den Kopfhaaren sowie an Augenbrauen und Wimpern auf.

Grenzen der Selbstbehandlung

Da Läuse eine enorm hohe Vermehrungsrate aufweisen, ist es notwendig, bei Verdacht auf Läusebefall einen Arzt aufzusuchen. Die Blutsauger können unter Umständen auch Krankheiten übertragen. Tatsache ist: Kein Hausmittel kann eine gezielte und schnelle Läusevernichtung mit synthetischen Mitteln ersetzen.

AUS DER APOTHEKE

Synthetische Medikamente

Die Vernichtung der Läuse und ihrer Nissen ist das vorrangige Ziel der medikamentösen Behandlung. Nur so kann neben einer Infektion auch eine Ansteckung anderer Personen verhindert werden. Juckreizstillende Präparate zeigen meist keinen Erfolg.

➤ **Präparate mit Lindan:** Jacutin® (Emulsion, Gel), Quellada H Hexachlorcyclohexan Shampoo® (Shampoo); rezeptpflichtig

Wichtiger Hinweis: bitte genau Dosierung beachten; nicht in Schwangerschaft und Stillzeit anwenden

➤ **Präparat mit Pyrethrumextrakt, Piperonilbutoxid, Chlorocresol und Diethylenglykol:** Goldgeist® (Flüssigkeit; rezeptfrei)

➤ **Präparat mit Malathion gegen Kopfläuse:** Organoderm® (Lösung; rezeptpflichtig)

Wichtige Hinweise: keine Anwendung im Bereich der Augen; Abfließen aus den Haaren über die Stirn vermeiden

NATURHEILKUNDE

Essiganwendungen

Ein wirkungsvolles zusätzliches Mittel gegen Kopfläuse ist das Auskämmen der lebenden Läuse und

Nissen, die jedoch nicht so leicht abzustreifen sind. Zunächst sollte man die Haare mit 5-prozentigem Essigwasser waschen. Nach etwa 5 Minuten werden sie mit einem feinzinkigen Läusekamm sorgsam ausgekämmt. Die Methode ist nicht ganz sicher, denn bleiben auch nur wenige Läuse oder Nissen am Leben, erfolgt unweigerlich ein neuer Befall. Das Auskämmen ist ein zusätzliches Hilfsmittel, um vor allem die Nissen (die relativ deutlich erkennbar sind) aus den Haaren zu bekommen. Im Zweifelsfall muss man jede einzelne Nisse mit den Fingernägeln abziehen.

DAS KÖNNEN SIE NOCH TUN

Bettwäsche kochen

Handtücher, Waschlappen, Bettwäsche werden am besten ausgekocht. Sonstige Wäsche sollte mit mindestens 60 °C gewaschen werden. Dem Wasser der Waschmaschine können noch 50 Tropfen Teebaumöl zur Desinfektion zugesetzt werden.

Oberbekleidung chemisch reinigen

Nachdem Filzläuse sich sowohl in der Körperbehaarung als auch zeitweise in der Bekleidung aufhalten, empfiehlt es sich, die Oberbekleidung, die nicht mit 60 °C gewaschen werden kann, in die chemische Reinigung zu bringen.

Partner/in mitbehandeln

Auch wenn es unangenehm sein mag, muss der/die Geschlechtspartner/in vom Befall durch Filzläuse unterrichtet werden und ebenfalls eine laus- und nissentötende Behandlung vornehmen. Denn Filzläuse nisten sich vor allem in den Schamhaaren ein, was dazu führt, dass sie beim Geschlechtsverkehr durch den intensiven Körper(haar)kontakt in der Regel übertragen werden.

Entlausung von Gegenständen

➤ Kuscheltiere, Wollmützen, Schals und andere Gegenstände des Alltagslebens, die nicht ausgekocht bzw. mit 60 °C gewaschen werden können, aber im Verdacht stehen, von Läusen befallen zu sein, werden mit Sicherheit »läusefrei«, wenn sie in einer Plastiktüte 24 Stunden lang in die Tiefkühltruhe gelegt werden. Denn länger anhaltende Temperaturen unter 0 °C vertragen die Blut saugenden Parasiten nicht.

➤ Polstermöbel, große Teppiche und Autositze kann man im Sommer nicht so einfach Minusgraden aussetzen, um Läuse und Nissen zu vernichten. Aber auch sie sind, insbesondere bei Filzläusen, Gefahrenherde für einen wiederholten Befall. Deshalb muss man die Mühe aufwenden, diese Gegenstände mit Ungezieferpulver oder -spray, das im Fachhandel erhältlich ist, zu bearbeiten.

➤ Im Sommer kann man sich bei vermutlich von Läusen befallenen Gegenständen auch damit behelfen, sie in einem Plastiksack zu verpacken. Der Sack wird fest verschlossen und einige Tage lang einer Sonnenbestrahlung von über 35 °C ausgesetzt. Normalerweise überleben Läuse und ihre Nissen eine solche Prozedur nicht.

Das hilft

Läuse- und nissentötende Präparate

Sorgfältige Entlausung aller möglicherweise befallenen Kleidungsstücke (vor allem bei Kleiderläusen) und Gegenstände

Sorgfältige Haarpflege

Auskämmen der Haare mit einem feinzinkigen Läusekamm

Mit Teebaumöl beträufelte Stofftaschentücher, die verteilt in Kleiderschrank und Schubladen liegen

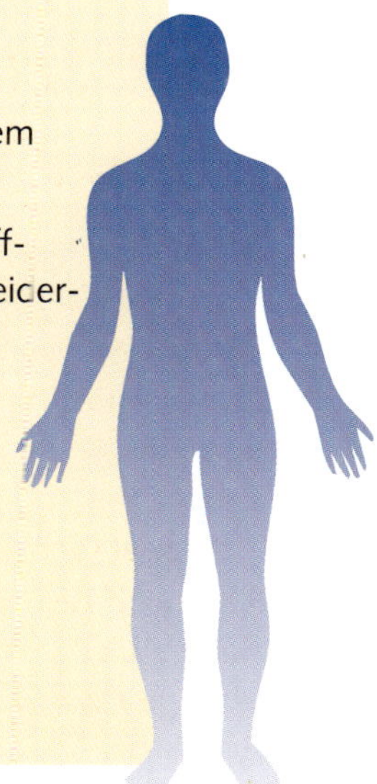

Das schadet

Austausch von mit Läusen befallenen Kleidungsstücken

Mangelnde Hygiene

Sex mit Betroffenen

Schuppenflechte (Psoriasis)

Typische Beschwerden: meist in Schüben, aber auch chronisch auftretende scharf begrenzte Rötungen der Haut, bedeckt von silbrig weißen Schuppen, vor allem an Ellbogen und Knie, in der Kreuzbeingegend und am behaarten Kopf, bei schwerem Verlauf auch am ganzen Körper; bisweilen Befall der Nägel (weiße Tüpfel und gelbliche Verfärbungen) sowie Gelenkbeschwerden

➤ Siehe auch Kontaktekzem (S. 254f.) und Neurodermitis (S. 260ff.)

SOFORTMASSNAHMEN – WAS SIE GLEICH TUN KÖNNEN

Salz- und Solebäder

Gegen die erblich bedingte Schuppenflechte gibt es derzeit keine ursächlich wirksamen Medikamente; es werden nur die Symptome behandelt. Bewährt hat sich bei einer neu oder neuerlich auftretenden Psoriasis als sofort lindernde Maßnahme ein Vollbad mit Meersalz oder Solezusätzen. Am besten eignet sich Totes-Meer-Salz (in Reformhaus und Apotheke erhältlich).

Kinder

Bei Kindern sollten keine Teerpräparate angewendet werden. Ansonsten unterscheidet sich die Behandlung nicht von der bei Erwachsenen.

Grenzen der Selbstbehandlung

Sobald die Symptome auf eine Schuppenflechte hinweisen, muss von einem Hautarzt abgeklärt werden, ob es sich tatsächlich um Psoriasis handelt. Wird der Verdacht bestätigt, kann abhängig von der Schwere der Erkrankung nach Absprache mit dem Arzt auch eine Selbstbehandlung infrage kommen.

Verschlechtert sich allerdings der Zustand, indem sich die betroffenen Bereiche ausdehnen und/oder Fieber, Schmerzen, Juckreiz, Nagelveränderungen, Gelenkbefall, Müdigkeit oder Abgeschlagenheit hinzukommen, müssen Sie erneut den Arzt aufsuchen.

AUS DER APOTHEKE

Synthetische Medikamente …

Die Schuppenflechte behandelt man meist äußerlich mit Salben, Cremes oder Shampoos, die die übermäßige Schuppung der Haut stoppen sollen. Günstig wirken auch Vitamin-D-Abkömmlinge (z. B. Tacalcitol). Bei schweren Formen der Psoriasis werden auch Vitamin-A-Säure, Kortikoide und Immunsuppressiva in Tablettenform verabreicht.

➤ **Präparat mit Tacalcitol:** Curatoderm® (Creme; rezeptpflichtig)

Wichtiger Hinweis: keine Anwendung bei Kindern; Vorsicht in Schwangerschaft und Stillzeit

➤ **Präparat mit Dithranol und Salizylsäure:** Psoralon MT® (Salbe, Stift; rezeptpflichtig)

➤ **Präparat mit Dithranol und Harnstoff:** Psoradexan® (Creme; rezeptpflichtig)

Wichtige Hinweise: während Schwangerschaft und Stillzeit den Arzt befragen; Kontakt mit Augen und Schleimhäuten vermeiden

… und Phytopharmaka

➤ **Präparat mit Wacholderteer, Holzteer und Steinkohlenteer:** Polytar® (Lösung)

Wichtiger Hinweis: keine Anwendung bei Kleinkindern; keine Anwendung in Schwangerschaft und Stillzeit; nicht länger als 4 Wochen einsetzen wegen des Verdachts der Begünstigung von Hautkrebs

NATURHEILKUNDE

Harnstoffhaltige Salben

Für die Pflege der Haut nach einem Psoriasisschub eignen sich Salben, die als feuchtigkeitsspendende Substanz Harnstoff enthalten. Harnstoffhaltige Salben sind in der Apotheke u. a. unter den Handelsnamen Basodexan®, Elacutan® und Carbamid Widmer® erhältlich. Harnstoffhaltige Salben können auch in der Apotheke selbst hergestellt werden.

Teebaumöl

Um einer Entzündung der geschädigten Haut vorzubeugen und die Reizung zu mindern, hat sich die Anwendung von Teebaumöl bewährt. Am besten nimmt man ein Vollbad, dem man Teebaumöl zusetzt. Man kann aber auch mit Teebaumöl eine heilsame Körperlotion herstellen.

➤ **Vollbad:** 15 Tropfen reines Teebaumöl mit etwas Sahne vermischen und dem warmen Badewasser zugeben. Nicht länger als 10 Minuten baden.

➤ **Körperlotion:** pH-neutrale Körperlotion verwenden; so viel entnehmen, wie man zur Einreibung der betroffenen Hautbereiche benötigt, je nach Menge 5 bis 8 Tropfen reines Teebaumöl zugeben, gut miteinander vermischen und die betroffenen Partien damit behutsam einreiben.

Einreibungen mit Leinöl

Es hat sich bewährt, die betroffenen Hautbereiche mit Leinöl, dem fetten Öl aus Leinsamen, einzureiben. Es löst die Schuppen und macht die Haut wieder geschmeidiger.

➤ **Anwendung:** Mullläppchen oder Taschentuch mit Leinöl tränken und die betroffenen Hautstellen damit abtupfen.

Kneippsche Wasseranwendungen

Um die Hautregeneration zu unterstützen, die Durchblutung zu fördern und das Immunsystem zu stärken, sind Anwendungen nach Kneipp (z. B. wechselwarme Güsse, Wechselduschen, Wassertreten) zu empfehlen. Diese Anwendungen können auch gut zu Hause in Dusche oder Badewanne durchgeführt werden.

➤ **Wassertreten:** Die Badewanne mit 12 bis 18 °C kaltem Wasser füllen, bis das Wasser ungefähr Wadenhöhe erreicht hat. Im »Storchengang« in der Wanne auf und ab gehen (bzw. auf der Stelle treten). Bei jedem Schritt das Bein vollständig aus dem Wasser heben. Am Anfang nicht länger als 15 bis 30 Sekunden im Wasser bleiben. Die Beine anschließend nur leicht abtupfen, dicke warme Socken anziehen und einige Minuten langsam auf und ab gehen.

➤ **Wechselwarme Güsse:** Den Duschkopf des Duschschlauchs entfernen, so dass das Wasser weicher und ohne großen Druck fließt. An den äußersten Punkten des Körpers mit der Anwendung beginnen und von da aus den Strahl zur Körpermitte führen – z. B. von den Füßen oder Händen an aufwärts. Abwechselnd warm und kalt duschen. Mit kaltem Wasser aufhören.

BEWÄHRTE HAUSMITTEL

Roterlentee

Sowohl innerlich als auch äußerlich kann man den Tee aus den Blättern und der Rinde der Roterle (auch Schwarzerle; lat.: Alnus glutinosa) anwenden. Von den Inhaltsstoffen der Roterle sind es die Gerbsäuren, die bei einem Schub den Reizzustand der Haut positiv beeinflussen können.

➤ **Roterlentee:** 2 Teelöffel Roterlenrinde und -blätter mit 1/4 Liter kochendem Wasser aufgießen und nach 10 Minuten abseihen. Den Tee während der Phase des Psoriasisschubs täglich in kleinen Schlucken trinken.

Tipp: Mit kaltem Tee einen Umschlag befeuchten und auf die betroffenen Hautstellen auflegen.

»Blutreinigungstees«

Zuweilen sind bei einer Schuppenflechte auch Blutreinigungstees hilfreich. Sie werden zur Unterstützung des Stoffwechsels und zur Förderung der Ausscheidung von Giftstoffen angewendet.

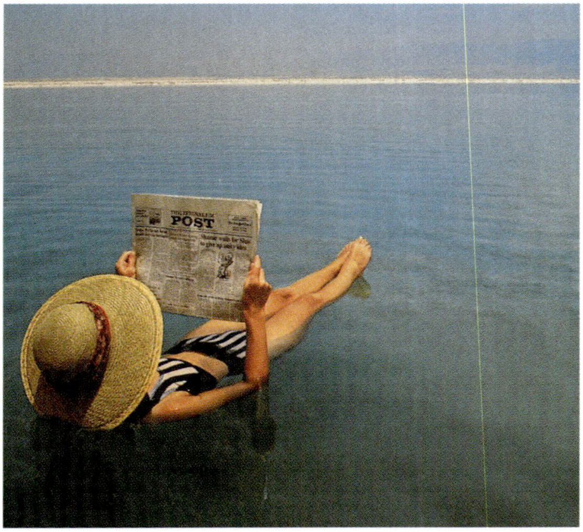

Salz trägt und heilt. Ein Aufenthalt am Toten Meer ist eine Wohltat für Psoriasispatienten.

➤ **Teemischung:** 15 Gramm Löwenzahnwurzel und Löwenzahnkraut, 30 Gramm Brennnesselblätter und 15 Gramm Klettenwurzel zerkleinern und mischen. 2 Teelöffel der Mischung mit 1/4 Liter kochend heißem Wasser aufgießen und nach 10 Minuten abseihen. Etwa 3 Wochen täglich 1 Tasse des Tees trinken.

NAHRUNG, DIE HEILT

Vitamine A, B und E

Für die Hautregeneration nach einem Psoriasisschub ist eine vitamin- und mineralstoffhaltige Ernährung von großer Bedeutung. Insbesondere ist die Zufuhr von Vitamin A und E sowie von B-Vitaminen hilfreich. Am besten sollte dies über die Nahrung geschehen; teilweise ist es auch sinnvoll, zusätzliche Vitaminpräparate zu nehmen.

Ungesättigte Fettsäuren

Mehrfach ungesättigte Fettsäuren, vor allem die Omega-3-Fettsäuren (z. B. die Eicosapentaensäure oder EPA), weisen nicht nur positive Wirkungen in Bezug auf Herz und Kreislauf auf, sondern sie helfen auch vielen Psoriasispatienten. Die Omega-3-Fettsäuren kommen insbesondere in Seefischen vor, darunter in hohem Maß in Lachs, Makrele und Hering. Es gibt sie auch in Kapselform (z. B. Epogam®) in der Apotheke.

GESUNDHEITSKUR

Totes-Meer-Salz

Für Psoriasispatienten ist ein Aufenthalt am Meer zu empfehlen. Vor allem die Einwirkung des Salzwassers auf die Haut, aber auch das Meeresklima wirkt sich gesundheitsfördernd aus und regeneriert die strapazierte Haut. Sehr zu empfehlen ist ein Kuraufenthalt am Toten Meer, dessen Wasser einen außergewöhnlich hohen Salzgehalt aufweist. Auch zu Hause können Sie sich ein wenig Totes Meer in die Badewanne holen. In Apotheken und Reformhäusern und mittlerweile auch in Drogerien gibt es Badezusätze und Haarwaschmittel mit Totem-Meer-Salz.

DAS KÖNNEN SIE NOCH TUN

PUVA-Therapie

Ultraviolette (UV-)Strahlen sind für die von Schuppenflechte befallene Haut sehr wohltuend. Diese Erkenntnis wurde bei der Entwicklung der Phototherapie mit Psoralen (einer Substanz, die die Haut sehr lichtempfindlich macht) und UV-A-Strahlen berücksichtigt (PUVA = Psoralen-plus-UV-A-Therapie). Mehrmals pro Woche wird Psoralen auf die Haut aufgetragen oder eingenommen. Etwa 60 Minuten später wird der ganze Körper mit UV-A-Licht bestrahlt. Meist wird nach ungefähr 14 Tagen der erste Behandlungserfolg sichtbar.

Regelmäßiges Sonnenbad

Schon durch eine regelmäßige kurze Sonnenbestrahlung wird bei einem Großteil der Psoriatiker eine Besserung erreicht. Allerdings muss man beim Sonnenbaden eine zu starke Bestrahlung oder gar einen Sonnenbrand vermeiden, weil damit eine

Ausbreitung der Schuppenflechte gefördert würde. Man sollte sich nur kurz in der Sonne aufhalten, da auf die von Schuppenflechte betroffenen Hautbereiche kein Sonnenschutzmittel aufgetragen werden darf. Nach dem Sonnenkurzbad sollten Sie die Haut mit einer Feuchtigkeitslotion eincremen.

Bewegung an frischer Luft

Die Haut reagiert langfristig positiv auf frische Luft. Betroffene sollten ein gemäßigtes wöchentliches Sportprogramm zusammenstellen, das die Bewegung an der frischen Luft gewährleistet. Allerdings sollten sie eine Überanstrengung vermeiden, denn übermäßige körperliche Belastung gilt als einer der Auslöser für Schuppenflechte.

Auf die Bekleidung achten

Dass die Qualität der Bekleidung, vor allem die der Unterwäsche, von Bedeutung für das Wohlergehen der Haut ist, ist einleuchtend. Psoriatiker sollten deshalb darauf achten, dass die Kleidungsstücke aus Naturmaterialien bestehen. Auch sollten keine Nähte oder harten Stoffkanten auf der Haut scheuern können.

Konsequente Hautpflege

Die Haut der von Schuppenflechte betroffenen Menschen ist gewöhnlich trocken und fettarm. Sie verliert rasch ihre Geschmeidigkeit und neigt zu Einrissen. Deshalb muss auf eine gute Hautpflege geachtet werden. Dazu eignen sich Cremes und Lotionen, die im Sommer mehr Fett, im Winter dagegen mehr Feuchtigkeit enthalten sollten. Insbesondere nach dem Duschen oder Baden sollte der ganze Körper und nicht nur die betroffenen Hautbereiche eingecremt werden.

Stress abbauen

Einer der häufigsten Auslöser eines Psoriasisschubs bzw. die Ursache einer Verschlimmerung der Erkrankung ist Stress. Die Erfahrung zeigt, dass Betroffene, denen es gelungen ist, ihr Leben stressfreier zu gestalten, erheblich weniger unter der Hautkrankheit leiden müssen. Mit Entspannungstechniken wie Yoga oder autogenem Training (siehe dazu das Special S. 332f.) kann man lernen, sich gezielt zu entspannen.

Auslöser meiden

Viele Betroffene haben nach einer Reihe von Schüben gelernt, mit der Schuppenflechte umzugehen. Dabei ist es wichtig, die Auslöser zu kennen und zu meiden, die individuell einen Psoriasisschub verursachen. Unter den Auslöserfaktoren ist es meist nur einer, der individuell die genetisch angelegte Erkrankung »aufweckt«. Bekannte Auslöserfaktoren sind: Stress, körperliche und psychische Belastungen, Infektionskrankheiten (z. B. Angina oder Scharlach), Verletzungen, Verbrennungen (auch Sonnenbrand), Operationen, übermäßiger Alkoholkonsum, hormonelle Umstellungen in Pubertät, Schwangerschaft und Wechseljahren, Übergewicht, Klimaveränderungen sowie einige Medikamente (z. B. Beta-Blocker).

⊕ Das hilft

- Harnstoffhaltige Hautpflegeprodukte
- Wasseranwendungen
- Sole- und Salzbäder
- Entspannung
- Stressabbau
- Milde UV-Bestrahlung
- Bioaktive Stoffe, Vitamine und Omega-3-Fettsäuren

⊖ Das schadet

- Stress
- Übergewicht
- Bewegungsmangel
- Zu viel Alkohol
- Nikotin
- Kleidung und Bettwäsche aus Kunstfasern

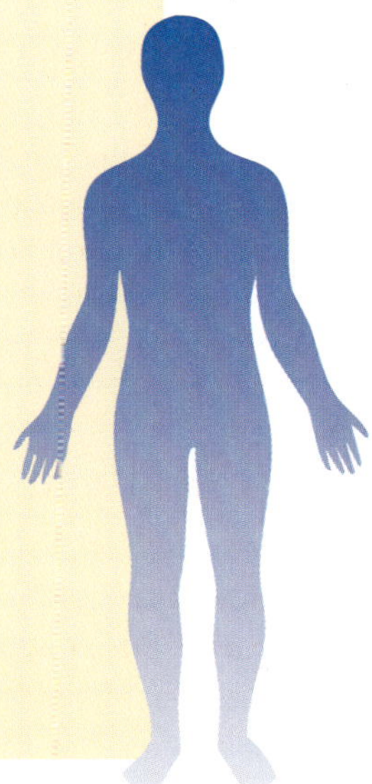

Sonnenbrand

Typische Beschwerden: flächenhafte Rötung der Haut mit Berührungsempfindlichkeit, einhergehend mit Juckreiz im Anschluss an die akute Phase; bei stärkerem Sonnenbrand auch Schwellungen und Blasenbildung mit Fieber und Beeinträchtigung des Allgemeinbefindens

➤ Siehe auch Sonnenallergie (S. 264f.) und Verbrennungen, Verbrühungen (S. 420f.)

SOFORTMASSNAHMEN – WAS SIE GLEICH TUN KÖNNEN

Kühlen mit kaltem Wasser

Die geröteten Stellen sollten Sie umgehend kühlen, am besten mit kaltem Wasser aus dem Wasserhahn, das Sie über die betroffenen Hautbereiche fließen lassen. Diese Behandlung kann weitergeführt werden, indem Sie Tücher mit kaltem Wasser tränken und diese auf die gerötete Haut legen.

Viel trinken

Trinken Sie möglichst viel, vor allem Mineralwässer und Tees.

Aloe vera

Aloesaft wirkt günstig. Der gelbe Milchsaft der Aloeblätter wird direkt auf die Haut gegeben. Es gibt auch Gele oder Lotionen zu kaufen.

Quarkauflage

Bewährt hat sich als Kühlung und als Mittel gegen eventuelle Schmerzen eine Quarkauflage.

➤ **Anwendung:** 5 Esslöffel Quark mit so viel Milch vermengen, dass eine streichfähige Masse entsteht. Diese auf ein Leinentuch auftragen und direkt auf die betroffenen Stellen legen. 20 Minuten liegen lassen.

Kinder

Zur Behandlung von Kindern siehe S. 237.

Grenzen der Selbstbehandlung

Wenn der Sonnenbrand sehr ausgedehnt ist und wenn größere Blasenbildungen, Schmerzen, Fieber und/oder Kreislaufprobleme auftreten, sollten Sie einen Arzt aufsuchen. Es besteht auch die Möglichkeit, dass sich zum Sonnenbrand noch ein Sonnenstich oder eine Hitzeerschöpfung gesellt hat, die einer ärztlichen Behandlung bedürfen. Ebenfalls ärztliche Hilfe brauchen Sie, falls Ihre Augen von Sonnenbrand betroffen sind und sich die Binde- und Hornhaut entzündet hat (so genannte Schneeblindheit).

AUS DER APOTHEKE

Synthetische Medikamente …

Die medikamentöse Behandlung von Sonnenbrand richtet sich nach dem Grad der Verbrennungen. So kommen bei »normalen« Rötungen vor allem kühlende Gele und Emulsionen sowie Antihistaminika und Gerbstoffe zur Anwendung, bei Verbrennungen 2. Grades wird eventuell mit Kortison behandelt, um den entzündlichen Reaktionen der Haut entgegenzuwirken.

➤ **Präparat mit Dexpanthenol, Allantoin und Ethyllinolat:** Hydro Cordes® (Creme; rezeptfrei)

➤ **Präparat mit Bamipin:** Soventol® (Gel; rezeptfrei)

➤ **Präparat mit Dimetinden:** Fenistil® (Gel; rezeptfrei)

➤ **Kombinationspräparat mit Gerbstoff:** Tschambafi® (Gel; rezeptfrei)

… und Phytopharmaka

➤ **Präparat mit Kamille:** Azulon-Kamillen-Puder® (Puder)

➤ **Kombinationspräparate:** Cosmochema Wund-Heilsalbe SL®, derma-loges N®, Neydin-M® (Salben), Sebexol® (Lotion)

BEWÄHRTE HAUSMITTEL

Salatwickel

Der Saft von frischem Kopfsalat mildert den Reizzustand sonnenverbrannter Haut.

➤ **Anwendung:** Salatblätter zerstampfen und die breiigen Blätter auf die entsprechende Hautpartie auflegen. Mit einem Tuch fixieren. Liegen lassen, bis der Kühleffekt nachlässt.

DAS KÖNNEN SIE NOCH TUN

»Sonnenregeln« beachten

Am besten sollte man einem Sonnenbrand gar keine Chance geben – dazu die folgenden Tipps.

➤ Die Haut sollte langsam an die Sonne gewöhnt werden, indem die tägliche Verweildauer in der Sonne schrittweise erhöht wird.

➤ Das Auftragen von Sonnenschutzmitteln (mit möglichst hohem Lichtschutzfaktor) sollte 20 bis 30 Minuten vor dem Sonnenbad erfolgen, so dass die Wirkstoffe gut in die Haut eindringen können.

➤ Für die Haut ist der Aufenthalt im Schatten am besten. Vorsicht: Viele Sonnenschirme sind so dünn gewebt, dass die UV-Strahlung durchdringen kann.

➤ Im Hochgebirge ist die UV-Strahlung am höchsten; deshalb sollten Gesicht und Kopf unbedingt mit stark blockenden Sonnenschutzmitteln, Sonnenbrille und Kopfbedeckung geschützt werden.

➤ Auch am Meer ist Vorsicht geboten, denn durch den meist vorhandenen kühlenden Wind spürt man die starke Sonnenbestrahlung oft erst viel zu spät.

➤ Zwischen 11 und 15 Uhr sollte man sich in warmen Regionen nicht der direkten Sonnenbestrahlung aussetzen.

⊕ Das hilft

Sonnenbaden in Maßen

Sonnencremes mit hohem Lichtschutzfaktor, Sonnenbrille, Kopfbedeckung

Sofort in den Schatten beim ersten Anzeichen eines Sonnenbrands

Kühlende Auflagen

Viel trinken

⊖ Das schadet

Haut und Augen ungeschützt der Sonne aussetzen

Übermäßiges Sonnenbaden

Zu wenig Flüssigkeit

Alkohol

»Hausmittel« wie Mehl, Fett und alkoholische Tinkturen bei Sonnenbrand

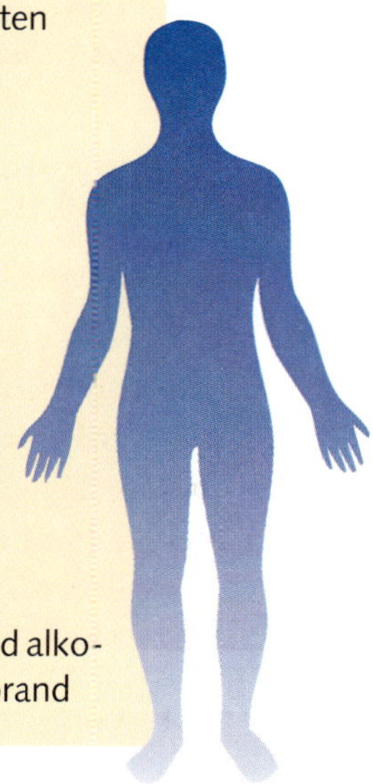

SCHNELLE HILFE FÜR KINDER

Sonnenbrand bei Kindern wird in der Regel gleich behandelt wie bei Erwachsenen.

➤ Die Haut von Kindern ist noch dünner und pigmentärmer als bei Erwachsenen. Kleinkinder sollten deshalb nur kurze Zeit gemäßigter Sonnenbestrahlung ausgesetzt sein, Babys unter 1 Jahr müssen im Schatten bleiben. Kinder sollten immer eine Kopfbedeckung in der Sonne tragen.

➤ Kleinkinder müssen mit einem Sunblocker oder mit einem Sonnenschutzmittel mit Lichtschutzfaktor 20 eingecremt werden.

➤ Die Sonneneinstrahlung darf auch in unseren Breiten nicht unterschätzt werden, denn viele Orte (auch Großstädte) liegen schon recht hoch. An solchen Orten kann die UV-Strahlung in der Mittagszeit für Kleinkinder schon zu intensiv sein.

➤ Erleidet ein Mensch im Kindesalter öfter einen Sonnenbrand, kann sich dies im Erwachsenenalter mit Hautkrebs rächen.

Warzen

Typische Beschwerden: Auftreten von harten, deutlich abgegrenzten, runden oder unregelmäßigen, fleischfarbenen bis braunen Hautauswüchsen mit einer meist höckrigen Oberfläche; bisweilen in Gruppen zusammenstehend

➤ Siehe auch Hühneraugen (S. 222f.)

SOFORTMASSNAHMEN – WAS SIE GLEICH TUN KÖNNEN

Mittel zum Aufweichen

Mit salizylhaltigen Cremes, Emulsionen und Pflastern (aus der Apotheke) können Warzen so weit aufgeweicht werden, dass sie Schicht für Schicht abgetragen werden können. Haben sie durch das Aufweichen eine weißliche Farbe erhalten, können sie mit den Fingern abgezupft werden. Es gibt auch einen speziellen Warzenlack, den man auftragen kann, so dass er die Warzen luftdicht abschließt. »Operieren« Sie niemals mit »Instrumenten« an Warzen herum, und kratzen Sie sie nicht auf.

Kinder

Zur Behandlung von Kindern siehe S. 239.

Grenzen der Selbstbehandlung

Gewöhnliche Warzen können sich auch von selbst zurückbilden (so genannte Spontanheilung). Sie müssen aber unbedingt einen Hautarzt aufsuchen, wenn:

- Die Warzen besonders groß werden und sich stark vermehren
- Die Warze einem Muttermal ähnelt
- Feigwarzen (rosafarbene und blumenkohlähnlich wuchernde Warzen) im Genital- und Analbereich auftreten (sie werden durch Papillomaviren übertragen und stehen im Verdacht, Gebärmutterhalskrebs zu verursachen)
- Dellwarzen auftreten (stecknadelkopfgroße Warzen mit einer »Delle« in der Mitte)

AUS DER APOTHEKE

Synthetische Medikamente

Warzen werden mit Ätzmitteln, Warzensalben und Warzenpflastern aufgelöst. Die Präparate sind teilweise rezeptpflichtig.

- **Präparat mit Salizylsäure:** Verrucid® (Lösung; rezeptfrei)
- **Präparat mit Fluorourazil und Salizylsäure:** Verrumal® (Lösung; rezeptpflichtig)

Wichtige Hinweise: keine Langzeitanwendung bei Verrumal®; Hautreizungen bei unsachgemäßer Anwendung möglich; selten allergische Hautreaktionen möglich

NATURHEILKUNDE

Milchsaft des Schöllkrauts

Der frische Milchsaft des Schöllkrauts hat sich bei der Behandlung von gewöhlichen Warzen und flachen jugendlichen Warzen bewährt. Er darf allerdings keinesfalls mit der Mundschleimhaut in Berührung kommen, da er giftig ist.

- **Anwendung:** Den gelblichen frischen Milchsaft entweder selbst aus dem Schöllkraut pressen oder Schöllkrautsaft in der Apotheke kaufen. Den Saft direkt auf die Warze auftragen und trocknen lassen. Anwendung über einen längeren Zeitraum durchführen.

BEWÄHRTE HAUSMITTEL

Rizinusöl

Rizinusöl ist das kaltgepresste fette Öl aus den geschälten Samen des Wunderbaums. Normalerweise wird es als stark abführendes Mittel innerlich angewendet. Aber auch bei der äußerlichen Anwendung gegen Warzen zeigt es verblüffende Erfolge.
➤ **Anwendung:** Mehrmals täglich die Warze mit dem Öl bestreichen.

DAS KÖNNEN SIE NOCH TUN

Mit Laser gegen Warzen

Hartnäckige Warzen bzw. Feigwarzen können minimalchirurgisch mit Hilfe des Lasers abgetragen werden.

Homöopathie

Einige Homöopathika helfen bei Warzen; dazu zählen das Komplexmittel Causticum comp.®, eine Lösung, sowie Thuja D6, das man sowohl einnehmen als auch auftragen kann.

Tipps zur Behandlung und Vorbeugung

Warzen entstehen durch Veranlagung, aber auch durch begünstigende Umstände wie Abwehrschwäche, Durchblutungsstörungen, starkes Schwitzen oder schon bestehende Hautschäden (Ekzeme u. a.). Einige Warzenarten werden durch Viren übertragen und sind ansteckend.
➤ Nach dem Baden oder Duschen sollte man sich immer gut abtrocknen. In öffentlichen Nassbereichen sollte das Barfußlaufen vermieden werden.
➤ Um eine Schmierinfektion zu verhindern, werden die Warzen bei der Hautpflege sorgfältig ausgespart.
➤ Bei Plantarwarzen (meist in der Nähe von Druckstellen an den Füßen) ist es hilfreich, häufig die Schuhe zu wechseln und Baumwollsocken zu tragen. Tragen Sie keine Gummistiefel oder Sportschuhe, die nicht atmungsaktiv sind.

⊕ Das hilft

Sorgfältige Hygiene

Spezielle Mittel zum Aufweichen der Warzen

Stärkung des Immunsystems und Stressvermeidung

⊖ Das schadet

Mangelnde Hygiene

Geschwächte Abwehr durch ungesunde Lebens- und Ernährungsweise

Herumschneiden an der Warze

Aufkratzen der Warzen mit den Fingernägeln

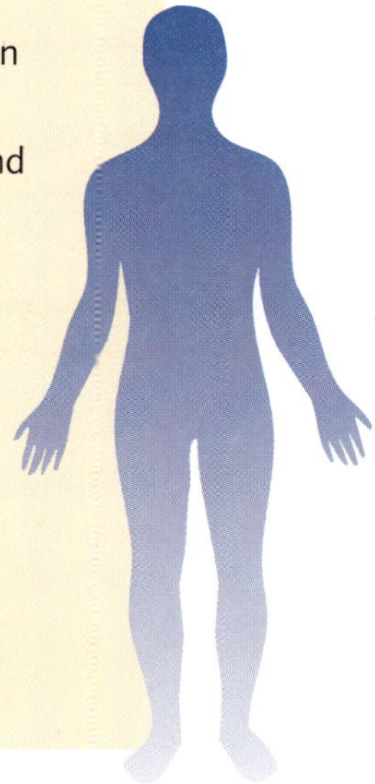

➤ Eine übermäßige Schweißbildung an Händen und Füßen kann eine Warzenbildung begünstigen. Bei starker Schweißbildung sind u. a. Salbeipräparate hilfreich.
➤ Warzen entstehen oft aufgrund einer begrenzten Abwehrschwäche. Daher ist es sinnvoll, die Immunabwehr durch Ernährung, Bewegung und Stressvermeidung zu stärken.

SCHNELLE HILFE FÜR KINDER

Bei Kindern treten meist Dellwarzen (Mollusken) auf, die durch Pockenviren verursacht werden. Die Dellwarzen sind stecknadelkopfgroß, halbkugelig, fleischfarben und weisen in der Mitte der Oberfläche einen kleinen Krater, eine »Eindellung«, auf. Diese Warzen sind ansteckend und werden durch direkten Kontakt (z. B. beim Turnen oder Schwimmen) übertragen. Dellwarzen sollte man nicht selbst behandeln. Der Arzt kann sie unter örtlicher Betäubung aufstechen und ausdrücken bzw. mit einem Instrument abtragen. Bisweilen verschwinden sie auch von allein.

Zellulite

Typische Beschwerden: kleine Dellen und Erhebungen der Haut in unterschiedlicher Größe und verschieden großer Ausdehnung, insbesondere an Oberschenkeln, Hüften und Gesäß (ähnlich der großporigen Oberflächenstruktur einer Orange, deshalb auch als »Orangenhaut« bekannt); beim »Kneiftest« zeigen sich aufgrund der geringeren Spannkraft Dellen in der Haut

SOFORTMASSNAHMEN – WAS SIE GLEICH TUN KÖNNEN

Sportliche Betätigung

Es gibt keine Möglichkeit, »sofort« nach dem Erkennen der ersten Symptome von Zellulite etwas dagegen zu tun, wodurch unmittelbar ein Erfolg zu erkennen wäre. Jedoch kann »sofort« mit Maßnahmen gegen Zellulite begonnen werden, die die Weiterentwicklung stoppen. Dazu gehört die sofortige Aufnahme eines regelmäßigen Bewegungstrainings, am besten mit Laufen, Schwimmen, Radfahren und Gymnastik, zur Stärkung der Muskulatur. Auch kann der Besuch eines Fitnessstudios in Erwägung gezogen werden, wo Fachleute ein geeignetes Trainingsprogramm erarbeiten können. Der Besuch eines Fitnessstudios ist auch für alle geeignet, die sich nicht allein zu einer sportlichen Betätigung aufraffen können.

Die Durchblutung fördern

Bei noch wenig ausgeprägter Zellulite können Hautpflegeprodukte (Lotionen, Cremes und Gele) durch eine gute Durchfeuchtung der Hautoberfläche das optische Erscheinungsbild der Haut verbessern – doch zu stoppen ist die Zellulite damit nicht (egal, was Cremes versprechen!). Die Verwendung von Lotionen mit durchblutungsfördernden Wirkstoffen, die durch Reizung der Haut und der peripheren Blutgefäße einen optischen Effekt und, langfristig, eine verbesserte Hautdurchblutung erreichen, ist sinnvoller.

Beckenbodengymnastik

Mittelfristig kann Beckenbodentraining zu einer Straffung der Haut im Bereich der Hüften und Oberschenkel führen.

AUS DER APOTHEKE

Medikamente

Es gibt keine Medikamente, die direkt gegen Zellulite wirken. Allenfalls kann eine Verbesserung der Hautdurchblutung, verbunden mit einem positiven kosmetischen Effekt, erreicht werden, was jedoch das eigentliche Problem, den behinderten Stoffwechsel des Bindegewebes, unberührt lässt. Es gibt einige pflanzliche Wirkstoffe, die der Entschlackung dienen. Allerdings: Cremes oder Medikamente helfen nicht, wenn sie nicht durch Muskeltraining, Umstellung der Ernährung und/oder Gewichtsreduzierung unterstützt werden.

NATURHEILKUNDE

Wasseranwendungen

Um die Durchblutung zu fördern und die Entschlackung zu unterstützen, bieten sich Wasseranwendungen an (Vorsicht bei Krampfadern!).

➤ **Wasserstrahlmassage:** Im 35 bis 38 °C warmen Wasser der Badewanne mit Wasser aus der Dusche die Problemzonen unter Wasser massieren (Wassertemperatur des Duschstrahls: 60 °C). Eventuell einen entsprechenden Massageduschkopf (im Fachhandel erhältlich) benutzen.

➤ **Wassertreten:** Die Badewanne mit 12 bis 18 °C kaltem Wasser bis auf Wadenhöhe füllen. Im »Storchenschritt« in der Wanne auf und ab gehen (bzw. auf der Stelle treten). Bei jedem Schritt das Bein vollständig aus dem Wasser heben. Am Anfang nicht länger als 15 bis 30 Sekunden im Wasser bleiben. Die Beine anschließend nur leicht abtupfen, dicke warme Socken anziehen und einige Minuten langsam herumgehen.

➤ **Kalte Güsse:** Güsse mit kaltem Wasser entweder aus einem Behälter (kleine Wanne, Eimer, Kanne etc.) oder mit dem Duschschlauch (aus dem das Wasser mit wenig Druck fließt) durchführen. Von unten beginnen und die Güsse zur Körpermitte hin durchführen; den Fokus auf Oberschenkel, Hüften und Po legen.

BEWÄHRTE HAUSMITTEL

Erst trockenmassieren …

Unter Bürsten mit Borsten, Kugeln, Lamellen oder Noppen kann gewählt werden, wenn es um den Kauf eines geeigneten Trockenmassagewerkzeugs für die von Zellulite betroffene Haut geht. Auch ein Luffahandschuh tut hierfür gute Dienste. Inzwischen sind aber auch elektrische Geräte auf dem Markt, die einem die Sorge nehmen, ob der Druck beim Massieren nicht zu stark und damit für die Haut schädlich ist. Denn ein zu starker Druck auf die Haut kann zu Besenreisern (Erweiterung von Äderchen), blauen Flecken und/oder Entzündungen durch Wundscheuern führen. Allerdings führt zu wenig Druck zu gar keinem Ergebnis.

… dann eincremen

Es ist erwiesen, dass das Trockenmassieren die Aufnahmefähigkeit für Cremes, Lotionen oder Gele um das 100-fache steigern kann. Deshalb ist zu empfehlen, vor dem Einreiben mit Cremes immer eine Trockenmassage durchzuführen.

➤ **Cremes für die Durchblutung:** So genannte Thermogele sorgen durch ihre Inhaltsstoffe (z. B. Rosmarin-, Arnika-, Zimt-, Pinien-, Efeu- und Fucusalgenextrakte sowie Nikotinsäureester und Vitamin B3) für eine bessere Durchblutung, was beim Eincremen als Erwärmung empfunden wird. Schleimhäute und offene Wunden sollten nicht mit Creme in Berührung kommen – deshalb beim Eincremen vorsichtig sein (am besten Slip oder Bikinihose anziehen) und danach die Hände gut waschen!

➤ **Cremes für die Entschlackung:** Meeresalgenextrakte, Kieselsäure, Kokosöl, Liposomen und Mineralien sind die Inhaltsstoffe von Cremes, die gegen die Fettzellen im Bindegewebe den Kampf aufnehmen. Werden diese Zellen kleiner (sie können nicht völlig verschwinden), wird auch die Oberfläche der Haut straffer, weil die Dellen etwas zurückgehen.

Entschlackungstees

Die Entschlackung, also die beschleunigte Ausscheidung von Stoffwechselgiften, kann durch Tees unterstützt werden.

➤ **Teemischung 1:** Schachtelhalm und Spitzwegerich zu gleichen Teilen mischen. 2 Teelöffel der Mischung mit 1/4 Liter kochend heißem Wasser übergießen, 10 Minuten lang ziehen lassen, dann abseihen. Täglich 1 Tasse des Tees über einen Zeitraum von 4 Wochen trinken.

➤ **Teemischung 2:** 70 Gramm grünes Haferkraut, 20 Gramm Brennnesselkraut und 10 Gramm Frauenmantelkraut mischen. 4 Teelöffel der Mischung mit 1/2 Liter kochend heißem Wasser übergießen, 20 Minuten lang ziehen lassen, dann abseihen. Täglich 2 Tassen des Tees über einen Zeitraum von 2 Wochen trinken.

Tipp: Auch grüner Tee wirkt entschlackend. Sie können es auch mal mit einer speziellen Grünteesorte versuchen: dem Pu-erh-Tee.

Apfel-Reis-Tag

Reistage, die hin und wieder gemacht werden, eignen sich aufgrund der hohen Kaliumzufuhr und des Verzichts auf Salz gut zur Entwässerung des Körpers. Altbewährt ist der Apfel-Reis-Tag.

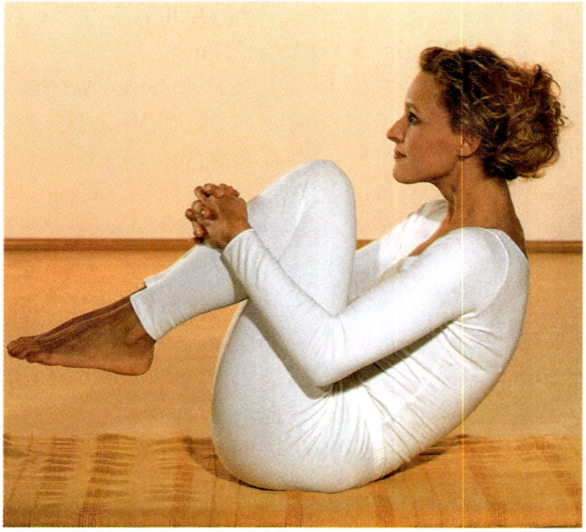

Beckenbodentraining strafft das Bindegewebe – eine effektive Methode gegen Zellulite.

➤ **Anwendung:** Morgens 1 Tasse Reis mit 2 Tassen ungesalzenem Wasser aufkochen und bei geringer Hitze ausquellen lassen. Den Reis in 5 Tagesportionen aufteilen. Für jede Portion 1 kleinen Apfel fein raspeln. Die 5 Apfel-Reis-Portionen über den Tag verteilt essen. Dabei langsam essen und gründlich kauen. Dazu über den Tag verteilt 2 bis 3 Liter Mineralwasser oder Kräutertee trinken.

BEIM HEILPRAKTIKER

Lymphdrainage

Die Lymphdrainage ist eine Form der Streichmassage, mit der Lymphstauungen aufgelöst werden können. Dabei ist es nicht das Ziel, die Durchblutung der Haut und Muskulatur – wie bei einer Reihe anderer Massagetechniken – zu unterstützen, sondern den Lymphstrom zu fördern und/oder Blockaden desselben aufzulösen. Dabei wird der Lymphstrom durch sanfte pumpende und entleerende Druck- und Kreisbewegungen der Fingerkuppen im Bereich der von Zellulite betroffenen Bereiche angeregt. Die Lymphdrainage kann auch vorbeugend an durch Bindegewebsschwäche gefährdeten Körperbereichen durchgeführt werden.

NAHRUNG, DIE HEILT

Ausgewogene Ernährung

Nicht nur zu viel, sondern auch »falsches«, also ungesundes Essen begünstigt die Entstehung von Zellulite. Dies zeigt sich daran, dass auch viele schlanke Frauen mit dem Problem zu kämpfen haben. Deshalb sollte auf eine fettarme, vitamin- und mineralstoffreiche Kost geachtet werden. Vor allem Magermilchprodukte, Gemüse, Obst und magerer Fisch erfüllen die Voraussetzungen einer ausgewogenen Ernährung. Zudem sollten lieber 5 kleinere leichte Mahlzeiten eingenommen werden als die 3 »klassischen« großen pro Tag – auch um die Verdauung zu unterstützen. Beim Würzen der Speisen sollte nur wenig Kochsalz zum Einsatz kommen, denn Salz bindet Wasser im Gewebe. Stattdessen sollte man beim Kochen reichlich frische Kräuter benützen.

Reichlich trinken

Der Stoffwechsel des Bindegewebes und damit dessen Entschlackung werden durch eine ausreichende Zufuhr an Flüssigkeit unterstützt. Die durch Gewichtsreduzierung und andere Maßnahmen frei gewordenen Schlackenstoffe werden über die Nieren ausgewaschen, was nur mit einer ausreichenden Menge an Flüssigkeit möglich ist. Deshalb sollten mindestens 2 bis 3 Liter Mineralwasser, (Kräuter-)Tees sowie Obst- und Gemüsesäfte täglich getrunken werden.

GESUNDHEITSKUR

Entsäuerungstherapie

Eine Übersäuerung des Körpers kann u. a. auch zu Hautproblemen und verstärkter Bindegewebsschwäche beitragen. Gegenmaßnahmen bestehen in einer stärker basenreichen Ernährung, regelmäßiger Bewegung und ausleitenden Maßnahmen von Körpergiften (siehe hierzu auch das Special S. 94f.)

DAS KÖNNEN SIE NOCH TUN

Langfristige Gewichtsreduzierung

Bei schlanken Frauen ist das wichtigste Mittel im Kampf gegen Zellulite das Training der Muskeln unter dem betroffenen Bindegewebe. Bei übergewichtigen Frauen ist die langfristig angelegte Reduzierung des Gewichts die am meisten Erfolg versprechende Methode gegen Zellulite.

➤ Eine Gewichtsreduzierung kann durch ein umfassendes sportliches Training erreicht werden, das überflüssige Pfunde abzubauen hilft.

➤ Der andere Ansatz, das Gewicht deutlich zu verringern, zielt auf eine Umstellung der Ernährung, auf die Zufuhr von fett- und kalorienarmer sowie vitamin- und mineralstoffreicher Kost. Alkoholkonsum ist dabei nur minimal erlaubt.

➤ Diät- und Fastenkuren sind bei Zellulite nicht das geeignete Mittel, um abzunehmen, denn danach wird meist wieder kräftig gegessen, was zu einer Zunahme der Fettzellen im Bindegewebe führt. Auch leidet das Bindegewebe stark unter dem ständigen Wechsel von Ausdehnung und Zusammenziehung (Jo-Jo-Effekt).

Beckenbodentraining

Beckenbodentraining wird üblicherweise bei Schwangerschaftskursen bzw. bei der Rückbildungsgymnastik sowie bei Harninkontinenz empfohlen. Doch dieses Training hat noch ganz andere Aspekte: Mit dem Training des Beckenbodens kann sich auch das umliegende Bindegewebe regenerieren und wieder straffer werden. Hier seien nur ein paar Anfangsübungen vorgestellt. Machen Sie einen Kurs, oder besorgen Sie sich ein entsprechendes Trainingsbuch mit Übungen.

➤ **Kontakt finden:** Setzen Sie sich auf einen Stuhl, und konzentrieren Sie sich auf den Dammpunkt (der Punkt zwischen Hoden/Scheidenausgang und After). Dann husten Sie. Der Punkt, den Sie dabei spüren, ist der Dammpunkt, ein zentraler Punkt des Beckenbodens. Diese Muskeln sollten Sie abwechselnd anspannen und entspannen. Dabei dürfen Sie weder den Po zusammenkneifen noch die Scheidenmuskulatur kontrahieren.

➤ **Kontrollübung 1:** Unterbrechen Sie beim Wasserlassen den Harnstrahl mehrere Male. Wenn Sie dabei nicht den Po zusammenkneifen, sind Sie bei der richtigen Muskulatur.

➤ **Kontrollübung 2:** Setzen Sie sich aufrecht auf einen Hocker, und legen Sie die Hände unter die Oberschenkel, an die Stelle, an der die Sitzknochen sind. Spannen Sie jetzt den Beckenboden an, ohne dass der Po zusammengekniffen wird. Wenn Sie es richtig machen, stellen Sie fest, dass sich Ihre Sitzknochen aufeinander zubewegen, obwohl äußerlich keine Anspannung durch Oberschenkel und Po gegeben ist.

Wenn Sie so Kontakt zur Muskulatur Ihres Beckenbodens gefunden haben und diese anspannen und entspannen können, können Sie verschiedene Übungen durchführen. Mit der Zeit werden Sie die positive Auswirkung auf das Bindegewebe spüren.

⊕ Das hilft

Regelmäßiges Körpertraining mit Aufbau von Muskelmasse

Fettarme, vitaminreiche Ernährung

Gewicht reduzieren

Durchblutungsfördernde Körperpflegeprodukte

Viel trinken

Lymphdrainage

⊖ Das schadet

Bewegungsmangel

Übergewicht

Flüssigkeitsmangel

Zu viel Fett und Zucker

Zu viel Alkohol

Nikotin

Radikale Diäten

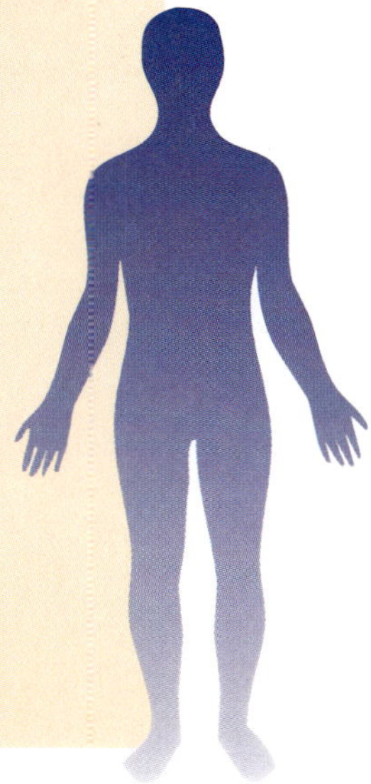

Allergien

Der schnelle Diagnoseüberblick

Die folgenden Kurzbeschreibungen von Symptomen oder Symptomenkomplexen sollen Ihnen die Selbstdiagnose erleichtern und führen Sie mit Seitenverweisen zur Erkrankung – sowohl im Kapitel »Allergien« als auch in anderen Kapiteln. Gleichzeitig finden Sie hier bereits Warnhinweise, wann Sie (sofort) zum Arzt gehen müssen.

Hausstauballergie, Heuschnupfen, Neurodermitis

Juckreiz in Augen, Nase, Rachenbereich, Niesen, Fließschnupfen, tränende Augen, gelegentlich Hautausschlag, Husten, Atembeschwerden → **Hausstaubmilbenallergie** (S. 246f.)

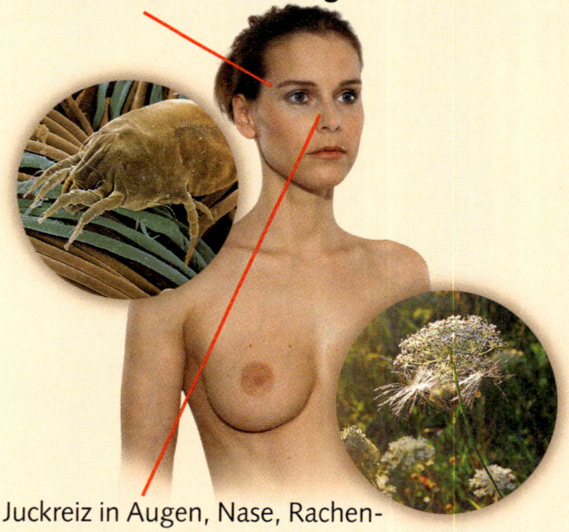

Juckreiz in Augen, Nase, Rachenbereich, Niesen, Fließschnupfen, tränende Augen, gelegentlich Hautausschlag, Husten, Atembeschwerden sowie Asthma bronchiale → **Heuschnupfen** (S. 248ff.)

Starker Juckreiz; Rötung, Schuppung und Nässen vor allem an Gesicht, Hals, Ellbeugen, Kniekehlen und Ohrläppchen; bei chronischem Verlauf oft derbe Schwielen und Schrunden, sehr trockene Haut → **Neurodermitis** (S. 260ff.)

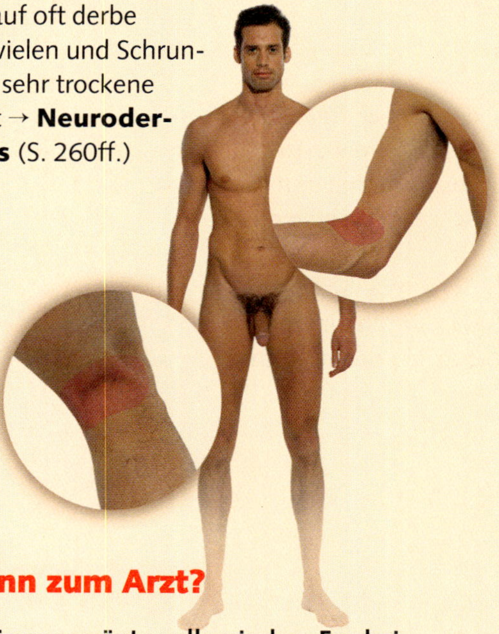

Wann zum Arzt?

Bei ausgeprägten allergischen Erscheinungen, Atembeschwerden

Bei starken neurodermitischen Entzündungen (Verdacht auf bakterielle Infektion)

Bei akuter Atemnot und bei Schockanzeichen sofort den Notarzt rufen

Ähnliche Beschwerden

- Atemprobleme → **Asthma bronchiale** (S. 68ff.)

Nesselsucht, Kontaktekzem, Sonnenallergie

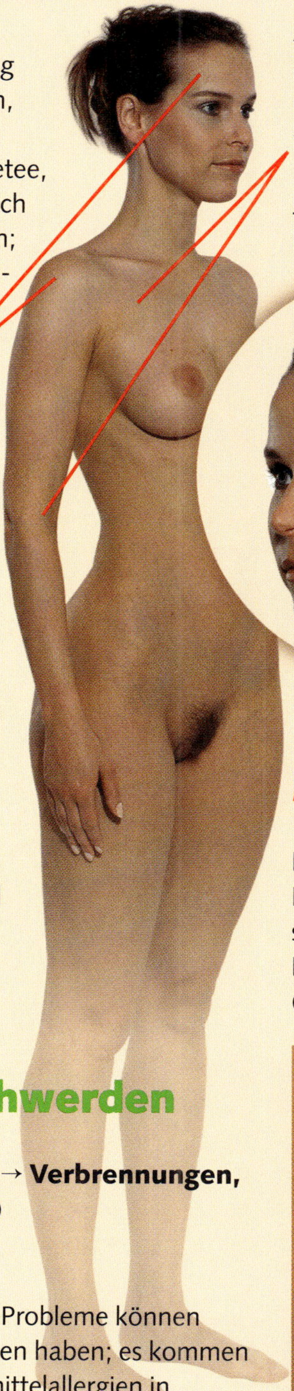

Juckreiz und Brennen mit anschließender Hautrötung und Bildung von Knötchen, vor allem an sonnenexponierten Stellen wie Dekolletee, Armen, Schultern, aber auch am ganzen Körper möglich; manchmal Gewebeschwellungen (Ödeme) sowie Fieber → **Sonnenallergie** (S. 264f.)

Akut auftretende, heftig juckende Quaddeln, Hautrötung, bisweilen Gewebeschwellungen (Ödeme), Kreislaufprobleme und Übelkeit → **Nesselsucht** (S. 258f.)

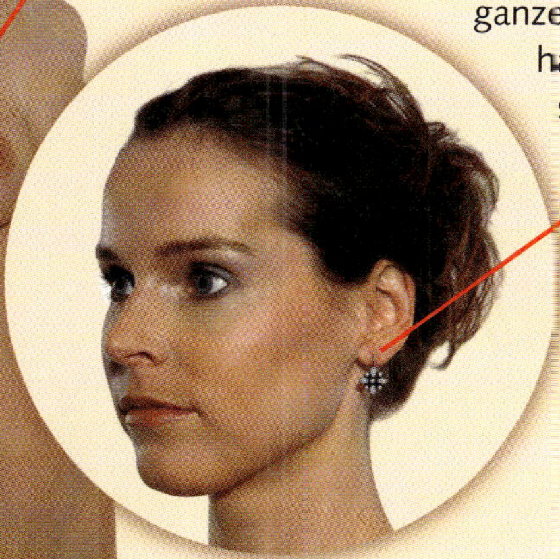

Juckender Hautausschlag mit Bläschen und Pusteln an einem Hautareal oder auch über den ganzen Körper verteilt, häufig auch chronisches Ekzem mit Hautrötung, Krusten und Schwielen → **Kontaktekzem** (S. 254f.)

Wann zum Arzt?

Bei ausgeprägten Beschwerden, Atembeschwerden und Kreislaufproblemen

Bei Schwellung der Rachenschleimhaut und bei Schocksymptomen

Milchunverträglichkeit

Blähungen, Völlegefühl, Durchfall, Übelkeit, Erbrechen, Unwohlsein; bisweilen auch Hautschwellungen, Juckreiz oder Symptome der Nesselsucht → **Milchunverträglichkeit** (S. 256f.)

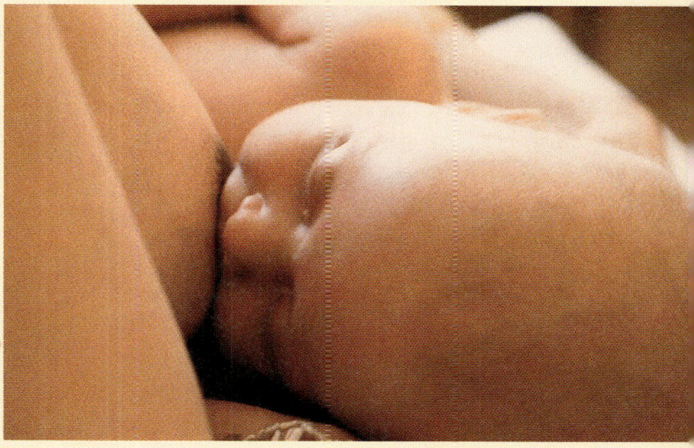

Ähnliche Beschwerden

- Blasenbildung der Haut → **Verbrennungen, Verbrühungen** (S. 420f.)

! Achtung: Magen-Darm-Probleme können eine Vielzahl von Ursachen haben; es kommen alle möglichen Nahrungsmittelallergien in Betracht, aber ebenso natürlich Störungen der Verdauung, Leberprobleme o. Ä.

Hausstaubmilbenallergie

Typische Beschwerden: Juckreiz in Augen, Nase, Rachenbereich, Niesen, Fließschnupfen, tränende Augen, gelegentlich Hautausschlag, Husten, Atembeschwerden

➤ Siehe auch Asthma bronchiale (S. 68ff.) und Heuschnupfen (S. 248ff.)

SOFORTMASSNAHMEN – WAS SIE GLEICH TUN KÖNNEN

Antiallergische Arzneimittel

➤ Juckreizstillende und entzündungsmildernde Nasensprays, die Antihistaminika enthalten, bremsen den allergischen Fließschnupfen.

➤ Bei juckenden und tränenden Augen helfen antiallergisch wirkende Augentropfen, die es auch in Kombination mit Nasentropfen oder -sprays in der Apotheke gibt.

➤ Oral einzunehmen sind Tabletten, meist auf der Basis von Antihistaminika.

➤ Medikamente mit Cromoglizinsäure, einem Wirkstoff, der vorbeugend wirkt, gibt es in Form von Augen- oder Nasentropfen.

Kinder

Die Neigung zur Allergie wird vererbt. Wenn also in der Familie allergische Krankheiten wie Heuschnupfen oder Asthma vorkommen, ist das Risiko bei Kindern sehr groß, im Lauf ihres Lebens auch zu erkranken. Die Allergiegefahr lässt sich jedoch mindern, wenn bestimmte Regeln eingehalten werden (siehe dazu S. 247). Eine ganz wichtige Maßnahme zur Allergievorbeugung ist außerdem das Stillen. Mütter sollten versuchen, Babys bis zum 6. Lebensmonat voll zu stillen. In der Muttermilch befinden sich Stoffe, die verhindern können, dass Nahrungsmittelallergene über den Darm aufgenommen werden.

Grenzen der Selbstbehandlung

Ausgeprägte allergische Reaktionen und starke Beschwerden wie chronischer Schnupfen und Atemprobleme bis hin zu Asthma bronchiale müssen vom Arzt behandelt werden.

AUS DER APOTHEKE

Synthetische Medikamente

Medikamente mit den Wirkstoffen Astemizol, Azelastin, Cetirizin, Dimetinden, Doxylamin, Fexofenadin, Ketotifen oder Loratadin können die allergischen Reaktionen, insbesondere den Juckreiz auf der Haut, in der Nase und in den Augen, mildern; Medikamente mit dem Wirkstoffen Cromoglizinsäure und Nedocromil wirken vor allem vorbeugend bei allergischem Schnupfen; Cromoglizinsäure und Nedocromil wirken auch bei allergischer Bindehautentzündung vorbeugend und müssen so angewendet werden. Bei schweren allergischen Reaktionen kommen auch verschreibungspflichtige Kortikoidsprays zum Einsatz. Im Folgenden steht nur eine Auswahl an rezeptfreien und rezeptpflichtigen Medikamenten.

➤ **Präparat mit Astemizol:** Hismanal® (Tabletten, Tropfen; rezeptpflichtig)

➤ **Präparate mit Cromoglizinsäure:** Allergocrom®, Cromoglicin Heumann®, DNCG®, Vividrin® (Nasensprays, Augentropfen; rezeptfrei)

➤ **Präparat mit Dimetinden:** Fenistil® (Gel, Dragees, Tropfen, Retardtabletten, Sirup; rezeptfrei)

➤ **Präparate mit Doxylamin:** Sedaplus®, Mereprine® (Tabletten, Saft, Sirup; rezeptfrei)

➤ **Präparat mit Fexofenadin:** Telfast® (Filmtabletten; rezeptpflichtig)
➤ **Präparate mit Ketotifen:** Zaditen®, Ketof®, Airvitess®, Paediatiefen® (Kapseln, Sirup, Tropfen; rezeptpflichtig)
➤ **Präparat mit Loratadin:** Lisino® (Brausetabletten, Saft, Tabletten; rezeptfrei)
Wichtige Hinweise: Überempfindlichkeitsreaktionen möglich; Vorsicht in Schwangerschaft und Stillzeit; Präparate mit Dimetinden, Doxylamin und Ketotifen machen müde; Präparate mit Doxylamin für Kinder ab 6 Monaten, mit Dimetinden für Kinder ab 3 Jahren geeignet

NATURHEILKUNDE

Schwarzkümmelöl

Die Inhaltsstoffe des Schwarzkümmelöls haben eine stärkende Wirkung auf das Immunsystem. Eine regelmäßige, langfristige Einnahme kann auch allergische Reaktionen mildern.

Teebaumöl

Teebaumöl hilft bei juckendem Hautausschlag; man gibt einfach einige Tropfen auf die Haut.

BEWÄHRTE HAUSMITTEL

Nasenspülungen mit Salzwasser

Nasenspülungen mit Salzwasser befeuchten die Nasenschleimhaut und reduzieren den Schnupfen.
➤ **Anwendung:** 1/2 Teelöffel Salz auf 1 Glas Wasser geben. Salzwasser in die Nase hochziehen (so dass es nicht nach hinten abläuft) und dann wieder durch die Nase herauslaufen lassen.

DAS KÖNNEN SIE NOCH TUN

Hyposensibilisierung

Diese Form der Desensibilisierung muss unbedingt von einem erfahrenen Allergologen durchgeführt werden. Sie ist sehr erfolgreich. Die Chance, eine Hausstaubmilbenallergie loszuwerden, liegt bei über 80 Prozent (siehe dazu das Special S. 252f.).

Verhaltenstipps

➤ Richten Sie Ihre Wohnung so ein, dass Sie glatte Oberflächen haben, die sich gut reinigen lassen – also Parkett- und Fliesenböden statt Teppichböden.
➤ Reinigen Sie den Boden am besten immer nass.
➤ Wenn Sie eine Klimaanlage haben, sollte diese gut gewartet sein. Wichtig sind geeignete Filter.
➤ Keine Fußbodenheizung in der Wohnung! Wenn darüber nämlich noch ein Teppichboden liegt, können die Allergene vom Boden aufgewirbelt werden.
➤ Halten Sie die Raumluft an der unteren Grenze der Luftfeuchtigkeit (40 bis 60 Prozent) bei einer Raumtemperatur von 18 bis 24 °C.
➤ Kaufen Sie für sich und Ihr Kind eine Schaumstoff- oder Latexmatratze ohne Nähkanten. Schlafen Sie nicht auf Naturfasermatratzen.
➤ Wählen Sie Synthetikmaterialien für Kissen und Oberbetten (bei 60 °C waschen). Es gibt auch milbendichte Überzüge für Matratzen.
➤ Außerdem gibt es Spezialschaum zum Reinigen von Teppichböden.
➤ Plüschtiere kann man über Nacht in die Tiefkühltruhe legen; das befreit sie von Allergenen.

⊕ Das hilft

6-monatiges Stillen von Säuglingen

Homöopathische Umstimmungsmittel (z. B. DHU®)

Hypoallergene Kost

Klimakuren am Meer oder im Gebirge

Hyposensibilisierung

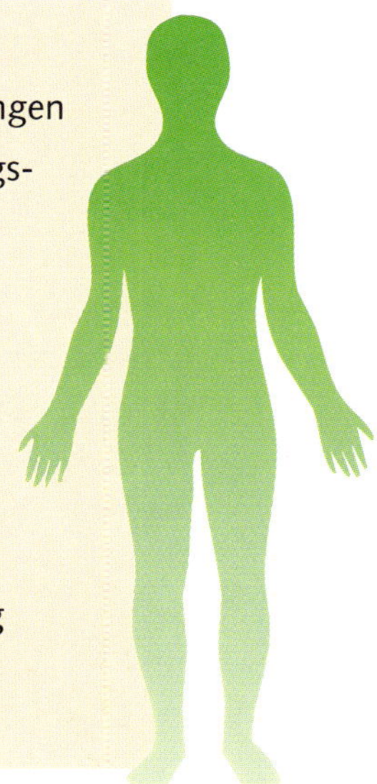

⊖ Das schadet

Allergieauslöser in der Nahrung

Staubfänger in der Wohnung

Nikotin und Alkohol

Heuschnupfen (Pollen- und Tierhaarallergie)

Typische Beschwerden: Juckreiz in Augen, Nase, Rachenbereich, Niesen, Fließschnupfen, tränende Augen, gelegentlich Hautausschlag, Husten, Atembeschwerden sowie Asthma bronchiale

➤ Siehe auch Asthma bronchiale (S. 68ff.) und Hausstaubmilbenallergie (S. 246f.)

SOFORTMASSNAHMEN – WAS SIE GLEICH TUN KÖNNEN

Antiallergische Arzneimittel

Es gibt viele hilfreiche Präparate mit den verschiedensten Wirkstoffen in Tablettenform zum Einnehmen. Sie unterdrücken die allergischen Reaktionen an Haut und Schleimhäuten. Einige davon machen jedoch müde und vermindern das Reaktionsvermögen. Besprechen Sie sich mit Ihrem Arzt.

➤ Nasensprays, eventuell mit einem Antihistaminikum, lindern Juckreiz und Entzündung bei allergischem Fließschnupfen.

➤ Augentropfen helfen gegen tränende und juckende Augen. Sie werden auch als Kombipräparate zusammen mit antiallergisch wirkenden Nasentropfen oder -sprays angeboten.

➤ Medikamente mit Cromoglizinsäure verhindern die Freisetzung von Histamin, einer körpereigenen Substanz, die im Gewebe die allergische Reaktion auslöst. Der Wirkstoff hat hauptsächlich vorbeugende Wirkung. Daher sollte man am besten 14 Tage vor der erwarteten Pollenflugzeit mit der Anwendung von Cromoglizinsäurepräparaten beginnen.

➤ Sprays mit bronchialerweiternden Substanzen (eventuell auch Kortison) sorgen bei allergisch bedingtem Asthma für unbeschwertes Durchatmen.

Kinder

Die Neigung zur Allergie wird vererbt, d. h., Kinder von Allergikern entwickeln mit großer Wahrscheinlichkeit auch eine Allergie. Doch schon beim Säugling können Mütter für eine wichtige Allergievorbeugung sorgen: durch das Stillen. Babys, die mindestens 6 Monate lang ausschließlich Muttermilch bekommen haben, erkranken weniger häufig an Allergien.

➤ Die Wirkung ist zwar wissenschaftlich nicht erwiesen, aber: Frauen, die zu Allergieerkrankungen neigen, können schon während der Schwangerschaft und dann während der Stillzeit Gamma-Linolensäure (aus der Apotheke oder dem Reformhaus) in reichlicher Menge einnehmen. Gamma-Linolensäure ist eine Vorstufe des Prostaglandins E1, das bei der Ausbildung des Immunsystems eine große Rolle spielt.

➤ Ansonsten gelten für Kinder die gleichen Behandlungsmethoden wie für Erwachsene – mit Ausnahme einiger Medikamente, die für Kinder nicht geeignet sind.

➤ Die Tipps zur Vorbeugung bei Erwachsenen können größtenteils für Kinder übernommen werden (siehe S. 251).

Grenzen der Selbstbehandlung

Bei ausgeprägten allergischen Reaktionen mit starken Beschwerden wie chronischem Schnupfen und bei Atemproblemen müssen Sie unbedingt zu einem Arzt gehen.

Sofort den Notarzt rufen

➤ Bei akuter Atemnot durch einen Asthmaanfall

AUS DER APOTHEKE

Synthetische Medikamente

Medikamente mit den Wirkstoffen Astemizol, Azelastin, Dimetinden, Doxylamin, Fexofenadin, Ketotifen, Levocabastin oder Loratadin können die allergischen Reaktionen mildern; Medikamente mit den Wirkstoffen Cromoglizinsäure und Nedocromil und dem Kortikoid Beclometason wirken vor allem vorbeugend bei allergischem Schnupfen (die beiden Erstgenannten auch vorbeugend bei Bindehautentzündung) und müssen so angewendet werden. Die folgenden Medikamente stellen eine Auswahl dar.

- **Präparat mit Astemizol:** Hismanal® (Tabletten, Tropfen; rezeptpflichtig)
- **Präparat mit Azelastin:** Allergodil® (Nasenspray, Filmtabletten; teilweise rezeptpflichtig)
- **Präparat mit Beclometason:** Beclorhinol® (Dosieraerosol; rezeptpflichtig)
- **Präparate mit Cromoglizinsäure:** Allergocrom®, Cromoglicin Heumann®, DNCG®, Vividrin® (Nasensprays, Augentropfen; rezeptfrei)
- **Präparat mit Dimetinden:** Fenistil® (Gel, Dragees, Tropfen, Retardtabletten, Sirup; rezeptfrei)
- **Präparate mit Doxylamin:** Sedaplus®, Mereprine® (Tabletten, Saft, Sirup; rezeptfrei)
- **Präparat mit Fexofenadin:** Telfast® (Filmtabletten; rezeptpflichtig)
- **Präparate mit Ketotifen:** Zaditen®, Ketof®, Airvitess®, Paediatiefen® (Kapseln, Sirup, Tropfen; rezeptpflichtig)
- **Präparat mit Levocabastin:** Livocab® (Augentropfen, Nasenspray; rezeptfrei)
- **Präparat mit Loratadin:** Lisino® (Brausetabletten, Saft, Tabletten; rezeptfrei)
- **Präparat mit Nedocromil:** Irtan® (Nasenspray, Augentropfen; rezeptpflichtig)

Wichtige Hinweise: Überempfindlichkeitsreaktionen möglich; Vorsicht in Schwangerschaft und Stillzeit; Präparate mit Dimetinden, Doxylamin und Ketotifen machen müde; Präparate mit Doxylamin für Kinder ab 6 Monaten, mit Dimetinden für Kinder ab 3 Jahren geeignet

NATURHEILKUNDE

Lapachotee

Lapachotee enthält weder Koffein noch andere aufputschende Substanzen. Deshalb kann er bedenkenlos auch kurmäßig getrunken werden. Zu seinen wichtigsten Inhaltsstoffen gehören Mineralstoffe und Spurenelemente. Sie stabilisieren das Immunsystem und hemmen allergische Reaktionen. Machen Sie deshalb immer wieder einmal eine Kur mit Lapachotee.

- **Lapachoteekur:** 1 Liter Wasser zum Sieden bringen. 2 Esslöffel Lapachorinde hinzugeben und das Ganze kurz aufkochen lassen. Bei geringer Hitze 5 Minuten kochen lassen. Danach den Tee 15 Minuten lang zugedeckt ziehen lassen. Zum Schluss abseihen und in eine Thermoskanne umfüllen, eventuell etwas Sahne, Honig oder Zitronensaft zufügen. 4 Wochen lang täglich 1 Liter Tee trinken.

Schwarzkümmelöl

Schwarzkümmelöl wirkt dank seiner mehrfach ungesättigten Fettsäuren harmonisierend auf das Immunsystem. Die Gamma-Linolensäure stabilisiert die Zellmembranen und hemmt damit die Freisetzung von allergischen Botenstoffen. In der Naturheilkunde hat Schwarzkümmel bei der Behandlung von Heuschnupfen Tradition.

- **Schwarzkümmelsirup:** 1 Knoblauchzehe durchpressen, mit 1 Teelöffel gemahlenem Schwarzkümmel und 2 Teelöffeln flüssigem Honig vermengen, gut durchrühren. Von dem Sirup vor dem Frühstück und vor dem Abendessen jeweils 1 Teelöffel voll einnehmen. Mit dieser Kur bereits einige Wochen vor Einsetzen des Pollenflugs beginnen.

BEWÄHRTE HAUSMITTEL

Salz und Sole

Inhalationen mit Sole helfen gegen den lästigen Schnupfen. Nasenspülungen mit Salzwasser oder Sole dienen der Befeuchtung der Nasenschleim-

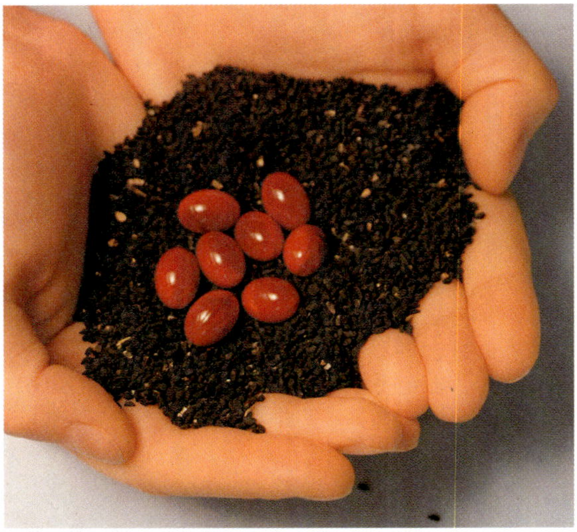

Schwarzkümmel ist ein wieder entdecktes Naturheilmittel aus Ägypten.

haut und der Milderung des allergischen Schnupfens. Augenwaschungen oder -kompressen mit abgekochtem Wasser oder Schwarztee (mit Salz) beruhigen juckende, tränende Augen.

➤ **Inhalation:** 1 Esslöffel Meersalz mit 1 Liter Wasser aufkochen, mindestens 10 Minuten inhalieren.

➤ **Nasenspülung:** 1/2 Teelöffel Salz auf 1 Glas lauwarmes Wasser geben. Das Salzwasser in die hohle Hand geben und in die Nase hochziehen (nicht schlucken) und dann wieder aus der Nase herauslaufen lassen.

➤ **Augenwaschung:** 1/2 Teelöffel Salz auf 1 Glas lauwarmes Wasser geben. Salzwasser in die hohle Hand geben und die Augen »duschen«. Augen dabei öffnen.

Lavendel und Pfefferminze

Inhalieren Sie ätherische Öle über eine Duftlampe. Dazu geben Sie einige wenige Tropfen des Aromaöls in die Verdunstungsschale der Duftlampe.

➤ Lavendel befreit die Nase. Er gibt einem das Gefühl, als ginge die Seele durch einen gründlichen Frühjahrsputz.

➤ Pfefferminze löst Verschleimungen. Das Aromaöl wirkt auf die Seele wie eine frische Meeresbrise auf den Körper.

Ackerschachtelhalm und Königskerze

Ackerschachtelhalmtinktur verringert die Schwellungen an den Schleimhäuten. Die Königskerze schafft Abhilfe bei Problemen mit den Atemwegen und auch bei allergischen Reaktionen.

➤ **Nasenspülung mit Ackerschachtelhalm:** 2 Teelöffel Ackerschachtelhalmkraut in 1/4 Liter Wasser kurz aufkochen lassen, dann abseihen und etwas abkühlen lassen. Die Flüssigkeit in die hohle Hand geben und in die Nasenlöcher hochziehen (nicht schlucken) und wieder herauslaufen lassen. Täglich 3 bis 5 Nasenspülungen machen.

➤ **Königskerzentee:** 1 Esslöffel der Königskerzenblüten in 1/4 Liter Wasser zum Kochen bringen, 5 Minuten lang ziehen lassen, dann abseihen. Täglich 3 Tassen des Tees trinken.

NAHRUNG, DIE HEILT

Magnesium und Vitamin C

➤ Magnesium senkt über eine Hemmung seines Gegenspielers Kalzium die Histaminproduktion der so genannten Mastzellen. Machen Sie eine Kur mit entsprechenden Nahrungsergänzungspräparaten, und essen Sie magnesiumreiche Lebensmittel (z. B. Johannisbeeren, Paprikaschoten, Kopfsalat, Gurken und Radieschen).

➤ Reichlich Vitamin C in der Nahrung bindet überschüssiges Histamin und baut es zu einer harmlosen Säure ab. Viel Vitamin C liefern Zitrusfrüchte, Kiwis, Sanddorn-, Holunderbeeren, Acerolakirschen (meist als Saft erhältlich), Paprikaschoten, Meerrettich und grünes Gemüse.

Allergene in der Nahrung meiden

Pollen- und Tierhaarallergiker vertragen oft auch bestimmte Nahrungsmittel schlecht oder gar nicht. Baumpollenallergiker reagieren beispielsweise oft auf Nüsse allergisch. Graspollenallergiker vertragen oft bestimmte Getreideprodukte nicht. Um dies herauszufinden, sollten Sie einen Hauttest beim Allergologen machen und dann die entsprechenden Nahrungsmittel meiden.

GESUNDHEITSKUR

Klimakuren

Heuschnupfenkranke können während der Hochsaison des Pollenflugs im Sommer einen Urlaub im Hochgebirge, am Mittelmeer oder auf einer Nordseeinsel machen. Das befreit sie zumindest vorübergehend von ihrem lästigen Leiden. Die reine, pollenarme Gebirgsluft oder die hypoallergene, salzhaltige Luft am Meer stärkt zudem noch das Immunsystem und verbessert die Atmung erheblich. Wer während einer solchen Luftkur auch noch für ausreichend körperliche Betätigung und gesunde Ernährung sorgt, stärkt den ganzen Organismus auf hervorragende Art und Weise. Ein weiterer Vorteil: In diesen Regionen können die notwendigen allergiedämpfenden Medikamente meist weggelassen werden.

DAS KÖNNEN SIE NOCH TUN

Hyposensibilisierung

Für Pollen- und Tierhaarallergiker kommt die Methode der Hypo- bzw. Desensibilisierung infrage (siehe dazu auch das Special S. 252f.). Bei Heuschnupfen liegt die Erfolgsrate der Hyposensibilisierung bei über 80 Prozent. Bei einer Tierhaarallergie ist der Erfolg nicht ganz so sicher. Doch zumindest kann die Desensibilisierung die Allergie mildern.

Tipps für Erwachsene und Kinder

➤ Lassen Sie Ihr Kind während der Blütezeit nicht auf der Wiese oder in der Nähe von Getreidefeldern spielen. Auch Erwachsene mit Pollen- und Gräserallergie sollten diese Regionen natürlich meiden. Wenn Sie dennoch die Natur genießen wollen, dann gehen Sie in einen Laubwald. Er filtert die Pollen der Wiesen.

➤ Die aufsteigende Sonne am Morgen und die sinkende Sonne am Abend erwärmen die Luft bzw. kühlen sie ab. Durch diese Temperaturschwankungen ist die Pollenbelastung in den Morgenstunden zwischen 3 und 9 Uhr und in den Abendstunden zwischen 20 und 23 Uhr am höchsten. Deshalb sollten Sie zu diesen Zeiten die Fenster auf jeden Fall geschlossen halten.

➤ Da sich tagsüber eine größere Konzentration an Pollen im Kopfhaar verfangen kann, sollten Sie es abends vor dem Zubettgehen waschen oder zumindest ausspülen.

➤ Während der Pollenflugzeit kann es sinnvoll sein, bei Ausflügen im Auto die Lüftung auszustellen oder sie mit einem Pollenfilter auszustatten.

➤ Länger anhaltender Regen stoppt den Pollenflug. Deshalb sind Regentage oder die Stunden nach einem tüchtigen Guss besonders geeignet, um nach draußen zu gehen.

➤ Bei Allergie gegen Tierhaare ist es am besten, kein Haustier in der eigenen Wohnung zu halten und auch den Umgang mit Tieren zu meiden.

⊕ Das hilft

Babys mindestens 6 Monate lang stillen

Vitamin C und Magnesium

Hyposensibilisierung

Homöopathische Konstitutionsbehandlung

Antihistaminika

Klimakuren

Inhalationen

Entspannungsübungen

Haare abends waschen

Bei starkem Pollenflug im Haus bleiben

⊖ Das schadet

Haustiere bei Tierhaarallergie

Rausgehen bei starkem Pollenflug

Zigarettenrauch

Stress und Schlafmangel

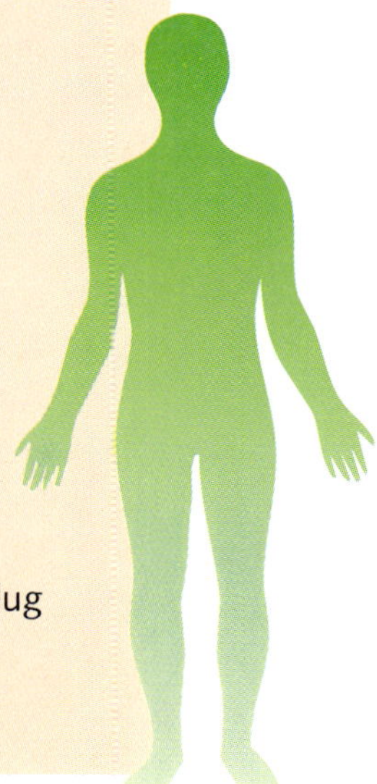

Hyposensibilisierung – sanfte Umstimmung bei Allergien

In den letzten 30 Jahren haben sich Allergien und allergisches Asthma in der Bevölkerung verdoppelt. Vor allem Kinder sind von diesen Erkrankungen betroffen. Aber auch Erwachsene leiden immer häufiger an Allergien gegen die verschiedensten Stoffe. Am häufigsten lösen Pollen von Blüten, Gräsern und Bäumen sowie der Kot von Hausstaubmilben, Tierhaare, Nahrungsmittel und Schimmelpilze die lästigen Beschwerden aus.

Was ist eine Allergie?

Unter einer Allergie versteht man eine Überempfindlichkeit des Körpers auf bestimmte Stoffe aus der Umgebung. Die Ursache dafür liegt in einer Störung der körpereigenen Abwehr: Das Immunsystem hat normalerweise die Aufgabe, uns vor Krankheitserregern (Bakterien, Viren, Pilzen etc.) und schädlichen Substanzen zu schützen. Um dies zu bewältigen, muss es komplexe Regulationsabläufe in Gang setzen. Eine besonders beeindruckende Fähigkeit des Abwehrsystems ist das »immunologische Gedächtnis«: Nach dem ersten Kontakt mit bestimmten Erregern, etwa Masernviren, werden die wichtigsten Eigenschaften dieser Viren »gespeichert«. Bei einem späteren erneuten Kontakt stehen diese Informationen zur Verfügung, und die Abwehrreaktion erfolgt dann so rasch, dass die Erreger keine Zeit mehr haben, sich im Körper zu vermehren. Dies ist auch der Grund dafür, dass wir eine Reihe von Krankheiten im Leben nur ein einziges Mal durchmachen.

Bei einer Allergie ist dieser Mechanismus der Erkennung und Bekämpfung von Stoffen teilweise gestört. In seiner Abwehr dieser Fremdstoffe schießt das Immunsystem über das Ziel hinaus, indem es viel zu heftige und überstürzte Reaktionen hervorruft. Dies sind dann die allergischen Erscheinungen wie Husten, Juckreiz, tränende Augen, allergischer Schnupfen, Hautausschlag oder Atemnot, unter denen Betroffene zu leiden haben.

In manchen Fällen verliert sich eine Allergie von selbst – das Immunsystem hat aus irgendeinem Grund gelernt, dass es das an sich harmlose Allergen (z. B. Blütenpollen) nicht bekämpfen muss.

Hyposensibilisierung

Die beste Methode, einer Allergie zu entkommen, wäre die Vermeidung der Allergene. Bei vielen Stoffen, z. B. Pollen, die zu Milliarden unsichtbar durch die Luft schwirren, ist das aber nur schwer möglich. Deshalb haben Mediziner ein Verfahren entwickelt, das die Körperabwehr gegen die allergisierenden Stoffe unempfindlich machen soll und ihnen somit quasi die Angriffsfläche entzieht. Die Therapie heißt Hyposensibilisierung oder Desensibilisierung und wird heute sowohl bei Erwachsenen als auch bei Kindern mit gutem Erfolg angewendet. Es handelt sich bei dieser Methode um eine spezifische Immuntherapie: Durch die Verabreichung spezieller Allergenextrakte wird die Produktion eines Abwehrstoffs im Körper (das Interferon Gamma) angeregt. Diese Substanz macht den Organismus unempfindlicher gegen Allergene, die allergischen Beschwerden treten weniger stark oder gar nicht mehr auf. Im Folgenden finden Sie die Anworten zu den wichtigsten Fragen in Bezug auf Hypo- bzw. Desensibilisierung.

Wie funktioniert die Methode?

Dem Patienten wird eine Lösung verabreicht, die den Stoff, gegen den er allergisch ist, in geringster Menge enthält. Dann wird nach und nach die Konzentration gesteigert und so versucht, das Immunsystem vorsichtig daran zu gewöhnen.

Wie wird die Lösung verabreicht?

Die Lösung wird entweder per Spritze unter die Haut oder sublingual verabreicht. Letzteres heißt, sie wird unter die Zunge geträufelt und muss dort etwa 3 Minuten lang einwirken. Sie darf nicht geschluckt werden, weil das die Wirkung zerstört. Die Injektionsmethode ist effektiver als die sublinguale Hyposensibilisierung, muss aber immer beim Arzt in der Praxis erfolgen. Die sublinguale Therapie kann man dagegen auch selbst zu Hause vornehmen – nach genauer ärztlicher Anweisung.

Wie lange dauert die Behandlung?

Bei der Spritzenbehandlung gibt es die folgenden Möglichkeiten:

➤ Die Kurzzeittherapie, die sich über einen Zeitraum von etwa 7 Wochen erstreckt

➤ Die Langzeittherapie, die sich über 1 ganzes Jahr zieht und dann noch in 2 Folgejahren wiederholt wird – entweder das ganze Jahr über oder nur in der pollenflugfreien Zeit im Winter

Die Kurzzeittherapie eignet sich vor allem für »Späteinsteiger«, die einige Wochen vor der Heuschnupfenzeit die Behandlung beginnen, dann aber schon mit weniger starken Beschwerden zu rechnen haben.

Die sublinguale Therapie sollte mindestens 3 Jahre lang kontinuierlich durchgeführt werden, damit das Immunsystem erfolgreich umprogrammiert wird. Diese Methode ist übrigens bei Kindern unter 8 Jahren wirksamer als bei älteren Kindern.

Sind Nebenwirkungen zu befürchten?

Die Methode ist in zahlreichen klinischen Studien untersucht und dabei als sehr sicher eingestuft worden. Da man aber ein Allergen verabreicht – wenngleich auch in minimaler Menge –, kann prinzipiell eine allergische Reaktion ausgelöst werden. Deshalb sollte die Behandlung auch nur durch einen erfahrenen Arzt erfolgen. Außerdem muss der Patient danach noch mindestens 30 Minuten in der Praxis überwacht werden, damit kontrolliert werden kann, wie der Körper reagiert.

Bei der sublingualen Hyposensibilisierung ist das Risiko, allergische Erscheinungen hervorzurufen, noch geringer – es wurden bei dieser Vorgehensweise bisher keine stärkeren Nebenwirkungen beobachtet.

Gegen welche Allergien hilft die Methode?

Gut wirksam ist die Methode bei jeglicher Form von Pollenallergie; außerdem hilft sie gegen Hausstaubmilben- sowie Insektengiftallergie. Bei einer Allergie auf Pollen und die Exkremente von Milben liegt die Erfolgsrate bei über 80 Prozent, bei einer Insektengiftallergie sogar bei über 90 Prozent. Für Vielfachallergiker ist wichtig zu wissen, dass man mit einer Behandlung nur gegen 2 oder 3 Allergene vorgehen kann, nicht gegen eine ganze Palette. Allerdings lassen sich 2 Therapien mit jeweils unterschiedlichen Allergengaben zeitlich versetzt durchführen.

Besteht die Gefahr einer neuen Allergie?

Manche Menschen befürchten, dass eine Allergie zwar »gelöscht«, aber eine neue ausgelöst wird. Das ist nicht der Fall. Im Gegenteil: Studien haben gezeigt, dass die Hyposensibilisierung die Gefahr einer Allergieausweitung verringern kann. Außerdem reduziert die Therapie das Risiko, dass aus einem Heuschnupfen später ein Asthma bronchiale entsteht: Sie kann nämlich verhindern, dass die Reizungen und Entzündungen vom Nasen-Rachen-Raum in die tieferen Atemwege absteigen und dort zu chronischer Bronchitis und Asthma führen.

Wann kann die Methode bei Kindern erfolgen?

Die Spritzenbehandlung ist ab dem Schulalter eine bewährte Methode. Für Vorschulkinder eignet sich eher die sublinguale Hyposensibilisierung, weil das regelmäßige Spritzen in diesem Alter meist noch nicht so gut toleriert wird.

Kann die Allergie ganz verschwinden?

Ob die Allergie völlig verschwindet, hängt stark von der individuellen Situation ab – vor allem von der Ausprägung der Beschwerden. Man darf die Erwartungen nicht zu hoch schrauben und glauben, dass schon nach wenigen Wochen Behandlung alles vorbei ist. Meist verringern sich die Beschwerden langsam, so dass sie mit einer zusätzlichen Behandlung, z. B. mit antiallergischen Nasensprays oder Augentropfen, gut zu bewältigen sind.

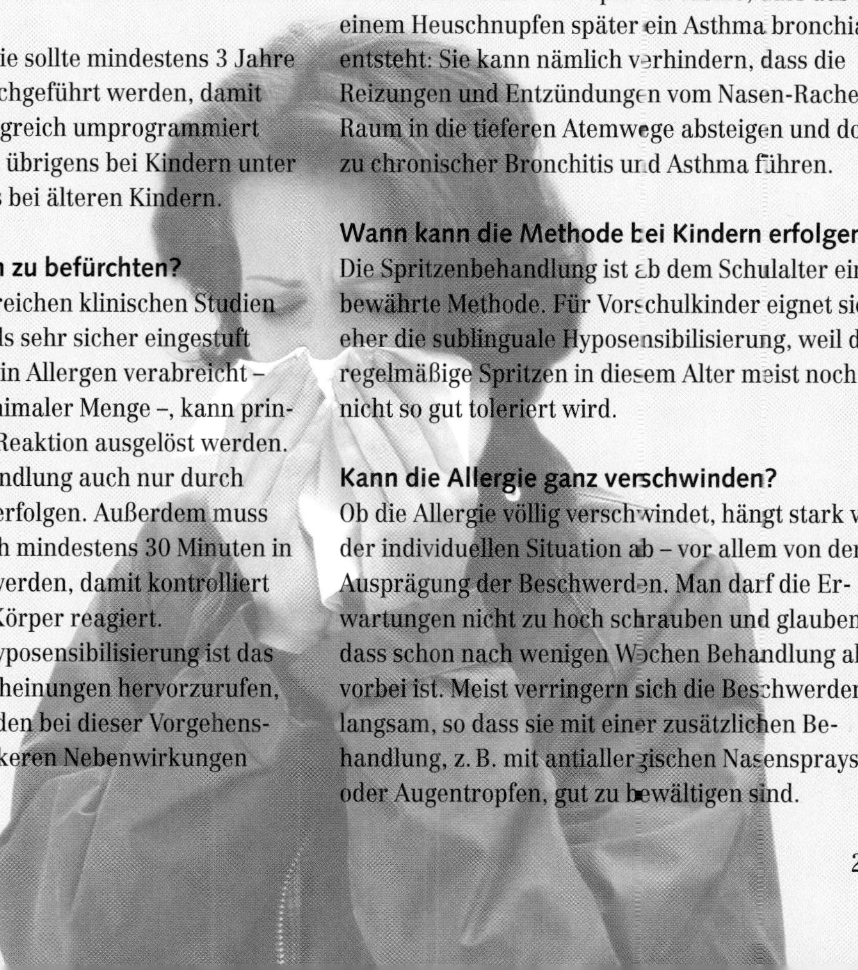

Kontaktekzem

Typische Beschwerden: juckender Hautausschlag mit Bläschen und Pusteln an einem Hautareal oder auch über den ganzen Körper verteilt, häufig auch chronisches Ekzem mit Hautrötung, Krusten und Schwielen

➤ Siehe auch Nesselsucht (S. 258f.)

SOFORTMASSNAHMEN – WAS SIE GLEICH TUN KÖNNEN

Allergene meiden

An erster Stelle steht natürlich das Meiden der Allergieauslöser. Besonders häufig sind das z. B. Metallverbindungen wie Nickel. Diese finden sich in Modeschmuck (Ohrringe, Halsketten), aber auch an den Verschlüssen von Armbanduhren, an Hosenknöpfen (Jeans) o. Ä. Manchmal verursachen sogar bestimmte Inhaltsstoffe von Salben wie Lanolin oder Perubalsam sowie Substanzen in Gummi und Leder (Kleidung) Kontaktallergien, die sich durch Hautausschlag äußern.

Medikamente

➤ Antihistaminika, zum Einnehmen in Form von Tabletten oder zur örtlichen Anwendung als Gele oder Cremes, mildern den Juckreiz und bringen die auftretenden Quaddeln schnell wieder zum Verschwinden.

➤ Kortisonhaltige Cremes und Gele zum Einreiben oder kortisonhaltige Medikamente muss der Arzt verordnen. Empfehlenswert ist bei starken Symptomen die abendliche Anwendung, da Kortison dann am besten wirkt.

Kinder

Auch bei Kindern kann es schon zu Kontaktallergien auf die verschiedensten Stoffe kommen. Die Ursache sollte unbedingt von einem erfahrenen Kinderarzt in Zusammenarbeit mit einem Allergologen abgeklärt werden. Durch spezielle Allergietests findet der Arzt heraus, welche Substanzen an der überschießenden Reaktion schuld sind. Ist das Allergen einmal in Erfahrung gebracht, so wird es in einen Allergiepass eingetragen, der möglichst immer mitgeführt werden sollte. Die Eltern sollten dann alle Vorsichtsmaßnahmen einhalten, damit der kleine Patient nach Möglichkeit mit dem allergieauslösenden Stoff nicht mehr in Berührung kommt.

Grenzen der Selbstbehandlung

Ausgeprägte allergische Reaktionen mit Wassereinlagerungen im Gewebe (Ödeme) und heftig juckendem Hautausschlag, der bisweilen von Symptomen wie Fieber, Atemnot, Übelkeit und Erbrechen begleitet ist, müssen unbedingt von einem Arzt abgeklärt werden.

AUS DER APOTHEKE

Synthetische Medikamente …

Medikamente mit den Wirkstoffen Astemizol, Cetirizin, Chlorphenoxamin, Dimetinden, Doxylamin, Ketotifen oder Loratadin können die allergischen Reaktionen, insbesondere die Quaddeln auf der Haut sowie den Juckreiz, mildern. Einige der Wirkstoffe sind rezeptpflichtig.

➤ **Präparat mit Astemizol:** Hismanal® (Tabletten, Tropfen; rezeptpflichtig)

➤ **Präparat mit Cetirizin:** Zyrtec® (Filmtabletten, Tropfen, Saft; rezeptfrei)

➤ **Präparat mit Chlorphenoxamin:** Systral® (Creme, Gel; rezeptfrei)

➤ **Präparat mit Dimetinden:** Fenistil® (Gel, Dragees, Tropfen, Retardtabletten, Sirup; rezeptfrei)
➤ **Präparate mit Doxylamin:** Sedaplus®, Mereprine® (Tabletten, Saft, Sirup; rezeptfrei)
➤ **Präparate mit Ketotifen:** Zaditen®, Ketof®, Airvitess®, Paediatiefen® (Kapseln, Sirup, Tropfen; rezeptpflichtig)
➤ **Präparat mit Loratadin:** Lisino® (Brausetabletten, Saft, Tabletten; rezeptfrei)
Wichtige Hinweise: Überempfindlichkeitsreaktionen möglich; Vorsicht in Schwangerschaft und Stillzeit; Präparate mit Dimetinden, Doxylamin und Ketotifen machen müde; Präparate mit Doxylamin für Kinder ab 6 Monaten, mit Dimetinden für Kinder ab 3 Jahren geeignet

… und Phytopharmaka

➤ **Präparate mit Bittersüßextrakten:** Cefabene®, Dolexaderm H® (Salben)

NATURHEILKUNDE

Auflagen mit Roterlentee

Roterle (Alnus glutinosa) enthält Gerbsäuren, die den Reizzustand der Haut mildern.
➤ **Anwendung:** 2 Teelöffel Roterlenblätter und -rinde mit 1/4 Liter kochendem Wasser übergießen, 10 Minuten lang ziehen lassen, dann abseihen. Nach dem Abkühlen ein Baumwolltuch mit dem Tee tränken und als Umschlag oder Auflage auf die betroffenen Hautpartien geben.

BEWÄHRTE HAUSMITTEL

Eichenrindenumschlag

Die Gerbsäuren der Eiche wirken entzündungshemmend, entschwellend und juckreizstillend.
➤ **Anwendung:** 2 Teelöffel Eichenrinde in 1/4 Liter Wasser kalt ansetzen und einige Stunden stehen lassen, dann kurz aufkochen. Ein Leinentuch mit dem abgekühlten Sud tränken und auf die betroffenen Hautpartien auflegen.

DAS KÖNNEN SIE NOCH TUN

Verhaltenstipps

➤ Intensive Hautpflege ist bei chronischem trockenen oder nässenden Hautausschlag wichtig. Sie sollte individuell auf den Hauttyp abgestimmt sein (siehe dazu auch das Special S. 226f.).
➤ Medizinische Salben und Cremes mit Substanzen wie Harnstoff oder Zinkoxid entfalten heilende und regenerative Wirkungen auf der Haut.
➤ Wenn der Umgang mit einem allergieauslösenden Stoff unvermeidbar ist, sollten Sie entsprechende Schutzmaßnahmen treffen. Ein Friseur etwa, der auf bestimmte Stoffe in Frisiercremes oder Färbemitteln allergisch reagiert, kann sich mit Handschuhen schützen. Menschen mit einer Allergie gegen Gummi oder Latex sollten feine Baumwollhandschuhe unter den Gummi- oder Latexhandschuhen tragen.
➤ Den Allergiepass immer mitführen! So weiß ein Arzt oder Sanitäter in einer Notfallsituation gleich, was zu vermeiden ist.

⊕ Das hilft

Allergieauslöser meiden
Antihistaminika gegen Juckreiz
Umschläge und Auflagen
Einreibungen mit Lavendelöl
Gesundheitskur mit Rotbuschtee
Homöopathie
Zinkhaltige Nahrung
Schutzmaßnahmen (Handschuhe)
Intensive Hautpflege

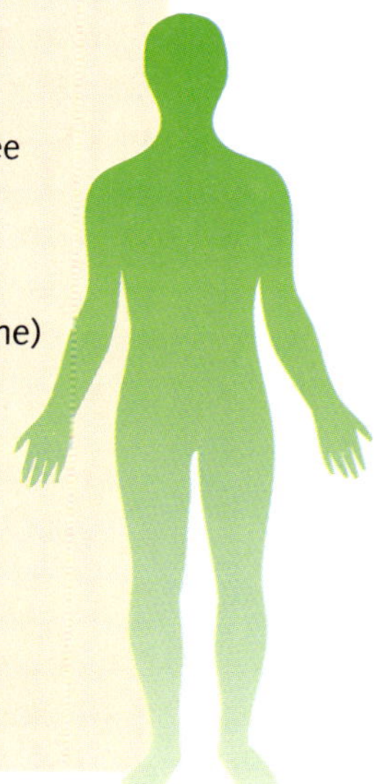

⊖ Das schadet

Kontakt mit Allergieauslösern
Mangelnde Hautpflege
Fehlende Schutzmaßnahmen

Milchunverträglichkeit

Typische Beschwerden: Blähungen, Völlegefühl, Durchfall, Übelkeit, Erbrechen, Unwohlsein; bisweilen auch Hautschwellungen, Juckreiz oder Symptome der Nesselsucht

➤ Siehe auch Nesselsucht (S. 258f.)

SOFORTMASSNAHMEN – WAS SIE GLEICH TUN KÖNNEN

Kuchmilchprodukte meiden

Erwachsene sollten ihren Milchkonsum erheblich einschränken. Manche vertragen allerdings Joghurt oder harte Käsesorten (Parmesan, Pecorino, Gouda).

➤ Ausweichprodukte sind Soja- oder Ziegenmilch und Reisdrinks. Achtung: Milchallergiker können auch gegen Sojaprodukte allergisch sein!

➤ Das vor allem in Milchprodukten enthaltene Kalzium ist ein wichtiger Knochenschutz und beugt Osteoporose vor. Decken Sie Ihren täglichen Bedarf an diesem Mineral durch Gemüse, Obst und kalziumangereicherte Fruchtsäfte. Falls notwendig, sollten Sie zusätzlich ein Mineralstoffpräparat einnehmen.

Kinder

Mütter sollten ihr Baby in den ersten 6 Monaten möglichst voll stillen und auf Beikost und Fläschchen ganz verzichten. Bei einer Laktoseunverträglichkeit (Laktose = Milchzucker) oder Milcheiweißallergie dürfen sie während der Stillphase keine Milchprodukte zu sich nehmen, um ihrem Baby die Eiweiße bzw. den Milchzucker nicht über die Muttermilch zuzuführen. Die zusätzliche Einnahme eines Kalziumpräparats stellt die Versorgung mit dem Mineralstoff sicher.

Bei Kindern ist eine milchzucker- oder milcheiweißfreie Ernährung notwendig, bis sich die Verhältnisse im Darm normalisiert haben. Die folgenden Produkte (u. a. aus Apotheke, Reformhaus und Bioläden) sind für die Ernährung von Säuglingen und Kleinkindern empfehlenswert.

➤ **HA-Nahrung:** Diese Nahrung wird von fast allen Babykostherstellern für alle Altersstufen angeboten. HA steht für »hypoallergen«. Die HA-Säuglingsmilch ist zwar nicht frei von Kuhmilch, allerdings werden die Eiweißmoleküle in so kleine Bruchstücke zerlegt, dass sie dem Organismus des Babys weniger zusetzen.

➤ **Hydrolysatnahrung:** Reagiert das Kind auch schon auf HA-Nahrung mit Unverträglichkeiten, muss die Mutter zu einem Präparat der nächsten Stufe greifen. In Apotheken gibt es spezielle Hydrolysatnahrung, bei der die Eiweißmoleküle noch weiter aufgespalten sind.

➤ **Sojamilch:** Wird all das nicht vertragen, muss ganz auf Kuhmilch verzichtet und auf Sojamilch umgestiegen werden. Seitdem Babys in den letzten Jahren häufiger mit Sojakost gefüttert wurden, beobachten Ärzte allerdings auch eine Zunahme der Allergien auf Sojaeiweiß. Man erreicht also letztlich keine Allergieminderung, sondern nur eine Allergieverschiebung. Im Einzelfall muss das ausgetestet werden.

➤ **Johannisbrotkernmehl-Brei:** Dieser süß schmeckende Brei ist eher für ältere Babys geeignet. In Ausnahmefällen kann er mit Wasser verdünnt und ins Fläschchen gegeben werden.

Grenzen der Selbstbehandlung

Ausgeprägte Beschwerden wie häufiger Durchfall, Bauchschmerzen, Übelkeit, Erbrechen und Hautausschläge müssen vom Arzt abgeklärt werden. Ziehen Sie einen Kinderarzt bei Gewichtsverlust Ihres Kindes zurate.

NATURHEILKUNDE

Kombucha

Der chinesische »Teepilz« stärkt die Darmflora und führt dem Körper Fermente und Hefen zu, die für die Verdauung wichtig sind. Er stabilisiert so den Stoffwechsel und das Immunsystem. Sie können fertig zubereitete Getränke in Reformhäusern und Bioläden kaufen.

NAHRUNG, DIE HEILT

Auf Kalziumzufuhr achten

Nehmen Sie möglichst viel hypoallergene Nahrung zu sich, die reichlich Mineralstoffe (vor allem Kalzium) und Vitamine enthält, etwa Blattsalate sowie Äpfel, Birnen, Kirschen und Johannisbeeren. Gedünstetes Gemüse wie Brokkoli, Grünkohl, Spinat und Fenchel enthält besonders viel Kalzium.

➤ Wenn Sie gerne Nüsse knabbern, sollten Sie Mandeln und Sesamsamen bevorzugen (Vorsicht vor eventuellen allergischen Reaktionen!).

➤ Essen Sie hin und wieder gedünsteten Fisch und Geflügel.

GESUNDHEITSKUR

Rotbuschteekur

Eine Trinkkur mit Rotbuschtee (Rooibostee) wirkt modulierend auf das Immunsystem, so dass es weniger reizempfindlich wird. Für das vegetative Nervensystem bringt der Tee Beruhigung, und die Verdauungsfunktionen werden verbessert.

➤ **Rotbuschtee:** 1 Teelöffel Rotbuschblätter mit 1/4 Liter kochendem Wasser überbrühen. 2 bis 3 Minuten lang ziehen lassen, dann abseihen. Über den Tag verteilt, vor allem zu den Mahlzeiten, etwa 1,5 Liter Rotbuschtee trinken.

Tipp: Sie können – wie bei grünem Tee – auch hier 2 bis 3 Aufgüsse zubereiten. Der 2. und 3. Aufguss brauchen nur noch ca. 60 Sekunden zu ziehen.

DAS KÖNNEN SIE NOCH TUN

Tipps von Allergiespezialisten

➤ Greifen Sie im Supermarkt nicht in die Regale mit Konservenkost, und kaufen Sie möglichst keine abgepackte Wurst. Sie enthält nämlich Zusatzstoffe wie Laktose (Milchzucker), Stabilisatoren, Geschmacksverstärker, Farbstoffe und Aromen.

➤ Mütter sollten während der Stillphase auf Milch, Eier, Fisch und Nüsse verzichten. Das sind die häufigsten Allergieauslöser in der Nahrung. Auch beim Baby sollte man im 1. Lebensjahr auf diese Nahrungsmittel verzichten.

➤ Bis zum 10. Lebensjahr sollte man kein Haustier halten (Gefahr von Tierhaarallergie).

➤ Es gilt absolutes Rauchverbot! Nikotin schwächt das Bronchialsystem und die Immunabwehr.

➤ Wegen möglicher Hausstaubmilbenallergie sollte man keine Teppichböden in Haus oder Wohnung legen lassen.

➤ Die ideale Raumtemperatur beträgt während der Heizperiode 21 bis 24 °C, die Luftfeuchtigkeit sollte bei 50 Prozent liegen. Häufiges Lüften vermindert das Risiko von Schimmelpilz- und Hausstaubmilbenallergie.

⊕ Das hilft

Kuhmilchprodukte meiden

Auf Kalziumzufuhr achten

Babys 6 Monate lang stillen

Homöopathische Konstitutionsbehandlung

⊖ Das schadet

(Versteckte) Milchprodukte essen

Rauchen

Stress und Schlafmangel

Konservenkost und abgepackte Wurst

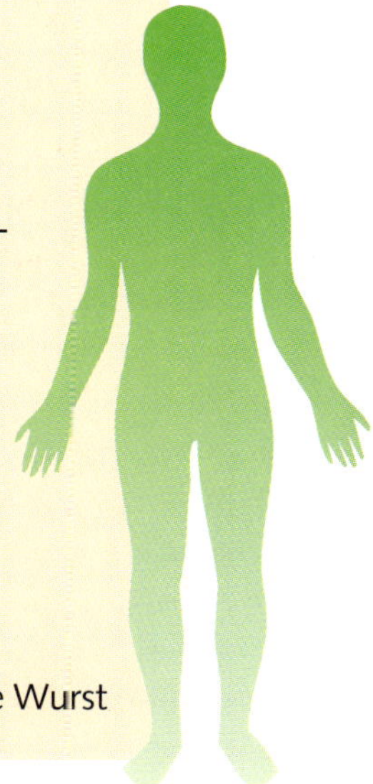

Nesselsucht

Typische Beschwerden: akut auftretende, heftig juckende Quaddeln, Hautrötung, bisweilen Gewebeschwellungen (Ödeme), Kreislaufprobleme und Übelkeit

SOFORTMASSNAHMEN – WAS SIE GLEICH TUN KÖNNEN

Antihistaminika

Bei Nesselsucht helfen Antihistaminika in Form von Tabletten oder Saft. Gele und Cremes zum Einreiben auf betroffene Hautstellen stillen den Juckreiz und mildern die Quaddeln.

Kinder

Auch bei Kindern kann es zu einer Nesselsucht (Urtikaria) kommen. Die Ursache sollte unbedingt von einem erfahrenen Kinderarzt in Zusammenarbeit mit einem Allergologen abgeklärt werden. Durch spezielle Allergietests findet man heraus, ob beispielsweise Nahrungsmittelbestandteile, Inhaltsstoffe von Medikamenten oder Insektengifte an der akuten allergischen Reaktion schuld sind. Ist das Allergen in Erfahrung gebracht, wird es in einen Allergiepass eingetragen, der möglichst immer mitgeführt werden sollte. Die Eltern sollten zudem alle Vorsichtsmaßnahmen treffen, damit der kleine Patient mit dem auslösenden Stoff nicht mehr in Berührung kommt.

Grenzen der Selbstbehandlung

Ausgeprägte Nesselsucht mit Gewebeschwellungen, heftig juckendem Hautausschlag und Atemnot müssen von einem Arzt behandelt werden. Das Gleiche gilt, wenn eine akute Nesselsucht einen chronischen Verlauf nimmt.

Sofort den Notarzt rufen

- Beim so genannten anaphylaktischen Schock mit Blutdruckabfall, Herzrasen und Ohnmacht
- Bei Schwellungen der Mund- und Rachenschleimhaut mit lebensbedrohlicher Behinderung der Atmung

AUS DER APOTHEKE

Synthetische Medikamente …

Medikamente mit den Wirkstoffen Astemizol, Cetirizin, Dimetinden, Doxylamin, Ketotifen oder Loratadin können die allergischen Reaktionen, insbesondere den Juckreiz, mildern.

- **Präparat mit Astemizol:** Hismanal® (Tabletten, Tropfen; rezeptpflichtig)
- **Präparat mit Cetirizin:** Zyrtec® (Filmtabletten, Tropfen, Saft; rezeptfrei)
- **Präparat mit Dimetinden:** Fenistil® (Gel, Dragees, Tropfen, Retardtabletten, Sirup; rezeptfrei)
- **Präparate mit Doxylamin:** Sedaplus®, Mereprine® (Tabletten, Saft, Sirup; rezeptfrei)
- **Präparate mit Ketotifen:** Zaditen®, Ketof®, Airvitess®, Paediatiefen® (Kapseln, Sirup, Tropfen; rezeptpflichtig)
- **Präparat mit Loratadin:** Lisino® (Brausetabletten, Saft, Tabletten; rezeptfrei)

Wichtige Hinweise: Überempfindlichkeitsreaktionen möglich; Vorsicht in Schwangerschaft und Stillzeit; Präparate mit Dimetinden, Doxylamin und Ketotifen machen müde (wobei diese Wirkung für Kinder durchaus günstig ist); Präparate mit Doxylamin für Kinder ab 6 Monaten, mit Dimetinden für Kinder ab 3 Jahren geeignet

… und Phytopharmaka

Präparate mit den Wirkstoffen des Bittersüßen Nachtschattens eignen sich vor allem bei einem chronischen Verlauf von Nesselsucht.

➤ **Präparate mit Bittersüßextrakten:** Cefabene®, Dolexaderm H® (Salben)

NATURHEILKUNDE

Salzwasserkompressen

Zur Linderung des Juckreizes empfehlen sich Kompressen mit Salzwasser.

➤ **Anwendung:** Eine Lösung aus 1 Liter Wasser und 2 bis 3 Esslöffeln Meersalz herstellen. Damit ein Tuch tränken und 10 Minuten auf die juckenden Hautpartien legen. Dann die betroffene Haut lauwarm abwaschen.

Lavendelöl

Lavendelöl hilft gegen den Juckreiz. Man kann es pur auf die Haut geben oder als Badezusatz verwenden.

➤ **Lavendelölbad:** 10 Tropfen Lavendelöl mit 1 bis 2 Esslöffeln Sahne vermischen. Diese Emulsion dem Badewasser zufügen. Nicht zu warm und nicht zu lang (höchstens 10 Minuten) baden.

NAHRUNG, DIE HEILT

Auslöser meiden durch Weglassdiät

Besonders häufig führen die folgenden Nahrungsmittel zu den Erscheinungen einer Nesselsucht: geräucherter Fisch, Schaltiere (Krebs, Hummer), Erdbeeren, Kuhmilch, Nüsse, Eier und Getreideprodukte. Aber auch Lebensmittelzusatzstoffe (z. B. Tartrazin) können eine Nesselsucht auslösen. Bei bestehender Allergie sollten Sie durch eine Weglassdiät (man isst eine Nahrungsmittelgruppe oder einen Nahrungsbestandteil, z. B. Milch und Milchprodukte, mindestens 1 Woche lang nicht) herausfinden, was Sie nicht vertragen. Dann können Sie die unverträglichen Nahrungsmittel meiden.

DAS KÖNNEN SIE NOCH TUN

Tipps für Betroffene

Oft vergeht die Nesselsucht genauso schnell, wie sie gekommen ist. Doch bei vielen wird das Leiden auch chronisch.

➤ Nesselsucht kann auch seelische Ursachen haben, die durch Stress, Kummer, Sorgen und Überlastung verstärkt werden. In diesem Fall helfen Entspannungstechniken.

➤ Meiden Sie konsequent die Auslöser, falls Sie sie kennen. Tragen Sie gegebenenfalls Ihren Allergiepass immer bei sich! Dies gilt vor allem bei Unverträglichkeit von Medikamenten (z. B. Penizillin).

➤ Waschen Sie neue Kleidung immer; Farbstoffe und Appreturen gehören zu den Auslösern.

➤ Eine ausgeglichene Lebensweise ist ratsam. Sorgen Sie für regelmäßige Erholungspausen während der Arbeit. Schlafen Sie viel.

➤ Bewegung, am besten an frischer Luft, stärkt die Körperabwehr.

➤ Nikotin schwächt die Immunabwehr und kann allergische Reaktionen verstärken.

➤ Vorsicht mit Alkohol! Er belastet den Stoffwechsel. Außerdem können die Inhaltsstoffe in Wein oder Bier auch eine Nesselsucht auslösen.

⊕ Das hilft

Allergieauslöser meiden

Antihistaminika (innerlich oder örtlich)

Homöopathische Konstitutionsbehandlung

Bei Kenntnis des Auslösers eventuell Hyposensibilisierung

Hypoallergene Nahrung

⊖ Das schadet

Konfrontation mit Allergieauslösern

Stress, Schlafmangel, Genussgifte

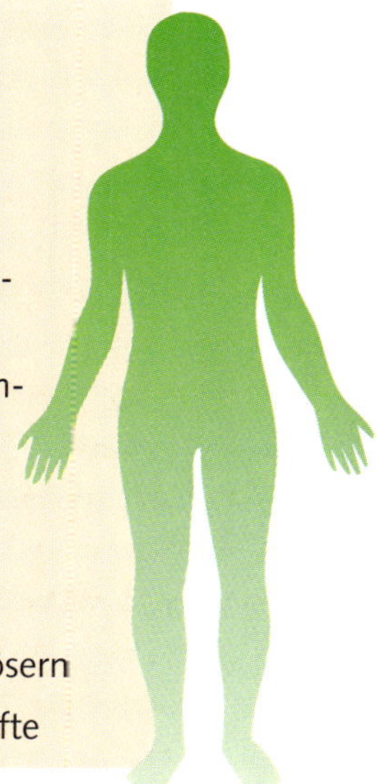

Neurodermitis

Typische Beschwerden: starker Juckreiz, Rötung, Schuppung und Nässen vor allem an Gesicht, Hals, Ellbeugen, Kniekehlen und Ohrläppchen; bei chronischem Verlauf oft derbe Schwielen und Schrunden, sehr trockene Haut

➤ Siehe auch Kontaktekzem (S. 254f.) und Schuppenflechte (S. 232ff.)

SOFORTMASSNAHMEN – WAS SIE GLEICH TUN KÖNNEN

Gezielte Hautpflege

Das Wichtigste ist eine intensive und konsequente Hautpflege auf Fett- und Feuchtigkeitsbasis. Rückfettende Ölbäder beispielsweise vermindern den Wasserverlust der Haut und verbessern ihre Barrierefunktion. Auch Salben geben der Haut ihre Geschmeidigkeit zurück. Zudem lindern sie den Juckreiz.

➤ In manchen Fällen sind medizinische Salben mit Zusätzen wie Harnstoff oder Zink notwendig und sehr hilfreich. Sind offene Stellen vorhanden, können Sie Zinkschüttelmixturen auftragen.

Medikamente

➤ Gukokortikoide (z. B. Fluticason, Flumetason, Dexamethason) werden bei starken Beschwerden als Intervalltherapie eingesetzt. Mit den modernen Medikamenten ist es heute gut möglich, eine differenzierte Therapie vorzunehmen und damit die Nebenwirkungen möglichst gering zu halten. So stehen ganz verschiedene Kortisonpräparate in verschiedenen Dosisstärken zur Verfügung. Hydrokortison gibt es in niedriger Dosierung auch ohne Rezept.

➤ Gegen die Juckreiz können Antihistaminika eingesetzt werden.

Gamma-Linolensäure

Der Körper des Neurodermitikers ist nicht in der Lage, aus der Linolsäure der Nahrung ausreichend Gamma-Linolensäure (GLS) zu bilden. Ein GLS-Mangel führt zu einer veränderten Zusammensetzung der Hautfette und dadurch zu einer Störung der Barrierefunktion der Haut. Hochwertige Präparate mit Gamma-Linolensäure können bei langfristiger Einnahme die entzündlichen Beschwerden lindern. Sie werden von einigen Ärzten sogar verschrieben.

Kinder

Zur Behandlung von Kindern siehe S. 263.

Grenzen der Selbstbehandlung

Akute Neurodermitisschübe mit starker Entzündung müssen von einem Arzt überwacht werden, vor allem wenn weitere Symptome wie Fieber oder Schmerzen auftreten. Dann besteht Verdacht auf eine Infektion mit Krankheitskeimen.

AUS DER APOTHEKE

Synthetische Medikamente …

Glukokortikoide sind – mit Ausnahme des schwächer wirkenden Hydrokortisons – verschreibungspflichtig; ihre Anwendung muss vom Arzt überwacht werden. Salben und Cremes mit Harnstoff sind wasserbindend und hautpflegend. Salben, Cremes und Lotionen mit Pflegestoffen wie Mandelöl, Dexpanthenol und Linolsäure dienen der Basispflege bei Neurodermitis. Antihistaminika lindern den Juckreiz. Im Folgenden stehen nur einige ausgewählte Präparate, die alle rezeptfrei erhältlich sind. Verschreibungspflichtige Kortisonpräparate sind nicht aufgeführt; die Kortisontherapie muss immer ein (Haut-)Arzt abklären.

➤ **Präparate mit Hydrokortison:** Dermallerg-ratiopharm Creme®, Hydrocortison-Wolff®, Remederm HC Widmer®, Ebenol® (Cremes, Lotionen)
Wichtiger Hinweis: Cremes oder Lotionen in dünner Schicht und am besten nur abends auftragen

➤ **Antihistaminikum:** Fenistil® (Gel)
Wichtiger Hinweis: nicht geeignet für Kinder unter 3 Jahren (außer Anwendung unter Aufsicht des Arztes)

➤ **Präparate zur Basispflege:** Wolff Basis Halbfett®, Excipial Mandelölsalbe®, Linola®, Linola fett®, Eucerin®, Hydro Cordes® (Cremes)

➤ **Präparate mit Harnstoff:** Basodexan®, Elacutan®, Carbamid Widmer®, Eucerin + Urea®, Lipolotio Excipial® (Cremes, Salben, Lotionen)
Wichtiger Hinweis: zur Basispflege geeignet

… und Phytopharmaka

Heilsalben und -cremes können zur Regeneration der Haut nach einer Kortikoidbehandlung beitragen. Gamma-Linolensäure gibt es in Form von Nachtkerzenölpräparaten.

➤ **Präparate mit Hamamelis und Kamille:** Hametum®, Hametum Extrakt® (Salbe, Flüssigkeit), Azulon Kamillen Creme®, Kamillosan Creme® (Cremes)
Wichtiger Hinweis: Kamillenpräparate nicht bei Allergie gegen Korbblütler anwenden

➤ **Präparate mit Nachtkerzenöl (Gamma-Linolensäure):** Gammacur®, Epogam®, Neobonsen®, Unigamol® (Kapseln zum Einnehmen)
Wichtiger Hinweis: nicht geeignet für Kinder unter 1 Jahr; Vorsicht in Schwangerschaft und Stillzeit

NATURHEILKUNDE

Nachtkerzenöl

Sie können Nachtkerzenöl äußerlich (in Salben, Gelen etc.) anwenden, aber auch sehr effektiv innerlich. Aus Studien geht hervor, dass Erwachsene eine tägliche Dosis von 240 bis 320 Milligramm Gamma-Linolensäure (6 bis 8 Nachtkerzenölkapseln) einnehmen sollten, um eine gute Wirkung zu erzielen. In Einzelfällen sind sogar bis zu 15 Kapseln am Tag notwendig. Es dauert allerdings mindestens 4 bis 12 Wochen, bis die Wirkung einsetzt und die Hautveränderungen zurückgehen.

Lapacho

Der Hauptwirkstoff der Pflanze, das Lapachol, stabilisiert das Immunsystem und hemmt die Entzündungen der Haut.

➤ **Lapachoteekur:** 1 Liter Wasser zum Sieden bringen. 2 Esslöffel Lapachorinde hinzugeben und das Ganze kurz aufkochen lassen. Bei geringer Hitze 5 Minuten kochen lassen. Danach den Tee 15 Minuten lang zugedeckt ziehen lassen. Zur Stärkung der Abwehrkräfte zunächst 4 Wochen lang täglich 1 Liter Lapachotee trinken. Danach den Tee langfristig in kleineren Mengen täglich genießen.

➤ **Lapachobad:** Um die Wirkung eines Ölbads aus der Apotheke zu erhöhen, dem Badewasser Lapachosud (3 Esslöffel Lapacharinde mit 1 Liter Wasser aufkochen) beifügen.

➤ **Lapachokompressen:** In körperwarmem Lapachotee getränkte Kompressen auf wunde Stellen auflegen und am Körper erkalten lassen.

BEWÄHRTE HAUSMITTEL

Ölbäder

Die stark trockene Haut von Neurodermitikern benötigt Fett, am besten in Form von Öl.

➤ **Öl-Milch-Bad:** 1 Esslöffel Olivenöl mit 1/2 Liter Milch mischen, in das auf etwa 35 bis 38 °C erwärmte Wasser geben und ca. 10 Minuten baden (bei Milchallergie nicht empfehlenswert!).

➤ **Bad mit ätherischen Ölen:** 2 Esslöffel Olivenöl und 2 Esslöffel Sahne mit 2 bis 5 Tropfen eines ätherischen Öls vermischen (geeignet sind Lavendelöl, Sandelholzöl, Teebaumöl). Die Mischung ins 35 bis 38 °C warme Badewasser geben.

NAHRUNG, DIE HEILT

Reizstoffe meiden …

Meiden Sie Reizstoffe wie Zucker in Süßigkeiten, Kuchen und Eis. Auch gebratenes Fett, viel Salz, (scharfe) Gewürze, Schweinefleisch, Konserven- und Tiefkühlkost sollten Sie nicht zu sich nehmen.

… und naturbelassen essen

Empfehlenswert ist eine naturbelassene Vollwertkost auf der Basis von frischem Gemüse, Obst, Kartoffeln, Vollkornbrot, Milch, Joghurt, Fisch und magerem Fleisch. Bei Nahrungsmittelallergie müssen Sie natürlich die entsprechenden Lebensmittel weglassen. Oft wird die Nahrung gekocht besser vertragen als roh. Machen Sie sicherheitshalber einen Allergietest. Manchmal ist sogar die viel gepriesene, kalziumreiche Kuhmilch der Übeltäter.

GESUNDHEITSKUR

Klimakuren

Klimakuren, etwa an der Nordsee oder im Hochgebirge, sind hervorragend geeignet, um die Haut zu regenerieren und die Beschwerden zu lindern. Ein wichtiger Faktor ist die frische, hypoallergene Luft in den Bergen und am Meer. An der See spielt zusätzlich der Salzgehalt in Luft und Wasser eine Rolle. Das Salz wirkt Entzündungen entgegen. Sehr gut wirksam sind auch Thalassotherapien (Meerwasseranwendungen) im Rahmen einer Kur.

Tipp: Auch Lichttherapien (UV-A-Bestrahlung) haben bisweilen eine positive Auswirkung auf den Hautzustand von Neurodermitikern.

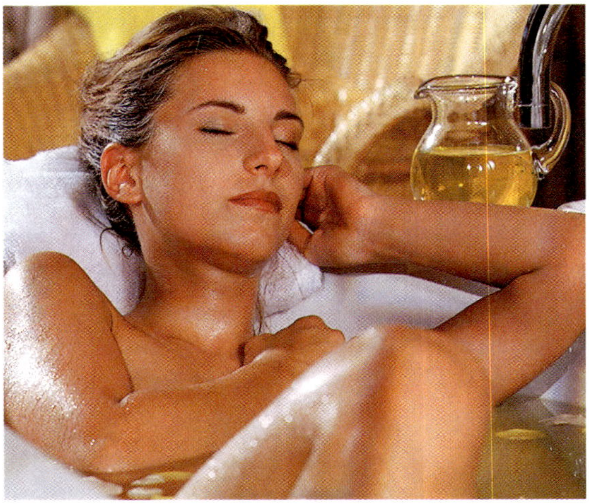

Für die trockene Haut von Neurodermitikern sind Ölbäder eine Wohltat.

DAS KÖNNEN SIE NOCH TUN

Tipps für Neurodermitispatienten

- Die Anwendung von Seife, auch Babyseife, sollten Sie vermeiden. Empfehlenswert sind jedoch alkalifreie Seifenersatzmittel (Syndets), die nur sparsam verwendet werden und nach der Reinigung wieder gründlich entfernt werden müssen. Trocknen Sie sich immer gut ab, aber rubbeln Sie nicht.
- Vor allem Unterwäsche aus Wolle kann die Haut reizen. Auch Synthetikfasern sind nicht geeignet, sie nehmen nämlich den Körperschweiß nicht auf. Kleidung wie Leggings oder enge Bodys sollten Sie nicht tragen. Empfehlenswert hingegen sind Stoffe wie Baumwolle und Seide, am besten ungebleicht und ungefärbt.
- Verwenden Sie Spezialwaschmittel, spülen Sie die Kleidung stets gründlich mit klarem Wasser aus, eventuell unter Zusatz von 1 bis 2 Esslöffeln Speiseessig im letzten Spülgang.
- Waschen Sie neue Kleidungsstücke, die auf der Haut getragen werden, immer vor dem ersten Tragen.
- Von Modeschmuck aus Nickel und anderen (unechten) Metalllegierungen, vor allem von Ohrringen, ist abzuraten. Empfehlenswert hingegen ist echter Schmuck aus hochwertigem Silber oder Gold, auch Perlenketten. Auf das Durchstechen der Ohrläppchen sollten Sie lieber verzichten.
- Geeignetes Schuhwerk sind solide Lederhalbschuhe oder Sandalen ohne Kunststoff. Wechseln Sie das Schuhwerk mehrmals am Tag. Die Strümpfe sollten aus reiner Baumwolle sein.

➤ Die ideale Raumtemperatur liegt bei etwa 21 bis 24 °C. Leichte Bekleidung und eine dünne Bettdecke zum Schlafen sorgen dafür, dass die Haut atmen kann und weniger juckt.
➤ Vermeiden Sie Staubfänger in der Wohnung.
➤ Stress kann die Symptome verschlimmern. Viele Patienten reagieren bei Aufregung mit einer geröteten Haut und verstärktem Juckreiz. Entwickeln Sie daher Strategien gegen Ihren individuellen Stress. Yoga, autogenes Training (siehe das Special S. 332f.), progressive Muskelentspannung o. Ä. können helfen, innerlichen Ausgleich zu finden.
➤ Auch eine Gesprächstherapie sollte in Erwägung gezogen werden. Hier kann der Neurodermitispatient herausfinden, welche ungelösten Konflikte die emotionale Stabilität stören. Er lernt außerdem, mit dem psychischen Druck besser fertig zu werden, den die entzündlichen, unattraktiven Veränderungen auf der sichtbaren Haut verursachen.

⊕ Das hilft

Intensive Hautpflege und Ölbäder
Hypoallergene Kost
Lockere Kleidung aus Naturmaterialien
Gamma-Linolensäure
Entzündungshemmende Heilcremes
Ausgeglichene Lebensweise
Homöopathische Konstitutionsbehandlung
Klimakuren
Psychotherapie

⊖ Das schadet

Zu wenig Hautpflege
Stress und Schlafmangel
Parfümierte Seife
Allergieauslöser in der Nahrung
Wäsche aus Wolle oder Synthetik
Überheizte Räume

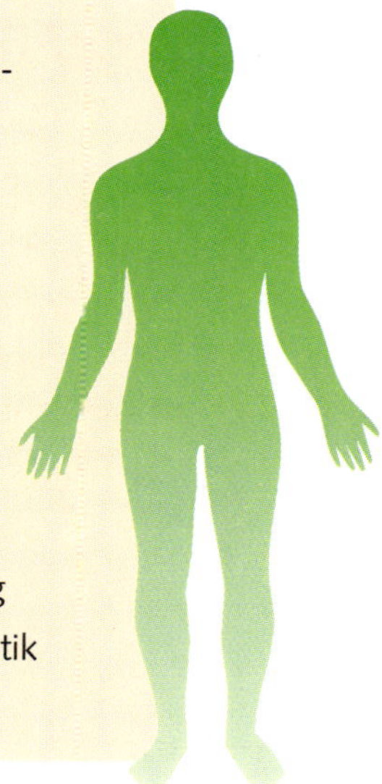

SCHNELLE HILFE FÜR KINDER

Oft leiden die Eltern mehr unter der Krankheit als das Kind selbst. Bisweilen machen sie sich große Sorgen und meinen auch, ihrem Kind vielleicht nicht genug Liebe zukommen zu lassen. Um das zu kompensieren, sind sie dann besonders fürsorglich. Neurodermitiskinder brauchen sicherlich viel Zuwendung, allerdings sollten die Eltern nicht überreagieren und dem Kind nicht zu viel Aufmerksamkeit zukommen lassen. Manche Kinder vergessen ihre Krankheit beim Spielen völlig. Gleichwohl sollten Sie Ihr Kind vor Stresssituationen schützen. Für Kinder gelten die gleichen Behandlungsmethoden wie für Erwachsene: Kortison in schlimmen Fällen, Antihistaminika gegen den Juckreiz, Harnstoffsalben o. Ä. für die Pflege. Hier noch einige weitere Tipps.
➤ Gamma-Linolensäure: Für Kinder von 2 bis 4 Jahren werden bis zu 6 Nachtkerzenölkapseln täglich empfohlen. Bei Kleinkindern tritt der erwünschte Therapieeffekt meist sehr schnell ein. Ältere Kinder dürfen bis zu 12 Kapseln am Tag bekommen. Das individuelle Einpendeln der Dosierung richtet sich nach dem Hautbild. Stechen Sie für Kinder die Kapseln mit einer Nadel auf, und mischen Sie den Inhalt unter (lauwarme oder kalte) Speisen und Getränke. Dank der guten Verträglichkeit dieses Naturprodukts ist eine Langzeittherapie völlig problemlos.
➤ Fahren Sie mit Ihrem Kind öfter an die See oder in die Berge. Der Klimawechsel wirkt Wunder.
➤ Bei kleineren Kindern ist ein spezieller Overall nützlich, der Hände und Füße umschließt. Die Kinder können dem Juckreiz begegnen, indem sie über dem Stoff die Haut massieren, sie kratzen sich aber nicht blutig. Die sanfte Massage fördert die Durchblutung und bewirkt dadurch sogar eine schnellere Regeneration der Haut.
➤ Cremen Sie Ihr Kind liebevoll mit Salben ein; das bietet zusätzliche Streicheleinheiten für das Kind.

Sonnenallergie

Typische Beschwerden: quälender Juckreiz und Brennen mit anschließender Hautrötung und Bildung von Knötchen, vor allem an sonnenexponierten Stellen wie Dekolletee, Armen, Schultern, aber auch am ganzen Körper möglich; manchmal Gewebeschwellungen (Ödeme) sowie Fieber

➤ Siehe auch Sonnenbrand (S. 236f.) und Hitzschlag, Sonnenstich (S. 402f.)

SOFORTMASSNAHMEN – WAS SIE GLEICH TUN KÖNNEN

Feuchtkühle Umschläge

Die betroffenen Stellen sollten Sie am besten mit feuchten Umschlägen kühlen. Bewährt hat sich als Kühlung und als Mittel gegen Schmerzen eine Auflage mit Schafgarbe.

➤ **Schafgarbenauflage:** 4 Teelöffel Schafgarbenkraut mit 1/2 Liter kochendem Wasser übergießen, 10 Minuten lang ziehen lassen, abseihen. Mit dem abgekühlten Sud Stofftaschentücher tränken und auf die betroffenen Stellen legen. 20 Minuten liegen lassen. Anwendung öfter wiederholen.

Sofort in den Schatten

Bei einer Sonnenallergie müssen Sie im Schatten bleiben, bis die Beschwerden abgeklungen sind, was meist nach einigen Tagen der Fall ist. Auch danach dürfen Sie nur vorsichtig in die Sonne.

Antihistaminika

Bei starkem Juckreiz wirken Antihistaminika lindernd; sie lassen auch den Hautausschlag schneller wieder verschwinden.

Kinder

Kinder reagieren besonders empfindlich auf starke Sonneneinstrahlung. Deshalb ist sorgfältiger Sonnenschutz angebracht. Kinder sollten sich möglichst nicht unbekleidet der Sonne aussetzen. Und wenn, dann nur kurzzeitig. Die unbedeckten Hautstellen müssen Sie immer mit einem hochwertigen Präparat einreiben, das frei ist von Konservierungsstoffen und Parfüm. Der Lichtschutzfaktor von Sonnencremes oder -ölen sollte mindestens 15 betragen. Am besten halten sich die Kleinen hauptsächlich im Schatten auf. Vor allem Babys dürfen nie dem direkten Sonnenlicht ausgesetzt werden!

Grenzen der Selbstbehandlung

Bei ausgeprägten Reaktionen mit Gewebeschwellungen (Ödemen) müssen Sie einen Arzt (Hautarzt oder Allergologen) aufsuchen.

Sofort den Notarzt rufen

➤ Bei Schocksymptomen wie Blutdruckabfall, Herzrasen und Ohnmacht

AUS DER APOTHEKE

Synthetische Medikamente

Medikamente mit den Wirkstoffen Chlorphenoxamin oder Dimetinden lindern den Juckreiz. Entsprechende Präparate gibt es rezeptfrei.

➤ **Präparat mit Chlorphenoxamin:** Systral® (Creme, Gel)
Wichtiger Hinweis: bei Kindern und Säuglingen keine großflächige Anwendung

➤ **Präparat mit Dimetinden:** Fenistil® (Gel)
Wichtiger Hinweis: nicht in der Schwangerschaft anwenden; nicht in Augennähe auftragen

NATURHEILKUNDE

Auflagen

Auf juckende Hautpartien können Sie Salzwasserkompressen auflegen. Das sorgt für Linderung. Auch Umschläge mit Eichenrinde bewirken, dass die Entzündungen zurückgehen, der Juckreiz abgeschwächt wird und eventuelle Schwellungen verschwinden.

➤ **Anwendung 1:** 1 Liter Wasser mit 2 bis 3 Esslöffeln Meersalz verrühren. Ein Tuch damit tränken und 10 Minuten auf die betroffenen Hautpartien legen. Danach die Stellen lauwarm abwaschen.

➤ **Anwendung 2:** 4 Teelöffel Eichenrinde in 1/2 Liter kaltem Wasser ansetzen, einige Stunden stehen lassen, dann kurz aufkochen und wieder abkühlen lassen. Ein Tuch in dem Sud tränken und auf die Haut auflegen.

NAHRUNG, DIE HEILT

»Sonnennahrung«

Nehmen Sie vor einem sonnenreichen Urlaub vermehrt Nahrungsmittel mit viel Vitamin C, E und A zu sich. Vitamin C ist z. B. in Kiwis, Holunderbeeren, Acerolakirschen, Johannisbeeren und Zitrusfrüchten enthalten. Vitamin E bekommen Sie über hochwertige Keimöle, Vitamin A (bzw. Beta-Karotin) ist u. a. in Karotten und Tomaten enthalten.
Tipp: Auch Bierhefe hilft, die Haut gegen Sonnenlichteinwirkung unempfindlicher zu machen.

GESUNDHEITSKUR

UV-Hardening

Sie können rechtzeitig vor der Sommersaison Ihre Haut vorsichtig und wohl dosiert einer gewissen UV-Bestrahlung beim Hautarzt (Dermatologen) aussetzen. Besprechen Sie dies mit Ihrem Arzt. Oft empfiehlt er einen Behandlungszeitraum von 6 Wochen mit insgesamt 3 bis 4 Bestrahlungen.

DAS KÖNNEN SIE NOCH TUN

Hautschutz durch Antioxidanzien

Durch das Einnehmen von Zellschutzpräparaten, z. B. Beta-Karotin (Provitamin A), Vitamin E und Selen, wird die Strahlentoleranz der Haut erhöht. Außerdem kann die Anwendung von Sonnenschutzcremes mit einem »Radikalefängersystem« gute Erfolge bringen. Fragen Sie in der Apotheke nach solchen Produkten.

Tipps zur Vorbeugung

➤ Gewöhnen Sie sich schrittweise an die Sonne. Gehen Sie keinesfalls zwischen 11 und 15 Uhr in die pralle Sonne.

➤ Führen Sie einen konsequenten Sonnenschutz mit hochwertigen Präparaten durch. Cremen Sie auch Lippen und Augenlider ein.

➤ Menschen mit Neigung zur so genannten Mallorca-Akne dürfen keine stark fetthaltigen Lichtschutzmittel benutzen, sondern nur Gele.

➤ Schützen Sie sich durch sinnvolle Bekleidung: T-Shirt sowie Hut oder Kappe mit breiter Krempe.

⊕ Das hilft

Im Akutfall Antihistaminika

Konsequenter UV-Schutz

Hochwertige Sonnenschutzpräparate

Haut langsam an die Sonne gewöhnen

Vitamine und Mineralstoffe

Schützende Kleidung

⊖ Das schadet

Zu lange Sonnenbäder

Sonnenschutzpräparate mit Zusatzstoffen

Keine Vorbereitung der Haut

Unbekleidetes Sonnenbaden

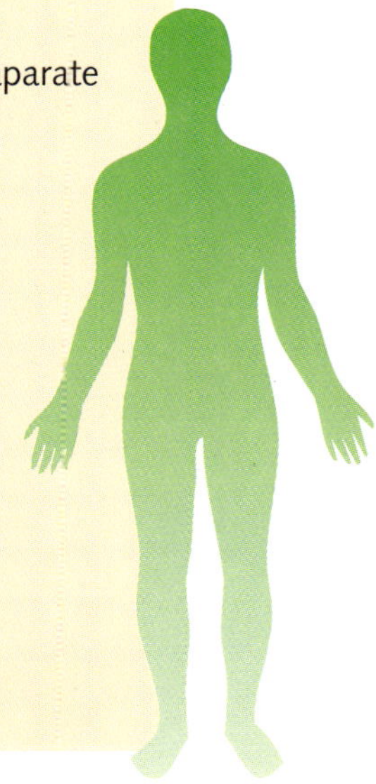

Herz, Kreislauf und Gefäße

Der schnelle Diagnoseüberblick

Die folgenden Kurzbeschreibungen von Symptomen oder Symptomenkomplexen sollen Ihnen die Selbstdiagnose erleichtern und führen Sie mit Seitenverweisen zur Erkrankung – sowohl im Kapitel »Herz, Kreislauf und Gefäße« als auch in anderen Kapiteln. Gleichzeitig finden Sie hier bereits Warnhinweise, wann Sie (sofort) zum Arzt gehen müssen.

Arteriosklerose, Blutdruck, Durchblutungsstörungen

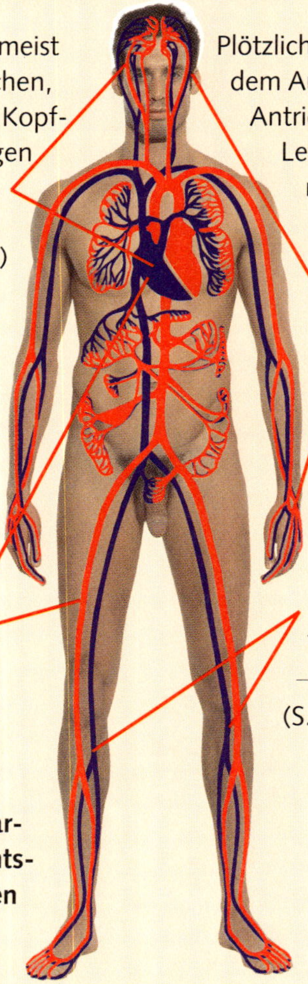

Bei schleichendem Verlauf anfangs meist keine Beschwerden; später Herzpochen, schneller Puls, Schwindel, Übelkeit, Kopfschmerzen, Atemnot, Schlafstörungen möglich – Blutdruck über 160/90 mmHg (Idealwert: 120/80 mmHg) → **Blutdruck, zu hoher** (S. 272ff.)

Schleichender Verlauf, anfangs ohne Symptome; bei fortgeschrittener Einengung der Gefäße und verschlechterter Durchblutung Herzschmerzen, Druck- und Engegefühl in der Brust, Kopfweh, Schwindel, Konzentrationsschwäche, Müdigkeit, Schmerzen in den Beinen u. a. → **Arteriosklerose und hoher Cholesterinspiegel** (S. 268ff.)

Plötzlicher Schwindel, vor allem morgens nach dem Aufstehen, Müdigkeit, morgendliche Antriebsschwäche, Konzentrationsmangel, Leistungsabfall, kalte Hände und Füße, manchmal Kopfweh, Ohnmachtsanfälle – Blutdruck unter 100/60 mmHg (Idealwert: 120/80 mmHg) → **Blutdruck, zu niedriger** (S. 276ff.)

Kalte blaue Finger und Zehen, plötzliche Schmerzen in den betroffenen Regionen, gelegentlich Krämpfe, Ödeme und Brennen in Füßen, Händen, Beinen, Armen, immer stärkere Schmerzen beim Gehen; periphere arterielle Verschlusskrankheit, »Raucherbein« → **Durchblutungsstörungen** (S. 282ff.)

Wann zum Arzt?

Bei akuter Brustbeklemmung, starken Herzbeschwerden, Ohnmachtsanfällen, Lähmungserscheinungen

Bei akuten Blutdruckkrisen mit Herzrasen, Schwindel oder heftigem Kopfweh

Ähnliche Beschwerden

- Schwindel oder Schwindelanfälle → **Schwindel** (S. 336f.)

Venenprobleme

Von mehr oder weniger auffälligen Besenreisern, die in der Regel keine Schmerzen verursachen, bis hin zu großen erweiterten, gekrümmten Adern, die deutlich unter der Haut hervortreten; je nach Schweregrad auch schwere Beine, Schwellungen, Juckreiz, Schmerzen → **Krampfadern** (S. 292f.)

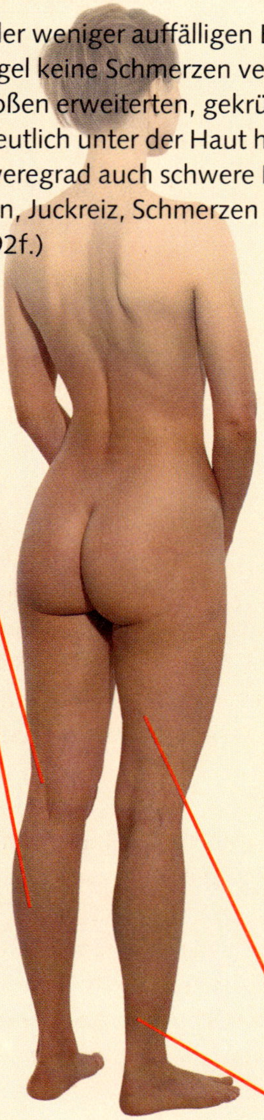

Anschwellen der Beine, oft mit Schmerzen entlang einer Vene; Rötung und Erwärmung der Haut, Muskelkrämpfe, Ödeme und Brennen in den Beinen, außerdem Müdigkeit, Juckreiz und Ekzeme; häufig Hautverfärbungen, vor allem auf den Innenseiten der Unterschenkel über den Knöcheln; in der Spätphase Venenentzündung, offene Beine, Thrombose, Lungenembolie → **Venenschwäche, Venenentzündung** (S. 294ff.)

Herzprobleme

Von der Norm (60 bis 80 Herzschläge in der Minute) abweichende oder unregelmäßige Schlagfrequenz (Herzjagen oder Herzstolpern) des Herzes; bei zu langsamer Pulsfrequenz Müdigkeit, Erschöpfungszustände, Schwindelgefühle, Ohnmacht; bei zu schneller Pulsfrequenz Atemnot, Schweißausbrüche, bei Belastungen auch Angina-pectoris-Anfälle → **Herzjagen, Herzrhythmusstörungen** (S. 286f.)

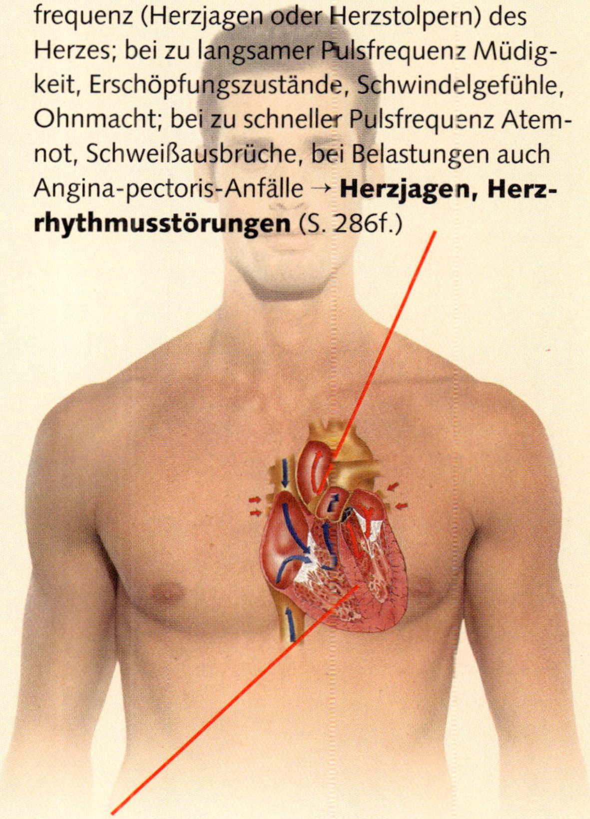

Müdigkeit und Schwächezustände, Atemnot und Herzjagen bei Belastungen, gelegentlich auch Angina-pectoris-Anfälle; geschwollene Fußknöchel und Unterschenkel, Ödembildungen, Bauchschmerzen und häufiger Harndrang; in der Spätphase der Erkrankung auch Herzversagen → **Herzschwäche** (S. 288ff.)

Wann zum Arzt?

Bei akuter Atemnot, Ohnmachtsanfällen und starken Angina-pectoris-Anfällen

Bei Ödemen, Venenentzündungen und starken Schmerzen

Arteriosklerose und hoher Cholesterinspiegel

Typische Beschwerden: schleichender Verlauf, anfangs ohne Symptome; bei fortgeschrittener Einengung der Gefäße und verschlechterter Durchblutung Herzschmerzen, Druck- und Engegefühl in der Brust, Kopfweh, Schwindel, Konzentrationsschwäche, Müdigkeit, Schmerzen in den Beinen u. a.

➤ Siehe auch Blutdruck, zu hoher (S. 272ff.) und Durchblutungsstörungen (S. 282ff.)

SOFORTMASSNAHMEN – WAS SIE GLEICH TUN KÖNNEN

Cholesterinwerte senken

Am sinnvollsten ist es, durch eine fettreduzierte Ernährung die Cholesterinwerte zu senken. Falls dies nicht funktioniert, verschreibt Ihnen der Arzt so genannte Lipidsenker.

Gewicht reduzieren

Übergewicht belastet Herz und Kreislauf und bringt außerdem den Stoffwechsel durcheinander. Beugen Sie also durch gesunde, maßvolle Ernährung, kombiniert mit regelmäßiger Bewegung, dem so genannten metabolischen Syndrom vor. Dazu gehören Übergewicht, ein zu hoher Blutdruck, Diabetes mellitus (Zuckerkrankheit) und eine Fettstoffwechselstörung.

➤ Beurteilen Sie Ihr Körpergewicht nach dem Bodymass-Index (BMI): Körpergewicht (in Kilogramm) geteilt durch Körpergröße mal Körpergröße (in Metern). Erhalten Sie dann eine Zahl zwischen 20 und 25, so haben Sie Normalgewicht. 25 bis 30 bedeutet (leichtes) Übergewicht, überschreitet die Zahl die 30, spricht das für eine behandlungsbedürftige Fettsucht.

Kinder

Nach den neuesten wissenschaftlichen Studien werden Arteriosklerose und die daraus resultierenden körperlichen Probleme oft schon im Kindesalter angelegt. Achten Sie also darauf, dass Ihre Kinder ausreichend Bewegung haben, nicht zu dick sind und eine gesunde Ernährung mit viel Obst, Gemüse und Salat erhalten.

Grenzen der Selbstbehandlung

➤ Bei Angina-pectoris-Anfällen (Gefühl der Brustenge) müssen Sie zum Arzt gehen. Kribbeln an Rumpf und Armen, Schmerzen und Beklemmungsgefühle in der Brust oder Herzrasen können Anzeichen für eine Minderdurchblutung der Herzkranzgefäße und damit Vorboten eines Herzinfarkts sein.

➤ Hinweise für eine Mangeldurchblutung des Gehirns sind Schwindelgefühl, Bewusstseinstrübungen, Vergesslichkeit und Konzentrationsprobleme.

➤ Außerdem müssen Schmerzen, Schwellungen und Blaufärbungen an den Extremitäten als Zeichen für Durchblutungsstörungen und Arteriosklerose sehr ernst genommen werden.

Sofort den Notarzt rufen

➤ Bei hochakuten Herzbeschwerden wie Schmerzen in der Brustgegend, Herzrasen und starkem Herzstolpern (Extrasystolen)

➤ Bei Ohnmachtsanfällen, Lähmungserscheinungen und Erinnerungslücken (Verdacht auf Schlaganfall)

➤ Bei heftigen Schmerzen in Arm oder Bein mit zusätzlicher Abblassung und Abkühlung der Extremität (Verdacht auf Arterienverschluss)

AUS DER APOTHEKE

Synthetische Medikamente …

Arzneimittel mit den Wirkstoffen Colestipol, Colestyramin (Anionenaustauscherharze), Bezafibrat, Fenofibrat und Gemfibrozil (Fibrate) sowie Lovastatin, Simvastatin und Pravastatin (Statine) senken den Cholesterinspiegel. Sie sind alle rezeptpflichtig und müssen vom Arzt verordnet und überwacht werden. Medikamente mit Tokopherolazetat (Vitamin-E-Verbindung) dienen der Vorbeugung von Arteriosklerose; sie sind rezeptfrei erhältlich. Im Folgenden ist nur eine Auswahl der Lipidsenker aufgeführt.

➤ **Präparate mit Colestipol:** Cholestabyl®, Colestid® (Granulate)

➤ **Präparate mit Colestyramin:** Quantalan®, Colestyramin Stada®, Lipocol-Merz® (Pulver, Granulate, Kautabletten)

➤ **Präparat mit Gemfibrozil:** Gevilon® (Tabletten)

➤ **Präparat mit Lovastatin:** Mevinacor® (Tabletten)

➤ **Präparate mit Simvastatin:** Denan®, Zocor® (Tabletten)

Wichtige Hinweise: Lipidsenker nur nach Verordnung des Arztes einnehmen; viel trinken und regelmäßig die Leberwerte kontrollieren lassen

➤ **Präparate mit Tokopherolazetat (Vitamin E):** Malton E®, Optovit®, Evit-Geritan®, Spondyvit® (Kapseln)

Wichtiger Hinweis: Vitamin-E-Präparate in Intervallen anwenden; Vorsicht in Schwangerschaft und Stillzeit

… und Phytopharmaka

Konzentrierte Knoblauchextrakte können der Arteriosklerose vorbeugen, erhöhte Blutfettwerte positiv beeinflussen und die Fließeigenschaft des Bluts verbessern. Gleiches gilt für Beta-Sitosterinpräparate.

➤ **Präparate mit Knoblauchextrakt:** Carisano®, Ilja Rogoff forte®, Kneipp Knoblauch Dragees N®, Kwai N®, Ravalgan aktiv® (Kapseln, Dragees)

➤ **Präparat mit Beta-Sitosterin:** Sito-Lande® (Pastillen)

NATURHEILKUNDE

Knoblauch

Der Knoblauch (Allium sativum) ist bekannt dafür, dass er die Fließeigenschaften des Bluts verbessert. Einige seiner Inhaltsstoffe, vor allem die sekundären Pflanzenstoffe Allicin und Ajoen, die zur Gruppe der so genannten Nutraceuticals gehören, haben eine hervorragende Wirkung auf die Gefäße. Sie senken den Blutdruck und verringern das schädliche LDL-Cholesterin im Blut. 300 Milligramm eines hochwertigen, standardisierten Knoblauchpräparats (aus der Apotheke), über einen längeren Zeitraum täglich eingenommen, beugt Arteriosklerose vor. Aber auch frischer Knoblauch, regelmäßig mit der Nahrung genossen, ist sehr wirkungsvoll als vorbeugende Maßnahme gegen altersbedingte Gefäßveränderungen.

Artischocken

Artischockenextrakt (aus der Apotheke oder dem Reformhaus), langfristig eingenommen, hilft, die Elastizität der Blutbahnen zu bewahren. Einige Substanzen der distelähnlichen Pflanze, vor allem das Cynarin, fördern die Fettverdauung und bauen schädliche Cholesterinmoleküle ab.

Yamswurzel

Die Yamswurzel (Präparate gibt es in der Apotheke) enthält Phytosterine, die den Cholesterinspiegel senken. In einer Laborstudie konnte außerdem nachgewiesen werden, dass die Muskelkraft des Herzes durch die Einnahme gesteigert wird.

Kneippsche Anwendungen

Wasserkuren nach dem »Wasserdoktor« Sebastian Kneipp sind ein hervorragendes Gefäßtraining und fördern die Durchblutung. Pfarrer Kneipp vertrat die Auffassung, dass seine Wasseranwendungen »lösen, entfernen und stärken«. Durch Wasser kann man Bewegung und Druck erzeugen und vor allem Atmung und Kreislauf positiv beeinflussen. Das Wasser, thermal eingesetzt, wirkt auf die Gefäße der Haut und auf die inneren Organe. Es ist eine ausgezeichnete Vorbeugung gegen frühzeitige Arterienverkalkung.

➤ **Wechselduschen:** Etwa 2 Minuten heiß, dann 1/2 Minute kalt duschen. 3-mal wiederholen und mit der kalten Anwendung aufhören.

➤ **Heiße und kalte Güsse:** Den Schlauch der Dusche verwenden, um einen nicht zu starken Strahl zu erreichen. Arme, Beine und Rücken abwechselnd heiß (ca. 40 °C) und kalt (ca. 15 °C) duschen. Den Körper nach der letzten kalten Anwendung tüchtig abfrottieren. Anschließend entweder ins Bett gehen oder sich kräftig bewegen.

➤ **Bürstenmassagen:** Mit einer Bürste stets herzwärts in Streifen oder in Kreisen den Körper bürsten, entweder trocken oder mit Wasser.

Ingwer

Ingwer wird nicht nur in China und Indien sehr geschätzt. Auch bei uns ist er sehr beliebt als Einmachgewürz für Früchte, vor allem Kürbisse und Gurken. Er stellt außerdem für Suppen, Saucen oder Reisgerichte eine geschmackliche Bereicherung dar. In Teemischungen schmeckt er ebenfalls gut. Seine ätherischen Öle hemmen die Zusammenballung der Blutplättchen und mindern so das Risiko von Blutgefäßverschlüssen. Eine dänische Studie beweist, dass das Thrombose- und Schlaganfallrisiko durch die tägliche Einnahme von 5 Gramm Ingwer deutlich verringert werden kann.

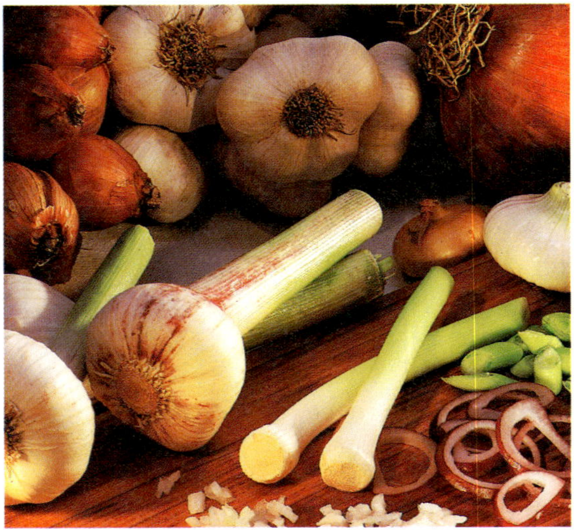

Knoblauch verbessert die Fließeigenschaften des Bluts und senkt erhöhte Blutfettwerte.

Kurkuma

Die (Javanische) Gelbwurz, als Einzelgewürz oder in Gewürzmischungen (Currys) verwendet, schützt den Organismus vor dem Angriff aggressiver freier Radikale und bewahrt so die Arterien vor schädlichen Ablagerungen.

BEIM HEILPRAKTIKER

Atemtherapie

In Japan und China gehören Atem- und Bewegungsübungen heute zur täglich praktizierten Gesundheitsvorsorge. Eine Atemtherapie mit einem erfahrenen Lehrer hilft gegen alle Faktoren, die eine Arteriosklerose begünstigen können: Übergewicht, Daueranspannung, ungelöste Probleme, Herzrasen, hohen Blutdruck, Durchblutungsstörungen u. a. m. Gezielte Atem- und Entspannungsübungen sind hervorragend geeignet für leistungsorientierte und stressgeplagte Menschen, die zur Herzinfarktrisikogruppe gehören.

Qi Gong und Tai Chi Chuan

➤ Qi Gong, die jahrtausendealte chinesische Bewegungsmeditation, hat nachweislich einen positiven Einfluss auf das Herz-Kreislauf-System, wie in mehreren Studien nachgewiesen wurde (siehe dazu auch das Special S. 358f.).

➤ Tai Chi Chuan, das chinesische Schattenboxen, hält die Gefäße elastisch.

NAHRUNG, DIE HEILT

Low-fat-Ernährung/Mittelmeerdiät

Eine ausgewogene, fettreduzierte Ernährung nach dem Vorbild der Mittelmeerländer mit viel Knoblauch und (nicht cholesterinhaltigem) Olivenöl, fa-

serreichem Obst und Gemüse, Vollkorn- und Magermilchprodukten, viel Fisch (dafür wenig Fleisch und Wurst) beugt Fettstoffwechselstörungen und Übergewicht vor.
Sie sollten also cholesterinarme bzw. -freie Nahrungsmittel bevorzugen, d. h. mit Eigelb sparsam umgehen, statt Ente, Gans oder Schweinefleisch eher Huhn oder Fisch essen und Süßwaren nur in geringen Mengen verzehren. Statt zu Limonade, Colagetränken und Vollmilch greifen Sie besser zu Mineralwasser, ungesüßtem Kräutertee sowie Gemüse- und Obstsaft.

Vitamin C, E und Koenzym Q10

Vor allem die Vitamine C und E sowie das Koenzym Q10 (in allen Lebensmitteln enthalten) schützen Herz und Gefäße, indem sie den Körper vor den freien Radikalen (aggressiven chemischen Substanzen, die die Zellen angreifen und den Alterungsprozess beschleunigen) bewahren.

➤ Vitamin C ist reichlich in Kiwis, Acerolasaft, Brokkoli, Paprikas und Zitrusfrüchten vorhanden.

➤ Vitamin E (Tokopherol), das »Arterienschutzvitamin«, bekommen Sie z. B. über Weizenkeimöl, Olivenöl, Avocados und Vollkorngetreide reichlich (Öle immer kühl und dunkel aufbewahren, da Vitamin E keine Hitze und keinen Sauerstoff verträgt).

B-Vitamine

Folsäure und die Vitamine B6 und B12 gehen gegen eine schädliche Aminosäure (Homozystein) vor. Homozystein scheint bei der Entstehung von Arteriosklerose eine Rolle zu spielen. Lebensmittel mit den genannten B-Vitaminen sind u. a. Sojabohnen, Linsen, Vollkorngetreide, dunkelgrüne Salate und Blattgemüse.

GESUNDHEITSKUR

Kur mit grünem Tee

Dieses Getränk aus China verbessert die Fließeigenschaften des Bluts, senkt den »schlechten« LDL-Cholesterinwert und stärkt gleichzeitig das »gute« HDL-Cholesterin. Außerdem bewirkt grüner Tee eine gewisse Senkung des Blutdrucks. Trinken Sie deshalb zu jeder Mahlzeit etwa 1/2 Liter grünen Tee.

DAS KÖNNEN SIE NOCH TUN

Tipps zur Vorbeugung

➤ Tägliche Bewegung ist eine sehr gute Vorbeugung gegen Arteriosklerose. Machen Sie jeden Tag einen Spaziergang von mindestens 30 Minuten. 3- bis 4-mal in der Woche sollten Sie Ausdauersport betreiben.

➤ Nikotin ist ein Gefäßgift ersten Ranges. Es schädigt die Kapillargefäße und vermindert die Durchblutung.

➤ Genießen Sie Alkohol nur in Maßen. 1 oder 2 Glas Rotwein wirken sich positiv auf die Gefäße und die Durchblutung aus, aber mehr davon schadet der Leber.

Das hilft

Gewichtsreduktion

Ausdauertraining

Wasseranwendungen nach Kneipp

Mittelmeerkost/Low-fat-Ernährung

Knoblauch

Das schadet

Rauchen

Zu viel Alkohol

Bewegungsmangel

Übergewicht

Fett- und zuckerreiche Ernährung

Zusätzliche Risikofaktoren wie Diabetes mellitus oder andere Stoffwechselstörungen sowie die Einnahme der Antibabypille

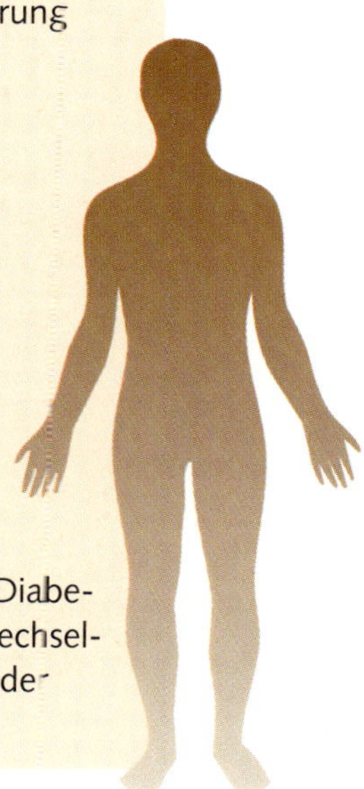

Blutdruck, zu hoher

Typische Beschwerden: bei schleichendem Verlauf anfangs meist keine Beschwerden; später Herzpochen, schneller Puls, Schwindel, Übelkeit, Kopfschmerzen, Atemnot, häufiges Nasenbluten, Schlafstörungen möglich – Blutdruck über 160/90 mmHg (Idealwert: 120/80 mmHg)

➤ Siehe auch Blutdruck, zu niedriger (S. 276ff.), Durchblutungsstörungen (S. 282ff.) und Herzschwäche (S. 288ff.)

SOFORTMASSNAHMEN – WAS SIE GLEICH TUN KÖNNEN

Übergewicht reduzieren

Wer zu viele Pfunde auf die Waage bringt, belastet Herz und Kreislauf und hat oft gegen Bluthochdruck anzukämpfen. Reduzieren Sie daher, wenn nötig, Ihr Gewicht. Bei manchen Menschen normalisiert sich der Blutdruck allein schon durch eine Gewichtsabnahme bis hin zum Normalgewicht (Bodymass-Index: 20 bis 25).

Entspannung lernen

Stress, vor allem Dauerstress, wirkt irgendwann auf den Blutdruck zurück. Ob Arbeitsüberlastung oder psychische Belastung – ständig unter Hochspannung zu stehen belastet Herz, Kreislauf und Gefäße. Bei Bluthochdruck sollten Sie eine Ihnen angenehme Entspannungstechnik erlernen und regelmäßig durchführen.

Alkohol und Nikotin meiden

Nikotin kann genauso wie Alkohol zu einer gewissen Blutdruckerhöhung führen. Gesünder ist es, wenig Alkohol zu trinken und mit dem Rauchen aufzuhören.

Blutdrucksenkende Medikamente

Sie werden dann vom Arzt verordnet, wenn der Blutdruck mit natürlichen Mitteln – d. h. mit einer Umstellung der Lebensumstände – nicht gesenkt werden kann. Über Dosierung und Anwendung eines entsprechenden Arzneimittels kann nur der Arzt entscheiden. Er muss herausfinden, welches Medikament für Sie am besten geeignet ist und auch die wenigsten Nebenwirkungen hat.

Kinder

Bluthochdruck kommt bei Kindern nur sehr selten vor. Aufgrund angeborener Störungen, beispielsweise im Bereich der Nieren, kann jedoch der Blutdruck erhöht sein. In solchen Fällen muss immer der Kinderarzt konsultiert werden.

Grenzen der Selbstbehandlung

Kontrollieren Sie immer wieder Ihren Blutdruck, entweder daheim mit dem eigenen Blutdruckmessgerät, in der Apotheke oder beim Arzt. Sind die Werte zu hoch, müssen Sie unbedingt etwas dagegen tun, denn Bluthochdruck ist ein Risikofaktor für Herzschwäche, Herzinfarkt, Durchblutungsstörungen (bis hin zum Arterienverschluss) und Nierenschäden. Haben Sie Beschwerden wie Kopfschmerzen, Übelkeit, Schwindelgefühle oder Hitzeattacken, sollten Sie immer auch an erhöhten Blutdruck als Ursache denken. Auch Nierenfunktionsstörungen oder eine Schilddrüsenüberfunktion sind manchmal für einen erhöhten Blutdruck verantwortlich. Dies muss ein Arzt abklären.

Sofort den Notarzt rufen

➤ Bei Blutdruckkrisen mit Herzrasen, starkem Schwindel und Kopfweh

AUS DER APOTHEKE

Synthetische Medikamente

Die Bluthochdrucktherapie gehört grundsätzlich in die Hand des Arztes. Die Anwendung der Medikamente muss überwacht werden. Die folgenden Medikamente aus der Wirkstoffgruppe der so genannten Beta-Blocker, Kalziumantagonisten, ACE-Hemmer und Angiotensin-II-Rezeptorantagonisten wird Ihnen der Arzt möglicherweise verordnen. Sie sind alle rezeptpflichtig. Alle hier aufgeführten Präparate haben teilweise beträchtliche Nebenwirkungen, oft Müdigkeit, Kopfschmerzen u. a. m. Bitte lesen Sie die Packungsbeilage genau, und informieren Sie Ihren Arzt über Ihr Befinden.

Beta-Blocker

➤ **Präparate mit Atenolol:** Tenormin®, Atehexal®, Dignobeta®, Atenolol-ratiopharm® (Filmtabletten)
➤ **Präparat mit Betaxolol:** Kerlone® (Tabletten)
➤ **Präparate mit Metoprolol:** Beloc®, METO-PUREN®, Prelis®, Lopresor® (Tabletten, Retardtabletten)
➤ **Präparate mit Propanolol:** Dociton®, Efektolol®, Indobloc®, Propanolol Stada® (Tabletten)

Kalziumantagonisten

➤ **Präparate mit Diltiazem:** Dilzem®, Corazet Diltiazem® (Tabletten, Retardtabletten)
➤ **Präparate mit Nifedipin:** Adalat®, Aprical®, Pidilat® (Retardtabletten, Retardkapseln)

ACE-Hemmer

➤ **Präparate mit Captopril:** Lopirin®, Captopril Heumann®, tensobon® (Tabletten)
➤ **Präparate mit Lisinopril:** Acerbon®, Coric® (Tabletten)
➤ **Präparate mit Ramipril:** Delix®, Vesdil® (Tabletten)
➤ **Präparate mit Enalapril:** Pres®, Xanef® (Tabletten)

Angiotensin-II-Rezeptorantagonisten

➤ **Präparat mit Losartan:** Lorzaar® (Tabletten)
➤ **Präparat mit Valsartan:** Diovan® (Kapseln)
➤ **Präparat mit Irbesartan:** Karvea® (Tabletten)

NATURHEILKUNDE

Knoblauch

Die in der bekannten Knolle enthaltenen Stoffe erweitern die Gefäße und können so den Blutdruck etwas senken. Knoblauch ist gleichzeitig und vor allem geeignet, die Blutfettwerte zu senken und damit der Arteriosklerose vorzubeugen. Nehmen Sie langfristig täglich mindestens 300 Milligramm eines hochwertigen standardisierten Knoblauchpräparats (aus der Apotheke) ein.

Mistel

Die Wirkstoffe der Mistel, vor allem die Flavonoide, verringern die Spannung der Blutgefäßmuskulatur und erweitern die Herzkranzgefäße. Die Heilpflanze gibt es in zahlreichen Fertigpräparaten (in der Apotheke erhältlich). Sie können sie aber auch als herzstärkende Teemischung oder in Form von Tropfen zu sich nehmen. Zum Mischen hervorragend geeignet ist das »Herzkraut« Weißdorn, das auch eine leichte blutdruckregulierende Wirkung besitzt.

➤ **Misteltee:** 3 Teelöffel Mistel in 1/4 Liter kaltem Wasser ansetzen, 8 Stunden ziehen lassen, kurz erwärmen. Den Tee morgens trinken.
➤ **Teemischung:** 30 Gramm Mistel, 20 Gramm Schachtelhalmkraut und 20 Gramm Weißdornblüten mischen. 2 Teelöffel der Mischung mit 1/4 Liter kochendem Wasser übergießen und 10 Minuten ziehen lassen. Danach abseihen. Morgens und abends je 1 Tasse Tee trinken.
➤ **Tinktur:** 20 Milliliter Misteltinktur, 10 Milliliter Weißdorntinktur und 10 Milliliter Zinnkrauttinktur (aus der Apotheke) zusammengießen. 3-mal täglich 20 Tropfen einnehmen.

Kohlensäurebäder

Kohlensäurebäder öffnen die Blutgefäße der Haut. Dadurch verteilt sich das Blut auf einen größeren Adernquerschnitt, und der Blutdruck sinkt. Außerdem werden vegetativ und psychosomatisch bedingte Herz- und Kreislaufbeschwerden gelindert.

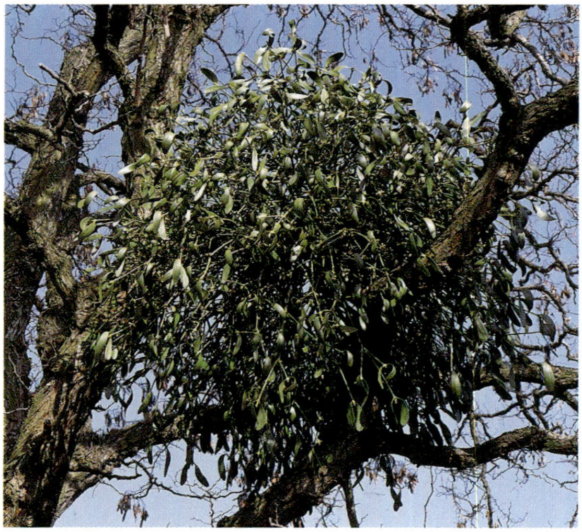

Die Mistel, das »Zauberkraut« der Druiden, wirkt ausgleichend auf den Blutdruck.

➤ **Anwendung:** Den entsprechenden Badezusatz aus der Apotheke ins 30 bis 35 °C warme Badewasser geben (im Badewasser wird die Kohlensäure freigesetzt). Mindestens 10 Minuten, höchstens jedoch 20 Minuten in der Wanne bleiben. Kohlensäurebad alle 2 Tage machen.

Wasseranwendungen

Kältereize sollten gemieden werden, denn sie können den Blutdruck in die Höhe treiben. Ansteigende Fußbäder mit einem pflanzlichen Badezusatz, beispielsweise Thymian oder Melisse, sind jedoch für Menschen mit Bluthochdruck (Hypertoniker) gut geeignet.

➤ **Anwendung:** 2 Esslöffel Thymian oder Melisse (oder eine Mischung aus beiden Heilpflanzen) mit 1 Liter kochend heißem Wasser übergießen. 10 Minuten lang ziehen lassen. Diesen Sud in eine Fußbadewanne gießen und mit kaltem Wasser auffüllen, bis die Wassertemperatur etwa 35 °C beträgt. Die Füße dann in die Wanne stellen. Während der nächsten 20 Minuten langsam heißes Wasser zugeben, bis eine Wassertemperatur von maximal 42 °C erreicht ist. Danach die Füße gut abtrocknen, warme Socken anziehen und mindestens 30 Minuten ruhen.

BEIM HEILPRAKTIKER

Massagen

Hypertoniker können bei einer Massage hervorragend entspannen. Massage ist eine Form von Reiztherapie, die alle Funktionen und Selbstheilungskräfte des Körpers aktiviert. Sie beeinflusst die Nervenenden in Haut und Unterhaut. Die Durchblutung wird gefördert, die Muskeln können entspannen. Massagen können eine Fehlatmung korrigieren und bei Herzleiden, Bluthochdruck und Migräne helfen.

Traditionelle chinesische Medizin

Gesundsein bedeutet in China, dass die Lebensenergie Qi ohne Blockaden durch den Organismus strömen kann. Bei Befindlichkeitsstörungen und Krankheiten ist der normale Fluss des Qi gestört bzw. blockiert. Der TCM-Therapeut stellt durch verschiedene Diagnoseverfahren (u. a. Zungen- oder Pulsdiagnose) fest, woher die Störung kommt, und verordnet dann überwiegend eine Behandlungskombination: Kräutermixturen in Verbindung mit Akupunktur oder Tuinamassagen sowie bestimmte Ernährungsrichtlinien. Eine Methode, die bei Bluthochdruck eigentlich immer zum Einsatz kommt, ist Qi Gong (siehe dazu auch das Special S. 358f.), die chinesische Atemmeditation, die nachweislich den Blutdruck regulieren kann – und zwar sowohl zu hohen als auch zu niedrigen.

NAHRUNG, DIE HEILT

Vorbeugen mit Vitaminen

Zahlreiche Studien beweisen, dass Herz und Gefäße viele Vitamine brauchen, vor allem um vor Altersverschleiß und Bluthochdruck geschützt zu sein. Besonders wichtig ist das Koenzym Q10. Es gibt dem Herzen Energie. Die Vitamine A, C und E bewahren den Organismus vor dem Angriff aggressiver Zellzerstörer, so genannter freier Radikale. B-Vitamine halten Arteriosklerosemoleküle fern, und Vitamin D normalisiert den Blutdruck. Vitamin A ist reichlich enthalten in Karotten, Papayas, Brokkoli, Tomaten und Avocados. B-Vitamine können Sie über Leber, Weizenkeime, Sojabohnen und Walnüsse zu sich nehmen. Vitamin C finden Sie vor allem in Nahrungsmitteln wie Kiwis, Zitrusfrüchten, Himbeeren, Sanddorn oder Paprikas. Davon können Sie übrigens nie zu viel tanken. Vitamin E (Tokopherol) ist reichlich in Weizenkeimöl und anderen Ölen, auch in Fenchel und Schwarzwurzeln enthalten. (Es ist überdies vielen Herzschutzpräparaten zugesetzt.) Vitamin D bildet sich durch Sonneneinstrahlung in der Haut. Sie können es auch essen; es ist in frischen Fischen enthalten, in kleineren Mengen auch in Avocados und Steinpilzen.

Weniger Salz …

Die Ernährung des Hypertonikers sollte salzarm sein. Allerdings muss unterschieden werden zwischen salzsensitiven (also Menschen, die auf Salz reagieren) und nicht salzsensitiven Menschen. Am besten, Sie testen es aus. Achtung: Brot, Käse, Fertiggerichte, herzhafte Knabbereien und auch manche Mineralwässer enthalten viel Salz!

… und mehr Kalium

Salz einzuschränken ist nur die eine Seite. Gleichzeitig muss der Kaliumgehalt der Nahrung erhöht werden. Kalium ist u. a. enthalten in Sojaprodukten, Avocados, Steinpilzen, Brokkoli, Spinat, Kartoffeln und Bananen.

DAS KÖNNEN SIE NOCH TUN

Atemtherapie nach Middendorf

Bluthochdruck ist immer auch ein Zeichen dafür, dass der Mensch den Kontakt zu seinen natürlichen Rhythmen und zu sich selbst verloren hat. Bei der Atemtherapie nach Ilse Middendorf lernen Betroffene, ihren natürlichen Atem zuzulassen. Es beginnt ein Erkenntnisprozess, bei dem sie erkennen können, wann sie verkrampfen, wann sie aus Angst oder Stress falsch atmen und wann bestimmte Verhaltensmuster immer wiederkehren. Hausärzte, Volkshochschulen oder Gesundheitszentren können Middendorf-Therapeuten vermitteln.

Entspannungstechniken

Stresshormone erhöhen die Herzarbeit und den Blutdruck. Auch emotionale Probleme können den Körper zu innerer Verspannung und Unbeweglichkeit bringen und damit eine Verengung der peripheren Blutgefäße bewirken. Befreien Sie sich deshalb von diesem inneren Druck durch gezielte Entspannung. Geeignet ist autogenes Training (siehe dazu das Special S. 332f.) oder progressive Muskelrelaxation nach Jacobson.

Weitere Tipps

➤ Alkohol führt zur Ausschüttung von Hormonen, die den Blutdruck steigern. Trinken Sie weniger.
➤ Jede Art von Ausdauersport wie Jogging, Schwimmen, Bergwandern, Radfahren oder Laufen kann zur Senkung des Blutdrucks beitragen.
➤ Rauchen verengt die Blutgefäße und begünstigt Bluthochdruck. Am besten, Sie geben es auf.

⊕ Das hilft

- Gewichtsreduktion
- Bewegung
- Mediterrane Kost
- Mistel, Weißdorn, Knoblauch
- Blutdrucksenkende Medikamente
- Entspannungstechniken wie Qi Gong, Atemtherapien, autogenes Training und progressive Muskelrelaxation

⊖ Das schadet

- Nikotin und Alkohol
- Übergewicht
- Stress
- Unausgewogene Lebensweise

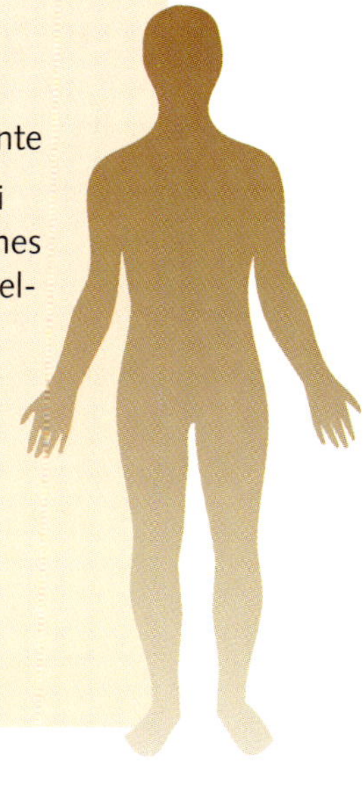

Blutdruck, zu niedriger

Typische Beschwerden: plötzlicher Schwindel, vor allem morgens nach dem Aufstehen, Müdigkeit, morgendliche Antriebsschwäche, Konzentrationsmangel, Leistungsabfall, kalte Hände und Füße, manchmal Kopfweh, Ohnmachtsanfälle – Blutdruck unter 100/60 mmHg (Idealwert: 120/80 mmHg)

➤ Siehe auch Blutdruck, zu hoher (S. 272ff.) und Schwindel (S. 336f.)

SOFORTMASSNAHMEN – WAS SIE GLEICH TUN KÖNNEN

Gutes für den Kreislauf

Wer einen niedrigen Blutdruck (Hypotonie) hat und morgens zu schnell aufsteht, dem wird wahrscheinlich schwindlig. Deshalb sollten Sie noch einige Minuten liegen bleiben und den Kreislauf langsam aktivieren.

➤ **Aufstehübung:** Sich strecken und dehnen wie eine Katze, die Beine anheben und wieder ablegen, mit den Armen kreisen, den Kopf leicht heben und wieder zurücklegen. Auf dem Bettrand sitzen und erst nach 1 Minute aufstehen.

➤ **Kreislaufübung:** Auf dem Rücken liegend die Beine zur Kerze anheben und verharren, dann in der Luft Rad fahren. Anschließend die Füße auf und ab bewegen. Mehrmals nacheinander 10 Minuten lang wiederholen.

➤ **Langsam aufstehen:** Wenn möglich, sollten Sie sich mit 1 Tasse Tee im Bett verwöhnen (lassen), bevor Sie aufstehen.

Wechselduschen

➤ **Anwendung:** Morgens zunächst 2 Minuten heiß, danach 1/2 Minute eiskalt duschen. Jeweils an den Beinen beginnen, dann langsam bis zur Brust und zum Rücken hochgehen. Die Prozedur 1-mal wiederholen, danach kräftig abfrottieren.

Kreislaufanregende Medikamente

Ergotaminpräparate wirken wie ein »medikamentöser Stützstrumpf«. Von einer Daueranwendung wird jedoch abgeraten; physikalische Maßnahmen sollte man bevorzugen.

Kinder

Wenn Kinder einen Wachstumsschub erleben, kann es zu Kreislaufproblemen mit Konzentrationsmangel und Leistungsabfall, mitunter sogar zu Schwächeanfällen infolge zu niedrigen Blutdrucks kommen. Das ist bei Kindern im Schulalter nicht weiter beunruhigend.

➤ Bereiten Sie Ihrem Kind ein sättigendes Frühstück, und geben Sie ihm mehrere kleine gesunde Mahlzeiten für den Vormittag mit.

➤ Regen Sie es außerdem an, Sport und Gymnastik zu treiben.

➤ Stärken Sie es eventuell durch Aufbaupräparate mit Malz oder Vitaminen.

➤ Sorgen Sie dafür, dass Ihr Nachwuchs einen geregelten Tagesablauf mit Aktivitäten und auch Ruhephasen hat.

Grenzen der Selbstbehandlung

Ein niedriger Blutdruck ist keine Krankheit; laut Statistik schützt er vor Gefäßerkrankungen. Wer jedoch zum Kreislaufkollaps neigt, sollte sich von einem Arzt gründlich untersuchen lassen, ebenso bei häufig wiederkehrenden Schwindel- und Ohnmachtsanfällen oder starkem Konzentrationsmangel. Bei alten Menschen kann zu niedriger Blutdruck die Gesundheit gefährden.

Sofort den Notarzt rufen

➤ Bei schweren Kreislaufstörungen, Herzrasen, Ohnmachtszuständen, Verdacht auf Kreislaufschock und Blutverlust (Blutdruck sinkt rapide)

AUS DER APOTHEKE

Synthetische Medikamente

Medikamente mit den Wirkstoffen Dihydroergotamin, Etilefrin und Norfenefrin eignen sich zur kurzfristigen Behandlung des niedrigen Blutdrucks in schweren Fällen. Einige der Medikamente sind rezeptpflichtig.

➤ **Präparate mit Etilefrin:** Effortil®, ETI-PUREN® (Tabletten, Retardtabletten; rezeptfrei)

➤ **Präparate mit Norfenefrin:** Novadral®, Norfenefrin retard forte-ratiopharm® (Lösung, Dragees, Retardtabletten; rezeptfrei)

➤ **Präparate mit Dihydroergotamin:** DET MS®, Dihydergot®, Ergomimet® (Tabletten, Retardkapseln, Tropfen; rezeptpflichtig)

Wichtige Hinweise: nicht zur Daueranwendung geeignet; nach Absprache mit dem Arzt einnehmen; Vorsicht in der Schwangerschaft; Lösungen und Tropfen enthalten Alkohol

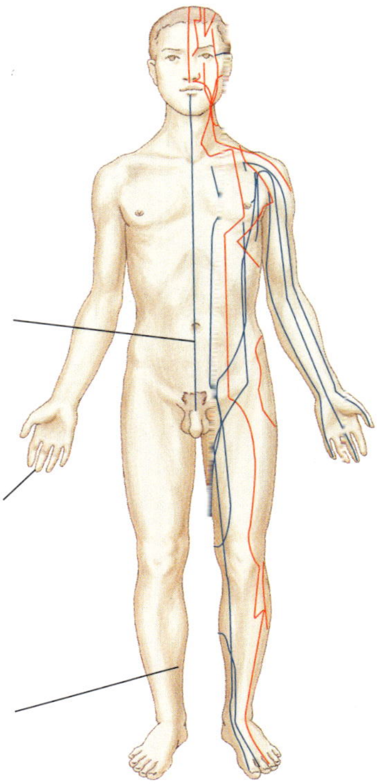

NATURHEILKUNDE

Mistel

Die Mistel, ein immergrüner Busch, der meist auf Laubbäumen schmarotzt, wurde schon vor über 2 000 Jahren zu Heilzwecken verwendet. Heute wird die Pflanze als Bestandteil zahlreicher Präparate und auch als Tee eingesetzt, um die Herzleistung zu verbessern. Mistel hilft sowohl bei zu hohem als auch bei zu niedrigem Blutdruck und trägt zur Stabilisierung des Kreislaufs bei.

➤ **Mistelteekur:** Für eine Tagesdosis 2 Esslöffel Mistelblätter (und -zweige) mit 1/2 Liter Wasser über Nacht kalt ansetzen. Am nächsten Morgen abseihen, kurz erwärmen und tagsüber ungesüßt trinken. Kurmäßig 3 Wochen lang anwenden.

Akupressur

Der Druck auf die folgenden Akupressurpunkte regt den Kreislauf an und verhilft Hypotonikern zu mehr Antrieb.

➤ **KG 6:** Dieser Punkt des Konzeptionsgefäßes liegt etwa 1 bis 2 Finger breit unterhalb des Bauchnabels. Massieren Sie diesen Punkt mehrere Minuten leicht gegen den Uhrzeigersinn.

➤ **KS 9:** Dieser Punkt des Kreislauf-Sexualität-Meridians liegt auf der Mittelfingerkuppe auf der Seite, die dem Zeigefinger zugewandt ist. Drücken Sie ihn kräftig mit dem Daumen der anderen Hand, und stützen Sie dazu den Mittelfinger auf der anderen Seite mit dem Zeigefinger ab.

➤ **MP 6:** Dieser Punkt des Milz-Pankreas-Meridians liegt 1 Hand breit über dem Innenknöchel des Fußes. Führen Sie sanfte Kreisbewegungen im Uhrzeigersinn um diesen Punkt herum aus.

Rosmarin

Dieses alte Heilkraut hilft bei niedrigem Blutdruck auf die Sprünge. Es belebt den Kreislauf und beruhigt gleichzeitig die Nerven. Sehr beliebt ist Rosmarinwein, den man fertig kaufen, aber auch selbst ansetzen kann. Aktivierend wirkt auch ein Ros-

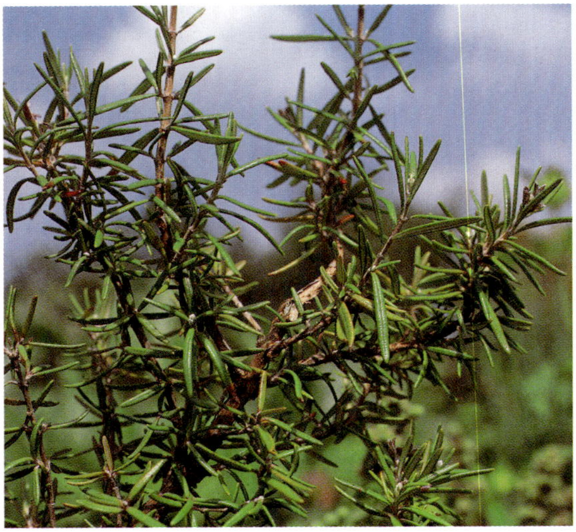

Rosmarin wirkt belebend – ob als Wein, Badezusatz oder ätherisches Öl.

marinbad, das man jedoch nie am Abend nehmen sollte, weil es Schlafstörungen verursachen kann. Im Handel gibt es auch zahlreiche Badezusätze mit Rosmarin zu kaufen. Sie können aber auch aus frischen Blättern selbst einen herstellen.

➤ **Rosmarinwein:** 1 Liter Weißwein und 20 Gramm Rosmarinblätter in einer Flasche 5 Tage lang ziehen lassen, dann abseihen. 2-mal täglich 1 Gläschen Wein zu den Mahlzeiten trinken.

➤ **Rosmarinbad:** 50 Gramm Rosmarinblätter in 1 Liter Wasser aufkochen, 30 Minuten lang ziehen lassen, dann abseihen. Die Abkochung dem Vollbad zusetzen.

Aromatherapie

Die ätherischen Öle von Kampfer, Rosmarin, Pfefferminze, Salbei, Thymian, Ysop und vor allem Lavendel wirken belebend und stabilisieren den Kreislauf. Die Öle entfalten ihre Wirkung gut, wenn man ein paar Tropfen davon in einer Duftlampe verdunsten lässt. Auch Aromaölmassagen lockern die Muskeln und öffnen den Körper und auch die Seele für die Wirkung ätherischer Öle. Gleiches gilt für ein wohlig warmes Vollbad mit Aromaölen. So können Herz und Kreislauf auf angenehme Weise gestärkt werden.

➤ **Belebendes Massageöl:** 100 Milliliter Mandel-, Jojoba- oder Weizenkeimöl mit 15 Tropfen Rosmarinöl, 15 Tropfen Bergamotteöl und 10 Tropfen Zitronenöl mischen.

➤ **Aktivierendes Vollbad:** 2 Esslöffel Honig oder Sahne mit 10 Tropfen der oben genannten ätherischen Öle beliebig mischen und dem Badewasser zugeben. Nur kurz baden (10 Minuten) und dann den Körper gut frottieren.

Wasseranwendungen

Wechselduschen, Güsse und Tautreten sind gut für den Kreislauf und sorgen obendrein durch die verbesserte Hautdurchblutung für einen schönen Teint. Zudem stärken sie die Abwehrkräfte.

➤ **Kleines Programm für jeden Tag:** Am besten morgens zunächst 5 Minuten Trockenbürsten ausführen (mit einer Massagebürste oder einem Luffahandschuh), immer von außen in Richtung Herz kreisend bürsten. Danach duschen, erst 2 Minuten lang so heiß wie möglich, dann 1/2 Minute lang eiskalt, am besten mit ca. 15 °C. Die Prozedur 3- bis 4-mal nacheinander durchführen, mit kaltem Wasser aufhören. Am Abend heiß-kalte Güsse machen. An den Beinen beginnen, dann Arme und Rücken mit abwechselnd heißem und kaltem Wasser (mit wenig Wasserdruck) abbrausen. Den Duschkopf dafür abschrauben oder einen speziellen Schlauch an die Dusche montieren.

NAHRUNG, DIE HEILT

Ernährungstipps für Hypotoniker

➤ Sie sollten wenig, dafür aber öfter essen: 4 bis 5 Mahlzeiten am Tag mit vitamin- und mineralstoffreichen Lebensmitteln halten den Blutzuckerspiegel stabil. Lange Hungerphasen bringen dagegen den Blutdruck aus dem Gleichgewicht. Nach einem opulenten Essen fällt er meist rapide ab und verursacht Unwohlsein.

➤ Auch scharfe Gewürze wie Pfeffer, Ingwer, Paprika oder Chili, natürlich in Maßen verwendet, können Abhilfe schaffen.

➤ Vitamin E normalisiert den Blutdruck. Salate sollte man mit Weizenkeim- oder Maiskeimöl anmachen; auch Nüsse, Milchprodukte und Blattgemüse enthalten viel Vitamin E.

➤ Eine Prise Salz im Essen hebt den Blutdruck an.

➤ Viel trinken ist das Wichtigste, damit der Kreislauf stabil bleibt. Mindestens 3 Liter Flüssigkeit sollten Sie täglich dem Körper zuführen, am besten noch mehr! Etwa 1 Liter bekommt der Organismus über die Nahrung wie Suppen, Salate und Obst. Den Rest muss man trinken. Der Hypotoniker darf sogar ein Mineralwasser mit viel Natriumchlorid auswählen, weil er Kochsalz benötigt. Außerdem sind Getränke wie Kräuter- und Früchtetees, Obst- und Gemüsesäfte, kurz aufgebrühter Schwarztee oder grüner Tee empfehlenswert.

➤ Vorsicht: Kaffee hilft nicht wirklich! Nach einer Tasse Kaffee steigt der Blutdruck nur kurzzeitig an, fällt dann aber umso stärker wieder ab.

DAS KÖNNEN SIE NOCH TUN

Ausdauersport

Mindestens 3 Stunden intensives Konditionstraining pro Woche normalisiert den Blutdruck, regt die Durchblutung an und stabilisiert die Muskeln. Gut geeignet sind Sportarten wie Walking, Mountainbiking, Skating, Langlaufen, Schwimmen oder auch Ballspiele jeder Art. Manche Menschen lieben die Verbindung von Musik und Bewegung. Sie bringen den Kreislauf bei Jazz- oder Afrodance in einer Gruppe auf abwechslungsreiche Weise in Schwung. Bei Sportarten im Freien tanken Sie besonders viel frischen Sauerstoff. Das wirkt sich bei niedrigem Blutdruck sehr positiv aus. Nutzen Sie deshalb im Winter den Schnee für ausgiebige Rodel- und Skiabfahrten und die zugefrorenen Seen zum Schlittschuhlaufen.

Yoga

Yoga übt keinen direkten Einfluss auf den Blutdruck aus, vermag jedoch die Symptome von chronischer Hypotonie zu lindern. Durch bestimmte Körper- und Atemübungen kann dem Organismus verstärkt Energie zugeführt werden. Umkehrstellungen wie »Kopfstand« oder »Kamel« sollten allerdings von Hypotonikern wegen der Druckänderung vermieden werden. Sie könnten Übelkeit hervorrufen. Vertrauen Sie beim Üben immer Ihrem Gefühl, denn Sie spüren selbst, ob eine bestimmte Stellung für Sie eine positive Wirkung hat. Lassen Sie sich aber auf jeden Fall von einem guten Lehrer unterrichten.

Sauna

Sauna regt den Kreislauf an. Sie sollten sich allerdings am Anfang mit kurzen Saunagängen begnügen, um sich an den Kreislaufpush zu gewöhnen.

Erhöht schlafen

Schlafen Sie ausreichend, aber nicht zu viel. Optimal ist das Schlafen in Schräglage mit einem um etwa 20 Zentimeter erhöhten Kopfteil. Dadurch ist der Körper gezwungen, gegen die Schwerkraft zu arbeiten und das Gehirn mit Blut zu versorgen.

⊕ Das hilft

Ausdauersport, Gymnastik, Tanzen

Wasseranwendungen

Einfache Gymnastikübungen (z. B. Kniebeugen) zwischendurch

Akupressur/Akupunktur

Mistel und Rosmarin

Massagen

⊖ Das schadet

Bewegungsmangel

Flüssigkeitsmangel

Schlafmangel

Unausgewogene Lebensweise

Schnelles Aufstehen am Morgen

Zu viel Kaffee

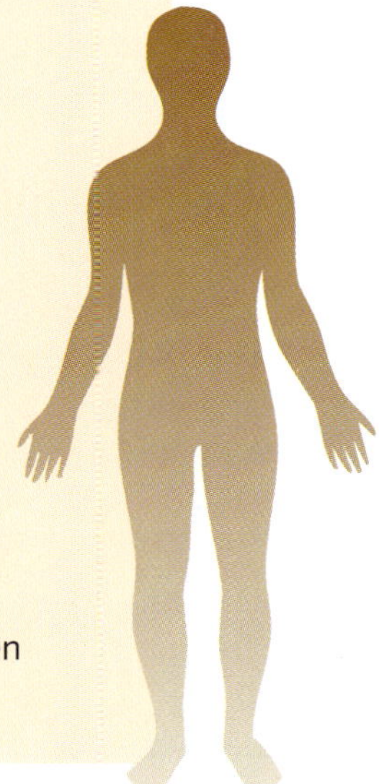

Low-fat-Ernährung – für niedrige Cholesterinwerte

Einer der wichtigsten Risikofaktoren bei der Entstehung von Herz-Kreislauf-Erkrankungen ist eine zu fett- und cholesterinreiche Ernährung. Schon im Kindesalter wird bei vielen Menschen durch eine ungesunde Ernährungsweise der Grundstein für eine spätere Arteriosklerose (Arterienverkalkung) und die damit verbundenen Folgeerkrankungen – angefangen von Durchblutungsstörungen über Angina pectoris bis zum Herzinfarkt – gelegt.

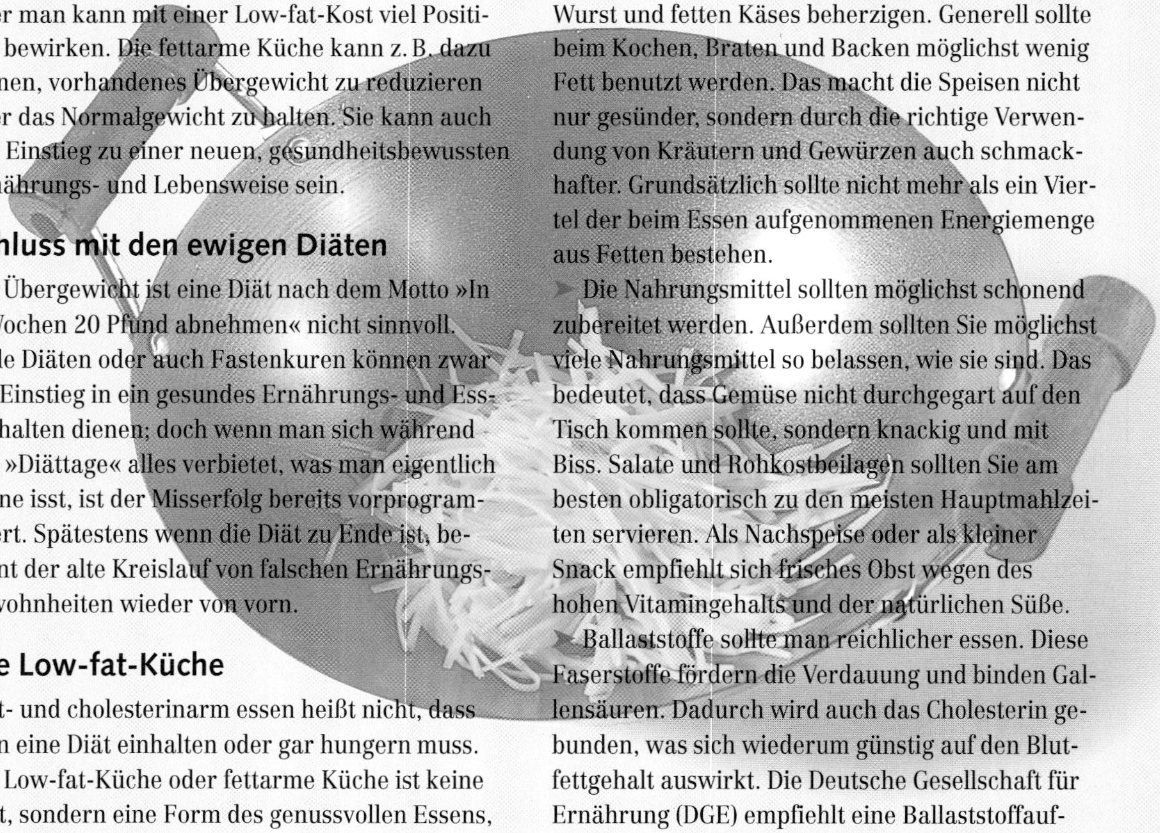

Ernährungsumstellung

Für eine Ernährungsumstellung ist es fast nie zu spät. Auch wenn man schon an einer Herz-Kreislauf-Erkrankung leidet, kann man den Gesundheitszustand deutlich verbessern und weiteren Erkrankungen vorbeugen. Dazu muss man allerdings bereit sein, einige lieb gewonnene Gewohnheiten im Zusammenhang mit dem bisherigen Essverhalten zu ändern – und zwar auf Dauer. Eine spezielle »Diät« für Herz und Kreislauf gibt es zwar nicht, aber man kann mit einer Low-fat-Kost viel Positives bewirken. Die fettarme Küche kann z. B. dazu dienen, vorhandenes Übergewicht zu reduzieren oder das Normalgewicht zu halten. Sie kann auch der Einstieg zu einer neuen, gesundheitsbewussten Ernährungs- und Lebensweise sein.

Schluss mit den ewigen Diäten

Bei Übergewicht ist eine Diät nach dem Motto »In 4 Wochen 20 Pfund abnehmen« nicht sinnvoll. Viele Diäten oder auch Fastenkuren können zwar als Einstieg in ein gesundes Ernährungs- und Essverhalten dienen; doch wenn man sich während der »Diättage« alles verbietet, was man eigentlich gerne isst, ist der Misserfolg bereits vorprogrammiert. Spätestens wenn die Diät zu Ende ist, beginnt der alte Kreislauf von falschen Ernährungsgewohnheiten wieder von vorn.

Die Low-fat-Küche

Fett- und cholesterinarm essen heißt nicht, dass man eine Diät einhalten oder gar hungern muss. Die Low-fat-Küche oder fettarme Küche ist keine Diät, sondern eine Form des genussvollen Essens, die immer beliebter wird. Sogar Gourmetköche haben die fettarme Küche schon längst auf ihre Speisepläne gesetzt. Es gibt heute viele Spitzenrestaurants, für die das Angebot von Vollwertmenüs und vegetarischen Gerichten völlig selbstverständlich ist.

Grundregeln der Low-fat-Küche

➤ Verzichten Sie auf Fett, wo immer es geht. Dies sollte man nicht nur hinsichtlich cholesterinreicher Wurst und fetten Käses beherzigen. Generell sollte beim Kochen, Braten und Backen möglichst wenig Fett benutzt werden. Das macht die Speisen nicht nur gesünder, sondern durch die richtige Verwendung von Kräutern und Gewürzen auch schmackhafter. Grundsätzlich sollte nicht mehr als ein Viertel der beim Essen aufgenommenen Energiemenge aus Fetten bestehen.

➤ Die Nahrungsmittel sollten möglichst schonend zubereitet werden. Außerdem sollten Sie möglichst viele Nahrungsmittel so belassen, wie sie sind. Das bedeutet, dass Gemüse nicht durchgegart auf den Tisch kommen sollte, sondern knackig und mit Biss. Salate und Rohkostbeilagen sollten Sie am besten obligatorisch zu den meisten Hauptmahlzeiten servieren. Als Nachspeise oder als kleiner Snack empfiehlt sich frisches Obst wegen des hohen Vitamingehalts und der natürlichen Süße.

➤ Ballaststoffe sollte man reichlicher essen. Diese Faserstoffe fördern die Verdauung und binden Gallensäuren. Dadurch wird auch das Cholesterin gebunden, was sich wiederum günstig auf den Blutfettgehalt auswirkt. Die Deutsche Gesellschaft für Ernährung (DGE) empfiehlt eine Ballaststoffaufnahme von mindestens 30 bis 40 Gramm täglich. Die wichtigsten Lieferanten dafür sind Vollkornbrot, Getreideprodukte (Nudeln, Reis, Flocken), Hülsenfrüchte (Bohnen, Erbsen, Linsen), Gemüse und Obst.

Auf versteckte Fette achten

Viele Menschen wissen gar nicht, wo überall Fette verborgen sind. Gerade bei den versteckten Fetten besteht die Gefahr der übermäßigen Fettaufnahme. Etwa 60 Prozent des Fetts, das wir täglich zu uns nehmen, ist als solches nicht direkt erkennbar. Es verbirgt sich in Fleisch und Wurst, Eiern und Milchprodukten, Süßigkeiten und in den meisten Knabbereien. Vor allem industriell hergestellte Fertiggerichte enthalten oft viel mehr Fett, als man denkt. Am besten ist es deshalb, mit frischen Zutaten selbst zu kochen und diese möglichst fettarm (Garen, Dünsten, im Wok o. Ä.) zuzubereiten.

Essen mit Genuss …

Die fettarme Küche ist eine Bereicherung des täglichen Speiseplans. Man genießt delikate Gemüsegerichte und Obstspeisen, isst Vollkornbrote und Rohkostspezialitäten sowie mehr schmackhafte Geflügel- und Fischgerichte statt täglich Fleischspeisen. Man sollte etwa so essen, wie es in den Mittelmeerländern üblich ist – ohne dabei zu viel Weißbrot zu verzehren; auch das in diesen Ländern so beliebte Glas Rotwein zum Essen ist erlaubt – wenn es bei einem Glas bleibt.

… und mit Augenmaß

Bei der Low-fat-Küche muss prinzipiell weder auf Leberwurst, Eisbein und Butter noch auf Sahnetorten und Milchkaffee verzichtet werden. Es muss jedoch gelernt werden, mit diesen Fett- und Kalorienbomben vernünftig umzugehen. Man sollte sich unbedingt darüber klar werden, was man wie und wann isst. Denn wir sollten nicht nur Nahrung »aufnehmen«, sondern die Mahlzeiten auch als solche wahrnehmen und ernst nehmen. Das bedeutet z. B., sich auf das Essen zu konzentrieren und nicht nebenbei in den Fernseher zu starren.

Low-fat-Tagesmenü

Bei der Low-fat-Küche muss niemand hungern, Sie können sich nach wie vor satt essen. Sie sollten allerdings eher 5 bis 6 kleinere Mahlzeiten einnehmen als die 3 »klassischen« großen. Hierzu ein Beispiel für einen ganz normalen Wochentag.

➤ **Frühstück:** 2 Scheiben Vollkornbrot oder 1 Vollkornbrötchen mit Diätmargarine und Putenfleisch bzw. Marmelade als Belag; dazu 1 Tasse Kaffee oder Tee und 1 Glas frisch gepresster Orangensaft; wenn man eher zu den Müslifans gehört, ersetzt man die Vollkornbrotschnitten durch ein Müsli mit Vollkornflocken, frischem Obst, Weizenkeimen, Leinsamen, Magermilchjoghurt und etwas Honig.

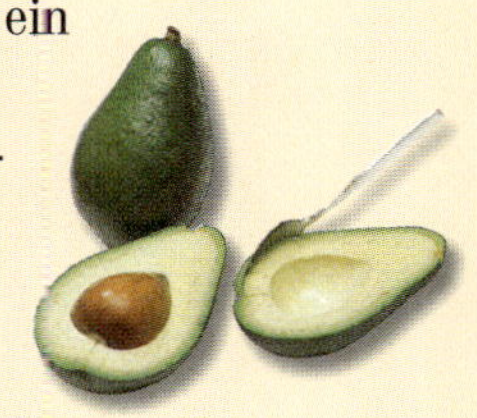

➤ **Vormittagssnack:** Beeren der Saison mit Magermilchjoghurt oder 1 Apfel oder 1 Glas fettarme Milch; wer es eher herzhaft mag, greift zu Gurkenscheiben mit Radieschen und Knäckebrot.

➤ **Mittags:** Gemüsebrühe mit Lauchstreifen als Vorspeise; als Hauptgang Vollkornnudeln mit Tomatensauce (und frischen Kräutern) oder Putengeschnetzeltes mit Folienkartoffeln und Blattsalat; dazu 1 Glas naturtrüber Apfelsaft oder Mineralwasser (oder beides mischen.)

➤ **Nachmittagssnack:** Obstsalat aus Erdbeeren, Bananen, Äpfeln und Kiwis oder Vollkornkekse (eignet sich besser zum Kaffee oder Tee) oder 1 Scheibe Knäckebrot mit magerem Kräuterquark.

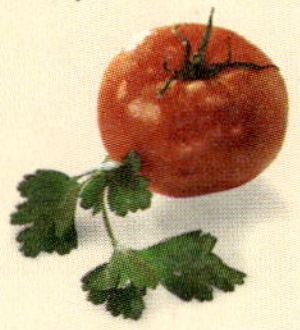

➤ **Abends:** 2 Scheiben Vollkornbrot mit Diätmargarine und 100 Gramm magerem Schinken oder 1 Krabbencocktail auf Avocadoscheiben oder 1 Rohkostteller mit Gemüse nach Wahl mit 1 Scheibe Vollkorntoast und 1 Gemüsedrink.

➤ **Fernseh- oder Mitternachtssnack:** Menschen, die das Knabbern vor allem abends nicht lassen können, sollten zumindest vitamin- und mineralstoffreiche Gemüse- und Obstschnitze essen oder aber Kürbis-, Pistazien- und Pinienkerne (aber unbedingt alles ungesalzen) knabbern; für Nachtschwärmer eignet sich auch noch spät 1 Teller leichte Gemüsebrühe.

Durchblutungsstörungen

Typische Beschwerden: kalte blaue Finger und Zehen, erhöhte Kälteempfindlichkeit, plötzliche Schmerzen in den betroffenen Regionen, gelegentlich Krämpfe und Kopfschmerzen, Ödeme und Brennen in den äußeren Extremitäten (Füße, Hände, Beine, Arme), häufig auch Hautverfärbungen, immer stärkere Schmerzen beim Gehen; in der Spätphase Herzschwäche und Herzinfarkt, Schlaganfall, periphere arterielle Verschlusskrankheit (PAVK, so genannte Schaufensterkrankheit), Thrombose, »Raucherbein«

➤ Siehe auch Herzschwäche (S. 288ff.), Herzjagen, Herzrhythmusstörungen (S. 286f.), Krampfadern (S. 292f.) und Venenschwäche, Venenentzündung (S. 294ff.)

SOFORTMASSNAHMEN – WAS SIE GLEICH TUN KÖNNEN

Gerinnungshemmende Medikamente

Bei arteriellen Durchblutungsstörungen werden zur Vorbeugung von Thrombosen und zur Nachbehandlung der Wirkstoff Azetylsalizylsäure (ASS) oder auch Cumarinderivate, z. B. der Wirkstoff Phenprocoumon (Marcumar®), eingesetzt, ebenso der Wirkstoff Pentoxifyllin. Die Medikamente müssen vom Arzt verordnet und überwacht werden. Die ärztliche Überwachung bezieht sich auch auf die Dauereinnahme von Azetylsalizylsäure.

➤ **Wichtiger Hinweis:** Phenprocoumon kann die Gerinnung erheblich herabsetzen, auch bei ASS können kleinere Blutungen auftreten (z. B. Zahnfleischbluten oder Nasenbluten); selten sind die Blutungen jedoch lebensbedrohlich. Marcumar-Patienten müssen allerdings ständig einen entsprechenden Ausweis dabeihaben, da bei schweren Verletzungen (z. B. bei Unfällen) die Gefahr besteht zu verbluten.

Gehtraining

Im frühen und auch noch im fortgeschrittenen Stadium einer peripheren arteriellen Verschlusskrankheit (PAVK) kann durch ein gezieltes Gehtraining eine weitere Verschlechterung verhindert bzw. (nach regelmäßigem Training) auch wieder eine deutliche Besserung der Beschwerden erzielt werden (siehe S. 284).

No smoking

Auf Zigaretten sollte man bei Durchblutungsstörungen (z. B. bei PAVK) unbedingt verzichten. Alle Behandlungsmethoden verpuffen nämlich wirkungslos, wenn keine Bereitschaft besteht, der Krankheit die Grundlage zu entziehen. Durchblutungsstörungen sind eine der häufigsten Folgeerscheinungen des Rauchens. Patienten, die weiterhin rauchen, müssen damit rechnen, dass sie innerhalb weniger Jahre ein Bein durch Amputation verlieren.

Ginkgoextrakte

Ein bewährtes Heilmittel bei Durchblutungsstörungen sind Extrakte aus Ginkgo-biloba-Blättern. Gerade im Anfangsstadium der Erkrankung haben sich diese Pflanzenextrakte als wirksame Alternative zu synthetischen Medikamenten erwiesen.

Grenzen der Selbstbehandlung

Bei den folgenden Symptomen ist eine ärztliche Untersuchung unbedingt notwendig: starken Schmerzen im Brustbereich (Verdacht auf Angina pectoris), Schwindelanfällen, Vergesslichkeit (mögliche Mangeldurchblutung des Gehirns), schmerzhafte Blässe der Haut an Beinen oder Armen (Durchblutungsstörungen, möglicher Arterienverschluss).

AUS DER APOTHEKE

Synthetische Medikamente ...

Zur Verhinderung von Thrombosen helfen Medikamente mit den Wirkstoffen Azetylsalizylsäure (ASS) und Phenprocoumon in der vom Arzt verordneten Dosis. Bei arteriellen Durchblutungsstörungen wird z. B. der Wirkstoff Pentoxifyllin eingesetzt.

➤ **Präparate mit ASS:** Aspirin protect® 100/300, ASS light® 100, ASS-ratiopharm® 100 (Tabletten; rezeptfrei)

Wichtiger Hinweis: allergische Hautreaktionen und Magen-Darm-Störungen möglich; nicht bei Asthma bronchiale und Magenbeschwerden anwenden

➤ **Präparat mit Phenprocoumon:** Marcumar® (Tabletten; rezeptpflichtig)

Wichtiger Hinweis: Zahnfleischbluten, Nasenbluten und Netzhautblutungen möglich; keine Anwendung während Schwangerschaft und Stillzeit; bei Verletzungen besteht erhöhte Blutungsgefahr; regelmäßige Kontrolle der Blutgerinnung erforderlich; immer den Marcumar-Pass mitführen

➤ **Präparate mit Pentoxifyllin:** Trental®, Rentylin® (Retardtabletten; rezeptpflichtig)

Wichtiger Hinweis: Hautreaktionen, Magen-Darm-Beschwerden möglich; keine Anwendung in Schwangerschaft und Stillzeit; Präparat muss »einschleichend« dosiert werden

... und Phytopharmaka

Ginkgo zeigt bei Durchblutungsstörungen gute Effekte. Weißdornpräparate können unterstützend eingenommen werden, da sie den Blutdruck leicht senken.

➤ **Präparate aus Ginkgoextrakt:** Gingium®, Ginkobil N-ratiopharm®, Kaveri forte®, Rökan Plus®, Tebonin forte® (Filmtabletten, Tabletten, Tropfen)

Wichtiger Hinweis: allergische Hautreaktionen möglich; Tropfen enthalten Alkohol

➤ **Präparate aus Weißdornextrakt:** Crataegutt novo®, Esbericard®, Orthangin N forte® (Filmtabletten, Dragees, Kapseln, Lösung, Tropfen)

Wichtiger Hinweis: Tropfen enthalten Alkohol

NATURHEILKUNDE

Ginkgoextrakte

Präparate aus den Blättern des Ginkgobaums sind als unterstützende Behandlungsmaßnahme bei Durchblutungsstörungen geeignet. Die Inhaltsstoffe wirken durchblutungsfördernd und antiarteriosklerotisch, sie sind außerdem ideale Fänger der freien Radikale und verbessern die Stabilität der roten Blutkörperchen. Ginkgopräparate sind meist in Form von Dragees oder auch als Tonikum (Apotheke und Reformhaus) erhältlich. Eine Anwendung als Tee ist nicht empfehlenswert, weil die Ginkgoblätter extrem bitter schmecken.

Knoblauch und Knoblauchpräparate

Der wichtigste Wirkstoff des Knoblauchs ist Allicin, es entsteht beim Schneiden oder Auspressen der Knoblauchzehe aus Alliin; Allicin wirkt blutdruck- und cholesterinspiegelsenkend und verbessert den Blutfluss. Knoblauchpräparate sind in verschiedenen Stärken in der Apotheke oder im Reformhaus erhältlich. Geben Sie möglichst auch frischen Knoblauch ans Essen.

NAHRUNG, DIE HEILT

Low-fat-Ernährung

Bei dieser fett- und cholesterinarmen Ernährungsweise stehen nur geringe Mengen tierischer Fette (z. B. Butter, Fleisch und Wurstwaren) auf dem Speiseplan. Stattdessen werden bei der fettarmen Ernährungszusammenstellung stärker pflanzliche Fette und Öle (z. B. Olivenöl, Sonnenblumenöl, Weizenkeimöl oder Distelöl), Obst, Gemüse und ballaststoffreiche Speisen (z. B. Weizenkleie, Vollkornbrot, Haferflockenmüsli) berücksichtigt. Insgesamt sollte dabei die tägliche Fettaufnahme (bei einer erwachsenen Person) nicht mehr als 60 Gramm betragen. Ferner sollten etwa 30 bis 40 Gramm Ballaststoffe pro Tag aufgenommen werden (siehe dazu auch das Special S. 280f.).

GESUNDHEITSKUR

Gehtraining für PAVK-Patienten

In fast allen Phasen – auch noch im fortgeschrittenen Stadium – kann bei einer peripheren arteriellen Verschlusskrankheit (PAVK) durch ein gezieltes Gehtraining eine weitere Verschlechterung der Erkrankung verhindert oder (nach konsequentem Training) sogar wieder eine deutliche Besserung der Beschwerden erzielt werden. Das Training sollten Sie dabei folgendermaßen gestalten.

➤ So schnell wie möglich in kleinen Schritten gehen (etwa 60 bis 90 Schritte pro Minute); so lange gehen, bis Schmerzen einsetzen; dann stehen bleiben und eine kleine Pause einlegen.

➤ In der Pause die Waden dehnen. Dabei erst das rechte, dann das linke Bein nach hinten strecken und versuchen, mit der Ferse auf den Boden zu kommen. Doch Vorsicht: Die Beine dabei nicht überdehnen.

➤ Wenn die Schmerzen nachgelassen haben, wieder mit dem Gehen beginnen; anschließend wieder Dehnübungen machen.

➤ Diesen Ablauf so oft wiederholen, bis eine Trainingszeit (mit Pausen) von etwa 20 Minuten erreicht worden ist. Insgesamt mindestens 1 Stunde pro Tag trainieren – und zwar jeden Tag.

➤ Möglichst nicht auf Asphalt oder hartem Pflaster gehen, sondern auf einem weichen Untergrund wie Erde, Waldboden oder Gras. Wenn es gar nicht anders geht, kann auch zu Hause auf dem Teppichboden trainiert werden.

Wenn das Gehtraining konsequent eingehalten wird, merkt man schon nach nur wenigen Tagen, dass sich die Gehstrecke immer etwas verlängert. Kleinere Adern übernehmen zum Teil die Funktion der verschlossenen Arterie, es bildet sich ein Kollateralkreislauf. Dies ist ein schönes Erfolgserlebnis, das bestimmt anspornt weiterzumachen.

Das Gehtraining ist viel wichtiger als alle anderen Sportarten. Schwimmen beispielsweise ist für PAVK-Patienten nicht besonders günstig, weil es die Durchblutung der Beine nicht wesentlich steigert.

Zusätzliche Übungen unter der Anleitung einer Krankengymnastin können die Durchblutung der Beinarterien weiter verbessern helfen.

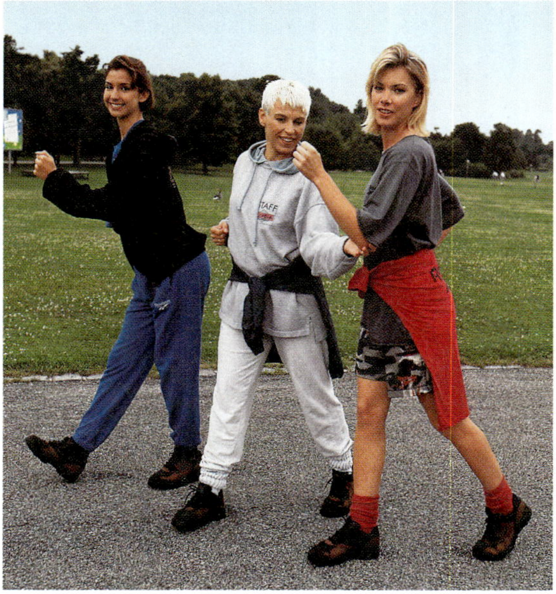

Walking – schnelles Gehen – ist ein hervorragendes Gefäßtraining.

DAS KÖNNEN SIE NOCH TUN

Mit dem Rauchen aufhören

Jeder Arzt wird bei Durchblutungsstörungen den Rat geben, das Rauchen aufzugeben. Versuchen sollten es Betroffene zumindest, und zwar zuerst aus eigener Kraft. Dabei sollten Sie die folgenden Regeln beachten.

➤ Bauen Sie sich entsprechende Brücken, damit es Ihnen leichter fällt, nicht nach der Zigarette zu greifen. Vielleicht klappt es, wenn Sie sich mit etwas belohnen.

➤ Suchen Sie sich Verbündete bei der Rauchentwöhnung. Bitten Sie Ihre Freunde, Sie zu unterstützen, nicht mehr zur Zigarette zu greifen.

➤ Sie müssen davon überzeugt sein, dass es sinnvoll für Sie ist, nicht zu rauchen. Es genügt nicht, nur zu wissen, dass Rauchen schädlich ist.

➤ Nichtraucherzonen sind hilfreich. Es gibt sie an vielen öffentlichen Plätzen und Orten oder auch in Restaurants.

➤ Wenn Sie es allein nicht schaffen, aber trotzdem mit dem Rauchen aufhören wollen, gibt es auch die Möglichkeit, sich einer Selbsthilfegruppe anzuschließen. Hier ist es möglich, sich im Kreis von Gleichgesinnten gegenseitig zu helfen.

➤ Holen Sie sich Hilfe und Unterstützung, denn Rauchen ist eine Sucht, die besiegt werden kann.

Krankengymnastik

Als Vorbeugungs- oder Rehabilitationsmaßnahme sollte bei arteriellen Durchblutungsstörungen unbedingt Krankengymnastik angewendet werden. Diese Form der Heilgymnastik wird von einem Therapeuten immer speziell auf den jeweiligen Patienten abgestimmt. Als Maßnahmen kommen bei Durchblutungsstörungen meist aktive Bewegungsübungen (z. B. Dehnübungen, Gymnastik, Wassergymnastik) zur Anwendung. In der Regel werden die Kosten der Krankengymnastik von den Krankenkassen übernommen.

Abnehmen

Wenn Sie Übergewicht haben und unter Durchblutungsstörungen leiden, sollten Sie unbedingt eine Gewichtsreduktion anstreben. Die beste Methode des Abnehmens ist eine Reduktionskost, bei der die Kalorienzufuhr eingeschränkt wird. Auf diese Weise verliert man zwar nur langsam, dafür aber nachhaltig an Gewicht.

➤ Jeden Bissen sollte man sehr lange kauen; zwischen jedem Bissen das Besteck aus der Hand legen.

➤ Essen Sie nur dann etwas, wenn Sie wirklich Hunger haben. Mit dem Essen sollten Sie aufhören, sobald sich ein Sättigungsgefühl einstellt.

➤ Zur Mahlzeit stellen Sie am besten nur einen hübsch angerichteten Teller auf den Tisch, um ein Nachfassen zu vermeiden.

➤ Zwischendurch sollten Sie viel trinken.

➤ Nach 19 Uhr sollten Sie möglichst nichts mehr essen, auch keine Snacks beim Fernsehen.

Finger- und Fußgymnastik

Bewegen Sie Finger und Zehen immer mal wieder zwischendurch. Lassen Sie sich gegebenenfalls von einem Krankengymnasten entsprechende Übungen zeigen. Gut geeignet sind hier Igelbälle (spezielle Bälle mit Noppen) oder auch Qi-Gong-Kugeln.

Auf die Füße achten

Menschen mit peripheren arteriellen Durchblutungsstörungen müssen – wie auch Diabetiker – ganz besonders auf die Fußpflege achten. Schneiden Sie die Zehennägel kurz (nie oval schneiden, sondern gerade); verletzen Sie sich aber nicht dabei, denn Wunden heilen aufgrund der Minderdurchblutung schlecht ab. (Nicht zu warme) Fußbäder tun den Füßen gut und weichen die Nägel etwas auf, so dass man sie besser schneiden kann. Cremen Sie Ihre Füße regelmäßig ein.
Sie sollten auch keine Socken oder Strumpfhosen aus synthetischen Fasern tragen (Schwitzgefahr). Bequeme flache Schuhe, bei denen keine Hautreibungen entstehen, sind ein Muss. Eventuell sind Einlagen sehr hilfreich.

⊕ Das hilft

Gehtraining

Finger- und Zehengymnastik

Rauchen abgewöhnen

Gewichtsreduktion

Warme Handschuhe bei Kälte

Orthopädisch richtiges Schuhwerk

⊖ Das schadet

Wenig Bewegung

Rauchen

Alkohol

Fett- und cholesterinreiche Ernährung

Übergewicht

Wärmeanwendungen

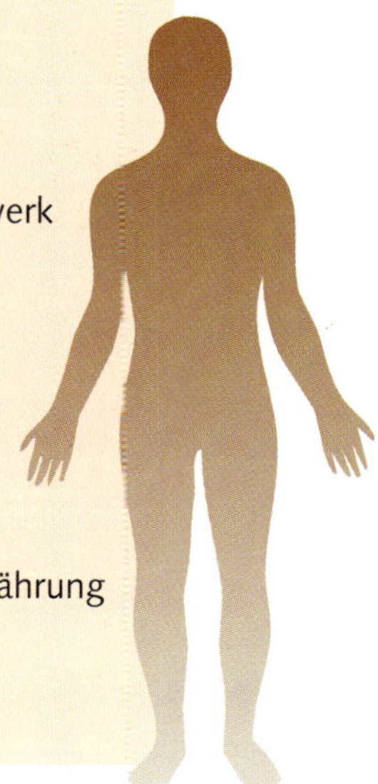

Herzjagen, Herzrhythmusstörungen

Typische Beschwerden: von der Norm (60 bis 80 Herzschläge in der Minute) abweichende oder unregelmäßige Schlagfrequenz des Herzes (Herzjagen oder Herzstolpern); bei zu langsamer Pulsfrequenz Müdigkeit, Erschöpfungszustände, Schwindelgefühle, Ohnmacht; bei zu schneller Pulsfrequenz Atemnot, Schweißausbrüche, bei Belastungen auch Angina-pectoris-Anfälle

➤ Siehe auch Herzschwäche (S. 288ff.), Durchblutungsstörungen (S. 282ff.), Arteriosklerose und hoher Cholesterinspiegel (S. 268ff.) sowie Blutdruck, zu hoher (S. 272ff.)

SOFORTMASSNAHMEN – WAS SIE GLEICH TUN KÖNNEN

Herzmedikamente

Zur Therapie einer ernsthaften Herzrhythmusstörung werden Antiarrhythmika eingesetzt. Sie beeinflussen das Reizleitungssystem des Herzes und müssen vom Arzt kontrolliert werden.

Eiswasser bei Herzjagen

Bei Herzjagen hilft das schluckweise Trinken von Eiswasser.

Baldrian, Melisse & Co.

Bei einer leichten Herzrhythmusstörung, wenn sie nervöser Natur ist, haben sich Baldrian, Melisse und Hopfen bewährt. Sie üben eine beruhigende Wirkung aus. Auch Weißdornpräparate haben einen positiven Einfluss.

Grenzen der Selbstbehandlung

Beim Verdacht auf Herzrhythmusstörungen sollte immer ein Facharzt aufgesucht werden; nur er kann eine solide Diagnose stellen und die entsprechenden Behandlungsmaßnahmen einleiten. Wenn das Reizleitungssystem des Herzes lebensbedrohlich gestört ist, muss in der Regel ein Herzschrittmacher eingesetzt werden; dieser operative Eingriff verläuft weitgehend komplikationslos und verbessert Lebensqualität sowie Lebenserwartung erheblich.

Sofort den Notarzt rufen

➤ Bei akuter Atemnot, Ohnmachtsanfällen und starken Angina-pectoris-Beschwerden

AUS DER APOTHEKE

Synthetische Medikamente …

Bei Herzrhythmusstörungen werden Medikamente mit den Wirkstoffen Amiodaron, Ipratropiumbromid, Prajmaliumbitartrat und Sotalol verordnet. Diese Arzneimittel sind rezeptpflichtig.

➤ **Präparate mit Amiodaron:** Cordarex®, Tachydaron® (Tabletten)

➤ **Präparate mit Sotalol:** Darob®, Rentibloc®, Sotahexal® (Tabletten)

➤ **Präparat mit Ipratropiumbromid:** Itrop® (Tabletten)

➤ **Präparat mit Prajmaliumbitartrat:** Neo-Gilurytmal® (Tabletten)

Wichtige Hinweise: Sehstörungen, Kopfschmerzen, UV-Lichtempfindlichkeit, Zittern, Pigmentstörungen der Haut, Magen-Darm-Beschwerden, Verstärkung von Herzrhythmusstörungen möglich; keine Anwendung während Schwangerschaft und Stillzeit; regelmäßige Kontrolle durch den Arzt erforderlich; nicht bei Herzinsuffizienz anwenden; die Mittel können die Wirkung verschiedener anderer Mittel verstärken oder herabsetzen

… und Phytopharmaka

➤ **Präparate aus Baldrianextrakt:** Baldrian-Dispert®, Baldrian-Phyton®, Regivital Baldrian Tropfen® (Dragees, Tropfen)

➤ **Präparate aus Weißdornextrakt:** Crataegutt novo®, Esbericard®, Kytta-Cor®/-novo, Orthangin N forte® (Filmtabletten, Tabletten, Dragees, Kapseln, Lösung, Tropfen)

Wichtige Hinweise: Tropfen enthalten Alkohol

NATURHEILKUNDE

Baldriantee

Präparate aus Baldrian sind bei einer leichten Herzrhythmusstörung und als unterstützende Behandlungsmaßnahme gut geeignet. Sie üben eine beruhigende Wirkung bei nervösen Herzbeschwerden aus. Baldrianpräparate sind meist in Form von Dragees oder als Tropfen (Vorsicht, Alkohol!) erhältlich. Auch eine Anwendung als Tee ist sehr empfehlenswert.

➤ **Baldriantee:** 2 Teelöffel Baldrian mit 1/4 Liter kochend heißem Wasser überbrühen; 10 Minuten lang ziehen lassen, dann abseihen. Von dem Tee 2 bis 3 Tassen täglich trinken, am besten lauwarm und ungesüßt.

Melissentee

Melissenblätter wirken beruhigend und krampflösend und sind so eine ideale Hilfe bei hauptsächlich nervös bedingten Herzbeschwerden.

➤ **Melissentee:** 2 Teelöffel Melissenblätter mit 1/4 Liter kochend heißem Wasser überbrühen; 10 Minuten lang ziehen lassen, dann abseihen. 2 bis 3 Tassen Melissentee pro Tag trinken.

BEWÄHRTE HAUSMITTEL

Umschlag mit Essig

Essigumschläge können zu schnelle und unregelmäßige Herzschläge wieder normalisieren, sofern es sich um nervöse Herzbeschwerden handelt.

➤ **Anwendung:** Ein Leinentuch in handwarmem Essigwasser (halb Essig, halb Wasser) tränken und etwas auswringen; anschließend auf die Brust legen und zusätzlich mit einem Handtuch umwickeln. Den Wickel mindestens 30 Minuten lang einwirken lassen. Anwendung gegebenenfalls mehrmals täglich wiederholen.

DAS KÖNNEN SIE NOCH TUN

Entspannungstechniken

Mit einer regelmäßigen Ausübung von bestimmten Entspannungsmethoden kann man bei nervösen Herzbeschwerden eine deutliche Verbesserung erzielen. Es empfehlen sich hierbei: Yoga, autogenes Training (siehe dazu das Special S. 332f.), Qi Gong (siehe dazu das Special S. 358f.), Tai Chi Chuan, Meditation, Atemtherapie, funktionelle Entspannung nach Fuchs, progressive Muskelrelaxation (PMR) nach Jacobson, Alexander-Technik oder Feldenkrais-Methode. Volkshochschulen und Gesundheitszentren bieten solche Kurse an.

⊕ Das hilft

Leichtes Ausdauertraining (wie Jogging, Radfahren, Schwimmen)

Entspannungsmethoden

Knoblauchpräparate

Rauchverzicht

Eventuell Gewichtsreduktion

⊖ Das schadet

Zu wenig Bewegung

Nikotin und Alkohol

Zu fettes Essen

Übergewicht

Stress

Zu wenig Schlaf

Einnahme der Antibabypille

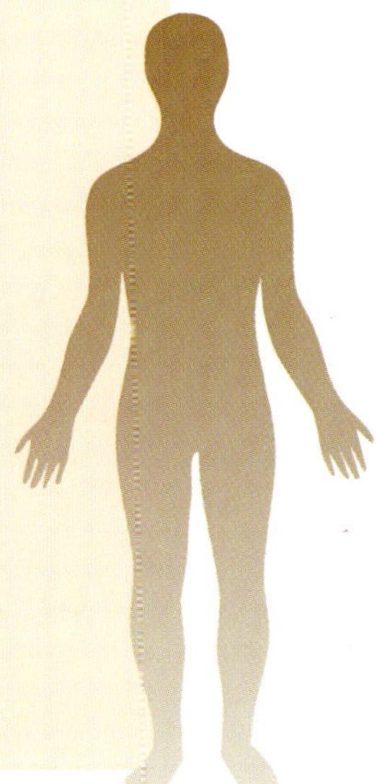

Herzschwäche

Typische Beschwerden: Müdigkeit und Schwächezustände, Atemnot und Herzjagen bei Belastungen, gelegentlich auch Angina-pectoris-Anfälle; geschwollene Fußknöchel und Unterschenkel, Ödembildungen, Bauchschmerzen und häufiger Harndrang; in der Spätphase der Erkrankung auch Herzversagen

➤ Siehe auch Herzjagen, Herzrhythmusstörungen (S. 286f.), Durchblutungsstörungen (S. 282ff.), Arteriosklerose und hoher Cholesterinspiegel (S. 268ff.) sowie Blutdruck, zu hoher (S. 272ff.)

SOFORTMASSNAHMEN – WAS SIE GLEICH TUN KÖNNEN

Herzmedikamente

Zur Behandlung einer Herzschwäche (Herzinsuffizienz) werden in der Regel Herzglykoside, Diuretika (harntreibende Medikamente) und ACE-Hemmer angewendet. Herzglykoside werden meist aus dem Fingerhut gewonnen (Digitalispräparate). Sie verbessern die Pumpleistung des Herzes. Diuretika wirken nicht direkt auf das Herz, sondern sorgen dafür, dass vermehrt Urin ausgeschieden wird. Dadurch wird auch Wasser im Gewebe ausgeschwemmt und somit der Druck auf das Herz verringert. ACE-Hemmer wurden eigentlich zur Behandlung von Bluthochdruck entwickelt, werden jedoch seit einiger Zeit auch erfolgreich bei Herzschwäche eingesetzt. Sie verdrängen immer mehr die Herzglykoside, weil sie besser verträglich sind.

Die Medikamente sind alle verschreibungspflichtig. Herzglykoside müssen sehr genau dosiert werden, weil sonst Vergiftungserscheinungen auftreten können; die Ernährung sollte kaliumreich sein; eventuell sollten ergänzend Kaliumpräparate eingenommen werden. Bei Diuretika werden zusätzlich Kaliumpräparate angewendet. Bei allen Medikamentengruppen ist eine regelmäßige Kontrolle des Blutbilds unbedingt erforderlich.

Weißdorn

Bei leichter Herzschwäche haben sich auch Weißdornpräparate bewährt. Extrakte aus den Blättern und Blüten der Heilpflanze verbessern hierbei die Funktion und die Pumpleistung des Herzes. Es sind auch Kombinationspräparate mit anderen Heilpflanzen (z. B. Maiglöckchen), die Herzglykoside enthalten, erhältlich.

Atemübungen

Übungen der Atemtherapie sind als unterstützende Maßnahme bei Herzschwäche (und auch bei Herzrhythmusstörungen) sinnvoll. Sie beruhigen bei nervösen Herzbeschwerden und wirken sich positiv auf einen zu hohen oder stark schwankenden Blutdruck aus. Wichtig ist hierbei die so genannte vollständige Atmung.

Grenzen der Selbstbehandlung

Die Behandlung einer Herzschwäche gehört immer in die Hand eines erfahrenen Facharztes (Kardiologe); nur er kann eine genaue Diagnose stellen und die entsprechenden Behandlungsmaßnahmen einleiten sowie auch regelmäßig kontrollieren.

Bei den folgenden Symptomen ist zudem eine sofortige ärztliche Untersuchung erforderlich: starke Schmerzen im Brustbereich (Verdacht auf Angina pectoris), Schwindelanfälle, Schwächezustände, Atemprobleme und Ödembildung.

Sofort den Notarzt rufen

➤ Bei akuter Atemnot, Ohnmachtsanfällen sowie einem starken Angina-pectoris-Anfall

AUS DER APOTHEKE

Synthetische Medikamente …

Bei Herzschwäche werden ACE-Hemmer, oft in Kombination mit Diuretika, eingesetzt. Manchmal werden zusätzlich Digitalispräparate verordnet. Diese Medikamente sind alle rezeptpflichtig. Sie haben diverse Nebenwirkungen; die Dosierung muss genau befolgt werden.

➤ **ACE-Hemmer (Wirkstoff Captopril):** Lopirin®, Captopril Heumann®, tensobon® (Tabletten)

➤ **ACE-Hemmer (Wirkstoff Enalapril):** Pres®, Xanef® (Tabletten)

➤ **ACE-Hemmer (Wirkstoff Lisinopril):** Acerbon®, Coric® (Tabletten)

➤ **ACE-Hemmer (Wirkstoff Ramipril):** Delix®, Vesdil® (Tabletten)

Wichtiger Hinweis: trockener Reizhusten, Überempfindlichkeitsreaktionen, zentralnervöse Störungen möglich; Kontrolle des Blutbilds erforderlich

➤ **Diuretika (Wirkstoff Furosemid):** Lasix®, Fusid®, Ödemase® (Tabletten, Lösung, Retardtabletten)

➤ **Diuretika (Wirkstoff Hydrochlorothiazid):** diu-melusin®, Esidrix® (Tabletten)

Wichtiger Hinweis: Überempfindlichkeitsreaktionen und Störungen der Wasser- und Salzausscheidung möglich; regelmäßige Kontrolle der Blutwerte (Elektrolyte, Harnstoff) erforderlich

➤ **Herzglykoside (Wirkstoff Azetyldigoxin):** Novodigal®, ß-Acetyldigoxin-ratiopharm®, Digotab® (Tabletten)

➤ **Herzglykoside (Wirkstoff Digitoxin):** Digimerk®, digitoxin®, didier® (Tabletten)

➤ **Herzglykoside (Wirkstoff Digoxin):** Lanicor®, Digacin® (Tabletten, Tropfen)

Wichtiger Hinweis: Magen-Darm-Störungen, Sehstörungen, Kopfschmerzen, Depressionen, Muskel- und Gelenkschmerzen möglich; Vorsicht bei Störungen im Mineralienhaushalt

… und Phytopharmaka

Weißdorn- und Maiglöckchenpräparate wirken vor allem bei leichteren Beschwerden.

➤ **Präparate aus Weißdornextrakt:** Crataegutt novo®, Esbericard®, Kytta-Cor®, Orthangin N forte® (Filmtabletten, Tabletten, Dragees, Kapseln, Lösung, Tropfen)

Wichtiger Hinweis: Tropfen enthalten Alkohol

➤ **Präparat aus Maiglöckchenglykosiden:** Convacard® (Dragees)

Wichtiger Hinweis: Übelkeit und Herzrhythmusstörungen möglich; nicht gleichzeitig mit anderen Herzglykosiden anwenden

NATURHEILKUNDE

Weißdorn

Präparate aus den Blättern und Blüten des Weißdorns sind als unterstützende Behandlungsmaßnahme bei Herzschwäche sehr gut geeignet. Die Inhaltsstoffe (Glykoside) verbessern die Funktionstätigkeit sowie die Pumpleistung des Herzes. Sie regulieren außerdem den Blutdruck und senken einen zu schnellen Puls. Weißdornpräparate sind in der Apotheke erhältlich. Auch eine Anwendung als Tee ist sehr empfehlenswert. Er kann problemlos längere Zeit getrunken werden.

➤ **Weißdorntee:** 2 Teelöffel Weißdorn mit 1/4 Liter kochendem Wasser überbrühen; etwa 10 bis 15 Minuten lang ziehen lassen, anschließend abseihen. Täglich 2 bis 3 Tassen Tee ungesüßt über einen längeren Zeitraum trinken.

Knoblauchpräparate

Allicin ist der wichtigste Wirkstoff des Knoblauchs, er entsteht beim Zerstören der Knoblauchzehe durch Schneiden oder Pressen aus Alliin; Allicin reguliert den Blutdruck und wirkt positiv auf den Cholesterinspiegel; außerdem werden die Fließeigenschaften des Bluts verbessert. Knoblauchpräparate sind in verschiedenen Stärken in der Apotheke (beispielsweise Carisano®, Ilja Rogoff forte®, Kneipp Knoblauch Dragees N®, Kwai N®, Ravalgen aktiv®) oder im Reformhaus erhältlich. Sie sollten auch viel frischen Knoblauch als Zugabe zum Essen verwenden.

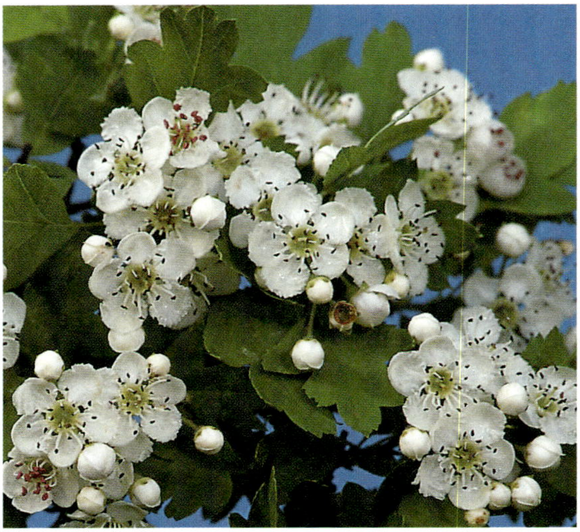

Die Volksheilkunde kennt ihn schon lange: Weißdorn wirkt positiv auf das Altersherz.

Wasseranwendungen

Auch bei einer Herzschwäche sind kneippsche Wasseranwendungen als unterstützende Therapie geeignet, z. B. Wechselduschen, kalte Arm- und Beingüsse, Wassertreten, wechselwarme Hand- und Fußbäder, ansteigende Bäder. Sie sollten allerdings in Maßen und in Absprache mit dem behandelnden Arzt angewendet werden.

BEWÄHRTE HAUSMITTEL

Baldrian-Brombeer-Tee

Ein Tee aus Baldrian und Brombeerblättern beruhigt und stärkt das Herz. Er eignet sich zur Unterstützung der allgemeinen Therapieanwendungen.

➤ **Baldrian-Brombeer-Tee:** 40 Gramm Brombeerblätter und 20 Gramm Baldriankraut mischen. 2 Teelöffel der Mischung mit 1/4 Liter kochendem Wasser aufgießen; etwa 15 Minuten lang ziehen lassen, dann abseihen. Morgens und abends 1 Tasse Tee lauwarm und ungesüßt trinken.

Schafgarbentee

Bei der so genannten Rechtsherzschwäche, bei der sich das Blut im Bauchraum und in den Beinen staut, hat sich die Schafgarbe bewährt. Man kann sie als Extrakt (in Apotheke und Reformhaus) kaufen oder sich einen Tee zubereiten.

➤ **Schafgarbentee:** 2 Teelöffel Schafgarbenkraut mit 1/4 Liter kochendem Wasser übergießen; 10 Minuten lang ziehen lassen, dann abseihen. 2 bis 3 Tassen Tee pro Tag trinken.

NAHRUNG, DIE HEILT

Leicht und »low fat«

➤ Bei der Low-fat-Ernährung steht hauptsächlich fett- und cholesterinarme Kost auf dem Speiseplan, also wenig Butter, Fleisch und Wurstwaren, dagegen stärker pflanzliche Fette und Öle (siehe hierzu auch das Special 280f.).

➤ Wichtig sind die Omega-3-Fettsäuren, wie sie in Meeresfischen vorkommen. Essen Sie öfter eine Fischmahlzeit.

➤ Leichte Kost, auf 5 kleinere Mahlzeiten über den Tag verteilt, entlastet das Herz. Ebenso gilt: Nach 17 Uhr nur noch wenig trinken.

Natriumarme Kost

Achten Sie gerade bei einer Herzschwäche auf eine kochsalzarme Ernährung. Auf das Nachsalzen von Speisen sollten Sie generell verzichten und beim Kochen nur geringe Mengen Salz verwenden. Trinken Sie auch natriumarme Mineralwässer.

Spargel

In der Volksmedizin gilt er als herzkräftigend. Tatsache ist: Spargel wirkt entwässernd. Nutzen Sie die Spargelzeit.

GESUNDHEITSKUR

Apfel-Reis-Diät

Die Apfel-Reis-Diät ist eine kurzfristige Diätform zur Entwässerung des Körpers. Hervorgerufen wird die vermehrte Wasserausscheidung (Diurese) durch die hohe Kaliumzufuhr, in Form von Reis und

Äpfeln, bei fast vollständigem Fehlen von Kochsalz (Natriumchlorid), das Wasser im Körper zurückhält. Diese Form der Diät sollte nicht länger als 2 Tage durchgeführt werden; in der Regel ist eine 1-tägige Anwendung völlig ausreichend.

➤ **Anwendung:** Morgens 1 Tasse Reis in 2 Tassen ungesalzenem Wasser aufkochen und bei geringer Wärmezufuhr quellen lassen. Den gegarten Reis in 5 Tagesportionen aufteilen und zu jeder Portion 1/2 oder 1 Apfel fein raspeln. Die Apfel-Reis-Portion langsam essen und gründlich kauen. Dazu über den Tag verteilt 2 Liter stilles Mineralwasser (mit wenig Natrium) oder Kräutertee trinken.

DAS KÖNNEN SIE NOCH TUN

Atemtherapie

Mit Übungen der Atemtherapie können die medikamentösen Behandlungsmethoden bei Herzschwäche sinnvoll ergänzt werden. Sie wirken bei nervösen Herzbeschwerden beruhigend; zudem haben sie positive Auswirkungen auf einen zu hohen oder stark schwankenden Blutdruck. Die so genannte vollständige Atmung kombiniert Bauchatmung, Brustkorbatmung und Schlüsselbeinatmung in idealer Weise zu einer einzigen rhythmischen Bewegung.

➤ Zu Beginn die Lunge vollständig ausatmen.

➤ Dann das Zwerchfell langsam hinunterdrücken und die Luft in die Lunge hineinströmen lassen; in dem Moment, in dem sich der Bauch nach außen wölbt und die Lunge sich mit Luft gefüllt hat, die Rippen und den Brustkorb dehnen – aber nicht gewaltsam, sondern mit Gefühl.

➤ Anschließend, wenn sich die Lunge mit Luft gefüllt hat, die Schlüsselbeinregion anheben. Jetzt beginnt die Bewegung wieder von vorn.

Rauchentwöhnung

Bei einer diagnostizierten Herzinsuffizienz sollten Sie auf jeden Fall das Rauchen einstellen. Wenn Sie es allein nicht schaffen sollten, können Sie sich z. B. auch einer Selbsthilfegruppe anschließen. Hier besteht die Möglichkeit, sich gegenseitig zu unterstützen. Oder Sie suchen sich therapeutische Hilfe bei der Rauchentwöhnung.

Ausdauersport

Auch bei einer Herzschwäche sollte man nach Möglichkeit Sport treiben. Am besten ist es, regelmäßig eine Ausdauersportart (z. B. Jogging oder Schwimmen) auszuüben – eventuell unter ärztlicher Kontrolle. Ein richtig dosiertes Ausdauertraining entspannt, reguliert den Blutdruck, hält die Blutgefäße elastisch und verbessert die Fitness.

Übergewicht reduzieren

Wenn Sie an Herzschwäche leiden und gleichzeitig auch Übergewicht haben, sollten Sie unbedingt Ihr Gewicht verringern. Die beste Methode hierfür ist eine Reduktionsdiät, bei der die Kalorienzufuhr auf ein bestimmtes Maß eingeschränkt wird. Auf diese Weise verlieren Sie zwar nur langsam, dafür aber nachhaltig und dauerhaft an Gewicht. Zum Einüben einer solchen langfristigen Ernährungsumstellung gibt es Kurse in Gesundheitszentren.

⊕ Das hilft

Salzarme Low-fat-Ernährung
Maßvoller Ausdauersport
Weißdorn
Gewichtsreduktion
Entspannungsübungen
Atemtherapie

⊖ Das schadet

Bewegungsmangel
Nikotin und Alkohol
Zu fettes Essen
Übergewicht
Überlastung
Zu wenig Schlaf

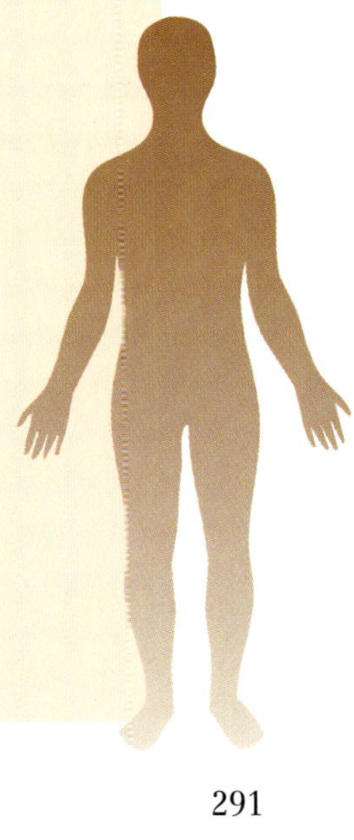

Krampfadern

Typische Beschwerden: von mehr oder weniger auffälligen Besenreisern, die in der Regel keine Schmerzen verursachen, bis hin zu großen erweiterten, gekrümmten Adern, die deutlich unter der Haut hervortreten (meist an den Unterschenkeln, gelegentlich schmerzhaft); je nach Schweregrad auch schwere Beine, Schwellungen und Juckreiz; in der Spätphase Venenschwäche, Venenentzündung

➤ Siehe auch Venenschwäche, Venenentzündung (S. 294ff.) und Durchblutungsstörungen (S. 282ff.)

SOFORTMASSNAHMEN – WAS SIE GLEICH TUN KÖNNEN

Kneippgüsse

Kneippsche Güsse (aber auch Wechelduschen oder Wechselfußbäder) sind bei Venenerkrankungen (wie bei Krampfadern) äußerst empfehlenswert, weil dadurch die Elastizität der Blutgefäße trainiert wird.

➤ **Kalter Beinguss:** Nur den Schlauch der Dusche verwenden, um einen nicht zu starken Strahl zu erreichen (das Wasser sollte etwa 15 bis 18 °C kalt sein). Mit dem Guss am rechten Fußrücken beginnen, dann den Wasserstrahl am Bein außen entlang bis auf Leistenhöhe führen und an der Beininnenseite wieder zurück; anschließend das andere Bein behandeln; mindestens 3-mal wiederholen.

Stützstrümpfe

Bei starken Krampfadern ist das Tragen von Stütz- bzw. leichten Kompressionsstrümpfen empfehlenswert. Bei einer leichteren Venenerkrankung reichen in der Regel dünne Stützstrümpfe aus, die inzwischen in allen modischen Variationen angeboten werden.

Grenzen der Selbstbehandlung

Bei den folgenden Symptomen sollten Sie sich ärztlich untersuchen lassen: Ödemen, Entzündungen, starken Schmerzen und Verfärbungen der Haut (Rötung, Blaufärbung). Vor allem Schwangere sollten Krampfadern ärztlich kontrollieren lassen (Thrombosegefahr).

AUS DER APOTHEKE

Synthetische Medikamente …

Bei Venenerkrankungen helfen unterstützend Medikamente mit den Wirkstoffen Aescin und Rutosid. Die Mittel sind rezeptfrei erhältlich.

➤ **Präparate mit Aescin:** opino N® (Gel), opino retard N®, Proveno N® (Dragees)

Wichtiger Hinweis: allergische Hautreaktionen und Magen-Darm-Störungen möglich; nicht auf offene Hautstellen, Schleimhäute oder strahlenbehandelte Hautbereiche bringen; die Wirkung von Gerinnungshemmern kann verstärkt werden

➤ **Präparat mit Rutosid:** Venoruton® (Salbe, Tropfen, Kapseln, Retardtabletten)

Wichtiger Hinweis: allergische Hautreaktionen, Magen-Darm-Störungen, Kopfschmerzen und Hautrötungen möglich; gut einmassieren oder direkt als Salbenkompresse anlegen; Vorsicht in der Schwangerschaft (vor allem im ersten Drittel); Tropfen enthalten Alkohol

… und Phytopharmaka

➤ **Präparate mit Rosskastanienextrakt:** Aescorin forte®, Sanaven®, Vasotonin®, Venostasin S® (Kapseln, Retardtabletten)

Wichtiger Hinweis: Magen-Darm-Störungen möglich

➤ **Präparate aus der Mäusedornwurzel:** Fagorutin Ruscus Kapseln®, Rhenus med.®, Venobiase mono® (Dragees, Kapseln)
Wichtiger Hinweis: Magenbeschwerden und Übelkeit möglich; Vorsicht in der Schwangerschaft

NATURHEILKUNDE

Kneippanwendungen

Bei Venenproblemen sind Wasseranwendungen nach Kneipp als unterstützende Maßnahme geeignet. Achten Sie darauf, dass kein zu harter Wasserstrahl auf die Krampfadern kommt.

➤ **Wechselduschen:** Morgens am besten sofort nach dem Aufstehen zuerst 2 Minuten lang warm duschen; anschließend 1/2 Minute lang kalt. Mindestens 3-mal wiederholen. Zum Abschluss etwa 1/2 Minute lang unter einem möglichst kalten Wasserstrahl das Duschen beenden.

BEWÄHRTE HAUSMITTEL

Buchweizentee

Tee aus Buchweizen schützt die Gefäße und dient der Linderung bei bestehenden Beschwerden.

➤ **Buchweizentee:** 2 Teelöffel Buchweizenkraut mit 1/4 Liter kochendem Wasser aufgießen; 10 Minuten lang ziehen lassen und anschließend abseihen. Täglich 2 bis 3 Tassen Tee trinken.

NAHRUNG, DIE HEILT

Vitamin C und Ballaststoffe

Eine der wichtigsten vorbeugenden Maßnahmen bei Krampfadern und anderen Venenerkrankungen ist eine vitamin- und ballaststoffreiche Ernährung.

➤ Eine erhöhte Zufuhr von Vitamin C (z. B. in Zitrusfrüchten, Acerolakirschen, Holunderbeeren, Kiwis, Paprikas, Avocados) ist bei schwachen Venen sinnvoll; Vitamin C stärkt die Venenwände und verbessert die Fließeigenschaften des Bluts.

➤ Essen Sie ausreichend ballaststoffreiche Lebensmittel sowie viel Obst und Gemüse, beispielsweise Brokkoli, Bananen, Spinat, Sojaprodukte, Reis, Kartoffeln, Vollkornprodukte, Linsen, Bohnen und Nüsse.

DAS KÖNNEN SIE NOCH TUN

Beingymnastik

Bei Krampfadern und anderen Venenbeschwerden tut eine regelmäßige Beingymnastik gut (weitere Übungen finden Sie auf S. 297).

➤ Legen Sie sich so auf den Boden, dass Sie die Füße (Fußsohlen) gegen die Wand stellen können. Ziehen Sie abwechselnd die linke und die rechte Fußspitze zu sich heran. 5-mal wiederholen.

➤ Anschließend kreisen Sie abwechselnd mit dem rechten und linken Fuß, einmal nach innen, einmal nach außen. 10-mal wiederholen.

Strippen und Veröden

Man kann Krampfadern auf zweierlei Weise unsichtbar machen: durch Verödung oder durch eine Operation (Venenstrippen). Beide Eingriffe eignen sich nur bei den oberflächlichen Varizen.

⊕ Das hilft

Beingymnastik, Beine hochlegen

Kneippsche Anwendungen

Stützstrümpfe

Leichtes Jogging, Radfahren, Bergsteigen

⊖ Das schadet

Übergewicht

Nikotin

Langes Stehen oder Sitzen

Einnahme der Antibabypille

Hitze

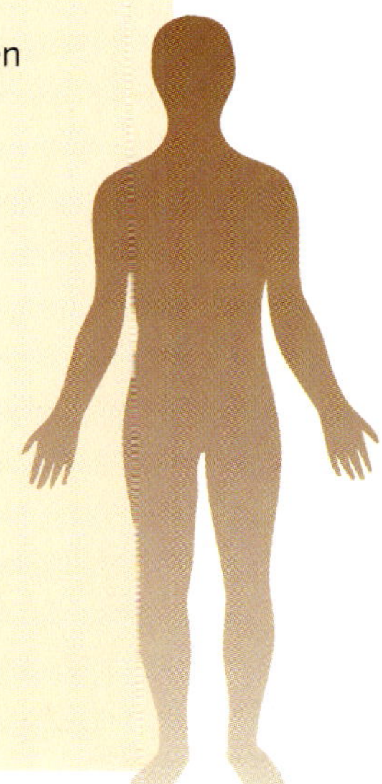

Venenschwäche, Venenentzündung

Typische Beschwerden: Anschwellen der Beine, oft mit Schmerzen entlang einer Vene; Rötung und Erwärmung der Haut, Muskelkrämpfe, Ödeme und Brennen in den Beinen, außerdem Müdigkeit, Juckreiz und Ekzeme; häufig Hautverfärbungen, vor allem auf den Innenseiten der Unterschenkel über den Knöcheln; in der Spätphase Venenentzündung, Bildung von Geschwüren an Unterschenkeln und Füßen (offene Beine bzw. offene Füße), Thrombose, Lungenembolie

➤ Siehe auch Krampfadern (S. 292f.) und Durchblutungsstörungen (S. 282ff.)

SOFORTMASSNAHMEN – WAS SIE GLEICH TUN KÖNNEN

Stütz- und Kompressionsstrümpfe

Bei einer ausgeprägten Venenschwäche ist das Tragen von Stütz- bzw. Kompressionsstrümpfen notwendig. Bei der Behandlung von Venenerkrankungen steht diese Therapieform an erster Stelle. Bei leichten Beschwerden reichen meist dünne Stützstrümpfe aus. Bei stärkeren Beschwerden werden so genannte Zweizug-Kompressionsstrümpfe nach Maß verordnet. Es gibt sie in unterschiedlichen Kompressionsstärken – je nach Schweregrad der Erkrankung.

➤ Achtung: Kompressionsstrümpfe müssen exakt angepasst und auch jeden Tag sorgfältig angezogen werden; sie dürfen keine Falten bilden, damit der Blutfluss nirgendwo abgeschnürt wird.

Beine hochlegen

So oft wie möglich sollte man bei Venenschwäche die Beine hochlagern; dies entlastet die Beinvenen und lindert Schwellungen.

Wasseranwendungen

Vor allem Wasseranwendungen, z. B. kneippsche Güsse, Wechelduschen oder Wechselfußbäder, sind bei Venenerkrankungen als unterstützende und vorbeugende Behandlungsmaßnahme empfehlenswert; dadurch werden die Blutgefäße elastischer und die Fließeigenschaften des Bluts deutlich verbessert.

➤ **Wechselwarmes Fußbad:** 2 kleine Wannen mit kaltem (etwa 15 bis 18 °C) und warmem (bis 38 °C) Wasser bis auf mittlere Wadenhöhe füllen; Füße zu Beginn etwa 30 Sekunden lang ins kalte Wasser stellen, dann etwa 3 Minuten ins warme. Mehrmals wiederholen.

Heparine

Venenerkrankungen werden mit heparinhaltigen Salben und Gelen behandelt, wenn eine Kompressionsbehandlung nicht ausreicht. Bei einer Venenentzündung wird vom Arzt oft Heparin gespritzt (nach ärztlicher Anleitung auch als Selbstinjektion möglich).

Rosskastanienextrakte

Ein klassisches Heilmittel bei Venenproblemen sind Extrakte aus Rosskastanien. Sie sind in der Regel auf Aescin, ein Triterpengemisch, standardisiert. Die Extrakte wirken durchblutungsfördernd und entzündungshemmend.

Grenzen der Selbstbehandlung

Bei den folgenden Symptomen müssen Sie zum Arzt: Ödemen, Entzündungen, starken Schmerzen, Verfärbungen der Haut (Rötung, Blaufärbung), Knotenbildungen und natürlich vor allem bei Unterschenkelgeschwüren. Insbesondere Schwangere sollten sich bei Venenproblemen ärztlich untersuchen lassen (Thrombosegefahr).

AUS DER APOTHEKE

Synthetische Medikamente …

Bei Venenschwäche helfen Medikamente mit den Wirkstoffen Aescin, Heparin-Natrium und Rutosid. Die Mittel sind rezeptfrei erhältlich.

➤ **Präparate mit Aescin:** opino N® (Gel), opino retard N®, Proveno N® (Dragees)

Wichtiger Hinweis: allergische Hautreaktionen und Magen-Darm-Störungen möglich; nicht auf offene Hautstellen, Schleimhäute oder strahlenbehandelte Hautbereiche bringen; die Wirkung von Gerinnungshemmern kann verstärkt werden

➤ **Präparat mit Rutosid:** Venoruton® (Salbe, Tropfen, Kapseln, Retardtabletten)

Wichtiger Hinweis: allergische Hautreaktionen, Magen-Darm-Störungen, Kopfschmerzen und Hautrötungen möglich; gut einmassieren oder direkt als Salbenkompresse anlegen; Vorsicht in der Schwangerschaft (vor allem im ersten Drittel); Tropfen enthalten Alkohol

➤ **Präparate mit Heparin-Natrium:** Essaven®, Heparin-ratiopharm®, Thrombareduct®, Thrombophob®, Venalitan®, Venelbin-N®, Vetren® (Gele, Salben, Emulgele)

Wichtiger Hinweis: allergische Hautreaktionen möglich; nicht auf offene Hautstellen und Schleimhäute bringen; die Wirkung von Gerinnungshemmern kann verstärkt werden

… und Phytopharmaka

➤ **Präparate aus Rosskastanienextrakt:** Aescorin forte®, Sanaven®, Vasotonin®, Venostasin S® (Kapseln, Retardtabletten)

Wichtiger Hinweis: Schleimhautreizungen des Magen-Darm-Trakts möglich

➤ **Präparate aus der Mäusedornwurzel:** Fagorutin Ruscus Kapseln®, Rhenus med.®, Venobiase mono® (Dragees, Kapseln)

Wichtiger Hinweis: Magenbeschwerden und Übelkeit möglich; Vorsicht in der Schwangerschaft

➤ **Kombinationspräparate mit Rosskastanien, Mäusedorn und Steinklee:** Pascovenol novo®, Phlebodril®, Salus Venen Kräuter-Dragees®, Venobiase® (Dragees, Kapseln, Brausetabletten)

Wichtiger Hinweis: Magenbeschwerden, Übelkeit, Durchfall und Hautreaktionen möglich; Anwendung während Schwangerschaft und Stillzeit nur nach Befragung des Arztes; nicht bei schweren Nierenfunktionsstörungen und akuten Magenerkrankungen anwenden; zum Teil auch als Tropfen erhältlich (enthalten Alkohol)

NATURHEILKUNDE

Kneippanwendungen

Vor allem bei Venenschwäche sind kneippsche Wasseranwendungen (siehe auch Kasten) als unterstützende Therapieform empfehlenswert. Sie sollten täglich eine der Anwendungen machen.

➤ **Wechselduschen:** Am besten gleich nach dem Aufstehen duschen: zuerst 2 Minuten lang warm duschen; anschließend 1/2 Minute lang kalt; in den nächsten 2 Minuten wieder mit warmem Wasser duschen. Diesen Vorgang mindestens 3-mal wiederholen. Zum Abschluss etwa 1/2 Minute lang unter einem möglichst kalten Wasserstrahl das Duschen beenden.

➤ **Kalter Beinguss:** Nur den Schlauch der Dusche verwenden, um einen nicht zu starken Strahl zu erreichen (der Wasserstrahl sollte etwa 15 bis 18 °C kalt sein). Mit dem Guss am rechten Fußrücken beginnen, dann den Wasserstrahl am Bein außen entlang bis auf Leistenhöhe führen und an der Beininnenseite wieder zurück; anschließend das andere Bein behandeln; mindestens 3-mal wiederholen.

➤ **Wassertreten:** Badewanne mit kaltem Wasser (etwa 15 °C) auf etwa Wadenhöhe füllen. Dann im so genannten Storchenschritt in der Wanne marschieren (bei jedem Schritt das jeweilige Bein vollständig aus dem kalten Wasser heben). Anfangs die Anwendung nicht länger als 30 Sekunden durchführen, später die Zeitdauer erhöhen. Anschließend dicke Socken über die kalten Füße ziehen und zum Aufwärmen noch einige Minuten lang schnell hin- und hergehen.

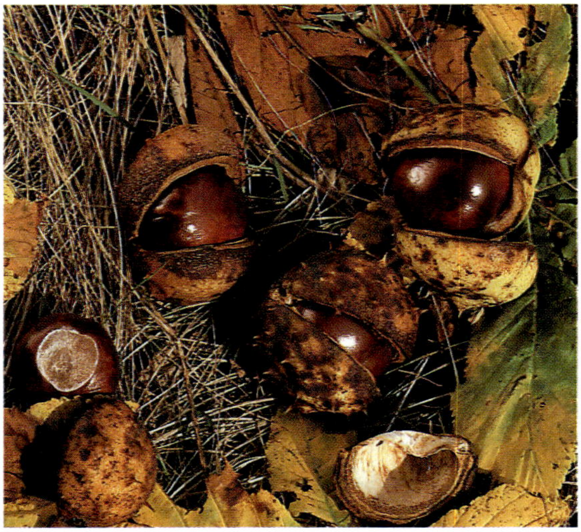

Rosskastanien sind ein Klassiker bei der Behandlung von Venenproblemen.

Ginkgopräparate

Präparate aus den Blättern des Ginkgobaums helfen bei Venenschwäche und allen Durchblutungsstörungen. Die Inhaltsstoffe wirken durchblutungsfördernd und antiarteriosklerotisch, sind ideale Fänger der freien Radikale und erhöhen die Stabilität der roten Blutkörperchen. Ginkgo wird meist in Form von Dragees oder als Tonikum verabreicht. Eine Anwendung als Tee ist nicht zu empfehlen, weil die Ginkgoblätter extrem bitter schmecken.
Wichtig: Bei Ginkgopräparaten sind allergische Hautreaktionen möglich; die Tropfen enthalten Alkohol.

BEWÄHRTE HAUSMITTEL

Tee aus Buchweizen und Hamamelis

Eine Teemischung aus Buchweizenkraut, Hamamelisblättern, Brennnesselblättern und Rosskastanienblättern hilft bei Venenproblemen.
➤ **Teemischung:** 30 Gramm Buchweizenkraut, 30 Gramm Hamamelisblätter, 20 Gramm Brennnesselblätter und 20 Gramm Rosskastanienblätter mischen. 2 Teelöffel der Teemischung mit 1/4 Liter kochendem Wasser übergießen; etwa 10 bis 15 Minuten lang ziehen lassen, anschließend abseihen. Täglich 2 bis 3 Tassen Tee lauwarm und ungesüßt trinken.

BEIM HEILPRAKTIKER

Lymphdrainage

Die Lymphdrainage ist eine Form der Streichmassage. Ziel der Massage ist es, den Lymphstrom zu fördern und bestehende Blockaden aufzulösen. Angeregt wird der Lymphstrom dabei durch sanfte pumpende und entleerende Druck- und Kreisbewegungen der Fingerkuppen. Gerade bei Ödemen und Flüssigkeitsansammlungen (Wasser in den Beinen) ist die Anwendung der Lymphdrainage äußerst erfolgreich. Außerdem können Schmerzen wirksam gelindert werden. Dieses Heilverfahren sollte nur von einem in dieser Methode erfahrenen Therapeuten durchgeführt werden.

Blutegeltherapie

Die milde Blutentziehung durch Blutegel ist seit dem Altertum bekannt. Bei der Therapie werden Blutegel auf die Haut gesetzt; die Egel saugen gestautes Blut ab, wobei sie eine gerinnungshemmende, antibiotische und antithrombotisch wirkende Flüssigkeit (das Hirudin) absondern; außerdem siedeln im Saugapparat der Blutegel Bakterien mit stark antibiotischer Wirkung. Die Therapie dient überwiegend der Vorbeugung und Behandlung von Venenentzündungen und Thrombosen. Als Patient spürt man das Anbeißen der Egel höchstens als kleinen Stich, das Saugen als solches spürt man hingegen nicht.

NAHRUNG, DIE HEILT

Vitamin- und ballaststoffreiche Kost

Wenn Sie an Venenschwäche oder einer anderen Venenerkrankung leiden, sollten Sie die Ernährung unbedingt auf eine vitamin- und ballaststoffreiche Kost umstellen.

➤ Insbesondere sollten Sie auf eine ausreichende Zufuhr von Vitamin C (z. B. in Äpfeln, allen Zitrusfrüchten, Holunderbeeren, Kiwis, Acerolakirschen, Erdbeeren, frischen Kräutern, Paprikas und Avocados) achten. Das Vitamin stärkt die Venenwände und verbessert die Fließeigenschaften des Bluts.
➤ Ausreichend Ballaststoffe enthalten die folgenden Lebensmittel: Brokkoli, Bananen, Spinat, Sojaprodukte, Reis, Kartoffeln, Vollkornbrot und alle anderen Vollkornprodukte, ebenso Linsen, Bohnen und Nüsse.

DAS KÖNNEN SIE NOCH TUN

Vorbeugung von Venenbeschwerden

Wer an Venenschwäche leidet, sollte sich an einigen Vorbeugungsmaßnahmen und Verhaltensregeln orientieren.
➤ Viel Bewegung: Dadurch werden die Muskelpumpe und damit der Bluttransport zurück zum Herzen aktiv unterstützt; vorteilhafte Sportarten sind dabei Jogging, Schwimmen und Radfahren.
➤ Eine moderne Form des Gehens heißt Walking: Das ist schnelles, sportliches Gehen, das einen positiven Effekt auf die Venen hat. Walking bedeutet, dass das Gehtempo deutlich höher sein muss als beim normalen Spazierengehen.
➤ Die Beine sollten Sie so oft wie möglich hochlegen. Wenn die Beine häufig geschwollen sind, sollten sie auch nachts mit Hilfe eines Kissens oder verstellbaren Lattenrosts hoch gelagert werden.
➤ Schützen Sie die Beine vor zu viel Wärmeeinstrahlung, z. B. bei Sonnenbädern.
➤ Bei Übergewicht sollte eine Gewichtsreduktion angestrebt werden.
➤ Rauchen schädigt die Blutgefäße; deshalb sollte man mit dem Rauchen möglichst aufhören. Rauchen ist absolutes Gift für Venenpatienten.
➤ Auch der Alkoholgenuss sollte zumindest stark reduziert werden.
➤ Chronische Verstopfung fördert die Blutstauung im Becken; deshalb sollte man auf genügend Ballaststoffe in der Nahrung achten.
➤ Zu enge Schuhe sollten Sie meiden; bequeme Schuhe mit möglichst flachen Absätzen sind günstig – je flacher der Absatz, desto besser.
➤ Bei längeren Flugreisen sollten Sie immer Stützstrümpfe tragen.
➤ Venenpatienten sollten den Merkspruch »SSS – LLL« verinnerlichen: Schlecht sind Sitzen und Stehen. Lobenswert sind Liegen und Laufen.

Beingymnastik

Bei Venenschwäche und anderen Venenerkrankungen ist eine regelmäßige Beingymnastik sinnvoll. Hier einige Übungen (weitere Übungen finden Sie auf S. 293).
➤ Stehen Sie aufrecht, und wippen Sie auf den Füßen, d. h., gehen Sie schnell auf die Zehen und dann wieder zurück.
➤ Stehen Sie gerade, die Beine zusammen. Ziehen Sie Ihr Bein nach hinten hoch, wenn möglich so weit, dass die Ferse den Po erreicht. Bleiben Sie einige Sekunden so.
➤ Stehen Sie gerade, dann ziehen Sie plötzlich die Fußspitzen nach oben. Gehen Sie auch ein wenig auf den Fersen herum (vordere Fußteile erhoben).

⊕ Das hilft

Gehtraining
Kalte Wasseranwendungen
Stützstrümpfe tragen
Gewichtsreduktion

⊖ Das schadet

Zu wenig Bewegung
Nikotin
Chronische Verstopfung
Zu fette Ernährung
Zu langes Stehen oder Sitzen
Übergewicht
Einnahme der Antibabypille
Übermäßige Wärme

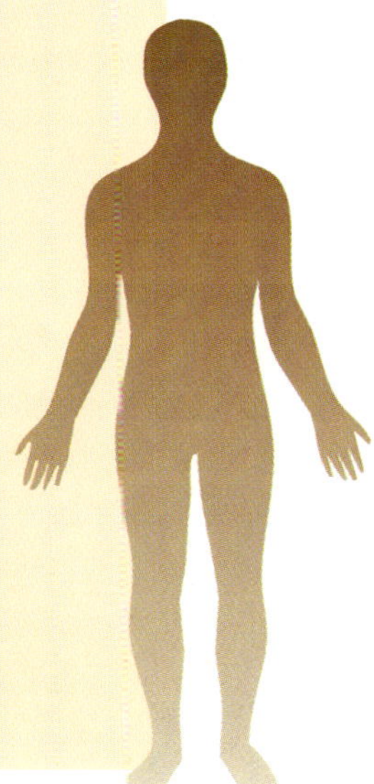

Immunsystem

Der schnelle Diagnoseüberblick

Die folgenden Kurzbeschreibungen von Symptomen oder Symptomenkomplexen sollen Ihnen die Selbstdiagnose erleichtern und führen Sie mit Seitenverweisen zur Erkrankung – sowohl im Kapitel »Immunsystem« als auch in anderen Kapiteln. Gleichzeitig finden Sie hier bereits Warnhinweise, wann Sie (sofort) zum Arzt gehen müssen.

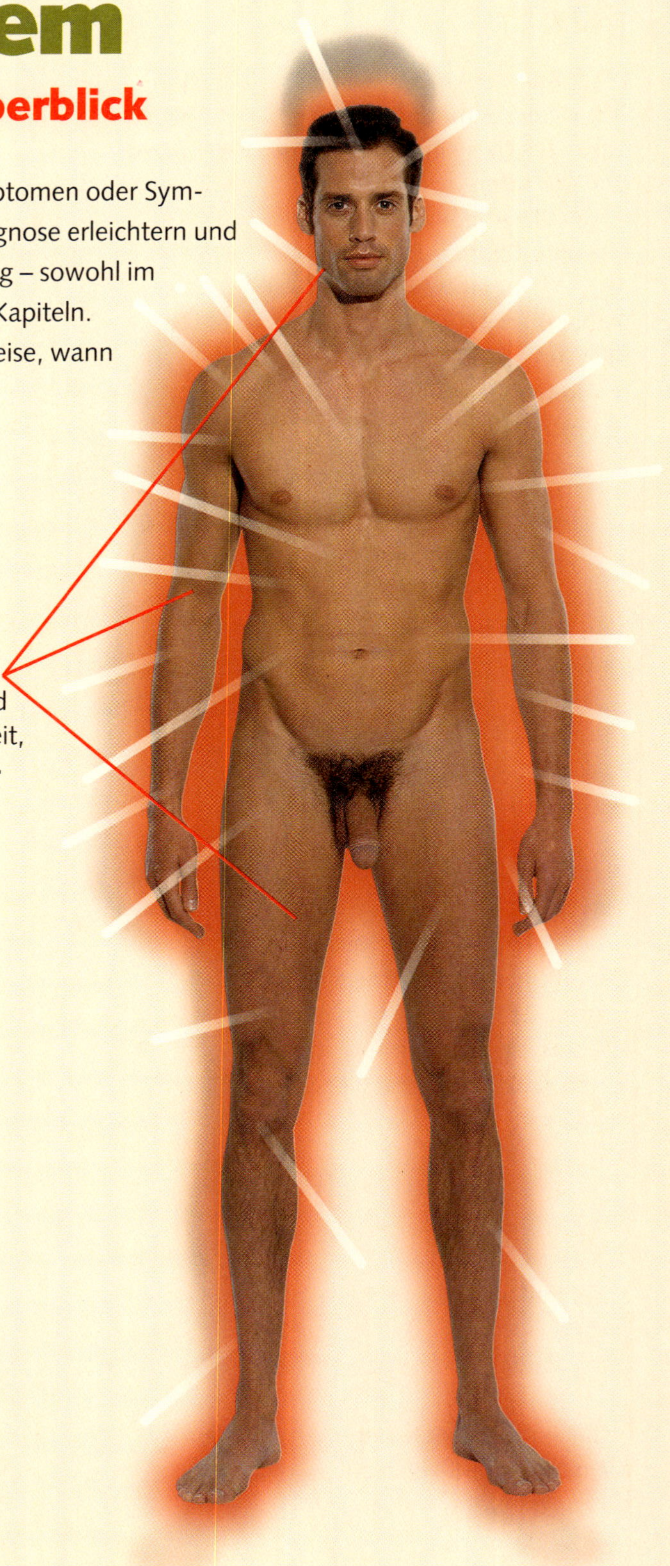

Abwehrschwäche und Infektanfälligkeit

Häufige Infekte, chronische Entzündungen (von Nasennebenhöhlen, Mittelohr, Blase und Nieren), Fieber, Leistungsschwäche, Mattigkeit, Erschöpfung → **Abwehrschwäche, Infektanfälligkeit** (S. 300ff.)

Wann zum Arzt?

Bei chronischen Infekten

Bei Gewichtsverlust, ständiger leichter Temperaturerhöhung, Hautausschlägen

Ähnliche Beschwerden

- Schwindel oder Schwindelanfälle → **Schwindel** (S. 336f.)

Fieber

Erhöhung der Körpertemperatur, Frieren und Schwitzen, Schüttelfrost im Fieberanstieg, heißes gerötetes Gesicht, Beschleunigung des Pulses und der Atmung; oft Begleitsymptome wie Kopfweh, Augendruck, Gliederschmerzen (erhöhte Temperatur ab 37,5 °C, Fieber ab 38,5 °C, hohes Fieber bei über 39,5 °C, bei Fieber über 42 °C akute Lebensgefahr – die Werte sind individuell verschieden)
→ **Fieber** (S. 304ff.) und
→ **Fieber bei Kindern** (S. 308f.)

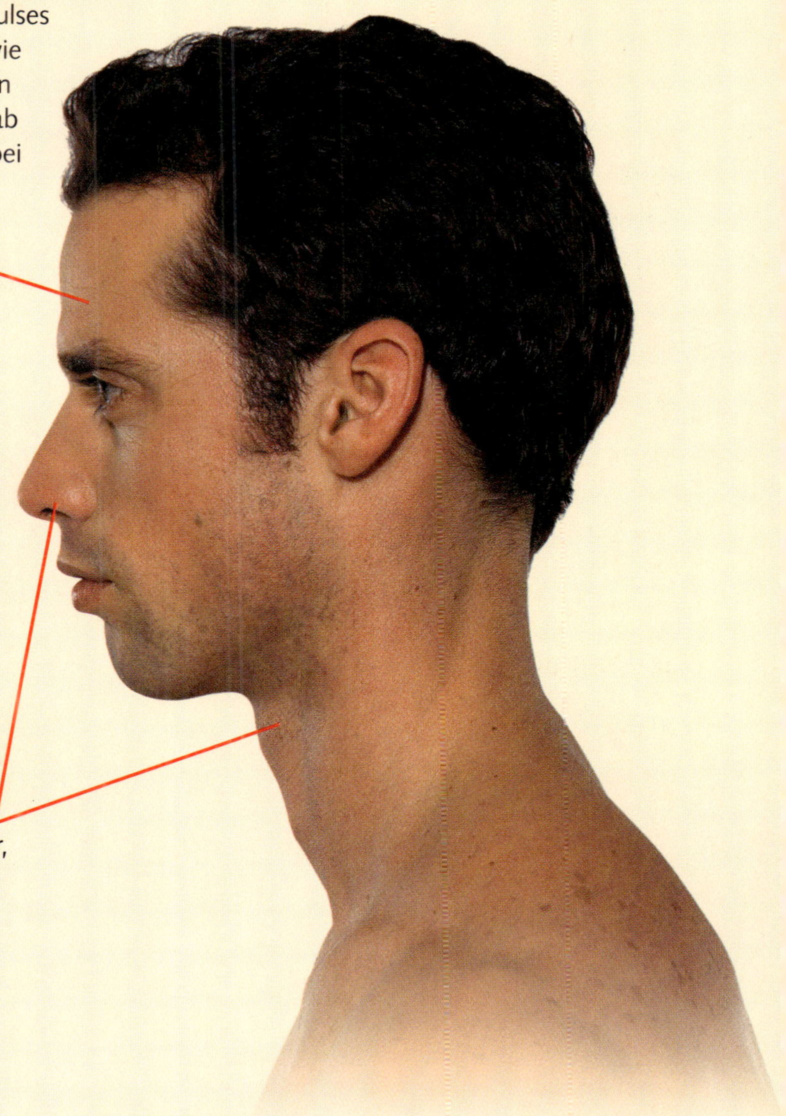

Grippaler Infekt

Oft erhöhte Temperatur, bisweilen Fieber, Husten, Schnupfen, Halsweh, Kopfweh, Gliederschmerzen, Mattigkeit
→ **grippaler Infekt** (S. 310ff.)

Wann zum Arzt?

Bei hohem Fieber mit Erbrechen

Bei Verdacht auf eine »echte« Grippe

Bei Fieberkrämpfen von Kindern den Notarzt rufen, ebenso bei Bewusstlosigkeit

Ähnliche Beschwerden

- Symptome eines grippalen Infekts bzw. ähnliche Symptome → **Halsschmerzen und Angina** (S. 24ff.), → **Schnupfen** (S. 58ff.), → **Husten und Bronchitis** (S. 74ff.) und → **Nebenhöhlenentzündung** (S. 46ff.)

Abwehrschwäche, Infektanfälligkeit

Typische Beschwerden: häufige Infekte, chronische Entzündungen (von Nasennebenhöhlen, Mittelohr, Blase und Nieren), Fieber, Leistungsschwäche, Mattigkeit, Erschöpfung

➤ Siehe auch Fieber (S. 304ff.), Husten und Bronchitis (S. 74ff.) sowie Nebenhöhlenentzündung (S. 46ff.)

SOFORTMASSNAHMEN – WAS SIE GLEICH TUN KÖNNEN

Pflanzliche Immunmodulatoren

Extrakte aus Sonnenhut (Echinacea), Lebensbaum (Thuja) und Wasserdost werden zur Stärkung der Abwehrkräfte eingesetzt. Die Inhaltsstoffe dieser Pflanzen sind in der Lage, das Immunsystem umzustimmen (zu modulieren), so dass es effektiver arbeiten und Krankheitserreger abwehren kann. Wichtige Voraussetzung jedoch ist: Die Mittel (aus der Apotheke) sollten in einer beschwerdefreien Phase vorbeugend eingenommen werden – oder ganz zu Beginn der Beschwerden.

Vitamine und Mineralstoffe

Vor allem Vitamin C gilt als Powerstoff fürs Immunsystem. Es hat die Fähigkeit, die für den Organismus schädlichen freien Radikale außer Gefecht zu setzen. Die Vitamine A (bzw. die Vorstufe Beta-Karotin) und E dienen ebenfalls als Radikalefänger und können die Zellen schützen. Damit das Immunsystem gut funktionieren kann, benötigt es außerdem Mineralstoffe und Spurenelemente. Eine besondere Rolle spielen Zink und Selen, die als Bestandteil wichtiger Enzyme die Vitamine in ihrer Funktion unterstützen. Hochwertige Vitamin- und Mineralstoffpräparate erhalten Sie in der Apotheke oder im Reformhaus.

Enzyme

Enzyme sind an sämtlichen Körperfunktionen beteiligt. Durch die zusätzliche Einnahme von Enzymen können die Abwehrkräfte gestärkt werden. Nehmen Sie sie entweder über die tägliche Nahrung oder besser noch über konzentrierte Enzympräparate aus der Apotheke zu sich.

Kinder

Kinder im Kindergartenalter machen oft bis zu 14 Infekte jährlich durch! Seien Sie unbesorgt, das ist ganz normal. Das Immunsystem eines Kindes muss sich erst entwickeln, und das tut es in der Auseinandersetzung mit den Erregern. Wenn die Infekte jedoch überhand nehmen und das Kind fast nur noch Husten, Schnupfen und Fieber hat oder gar chronische Entzündungen entstehen, sollten Sie den Kinderarzt aufsuchen.

➤ Viel frische Luft und viel Bewegung stärken die Abwehrkraft Ihres Kindes.

➤ Vitamin- und nährstoffreiche, ausgewogene Kost und ausreichend Schlaf sind wichtig.

➤ Eine weitere gute Immunstärkung für Kinder aus dem Bereich der kneippschen Maßnahmen sind regelmäßige Körperwaschungen. Das Wasser sollte gerade so kühl sein, dass es Ihr Kind noch als angenehm empfindet.

➤ Gerade im Winter sollten sich Kinder nicht nur in beheizten Räumen aufhalten.

Grenzen der Selbstbehandlung

Chronische Infekte wie Bronchitis, Nebenhöhlenentzündung, Blasenentzündung u. a., die mit den hier genannten Maßnahmen nicht ausheilen, müssen vom Arzt behandelt werden. Auch bei auffälligem Gewichtsverlust, ständigem Fieber, Hautausschlägen und Hautverfärbungen müssen Sie zum Arzt gehen.

AUS DER APOTHEKE

Synthetische Medikamente ...

Präparate mit Enzymgemischen (Pankreatin, Bromelain, Papain u. a.) stärken die Abwehrkräfte und unterstützen den Heilungsprozess. So genannte Bakterienlysate (Gemische aus veränderten Bakterien) werden gezielt bei immer wiederkehrenden Infekten der Harn- und Atemwege eingesetzt.

➤ **Präparate mit Enzymen:** Wobenzym®, Phlogenzym® (Kapseln, Dragees; rezeptfrei)

➤ **Präparate mit Bakterienlysaten:** Uro-Vaxom® (Kapseln; Einnahme bei ständigen Harnwegsinfekten), Uro-Munal®, Broncho-Vaxom® (Kapseln; Einnahme bei ständigen Atemwegsinfekten); rezeptpflichtig

Wichtiger Hinweis: Magen-Darm-Störungen, selten allergische Hautreaktionen möglich

... und Phytopharmaka

Präparate mit Extrakten des Purpurnen Sonnenhuts (Echinacea), des Wasserdosts und Lebensbaums (Thuja) können die Abwehrkräfte stärken.

➤ **Präparate mit Echinacea, Wasserdost und Lebensbaum:** Echinacea Stada®, Echinacin Madaus®, Esberitox®, Immunopret®, Salus Echinacea® (Lösung, Lutschpastillen, Tabletten, Tropfen)

Wichtiger Hinweis: bei entsprechender Veranlagung allergische Reaktionen möglich

NATURHEILKUNDE

Kombucha

Kombucha, ein altes asiatisches Erfrischungsgetränk, enthält hochwertige Fermente, Hefen und Laktobazillen, die die Darmflora stärken, die Verdauungsfunktionen verbessern und der Immunabwehr Kraft geben. Sie erhalten fertig zubereitete Getränke in Reformhäusern und Bioläden.

Katzenkralle

Katzenkralle wird in Südamerika und in den USA als »Star« unter den immunmodulierenden Heilpflanzen gefeiert. Ihre Hauptwirkstoffe sind pentazyklische Oxinalkaloide. Sie verbessern die Fähigkeit der weißen Blutkörperchen, eingedrungene Fremdkörper unschädlich zu machen. Präparate erhalten Sie in Apotheken und Reformhäusern.

Bienenhonig

Kaltgeschleuderter Bienenhonig ist ein Aufbaumittel für das Immunsystem. Er enthält eine Reihe wertvoller Vitamine, Mineralstoffe und Spurenelemente, vor allem auch Kalzium und Magnesium. Genießen Sie regelmäßig Honig pur oder in lauwarmer (maximal 40 °C) Milch aufgelöst.

Propolis

Propolis (in Reformhäusern, Bioläden und Apotheken erhältlich) enthält viele Mineralien und Vitamine. Diese Schutzsubstanz der Bienen (eine Kittmasse, um den Bienenstock abzudichten) kann auch beim Menschen die Widerstandsfähigkeit gegen Bakterien, Viren und sonstige Angreifer stärken.

Wichtig: Bei empfindlichen Menschen kann Propolis eine Allergie auslösen.

Gelée royale

Gelée royale, der so genannte Weiselfuttersaft, das Produkt der Kopfdrüsen junger Bienen, mit dem die Bienenkönigin gefüttert wird, sorgt für Langlebigkeit und Fruchtbarkeit. Wissenschaftler haben herausgefunden, dass Gelée royale sehr viele B-Vitamine enthält sowie wertvolle Mineralstoffe und Spurenelemente. Nehmen Sie zur Stärkung des Immunsystems beispielsweise 3 Wochen lang täglich 1 Ampulle Gelée royale (aus der Apotheke oder dem Reformhaus) ein.

Kneippsche Wasseranwendungen

Der berühmte »Wasserdoktor« Pfarrer Sebastian Kneipp hat es am eigenen Leib erlebt: Seine Tauchbäder im eiskalten Wasser der Donau sollen ihn von einer schweren Lungentuberkulose geheilt haben! Die konsequenten Wasseranwendungen machten sein Immunsystem so stark, dass es die tückischen Bakterien besiegen konnte. Nutzen

auch Sie diese Erkenntnis, und duschen Sie jeden Morgen kalt. Das macht nicht nur munter, sondern ist auch ein echter »Abwehrkick«.
Außerdem wirkungsvoll: kneippsche Güsse, Wechselbäder und Bürstenmassagen. Sie regen die Durchblutung an und aktivieren die Körperabwehr.
➤ **Armguss:** Mit dem Wasser aus dem Duschschlauch (den Duschkopf vorher abnehmen) den Arm sanft umspülen. Dabei den Strahl von der Außenseite der rechten Hand bis zur Schulter führen, dann auf der Innenseite wieder zurück. Den Vorgang am linken Arm wiederholen (Wassertemperatur für Erwachsene: 15 bis 18 °C, für Kinder: 18 bis 22 °C).

BEWÄHRTE HAUSMITTEL

Heiltees

Die Früchte der dornigen Hagebutte sind eine Wohltat für das Immunsystem. Sie enthalten vor allem Vitamin C, auch die Vitamine A, B1 und B2 sowie verschiedene Mineralstoffe. Am besten sammeln Sie die Hagebutten im Spätherbst fernab von verkehrsreichen Straßen selbst. Bereiten Sie daraus Tee oder Marmelade.

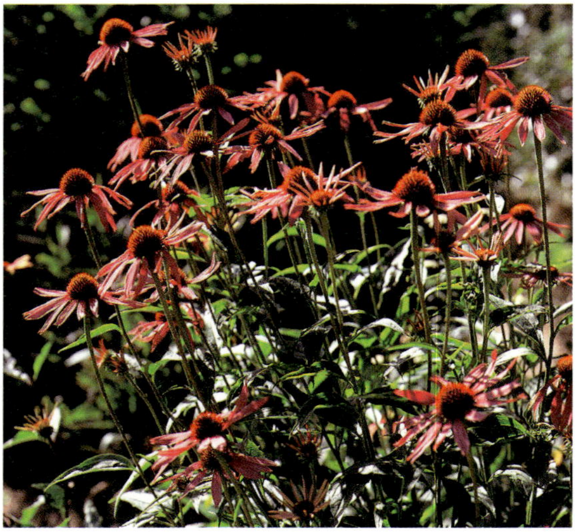

Echinacea purpurea, der Rote Sonnenhut, stärkt die Körperabwehr.

Holundertee ist ebenfalls sehr hilfreich. Die Inhaltsstoffe der Blüten – vor allem die ätherischen Öle, die Flavonoide, Vitamine und Mineralien – sind zur Steigerung der Immunabwehr sehr wirksam. Sie können die Blüten als Tee verwenden oder die Beeren im Herbst entsaften.
➤ **Hagebuttentee:** Die frischen Hagebutten zerkleinern und trocknen. 2 gehäufte Teelöffel der Früchte mit 1/4 Liter kaltem Wasser übergießen, erhitzen und 10 Minuten lang kochen lassen. Danach die Hagebutten durch ein metallfreies Sieb abseihen. Den Tee kalt oder warm trinken.
➤ **Holunderblütentee:** 3 gehäufte Teelöffel Holunderblüten mit 1/4 Liter kochendem Wasser übergießen und 5 Minuten lang zugedeckt ziehen lassen, dann abseihen. Täglich 2 bis 3 Tassen Tee lauwarm trinken.

BEIM HEILPRAKTIKER

Symbioselenkung

Eine Symbioselenkung regeneriert die Darmflora und stärkt die Regulationsfunktionen des Organismus. Wenn die Darmflora intakt ist, werden wertvolle Nährstoffe besser aufgenommen, und der Körper bekommt wieder mehr Kraft. Dazu werden stufenweise Präparate mit physiologischen Bakterien (Eubionten) in Form von Saft oder Kapseln verabreicht. Die kurmäßige Vorgehensweise wird vom Heilpraktiker oder Arzt betreut.
Wichtig: Bitte bedenken Sie, dass eine krankhafte Immunschwäche so nicht überwunden werden kann.

NAHRUNG, DIE HEILT

Vitamin C & Co.

Füllen Sie Ihren Marktkorb mit reichlich frischem Obst und Gemüse. Damit erhalten Sie auf die beste Art und Weise alle Vitamine, Mineralstoffe und bioaktiven Pflanzenstoffe, die Sie und Ihre Kinder für eine gesunde Abwehr brauchen. Gute Vitamin-C-

Lieferanten sind beispielsweise Kiwis, Zitrusfrüchte, Äpfel, Acerolakirschen (in Form von Saft erhältlich), Paprikas, Kartoffeln und – ganz wichtig – Kohlsorten! In Grünkohl, Rosenkohl und Brokkoli steckt bis zu 50-mal mehr Vitamin C als in einer einzigen Orange!

➤ Ein echter Geheimtipp: Die scharfe Wurzel des Meerrettichs enthält ebenfalls sehr viel Vitamin C, darüber hinaus noch ätherische Öle und so genannte Senfölglykoside. Diese Glykoside können das Immunsystem stärken. Verwenden Sie also in Ihrer Küche öfter mal frische, geriebene Meerrettichwurzel. So beugen Sie wirkungsvoll Erkältungskrankheiten vor.

DAS KÖNNEN SIE NOCH TUN

Frischluftkur

Frische Luft ist das beste Dopingmittel für Ihr Immunsystem. Gehen Sie also regelmäßig nach draußen – egal, ob es regnet oder schneit –, und tanken Sie Sauerstoff. Achten Sie aber auf warme, regenfeste Kleidung und Schuhe. Denn nasse Füße beispielsweise schwächen die Immunabwehr und lassen Schnupfenviren aufjubeln! »Dicke« Luft in geschlossenen Räumen ist ein idealer Tummelplatz für Krankheitserreger aller Art. Lüften Sie deshalb vor allem Schlaf- und Kinderzimmer regelmäßig. Die Sauna gibt dem Immunsystem ebenfalls Power, weil der Wechsel zwischen sehr heißen und sehr kalten Temperaturreizen die Abwehrzellen zur Vermehrung reizt. Übrigens darf Ihr Kind auch schon in die Sauna (ab dem 2. Geburtstag), wenn es das möchte. Wichtig ist, dass alle nach dem Saunabesuch ausreichend Flüssigkeit zu sich nehmen.

Ausreichend Schlaf

Schlafen Sie ausreichend! Im Schlaf regeneriert sich der Körper, erholt sich die Seele. Es finden unzählige Stoffwechselvorgänge statt, und vor allem schöpft das Immunsystem neue Kraft, um seine Aufgaben optimal zu erfüllen. Sorgen Sie also für genügend Schlaf, wobei die Stunden an benötigtem Schlaf individuell unterschiedlich sind. Fest steht nach einer aktuellen Studie aus der Schlafforschung: Wer oft unter 4 Stunden schläft, treibt massiv Raubbau. Zum guten Schlaf gehört auch die richtige Raumtemperatur (ca. 16 bis 18 °C).

Regelmäßig Bewegung

Gymnastik, Radfahren, Laufen – und wenn's schneit, Ski- und Schlittenfahren: Das bringt nicht nur den Kreislauf in Schwung, sondern kurbelt auch die Immunabwehr richtig an. Schon 20 bis 30 Minuten körperliche Betätigung pro Tag erhöht die Zahl der so genannten Killerzellen unseres Immunsystem deutlich.

Entspannung

Stress macht krank. Wer dagegen innerlich im Gleichgewicht ist, hat auch ein starkes Immunsystem. Nutzen Sie deshalb Entspannungstechniken wie Yoga oder autogenes Training (siehe dazu auch das Special S. 332f.), um zur Ruhe zu kommen und gegen Krankheiten gewappnet zu sein.

⊕ Das hilft

- Frischluft und Bewegung
- Vitamin- und mineralstoffreiche Kost
- Viel Schlaf
- Wasseranwendungen und Sauna
- Echinacea & Co.
- Homöopathische Umstimmungstherapie
- Enzympräparate und Bakterienlysate

⊖ Das schadet

- Nikotin und zu viel Alkohol
- Fastfood
- Bewegungsmangel
- Schlafmangel
- Stress und Überlastung

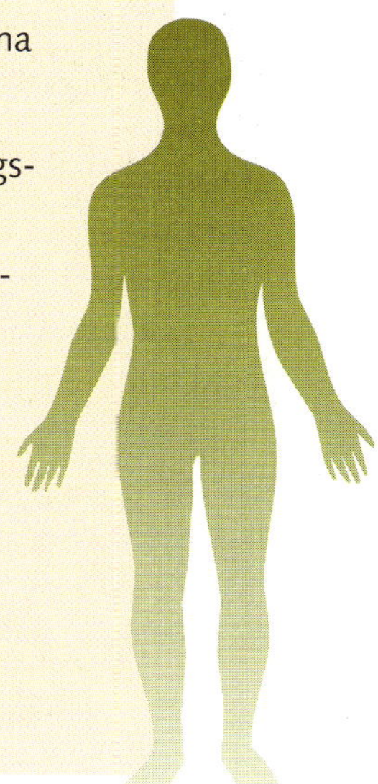

Fieber

Typische Beschwerden: Frieren und Schwitzen, Schüttelfrost im Fieberanstieg, heißes gerötetes Gesicht, Beschleunigung des Pulses und der Atmung; oft Begleitsymptome wie Kopfweh, Augendruck, Gliederschmerzen (erhöhte Temperatur ab 37,5 °C, Fieber ab 38,5 °C, hohes Fieber bei über 39,5 °C, bei Fieber über 42 °C akute Lebensgefahr – die Werte sind individuell verschieden)

➤ Siehe auch Fieber bei Kindern (S. 308f.) und grippaler Infekt (S. 310ff.)

SOFORTMASSNAHMEN – WAS SIE GLEICH TUN KÖNNEN

Viel trinken

Wenn Sie Fieber haben, sollten Sie viel trinken. Der Körper verbraucht bei erhöhter Temperatur mehr Flüssigkeit. Diese muss ersetzt werden, am besten durch Heilkräutertees, verdünnte Säfte, Mineralwässer. Bitte nicht zu kalt trinken!

Wadenwickel

Bei Fieber werden die Hautgefäße verengt und die Schweißsekretion eingeschränkt, so dass die Temperatur im Körperinneren ansteigt. Werden die Hautgefäße erweitert und wird die Schweißsekretion gefördert, führt das zur Abgabe von Wärme nach außen (Entfieberung). Kalte Wadenwickel haben sich bewährt, um dem Körper Wärme zu entziehen und das Fieber zu senken.

➤ **Anwendung:** Zwei Leinen- oder Baumwolltücher in kühles Wasser tauchen und gut auswringen. Straff um beide Unterschenkel wickeln, über jedes Bein ein trockenes Baumwolltuch geben, das breiter ist als die nasse Kompresse. Darüber nochmals ein Tuch aus Wolle oder Flanell wickeln und die Beine ruhig liegen lassen. Nach 15 Minuten sollte das Fieber um 0,5 bis 1 °C sinken. Diese Wickelprozedur, wenn nötig, noch 2- bis 3-mal wiederholen.

Fiebersenkende Mittel

Fiebersenkende und schmerzlindernde Wirkstoffe sind z. B. Paracetamol oder Azetylsalizylsäure. Ihre Wirkung tritt – je nach Darreichungsform – nach 30 (Zäpfchen) bis 60 Minuten (Tabletten, Tropfen, Saft) ein.

Grenzen der Selbstbehandlung

Bei hohem Fieber (ab 39,5 °C) müssen Sie einen Arzt konsultieren; ebenso bei chronischem Fieber, das ständig oder in Wellen auftritt (Verdacht auf chronische Infektionen, Krebs!). Starke Begleitsymptome wie Kopfschmerzen, Gelenkbeschwerden, Übelkeit, Erbrechen, Schluckprobleme o. Ä. muss ebenfalls der Arzt klären.

Sofort den Notarzt rufen

➤ Bei einer Fieberkrise mit Bewusstseinstrübung und Kollapsgefahr

AUS DER APOTHEKE

Synthetische Medikamente

Rezeptfreie Medikamente mit Parazetamol oder ASS wirken fiebersenkend und schmerzlindernd.

➤ **Präparate mit Parazetamol:** Benuron®, Doloreduct®, Mono Praecimed®, PCM Lichtenstein®, Paedialgon®, Parazetamol-ratiopharm®, Pyromed®, Treupel mono® (Saft, Zäpfchen, Tabletten, Kapseln)
Wichtiger Hinweis: nicht bei Leberfunktionsstörungen und bei Asthma bronchiale anwenden

➤ **Präparate mit Azetylsalizylsäure (ASS):** Aspirin®, ASS-ratiopharm®, Aspro 500®, ASS 500 Hexal® (Tabletten, Kautabletten, Brausetabletten)
Wichtiger Hinweis: allergische Hautreaktionen und Magen-Darm-Störungen möglich; nicht bei Asthma bronchiale und Magenbeschwerden anwenden

NATURHEILKUNDE

Fiebersenkende Tees

Holunderblüten und Lindenblüten eignen sich sehr gut für einen Schwitztee zur Fiebersenkung. Gleichzeitig stärken sie die körpereigene Abwehr in Grippe- und Erkältungszeiten. Ein Tee aus Thymiankraut, Linden- und Kamillenblüten unterstützt den Körper ebenfalls im Abwehrkampf. Thymian tötet die Bakterien, Kamillenblüten dämpfen die Entzündungen, und Lindenblüten fördern das Schwitzen und unterstützen damit den Entfieberungsprozess.

➤ **Holunderblütentee:** 3 gehäufte Teelöffel Holunderblüten mit 1/4 Liter kochendem Wasser übergießen und 5 Minuten lang zugedeckt ziehen lassen, dann abseihen. Täglich 2 bis 3 Tassen Tee möglichst heiß trinken.

➤ **Schweißtreibende Teemischung:** 20 Gramm Holunderblüten, 20 Gramm Lindenblüten und 10 Gramm Mädesüßblüten mischen. 2 gehäufte Teelöffel dieser Mischung mit 1/4 Liter kochendem Wasser überbrühen, 10 Minuten lang ziehen lassen, dann abseihen. Um gut schwitzen zu können, den Tee schluckweise so heiß wie möglich trinken. Danach warm eingepackt ruhen.

➤ **Teemischung mit Kamille:** Thymiankraut, Linden- und Kamillenblüten zu gleichen Teilen mischen. 1 Teelöffel der Mischung mit 1/4 Liter kochendem Wasser übergießen, 5 Minuten lang ziehen lassen, dann abseihen. Den Tee gut warm trinken.

Guarana

Guarana ist ebenfalls als Diaphoretikum (Fiebermittel) geeignet. Mit seinen stärkenden und heilenden Eigenschaften hilft es dem Körper, Fieber rascher zu überwinden. Die Amazonasindianer verwenden es bis heute zu diesem Zweck und loben vor allem seinen kühlenden Effekt. Fragen Sie in der Apotheke oder im Reformhaus nach Guaranapulver. Nehmen Sie davon maximal 1 Gramm täglich ein. Auch Guaranatee, in kleinen Schlucken getrunken, kann das Fieber senken. Das folgende vitaminreiche Getränk mit Guaranapulver, Obstsäften und Bananen ist heilsam und erfreut zugleich den Gaumen des Kranken.

➤ **Guaranagetränk:** 1/2 bis 1 Teelöffel Guaranapulver und 1/4 Liter Maracujasaft in den Mixer geben. 1 Banane, 2 Teelöffel Zitronensaft und 2 Esslöffel Kokossirup (oder Ahornsirup) hinzufügen, alles verquirlen. Langsam 200 Milliliter Milch (oder Reisdrink) unterrühren.
Vorsicht: Wer kein Koffein verträgt, sollte Guarana lieber nicht zu sich nehmen.

Kalte Serienkörperwaschung

Eine kalte Serienwaschung senkt das Fieber und steigert die Abwehrkräfte.

➤ **Anwendung:** Ein Leinen- oder Baumwolltuch mit kaltem Wasser tränken, auswringen, dann mit schnellen Bewegungen Ober- und Unterkörper waschen, wobei das Tuch immer wieder mit kaltem Wasser angefeuchtet werden muss. Anschließend die Haut nicht abtrocknen, sondern sich gut zugedeckt ins Bett legen.
Vorsicht: Wenn Sie während der Waschung das Gefühl haben, ausgekühlt zu sein, brechen Sie die Prozedur ab und erwärmen den Körper. Auch wenn die Haut blass oder gar bläulich wird, sollten Sie schnell für eine Wiedererwärmung des Körpers durch Bettruhe oder eine warme Dusche sorgen.

BEWÄHRTE HAUSMITTEL

Weidenrindentee

Weidenrindentee hilft vor allem bei fieberhaften Erkrankungen, die von Kopfschmerzen begleitet werden. Die natürlichen Salizylate der Weidenrinde (das »Aspirin« der Volksmedizin) lindern die

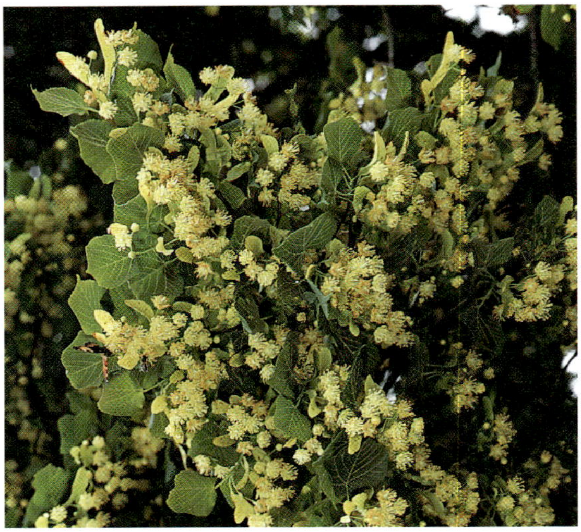

Ein Tee aus Lindenblüten ist ein klassischer Heiltee bei fiebrigen Erkrankungen.

Schmerzen. Sie wirken außerdem entzündungshemmend.

➤ **Weidenrindentee:** 1 bis 2 Teelöffel Weidenrinde mit 1/4 Liter kaltem Wasser ansetzen, langsam zum Kochen bringen und vom Herd nehmen. Nach 5 Minuten abseihen. Täglich 2 Tassen Tee trinken.

Hagebuttentee

Das Vitamin C der Hagebutte wirkt unterstützend bei der Immunkörperbildung. Gerade bei Fieber wird Vitamin C vom Organismus sehr schnell aufgebraucht und daher dringend benötigt. Hagebuttentee schmeckt angenehm und bringt in Fieberzeiten Erfrischung. Da der Vitamin-C-Gehalt des Tees über mehrere Stunden erhalten bleibt, können Sie auch mehr zubereiten, ihn in eine Thermosflasche umfüllen und nach und nach trinken.

➤ **Hagebuttentee:** 2 gehäufte Teelöffel Hagebuttenfrüchte mit 1/4 Liter kaltem Wasser übergießen, erhitzen und 10 Minuten lang kochen lassen. Den Tee warm trinken.

Himbeersaft

Himbeeren enthalten viele Gerb- und Aromastoffe, erfrischende Fruchtsäuren, Vitamine der B-Gruppe und Provitamin A. Außerdem unterstützen die vielen Mineralstoffe – vor allem Kalium, Phosphor, Kalzium, Eisen und Magnesium – die Gesundung fieberkranker Patienten. Himbeeren sind fast ebenso wertvoll für die Gesundheit wie Zitrusfrüchte. Trinken Sie deshalb möglichst frischen Himbeersaft, oder essen Sie frische Himbeeren einfach pur sowie als fruchtige Beigabe zu leichten, fettarmen Milchprodukten.

NAHRUNG, DIE HEILT

Essen zur Stärkung des Immunsystems

Nehmen Sie während einer fiebrigen Krankheit nur leichte, vitaminreiche Kost mit viel Obst zu sich. Ernähren Sie sich auch sonst bewusst und ausgewogen, damit das Immunsystem optimal arbeiten kann. Im Folgenden stehen einige Tipps für eine gesunde Mischkost.

➤ Vitamin C (Askorbinsäure) unterstützt das Immunsystem im Abwehrkampf. Gute Vitamin-C-Lieferanten sind z. B. Kiwis, Zitrusfrüchte, Äpfel, Paprikas, Kartoffeln und – ganz wichtig – Kohlsorten (Grünkohl, Rosenkohl oder Brokkoli). Bei Erkältungskrankheiten können Sie auch noch zusätzlich Vitamin-C-Präparate einnehmen.

➤ Ihre Nahrung sollte obendrein genügend Eisen enthalten. Eisenmangel begünstigt nämlich die Anfälligkeit für fiebrige Infektionserkrankungen. Viel Eisen enthalten z. B. Leber, Fleisch und Fisch, Vollkorngetreide und Vollkornbrot.

➤ Auch Zink ist wichtig für das Immunsystem. Bei Zinkmangel ist u. a. die Aktivität der Killerzellen eingeschränkt. Essen Sie deshalb hin und wieder Rind-, Kalb- oder Lammfleisch, außerdem Meeresfrüchte (Schaltiere), Eier, Milch, Vollkornprodukte und Hülsenfrüchte.

➤ Kalzium ist wichtig, damit das Vitamin C seinen Aufgaben im Körper am besten nachkommen kann. Kalziumreiche Nahrungsmittel sind beispielsweise Milchprodukte, Mandeln, Sesamsamen, grünes Gemüse, Sojabohnen und Hülsenfrüchte.

➤ Für die Steigerung der Abwehrkräfte braucht der menschliche Körper neben weiteren Mineralien und Spurenelementen auch noch Magnesium. Der Tagesbedarf an diesem Mineralstoff wird über die oben genannten Nahrungsmittel gedeckt.

GESUNDHEITSKUR

Echinacea & Co.

Vorbeugend gegen grippale Infekte und Fieber sollten Sie Ihre Abwehrkräfte stärken. Pflanzliche Immunmodulatoren wie Echinacea (Sonnenhut), Wasserdost oder Thuja (Lebensbaum) geben dem Immunsystem Kraft und helfen ihm, die Krankheitserreger besser abzuwehren. Besorgen Sie sich in der Apotheke ein entsprechendes Mittel, und nehmen Sie es – in beschwerdefreier Zeit – mindestens 4 Wochen lang ein.

DAS KÖNNEN SIE NOCH TUN

Homöopathie

Bei Fieber hilft die Homöopathie sehr gut. Bewährte Fiebermittel sind z. B. Aconitum oder Belladonna. Die Therapie sollte aber immer individuell angepasst sein. Bei Selbstbehandlung müssen Sie sich vorher anhand eines guten homöopathischen Ratgebers viele Fragen beantworten, um das für Sie richtige Mittel herauszufinden. Etwa: Seit wann habe ich Temperatur? Kenne ich die Ursache meiner Erkältung? Habe ich Kopfschmerzen? Friere ich? Was verschlechtert mein Befinden?... Noch besser ist es, wenn Sie einen erfahrenen Homöopathen das richtige Mittel auswählen lassen.

Tipps bei Krankheit

➤ Im Schlaf regeneriert sich der Körper. Bettruhe ist wichtig, damit das Immunsystem nicht zusätzlich gestresst wird.

➤ Lüften Sie Ihr Schlafzimmer immer wieder gut durch, denn frische Luft hilft dem Körper, schneller zu genesen. Aber: Achten Sie darauf, dass Sie nicht in den Luftzug kommen und sich nicht verkühlen, denn sonst verschlimmert sich das Fieber.

➤ Belasten Sie Ihren Körper auf keinen Fall mit Stoffen wie Alkohol und Nikotin! Rauchen und Alkohol sind während der Krankheit tabu.

Tipps zur Vorbeugung

➤ Seelische Belastungen, zu viel Stress und extreme körperliche Anstrengungen schwächen das Immunsystem. Sorgen Sie dafür, dass Sie regelmäßig zur Ruhe kommen und Kraft tanken können. Gönnen Sie sich 2-mal im Jahr einen Urlaub, bei dem Sie die Seele baumeln lassen.

➤ Entspannungstherapien wie Yoga, autogenes Training (siehe dazu auch das Special S. 332f.) oder Qi Gong (siehe dazu das Special S. 358f.) sorgen zusätzlich dafür, dass Sie lernen, zwischendurch immer wieder »abzuschalten« und Ihre innere Mitte zu spüren.

➤ Physikalische Maßnahmen wie regelmäßige Wasseranwendungen nach Kneipp, Dampfbäder und Saunabesuche bewirken, dass Sie »abgehärtet« werden und Ihr Organismus mit Krankheitserregern besser fertig wird.

⊕ Das hilft

Schwitztees
Wadenwickel und kalte Waschungen
Holundersaft
Fiebersenkende Medikamente
Viel Vitamin C
Bettruhe
Viel trinken
Frischer Himbeersaft

⊖ Das schadet

Körperliche Belastung
Nikotin und Alkohol
Flüssigkeitsmangel
Schlafmangel
Stress

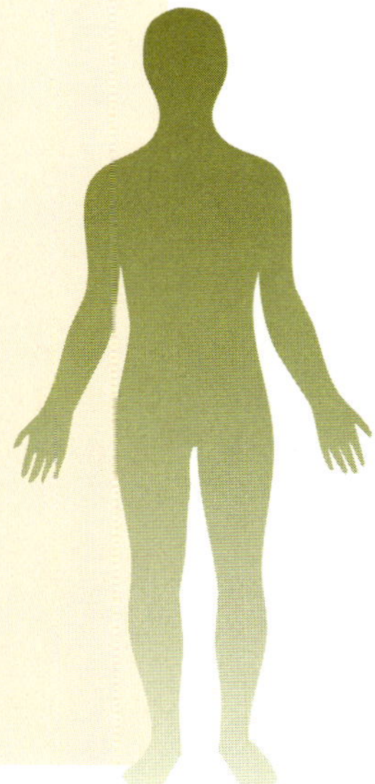

Fieber bei Kindern

Typische Beschwerden: Temperaturen bis 37,5 °C sind bei Kindern bis ca. 5 Jahren normal; bis 38 °C spricht man von subfebrilen Temperaturen, ab 38 °C von Fieber, ab 39 °C von hohem Fieber, über 40,5 °C von sehr hohem Fieber

➤ Siehe auch Fieber (S. 304ff.)

SOFORTMASSNAHMEN – WAS SIE GLEICH TUN KÖNNEN

Fiebersenkende Maßnahmen

➤ Wadenwickel, kühle Ganzkörperwaschungen und kühle Kompressen, auf die Stirn gelegt, können Fieber senken. Das Wasser sollte bei Kindern eher lauwarm sein – es sollte umso weniger kalt sein, je jünger Ihr Kind ist.

➤ **Anwendung:** Zwei Leinen- oder Baumwolltücher in kühles Wasser tauchen und gut auswringen. Straff um beide Unterschenkel wickeln, über jedes Bein ein trockenes Baumwolltuch geben. Darüber nochmals ein Tuch legen.

➤ Zäpfchen mit dem Wirkstoff Parazetamol senken das Fieber in der Regel innerhalb von 30 Minuten um 1 bis 2 °C. Die beste Wirkung erreichen Sie, wenn Sie ein Zäpfchen verabreichen und 30 Minuten später Wadenwickel anwenden.

Viel trinken

Wichtig ist, dass Ihr Kind ausreichend Flüssigkeit zu sich nimmt (am besten Tees, aber auch Suppen).

Das Kind beobachten

Fieber ist Ausdruck erhöhter Stoffwechseltätigkeit und für den menschlichen Körper notwendig, um Keime wirkungsvoll bekämpfen zu können. Darum ist es bisweilen nicht unbedingt sinnvoll, das Fieber künstlich zu senken. Wenn Sie Ihr Kind aufmerksam beobachten, es auf Ansprache richtig reagiert, wenn es trinkt und nicht zu unleidlich ist, dann lassen Sie es tagsüber ruhig fiebern; geben Sie ihm dann erst nachts ein Zäpfchen.

Grenzen der Selbstbehandlung

Wenn sich der Allgemeinzustand Ihres Kindes verschlechtert, es erbricht und nicht mehr trinken will oder aber wenn das Fieber länger als 3 Tage anhält, sollten Sie umgehend Ihren Kinderarzt aufsuchen.

Ein Rückgang des Fiebers auf ein Fieberzäpfchen hin ist auch ein Hinweis auf die Art der Erkrankung: Bei Virusinfekten reagiert das Fieber meist prompt auf die Maßnahme. Bei bakteriellen Infekten geht das Fieber nur zögernd zurück (dann bitte sofort den Kinderarzt aufsuchen).

Sofort den Notarzt rufen

➤ Bei Fieberkrämpfen

Kinder bis zu 3 Jahren können bei hohem Fieber einen Fieberkrampf haben. Dabei ist das Kind bei Bewusstsein, aber meist nicht ansprechbar, verspannt und zuckt mit Armen und Beinen. Bewahren Sie bis zum Eintreffen des Arztes Ruhe. Nehmen Sie das Kind hoch, damit es frei atmen kann, und lösen Sie beengende Kleidung. Wenn Ihr Kind zu Fieberkrämpfen neigt, sollten Sie neben fiebersenkenden Medikamenten auch krampflösende Einläufe zu Hause haben (Diazepamrektiolen).

➤ Bei zusätzlichen starken Schmerzen und/oder Erbrechen

➤ Bei Bewusstlosigkeit

AUS DER APOTHEKE

Synthetische Medikamente

Die folgenden Medikamente mit den Wirkstoffen Parazetamol und Ibuprofen helfen bei Fieber. Parazetamol ist ein sehr gut verträglicher Wirkstoff und das Mittel der ersten Wahl bei Fieber und Schmerzen im Kindesalter.

➤ **Präparate mit Parazetamol:** Benuron®, Doloreduct®, Paracetamol-ratiopharm®, Pyromed®, (Zäpfchen in altersgerechter Dosierung, Tabletten, Saft)

➤ **Präparat mit Ibuprofen:** Nurofen Kindersaft® (Saft; rezeptpflichtig)

Wichtige Hinweise: bitte genau die für das Alter und Gewicht des Kindes richtige Dosierung beachten, Überdosierung kann die Leberfunktionen beeinträchtigen; nicht bei Asthma bronchiale und Leberschädigungen anwenden

NATURHEILKUNDE

Lindenblüten- und Holunderblütentee

Lindenblütentee ist der beste Tee bei allen fieberhaften Erkrankungen. Bei sehr hohem Fieber und bei Kindern unter 1 Jahr sollte man ihn jedoch nur stark verdünnt anwenden, da er das Schwitzen fördert und Säuglinge schneller zu viel Flüssigkeit verdunsten als ältere Kinder.

Auch Holunderblütentee ist bei fiebrigen Erkrankungen geeignet.

➤ **Lindenblütentee:** 1 Teelöffel Lindenblüten mit 1/4 Liter kochendem Wasser überbrühen, 5 Minuten lang ziehen lassen, dann abseihen. Den Tee mit Honig süßen, eventuell etwas Zitronensaft zugeben. Dem Kind 3- bis 5-mal täglich 1/2 bis 1 Tasse Tee verabreichen.

➤ **Holunderblütentee:** 1 Teelöffel Holunderblüten mit 1/4 Liter kochendem Wasser überbrühen, 10 Minuten lang ziehen lassen, abseihen, mit Honig süßen und eventuell etwas Zitronensaft zugeben. Dem Kind 3- bis 5-mal täglich 1/2 bis 1 Tasse Tee zu trinken geben.

NAHRUNG, DIE HEILT

Flüssigkeit

Wichtig ist, dass Ihr Kind regelmäßig ausreichend Flüssigkeit zu sich nimmt. Machen Sie sich keine Sorgen, wenn es nicht essen will – ein kranker Körper will nicht noch zusätzlich verdauen. Geben Sie Ihrem Kind Tee mit Traubenzucker, verdünnte Obstsäfte, und wenn es das Bedürfnis hat, auch Hühnersuppe, Nudelsuppe und Joghurt.

DAS KÖNNEN SIE NOCH TUN

Homöopathie

➤ **Aconitum D6:** bei plötzlichem Fieber mit trockener, heißer Haut halbstündlich 5 Globuli geben bis zur Besserung nach ca. 2 Stunden

➤ **Belladonna D6:** bei plötzlichem Fieber mit rotem, feuchtheißem Gesicht stündlich 5 Globuli geben bis zur Besserung nach ca. 5 Stunden

⊕ Das hilft

Ruhe

Frischluftzufuhr

Flüssigkeit

Fiebersenkende Maßnahmen

Leichte Baumwollkleidung

Zuwendung, Kuscheltiere

⊖ Das schadet

Schlechte Luft

Belastende Ernährung

Unruhe

Zu viel Wärme

Zu warme Kleidung

Körperliche Belastung

Alleinlassen des Kindes

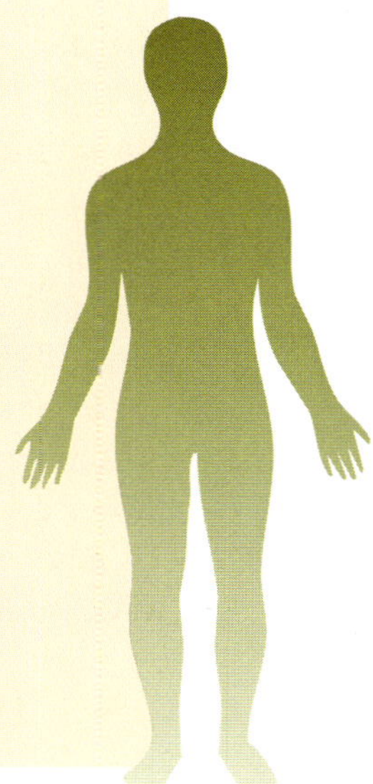

Grippaler Infekt

Typische Beschwerden: oft erhöhte Temperatur, bisweilen Fieber, Husten, Schnupfen, Halsweh, Kopfweh, Gliederschmerzen, Mattigkeit

➤ Siehe auch Husten und Bronchitis (S. 74ff.), Schnupfen (S. 58ff.), Halsschmerzen und Angina (S. 24ff.) und Fieber (S. 304ff.)

SOFORTMASSNAHMEN – WAS SIE GLEICH TUN KÖNNEN

Fiebersenkende Mittel

Medikamente mit Parazetamol oder Azetylsalizylsäure (aus der Apotheke) wirken fiebersenkend und helfen gegen Gliederschmerzen, Kopfweh und das unangenehme »Grippegefühl«.

Gegen Schnupfen

Bei Schnupfen mit verstopfter Nase verbessert Kochsalzlösung die Atmung; es gibt auch entsprechende Nasentropfen oder -sprays in der Apotheke. Abschwellende Nasentropfen sorgen kurzfristig für Linderung, Dauergebrauch jedoch schädigt die Nasenschleimhaut. Inhalationen mit Sole oder Kamille erleichtern die Atmung.

➤ **Nasenspülung:** 1/2 Teelöffel Salz in 1 Glas Wasser verrühren. Salzwasser in die hohle Hand geben und in beide Nasenlöcher hochziehen (nicht schlucken), dann wieder aus der Nase herauslaufen lassen.

Gegen Halsschmerzen

Gegen Halsschmerzen sind Lutschbonbons und Gurgellösungen oder Pinselungen mit Myrrhen- oder Ratanhiatinktur wirksam.

➤ **Salbeitee zum Gurgeln:** 2 gehäufte Teelöffel Salbei mit 1/4 Liter kochendem Wasser übergießen, 10 Minuten lang ziehen lassen. Mit dem abgekühlten Tee gurgeln.

Gegen Husten

Wenn Sie Husten haben, sollten Sie morgens und abends Brust und Rücken mit entsprechenden Salben aus der Apotheke einreiben. Sie können sich aber auch einen wohltuenden Balsam mit Eukalyptus selbst herstellen.

➤ **Hustenbalsam:** 2 Gramm Eukalyptusöl mit 40 Gramm Kampfersalbe (aus der Apotheke) mischen. 2-mal täglich Brust und Rücken dünn damit einreiben.

Kinder

Im Kindesalter sind fiebrige Infekte völlig normal. Bis zu 14-mal im Jahr machen die Kleinen im Kindergartenalter solche Infekte durch. Meist sind sie harmlos und schon nach 4 bis 8 Tagen vorüber. Bei heftigen und dauerhaften Beschwerden sollten Sie mit Ihrem Kind allerdings den Kinderarzt aufsuchen.

Grenzen der Selbstbehandlung

Bei einem Infekt, der länger als 10 Tage anhält, von starken Atembeschwerden und Auswurf mit Blut oder Eiter begleitet ist, muss ein Arzt aufgesucht werden. Bei starken Kopfschmerzen (vor allem im Gesicht) besteht der Verdacht auf Nebenhöhlenvereiterung. Dies muss der Hals-Nasen-Ohren-Arzt abklären. Auch wenn das Fieber immer wiederkehrt und der Husten nicht aufhört, müssen Sie zum Arzt gehen.

➤ Vor allem gilt: Bei Verdacht auf die »echte« Grippe (plötzlich einsetzendes hohes Fieber mit sehr starken Beschwerden) muss schnellstmöglich der Arzt aufgesucht werden, um schwer wiegende Folgen zu verhindern.

AUS DER APOTHEKE

Synthetische Medikamente ...

Medikamente mit den Wirkstoffen Parazetamol oder ASS wirken fiebersenkend und schmerzlindernd. Die Präparate sind rezeptfrei.

➤ **Präparate mit Parazetamol:** Benuron®, Doloreduct®, Mono Praecimed®, PCM Lichtenstein®, Paedialgon®, Paracetamol-ratiopharm®, Pyromed®, Treupel mono® (Saft, Zäpfchen, Tabletten, Kapseln)
Wichtiger Hinweis: nicht bei Leberfunktionsstörungen und bei Asthma bronchiale anwenden; für Kinder besonders geeignet

➤ **Präparate mit Azetylsalizylsäure:** Aspirin®, ASS-ratiopharm®, Aspro 500®, ASS 500 Hexal® (Tabletten, Kautabletten, Brausetabletten)
Wichtiger Hinweis: allergische Hautreaktionen und Magen-Darm-Störungen möglich; nicht bei Asthma bronchiale und Magenbeschwerden anwenden

Hustenlöser

➤ **Präparate mit Azetylzystein:** ACC®, Acetylcystein AL100®, Mucret®, Pulmicret®, Fluimucil® (Brausetabletten, Saft, Granulat, Tabs, Retardtabletten, Kapseln, Kindersaft; rezeptfrei)

➤ **Präparate mit Ambroxol:** Ambroxol 30 Heumann®, Mucosolvan®, Pect Hustenlöser®, stas Hustenlöser® (Saft, Tabletten, Inhalationslösung, Tabletten, Tropfen, Brausetabletten; rezeptfrei)

➤ **Präparate mit Bromhexin:** Bisolvon®, Bromhexin von ct® (Lösung, Lutschtabletten; rezeptfrei)
Wichtige Hinweise: viel trinken, nicht gleichzeitig mit Hustenstillern anwenden

Hustenstiller

➤ **Präparate mit Clobutinol:** Silomat®, stas Hustenstiller®, Tussamed® (Dragees, Saft, Tropfen; rezeptfrei)

➤ **Präparate mit Codein:** Codipront mono®, Bronchicum mono® (Retardkapseln, Tropfen, Saft; rezeptpflichtig)

➤ **Präparate mit Pentoxyverin:** Pertix®, Sedotussin® (Saft, Tropfen, Zäpfchen, Tabletten; rezeptfrei)
Wichtige Hinweise: nicht gleichzeitig mit Schleimlösern anwenden; Vorsicht in der Schwangerschaft; Codein beeinträchtigt das Reaktionsvermögen

Präparate bei Rachenentzündung und Halsweh

➤ **Präparate mit Cetylpyridiniumchlorid:** Dobendan®, Dobendan X® (zuckerfrei), frubizin® (Lutschtabletten, Lösung; rezeptfrei)
Wichtiger Hinweis: selten Überempfindlichkeitsreaktionen; nur bei akuten Beschwerden anwenden

➤ **Präparate mit Chlorhexidin:** Chlorhexamed®, Frubilurgyl®, Lemocin CX® (Gurgellösung, Rachenspray; rezeptfrei)

Nasentropfen und -sprays

➤ **Präparate mit Xylometazolin:** Olynth®, Otriven®, Nasenspray E/K ratiopharm, schnupfen endrine® (Nasensprays, Nasentropfen; rezeptfrei)
Wichtiger Hinweis: Brennen und Trockenheit der Nasenschleimhaut möglich, chronische Nasenverstopfung bei Langzeitanwendung; in verschiedenen Stärken erhältlich, daher auch für Säuglinge und Kleinkinder geeignet

➤ **Präparate mit Oxymetazolin:** Larylin Nasenspray N®, Nasivin®, Wick Sinex® (Nasensprays; rezeptfrei)
Wichtiger Hinweis: selten Brennen; nicht während Schwangerschaft und Stillzeit anwenden

➤ **Salzhaltige Präparate zur Befeuchtung der Nasenschleimhaut:** Rhinomer® (Nasenspray; vor allem für Säuglinge und Kleinkinder geeignet), Emser Nasensalbe N® (Salbe)
Wichtiger Hinweis: Schleimhautreizungen möglich

... und Phytopharmaka

➤ **Präparate zum Inhalieren und Einreiben von Brust und Rücken:** Bronchoforton®, Pinimenthol®, Transpulmin® (Salben)

➤ **Präparate gegen Reizhusten:** Isla-Moos Pastillen®, Eibisch Sirup® (Pastillen, Sirup)

➤ **Schleimlösende Präparate:** Melrosum®, Thymipin®, Soledum®, Prospan® (Hustensäfte)
Wichtige Hinweise: Vorsicht bei Kindern; spezielle Zubereitungen für Kinder erhältlich

NATURHEILKUNDE

Heiltees

Die ätherischen Öle der Bibernelle wirken sekretionsfördernd und entzündungshemmend in den oberen Atemwegen, Mädesüßblüten mit ihren Salizylverbindungen schweißtreibend. Auch Linden- und Holunderblüten wirken schweißtreibend und fiebersenkend. Von den folgenden Teezubereitungen können Sie 3-mal täglich 1 Tasse trinken.

➤ **Bibernellentee:** 2 Teelöffel Bibernelle mit 1/4 Liter kochendem Wasser übergießen, ca. 10 Minuten lang ziehen lassen, dann abseihen.

➤ **Mädesüßtee:** 2 Teelöffel Mädesüß mit 1/4 Liter kochendem Wasser übergießen und nach 10 Minuten abseihen.

➤ **Holunderblütentee:** 3 gehäufte Teelöffel Holunderblüten mit 1/4 Liter kochendem Wasser übergießen und 5 Minuten lang zugedeckt ziehen lassen, dann abseihen.

➤ **Erkältungstee:** Je 15 Gramm Holunder-, Kamillen- und Lindenblüten, 20 Gramm Hagebutten, je 10 Gramm Brombeerblätter und Weidenrinde sowie 5 Gramm Hibiskusblüten mischen. 2 Teelöffel der Mischung mit 1/4 Liter kochendem Wasser übergießen, 10 Minuten ziehen lassen.

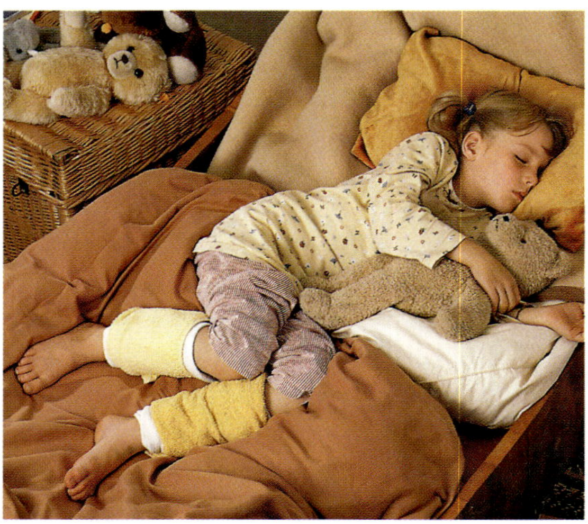

Kalte Wadenwickel entziehen dem Körper Wärme. Nicht bei kalten Füßen anwenden!

Wadenwickel zum Fiebersenken

Kalte Wadenwickel entziehen bei Fieber dem ganzen Körper Wärme.

➤ **Anwendung:** Zwei Leinen- oder Baumwolltücher unter kaltes Wasser halten, dann gut auswringen. Straff um beide Unterschenkel wickeln, darüber je ein trockenes Baumwolltuch geben und nochmals mit einem warmen Wolltuch umwickeln. Dabei ruhig liegen, bis das Fieber um 0,5 bis 1 °C gesunken ist. Die Anwendung bis zu 4-mal wiederholen.

BEWÄHRTE HAUSMITTEL

Grüner Tee mit Zitrone

Bereiten Sie grünen Tee zu, und verrühren Sie darin den Saft von 1 Zitrone. Achtung: Grüntee nur mit ca. 70 °C heißem Wasser übergießen; auch Zitronensaft sollte nicht stärker erhitzt werden, sonst wird Vitamin C zerstört.

Gurgeln gegen Halsweh

Ein ungesüßter Teeaufguss aus Brombeerblättern ergibt ein vorzügliches Gurgelwasser gegen Halsschmerzen.

➤ **Anwendung:** 2 gehäufte Teelöffel Brombeerblätter mit 1/4 Liter kochendem Wasser übergießen, 10 Minuten ziehen lassen und dann abseihen. Mit dem etwas abgekühlten Tee gurgeln.

NAHRUNG, DIE HEILT

Flüssigkeit und Vitamine

➤ Viel trinken ist bei einer Erkältungskrankheit sehr wichtig, damit der durch das Schwitzen entstandene Flüssigkeitsverlust wieder ausgeglichen wird. Außerdem ist die Flüssigkeit wichtig zur Befeuchtung der Schleimhäute. Bevorzugen Sie Mineralwässer, Heilkräutertees (in der angegebenen Dosierung) oder verdünnte Säfte.

➤ Vitaminreiche Kost trägt zur Stärkung der Abwehrkräfte bei. Deshalb sollte man viel Vitamin C in Form von Zitrusfrüchten, Sanddorn, Kiwis, Acerolakirschensaft, Himbeeren oder Holunderbeeren zu sich nehmen; die Früchte sind nebenbei auch erfrischend. Zusätzlich können Sie noch Vitamin-C-Präparate aus Apotheke oder Reformhaus einnehmen. Eine erhöhte Vitamin-C-Zufuhr ist bei Erkältungskrankheiten hilfreich.

➤ Die Enzyme aus Ananas und Papayas helfen dem Körper, sich schneller zu regenerieren und Entzündungsstoffe abzubauen.

DAS KÖNNEN SIE NOCH TUN

Tipps für Erkältete

➤ Homöopathika sind auch bei Erkältungskrankheiten hilfreich. Dabei ist jedoch immer die individuelle Auswahl des geeigneten Mittels (Simile) entsprechend dem genauen Beschwerdebild sinnvoll. Der Homöopath verordnet beispielsweise Belladonna oder Aconitum zum Fiebersenken oder Allium cepa gegen Schnupfen. Bei Grippe mit Halsschmerzen wird gern Lycopodium, Hepar sulfuris oder Apis verschrieben.

➤ Gönnen Sie sich Bettruhe, wenn Sie krank sind. Der Körper braucht gerade jetzt viel Schlaf und Entspannung. Das ist eine hervorragende Medizin.

➤ Das Schlafzimmer sollte man regelmäßig gut lüften. Das vertreibt die Viren und sorgt für frischen Sauerstoff in den Atemwegen.

➤ Finger weg von Zigaretten! Nikotin ist nicht nur schädlich für die Atemwege, sondern es konzentriert sich auch im Blut und verringert die Abwehrkräfte.

➤ Verzichten Sie auf Alkohol! Er belastet Leber, Stoffwechsel und Immunsystem.

Vorbeugen

➤ Bei häufigen grippalen Infekten ist es sinnvoll, das Abwehrsystem durch pflanzliche Immunmodulatoren zu stärken. Dazu gehören z. B. der Sonnenhut (Echinacea) und der Lebensbaum (Thuja). Beide Arzneien (aus der Apotheke) sollte man vorbeugend anwenden – über einen Zeitraum von mindestens 4 Wochen. Doch auch wenn schon die allerersten Anzeichen eines grippalen Infekts auftauchen, können sie bisweilen noch helfen. Sie müssen sie dann quasi beim ersten Kribbeln in der Nase als Stoßtherapie einnehmen.

➤ Erkältungskrankheiten werden zwar durch »Tröpfchen in der Luft« übertragen, aber dennoch ist die Gefahr der Ansteckung größer, wenn Sie die Viren an den Händen haben und dann mit der Nahrung in den Mund schieben. Daher sollten Sie sich zwischendurch immer wieder die Hände waschen, wenn Sie mit Kranken zu tun haben.

➤ Wer regelmäßig an der frischen Luft ist, beugt Erkältungskrankheiten bestens vor. Machen Sie es sich außerdem zur Regel, jeden Tag mindestens 30 Minuten draußen spazieren zu gehen. Die Bewegung stabilisiert den Kreislauf, und die frische Luft kräftigt den gesamten Organismus. Treiben Sie darüber hinaus eine Ausdauersportart.

➤ Vor allem ältere Menschen und chronisch Kranke sollten eine Impfung gegen die gefährliche Influenzagrippe (»echte« Grippe) in Erwägung ziehen. Besprechen Sie dies mit Ihrem Hausarzt.

⊕ Das hilft

Inhalationen
Nasenspülungen
Bronchialbalsam
Heilkräutertees
Kalte Wadenwickel
Homöopathie
Gurgeln
Viel trinken
Bettruhe

⊖ Das schadet

Flüssigkeitsmangel
Nikotin und Alkohol
Stickige Luft
Ignorieren, dass man krank ist

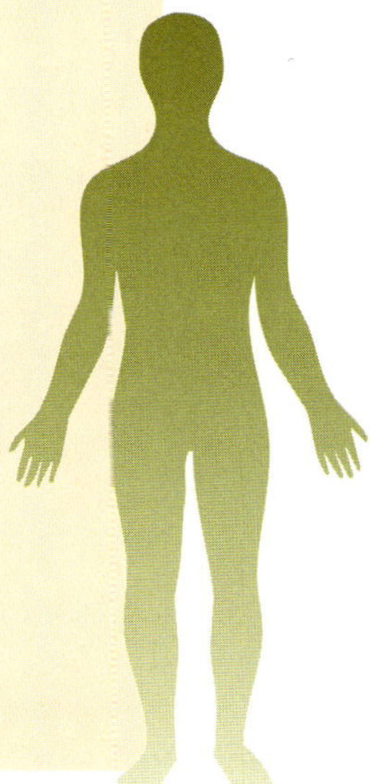

Impfempfehlungen – alles über die Wichtigkeit von Immunisierung

Durch Vorbeugung wollen Ärzte verhindern, dass Kinder krank werden. In allererster Linie gehören die Impfungen zu den vorbeugenden Maßnahmen. Wenn ein Kind geboren wird, so ist sein Immunsystem noch unverbraucht. Die Abwehrstoffe des kleinen Organismus sind von der Mutter geliehen. Während der Schwangerschaft gehen Antikörper der Mutter in das kindliche Blut über und helfen dem Baby in den ersten Lebensmonaten gegen schwer wiegende Erkrankungen (z. B. Masern). Voraussetzung ist natürlich, dass die Mutter diese Krankheiten durchgemacht hat oder gegen sie geimpft wurde. Doch nach einigen Monaten ist diese geliehene Abwehr, der so genannte Nestschutz, erschöpft. Er dauert für verschiedene Krankheiten unterschiedlich lange, für die Masern z. B. ca. 9 Monate. Dann muss der kleine Organismus selbst in der Lage sein, sich zu wehren!

Wann sollte man impfen?

Das Immunsystem eines Kindes reift vor allem in den ersten beiden Lebensjahren. Diesen Zeitraum kann man sich auch für die Impfungen zunutze machen. Der Organismus wird weniger belastet als zu einem späteren Zeitpunkt. Es gibt heute sehr gut verträgliche Impfstoffe. Alle notwendigen Impfungen können einzeln oder in Kombinationen verabreicht werden. Die Kombinationsimpfstoffe benötigen weniger Konservierungsstoffe, und es sind weniger Stiche erforderlich.

Impfreaktionen

Immer wieder warnen »Impfgegner« vor den Impfschäden. Dabei vergessen sie aber zu erwähnen, dass die Schäden, die durch die entsprechenden Krankheiten verursacht werden, sehr viel größer sind und vor allem sehr viel häufiger vorkommen. Jede Impfung spricht das Immunsystem an und verursacht dort Reaktionen, die gelegentlich auch zu Fieber, Unwohlsein, Unruhe und vorübergehenden Schlafstörungen führen können. Ebenso können örtliche Reaktionen an der Impfstelle auftreten (Überwärmung, Schwellung oder Schmerzen). Diese Reaktionen sind harmlos und klingen in der Regel schnell wieder ab.

Echte Impfschäden kommen extrem selten vor und stehen in keinem Verhältnis zu den schwer wiegenden Komplikationen, die z. B. bei Masern mit einer Hirnentzündung auftreten können.

Wenn Sie Ihr Kind impfen lassen wollen, besprechen Sie dies mit dem Kinderarzt Ihres Vertrauens.

Wie wird geimpft?

Die in der frühen Kindheit notwendigen Impfungen werden meist in den Muskel (sozusagen als Depot) gespritzt, aus dem sich das Blut den Impfstoff nach und nach zur weiteren »Verarbeitung« holt.

➤ Bei Säuglingen impft der Arzt bevorzugt in die Mitte der vorderen, äußeren Oberschenkelmuskulatur. Dort ist weniger Fettgewebe, und es verlaufen keine größeren Nerven oder Blutgefäße. Ebenso sinnvoll ist der Oberarmmuskel, weniger geeignet ist bei Kindern der Gesäßmuskel.

➤ Sobald ein Kind laufen kann, sollte es nicht mehr ins Bein geimpft werden. Dann ist die beste Stelle der Oberarm.

Wogegen sollte geimpft werden?

Im Folgenden erhalten Sie einen Überblick über die wichtigsten Impfungen. Alle werden in einen Impfpass eingetragen, den Sie gut verwahren sollten.

Diphtherie, Tetanus

Vor allem die Diphtherie scheint aus unserem Bewusstsein verschwunden zu sein, kommt sie doch in Deutschland fast nicht mehr vor. Aber der »Würgeengel« der Kinder tritt vorwiegend in den östlichen Ländern nach wie vor auf; deshalb ist auch hier die Impfung notwendig.

An Tetanus (Wundstarrkrampf) kann jeder erkranken, denn die Bakterien sind überall zu finden, vor allem in der Erde. Eine kleine offene Verletzung genügt als Eintrittspforte für die Erreger. Eine ursächliche Behandlung gibt es nicht, die Kranken erleben die Krämpfe (auch der Atemwege) bei vollem Bewusstsein. Die Todesrate liegt bei 50 Prozent.

Polio
Die Impfung gegen Kinderlähmung wird nicht mehr geschluckt, sondern ebenfalls gespritzt. Sie ist auch heute nach wie vor sehr wichtig.

Pertussis
Keuchhusten ist vor allem für Säuglinge bedrohlich, weil bei ihnen nicht die gefürchteten Hustenattacken auftreten, sondern sie aufhören zu atmen. Kinder, die Keuchhusten durchgemacht haben, sind mehrere Monate deutlich anfälliger für Atemwegserkrankungen. Gefährliche Komplikationen sind die Lungen- und die Hirnentzündung.

Hib
Haemophilus influencae B (Hib) ist der Erreger zweier hochakuter und lebensbedrohlicher Krankheiten: einer Hirnhautentzündung und einer Kehldeckelentzündung. Beide können so rasant verlaufen, dass ärztliche Kunst zu spät kommen kann.

Hepatitis B
Die Viren dieser Leberentzündung werden durch Blut oder Geschlechtsverkehr übertragen und sind hochansteckend. Je jünger der Erkrankte, desto höher das Risiko eines chronischen Verlaufs mit Leberzirrhose oder Leberkrebs. Man macht sich für diese Impfung die hohe Antikörperantwort im Kindesalter zunutze.

Masern, Mumps und Röteln
Bei den Masern ist die schlimmste Komplikation die Hirnentzündung (1 bis 4 pro 1 000 kranke Kinder). Ebenso gefährlich und manchmal tödlich kann die Masernlungenentzündung verlaufen.
Mumps (Ziegenpeter) kann bei Jungen, die daran nach der Pubertät erkranken, zu 30 Prozent eine Sterilität zur Folge haben. Bei den meisten kranken Kindern liegt eine Hirnhautentzündung vor.
Röteln sind als Krankheit im Kindesalter zwar relativ harmlos, das Virus erzeugt aber beim ungeborenen Kind einer nicht geimpften schwangeren Frau Schäden, die zu schwersten Behinderungen führen. Daher sollten auch Jungen gegen Röteln geimpft werden, um Schwangere nicht anzustecken.

➤ Weitere Impfungen, z. B. gegen Hepatitis A, Grippe, FSME und Windpocken, werden hierzulande nur bei bestimmten Indikationen durchgeführt.

Aktueller Impfkalender nach Empfehlungen der STIKO

Alter	Hepatitis B	Hib, Diphtherie, Tetanus, Polio, Keuchhusten	Masern, Mumps, Röteln
Ab 3. Monat	1. Impfung	1. Impfung	–
Ab 4. Monat	–	2. Impfung	–
Ab 6. Monat	2. Impfung	3. Impfung	–
Ab 12. Monat	3. Impfung	4. Impfung	1. Impfung
Ab 6. Jahr	–	Diphtherie, Tetanus	2. Impfung
11. bis 18. Jahr	Nicht geimpfte Jugendliche	Polio, Keuchhusten	Röteln bei Mädchen

Gehirn und Nerven

Der schnelle Diagnoseüberblick

Die folgenden Kurzbeschreibungen von Symptomen oder Symptomenkomplexen sollen Ihnen die Selbstdiagnose erleichtern und führen Sie mit Seitenverweisen zur Erkrankung – sowohl im Kapitel »Gehirn und Nerven« als auch in anderen Kapiteln. Gleichzeitig finden Sie hier bereits Warnhinweise, wann Sie (sofort) zum Arzt gehen müssen.

Jetlag, Reisekrankheit, Wetterfühligkeit, Schwindel

Nach längeren Flügen auftretende Müdigkeit, Schlafstörungen, Konzentrationsschwierigkeiten, Benommenheit; gelegentlich Licht- und Lärmempfindlichkeit, Schwindel, Kopfschmerzen → **Jetlag** (S. 320f.)

Periodische bzw. plötzliche Schwindelanfälle, Schwindelgefühle beim Aufstehen oder beim Umdrehen im Liegen, Schwarzwerden vor den Augen; gelegentlich auch Licht- und Lärmempfindlichkeit, Ohrensausen, Kopfschmerzen → **Schwindel** (S. 336f.)

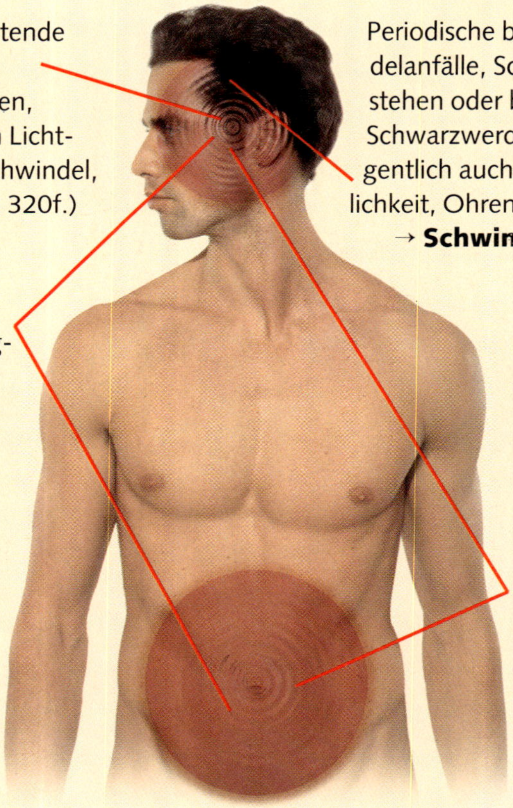

Am Anfang meist nur Müdigkeit, Konzentrationsschwäche, Blässe, häufiges Gähnen; im Weiteren Schwindel, Kopfschmerzen, Übelkeit und Erbrechen – bei Reisen mit Auto, Schiff, Zug und Flugzeug → **Reisekrankheit** (S. 334f.)

Kopf- und Gliederschmerzen, Müdigkeit, Reizbarkeit, Schlafstörungen, Konzentrationsschwierigkeiten; Übelkeit, Schwindelgefühle, Herzklopfen, Sehstörungen vor oder bei Wetterumschwüngen → **Wetterfühligkeit** (S. 338ff.)

Wann zum Arzt?

Bei länger anhaltendem Erbrechen nach Reiseübelkeit

Bei Schwindelattacken

Ähnliche Beschwerden

- Schwindel und Schwindelanfälle → **Blutdruck, zu niedriger** (S. 276ff.)

Nervöse Beschwerden, Nervenschmerzen, Hyperaktivität

Leichte Reizbarkeit und Übererregbarkeit, Schweißausbrüche, rote Flecken im Gesicht, Gefühl der Herzbeklemmung, zittrige Hände und zuckende Augenlider; eventuell Magen-Darm-Störungen, Kopfschmerzen, Ohrensausen, Konzentrationsschwierigkeiten, Schlafstörungen → **Nervosität und Zittrigkeit** (S. 330f.)

Konzentrationsschwierigkeiten (Unmöglichkeit, sich auf ein Thema zu konzentrieren), Gedankensprünge, Vergesslichkeit, Lernprobleme, Blackouts; gelegentlich auch Schlafstörungen, Hyperaktivität und Nervosität → **Konzentrations- und Gedächtnisschwäche** (S. 322ff.)

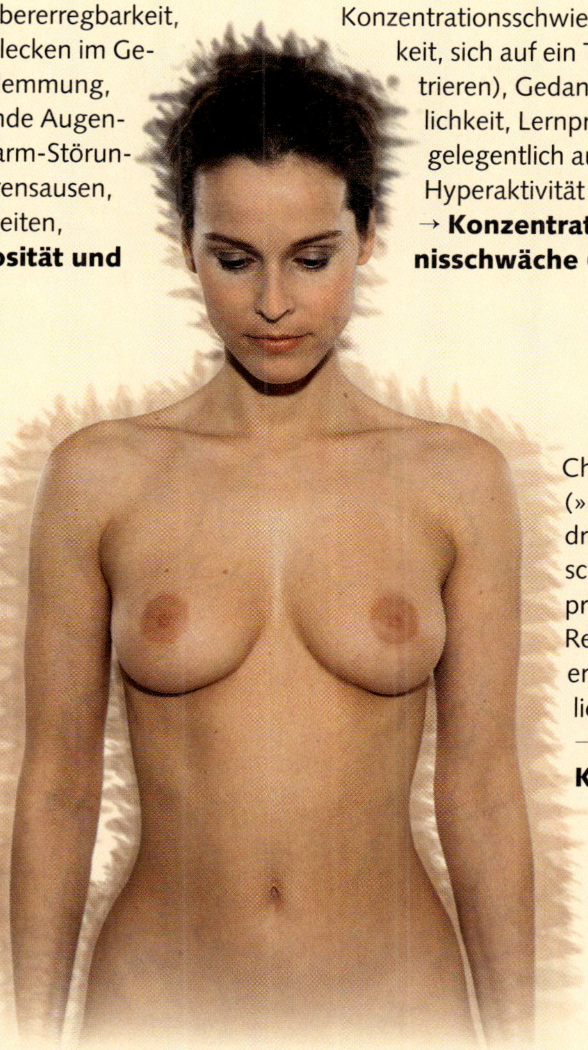

Plötzlich auftretende, meist stechende Schmerzen; oft in Verbindung mit Berührungsempfindlichkeit bestimmter Körperstellen, außerdem häufig auftretende Schmerzzustände im Versorgungsbereich bestimmter Nerven (z. B. Trigeminusneuralgie im Gesicht) → **Nervenschmerzen** (S. 326ff.)

Chronische Unruhe (»Zappelphilippsyndrom«), Konzentrationsschwierigkeiten, Lernprobleme, leichte Reizbarkeit und Übererregbarkeit; gelegentlich Schlafstörungen → **Hyperaktivität bei Kindern** (S. 318f.)

! Lassen Sie bei Nervenschmerzen immer abklären, ob so genannte Herde (z. B. vereiterte Zähne, Narben, verheilte Knochenbrüche) damit in Zusammenhang stehen könnten.

Wann zum Arzt?

Bei heftigen oder länger anhaltenden Beschwerden

Ähnliche Beschwerden

- Nervenschmerzen im Bereich des unteren Rückens → **Hexenschuss und Ischiasschmerzen** (S. 176f.)
- Hautausschlag und Nervenschmerzen entlang einem Nervensegment; meist, aber nicht immer im Gürtelbereich → **Gürtelrose und Windpocken** (S. 218ff.)

Hyperaktivität bei Kindern

Typische Beschwerden: chronische Unruhe (»Zappelphilippsyndrom«), Konzentrationsschwierigkeiten, Lernprobleme, leichte Reizbarkeit und Übererregbarkeit; gelegentlich Schlafstörungen

➤ Siehe auch Konzentrations- und Gedächtnisschwäche (S. 322ff.) und Schlafstörungen bei Kindern (S. 368f.)

SOFORTMASSNAHMEN – WAS SIE GLEICH TUN KÖNNEN

Den Alltag strukturieren

Insbesondere hyperaktive Kinder benötigen im Alltag feste Strukturen, an denen sie sich orientieren können.

➤ Hausaufgaben sollten z. B. immer an einem bestimmten Platz zu einer bestimmten Tageszeit gemacht werden.

➤ Statt viel Fernsehkonsum sollten mehr Sport und Bewegung in der Freizeitprogrammplanung berücksichtigt werden.

➤ Gleichzeitig sollten Sie dem Kind Geborgenheit vermitteln und ein gutes psychisches Umfeld (ohne Streit, Nörgeleien etc.) schaffen.

Heilpflanzen

Zur unterstützenden Behandlung sind Hopfen, Melisse, Johanniskraut und Baldrian hilfreich.

Grenzen der Selbstbehandlung

Wenn Ihr Kind zu sehr starker Unruhe mit ausgeprägten Verhaltensauffälligkeiten neigt (z. B. Aggressivität oder Bettnässen), sollten Sie unbedingt mit dem Kinderarzt sprechen. Außerdem können körperliche Symptome (z. B. Kopfschmerzen, Übelkeit und Erbrechen), die mit Unruhe und Hyperaktivität einhergehen, auf andere schwer wiegende Erkrankungen hinweisen.

AUS DER APOTHEKE

Phytopharmaka

Hopfen, Melisse und Baldrian wirken beruhigend. Sie sind für Kinder zur unterstützenden Therapie bei Hyperaktivität geeignet, beispielsweise wenn Schlafstörungen vorliegen.

➤ **Präparate mit Baldrian:** Baldrian-Dispert®, Baldrian-Phyton®, Kneipp Baldrian-Pflanzensaft Nerventrost®, Regivital Baldrian Tropfen® (Dragees, Tropfen, Saft)

Wichtiger Hinweis: Tropfen enthalten Alkohol

➤ **Präparate mit Baldrian, Hopfen und Melisse:** Baldriparan stark N®, Euvegal forte®, Luvased®, Pascosedon®, Seda-Kneipp N®, Selon®, Valdispert comp.® (Dragees, Tropfen)

Wichtiger Hinweis: Tropfen enthalten Alkohol

NATURHEILKUNDE

Bürstenmassage

Bürstenmassagen fördern das Körpergefühl und entspannen. Bringen Sie Ihrem Kind bei, wie es diese Anwendung durchführt, oder führen Sie sie selbst am Kind aus. Verwenden Sie zum Bürsten entsprechende Massagebürsten oder einen Luffahandschuh.

➤ **Anwendung:** Immer in Richtung Herzgegend bürsten, beginnend an der Stelle, die am weitesten vom Herz entfernt ist, an den Beinen; dort zuerst den rechten Fuß, dann den rechten Unterschenkel und zuletzt den Oberschenkel des rechten Beins bürsten. Dann auf die linke Seite wechseln. Auch bei den Armen mit dem Bürsten zuerst rechts beginnen, von der Hand aufwärts bis zum Oberarm.

Zum Schluss den Po, den Rücken und die Vorderseite bürsten. Das Gesicht zuletzt vorsichtig kreisförmig ausstreichen.

Aromatherapie

Die folgenden Aromaöle wirken bei Hyperaktivität beruhigend und ausgleichend: Basilikumöl, Lavendelöl, Lemongrasöl, Melissenöl, Muskatellersalbeiöl, Neroliöl, Orangenöl, Pfefferminzöl, Rosenöl, Ylang-Ylang-Öl und Zedernöl.

➤ **Entspannungsbad:** 4 Tropfen Lavendelöl, 4 Tropfen Melissenöl und 2 Tropfen Lemongrasöl mit 3 bis 4 Esslöffeln süßer Sahne vermischen. Die Mischung ins ca. 35 bis 38 °C warme Badewasser geben. Nicht länger als 10 bis 15 Minuten baden.

➤ **Duftlampenmischung:** Jeweils 3 Tropfen Pfefferminzöl und Lavendelöl sowie je 1 Tropfen Muskatellersalbeiöl und Rosenöl in die Verdunstungsschale der Duftlampe geben. Damit das Kinderzimmer aromatisieren.

Melissentee

Melissenblätter wirken beruhigend und krampflösend; sie helfen bei Hyperaktivität, Unruhe und Konzentrationsproblemen.

➤ **Melissentee:** 2 Teelöffel getrocknete Melissenblätter mit 1/4 Liter kochend heißem Wasser überbrühen, 10 Minuten lang ziehen lassen und dann abseihen. Dem Kind täglich 3 bis 4 Tassen Tee zu trinken geben.

NAHRUNG, DIE HEILT

Keine Phosphate

Es ist umstritten, ob eine phosphatreiche Ernährung Hyperaktivität fördert. Es kann aber nicht schaden, wenn Sie bei Ihrem Kind darauf achten, dass es eine gesunde Vollwertkost mit viel frischem Gemüse, Salat und Obst zu sich nimmt. Der Fleischanteil sollte gering sein, Fisch häufiger auf dem Speiseplan stehen. Testen Sie bei Ihrem Kind den Einfluss von Wurst, Käse und Nüssen. Zucker und Colagetränke sollten die Ausnahme bleiben.

DAS KÖNNEN SIE NOCH TUN

Musiktherapie

Unter Umständen ist eine Musiktherapie sinnvoll. Musiktherapeuten sind oft ausgebildete Musiker, während die kleinen Patienten keine musikalischen Vorkenntnisse benötigen. Durch gemeinsames Singen und Spielen können Aggressionen abgebaut und unterdrückte Gefühle ausgelebt werden; auch die Atmung wird dadurch verbessert.

Zeit zum Spielen

Nehmen Sie sich Zeit für Ihr Kind. Basteln, malen und spielen Sie mit ihm; lesen Sie ihm Geschichten vor, oder lassen Sie sich Geschichten vorlesen. Dies fördert die Kreativität. Hyperaktive Kinder sind meist sehr intelligent, kommen jedoch oft nicht richtig zum Zug, weil sie als Störer gelten.

Entspannung

Bei hyperaktiven Kindern sind die Erlernung und die regelmäßige Anwendung einer Entspannungsmethode empfehlenswert. Sinnvolle Entspannungstechniken für Kinder sind z. B. autogenes Training (siehe das Special S. 332f.) oder Atemtherapie.

⊕ Das hilft

Feste Alltagsstrukturen

Bewegung und Sport

Entspannungstechniken

Emotionale Zuwendung

⊖ Das schadet

Reizüberflutung (Fernsehen, Computerspiele etc.)

Familienkonflikte

Bewegungsmangel

Zu wenig Schlaf

Zucker

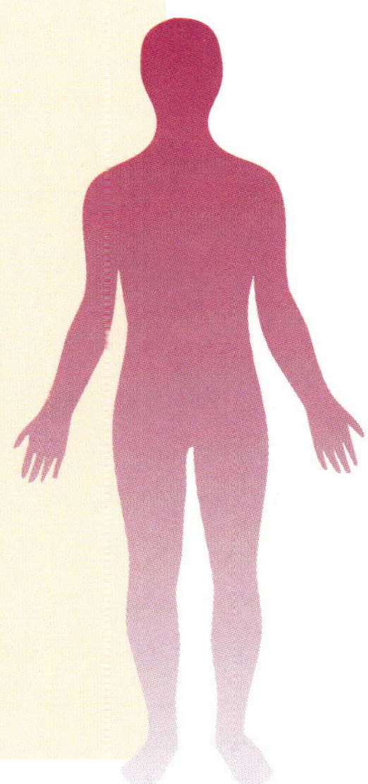

Jetlag

Typische Beschwerden: nach längeren Flügen auftretende Müdigkeit, Schlafstörungen, Konzentrationsschwierigkeiten, Benommenheit; gelegentlich Licht- und Lärmempfindlichkeit, Schwindel, Kopfschmerzen; bisweilen Appetitlosigkeit

➤ Siehe auch Wetterfühligkeit (S. 338ff.), Reisekrankheit (S. 334f.) und Kopfschmerzen (S. 30ff.)

SOFORTMASSNAHMEN – WAS SIE GLEICH TUN KÖNNEN

Beruhigungstees

Bei Einschlafproblemen haben sich Tees aus Melisse, Baldrian und Hopfen bewährt.

➤ **Beruhigungstee:** Jeweils 30 Gramm Hopfenzapfen, Melissenblätter und Baldrianwurzeln mischen. 2 Teelöffel der Mischung mit 1/4 Liter kochend heißem Wasser übergießen und 10 Minuten lang ziehen lassen. 1 Tasse des Tees unmittelbar vor dem Schlafengehen trinken.

Schlafmittel

Bei Schlafstörungen sind auch Schlafmittel mit den Wirkstoffen Doxylamin und Diphenhydramin wirksam; sie sollten etwa 1 Stunde vor dem Schlafengehen eingenommen werden.

➤ Vorsicht: Schlafmittel dürfen nur kurzfristig und keinesfalls auf Dauer eingenommen werden (Gefahr der Abhängigkeit).

Kinder

Bei Kindern können Sie dieselben Maßnahmen anwenden (mit Ausnahme von Schlafmitteln). Passen Sie den Tagesrhythmus der Kleinen langsam an die neue Umgebung an.

Grenzen der Selbstbehandlung

Bei anhaltenden Beschwerden wie schweren Schlafstörungen, ausgeprägter Konzentrationsschwäche oder Schwindelanfällen sollten Sie sich ärztlich untersuchen lassen.

AUS DER APOTHEKE

Synthetische Medikamente …

Schlafmittel mit den Wirkstoffen Doxylamin und Diphenhydramin sind rezeptfrei erhältlich. Sie dürfen allerdings nur kurzfristig angewendet werden.

➤ **Präparate mit Doxylamin:** Gittalun®, Hoggar N®, Sedaplus® (Tabletten, Brausetabletten, Saft)

Wichtiger Hinweis: Magenbeschwerden, Mundtrockenheit, zentralnervöse Störungen möglich; eingeschränktes Reaktionsvermögen; nicht geeignet für Kleinkinder; keine Anwendung während Schwangerschaft und Stillzeit; nicht mit Alkohol einnehmen

➤ **Präparate mit Diphenhydramin:** Dormigoa N®, Dolestan®, Halbmond® (Tabletten)

Wichtiger Hinweis: Sehstörungen, Mundtrockenheit, zentralnervöse Störungen, Empfindlichkeit gegen Sonnenlicht möglich; eingeschränktes Reaktionsvermögen; nicht bei Asthma bronchiale, Magen-Darm-Geschwüren und Prostatavergrößerung einnehmen; nicht geeignet für Kinder unter 12 Jahren; Vorsicht in Schwangerschaft und Stillzeit

… und Phytopharmaka

➤ **Präparate mit Baldrianextrakt:** Baldrian-Dispert®, Baldrian-Phyton®, Regivital Baldrian Tropfen® (Dragees, Tropfen, Saft)

Wichtiger Hinweis: Tropfen enthalten Alkohol

NATURHEILKUNDE

Wasseranwendungen

Bei Jetlagsymptomen nach einer langen Flugreise bringen kneippsche Wasseranwendungen, beispielsweise Wechselduschen, kalte Güsse oder Wassertreten, den Kreislauf wieder auf Trab.

➤ **Wechselduschen:** Am besten morgens nach dem Aufstehen zuerst 2 Minuten lang warm duschen; anschließend 1/2 Minute lang kalt; in den nächsten 2 Minuten wieder mit warmem Wasser duschen. Diesen Vorgang mindestens 3-mal wiederholen. Die Wechselduschen etwa 1/2 Minute lang unter einem möglichst kalten Wasserstrahl beenden.

BEWÄHRTE HAUSMITTEL

Baldriantee

Baldriantee eignet sich vor allem bei nervöser Unruhe und leichten Schlafstörungen – Symptome, die auch bei einem Jetlag auftreten können.

➤ **Baldriantee:** 2 Teelöffel Baldrianwurzeln mit 1/4 Liter kochendem Wasser aufgießen; 10 Minuten lang ziehen lassen und dann abseihen. Täglich 2 bis 3 Tassen ungesüßten Tee trinken.

NAHRUNG, DIE HEILT

Ernährung vor/bei Flugreisen

Vor einer längeren Flugreise sollten Sie einer eher leichten Kost den Vorzug geben, die auch vitamin- und mineralstoffreich sein sollte. Außerdem sind die folgenden Ernährungsregeln sinnvoll.

➤ 5 Tage vor dem Flug sollten Sie schon den Kaffeekonsum reduzieren und auch möglichst keinen Kaffee mehr nach 15 Uhr trinken.

➤ Direkt vor dem Abflug sollten Sie viel Flüssigkeit trinken. Am besten eignet sich dafür eine Mischung aus Mineralwasser und Fruchtsäften. Die Luft ist in Flugzeugen nämlich sehr trocken, was die Jetlagsymptome verstärken kann.

➤ Während des Flugs sollten Sie nur kleinere Mahlzeiten einnehmen, langsam essen und jeden einzelnen Bissen gut kauen.

➤ Auch wenn Sie den Alkohol während des Flugs umsonst bekommen – bleiben Sie lieber bei Mineralwasser oder Säften.

DAS KÖNNEN SIE NOCH TUN

Tipps für die Tage davor und danach

➤ Gehen Sie vor einem Flug in Richtung Osten jeden Tag 1 Stunde früher zu Bett, bei Reisen in den Westen 1 Stunde später.

➤ Egal, in welche Richtung Sie fliegen – Sie sollten am Ankunftstag möglichst lange aufbleiben und zu einem für den Aufenthaltsort »normalen« Zeitpunkt ins Bett gehen, nicht vorher.

➤ Falls möglich, sollten Sie im Flugzeug ab und zu aufstehen und sich die Füße vertreten.

Autogenes Training

Gute Erfolge bei Jetlagsymptomen werden mit autogenem Training (siehe dazu auch das Special S. 332f.) erzielt.

⊕ Das hilft

Autogenes Training

Aromaöle zur Beruhigung oder Belebung (Geranie, Kamille, Lavendel, Neroli, Orange, Sandelholz)

Ausreichend Schlaf

Leichte, vitaminreiche Kost

Kaffeekonsum reduzieren

⊖ Das schadet

Alkohol

Üppige, schwere Mahlzeiten

Stress, Flugangst

Zu viel Kaffee

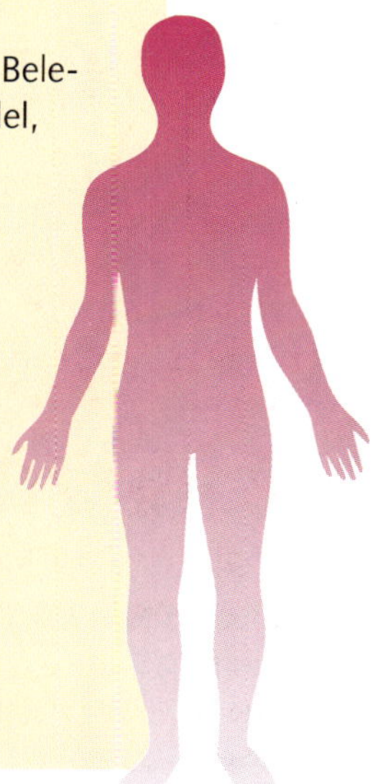

Konzentrations- und Gedächtnisschwäche

Typische Beschwerden: Konzentrationsschwierigkeiten (Unmöglichkeit, sich auf ein Thema zu konzentrieren), Gedankensprünge, Vergesslichkeit, Lernprobleme, Blackouts; gelegentlich auch Schlafstörungen, Hyperaktivität und Nervosität

➤ Siehe auch Nervosität und Zittrigkeit (S. 330f.) und Hyperaktivität bei Kindern (S. 318f.)

SOFORTMASSNAHMEN – WAS SIE GLEICH TUN KÖNNEN

Gedächtnistraining

Um sich geistig fit zu halten, sollte man gezielt Gedächtnistraining machen.

➤ Das Gedächtnis kann z. B. trainiert werden durch das Lösen von Denksportaufgaben, durch Wortkombinationsspiele (z. B. Scrabble), Bilderspiele (z. B. Memory), Kreuzworträtsel oder auch Schach.

Ginkgo gegen Vergesslichkeit

Präparate aus den Blättern des Ginkgobaums helfen bei durchblutungsbedingter Gedächtnisschwäche.

Lezithin und Cholin

Die vitaminähnlichen Botenstoffe Lezithin und Cholin fördern die Stoffwechselvorgänge im Gehirn und steigern dadurch die geistige Leistungsfähigkeit. Achten Sie deshalb auf eine lezithin- sowie cholinreiche Ernährung.

➤ Lezithin- und cholinreiche Nahrungsmittel sind u. a. Vollkornprodukte, Naturreis, Weizenkeime, Sojaprodukte, Buttermilch, Bananen, Pilze und Eier.

Johanniskraut

Treten Konzentrationsstörungen im Zusammenhang mit nervöser Unruhe, Angstgefühlen und depressiver Verstimmung auf, hilft Johanniskraut sehr wirksam – als Präparat oder Tee.

➤ **Anwendung:** 2 Teelöffel Johanniskraut mit 1/4 Liter kochendem Wasser aufgießen; 10 Minuten lang ziehen lassen, dann abseihen. Täglich 2 bis 3 Tassen ungesüßten Tee trinken.

Qi Gong

Die Bewegungsmeditation der traditionellen chinesischen Medizin eignet sich ausgezeichnet bei Konzentrationsproblemen, da hierbei die Konzentrationsfähigkeit speziell geübt wird (siehe dazu auch das Special S. 358f.).

Kinder

Finden Sie die Gründe für Konzentrationsstörungen mit Hilfe des Kinderarztes oder Kinderpsychologen heraus.

➤ Ein Tipp: Lassen Sie Kinder die Hausaufgaben nicht sofort nach dem Mittagessen machen, und schränken Sie den Fernsehkonsum ein.

➤ Speziell bei Kindern haben sich autogenes Training (siehe dazu auch das Special S. 332f.) und sportliche Betätigung bewährt.

Grenzen der Selbstbehandlung

Einen Arzt sollten Sie aufsuchen bei anhaltender Konzentrationsschwäche und stark abfallender Gedächtnisleistung (Verdacht auf Gehirnerkrankungen wie z. B. Alzheimerkrankheit), Begleitsymptomen wie depressiver Verstimmung, Erschöpfung und nachlassender Leistungsfähigkeit.

AUS DER APOTHEKE

Synthetische Medikamente …

Die folgenden Medikamente mit dem Wirkstoff Pentoxifyllin sind nur bei Gedächtnisschwäche aufgrund arterieller Durchblutungsstörungen sinnvoll. Die Mittel sind rezeptpflichtig.

➤ **Präparate mit Pentoxifyllin:** Trental®, Rentylin® (Retardtabletten)

Wichtiger Hinweis: Hautreaktionen, Kopfschmerzen, Magen-Darm-Beschwerden möglich; nicht in der Schwangerschaft anwenden, in der Stillzeit nur nach Befragung des Arztes

… und Phytopharmaka

➤ **Präparate aus Ginkgoextrakt:** Gingium®, Ginkobil N-ratiopharm®, Kaveri forte®, Rökan Plus®, Tebonin forte® (Filmtabletten, Tabletten, Tropfen)

Wichtiger Hinweis: allergische Hautreaktionen möglich; Tropfen enthalten Alkohol; nicht geeignet für Kinder unter 12 Jahren

➤ **Präparate aus Johanniskrautextrakt:** Felis®, Hyperforat®, Hypericum 300®, Hypericum Stada N® (Dragees, Kapseln, Tropfen)

Wichtiger Hinweis: erhöhte Empfindlichkeit gegenüber Sonnenlicht; Anwendung während Schwangerschaft und Stillzeit nur nach Befragung des Arztes; Präparate müssen zur Entfaltung der Wirkung über einen längeren Zeitraum eingenommen werden; Tropfen enthalten Alkohol

➤ **Präparate aus Baldrianextrakt:** Baldrian-Dispert®, Baldrian-Phyton®, Regivital Baldrian Tropfen® (Dragees, Tropfen)

Wichtiger Hinweis: Tropfen enthalten Alkohol

NATURHEILKUNDE

Wasseranwendungen

Kneippsche Wasseranwendungen wie kalte Armgüsse, Wassertreten oder Wechselduschen regen den Kreislauf an und steigern die Leistungs- und Konzentrationsfähigkeit.

➤ **Kalter Armguss:** Nur den Schlauch der Dusche verwenden, um einen nicht zu starken Strahl zu erhalten (der Wasserstrahl sollte etwa 15 °C kalt sein). Mit dem Guss am rechten Handrücken beginnen, dann den Strahl am Arm außen entlang zur Schulter hinaufführen und an der Arminnenseite wieder zurück; anschließend den anderen Arm ebenso behandeln. 3-mal wiederholen.

➤ **Kalter Gesichtsguss:** Nur den Schlauch der Dusche verwenden, um einen nicht zu starken Strahl zu erreichen (der Wasserstrahl sollte etwa 16 bis 18 °C kalt sein, außerdem etwas schwächer als beim Armguss). Mit dem Guss an Stirn und Schläfe der rechten Gesichtshälfte beginnen, dann das rechte Auge mit dem Wasserstrahl umkreisen und langsam zum Kinn wandern; anschließend bei der linken Gesichtshälfte ebenso verfahren. Bis zu 4-mal wiederholen.

➤ **Wassertreten:** Badewanne mit kaltem Wasser (etwa 15 °C) auf etwa Wadenhöhe füllen. Dann im so genannten Storchenschritt durch die Wanne marschieren (bei jedem Schritt das Bein vollständig aus dem kalten Wasser heben). Anfangs die Anwendung nicht länger als 30 Sekunden durchführen, später die Zeitdauer erhöhen. Anschließend dicke Socken über die kalten Füße ziehen und einige Minuten lang schnell hin- und hergehen, um Füße und Beine wieder aufzuwärmen.

Aromatherapie

Die Aromatherapie eignet sich bei Konzentrations- und Gedächtnisproblemen ideal als unterstützende Behandlung. Viele Aromaöle wirken anregend und stimulierend; sie wirken apathischen Stimmungen entgegen und wecken mit ihrem Duft die Lebensgeister. Die folgenden ätherischen Öle sind besonders empfehlenswert: Basilikumöl, Eukalyptusöl, Lemongrasöl, Muskatellersalbeiöl, Pfefferminzöl und Rosmarinöl.

➤ **Duftlampenmischung:** Jeweils 3 Tropfen Rosmarinöl und Basilikumöl, 1 Tropfen Muskatellersalbeiöl und 1 Tropfen Eukalyptusöl in die Verdunstungsschale der Duftlampe geben. Die Duftlampe z. B. als Unterstützung bei einer Denksportübung

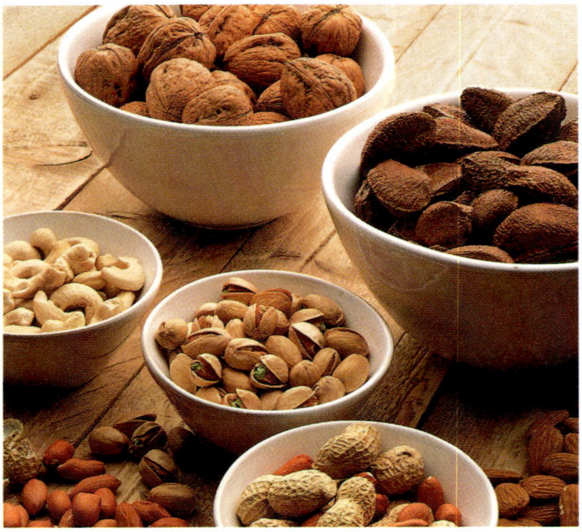

Nüsse aller Sorten sowie Samen und Kerne sind die reinste Nervennahrung.

einsetzen; oder die Duftmischung nutzen, während man eine Entspannungsübung durchführt.

➤ **Riechfläschchenmischung:** Ein dunkles Glasfläschchen (20 Milliliter) mit Sonnenblumenöl füllen; 4 Tropfen Pfefferminzöl, 3 Tropfen Rosmarinöl, 1 Tropfen Eukalyptusöl sowie 1 Tropfen Lemongrasöl dazugeben. Anschließend das Fläschchen gut schütteln. Ab und zu daran riechen.

➤ **Schnelle Hilfe:** Ein Stofftaschentuch mit 1 bis 2 Tropfen Pfefferminzöl beträufeln. Immer wieder daran schnuppern. In Prüfungen oder anderen Stresssituationen benützen.

Baldriantee

Die Heilpflanze Baldrian ist bei Konzentrationsschwierigkeiten sowie Gedächtnisschwäche empfehlenswert.

➤ **Baldriantee:** 2 Teelöffel Baldrianwurzeln mit 1/4 Liter kochendem Wasser aufgießen, etwa 10 Minuten lang ziehen lassen, dann abseihen. Täglich 2 bis 3 Tassen Tee ungesüßt trinken.

Melissentee

Melisse wirkt beruhigend und krampflösend; sie hilft bei nervös bedingten Schlafstörungen und Konzentrationsproblemen.

➤ **Melissentee:** 2 Teelöffel Melissenblätter mit 1/4 Liter kochend heißem Wasser überbrühen, 10 Minuten lang ziehen lassen und dann abseihen. Pro Tag 2 bis 3 Tassen Tee ungesüßt trinken.

BEWÄHRTE HAUSMITTEL

Misteltee

Ein altes Hausmittel bei Gedächtnis- und Konzentrationsschwäche ist die Teezubereitung aus der Mistel.

➤ **Misteltee:** 2 Teelöffel Mistelkraut mit 1/4 Liter kochendem Wasser übergießen, 10 Minuten lang ziehen lassen und anschließend abseihen. Täglich 3 Tassen Tee ungesüßt trinken.

NAHRUNG, DIE HEILT

Nervennahrung

Neben einer Ernährung mit lezithin- und cholinreichen Lebensmitteln (z. B. Vollkornprodukte, Naturreis, Weizenkeime, Sojaprodukte, Buttermilch, Bananen, Pilze und Eier) sind Nüsse und Nahrungsmittel mit einem hohen Gehalt an Vitamin B empfehlenswert.

➤ Nahrungsmittel mit einem hohen Vitamin-B-Gehalt sind z. B. Milch, Käse, Vollkornprodukte, Erbsen, Bohnen, Karotten, Kartoffeln, Weizenkeimöl, Fisch und Leber.

➤ Haselnüsse, Walnüsse, Paranüsse, Cashewnüsse, Erdnüsse und Mandeln sind die reinste Nervennahrung und – mäßig genossen – auch Schokolade.

GESUNDHEITSKUR

Qi-Gong-Kugeldrehen

Qi Gong ist die Bewegungsmeditation der traditionellen chinesischen Medizin (siehe dazu das Special S. 358f.). Eine einfachere Variante ist das Qi-Gong-Kugeldrehen. In China wird es die »Freude der Alten« genannt, weil es vor allem auch bei altersbedingten Konzentrationsstörungen sehr hilfreich ist. (Natürlich kann es genauso gut von jüngeren Leuten ausgeführt werden.) Beim Kugeldrehen werden die Akupressurpunkte der Hände stimuliert (an den Händen beginnen oder enden wichtige Meridiane). Besorgen Sie sich am besten ein Kugelpaar aus Metall für Anfänger. Diese Kugeln besitzen in ihrem Inneren kleine Klangkugeln, deren Klang ebenfalls einen therapeutischen Effekt hat. Die beiden Kugeln nehmen Sie als Rechtshänder in die rechte Hand (als Linkshänder umgekehrt) und beginnen, sie im Uhrzeigersinn und gegen ihn umeinander zu drehen. Das geht am Anfang noch etwas holprig, aber mit der Zeit immer besser. Wenn Sie etwas geübt sind, trainieren Sie mit der linken Hand, dann immer abwechselnd. Das harmonisiert die beiden Gehirnhälften. Mit regelmäßigem Üben werden sehr gute Wirkungen erzielt.

DAS KÖNNEN SIE NOCH TUN

Die Seele baumeln lassen

Schützen Sie sich vor Überlastungen. Die Freizeit sollte nicht ständig mit irgendwelchen Aktivitäten ausgefüllt werden. Leistung ist im Beruf gefragt, außerhalb der Arbeitszeit ist Entspannung wichtig.

➤ Machen Sie es sich einfach mal im Sessel oder in einem Liegestuhl bequem.

➤ Gehen Sie in den Garten, in einen Park oder in einen Wald in der Nähe; hören Sie dem Zwitschern der Vögel, dem Plätschern von Wasser oder dem Rauschen der Bäume zu.

➤ Schauen Sie, wie die Wolken am Himmel vorüberziehen; versuchen Sie, diese Eindrücke bewusst wahrzunehmen. Staunen Sie darüber, welche Formen die Wolken haben.

➤ Hören Sie in diesen Momenten in sich hinein. Dann werden Sie merken, wie sich Ihr Körper ganz langsam entspannt, Ihre Muskeln in den Beinen locker werden, Ihre Hände langsam nach unten sinken; Sie werden insgesamt schwerer und müder, etwa wie kurz vor dem Einschlafen. Jetzt sind Sie richtig entspannt.

Entspannungstechniken

Auch die regelmäßige Ausübung einer Entspannungsmethode kann bei Konzentrationsproblemen sinnvoll sein. Es existieren hierbei eine Reihe empfehlenswerter Techniken. Welche Methode man letztlich auswählt, ist nicht so wichtig; entscheidender ist die konsequente und regelmäßige Anwendung der Entspannungstechnik. Empfehlenswerte Methoden sind z. B. Yoga (auch sehr gut für Kinder geeignet), autogenes Training (siehe dazu auch das Special S. 332f.), Qi Gong (siehe dazu auch das Special S. 358f.), Tai Chi Chuan, Meditation, Feldenkrais-Methode und Atemtherapie.

Sport macht geistig fit

Mäßige, aber regelmäßige Bewegung, an der Sie Spaß haben, ist hilfreich. Bewegung pumpt Sauerstoff in den Körper. Dadurch wird das Gehirn besser versorgt; dies wiederum verbessert die Gedächtnisleistung. Sport und Bewegung aktivieren auch die »Glückshormone« (Serotonin) und bauen Stress ab. Wenn Sie partout keinen Sport treiben möchten, sollten Sie zumindest spazieren gehen.

⊕ Das hilft

Gedächtnistraining
Entspannungstechniken
Sport und Bewegung
Lezithinreiche Ernährung
Aromatherapie
Ginkgopräparate

⊖ Das schadet

Schlafmangel
Nikotin und zu viel Alkohol
Bewegungsmangel
Stress
Ungesunde Ernährung
Unausgeglichene Lebensweise

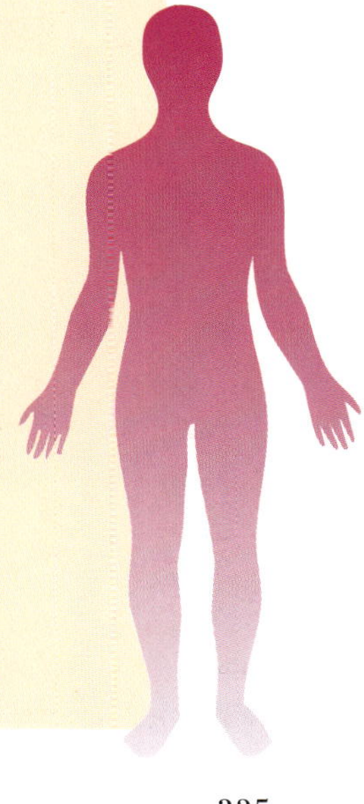

Nervenschmerzen

Typische Beschwerden: plötzlich auftretende, meist stechende Schmerzen, oft in Verbindung mit Berührungsempfindlichkeit bestimmter Körperstellen; außerdem häufig auftretende Schmerzzustände im Versorgungsbereich bestimmter Nerven (z. B. Trigeminusneuralgie im Gesicht)

➤ Siehe auch Hexenschuss und Ischiasschmerzen (S. 176f.) sowie Gürtelrose und Windpocken (S. 218ff.)

SOFORTMASSNAHMEN – WAS SIE GLEICH TUN KÖNNEN

Schmerzmittel

Schmerztabletten mit den Wirkstoffen Parazetamol, Azetylsalizylsäure (ASS) und Ibuprofen können bei akuten Beschwerden helfen. Diese Schmerzmittel sind rezeptfrei erhältlich. Eventuell muss der Arzt stärker wirkende Mittel (z. B. Präparate mit Diclofenac) verschreiben.

➤ Schmerzmittel sollten nicht auf Dauer angewendet werden. Vielmehr muss die Ursache der Schmerzen gefunden werden.

Wärme-/Kälteanwendungen

Auch Wärme- und Kälteanwendungen können eine Besserung bewirken. Testen Sie, ob Sie auf warm oder auf kalt besser reagieren, und legen Sie dann Umschläge auf die betroffenen Körperstellen. (Bisweilen hilft auch, wenn Sie Alkohol auf die feuchten Umschläge geben.)

Weidenrindentee

Ein Tee aus (Silber-)Weidenrinde kann bei leichteren Nervenschmerzen helfen.

➤ **Weidenrindentee:** 2 Teelöffel getrocknete Weidenrinde mit 1/4 Liter kochendem Wasser aufgießen; 10 Minuten lang ziehen lassen und dann abseihen. Je nach Bedarf 1 bis 2 Tassen Tee pro Tag trinken.

Kinder

Kinder sollten bei Verdacht auf Nervenschmerzen immer vom Kinderarzt untersucht werden.

Grenzen der Selbstbehandlung

Behandeln Sie sich nicht zu lange selbst. Gehen Sie bei Verdacht auf Nervenschmerzen immer zum Facharzt (in diesem Fall zum Neurologen). Bei einer Trigeminusneuralgie helfen herkömmliche Kopfschmerztabletten oder naturheilkundliche Anwendungen nicht.

➤ Bei den folgenden Symptomen sollten Sie umgehend einen Arzt aufsuchen: bei sehr starken Schmerzen (Verdacht auf Meningitis oder Bandscheibenvorfall), bei Lähmungserscheinungen und/oder Sehstörungen.

AUS DER APOTHEKE

Synthetische Medikamente …

Die folgenden Schmerzmittel mit den Wirkstoffen Azetylsalizylsäure (ASS), Ibuprofen und Parazetamol sind rezeptfrei in der Apotheke erhältlich. Sie helfen nur bei leichteren Nervenschmerzen. Bei starken Schmerzen muss der Arzt – je nach Art des Schmerzes – verschreibungspflichtige Medikamente verordnen.

➤ **Präparate mit ASS:** Aspirin®, ASS-ratiopharm®, Togal ASS 400® (Tabletten, Kautabletten, Brausetabletten), Alka-Seltzer® (Brausetabletten)
Wichtiger Hinweis: Magenbeschwerden und allergische Hautreaktionen möglich; nicht geeignet für

Kinder und Jugendliche unter 15 Jahren (nur anwenden, wenn keine Alternative besteht); während Schwangerschaft und Stillzeit nur unter ärztlicher Kontrolle anwenden

➤ **Präparate mit Ibuprofen:** Aktren®, Togal N®, Ibuprofen Stada® (Dragees, Brausegranulat, Tabletten)

Wichtiger Hinweis: Magenbeschwerden und Überempfindlichkeitsreaktionen möglich; nicht bei Magen- und Darmgeschwüren anwenden; nur bedingt für Kinder geeignet

➤ **Präparate mit Parazetamol:** Benuron®, Doloreduct®, Paracetamol-ratiopharm®, Pyromed® (Zäpfchen, Tabletten, Kapseln)

Wichtiger Hinweis: selten Überempfindlichkeitsreaktionen; nicht bei schweren Leberfunktionsstörungen und Asthma anwenden; am besten für die Anwendung bei Kindern geeignet

... und Phytopharmaka

Manche »Rheumamittel« helfen auch bei Nervenschmerzen, vor allem im Zusammenhang mit dem Bewegungsapparat.

➤ **Präparate aus Weidenrindenextrakt:** Salix Bürger®, Rheumakaps® (Kapseln, Lösung)

Wichtiger Hinweis: selten Magen-Darm-Beschwerden und Überempfindlichkeitsreaktionen; Lösungen enthalten Alkohol

➤ **Präparate aus Cayennepfefferextrakt:** Kneipp Rheumasalbe®, Thermo Bürger® (Salben)

Wichtiger Hinweis: selten Überempfindlichkeitsreaktionen; nicht auf Wunden oder geschädigte Haut auftragen, nicht in die Augen oder auf Schleimhäute bringen; nach der Anwendung gründlich die Hände waschen; keine zusätzliche Wärmebehandlung vornehmen

NATURHEILKUNDE

Akupressur

Die folgenden Akupressurpunkte können bei leichteren Nervenschmerzen im Bereich des unteren Rückens helfen.

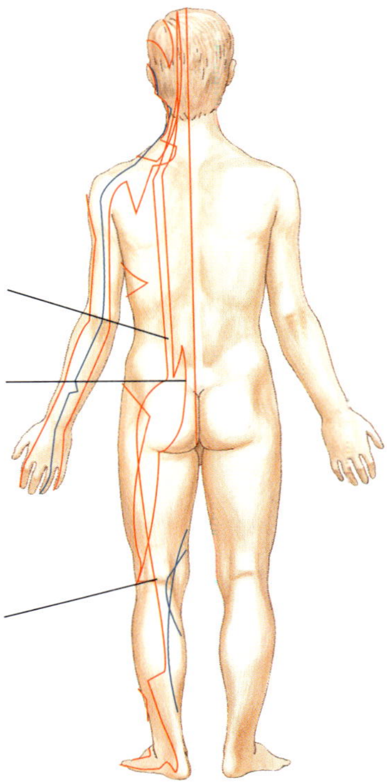

➤ **BL 25:** Dieser Punkt des Blasenmeridians liegt gut 1 Finger breit neben der Wirbelsäule in Höhe des 4. Lendenwirbels. Legen Sie am besten die Hände in die Taille, und akupressieren Sie beide Punkte mit den Daumenkuppen etwa 3 Minuten lang, mit sanftem Druck und kreisenden Bewegungen gegen den Uhrzeigersinn.

➤ **BL 31:** Dieser Druckpunkt befindet sich direkt auf dem Kreuzbein in der Vertiefung oberhalb des Gesäßes. Massieren Sie beide Punkte etwa 3 Minuten lang mit sanftem Druck und Kreisbewegungen gegen den Uhrzeigersinn.

➤ **BL 40:** Dieser Druckpunkt befindet sich auf der Rückseite des Beins, ziemlich genau in der Mitte der Kniekehle. Den Punkt sollten Sie etwa 1 Minute lang mit sanften Kreisbewegungen gegen den Uhrzeigersinn massieren.

Shiatsu

Die japanische Heilmassage Shiatsu eignet sich bei Nervenschmerzen als unterstützende Therapie.

Shiatsu ist eine Weiterentwicklung der chinesischen Druckpunktmassage Akupressur. Die zugrunde liegende Annahme ist dabei, dass ein Energiemangel (Kyo) in einem Meridian mit einem Energieüberschuss (Jitsu) in einem anderen Meridian einhergeht. Diese Disharmonien können sich in Krankheiten ausdrücken. Shiatsu zielt in diesem Zusammenhang auf den Ausgleich solcher krank machenden Disharmonien.

➤ **Shiatsu von Kopf und Nacken:** Zunächst macht man es sich im Schneidersitz bequem und konzentriert sich einige Minuten lang. Dann fasst man sich mit beiden Händen an den Hinterkopf; dort befindet sich in einer Vertiefung am oberen Nackenende eine Kuhle, die so genannte stumme Pforte. Dieser Bereich wird mit den Fingerkuppen von Zeige- und Mittelfinger 3-mal fest gedrückt. Nun legt man jeweils Zeige- und Mittelfinger beider Hände an das jeweilige Ende der beiden Muskelstränge, die sich von den Schultern über den Nacken zum Kopf ziehen. Beide Muskelstrangpunkte sollten jetzt gleichzeitig gedrückt werden; dann 2 Finger breit tiefer erneut mit mäßiger Kraft drücken. Dieser Vorgang wird so lange wiederholt, bis man bei den Schultern angelangt ist. Anschließend legt man die Fingerkuppen der Mittelfinger auf den Mittelpunkt des Scheitels; Zeige- und Ringfinger liegen jeweils im Abstand von etwa 2 Fingern davor und dahinter auf. Alle 3 Punkte werden nun gleichzeitig gedrückt. Danach geht es auseinander in Richtung der Ohren. Die Wegstrecke vom Scheitel bis zu den Ohren wird etwa 3- bis 4-mal durchwandert und gedrückt.

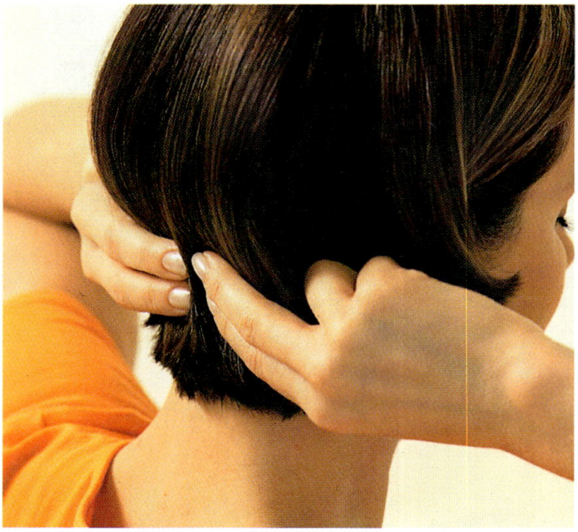

»Stumme Pforte« – in der Kuhle am Hinterkopf liegen Druckpunkte für Shiatsu.

BEWÄHRTE HAUSMITTEL

Einreibungen

Ein altbewährtes Hausmittel bei Nervenschmerzen sind Einreibungen mit Fichtennadeln- und Latschenkiefernöl.

➤ **Anwendung:** Für eine Teileinreibung (z. B. Nacken und Schulter) etwa 1 bis 2 Teelöffel Öl verwenden. Die Einreibung so vornehmen, dass die Haut das Öl nach kurzem Einmassieren fast vollständig aufsaugt. Eine Einreibung höchstens 2-mal täglich anwenden.

BEIM HEILPRAKTIKER

Neuraltherapie

Die Neuraltherapie ist ein therapeutisches Verfahren (1925 zufällig von dem Arzt Ferdinand Huneke entdeckt), bei dem Lokalanästhetika (meist Procain und Lidocain) unter die Haut injiziert werden (so genanntes Quaddeln). Das Verfahren beruht auf der Annahme, dass Störfelder oder Herde (z. B. entzündete Zahnwurzeln, Narben, Zahnfüllungen mit Amalgam, verheilte Knochenbrüche) auf andere Organe störend einwirken. Die Störfelder sollen durch die Injektionen von Lokalanästhetika aufgehoben werden. Das Störfeld gilt als entdeckt, wenn nach der Injektion sofort Schmerzfreiheit entsteht und auch über mehrere Stunden hinweg anhält (länger als die Wirkung des Lokalanästhetikums; so genanntes Huneke-Phänomen). Mit diesem Verfahren werden gerade bei Nervenschmerzen oft gute Erfolge erzielt. Die Behandlung sollte von einem erfahrenen Therapeuten durchgeführt werden.

Elektrotherapie

Die Elektrotherapie erzeugt Wärme, fördert die Durchblutung, reizt und aktiviert Nerven und Muskeln; sie wirkt dadurch schmerzlindernd. Am häufigsten wird die so genannte Nervenstimulation praktiziert. Hierbei leitet man über ein spezielles Gerät Reizstrom von nur geringer Stromstärke durch die Haut des Patienten.

Hyperthermie

Bei diesem Therapieverfahren wird die Körpertemperatur von außen erhöht. Dies geschieht entweder durch Wärmezufuhr oder eine verminderte Wärmeabgabe des Körpers. Neben der Sauna gehören Überwärmungsbad, Wickel, Packungen und die Hochfrequenztherapie als Anwendungsformen zur Hyperthermie. In Verbindung mit Kaltanwendungen (Kaltwassergüsse, Tauchbad nach der Sauna) bewirkt das Verfahren auch eine Stärkung des Immunsystems.

Biofeedback

Beim Biofeedback handelt es sich um eine Therapie, bei der messbare körperliche Veränderungen erfasst werden, die mit bestimmten psychisch-physischen Situationen in Verbindung gebracht werden; dadurch werden sie der bewussten Wahrnehmung zugänglich gemacht. Gemessen werden u. a. Herz- und Atemfrequenz, Muskelspannung und Hautfeuchtigkeit. In der Folge wird versucht, diese Werte durch gezieltes Training, Autosuggestion, Zwerchfellatmung u. a. zu beeinflussen. Es finden dazu regelmäßige Sitzungen vor dem Biofeedback-Gerät statt; darüber hinaus muss man zu Hause auch ohne Messgeräte regelmäßig üben. Mittlerweile wird die Methode mit großem Erfolg bei vielen Schmerzpatienten angewendet.

NAHRUNG, DIE HEILT

B-Vitamine und Vitamin E

Die Vitamine des B-Komplexes gelten als Nervenvitamine. Erhält der Körper zu wenig davon, kann es zu Mangelkrankheiten kommen. Besonders hervorzuheben ist das Vitamin B3 (Niazin). Es ist in Fisch, Geflügel, Fleisch, Eiern sowie Milchprodukten enthalten. Wertvolle Vitamin-B-Lieferanten sind auch Hefe, Weizenkleie sowie Vollkornprodukte. Auch Vitamin E (enthalten in vielen kaltgepressten Pflanzenölen) beugt Nervenentzündungen vor.

DAS KÖNNEN SIE NOCH TUN

Psychotherapie

Wenn keine organischen Ursachen der Schmerzen feststellbar sind, kann mitunter eine Psychotherapie helfen, unbewusste psychische Störungen, die sich auf diese Weise körperlich manifestieren, ausfindig zu machen.

Entspannungsübungen

Die konsequente und regelmäßige Ausübung einer Entspannungsmethode kann bei Nervenschmerzen ebenfalls sehr hilfreich sein. Empfehlenswert sind Yoga, autogenes Training (siehe dazu das Special S. 332f.) und Meditation.

Das hilft

- Akupressur/Akupunktur
- Entspannungstechniken
- Biofeedback
- Kälte-/Wärmeanwendungen
- Neuraltherapie
- Schmerzmittel
- B-Vitamine, Vitamin E

Das schadet

- Ungesunde Lebensweise
- Schlafmangel
- Stress, Anspannung, Sorgen
- Falsche Schlafposition

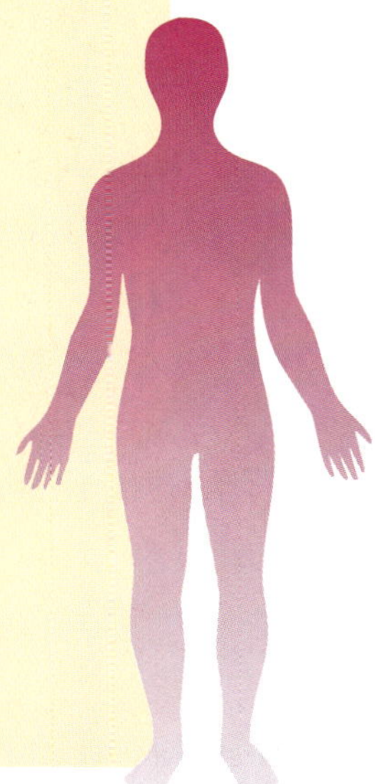

Nervosität und Zittrigkeit

Typische Beschwerden: leichte Reizbarkeit und Übererregbarkeit, Schweißausbrüche, rote Flecken im Gesicht, Gefühl der Herzbeklemmung, zittrige Hände und zuckende Augenlider; eventuell Magen-Darm-Störungen, Kopfschmerzen, Ohrensausen, Konzentrationsschwierigkeiten, Schlafstörungen

➤ Siehe auch Konzentrations- und Gedächtnisschwäche (S. 322ff.) sowie Schlafstörungen (S. 364ff.)

SOFORTMASSNAHMEN – WAS SIE GLEICH TUN KÖNNEN

Pausieren und tief durchatmen

Bei Übererregung gilt: Machen Sie eine Pause, und lassen Sie alles los. Atmen Sie tief in den Bauch hinein, und geben Sie mit dem Ausatmen alles, was bedrängt und bedrückt, ab.

Ginseng

Ginsengwurzelextrakte (in Apotheken und Reformhäusern erhältlich) werden gegen körperliche Schwäche, Ohrensausen, Schlafstörungen und zur Leistungssteigerung eingesetzt.

Beruhigende Heiltees

Heiltees aus Melisse, Hopfen, Baldrian und Passionsblume beruhigen die Nerven, stärken die Konzentrationsfähigkeit, verbessern die Leistungsfähigkeit und das Allgemeinbefinden.

➤ **Melissentee:** 2 Teelöffel Melissenblätter mit 1/4 Liter kochendem Wasser aufgießen; 10 Minuten lang ziehen lassen und dann abseihen. Täglich 2 bis 3 Tassen Tee trinken.

Kinder

Bei Kindern müssen die Gründe für nervöse Symptome untersucht werden (vom Kinderarzt oder Kinderpsychologen). Vor allem bei Kleinkindern sind sie nicht sofort ersichtlich.

➤ Geeignete Behandlungsmethoden für Kinder sind Entspannungstechniken (vor allem autogenes Training), Heiltees, Bewegung und Sport.

➤ Verboten sind übermäßiger Fernsehkonsum und Colagetränke.

Grenzen der Selbstbehandlung

Bei den im Folgenden genannten Symptomen und Verlaufsformen sollten Sie sich unbedingt medizinisch untersuchen lassen: bei länger anhaltenden nervösen Symptomen, verbunden mit depressiven Verstimmungen, länger andauernden Schlafstörungen, Herzbeschwerden, anhaltenden Ohrgeräuschen (Verdacht auf Tinnitus und Durchblutungsstörungen) und starken Kopfschmerzen.

AUS DER APOTHEKE

Phytopharmaka

Baldrian wirkt beruhigend (z. B. bei nervösen Schlafstörungen). Ginseng und Ginkgo wirken allgemein stärkend bei nachlassender Leistungsfähigkeit, Konzentrationsproblemen und nervösen Erschöpfungszuständen.

➤ **Präparate mit Baldrianextrakt:** Baldrian-Dispert®, Baldrian-Phyton®, Regivital Baldrian Tropfen® (Dragees, Tropfen)

➤ **Präparate mit Ginsengwurzelzubereitungen:** Ginsana®, Gerivit®, Ginseng Tinktur P Gelfert®, Tai Ginseng forte® (Tropfen, Pastillen, Dragees, Kapseln)
Wichtige Hinweise: Tropfen enthalten Alkohol

➤ **Präparate mit Ginkgo-biloba-Extrakt:** Gingium®, Ginkobil N-ratiopharm®, Kaveri forte®, Rökan

Plus®, Tebonin forte® (Filmtabletten, Tabletten, Tropfen)

Wichtiger Hinweis: allergische Hautreaktionen möglich; Tropfen enthalten Alkohol; nicht geeignet für Kinder unter 12 Jahren

NATURHEILKUNDE

Aromatherapie

Die folgenden ätherischen Öle wirken bei Nervosität beruhigend und ausgleichend: Basilikumöl, Lemongrasöl, Muskatellersalbeiöl, Neroliöl, Orangenöl, Pfefferminzöl, Rosenöl, Rosmarinöl, Ylang-Ylang-Öl, Zedernöl.

➤ **Duftlampenmischung:** Jeweils 3 Tropfen Pfefferminzöl und Basilikumöl, 1 Tropfen Muskatellersalbeiöl und 1 Tropfen Rosmarinöl in die Verdunstungsschale der Duftlampe geben.

➤ **Riechfläschchenmischung:** Ein dunkles Glasfläschchen (20 Milliliter) mit Sonnenblumenöl auffüllen; 3 Tropfen Pfefferminzöl, 2 Tropfen Rosmarinöl, 1 Tropfen Rosenöl, 1 Tropfen Neroliöl sowie 1 Tropfen Lemongrasöl dazugeben. Anschließend das Fläschchen gut schütteln.

NAHRUNG, DIE HEILT

Vitamine und Mineralstoffe

Bei nervösen Symptomen sollten Sie eine vitamin- und mineralstoffreiche Ernährung vorziehen. Zudem sollten Sie viel Nüsse (die Nervennahrung schlechthin) und Nahrungsmittel mit einem hohen Gehalt an Vitamin B essen. Auch Magnesium (hier ein Präparat einnehmen) ist hilfreich.

➤ Vitamin- und mineralstoffreiche Lebensmittel sind z. B. Vollkornprodukte, Obst und Gemüse, Naturreis, Soja- und Milchprodukte, Pilze und Eier.

➤ Nahrungsmittel mit einem hohen Vitamin-B-Gehalt sind z. B. Milch und Milchprodukte, Vollkornprodukte, Bierhefe, Bananen, Erbsen, Bohnen, Spargel, Grünkohl, Karotten, Kartoffeln, Fleisch (Muskelfleisch), Fisch und Leber.

DAS KÖNNEN SIE NOCH TUN

Entspannungstechniken

Bei nervösen Symptomen ist die regelmäßige Anwendung einer Entspannungsmethode sinnvoll. Empfehlenswerte Entspannungstechniken sind beispielsweise Yoga, autogenes Training (siehe dazu das Special S. 332f.), Tai Chi Chuan, Qi Gong (siehe dazu das Special S. 358f.), Meditationspraktiken und Atemtherapien.

Bewegung

Bei Nervosität ist es empfehlenswert, regelmäßig eine Ausdauersportart (z. B. Jogging, Schwimmen oder Radfahren) auszuüben. Ein maßvoll ausgeführtes Ausdauertraining entspannt, verbessert die Konzentration, stärkt die Leistungsfähigkeit und lässt einen (weil man entsprechend körperlich müde ist) gut schlafen; nebenbei verbessert es auch die körperliche Fitness.

⊕ Das hilft

Pausen einlegen
Alltagsrituale einführen
Entspannungstechniken
Ausreichend Schlaf
Sport und Bewegung
Vitalstoffreiche Ernährung
Kneippsche Anwendungen
Aromatherapie
Ginseng, Ginkgo
Baldrian & Co.

⊖ Das schadet

Bewegungsmangel
Fett- und cholesterinreiche Ernährung
Stress
Unausgeglichene Lebensweise

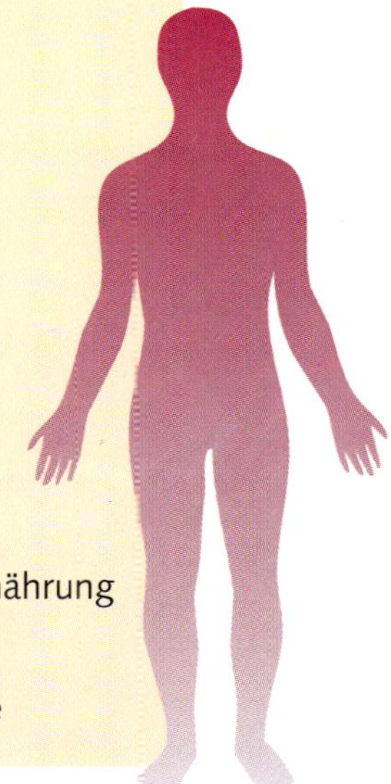

Autogenes Training – konzentrative Selbstentspannung

Das autogene Training wurde von Johannes Heinrich Schultz (1884–1970) entwickelt. Schultz kombinierte in seinen autosuggestiven Übungen bestimmte Yogapraktiken mit Hypnosetechniken. Beim autogenen Training werden in einer entspannten Körperhaltung mit Konzentration auf bestimmte Körperbereiche und -funktionen immer wieder Formeln innerlich gesprochen, die im Lauf der Zeit das Unterbewusstsein umprogrammieren können.

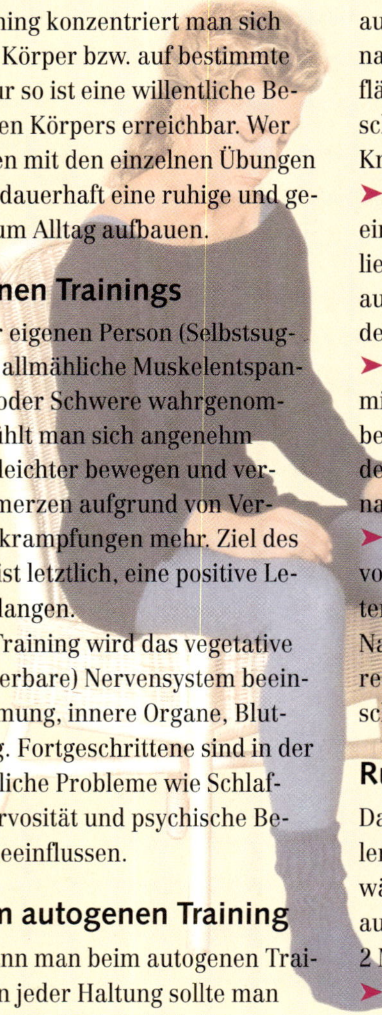

Sich selbst beeinflussen

Beim autogenen Training konzentriert man sich ganz intensiv auf den Körper bzw. auf bestimmte Körperfunktionen. Nur so ist eine willentliche Beeinflussung des eigenen Körpers erreichbar. Wer genügend Erfahrungen mit den einzelnen Übungen gesammelt hat, kann dauerhaft eine ruhige und gelassene Einstellung zum Alltag aufbauen.

Ziele des autogenen Trainings

Die Beeinflussung der eigenen Person (Selbstsuggestion) zielt auf eine allmähliche Muskelentspannung, die als Wärme oder Schwere wahrgenommen wird. Dadurch fühlt man sich angenehm entspannt, kann sich leichter bewegen und verspürt auch keine Schmerzen aufgrund von Verspannungen oder Verkrampfungen mehr. Ziel des autogenen Trainings ist letztlich, eine positive Lebenseinstellung zu erlangen.
Durch das autogene Training wird das vegetative (nicht willentlich steuerbare) Nervensystem beeinflusst – das gilt für Atmung, innere Organe, Blutdruck und Herzschlag. Fortgeschrittene sind in der Lage, aktuelle persönliche Probleme wie Schlafstörungen, Stress, Nervosität und psychische Belastungen positiv zu beeinflussen.

Die Haltung beim autogenen Training

Die Körperhaltung kann man beim autogenen Training mitbestimmen. In jeder Haltung sollte man locker und entspannt sein. Wichtig ist bei einer Sitzhaltung, dass die gesamte Fußsohle Bodenkontakt hat; egal, welche Haltung man einnimmt, man sollte es längere Zeit bequem aushalten können.

➤ **Rückenlage:** Sie liegen mit ausgestreckten Beinen auf dem Rücken, die Fußspitzen fallen dabei etwas nach außen; die Arme liegen am Körper, die Handflächen haben Bodenkontakt. Wem das Liegen schwer fällt, der kann auch ein Kissen unter die Knie oder unter das Hohlkreuz legen.

➤ **Sitzhaltung:** Sie sitzen auf der ganzen Sitzfläche eines Stuhls mit hoher Rückenlehne; der Rücken liegt an der Lehne an; die Unterarme liegen dabei auf den Armlehnen oder auf den Oberschenkeln; der Kopf ist hinten angelehnt.

➤ **Flegelhaltung:** Sie sitzen bequem auf einem Stuhl mit Armlehnen; der Rücken bleibt aber gerade und berührt die Stuhllehne, die Unterarme ruhen auf den Armlehnen; Schultern und Kopf sind ein wenig nach vorn geneigt.

➤ **Kutscherhaltung:** Sie sitzen entspannt und nach vorn geneigt auf einem Stuhl oder Hocker; Schultern und Kopf fallen entspannt nach vorn, der Nacken ist locker, die Wirbelsäule ist jedoch aufrecht; die Arme liegen entspannt auf den Oberschenkeln der auseinander gestellten Beine.

Ruhe aus sich heraus erfahren

Das autogene Training beginnt in Ruhe, d. h., man lernt zunächst einmal, Ruhe zu spüren. Hierzu wählt man die einem selbst bequemste Haltung aus, schließt die Augen und konzentriert sich 1 bis 2 Minuten mit folgender Formel auf sich selbst.

➤ **Anfangsformel:** »Ich bin ganz ruhig!« – diese Formel nicht laut aussprechen, sondern nur laut denken; die Formel etwa 6-mal wiederholen und sich voll darauf konzentrieren. Was spüren Sie dabei? Gehen Sie Ihrer Empfindung nach.

Die Formel steht am Beginn jedes Trainings; sie wird auch zwischen den einzelnen darauf folgenden Formeln eingesetzt. Die weiteren Formeln werden ebenfalls 6-mal wiederholt, dann folgt jedes Mal als Kurzformel: »Ich bin ganz ruhig!«

Schwere aus sich heraus erfahren

Beim autogenen Training schreitet man stufenweise voran; nach dem Ruhegefühl folgt das Schweregefühl, dann das Wärmegefühl usw.

➤ **1. Formel:** »Mein rechter/linker Arm ist schwer!« – als Rechtshänder konzentriert man sich dabei auf den rechten Arm, als Linkshänder auf den linken; diese Formel in Gedanken 6-mal wiederholen.

➤ **2. Formel:** »Rechter und linker Arm sind schwer!« oder »Rechte/linke Körperseite ist schwer!« – bei dieser Formel ist das persönliche Körpergefühl entscheidend; wenn das Gewicht der Arme gefühlt wird, sagt man sich den 1. Satz vor und spürt dem Gefühl nach; wenn man nach einiger Zeit die Schwere in der Körperseite fühlt, wendet man die 2. Formel an.

➤ **3. Formel:** »Arme und Beine sind schwer!« – mit dieser Formel erreicht man die Schwere (und damit auch die Entspannung) im ganzen Körper.

Wärme aus sich heraus erfahren

➤ **1. Formel:** »Der rechte/linke Arm ist warm!« – bitte konzentrieren Sie sich nicht länger als 2 Minuten auf diese Formel.

➤ **2. Formel:** »Rechter und linker Arm sind warm!« oder »Rechte/linke Körperseite ist warm!« – auch hier genügen 2 Minuten Konzentration.

➤ **3. Formel:** »Arme und Beine sind warm!« – diese Übung nach etwa 2 Minuten abschließen.

Wie es weitergeht

Hier kann nicht das ganze Programm des autogenen Trainings dargestellt werden; weitere Formeln gibt es zum Atem, zum Herzschlag, zum Sonnengeflecht (Solarplexus) und zur Stirnkühle. Diese Bereiche gehören zu den Grundübungen. Wenn das Basisprogramm konsequent geübt wird, erreicht man den Zustand, den die Entspannungsmethode anstrebt – die so genannte Tiefenentspannung. Sie können die vorgestellten Übungen eine Zeit lang ausführen, um zu sehen, ob Ihnen diese Methode zusagt. Falls ja, sollten Sie einen entsprechenden Kurs belegen.

Die Rücknahme

Selbsthypnose und Versenkung müssen am Ende jedes Trainings zurückgenommen werden, d. h., man muss sich in die Realität zurückbringen.
Ausnahme: Wenn das autogene Training unmittelbar vor dem Einschlafen durchgeführt wird, ist die aufkommende Benommenheit eine erwünschte Einschlafhilfe; die Rücknahme entfällt. Ansonsten gilt jedoch: Wenn die Rücknahme nicht erfolgt, ist es möglich, dass man noch längere Zeit unangenehme körperliche Empfindungen hat. Die Rücknahme wird durch die folgenden Formeln erreicht.

➤ **1. Formel:** »Meine Arme sind fest!« – mit beiden Armen wird in der ursprünglichen Übungshaltung mehrmals eine Faust geformt; die Arme werden dabei schwunghaft angezogen.

➤ **2. Formel:** »Tief einatmen – tief ausatmen!« – dabei 3-mal tief in den Bauch hineinatmen.

➤ **3. Formel:** »Bei 3 öffne ich die Augen und bin wach – 1, 2, 3!« – die Augen öffnen; jetzt ist man endgültig zurück, wach und munter; die Selbstbeeinflussung ist zu Ende.

Übungspraxis

Ein 3-maliges tägliches Training von 5 bis 10 Minuten ist ideal (morgens gleich nach dem Aufwachen, in der Mittagspause und am Abend).

➤ Jede Teilübung dauert nicht länger als 2 Minuten; jedes Training endet mit der Rücknahme.

Wo und wie lernen?

Das autogene Training wird von den Krankenkassen anerkannt; Ärzte können autogenes Training verordnen; am besten erlernt man es in einem Kurs (z. B. in Volkshochschulen oder Gesundheitszentren); anschließend kann man die Übungen selbstständig durchführen. **Übrigens:** Das autogene Training ist für Kinder ab 4 bis 6 Jahren geeignet.

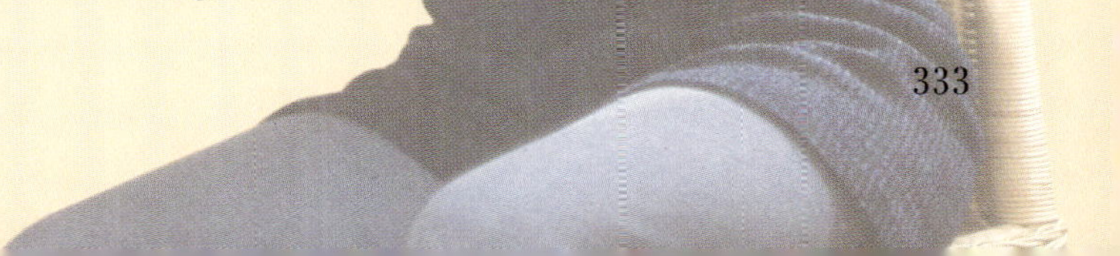

Reisekrankheit

Typische Beschwerden: am Anfang meist nur Müdigkeit, Konzentrationsschwäche, Blässe, häufiges Gähnen, im Weiteren Schwindel, Kopfschmerzen, Übelkeit und Erbrechen – bei Reisen mit Auto, Schiff, Zug und Flugzeug

➤ Siehe auch Jetlag (S. 320f.), Schwindel (S. 336f.), Erbrechen (S. 100f.) und Kopfschmerzen (S. 30ff.)

SOFORTMASSNAHMEN – WAS SIE GLEICH TUN KÖNNEN

Präparate gegen Reiseübelkeit

Hilfreich sind Medikamente mit den Wirkstoffen Dimenhydrinat und Diphenhydramin. Sie werden etwa 1 bis 2 Stunden vor der Reise eingenommen (Achtung, Autofahrer: Sie machen müde!).

Pausen und Gymnastik

Bei Reisen mit dem Auto empfiehlt es sich, während einer Fahrtpause kurze gymnastische Übungen zu machen; sogar im Flugzeug kann man leichtere Gymnastikübungen durchführen.

Ingwer und Traubenzucker

Bei Reisekrankheit gibt es bewährte Hausmittel: Kauen Sie etwas Ingwerwurzel während der Fahrt, oder lutschen Sie Traubenzucker.

Kinder

➤ Für Kinder über 6 Jahren eignen sich Medikamente in Kaugummiform. Der Wirkstoff gelangt über die Mundschleimhaut ins Blut, und die Wirkung setzt sehr schnell ein.

➤ Bei Kindern unter 6 Jahren sollten Sie es mit anderen Mitteln versuchen oder eventuell Zäpfchen geben (Vomex A®).

Grenzen der Selbstbehandlung

Wenn Sie bei Reisen immer sehr starke Beschwerden haben, sollten Sie sich unbedingt gründlich medizinisch untersuchen lassen. Auch lang anhaltendes Erbrechen, das mit den hier vorgestellten Mitteln nicht zu beheben ist, ist ein Fall für den Arzt.

AUS DER APOTHEKE

Synthetische Medikamente …

Die Wirkstoffe Dimenhydrinat und Diphenhydramin sind rezeptfrei erhältlich. Pflaster mit Scopolamin (hinter das Ohr kleben) ist rezeptpflichtig.

➤ **Präparate mit Dimenhydrinat:** Logomed®, Superpep®/-forte, Vomex A® (Tabletten, Kaugummi, Dragees, Zäpfchen, Sirup; rezeptfrei)

➤ **Präparate mit Diphenhydramin:** Emesan® (Tabletten, Zäpfchen; rezeptfrei)

➤ **Präparat mit Scopolamin:** Scopoderm TTS® (Pflaster; rezeptpflichtig)

Wichtige Hinweise: Mundtrockenheit, Müdigkeit, zentralnervöse Störungen möglich; eingeschränktes Reaktionsvermögen; bei Kleinkindern Erregungszustände möglich; Vorsicht in Schwangerschaft und Stillzeit; keinen Alkohol trinken

… und Phytopharmaka

Als pflanzliches Präparat hat sich bei Reisekrankheit auch der Extrakt aus dem Ingwerwurzelstock bewährt.

➤ **Präparat mit Ingwerextrakt:** Zintona® (Kapseln)

Wichtiger Hinweis: Anwendung in Schwangerschaft und Stillzeit nur nach Befragung des Arztes; nicht geeignet für Kinder unter 6 Jahren

NATURHEILKUNDE

Aromatherapie

Wenn Ihr Magen bei Reisen zu hohe Wellen schlägt, können Sie ihn mit Anwendungen der Aromatherapie beruhigen. Vor allem empfehlen sich hierbei die ätherischen Öle von Kamille, Lemongras, Melisse, Neroli, Pfefferminze und Sandelholz. Man kann sie direkt auf ein Taschentuch tropfen und einatmen oder eine Riechfläschchenmischung bereiten.

➤ **Riechfläschchenmischung:** Ein dunkles Fläschchen mit 20 Milliliter Sonnenblumenöl auffüllen, 4 Tropfen Pfefferminzöl, 2 Tropfen Basilikumöl, 1 Tropfen Neroliöl und 1 Tropfen Lemongrasöl hinzugeben. Das Fläschchen gut durchschütteln. Während der Reise ab und zu daran riechen.

Tees zur Magenberuhigung

Neben dem bewährten Kamillentee hilft auch ein Tee aus Zimtrinde bei Übelkeit und Erbrechen.

➤ **Zimttee:** 2 bis 3 Teelöffel getrocknete Zimtrinde mit 1/4 Liter kochendem Wasser überbrühen und 15 Minuten lang ziehen lassen, dann abseihen. 2 Tassen Tee pro Tag trinken.

DAS KÖNNEN SIE NOCH TUN

Propoliskur

Vor einer längeren Reise ist eine Kuranwendung mit Propolis sowie Gelée royale empfehlenswert. Die Anwendung wirkt auf das vegetative Nervensystem.

➤ **Anwendung:** Mindestens 2 Wochen vor der Reise 3-mal täglich 1 Glas Mineralwasser mit 5 bis 10 Gramm Propolispulver trinken. Zusätzlich 1/4 Gramm Gelée royale am Tag zur Ergänzung einnehmen.

Tipps zur Vorbeugung

Wenn Sie an Reisekrankheit leiden, sollten Sie zur allgemeinen Vorbeugung die folgenden Regeln beachten.

➤ Suchen Sie sich den richtigen Platz: Er liegt dort, wo Sie die Bewegungen des Fortbewegungsmittels am wenigsten spüren, also im Flugzeug im Bereich der Tragflächen, auf Schiffen in der Mitte des Schiffs, bei Autos eher vorn als hinten.

➤ Bleiben Sie bei Schiffsreisen an Deck, und versuchen Sie, einen festen Punkt in der Ferne im Auge zu behalten.

➤ Nehmen Sie vor dem Reiseantritt nur kleine, leichte Mahlzeiten (z. B. Gemüseauflauf, Fischgerichte) ein.

➤ Meiden Sie reizende, die Magensäure aktivierende Genussmittel: z. B. Kaffee, Alkohol sowie stark kohlensäurehaltige Getränke (Colagetränke, Energiedrinks).

➤ Organisieren Sie die Reisevorbereitungen ohne jede Hektik. Überlasten Sie sich nicht, fahren Sie lieber etwas später los, oder nehmen Sie etwas früher Urlaub. Lassen Sie sich von Abflugterminen nicht unter Stress setzen. Und kommen Sie frühzeitig am Bahnhof oder Flughafen an.

⊕ Das hilft

Medikamente (Tabletten, Pflaster und »Reisekaugummis«)

Pausen mit Gymnastik

Ingwer

Traubenzucker lutschen

Homöopathie (Nux vomica D6)

Kleine Mahlzeiten vor Reiseantritt

Frischluftzufuhr

⊖ Das schadet

Alkohol und Nikotin

Zu üppige Mahlzeiten

Stress

Kaffee und Colagetränke

Lesen während der Fahrt

Falscher Sitzplatz

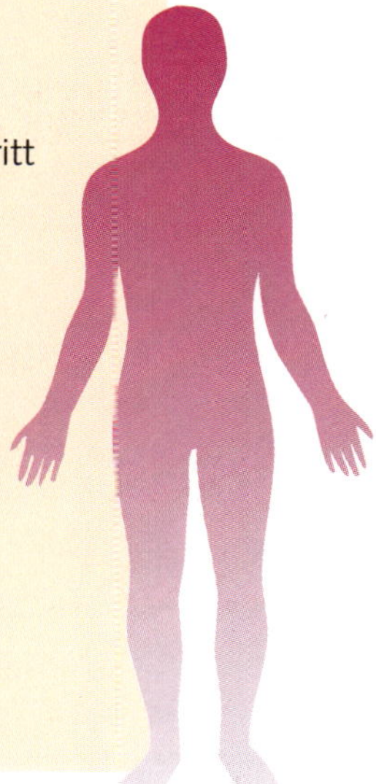

Schwindel

Typische Beschwerden: periodische bzw. plötzliche Schwindelanfälle, Schwindelgefühle beim Aufstehen oder beim Umdrehen im Liegen, Schwarzwerden vor den Augen; manchmal einhergehend mit Müdigkeit, Schlafstörungen, Konzentrationsschwierigkeiten, Benommenheit, Übelkeit; gelegentlich auch Licht- und Lärmempfindlichkeit, Ohrensausen, Kopfschmerzen

➤ Siehe auch Wetterfühligkeit (S. 338ff.), Reisekrankheit (S. 334f.), Konzentrations- und Gedächtnisschwäche (S. 322ff.) sowie Blutdruck, zu niedriger (S. 276ff.)

SOFORTMASSNAHMEN – WAS SIE GLEICH TUN KÖNNEN

Kneippanwendungen

Bei zu niedrigem Blutdruck und Schwindel beim Aufstehen helfen kalte Wasseranwendungen nach Kneipp oder Wechselduschen, um den Kreislauf wieder in Schwung zu bringen.

➤ **Wechselduschen:** 2 Minuten lang warm duschen, anschließend 1/2 Minute lang kalt, dann wieder warm etc. Zum Schluss etwa 1/2 Minute lang unter einem kalten Wasserstrahl das Wechselduschen beenden.

Ginkgopräparate

Ginkgopräparate (aus der Apotheke) helfen bei durchblutungsbedingten Schwindelanfällen.

Mehr Bewegung

Beim weit verbreiteten Altersschwindel hilft meist körperliche Aktivität. Um den Gleichgewichtssinn zu trainieren, eignen sich Radfahren, Treppensteigen, Wandern, Spazierengehen und Laufen. Wenn Sie nicht mehr so gut zu Fuß sind, sollten Sie trotzdem versuchen, 2-mal täglich einen halbstündigen Spaziergang zu absolvieren.

Kinder

Bei Heranwachsenden können Schwindelanfälle während eines Wachstumsschubs auftreten; diese sind in der Regel ungefährlich und gehen wieder vorbei; trotzdem sollte in solchen Fällen eine ärztliche Untersuchung obligatorisch sein.

Grenzen der Selbstbehandlung

Bei starken oder anhaltenden Schwindelanfällen müssen Sie sich ärztlich untersuchen lassen; es könnte sich um eine schwer wiegende Krankheit (z. B. Minderdurchblutung des Innenohrs, Störungen des Hirnstamms, Herzkrankheiten oder Schilddrüsenstörungen) handeln.

AUS DER APOTHEKE

Synthetische Medikamente …

Medikamente mit dem Wirkstoff Pentoxifyllin sind nur bei Schwindel aufgrund arterieller Durchblutungsstörungen sinnvoll. Sie sind rezeptpflichtig.

➤ **Präparate mit Pentoxifyllin:** Trental®, Rentylin® (Retardtabletten)

Wichtiger Hinweis: Hautreaktionen, Kopfschmerzen, Magen-Darm-Beschwerden möglich; nicht in der Schwangerschaft anwenden, in der Stillzeit nur nach Befragung des Arztes

… und Phytopharmaka

➤ **Präparate aus Ginkgoextrakt:** Aktivon Mono Hevert®, Gingium®, Ginkobil N-ratiopharm®, Ginsana®, Kaveri forte®, Kneipp Ginsenetten®,

Rökan Plus®, Tebonin forte® (Filmtabletten, Tabletten, Kapseln, Tropfen)
Wichtiger Hinweis: Tropfen enthalten Alkohol; nicht geeignet für Kinder unter 12 Jahren

DAS KÖNNEN SIE NOCH TUN

Homöopathie

Mit den homöopathischen Substanzen Conium und Cocculus (Homöopathikum: Vertigoheel®) kann man verschiedene Formen von Schwindel sanft, aber wirksam behandeln.

Entspannungsübungen

Durchblutungsstörungen des Innenohrs, des Sitzes des Gleichgewichtszentrums, sind häufig Ursache von Schwindelanfällen. Zusätzlich ist oft eine verspannte Nackenmuskulatur schuld. Mit den Übungen 1 bis 6 kann man eine Lockerung des Schulter- und Nackenbereichs erreichen. Übung 7, eine Qi-Gong-Übung, zielt auf das Innenohr.

➤ **Ausgangsposition:** Mit aufgerichtetem Oberkörper auf einem Stuhl sitzen, ohne sich anzulehnen; die Füße stehen mit der gesamten Sohle auf dem Boden, die Beine beckenbreit auseinander; die Knie weisen nach vorn; Hüftgelenke und Knie sollten dabei im rechten Winkel gebeugt sein; man sitzt sozusagen kerzengerade.

➤ **Übung 1:** Fußsohlen auf den Boden stemmen, Gesäßmuskeln anspannen und den Nacken lang machen; das bedeutet: den Kopf in Richtung Zimmerdecke schieben und zugleich ein Doppelkinn machen. Dann die Schultern leicht nach hinten und zugleich nach unten ziehen, die Hände liegen dabei auf den Oberschenkeln; die Spannung 5 Sekunden lang halten, dann lösen. Übung 5-mal wiederholen.

➤ **Übung 2:** Beide Schultern bis zu den Ohren hochziehen, langsam bis 3 zählen und wieder fallen lassen. Übung 5-mal wiederholen; dabei immer ruhig weiteratmen.

➤ **Übung 3:** Mit beiden Schultern gleichzeitig rückwärts kreisen; die Arme dabei locker seitlich hängen lassen. Insgesamt 10-mal kreisen.

➤ **Übung 4:** Beide Arme hängen lassen. Die Daumen zeigen nach vorn und sind leicht abgespreizt; dann die beiden Schulterblätter langsam aufeinander zubewegen; dabei drehen sich die Arme nach außen, so dass die Daumen nach außen zeigen; langsam bis 5 zählen und die Spannung wieder lösen. Übung 5-mal wiederholen.

➤ **Übung 5:** Beide Hände hinter dem Kopf falten, so dass die Ellbogen links und rechts genau zur Seite weisen. Dann mit dem Hinterkopf langsam gegen die gefalteten Hände drücken; die Hände geben dabei leichten Gegendruck. Langsam bis 5 zählen und die Spannung lösen. 5-mal wiederholen.

➤ **Übung 6:** Mit der rechten Hand zwischen die linke Schulter und den Hals fassen. Dort ist, oberhalb des Schlüsselbeins, der so genannte aufsteigende Trapezmuskel fühlbar; diesen mit der Hand fassen und nach vorn in Richtung Schlüsselbein ziehen; dort für einige Sekunden festhalten. Übung mit linker Hand und rechter Schulter wiederholen.

➤ **Übung 7:** Die Hände so an den Hinterkopf legen, dass die Handflächen die Ohren bedecken und sich die Mittelfinger berühren. Beide Zeigefinger über die Mittelfinger legen und sie von dort auf den Hinterkopf abrutschen lassen. Dieses »Schnippen« sollte einen hellen klaren Klang im Kopf erzeugen.

⊕ Das hilft

Bewegungstraining
Kalte Wasseranwendungen
Ginkgopräparate
Vitamine
Entspannungsübungen

⊖ Das schadet

Bewegungsmangel
Schwindel auslösende Medikamente
Stress
Nackenverspannungen
Zu viel Alkohol

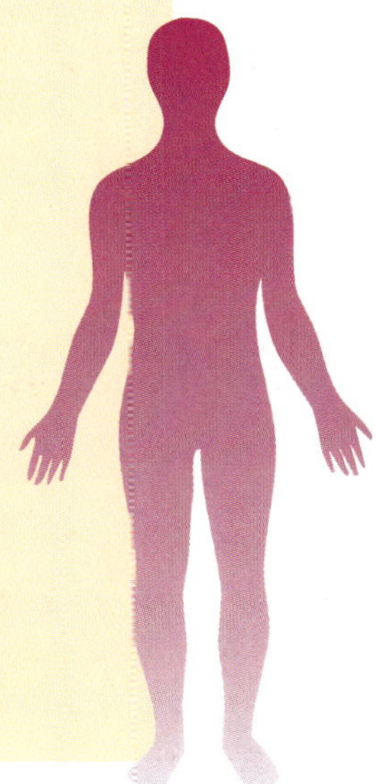

Wetterfühligkeit

Typische Beschwerden: Kopf- und Gliederschmerzen, Müdigkeit, Reizbarkeit, Schlafstörungen, Konzentrationsschwierigkeiten; gelegentlich Übelkeit, Schwindelgefühle, Herzklopfen, Sehstörungen sowie Schleimhautreizungen vor oder bei Wetterumschwüngen

➤ Siehe auch Reisekrankheit (S. 334f.), Jetlag (S. 320f.), Schwindel (S. 336f.), Kopfschmerzen (S. 30ff.) sowie Konzentrations- und Gedächtnisschwäche (S. 322ff.)

SOFORTMASSNAHMEN – WAS SIE GLEICH TUN KÖNNEN

Schmerztabletten

Bei akuten Schmerzen (etwa Kopf- und Gliederschmerzen) helfen Schmerztabletten (aus der Apotheke) mit den Wirkstoffen Parazetamol, Azetylsalizylsäure (ASS) und Ibuprofen.

➤ Nehmen Sie Schmerzmittel nicht auf Dauer ein (Gefahr der Abhängigkeit).

Kneippsche Wasseranwendungen

Gut bewährt haben sich bei Wetterfühligkeit in Zusammenhang mit Kreislaufproblemen Wasseranwendungen nach Kneipp, z. B. kalte Arm- und Fußbäder, Eispackungen, Wechselduschen oder kalte Umschläge; und zwar bei heißem Wetter kalte Anwendungen, bei kaltem Wetter eher heiße Anwendungen.

➤ **Kaltes Fußbad:** Kaltes Wasser (etwa 15 °C) bis auf mittlere Wadenhöhe in eine kleine Wanne einlaufen lassen. Füße zu Beginn der Anwendung höchstens etwa 30 Sekunden lang ins Wasser tauchen (später kann die Zeitspanne je nach individuellem Empfinden verlängert werden). Anwendung bis zu 3-mal täglich wiederholen.

➤ **Heiße Nackenrolle:** Leinentuch oder Waschlappen in heißem Wasser tränken, etwas auswringen und auf den Nacken legen. Mit einem Handtuch oder Schal umwickeln und 15 Minuten einwirken lassen. Mehrmals täglich anwenden.

➤ **Eispackung:** Eiswürfel aus dem Kühlfach zuerst zerkleinern und in eine Plastikfolie einwickeln; Eisbeutel nicht direkt auf die Haut legen, sondern in ein Handtuch einwickeln; dann etwa 5 Minuten lang auflegen (z. B. auf die Stirn oder den Nacken bei Kopfschmerzen). Anwendung mehrmals täglich wiederholen.

➤ **Kalte Kompresse:** Waschlappen unter fließend kaltes Wasser halten, etwas auswringen; damit die schmerzenden Stellen 5 Minuten kühlen. Bis zu 5-mal am Tag wiederholen.

Weidenrindentee

Bei Kopfschmerzen bringt ein Tee aus (Silber-)-Weidenrinde Schmerzlinderung.

➤ **Weidenrindentee:** 2 Teelöffel Weidenrinde mit 1/4 Liter kochendem Wasser überbrühen und 10 bis 15 Minuten ziehen lassen, dann abseihen. Stündlich 1 Tasse des ungesüßten Tees trinken.

Kinder

Kinder sollten möglichst keine synthetischen Medikamente einnehmen; kalte Kompressen und Ruhe sind bei leichten Beschwerden vorzuziehen. Bei stärkeren Beschwerden können Schmerzmittel mit dem Wirkstoff Parazetamol angewendet werden.

Grenzen der Selbstbehandlung

Bei schweren Symptomen, z. B. Herzschmerzen, häufigen Schwindelanfällen, Sehstörungen oder Atemnot, oder wenn die Wetterfühligkeit mit Symptomen wie Erbrechen und Nervenschmerzen einhergeht, sollten Sie zum Arzt gehen.

AUS DER APOTHEKE

Synthetische Medikamente …

Die folgenden Schmerzmittel mit den Wirkstoffen Azetylsalizylsäure (ASS), Ibuprofen und Parazetamol sind rezeptfrei in der Apotheke erhältlich.

➤ **Präparate mit ASS:** Aspirin®, ASS-ratiopharm®, Togal ASS 400® (Tabletten, Kautabletten, Brausetabletten), Alka-Seltzer® (Brausetabletten)
Wichtiger Hinweis: Magenbeschwerden und allergische Hautreaktionen möglich; nicht geeignet für Kinder und Jugendliche unter 15 Jahren (nur anwenden, wenn keine Alternative besteht); während Schwangerschaft und Stillzeit nur unter ärztlicher Kontrolle anwenden

➤ **Präparate mit Ibuprofen:** Aktren®, Togal N®, Ibuprofen Stada® (Dragees, Brausegranulat, Tabletten)
Wichtiger Hinweis: Magenbeschwerden und Überempfindlichkeitsreaktionen möglich; nicht bei Magen- und Darmgeschwüren anwenden; nur bedingt für Kinder geeignet

➤ **Präparate mit Parazetamol:** Benuron®, Doloreduct®, Paracetamol-ratiopharm®, Pyromed® (Zäpfchen, Tabletten, Kapseln)
Wichtiger Hinweis: selten Überempfindlichkeitsreaktionen; nicht bei schweren Leberfunktionsstörungen und Asthma bronchiale anwenden; am besten für die Anwendung bei Kindern geeignet

… und Phytopharmaka

➤ **Präparate aus Baldrianextrakt:** Baldrian-Dispert®, Baldrian-Phyton®, Kneipp Baldrian-Pflanzensaft Nerventrost®, Regivital Baldrian Tropfen®, Valdispert® (Dragees, Tropfen, Saft)
Wichtiger Hinweis: Anwendung während Schwangerschaft und Stillzeit nur nach Befragung des Arztes; Tropfen enthalten Alkohol

➤ **Kombinationspräparate aus Baldrian, Hopfen und Melisse:** Baldriparan stark N®, Euvegal forte®, Luvased®, Pascosedon®, Seda-Kneipp N®, Selon®, Valdispert comp.® (Dragees, Tropfen)
Wichtiger Hinweis: Tropfen enthalten Alkohol

NATURHEILKUNDE

Akupressur

Die folgenden Akupressurpunkte verhelfen wetterfühligen Personen zu mehr Energie.

➤ **HE 3:** Dieser Punkt des Herzmeridians befindet sich an der inneren Beugefalte des Ellbogens. Den Punkt etwa 5 Minuten lang mit sanftem Druck und kreisenden Bewegungen gegen den Uhrzeigersinn akupressieren.

➤ **LU 9:** Dieser Druckpunkt des Lungenmeridians liegt an der Daumenseite des Handgelenks, in der Handgelenksfalte. Den Akupressurpunkt mindestens 2 Minuten lang kräftig mit Kreisbewegungen im Uhrzeigersinn massieren.

➤ **MA 36** Dieser Druckpunkt des Magenmeridians befindet sich am Unterschenkel auf der Außenseite des Schienbeins, etwa 3 bis 4 Finger breit unterhalb der Kniescheibe. Den Punkt etwa 1 Minute lang kräftig drücken.

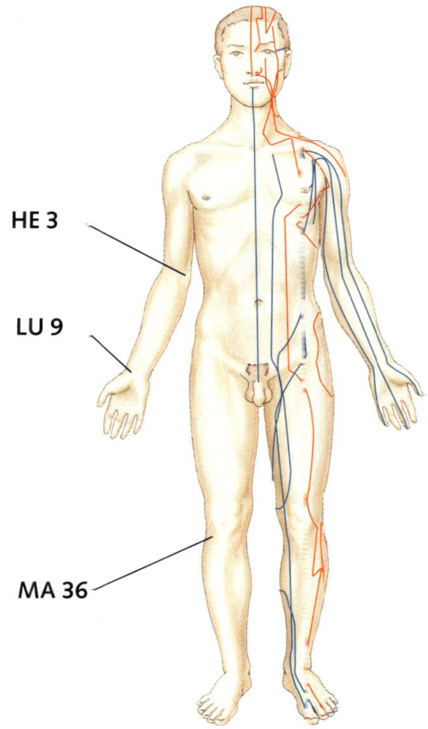

Aromatherapie

Anwendungen der Aromatherapie können bei Wetterfühligkeit Beschwerden lindern. Bei bevorstehenden Wetterumschwüngen können Sie sich Ihr persönliches Riechfläschchen in die Tasche stecken. Massagen und Aromaölbäder entspannen auf angenehme Weise.

➤ **Riechfläschchen:** Ein dunkles Glasfläschchen (mit 20 Milliliter Inhalt) mit Sonnenblumenöl füllen; je 2 Tropfen Pfefferminz- und Eukalyptusöl sowie je 1 Tropfen Angelika- und Zypressenöl hinzugeben; anschließend das Fläschchen gut schütteln.

➤ **Antikopfwehmassage:** Ein dunkles Glasfläschchen (mit 50 Milliliter Inhalt) mit Sonnenblumenöl füllen; je 4 Tropfen Pfefferminz- und Eukalyptusöl sowie je 2 Tropfen Melissen- und Lavendelöl hinzufügen. Mit etwa 2 Teelöffeln Massageöl vorsichtig Schläfen, Stirn und Nacken massieren.

➤ **Aromaölbad:** Je 2 Tropfen Pfefferminzöl, Rosmarinöl, Eukalyptusöl, Neroliöl und Wacholderöl mit etwas Sahne vermischen und dem warmen (35 bis 38 °C) Badewasser zusetzen. Nicht länger als 10 Minuten baden.

Propolis

Bei Wetterfühligkeit sollte man das psychovegetative System stärken; eine Kuranwendung mit Propolis, dem Kittharz der Honigbienen, ist deshalb genau das Richtige.

➤ **Anwendung:** 3-mal täglich 1 Glas Mineralwasser mit 5 bis 10 Gramm Propolispulver (in Apotheke, Reformhaus oder Bioläden erhältlich) trinken. Mindestens 4 bis 6 Wochen einnehmen.

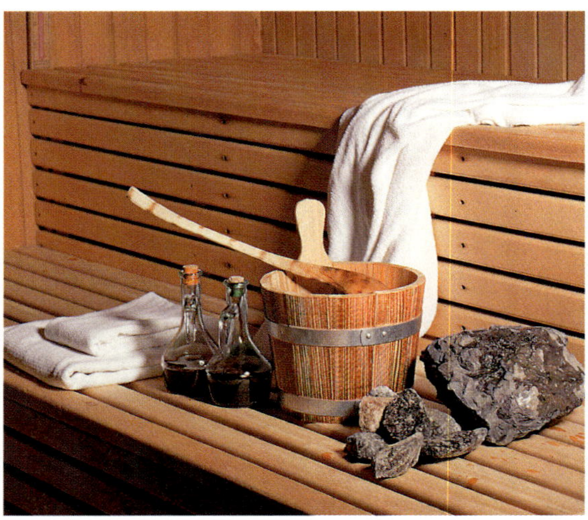

Die trockene Hitze der Sauna (bis zu 90 °C) wird durch Wassergüsse gemildert.

Spirulina

Spirulinaalgen gehören zu den Mikroalgen. Sie enthalten eine ausgewogene Mischung an Vitaminen, Mineralstoffen, hochwertigem Pflanzeneiweiß, Chlorophyll, Enzymen und Antioxidanzien. Dieses hochwertige Nahrungsergänzungsmittel normalisiert Mangelerscheinungen, harmonisiert den Stoffwechsel und wirkt vitalitätssteigernd. Sie erhalten Spirulinaalgen (in Tabletten- oder Pulverform) in Reformhäusern und Bioläden.

➤ **Anwendung:** Täglich 1 Teelöffel Spirulinapulver (Kinder die Hälfte) in 1 Glas mit Frucht- oder Gemüsesaft verrühren (keinen Orangensaft verwenden; er zerstört das Chlorophyll) und 1 Stunde vor der Hauptmahlzeit trinken. Mindestens 4 bis 6 Wochen einnehmen.

BEWÄHRTE HAUSMITTEL

Weißdorntee

Der altbewährte Weißdorntee hilft bei Kreislaufproblemen aufgrund von Wetterfühligkeit, beispielsweise bei Schwindelgefühlen und »Herzbeschwerden«.

➤ **Weißdorntee:** 2 Teelöffel getrocknete Weißdornblätter und -blüten mit 1/4 Liter kochendem Wasser aufgießen und 10 Minuten ziehen lassen, anschließend abseihen. Täglich 3 bis 4 Tassen Tee ungesüßt trinken.

BEIM HEILPRAKTIKER

Akupunktur

Wem konventionelle Behandlungsmethoden nicht entsprechend helfen oder wem Akupressurmaßnahmen zu »sanft« sind, der spricht vielleicht auf eine Akupunkturbehandlung an. Das Heilverfahren der traditionellen chinesischen Medizin behandelt Punkte auf den Meridianen mit Nadeln oder mit Laser. Mit einer Akupunkturbehandlung werden Energieblockaden der Lebensenergie Qi aufgelöst, was wiederum die körperlichen Selbstheilungskräfte aktiv werden lässt. Mehr als 100 Beschwerden können mit Akupunktur behandelt werden, vor allem Schmerzzustände und Störungen des vegetativen Nervensystems (darunter fällt auch Wetterfühligkeit). 1979 wurde die Methode offiziell von der Weltgesundheitsorganisation (WHO) als Heilverfahren anerkannt.

NAHRUNG, DIE HEILT

Kalium und Vitamin C

Mit einer kaliumreichen Ernährung kann die Neigung zu Wetterfühligkeit bisweilen positiv beeinflusst werden. Außerdem ist es empfehlenswert, bei Kopf- und Gliederschmerzen vorzugsweise Nahrungsmittel mit einem hohen Vitamin-C-Gehalt zu essen.

➤ Kaliumreiches Obst und Gemüse sind z. B. Brokkoli, Bananen, Spinat, Sojaprodukte, Kartoffeln, Fenchel, Pfifferlinge, Linsen und Haselnüsse.

➤ Eine erhöhte Zufuhr von Vitamin C bekommen Sie z. B. durch den Verzehr von Äpfeln, Zitrusfrüchten, Kiwis, frischen Kräutern, Paprika, Avocados oder Acerolakirschen (Saft). Vitamin C hemmt den Ausstoß entzündungsverursachender Substanzen.

DAS KÖNNEN SIE NOCH TUN

Entspannen mit Yoga

Yoga ist eine jahrtausendealte indische Meditationstechnik. In Europa gibt es verschiedene Yogaschulen. Am bekanntesten ist bei uns das Hatha-Yoga; es verbindet gymnastische Übungen mit Meditation und Atemtechniken. Yogakurse in Hatha-Yoga werden von vielen Volkshochschulen, Gesundheitszentren und Yogaschulen angeboten. Personen, die an Wetterfühligkeit leiden, können mit Yoga gute vorbeugende Wirkungen erzielen.

Sauna

Systematische Abhärtung hilft. Hierfür ist das finnische Schwitzbad unübertroffen. Gehen Sie regelmäßig in die Sauna. Beginnen Sie mit 5-minütigen Saunagängen, und steigern Sie sie dann langsam. Nur bei Herzproblemen sollten Sie vorher Ihren Arzt fragen.

Jogging

Wenn Sie an Wetterfühligkeit leiden, ist es auf jeden Fall empfehlenswert, regelmäßig eine Ausdauersportart (z. B. Jogging, Radfahren) auszuüben. Ein richtig dosiertes Ausdauertraining entspannt, hält die Blutgefäße elastisch und verbessert die körperliche Fitness. Jogging kräftigt die Herz- und Kreislauftätigkeit und macht weniger anfällig für Wetterumschwünge.

⊕ Das hilft

Kneippsche Wasseranwendungen
Entspannungsmethoden, z. B. Yoga
Jogging
Viel trinken
Kaliumreiche Ernährung
Akupressur/Akupunktur
Langfristige Abhärtung

⊖ Das schadet

Zu wenig Schlaf
Nikotin und Alkohol
Bewegungsmangel
Stress
Zu viel Kaffee
Falsche Kleidung (z. B. warme Kleidung aus Synthetik bei Föhn)

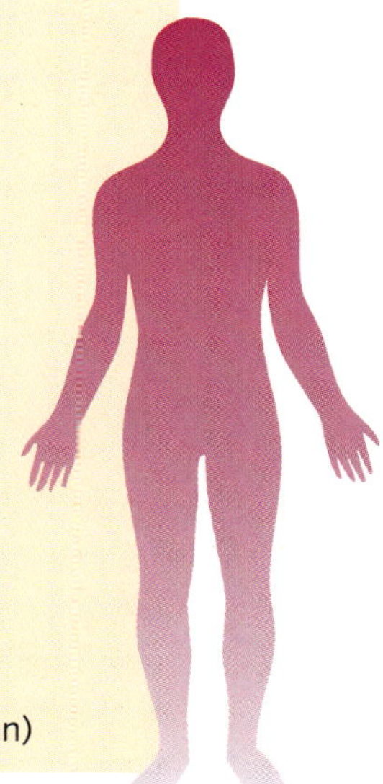

Psychische und psychosomatische Beschwerden

Der schnelle Diagnoseüberblick

Die folgenden Kurzbeschreibungen von Symptomen oder Symptomenkomplexen sollen Ihnen die Selbstdiagnose erleichtern und führen Sie mit Seitenverweisen zur Erkrankung – sowohl im Kapitel »Psychische und psychosomatische Beschwerden« als auch in anderen Kapiteln. Gleichzeitig finden Sie hier bereits Warnhinweise, wann Sie (sofort) zum Arzt gehen müssen.

Ängste, depressive Verstimmungen, Erschöpfung (Burnout), Stress

Unruhe-, Beklemmungs- und Erregungszustände, Denkblockaden und Konzentrationsprobleme, Schweißausbrüche, Zittern, Übelkeit (bei Ängsten); Furcht vor bestimmten Dingen, Tieren, Ereignissen, Situationen (bei Phobien) → **Ängste und Phobien** (S. 344ff.)

Gefühle von Hoffnungslosigkeit und Freudlosigkeit, fehlendes sexuelles Interesse, Schlafstörungen, Entscheidungsschwäche, Gefühle des Überfordertseins, der Leere, mangelndes Selbstvertrauen, im Extremfall Selbstmordgedanken → **depressive Verstimmungen** (S. 350ff.)

Ständige Müdigkeit, Einschlaf- und Durchschlafprobleme, Lustlosigkeit, Konzentrationsstörungen, Sexualstörungen → **Erschöpfung und Antriebslosigkeit** (S. 354ff.)

Innere Unruhe, Gefühl von Gehetztsein, Gleichgültigkeit, Niedergeschlagenheit und/oder Abgespanntheit, Gereiztheit, Konzentrationsstörungen und Verschlechterung des Wahrnehmungsvermögens, unbestimmte Angstgefühle → **Stress** (S. 370ff.)

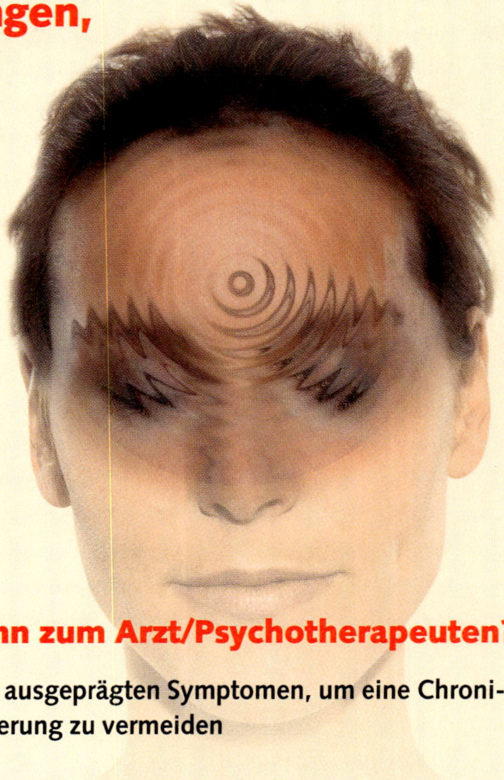

Wann zum Arzt/Psychotherapeuten?

Bei ausgeprägten Symptomen, um eine Chronifizierung zu vermeiden

Wenn körperliche Beschwerden wie Magen-Darm-Probleme, Herz-Kreislauf-Probleme etc. hinzukommen

Wenn sich der Betroffene sozial zurückzieht und in die Isolation abdriftet

Appetitlosigkeit/Essstörungen

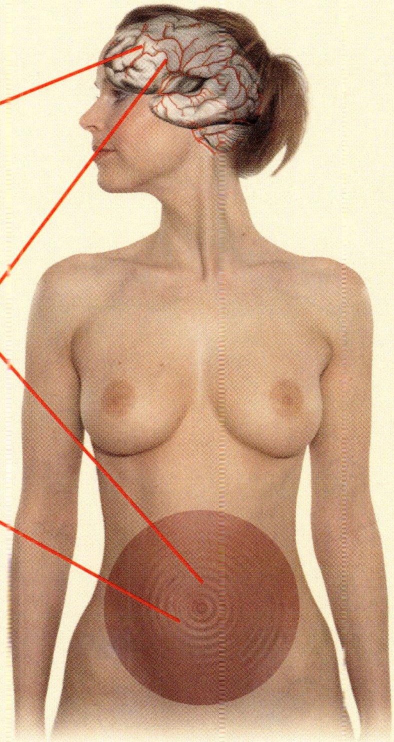

Kein Verlangen nach Essen, bisweilen Abscheu vor Nahrungsmitteln → **Appetitlosigkeit** (S. 348f.)

Quälendes Hungergefühl, verbunden mit dem zwanghaften Bedürfnis, ihm nicht nachzugeben, extremer Gewichtsverlust bis hin zu lebensbedrohlichem Untergewicht (Magersucht); Kontrollverlust über die Nahrungsaufnahme, anfallartiger Heißhunger und darauf folgendes selbst herbeigeführtes Erbrechen, Schwächezustände und Krämpfe infolge starken Wasser- und Kaliumverlusts, das Erbrochene kann die Zähne in Mitleidenschaft ziehen (Bulimie); anfallartiges, gieriges Verschlingen von Lebensmitteln, Kontrollverlust über die Nahrungsaufnahme (Esssucht) → **Essstörungen** (S. 360ff.)

! Vor allem Bulimie und Magersucht sind Suchtkrankheiten. Die Betroffenen kommen aus dieser Situation meist nicht von allein heraus. Hier ist schnelle psychotherapeutische Hilfe notwendig.

Wann zum Arzt/Psychotherapeuten?

Bei allen anhaltenden körperlichen Beschwerden wie Sodbrennen, Magenschmerzen etc. und bei ausgeprägten Symptomen. Sie können auf Schädigungen der Speiseröhre, Magengeschwüre etc. hindeuten.

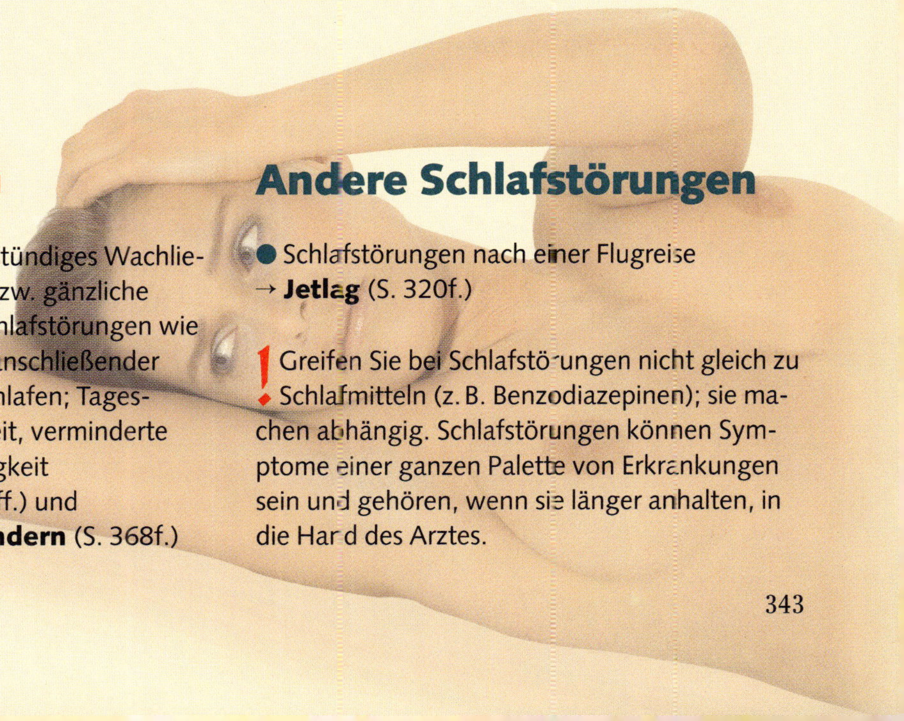

Schlafstörungen

Einschlafstörungen wie mehrstündiges Wachliegen nach dem Zubettgehen bzw. gänzliche Schlaflosigkeit sowie Durchschlafstörungen wie plötzliches Wachwerden mit anschließender Schwierigkeit, erneut einzuschlafen; Tagesmüdigkeit, Unausgeglichenheit, verminderte Leistungs- und Reaktionsfähigkeit
→ **Schlafstörungen** (S. 364ff.) und
→ **Schlafstörungen bei Kindern** (S. 368f.)

Andere Schlafstörungen

- Schlafstörungen nach einer Flugreise → **Jetlag** (S. 320f.)

! Greifen Sie bei Schlafstörungen nicht gleich zu Schlafmitteln (z. B. Benzodiazepinen); sie machen abhängig. Schlafstörungen können Symptome einer ganzen Palette von Erkrankungen sein und gehören, wenn sie länger anhalten, in die Hand des Arztes.

Ängste und Phobien

Ängste – typische Beschwerden: Unruhe-, Beklemmungs- und Erregungszustände, erhöhte Atem- und Pulsfrequenz, eventuell Existenzängste, Gefühle von Unsicherheit und Ausgeliefertsein, Denkblockaden und Konzentrationsprobleme, Schweißausbrüche, Zittern, Übelkeit, vermehrte Blasen- und Darmtätigkeit, Durchfall; Angstanfälle, in schlimmen Fällen Angstneurosen (wenn die Ängste anhalten)
Phobien – typische Beschwerden: Furcht vor bestimmten Dingen, Tieren, Ereignissen oder Situationen
➤ Siehe auch depressive Verstimmungen (S. 350ff.), Stress (S. 370ff.) und Schlafstörungen (S. 364ff.)

SOFORTMASSNAHMEN – WAS SIE GLEICH TUN KÖNNEN

Pflanzliche Beruhigungsmittel

Pflanzliche Mittel wie Kava-Kava-, Johanniskraut-, Baldrian- oder Hopfenpräparate (aus der Apotheke) bzw. Teemischungen mit diesen Heilkräutern können akute Angstzustände lindern.

Atemtechnik

Zur Beruhigung der Nerven hat sich die Atemmeditation gut bewährt.

➤ Im Schneidersitz auf dem Boden sitzen und dabei den Rücken gerade halten; mit den Augen einen bestimmten Punkt fixieren (z. B. das Bild an der Wand); nun den Atem beobachten; mehrere Male tief ein- und ausatmen; eine kurze Atempause machen; wieder einige Male tief ein- und ausatmen usw.; sich dabei auf den Atem konzentrieren; Gedanken und Gefühle einfach an sich vorbeiziehen lassen.

Entspannungstechniken

Sofern Sie eine Entspannungstechnik beherrschen (z. B. Yoga, autogenes Training, Qi Gong), versuchen Sie, diese durchzuführen.

Stoppmethode

Um leichtere Beklemmungs- oder Angstgefühle zu mildern, kann es hilfreich sein, sich bei jedem unguten Gedanken oder bei aufkeimender Angst mit einem laut ausgesprochenen »Stopp!« zu unterbrechen.

Bezugspersonen

Wichtig ist es, ein Umfeld von Freunden und/oder Verwandten aufzubauen, um Personen zu finden, denen man vertraut, so dass immer jemand erreichbar ist, wenn Ängste auftreten.

Kinder

Ängste von Kindern sollten Sie sehr ernst nehmen. Sprechen Sie mit Ihrem Kind die Angst machenden Faktoren durch; oft klärt ein gutes Gespräch die Situation. Machen Sie Ihrem Kind klar, dass man gegen einen »Feind«, den man beim Namen nennen kann, auch vorgehen kann. Im Zweifelsfall sollten Sie eine nahe stehende Person oder einen Kinderarzt zurate ziehen.

➤ Auch Homöopathie kann helfen, z. B. Acidum phosphoricum D6 (3-mal täglich 5 Globuli).

Grenzen der Selbstbehandlung

Bei ausgeprägten Symptomen sollte man möglichst rasch zum ärztlichen Psychotherapeuten, damit eine Chronifizierung vermieden wird. Manchmal genügt eine Krisenintervention oder Kurzzeittherapie. Die körperlichen Symptome sollten gleichzeitig vom Hausarzt behandelt werden. Geklärt werden sollte, ob eine Überfunktion der Schilddrüse vorliegt (dies kann Angstanfälle auslösen). Die gesetzlichen Krankenkassen zahlen eine Therapie bei zugelassenen ärztlichen oder psychologischen Therapeuten.

AUS DER APOTHEKE

Synthetische Medikamente …

Schwere Angstzustände lassen sich mit Benzodiazepinen, die jedoch ein hohes Abhängigkeitspotenzial besitzen, vorübergehend behandeln. Auch Antidepressiva helfen. Beta-Blocker, die ein Ansteigen des Pulses verhindern, werden meist bei stressbedingten Angstzuständen eingesetzt.

➤ **Präparate mit Benzodiazepinen:** Lexotanil 6®, durazanil 6®, Normoc® (Tabletten; rezeptpflichtig), Remestam®, Planum® (Kapseln, rezeptpflichtig)
Wichtiger Hinweis: nicht geeignet für Jugendliche unter 18 Jahren; keine Anwendung bei Leberschäden; hohes Abhängigkeitsrisiko

➤ **Antidepressiva:** Seroxat®, Novoprotect® (Filmtabletten; rezeptpflichtig)
Wichtiger Hinweis: Übelkeit, Schläfrigkeit, Kopfschmerzen möglich; eingeschränktes Reaktionsvermögen; nicht geeignet für Kinder und Jugendliche unter 18 Jahren

➤ **Beta-Blocker mit Atenolol, Metoprolol und Propranolol:** Tenormin®, Atehexal®, Dignobeta® (Filmtabletten), Beloc®, Meto-Tablinen®, Lopresor® (Tabletten, Retardtabletten), Dociton®, Efektolol®, Indobloc® (Tabletten); rezeptpflichtig
Wichtiger Hinweis: nicht geeignet bei schwerer Herzinsuffizienz, Asthma bronchiale und Diabetes mellitus (Zuckerkrankheit)

… und Phytopharmaka

➤ **Präparate mit Kava-Kava:** Antares 120®, Kava-ratiopharm®/- forte, Kavasedon®, Laitan 100®, Limbao 120® (Kapseln, Tabletten)
Wichtiger Hinweis: nicht zusammen mit Alkohol, Beruhigungs- und Schlafmitteln einnehmen

➤ **Präparate mit Johanniskrautextrakt:** Jarsin 300®, Helarium Hypericum®, Johanniskraut-ratiopharm®, Texx 300® (Dragees, Tabletten, Kapseln)
Wichtiger Hinweis: muss zur Entfaltung der Wirkung über einen längeren Zeitraum eingenommen werden; erhöhte Empfindlichkeit gegenüber Sonnenlicht möglich

NATURHEILKUNDE

Akupressur

Mit Akupressur lassen sich gute Heilerfolge bei leichten Angstzuständen erzielen, jedoch nur dann, wenn Sie die aufgeführten Techniken mindestens 4 Wochen lang täglich anwenden.

➤ **NI 4:** Sie finden diesen Punkt des Nierenmeridians etwas unterhalb des inneren Fußknöchels, kurz vor der Achillessehne. Stimulieren Sie etwa 1 Minute lang diesen Akupressurpunkt kräftig, und üben Sie dabei kleine Kreisbewegungen im Uhrzeigersinn aus.

➤ **HE 5:** Dieser Herzpunkt befindet sich an der Innenseite des Unterarms, etwa 4 Finger breit oberhalb der Handgelenkfalte auf der Seite des kleinen Fingers. Tonisieren Sie den Punkt, indem Sie kraftvollen Druck ausüben und Kreisbewegungen im Uhrzeigersinn ausführen. Wenden Sie diese Technik mindestens 30 Sekunden lang an.

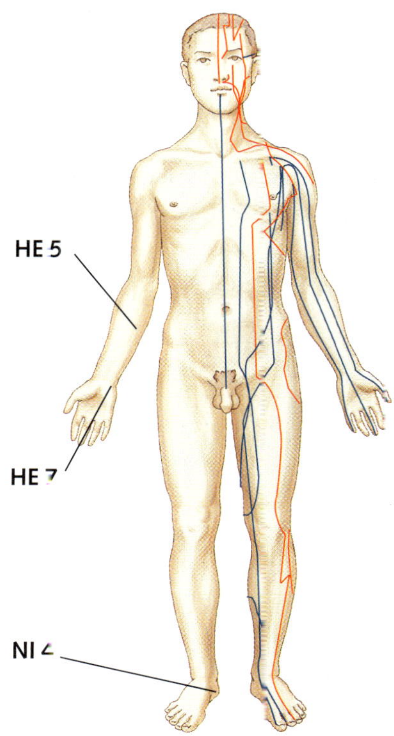

➤ **HE 7:** Sie finden den Punkt knapp unterhalb der Mitte der Handgelenkfalte auf der Seite des kleinen Fingers. Der Punkt liegt am Ellenansatz des Handgelenks (neben dem Erbsenbein), dort, wo der Unterarm in den Handballen übergeht. Behandeln Sie den Akupressurpunkt 2 bis 3 Minuten lang mit intensivem Druck. Führen Sie dabei stets Kreisbewegungen im Uhrzeigersinn aus.

Beruhigungstees

Teeaufgüsse mit Hopfenblüten sind bei leichten Angstzuständen hilfreich. Die beruhigende Wirkung verdankt die Heildroge ihren beiden bitteren Hauptwirkstoffen Humulon und Lupulon. Auch eine Teemischung aus Baldrianwurzel, Hopfenzapfen, Lavendelblüten, Melissenblättern, Pomeranzenblüten und Hagebutten hat eine Angst dämpfende Wirkung.

➤ **Hopfenblütentee:** 2 gehäufte Teelöffel Hopfenblüten mit 1/4 Liter kochendem Wasser übergießen, 10 Minuten lang ziehen lassen, dann abseihen. 2- bis 3-mal täglich 1 Tasse Tee trinken.

➤ **Teemischung:** 15 Gramm Baldrianwurzel, je 25 Gramm Hopfenzapfen, Lavendelblüten und Melissenblätter sowie je 5 Gramm Pomeranzenblüten und Hagebutten mischen. 2 Teelöffel dieser Mischung mit 1/4 Liter kochend heißem Wasser übergießen und 10 Minuten lang ziehen lassen. Den Tee am besten vor dem Schlafengehen trinken.

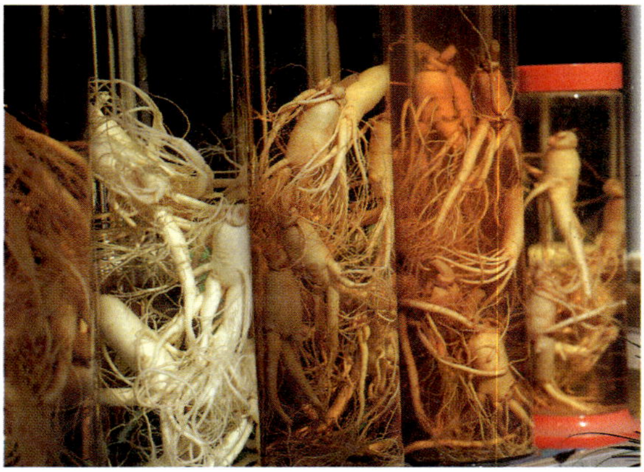

Ginsengwurzeln gelten in Asien seit langer Zeit als Stärkungsmittel.

Ginsengwurzelextrakt

Ginsengpräparate wirken sich nachweislich mindernd auf körperliche Stressreaktionen aus und steigern das subjektive Wohlbefinden. Zur Behandlung von Angstzuständen sind Ginsengwurzelextrakte oder pulverisierter Ginseng (beides in der Apotheke erhältlich) dem alkoholischen Auszug vorzuziehen.

➤ **Empfohlene Tagesdosen für Ginseng:** 1 bis 2 Gramm Ginsengwurzel oder 20 bis 40 Milligramm Ginsengwurzelextrakt.

DAS KÖNNEN SIE NOCH TUN

Atemtechniken

Da sich das seelische Befinden und die Atmung gegenseitig beeinflussen, lässt sich mit Hilfe von bestimmten Atemtechniken wirksam gegen Ängste und deren körperliche Begleitsymptome vorgehen. Besondere Bedeutung kommen den Atemtechniken des autogenen Trainings (siehe dazu das Special S. 332f.) und des Yoga (AUM-Atmung) zu.

➤ **Konzentrationsformel für die Atmung:** Bei dieser Übung des autogenen Trainings geht es ausschließlich darum, die Atemvorgänge wertfrei zu beobachten. Die Formeln dafür lauten »Das Herz schlägt ruhig und gleichmäßig« und »Die Atmung ist ruhig und gleichmäßig« oder »Es atmet mich«. Die Atemübung können Sie im Liegen oder Sitzen ausführen. Ihre Haltung sollte so bequem sein, dass Sie sich entspannen können. Wichtig ist, dass Sie die Suggestivformeln nicht eigenmächtig ändern. Im Yoga wird bei einigen Atemtechniken mit Tonschwingungen, rituellen Klangformeln (Mantras), gearbeitet, so auch bei der folgenden Atemübung, in deren Zentrum das Wort »AUM« steht.

➤ **AUM-Meditation:** Atmen Sie durch die Nase ein und durch den Mund aus. Lassen Sie beim Ausatmen ein lang gezogenes »Aaaa« ausströmen. Sie spüren dabei, wie Ihr Brustraum ins Schwingen kommt. Nach 5 Wiederholungen geben Sie 5-mal ein lang gezogenes »Uuuu« von sich; dabei vibriert Ihr Bauchraum. Bei den nächsten 5 Ausatmungen summen Sie auf »Mmmm«, in der 4. Runde verbinden Sie die Buchstaben zu »AUM« bzw. »Ommm«. Wenn Sie diese Übung einige Male wiederholen, spüren Sie, wie Ihr Körper zu schwingen beginnt. Die Atmung wird leichter, und Sie werden ruhiger.

Homöopathie

Zur Behandlung von Angstzuständen kann eine Behandlung mit homöopathischen Mitteln sinnvoll sein.

➤ Silicea (Kieselsäure, Kieselerde) wirkt beruhigend (Silicea D6 in Form von Globuli ist auch für Kinder geeignet).

➤ Speziell gegen Versagensangst (Prüfungsangst) empfiehlt sich Stramonium Pentarkan als weiteres Homöopathikum.

Verhaltenstraining vor dem Spiegel

Stellen oder setzen Sie sich vor einen großen Spiegel, und probieren Sie verschiedene Gesten, Blickweisen, Mimiken und Lachvarianten aus. Bei regelmäßiger Durchführung werden Sie schon bald feststellen, dass dieses kleine Training nicht nur Spaß macht, sondern auch Ihr Selbstbewusstsein stärkt und Sie mit neuer Zuversicht erfüllt.

Heilgymnastik und Sport

Viel Bewegung geht mit einer intensiveren Atmung und der vermehrten Aufnahme von Sauerstoff einher. Deshalb sollten gerade Menschen, deren Angstzustände sich in Beklemmungszuständen äußern, die mit Atemschwierigkeiten verbunden sein können, körperlichen Aktivitäten wie Sport und/oder Heilgymnastik nachgehen. Wer sportlich nicht geübt ist, beginnt am besten mit leichter Gymnastik wie dem Stretching.

➤ **Stretching auf dem Boden:** Mit nach vorn gestreckten Beinen auf dem Boden sitzen; die Beine liegen dabei eng nebeneinander. Dann den Oberkörper mit ausgestreckten Armen nach vorn beugen. (Wer es schafft, umfasst beide Füße mit den Händen.) Langsam bis 12 zählen, dann sich wieder aufrichten. Eine kurze Pause einlegen und die Übung 5-mal wiederholen.

Empfehlenswert sind auch Jogging im Wald (aber nicht allein) sowie die folgenden Sportarten: Ballspiele in der Gruppe, Federball, Langlauf, Radfahren, Rudern, Schwimmen, Tischtennis und Wassergymnastik. Als sehr entspannend hat sich das so genannte Aquatraining erwiesen, also Stretching, Gymnastik oder Jogging im Wasser.

Visualisierung

Jeder Mensch ist in der Lage, sich durch die intensive Vorstellung von Bildern positiv zu beeinflussen, zumal bestimmte Bilder immer auch bestimmte Gefühle wecken. So kann eine negativ belastete Gefühlswelt durch Visualisierung nach und nach befreit werden, und die Ängste lösen sich.

➤ Stellen Sie sich Bilder vor, mit denen Sie positive Empfindungen verbinden, und lassen Sie sich ganz davon erfüllen. Nehmen Sie dafür eine bequeme Haltung ein. Visualisieren Sie 5 bis maximal 15 Minuten lang. Ihre inneren Bilder sollen Sie nicht erschöpfen, sondern entspannen.

Das hilft

Kava-Kava-Wurzel, Hopfen, Baldrian, Johanniskraut, Ginseng, Melisse

Aktive Auseinandersetzung mit der Angst

Bezugspersonen, die helfen

Tanzen (stärkt das Körperempfinden, macht Mut, lockert und entspannt)

Ruhe und Entspannung

Verhaltenstraining (langsame Angstentwöhnung)

Hypnosebehandlung

Das schadet

Stress und Hetze

Bewegungsmangel

Schlafmangel

Unausgeglichene Lebensweise

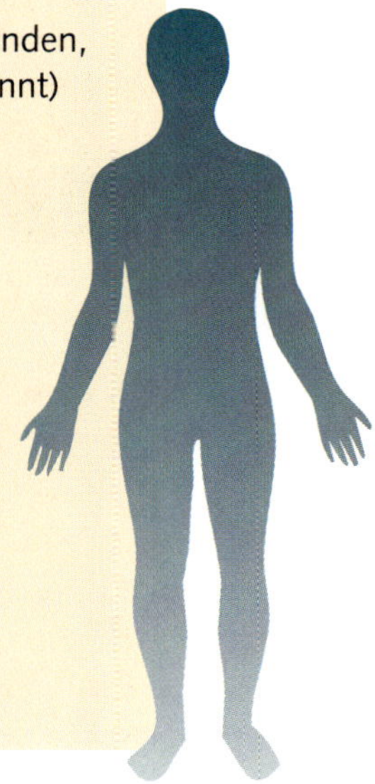

Appetitlosigkeit

Typische Beschwerden: kein Verlangen nach Essen, bisweilen Abscheu vor Nahrungsmitteln, depressive Verstimmungszustände, Angstzustände; wenn körperlich bedingt (z. B. bei Magenschleimhautentzündungen) auch Schmerzen, saures Aufstoßen, Blähungen und Sodbrennen

➤ Siehe auch depressive Verstimmungen (S. 350ff.), Durchfall (S. 96ff.), Erbrechen (S. 100f.), Essstörungen (S. 360ff.) sowie Magenschleimhautentzündung und Reizmagen (S. 114ff.)

SOFORTMASSNAHMEN – WAS SIE GLEICH TUN KÖNNEN

Bitterstoffextrakte

Bitterstoffpflanzen – u. a. Enzian, (Weißer) Andorn, Benediktenkraut, Tausendgüldenkraut, Engelwurz, Wermut, Schafgarbenkraut – haben sich zur Appetitanregung bewährt. Präparate (aus der Apotheke oder dem Reformhaus) sind meist hilfreicher als Tees und schmecken weniger bitter.

Das Essen schön gestalten

Appetit entfaltet sich in einer gelösten Atmosphäre; Essen ist keine Zwangsveranstaltung und auch kein unter Zeitdruck stehender Vorgang. Versuchen Sie, Berufsstress und Sorgen außen vor zu lassen. Gestalten Sie das Essen ansprechend, essen Sie kleine Portionen, und konzentrieren Sie sich in Ruhe ganz auf das Essen.

Kinder

Zur Behandlung von Kindern siehe S. 349.

Grenzen der Selbstbehandlung

Wenn die Appetitlosigkeit anhält oder wenn andere Symptome (z. B. Blässe, Abgeschlagenheit, starke Gewichtsverminderung, Fieber oder Schmerzen) auftreten, sollten Sie umgehend einen Arzt aufsuchen.

➤ Appetitlosigkeit ist keine Krankheit, sondern ein Symptom. Sie kann sowohl auf psychische (Stress, Essstörung o. Ä.) als auch auf körperliche Störungen (wie etwa Magenschleimhautentzündung, eventuell auch ein Magengeschwür oder aber eine ganz andere innere, möglicherweise schwer wiegende Erkrankung) hindeuten.

AUS DER APOTHEKE

Synthetische Medikamente ...

Der einzige Wirkstoff gegen Appetitlosigkeit ist Pizotifen. Er ist rezeptpflichtig und sollte nur in Ausnahmefällen, beispielsweise bei Magersucht (Anorexia nervosa), eingenommen werden.

➤ **Präparat mit Pizotifen:** Mosegor® (Dragees, Sirup; rezeptpflichtig)

Wichtiger Hinweis: Müdigkeit und depressive Verstimmungen möglich

... und Phytopharmaka

➤ **Präparate mit Enzian, Pfefferminze, Anis, Kümmel, Angelika, Benediktenkraut und/oder Tausendgüldenkraut:** Aspasmon N® (Tropfen), Digestivum Hetterich S® (Tropfen), Enziagil Magenplus® (Kapseln), Tausendgüldenkraut-Tropfen® (Tinktur), Carvomin forte® (Lösung)

Wichtiger Hinweis: nicht bei Magengeschwüren anwenden; Tropfen, Lösungen und Tinkturen enthalten Alkohol; Vorsicht bei Allergie gegen Korbblütler, allergische Hautreaktion im Zusammenhang mit UV-Strahlung (bei Carvomin forte®) möglich

NATURHEILKUNDE

Tees aus Bitterpflanzen

Meist schmecken Teezubereitungen aus einzelnen Bitterpflanzen zu bitter. Deshalb sollte man auf Teemischungen zurückgreifen, die Drogen enthalten, die dies mildern. Auch verstärkt die Kombination aus mehreren Bitterpflanzen die Wirkung.
➤ **Bittertee:** 40 Gramm Tausendgüldenkraut, 30 Gramm Kamillenblüten, 15 Gramm Schafgarbenkraut und 10 Gramm Melissenblätter mischen; 2 Teelöffel der Mischung mit 1/4 Liter kochendem Wasser überbrühen und 10 Minuten lang ziehen lassen. 30 Minuten vor den Mahlzeiten 1 Tasse Tee lauwarm und in kleinen Schlucken trinken.

Kondurangowein

Die Rinde des in Südamerika heimischen Kondurangostrauchs gilt als appetitanregende Heildroge.
➤ **Kondurangowein:** Ca. 70 Gramm der Rinde auf 700 Milliliter schweren Wein (z. B. Madeira) geben und den Ansatz 1 Woche lang an einem warmen Platz stehen lassen, anschließend abseihen. Die Flasche täglich schütteln. 30 Minuten vor jeder Hauptmahlzeit 1 Likörglas Wein trinken.

Kalmustinktur

Bei Appetitlosigkeit hat sich die bitterstoffreiche Sumpfpflanze Kalmus bewährt.
➤ **Anwendung:** 10 Tropfen Kalmustinktur auf 1 Glas Wasser geben.

NAHRUNG, DIE HEILT

Frische Küchenkräuter und Gewürze

Appetitanregend sind Küchenkräuter, vor allem wenn sie möglichst frisch auf den Tisch kommen. Empfehlenswert sind Löwenzahnblätter, Basilikum, Koriander, Schnittlauch, Thymian, Beifuß und Petersilie, ebenso scharfstoffhaltige Gewürze wie Ingwer, Kurkuma und Kardamom.
Tipp: Probieren Sie Schafskäse mit Orangen aus.

⊕ Das hilft

Bauchmassagen

Präparate und Tees, die bitterstoffhaltige Drogen enthalten

Leichte, liebevoll zubereitete Kost in kleineren Portionen

Essen in netter Gesellschaft

⊖ Das schadet

Nikotin und zu viel Süßes

Trinken unmittelbar vor dem Essen (da es den Magen füllt)

Heißes/kaltes Essen

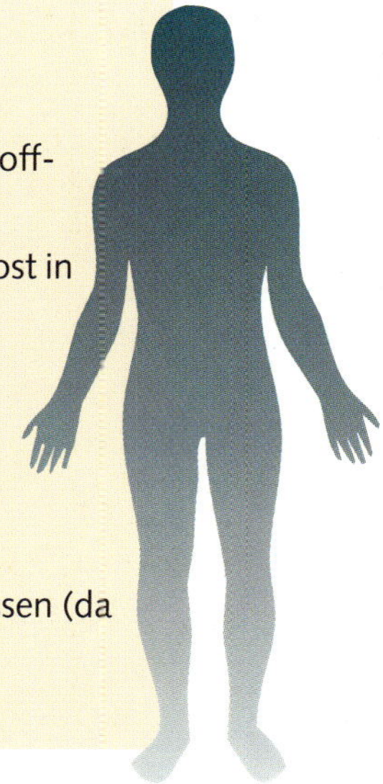

DAS KÖNNEN SIE NOCH TUN

Viel Bewegung und regelmäßig Sport

Körperliche Betätigung regt den Stoffwechsel sowie den Kreislauf an, bringt einen auf andere Gedanken und – macht hungrig. Gehen Sie regelmäßig sportlichen Aktivitäten nach, möglichst an frischer Luft (z. B. Walking, Radfahren oder Schwimmen).

SCHNELLE HILFE FÜR KINDER

Im Alter von 2 bis 3 Jahren ist das Essen oft ein Machtkampf. Machen Sie sich bewusst, dass ein gesundes Kind nicht verhungert, und zwingen Sie es nicht zum Essen. Verzichten Sie darauf, durch zeitweiliges Ablenken oder Spielen das Kind sozusagen nebenbei zu füttern – Essen ist Essen, und Spiel ist Spiel. Essstörungen werden auf diese Weise vorprogrammiert. Bei älteren Kindern können auch seelische Ursachen (z. B. Stress, unbewältigte Konflikte) hinter der Appetitlosigkeit stecken.
➤ Versuchen Sie, dem Kummer des Kindes durch behutsame Gespräche auf die Spur zu kommen.
➤ Gehen Sie bei anhaltender Appetitlosigkeit zum Kinderarzt, um eine Erkrankung auszuschließen.

Depressive Verstimmungen

Typische Beschwerden: Gefühle von Schwermut, Hoffnungslosigkeit oder Niedergeschlagenheit, Interesse- und Freudlosigkeit, Müdigkeits- und Erschöpfungszustände, mangelnder Appetit, fehlendes sexuelles Interesse, Schlafstörungen, Antriebslosigkeit, Entscheidungsschwäche, Gefühle des Überfordertseins, »Gelähmtseins« oder der Leere, seltener Angst- und Erregungszustände, mangelndes Selbstvertrauen und Selbstwertgefühl bis hin zu Schuldgefühlen und Selbstvorwürfen; bisweilen Überaktivität als Kompensationsversuch; in schweren Fällen: Todesgedanken, die sich zu Selbstmordabsichten steigern können

➤ Siehe auch Ängste und Phobien (S. 344ff.) sowie Erschöpfung und Antriebslosigkeit (S. 354ff.)

SOFORTMASSNAHMEN – WAS SIE GLEICH TUN KÖNNEN

Licht, Sonne, Bewegung

Die Lichttherapie eignet sich vor allem zur Behandlung von Menschen, deren depressive Zustände von der Jahreszeit, vor allem von einem Mangel an Sonnenlicht, abhängen (Winterdepression). Hier können bereits Spaziergänge bei Sonnenschein (am besten zur Mittagszeit) hilfreich sein. Zudem empfiehlt sich der Einsatz spezieller Tageslichtlampen sowie von Höhensonne, Rotlicht oder UV-Licht. Allein schon Bewegung an der frischen Luft wirkt gemütsaufhellend. Auch wenn es schwer fällt: Fahren Sie Rad, joggen Sie – am besten in einer Gruppe.

Schlafentzug

Zu viel Schlaf kann den Verlauf einer depressiven Phase negativ beeinflussen. Bleiben Sie deshalb nicht zu lange im Bett, sondern versuchen Sie aufzustehen, auch wenn Ihnen dazu der Antrieb fehlt. Gehen Sie abends spät zu Bett und nur, wenn Sie auch wirklich müde sind.

Jeden Tag etwas Schönes

Helfen kann es, sich jeden Tag etwas Schönes vorzunehmen, sich etwas zu gönnen. Danach kann man dann Wünsche formulieren und sich Ziele setzen. Wichtig ist, in die Zukunft zu blicken und sich für sich selbst einzusetzen. Hilfreich sind verständnisvolle Freunde.

Kinder

Anzeichen einer depressiven Verstimmung sind bei Kindern oft schwer zu erkennen, weshalb Sie im Zweifelsfall einen Arzt aufsuchen sollten. Leidet Ihr Kind an depressiven Zuständen, benötigt es vor allem viel Nähe und Zuwendung. Ergänzend dazu ist der Einsatz von Johanniskrautpräparaten ratsam.

Grenzen der Selbstbehandlung

Bei schweren depressiven Zuständen, die sich z. B. durch Angstzustände, Schlafstörungen, Zwangsdenken und wahnhafte Selbstvorwürfe ausdrücken, sollten Sie nicht zögern, einen Psychotherapeuten aufzusuchen. Vor allem Partner, Verwandte und Freunde sind aufgerufen, solche Veränderungen bei ihnen nahe stehenden Menschen zu registrieren, da die Betroffenen ihren Zustand teilweise nicht mehr selbst realisieren können. Vor allem die folgenden Veränderungen sind bedenklich und erfordern unbedingt fachliche Betreuung:

- Todesgedanken oder -wünsche
- Gefühl der Niedergeschlagenheit und Verzweiflung über Wochen hinweg
- Rückzug aus der Außenwelt, Abkapselung
- Wahrnehmungsstörungen und Verschiebungen des Zeitgefühls
- Verminderte Urteilskraft

AUS DER APOTHEKE

Synthetische Medikamente …

Antidepressiva sind stark wirksame Medikamente und ohne Ausnahme verschreibungspflichtig. Für eine erfolgreiche Behandlung ist die regelmäßige Einnahme – unter ärztlicher Aufsicht – unerlässlich; die Gefahr einer Medikamentenabhängigkeit besteht nicht. Auf keinen Fall sollten Sie von sich aus die Einnahme einstellen, die Dosis verringern oder erhöhen.

➤ **Antidepressiva mit Amitriptylin, Citalopram, Fluoxetin, Desipramin und Nortriptylin:** Saroten® (Dragees, Kapseln), Pertofran®, Petylyl® (Dragees), Nortrilen® (Dragees), Cipramil® 20 (Filmtabletten), Fluctin® (Kapseln, Lösung, Tabletten)
Wichtiger Hinweis: eingeschränktes Reaktionsvermögen; Anwendung während der Schwangerschaft und Stillzeit nur nach Befragung des Arztes; keinen Alkohol trinken; für Jugendliche unter 18 Jahren meist nicht geeignet

… und Phytopharmaka

➤ **Präparate mit Johanniskrautextrakt:** Jarsin 300®, Johanniskraut-ratiopharm®, Hypericum 300®, Felis®, Psychotonin 300® (Dragees, Tabletten, Kapseln)
Wichtiger Hinweis: muss zur Entfaltung der Wirkung über einen längeren Zeitraum eingenommen werden; erhöhte Empfindlichkeit gegenüber Sonnenlicht möglich

NATURHEILKUNDE

Akupressur

Mit dieser Selbsthilfemaßnahme können Sie bei depressiven Verstimmungen und Kraftlosigkeit Ihre Lebensenergie anregen, so dass es Ihnen leichter fällt, die schwierige Zeit zu überstehen.

➤ **HE 3:** Der Herzpunkt liegt an der inneren Beugefalte des Ellbogens, nahe dem Ellbogengelenk. Massieren Sie den Akupressurpunkt einige Minuten lang mit sanftem Druck gegen den Uhrzeigersinn.

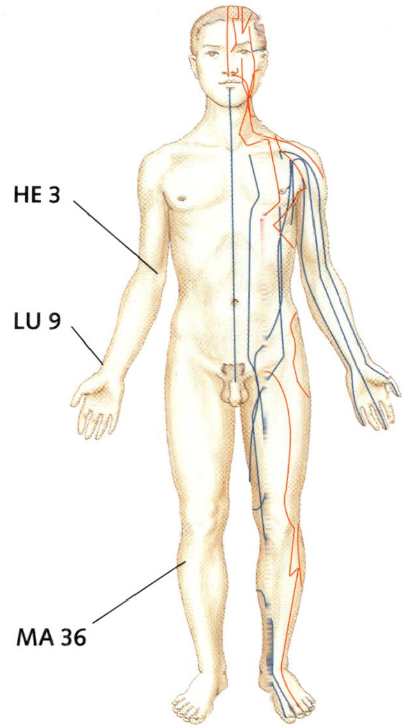

➤ **LU 9:** Sie finden den Lungenpunkt in der Vertiefung der Handgelenkfalte an der Daumenseite des Handgelenks. Stimulieren Sie den Akupressurpunkt ca. 2 Minuten lang kräftig mit Kreisbewegungen im Uhrzeigersinn.

➤ **MA 36:** Dieser Punkt des Magenmeridians liegt am Unterschenkel an der Außenseite des Schienbeins, etwas unterhalb der Knjescheibe (zwischen dem Schienbein und dem Streckmuskel). Massieren Sie den Punkt ein paar Minuten lang kraftvoll gegen den Uhrzeigersinn.

Aromatherapie

Zur Behandlung von leichten depressiven Verstimmungen empfiehlt sich eine Aromatherapie mit ätherischen Ölen, z. B. von Angelika, Zitrone, Lavendel, Bergamotte, Rose und Sandelholz. Geben Sie die Öle in die Duftlampe, oder gönnen Sie sich öfter ein duftendes Vollbad mit ätherischen Ölen. Bei gedrückter Stimmung haben sich Basilikum-, Weihrauch- und Orangenöl bewährt.

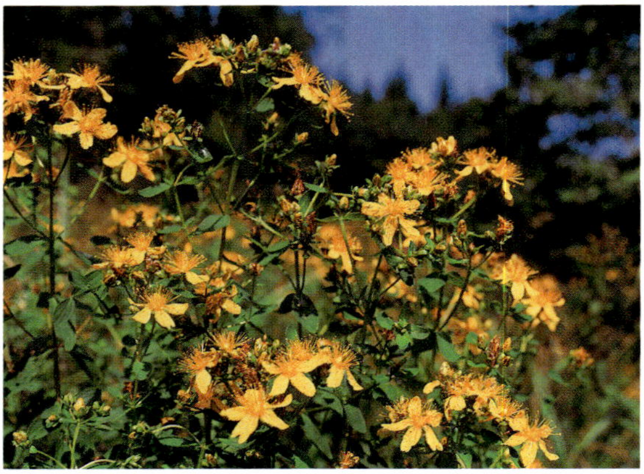

Leuchtend gelb: Johanniskraut ist der klassische Stimmungsaufheller.

➤ **Duftlampenmischung:** 4 Tropfen Kamillenöl und je 2 Tropfen Lavendel- und Angelikaöl in die Verdunstungsschale der Duftlampe geben.
➤ **Aromaölbad:** Jeweils 4 Tropfen Basilikum-, Weihrauch- und Orangenöl mit 1 bis 2 Esslöffeln süßer Sahne gründlich vermischen; die Mischung, kurz bevor Sie in die Wanne steigen, dem Badewasser zugeben.

BEIM HEILPRAKTIKER

Akupunktur

Nach der traditionellen chinesischen Medizin sind depressive Verstimmungen die Folge einer Energieblockade. Die Anregung der Meridiane mittels Nadelung schlägt bei manchen Menschen, die zu depressiven Verstimmungen neigen, gut an. In jedem Fall können Sie mit einer Akupunkturbehandlung Ihren Organismus anregen und Ihren seelischen Zustand harmonisieren.

GESUNDHEITSKUR

Johanniskraut zur Kuranwendung

Johanniskrautextrakte eignen sich gut zur Selbstbehandlung bei depressiven Verstimmungen und der damit häufig verbundenen Antriebsschwäche. Der Inhaltsstoff Hyperizin wirkt stimmungsaufhellend. Auch ein aus Johanniskraut zubereiteter Tee bzw. Teemischungen sind bei Niedergeschlagenheit, verbunden mit Erschöpfung, hilfreich.
➤ **Johanniskrauttee:** 2 Teelöffel Johanniskraut mit 1/4 Liter kochendem Wasser übergießen, den Tee 10 Minuten lang ziehen lassen. Mindestens 4 Wochen lang 3-mal täglich zwischen den Mahlzeiten 1 Tasse des Heiltees trinken.
➤ **Teemischung:** 20 Gramm Johanniskraut und je 10 Gramm Schafgarbenkraut und Melisse mischen; 2 Teelöffel der Mischung mit 1/4 Liter kochendem Wasser übergießen; 10 Minuten zugedeckt ziehen lassen, dann abseihen. Mit Honig süßen und 2-mal täglich 1 Tasse Tee trinken – möglichst 4 Wochen lang.
Wichtig: Da Johanniskraut lichtempfindlich macht, sollte das pralle Sonnenlicht während beider Teekuren gemieden werden.

DAS KÖNNEN SIE NOCH TUN

Autosuggestion (positives Denken)

Gedanken haben nachweislich entscheidenden Einfluss auf Krankheit und Gesundheit bzw. auf seelische und körperliche Befindlichkeitsstörungen. Egal, ob diese als Folge von äußeren Ereignissen, wie z. B. dem Verlust des Arbeitsplatzes oder des Partners, oder (scheinbar) ohne erkennbare Ursache auftreten: Wer an einer depressiven Verstimmung leidet, dem erscheint häufig sein gesamtes Leben als hoffnungslos und unerträglich. In solchen Fällen ist es hilfreich, sich bewusst zu machen, dass dieses negative Lebensgefühl nicht der Realität entspricht, sondern von der momentanen getrübten Stimmung hervorgerufen wird. Man sollte also versuchen, sich bewusst zu machen, dass es nach Phasen unguter Erlebnisse immer auch viele neue positive Erfahrungen geben wird, die das Leben wieder in einem helleren Licht erscheinen lassen. Die folgenden Schritte hin zu einem positiven Denken lassen sich sinnvoll zur Depressionsbekämpfung einsetzen.

➤ Werten Sie sich selbst nicht durch Sätze wie »Ich kann das nicht« oder »Es geht ja doch wieder schief« ab. Sprechen Sie sich lieber Mut zu, am besten sogar laut.

➤ Versuchen Sie, bestehende Situationen und künftige Vorhaben optimistisch einzuschätzen; keine Situation ist so ausweglos, dass es angebracht wäre, daran zu verzweifeln.

Bilderreisen

Bei Depressionen und Angstzuständen können »Bilderreisen« (so genanntes katathymes Bild-Erleben oder auch Tagtraumtechnik) hilfreich sein, die zum Repertoire der Psychotherapie zählen. Man kann sie jedoch auch mit einem Freund oder einer Freundin durchführen. Dabei sollten Sie in entspanntem Zustand Bilder vor Ihrem inneren Auge entstehen lassen und dann diese Bilder beschreiben. Ziele dieser zur Bewältigung von Lebenskrisen besonders geeigneten Therapieform sind eine Steigerung der Erlebnisqualität sowie auch eine symbolhafte Aufarbeitung von Konflikten und Fehlreaktionen – wobei Letzteres allerdings besser bei einem Psychotherapeuten erfolgen sollte. Einen Teil dieser Therapie können Sie auch allein durchführen. Versetzen Sie sich z. B. mit beruhigender Musik und/oder wohltuenden ätherischen Ölen, die in der Duftlampe verdunsten, in einen möglichst entspannten Zustand, und lassen Sie angenehme Bilder – schöne Erinnerungen, Wunschphantasien o. Ä. – an sich vorüberziehen.

Tagebuch schreiben

Manchen Menschen hilft es, sich ihren Kummer buchstäblich von der Seele zu schreiben. Nehmen Sie einen Notizblock zur Hand, und schreiben Sie alles nieder, was Ihnen gerade in den Sinn kommt. Ob stichpunktartig, als Zwiegespräch oder in Romanform, ob Erinnerungen oder Gedanken zur aktuellen Situation – Sie bestimmen, was in Ihrem Tagebuch stehen sollte. Versuchen Sie, Ihre persönlichen Aufzeichnungen für eine Weile regelmäßig niederzuschreiben, z. B. jeden Tag zu einer bestimmten Zeit.

Strukturierung des Tagesablaufs

Um den bei depressiven Verstimmungen häufig auftretenden Gefühlen der Antriebshemmung und Unentschlossenheit entgegenzuwirken, ist es ratsam, den Tagesablauf möglichst klar und konkret zu strukturieren, z. B. mit Hilfe eines Stundenplans. Dabei ist es wichtig, Schritt für Schritt vorzugehen, um sich nicht selbst unter Druck zu setzen. Nehmen Sie nur kleinere Vorhaben in Angriff, haben Sie mit sich Geduld, und gehen Sie vorwiegend solchen Beschäftigungen nach, die Sie gut und sicher beherrschen.

Sport

Suchen Sie sich eine sportliche Betätigung, die Sie regelmäßig ausüben. Bewegung, am besten an der frischen Luft, hilft, Spannungen abzubauen und den Kreislauf anzuregen. Geeignet sind Ausdauersportarten wie Fahrradfahren, Wanderungen, Jogging, aber auch Schwimmen; sie sind nicht zu fordernd. Gymnastik oder Dehnübungen können Sie auch zu Hause durchführen

⊕ Das hilft

Johanniskraut

Farbtherapie

Sonne und körperliche Bewegung

Hilfe bei der Strukturierung des Tagesablaufs und der nahen Zukunft

Soziale Energie durch verständnisvolle, aber auch fordernde Gruppe

⊖ Das schadet

Stress, Überforderung

Selbstvorwürfe

Übermäßiger Alkoholkonsum (Alkohol kann depressive Stimmungen verstärken!)

Kunstlicht, zu dunkle Beleuchtung

Rückzug, Isolation

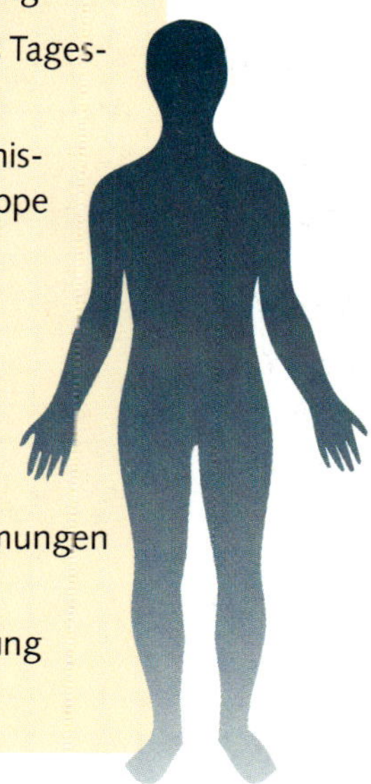

Erschöpfung und Antriebslosigkeit (Burnout)

Typische Beschwerden: ständige Müdigkeit, aber auch Einschlaf- und Durchschlafprobleme, Abgeschlagenheit und Lustlosigkeit, Konzentrationsstörungen, Sexualstörungen; des Weiteren Kopfschmerzen, Schmerzen im Bauch und Bewegungsapparat, Reizmagen und Reizdarm, Herz- und Kreislaufbeschwerden

➤ Siehe auch depressive Verstimmungen (S. 350ff.), Stress (S. 370ff.), Schlafstörungen (S. 364ff.), Reizdarm (S. 120f.), Herzjagen, Herzrhythmusstörungen (S. 286f.) sowie Magenschleimhautentzündung und Reizmagen (S. 114ff.)

SOFORTMASSNAHMEN – WAS SIE GLEICH TUN KÖNNEN

Schlaf und Erholung

Schlafen Sie sich aus. Im Gegensatz zu den Symptomen einer depressiven Verstimmung heißt die Regel bei Erschöpfung: einfach viel schlafen.

Wasseranwendungen

Wechselduschen, Teilbäder, aber auch trockene Bürstenmassagen kurbeln den Kreislauf an.

➤ **Armguss:** Von der rechten Hand außen den Wasserstrahl zur Schulter hochführen, nach kurzem Verweilen wieder innen zurückführen. Dann am linken Arm durchführen.

➤ **Wechselduschen:** Mit heißem Wasser beginnen und nach mehrmaligem Wechsel mit einer kalten Dusche abschließen. Dabei den Wasserstrahl immer von außen zum Herz hinführen.

Die innere Balance herstellen

Meist sind wir gut darin geübt, unsere Anforderungen zu planen, und vergessen dabei, dass auch die Erholung geplant sein will. Deshalb ist es wichtig, in unserem Wochenplan auch ausreichend Erholungszeiten vorzusehen, die einen Ausgleich zu unserer überwiegenden Tätigkeit bieten.

Ginseng- und Eleutherokokkextrakte

Die Wurzeln von Ginseng und Eleutherokokk gelten als Stärkungsmittel. Präparate erhalten Sie in der Apotheke oder im Reformhaus.

Kinder

Zur Behandlung von Kindern siehe S. 357.

Grenzen der Selbstbehandlung

Wenn Sie weiterhin an starker Erschöpfung leiden und Begleitsymptome wie Gewichtsverlust, Kreislaufschwäche oder verstärkte Infektneigung auftreten, sollten Sie auf jeden Fall einen Arzt aufsuchen.

AUS DER APOTHEKE

Synthetische Medikamente …

Zur Behandlung von Antriebslosigkeit eignen sich in schweren Fällen antidepressiv wirkende Substanzen, z. B. Nortriptylin, da sie den Serotoninstoffwechsel positiv beeinflussen. Welches Antidepressivum bei einem Burnout für Sie günstig ist und ob Sie überhaupt eines nehmen sollten, kann nur der Arzt entscheiden. Sinnvoller sind Multivitaminpräparate und Phytopharmaka.

➤ **Präparat mit Nortriptylin:** Nortrilen® (Dragees; rezeptpflichtig)
Wichtiger Hinweis: keine Anwendung während der Stillzeit; in der Schwangerschaft nur nach Befragung des Arztes anwenden; keine Kombination mit MAO-Hemmern; nicht bei Engwinkelglaukom anwenden; keinen Alkohol trinken
➤ **Multivitaminpräparate:** Vitamintabletten zur Nahrungsergänzung (verschiedene Hersteller); enthalten (u. a.) die Vitamine C, E, B1, B2, B6, B12 sowie Folsäure und Biotin
Wichtiger Hinweis: Multivitaminpräparate sind nicht nur in Apotheken, sondern auch in Reformhäusern und Supermärkten erhältlich

... und Phytopharmaka

➤ **Präparat mit Johanniskraut, Baldrianwurzel, Hopfenzapfen, Passionsblumenkraut:** Presselin K 1 N® (Tabletten)
➤ **Präparate aus Ginsengextrakt:** Aktivon Mono Hevert®, Gerivit® (Dragees), Ginseng Tinktur P Gelfert® (Tropfen)
➤ **Präparate aus Eleutherokokkextrakt:** Eleu-Kokk® (Lösung, Dragees), Eleutheroforce® (Kapseln), Vital-Kapseln-ratiopharm® (Kapseln)
Wichtige Hinweise: Tropfen und Lösungen enthalten Alkohol

NATURHEILKUNDE

Johanniskraut

Das stimmungsaufhellend wirkende Johanniskraut stellt ein wirksames Mittel gegen Erschöpfungszustände dar. Trinken Sie morgens und abends jeweils 1 Tasse des Heiltees.
➤ **Johanniskrauttee:** 2 Teelöffel Johanniskraut mit 1/4 Liter kochend heißem Wasser übergießen und etwa 10 Minuten lang ziehen lassen.

Kava-Kava

Kava-Kava wirkt sowohl entspannend als auch belebend, weshalb sich das aus Polynesien stammende Heilmittel sehr gut zur Behandlung von Burnout eignet. Kava-Kava steht nicht als Tee zur Verfügung, sondern wird als Extrakt in verschiedenen Präparaten angeboten, etwa Aristoforat 180® (Kapseln), Ardeydystin forte® (Dragees) und Aigin Kava Hevert® (Dragees).

Echinacea und Thuja

Zur Stärkung des Immunsystems empfiehlt sich die Anwendung von Echinacea (Sonnenhut) und Thuja (Lebensbaum). Beide haben eine belebende Wirkung auf den Organismus. Echinacea ist in dem Monopräparat Salus Echinacea Tropfen® enthalten und kommt auch in dem zur Behandlung von Abwehrschwäche entwickelten Kombinationspräparat Esberitox N® (Lösung) vor, das zudem Thujakraut sowie Baptistwurzeltinktur enthält.

Weißdorn

Weißdorn erweitert die Herzkranzgefäße und verbessert die Durchblutung des Herzes. Darüber hinaus ist die Anwendung der Heilpflanze hilfreich, wenn Herzbeschwerden nicht organisch, sondern nervös bedingt sind, wie dies z. B. bei Erschöpfungszuständen der Fall sein kann. Zur Selbstbehandlung empfehlen sich Tees.
➤ **Weißdornteemischung:** 40 Gramm Weißdornblätter und Weißdornblüten, je 15 Gramm Johanniskraut und Mistelkraut, 12 Gramm Herzgespannkraut sowie 8 Gramm Melissenblätter mischen.
2 Teelöffel der Mischung mit 1/4 Liter kochend heißem Wasser überbrühen und 10 Minuten lang ziehen lassen. Täglich 2 Tassen des Heiltees trinken.

BEWÄHRTE HAUSMITTEL

Ganzkörperwaschung

Ganzkörperwaschungen bringen den Kreislauf in Schwung. Für diese Anwendungsform benötigen Sie einen nasskalten Waschlappen, mit dem Sie die Waschung durchführen – am besten gleich morgens nach dem Aufstehen.
➤ **Anwendung:** Den Körper in der folgenden Reihenfolge abreiben: Arme, Hals, Brust, Bauch,

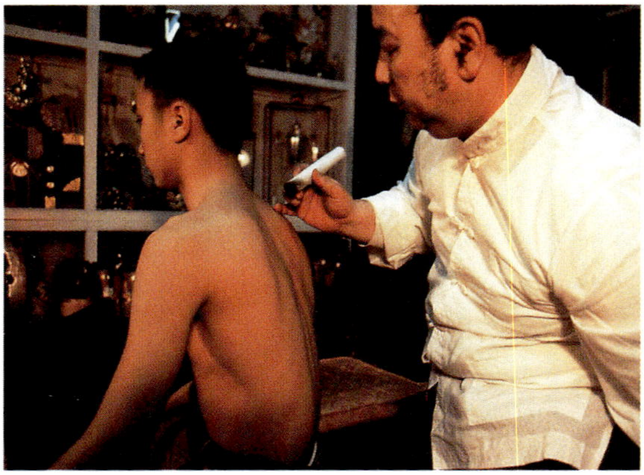

Mit der Wärme der Moxazigarre werden Akupunkturpunkte behandelt.

Rücken, Beine, Gesäß und Fußsohlen. Bei jedem Körperteil stets auf der rechten Seite außen anfangen und dann immer in Richtung Herz reiben.

BEIM HEILPRAKTIKER

Neuraltherapie

Diese Therapie wird bei Erschöpfungszuständen sowie bei sämtlichen Arten von nervös bedingten Schmerzen sowie Muskel- und Gelenkbeschwerden, deren Ursachen nicht eindeutig geklärt sind, eingesetzt. Die Neuraltherapie geht von der Annahme aus, dass Störfelder bzw. Herde (z. B. Narben, Zahnfüllungen mit Amalgam, Eiterzähne) auf andere Organe bzw. den ganzen Organismus störend einwirken. Auch chronische Müdigkeit oder anhaltende Antriebslosigkeit kann auf solche Störfelder zurückzuführen sein. Der Therapeut injiziert dem Patienten Lokalanästhetika (meist Procain und Lidocain) knapp unter die Haut, damit die Störverbindung unterbrochen wird. Das Störfeld gilt als entdeckt, wenn sofort eine deutliche Verbesserung des Allgemeinzustands entsteht und die Wirkung auch Stunden später noch anhält.

Moxibustion

In China wird Moxibustion (auch Moxabehandlung) bei allen Formen von Schwächestörungen eingesetzt. Auch hierzulande hat sich diese Therapieform als wirksame Reiztherapie bei Erschöpfungszuständen etabliert. Es gibt mehrere Methoden der Moxibustion: Der Heilpraktiker kann z. B. Ingwerscheiben auf bestimmte Akupunkturpunkte legen. Auf diese werden dann kleine Mengen an getrocknetem und pulverisiertem Beifußkraut gegeben, die angezündet werden. Andere Moxibustionsmethoden bestehen darin, in dünnes Papier gerollte Moxazigarren mit ihrem glimmenden Ende dicht an die jeweiligen Akupunkturpunkte heranzuführen oder auf Akupunkturnadeln Beifußkrauthäubchen zu setzen, die angezündet werden und dann abglühen müssen. Es soll eine intensive Wärmeeinwirkung bestehen, allerdings darf die Haut keine Verbrennungen erleiden. Die direkte Aufbringung von Moxakegeln auf die Haut ist hierzulande mittlerweile unüblich.

NAHRUNG, DIE HEILT

Lebensmittel zur allgemeinen Stärkung

Wer unter Erschöpfungszuständen leidet, sollte generell auf eine ausgewogene, vitamin- und ballaststoffreiche Ernährung achten. Neben frischem Obst und Gemüse, Vollkornprodukten und Nüssen empfehlen sich zur allgemeinen Stärkung auch Hefe, Sellerie, Hafer und Sojaprodukte.

Vitamin B, Magnesium und Kalzium

Chronische Müdigkeit, Leistungsabfall und Konzentrationsstörungen können von einem Mangel an B-Vitaminen herrühren. Achten Sie auf eine ausreichende Aufnahme insbesondere der Vitamine B1 und B12, da nur so gewährleistet ist, dass der Energiestoffwechsel von Gehirn- und Nervenzellen problemlos funktioniert. Gute Vitamin-B-Lieferanten sind neben magerem Fleisch, Vollkornprodukten und Hefe auch Hülsenfrüchte sowie Sprossen. Die gezielte Aufnahme von Mineralstoffen, vor allem von Magnesium und Kalzium, kann bei Erschöpfungszuständen ebenfalls hilfreich sein. Denn sie unterstützen die reibungslose Reizübertragung im Nervensystem und wirken somit z. B. Konzentrationsschwäche entgegen. Reich an Magnesium und Kalzium sind Milch- und Vollkornprodukte, grünes Gemüse, Fisch und Nüsse.

Das Spurenelement Chrom

Neben komplexen Kohlenhydraten und Eiweiß hilft das Spurenelement Chrom gegen Müdigkeit. Besonders ergiebige Chromlieferanten sind Vollkornprodukte, Pilze, Früchte, Rosinen, Nüsse, Melasse, Bierhefe sowie schwarzer Pfeffer.

DAS KÖNNEN SIE NOCH TUN

Heilfasten

Heilfasten dient in erster Linie der Entschlackung und Entgiftung des Organismus. Dabei sorgt die Beseitigung giftiger Rückstände des Stoffwechsels für eine Kräftigung des durch Burnout geschwächten Organismus.

Selbstbefragung

Überlegen Sie sich, ob es belastende Faktoren in Ihrem Leben gibt, die mit dazu beitragen, dass Sie sich erschöpft, überlastet oder überfordert fühlen. Wenn seelische Konflikte der Grund sein könnten, sollten Sie sich nicht scheuen, einen Psychotherapeuten zurate zu ziehen.

Alltagsrituale, Zeit für Pausen

Gönnen Sie sich genügend Pausen. Hilfreich ist auch die Strukturierung des Tages durch bestimmte wiederkehrende Rituale. Belohnen Sie sich ab und zu für die Leistung, die Sie im Beruf zeigen.

SCHNELLE HILFE FÜR KINDER

Manche Kinder haben schon im Kindergartenalter einen Zeitplan, der keinen Raum für freies Spielen lässt. Dadurch sind sie leicht überfordert und werden lustlos. Geben Sie Ihrem Kind Raum zur freien Entfaltung, verplanen Sie nicht jeden Nachmittag.

⊕ Das hilft

- Darmreinigung (beim Heilpraktiker)
- Viel Schlaf
- Vitamin- und mineralstoffreiche Gesundheitskost (auch Vitaminpräparate)
- Qi-Gong-Übungen
- Gesellschaft suchen
- Sport, Bewegung an frischer Luft
- Entspannung
- Heilpflanzentees
- Kneippsche Anwendungen

⊖ Das schadet

- Überlastung
- Rauchen
- Zu viel Alkohol
- Bewegungsmangel
- Vitamin- und nährstoffarme Ernährung (Fastfood, Konservenkost)

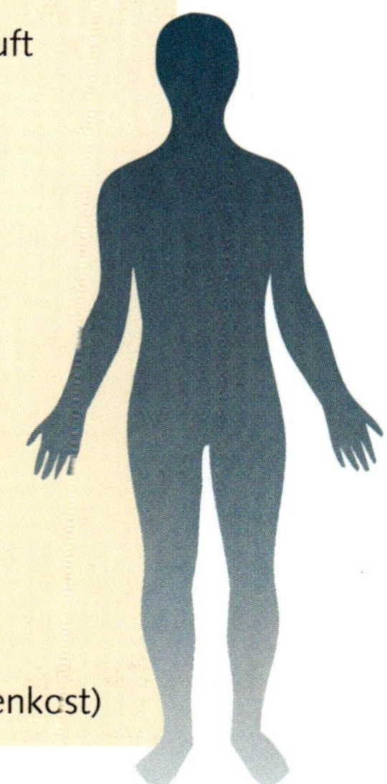

Sorgen Sie für viel Bewegung an der frischen Luft. Zieht sich Ihr Kind immer mehr zurück, müssen Sie den Kinderarzt aufsuchen. Die folgenden Homöopathika haben sich bei Kindern, die von Antriebslosigkeit und Erschöpfung betroffen sind, bewährt.

➤ **Symptomatik:** Ihr Kind ist bei den Schularbeiten schnell erschöpft und müde und tut sich mit dem Lernen schwer.

Mittel: Kalium phosphoricum D5 (3-mal täglich 3 bis 5 Globuli) verbessert die Aufmerksamkeit und stärkt die Nerven.

➤ **Symptomatik:** Ihr Kind zeigt einen deutlichen Widerwillen zu lernen. Ruhelosigkeit und Konzentrationsmangel sind von Wachstumsbeschwerden begleitet. Ihr Kind klagt möglicherweise über Schmerzen in den Armen und Beinen.

Mittel: Calcium phosphoricum D12 (1-mal täglich 3 bis 5 Globuli) stärkt die Konstitution.

Qi Gong – zur Ruhe kommen

Qi Gong (von chinesisch Qi = Lebensenergie; Gong = Weg, Methode) ist eine Bewegungsmeditation und stammt aus dem Umkreis der traditionellen chinesischen Medizin (TCM). Es handelt sich um eine ganze Reihe von körperlichen und mentalen Übungen, die zum Teil schon jahrtausendealt sind. Qi Gong diente schon immer der Gesunderhaltung und der Stärkung der Selbstheilungskräfte. Der wichtigste Effekt der Übungen ist eine tiefe Entspannung sowohl in körperlicher wie auch in psychischer Hinsicht. Regelmäßg durchgeführte Qi-Gong-Übungen führen nachweislich zur Blutdruckregulierung und zur Behebung von psychovegetativen Problemen.

Das innere Gleichgewicht finden

Ärzte raten sowohl bei stressbedingten Beschwerden als auch bei psychischen Befindlichkeitsstörungen zu Entspannungsmethoden – zumindest als begleitende Maßnahme. Denn alle psychovegetativen Störungen deuten auf ein Ungleichgewicht, auf eine psychische/körperliche Störung hin.

Die Qi-Gong-Übungen dienen der Aktivierung des so genannten Qi-Flusses in den Meridianen und der geistigen Harmonisierung. Ziel ist es, »in die Ruhe einzutreten«, sich zu zentrieren und seine Mitte zu finden – nach der Vorstellung der TCM die Voraussetzung für ein langes Leben, Vitalität und (psychisches) Wohlbefinden.

Bewegt und unbewegt

Es gibt ganz verschiedene Qi-Gong-Übungen – zu den bekanntesten zählen etwa die »Acht Brokate« (Ba Duan Jin). Man kann die Übungen in 3 Hauptgruppen gliedern.

➤ Bewegtes Qi Gong: Übungen, die mit Bewegungen einhergehen, etwa die Brokatübungen, die sowohl im Stehen wie auch im Sitzen ausgeübt werden können

➤ Stilles Qi Gong: Übungen, bei denen die Lebensenergie Qi allein mit Hilfe der Vorstellungskraft durch den Körper geleitet wird (die bekannteste Übung ist der kleine Energiekreislauf oder Xiao roudian)

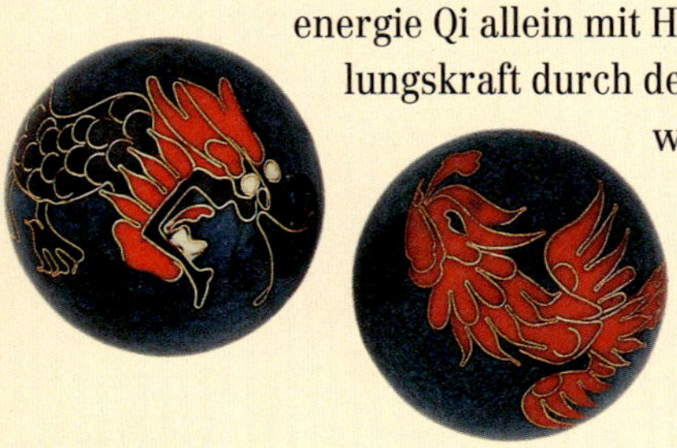

➤ Qi-Gong-Kugeldrehen: Stimulierung von Akupunkturpunkten der Hände

Wichtige Grundlagen

Zum Verständnis der Qi-Gong-Übungen ist die Kenntnis einiger Grundannahmen der TCM und der chinesischen Philosophie wichtig.

Qi

Die Lebensenergie Qi ist eine vorgegebene Energie. Jeder Mensch besitzt ein bestimmtes Quantum von Geburt an. Im Lauf des Lebens muss er es stärken bzw. mehren – was u. a. durch Qi-Gong-Übungen möglich ist. Das Qi muss immer im Fluss sein. Ist Qi blockiert, wird der Mensch krank.

Yi

Die Vorstellungskraft Yi ist für alle Qi-Gong-Übungen wichtig. Mit Hilfe von Yi wird Qi gelenkt – was erst nach längerer Übung erreicht wird.

Dan Tien

Die drei Dan Tien sind die Hauptspeicher des Qi.

➤ Das obere Dan Tien liegt zwischen den Augenbrauen auf der Nasenwurzel und wird auch als drittes Auge bezeichnet.

➤ Das mittlere Dan Tien befindet sich etwa in der Brustkorbmitte; es sollte vom Gefühl her weit geöffnet sein.

➤ Das untere Dan Tien, das Hauptenergiezentrum, liegt etwa ein paar Finger bis 1 Hand breit unter dem Bauchnabel. Vor und nach jeder Übungseinheit sollte man seine Aufmerksamkeit auf diesen Bereich lenken und ihn mit der Zeit wahrzunehmen lernen – als warmen Ball o. Ä.

Qi-Gong-Übungen

Die folgenden Übungen sollen einen ersten Eindruck vermitteln. Um tiefer in diese Art der Entspannung einzusteigen, ist es ratsam, einen Kurs zu machen. Kurse gibt es nicht nur an privaten Instituten oder Volkshochschulen; auch die gesetzlichen Krankenkassen bieten bisweilen Qi-Gong-Kurse an.

Richtig stehen und das Qi sammeln

➤ Stehen Sie mit geschlossenen Beinen oder mit hüftbreit auseinander stehenden Beinen. Die Arme hängen locker seitlich herab.

➤ Spielen Sie ein bisschen mit den Zehen, krallen Sie sie ein paar Mal ein. Kippen Sie die Füße auf die Außenkanten. Verlagern Sie das Gewicht von den Fersen auf die Ballen und umgekehrt. Versuchen Sie, einen guten Stand zu bekommen.

➤ Stehen Sie ruhig, und konzentrieren Sie sich auf die Yongquan-Punkte (die Anfangspunkte des Nierenmeridians) Ihrer Füße. Sie liegen auf den Ballen, etwa in Fußmitte.

➤ Beugen Sie jetzt locker die Knie. Nur ein bisschen; die Knie sollten sich etwa über der 3. Zehe befinden. (Von der Seite aus gesehen, gehen die Knie nicht über die Zehen hinaus.) Gleichzeitig lassen Sie Ihr Becken leicht nach vorn kippen; dadurch richten Sie es auf und vermeiden eine Hohlkreuzbildung. Ihr Rücken sollte eine gerade Linie bilden; das Steißbein weist senkrecht nach unten.

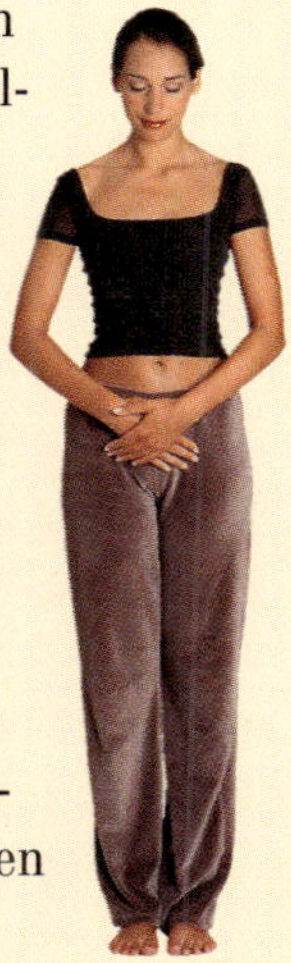

➤ Gehen Sie nun mit Ihrer Vorstellungskraft vom Steißbein aus Wirbel für Wirbel nach oben, bis Sie am höchsten Punkt des Kopfs angelangt sind, dem Scheitelpunkt (Bahui). Stellen Sie sich vor, er wäre wie mit einem Faden im Himmel aufgehängt.

➤ Führen Sie Ihre Arme mit einer runden Bewegung vor den Bauch, und legen Sie die eine Hand (Frauen die rechte, Männer die linke) auf das untere Dan Tien. Die andere Hand legen Sie locker darauf.

➤ Blenden Sie die Außenwelt aus. Sehen Sie, ohne etwas zu fixieren. Dies gelingt manchmal leichter, wenn man die Augen etwas schließt (so dass Sie aber immer noch Ihre Umgebung wahrnehmen).

➤ Stellen Sie sich vor, wie die Lebensenergie Qi sich unter Ihren Händen im Bauch sammelt.

➤ Nach einigen Minuten nehmen Sie die Hände auseinander und lösen die Stellung auf.

Brokatübung 2: »Die Welt auf Händen tragen«

Dies ist die zweite der acht edlen Übungen (Brokatübungen). Sie dient der Regulierung des Dreifachen-Erwärmer-Meridians (siehe dazu das Special »Akupressur – Heilsames aus Fernost« S. 34f.).

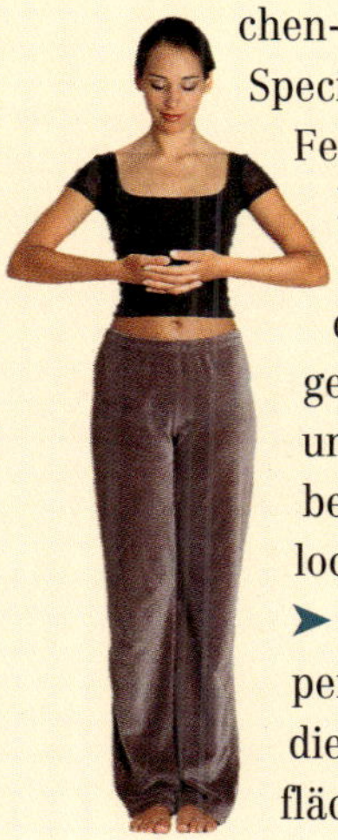

➤ Stellen Sie sich gerade hin, und beugen Sie die Knie locker (siehe die vorhergehende Übung vom richtigen Stehen). Kippen Sie das Becken, und richten Sie Ihre Wirbelsäule Wirbel für Wirbel auf. Ihre Arme hängen locker seitlich herab.

➤ Führen Sie Ihre Hände vor dem Körper zusammen, und verschränken Sie die Finger ineinander; die Handinnenflächen zeigen nach oben. Stellen Sie sich vor, Sie halten so eine Kugel – die Weltkugel.

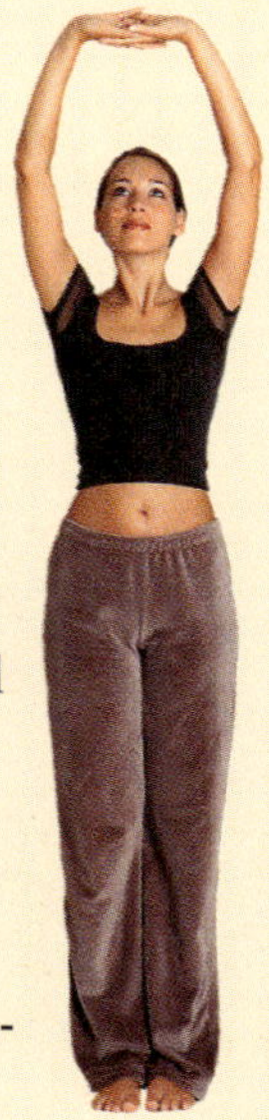

➤ Führen Sie Ihre Arme und die ineinander verschränkten Hände vor Ihrem Körper bis zur Brust. Die Arme sind leicht gerundet.

➤ Drehen Sie die Handflächen nun nach unten, und führen Sie Arme und Hände in einer kreisförmigen Bewegung nach oben über Ihren Kopf. Die Schultern sind entspannt.

➤ Lösen Sie die Hände, und führen Sie die Arme mit runder Bewegung nach unten. Dann beginnen Sie wieder mit dem Verschränken der Finger. Wiederholen Sie die Übung 2-mal.

Essstörungen (Magersucht, Bulimie, Esssucht)

Magersucht – typische Beschwerden: quälendes Hungergefühl, verbunden mit dem zwanghaften Bedürfnis, ihm nicht nachzugeben, extremer Gewichtsverlust bis hin zu lebensbedrohlichem Untergewicht
Bulimie – typische Beschwerden: Kontrollverlust über die Nahrungsaufnahme, anfallartiger Heißhunger und darauf folgendes selbst herbeigeführtes Erbrechen, Schwächezustände und Krämpfe infolge starken Wasser- und Kaliumverlusts, das Erbrochene kann die Zähne in Mitleidenschaft ziehen
Esssucht – typische Beschwerden: anfallartiges, gieriges Verschlingen von Lebensmitteln, Kontrollverlust über die Nahrungsaufnahme
Bei sämtlichen Essstörungen: ständiges Denken an Nahrungsaufnahme
➤ Siehe auch Appetitlosigkeit (S. 348f.) und depressive Verstimmungen (S. 350ff.)

SOFORTMASSNAHMEN – WAS SIE GLEICH TUN KÖNNEN

Leichte Kost

Wenn möglich, sollte man versuchen, über den Tag verteilt leichte Kost, d. h. mehrere kleine Portionen an frischem Obst, Gemüse und Vollkornprodukten, zu verzehren. Versuchen Sie, dem Essen Genuss abzugewinnen. Abgesehen davon, dass man auf diese Weise dem Körper wichtige Nährstoffe zuführt, kann es gelingen, das Muster der zwanghaften Nahrungsaufnahme bzw. Nahrungsverweigerung allmählich zu durchbrechen.

Multivitaminpräparate

Um den Grundbedarf an lebenswichtigen Vitaminen, Mineralstoffen und Spurenelementen sicherzustellen, empfiehlt sich die regelmäßige Einnahme von Multivitaminpräparaten.

Kinder

Bei ausgeprägtem Gewichtsverlust und Nahrungsverweigerung muss unverzüglich ein Arzt oder Kinder- und Jugendpsychiater aufgesucht werden; in solch gravierenden Fällen einer Essstörung, die immer auf massive seelische Probleme zurückzuführen sind, kommt der Selbstbehandlung lediglich begleitende Funktion zu. Dies gilt auch, wenn Sie den Verdacht haben, dass Ihr Kind unter Esssucht leidet, die meist mit Gewichtszunahme einhergeht.

Grenzen der Selbstbehandlung

Magersucht und Bulimie können letztlich nur mit ärztlicher Hilfe therapiert werden. Da auch Esssucht meist die Folge tief sitzender seelischer Konflikte ist, empfiehlt sich auch hier, einen Arzt oder einen ärztlichen bzw. psychologischen Psychotherapeuten aufzusuchen.

➤ Generell gilt, dass man spätestens dann aktiv werden muss, wenn sich ernsthafte gesundheitliche Probleme einstellen: z. B. bei Magersucht extreme Unterernährung, Kreislauf- sowie Hormon- und Zyklusstörungen. Bulimie kann u. a. eine chronische Entzündung der Speiseröhre oder des Magens sowie Herzfunktionsstörungen nach sich ziehen. Esssucht äußert sich meist durch extremes Übergewicht und die damit einhergehenden körperlichen Folgen, z. B. Herz- und Kreislauferkrankungen, Stoffwechsel- und Gelenkerkrankungen, erhöhten Blutdruck, Diabetes mellitus etc.

AUS DER APOTHEKE

Phytopharmaka

Wegen ihrer krampflösenden und magenfreundlichen Eigenschaften findet sich die aromatisch schmeckende Pfefferminze in zahlreichen appetitanregenden Präparaten. Darüber hinaus haben bitterstoffhaltige Heilpflanzen wie Gelber Enzian, Angelikawurzel, Benediktenkraut, aber auch Anis- und Kümmelöl eine appetitsteigernde Wirkung. Zugleich regulieren Bitterstoffdrogen Heißhunger.

➤ **Präparat mit Pfefferminz- und Kümmelöl:** Aspasmon N® (Tropfen)

➤ **Präparat mit Tausendgüldenkraut:** Tausendgüldenkraut-Tropfen® (Tinktur)

➤ **Präparate mit Enzian:** Digestivum Hetterich S® (Tropfen), Enziagil Magenplus® (Kapseln)

Wichtige Hinweise: Tropfen und Tinkturen enthalten Alkohol

➤ **Präparat mit Angelikawurzel und Benediktenkraut:** Carvomin forte® (Lösung)

Wichtiger Hinweis: auf Sonnenbäder verzichten; enthält Alkohol; nicht bei Gallensteinleiden, Reizmagen, akuter Magenschleimhautentzündung und bei Allergie gegen Korbblütler anwenden

➤ **Präparat mit Anis-, Minz- und Kümmelöl:** Neo-Ballistol® (Kapseln)

➤ **Präparat mit Artischocke:** Artischockensaft Kneipp® (Saft)

NATURHEILKUNDE

Heilkräutertees gegen Heißhunger

Als Gegenspieler des süßen Geschmacks haben sich Bitterstoffdrogen wie Tausendgüldenkraut, Benediktenkraut, Wermut oder Gelber Enzian zur Regulierung von Heißhunger bewährt. So können bitterstoffhaltige Heilkräutertees bei Essstörungen – sowohl bei Heißhunger als auch bei Appetitlosigkeit – als Begleitmaßnahme hilfreich sein.

➤ **Teemischung 1:** Je 30 Gramm Benediktenkraut, Wermut und Pfefferminze sowie 20 Gramm Kümmel mischen; 2 Teelöffel der Mischung mit 1/4 Liter kochend heißem Wasser aufgießen und 10 Minuten lang ziehen lassen. Täglich 3 Tassen des Heiltees über den Tag verteilt trinken.

➤ **Teemischung 2:** 50 Gramm Tausendgüldenkraut, 30 Gramm Melisse und 50 Gramm Kamille mischen. 2 Teelöffel der Mischung mit 1/4 Liter kochend heißem Wasser aufgießen und vormittags 1 bis 2 Tassen sowie über den restlichen Tag verteilt nochmals 2 Tassen des wohlschmeckenden Kräutertees trinken

BEWÄHRTE HAUSMITTEL

Kalter Guss

Ein kalter Guss eignet sich zur Verbesserung der Durchblutung: Die Stoffwechselprozesse des Organismus werden aktiviert und fördern auf diese Weise das gesunde Hungergefühl.

➤ **Anwendung:** An der Außenseite des rechten Fußes beginnen, den kalten Wasserstrahl bis zur Leiste hochführen, dann auf der Innenseite wieder zurückführen. Danach erst mit dem linken Bein, anschließend mit den Armen ebenso verfahren. Diese Anwendung 2-mal an Beinen und Armen wiederholen.

Bauchwickel

Auch ein Bauchwickel regt die Durchblutung der Haut und der darunter liegenden Organe, z. B. des Magens, an und hat deshalb einen appetitsteigernden Effekt. Für diese Wickelart brauchen Sie ein kleines Baumwolltuch, ein größeres Badehandtuch sowie eine Gummiwärmflasche.

➤ **Anwendung:** Die Wärmflasche mit heißem Wasser nur so weit füllen, dass sie nicht auf dem Bauch hin und her rutschen kann, sondern flach auf ihm zu liegen kommt. Das Baumwolltuch mit lauwarmem Wasser anfeuchten und es sich im Bett liegend längs auf den bloßen Bauch auflegen. Zunächst das Badehandtuch, dann die Gummiwärmflasche darüber legen und mit der Bettdecke zudecken. Etwa 60 Minuten liegen lassen.

Bäder

Ebenfalls durchblutungsfördernde Wirkung haben heiße Voll- bzw. Teilbäder. Zugleich stärken sie das Immunsystem. Sollten Sie an Herz-Kreislauf-Beschwerden, Venenerkrankungen oder sehr großer Erschöpfung leiden, ist diese Anwendung allerdings nicht geeignet. Bei Vollbädern hat sich ein Zusatz von Kamille und Thymian bewährt; zudem ist auch eine Beimischung von ätherischen Ölen (z. B. Teebaum- und Kamillenöl) zum Badewasser wohltuend und hilfreich.

➤ **Vollbad mit ätherischen Ölen:** 5 Tropfen Teebaum- und 5 Tropfen Kamillenöl in etwas süßer Sahne auflösen. Diese Flüssigkeit dem 35 bis 38 °C warmen Badewasser beigeben.

Kinesiologie

Die Kinesiologie geht von der Annahme aus, dass bestimmte Muskelpartien des Menschen miteinander in Verbindung stehen und mit Organsystemen und Körperteilen korrespondieren. Durch bestimmte »chirotherapeutische« Übungen kann man daher organische Beschwerden, Schwächezustände, aber auch seelisch begründete Befindlichkeitsstörungen (wie es zwanghafte Essgewohnheiten oft sind) lindern. Es empfiehlt sich, zunächst einen erfahrenen Kinesiologen aufzusuchen, der mit Hilfe der kinesiologischen Muskeltests die Diagnose stellt und Sie anschließend in die entsprechenden Bewegungsübungen einweist. Später können Sie diese Übungen auch zu Hause durchführen.

BEIM HEILPRAKTIKER

Akupunktur und Tuinamassage

Zur Auflösung von Energieblockaden haben sich Akupunkturbehandlungen bewährt. Sie dienen vor allem als Begleitmaßnahme, z. B. in Kombination mit einer Psychotherapie. Auch die chinesische Tuinamassage kann – begleitend zu anderen Maßnahmen – vor allem bei Esssucht hilfreich sein. Sie dient auch dem Abbau von Übergewicht.

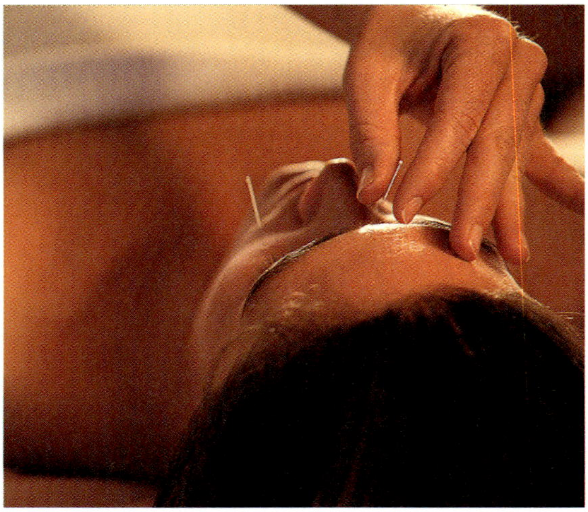

Als Begleitmaßnahme zur Behandlung von Essstörungen hat sich Akupunktur bewährt.

NAHRUNG, DIE HEILT

Milchprodukte

Saure Milchprodukte, zu denen Dickmilch, Buttermilch, Kefir und Joghurt zählen, tragen maßgeblich zum Aufbau und Erhalt einer gesunden Bakterienflora im Darm bei – ein wichtiger Aspekt bei allen Formen von Essstörungen, denn jede Art von einseitiger Ernährung ist den Funktionen des Darms auf Dauer abträglich.

➤ Essen Sie täglich 1 Becher Biojoghurt mit lebenden Kulturen (z. B. zusammen mit Müsli), oder trinken Sie jeden Morgen 1 Glas Buttermilch.

GESUNDHEITSKUR

Rollkur mit Kamille

Vor allem bei Essstörungen, die mit chronischen Magenschmerzen einhergehen, hat sich eine Rollkur mit Kamille bewährt. Menschen mit einer Allergie gegen Korbblütler sollten allerdings auf eine Kamillenrollkur verzichten.

➤ **Anwendung:** Abends vor dem Schlafengehen 2 Esslöffel Kamillenblüten mit 1/2 Liter kochend heißem Wasser übergießen und 10 Minuten ziehen lassen, dann abseihen. Den Tee in eine Thermoskanne füllen und ans Bett stellen. Morgens vor dem Aufstehen den Tee trinken; danach sich langsam um die Längsachse rollen und in den einzelnen Positionen etwa 5 Minuten liegen bleiben: zunächst auf den Rücken drehen, dann auf die rechte Seite, auf den Bauch und schließlich auf die linke Seite. Bitte Reihenfolge einhalten; bei Drehung auf die linke Seite gelangt die Flüssigkeit zu schnell aus dem Magen.

DAS KÖNNEN SIE NOCH TUN

Psychotherapie

Essstörungen – und hierbei vor allem Formen der Magersucht und Bulimie – sind schwer wiegende Krankheitsbilder, die unbedingt in ärztliche Behandlung gehören. Wie bei allen suchtartigen Erkrankungen fällt es den Betroffenen zunächst jedoch oft schwer zu akzeptieren, dass sie seelisch und körperlich krank sind. Wenn der Verdacht besteht, dass eine Essstörung vorliegt, sollten daher nahe stehende Personen versuchen, so einfühlsam wie möglich den Betroffenen auf den selbstzerstörerischen Aspekt der Erkrankung hinzuweisen und davon zu überzeugen, einen Arzt oder Psychotherapeuten aufzusuchen. Tatsache ist, dass die meisten Betroffenen ohne eine Psychotherapie nicht den Weg aus ihrer Sucht finden.

➤ **Klinikaufenthalt:** Betroffene können sich sowohl ambulant als auch stationär in psychosomatisch orientierten Kliniken behandeln lassen.

➤ **Alternativmodelle:** Es gibt auch Therapiemodelle mit betreuten Wohngemeinschaften.

Meditation

Da jede Form der Essstörung auf massive seelische Probleme hinweist, sind praktisch alle Maßnahmen, durch die man seinem Körper und seiner Seele Ruhe und Entspannung verschafft, als begleitende Selbsthilfemaßnahmen empfehlenswert. Hierbei hat sich die Meditation besonders bewährt. Bei der Meditation geht es darum, sich für eine Weile von äußeren Sinneswahrnehmungen zurückzuziehen, um so in einen Zustand entspannter Aufmerksamkeit und höchster Konzentration zu gelangen, ohne sich dabei jedoch zu verausgaben. Auf diese Weise wird eine Distanz zu den Dingen hergestellt, die es ermöglicht, negative Gedanken und Gefühle loszulassen.

➤ **Konzentration auf den Bauch:** Schließen Sie die Augen, oder richten Sie den Blick ins Leere, ohne etwas Bestimmtes anzusehen. Entspannen Sie nun – vom Kopf aus – bewusst die einzelnen Körperpartien. Wandern Sie Schritt für Schritt Ihren Körper entlang bis hinunter zu Ihren Füßen und dann wieder hinauf zu Ihrem Bauch. Dort verweilen Sie und konzentrieren sich auf einen Punkt, der einige Millimeter oberhalb des Nabels oder etwas darunter liegt. Ohne Ihre normale Atmung zu verändern, beobachten Sie, ob Ihr Atem an diesem Punkt ankommt. Versuchen Sie nun, sich ganz plastisch vorzustellen, wie Ihr Atem in den Bauchraum einströmt und sich von dort wie aus einer Quelle im ganzen Körper ausbreitet. Öffnen Sie nun wieder die Augen, und ruhen Sie sich noch eine Zeit lang aus.

⊕ Das hilft

Essenstagebuch führen (zur Kontrolle des Essverhaltens)

Yoga und Qi-Gong-Übungen

Spaziergänge an frischer Luft

Maßvolle Bewegung und Gymnastik

Tanzen

Gesellschaftliche Kontakte

Akupressur

Psychotherapie

⊖ Das schadet

Stress und Kummer

Exzessive sportliche Betätigung

Soziale Isolation

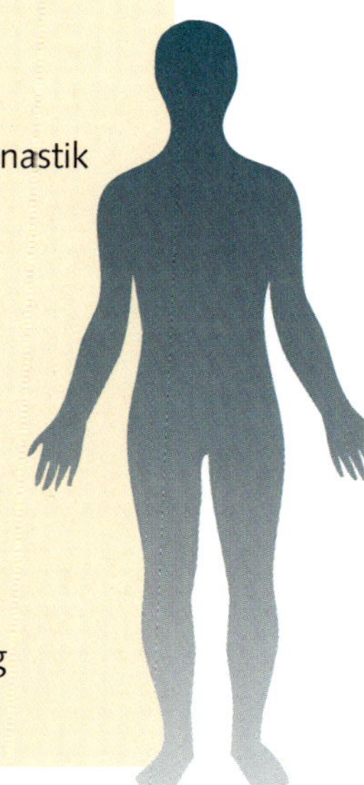

Schlafstörungen

Einschlafstörungen – typische Beschwerden: mehrstündiges Wachliegen nach dem Zubettgehen bzw. gänzliche Schlaflosigkeit
Durchschlafstörungen – typische Beschwerden: nach problemlosem Einschlafen plötzliches Wachwerden und anschließend Schwierigkeiten, erneut einzuschlafen, Tagesmüdigkeit, Unausgeglichenheit, verminderte Leistungs- und Reaktionsfähigkeit
Bei länger anhaltenden Schlafstörungen ist eine Beeinträchtigung des Immunsystems möglich.
➤ Siehe auch depressive Verstimmungen (S. 350ff.), Schlafstörungen bei Kindern (S. 368f.) und Jetlag (S. 320f.)

SOFORTMASSNAHMEN – WAS SIE GLEICH TUN KÖNNEN

Schlafteemischung mit Baldrian

Ein Kräutertee aus Baldrianwurzeln, Hopfenzapfen und Melissenblättern wirkt beruhigend.
➤ **Teemischung:** 20 Gramm Baldrianwurzeln, 30 Gramm Hopfenzapfen und 30 Gramm Melissenblätter mischen. 2 Teelöffel der Mischung mit 1/4 Liter kochend heißem Wasser überbrühen und 10 Minuten lang ziehen lassen.

Schlafrituale

Schaffen Sie sich bestimmte Schlafrituale (Schlaftrunk, Vollbad, Lieblingsmusik hören o. Ä.), und gehen Sie möglichst immer zur gleichen Zeit ins Bett (auch am Wochenende).

Knieguss

Kniegüsse mit nicht zu warmem Wasser erleichtern das Einschlafen.
➤ **Anwendung:** Beginnend an der rechten kleinen Zehe den Wasserstrahl über die Außenseite von Fuß und Unterschenkel bis über die Kniekehle führen, dort kurz kreisend verweilen. Zurück über die Wadenseite. Dann den Knieguss am linken Bein durchführen. Danach den Strahl von der rechten kleinen Zehe über die Unterschenkelvorderseite bis hinauf zur Kniescheibe führen, dort kreisend verweilen. Zurück über die Innenseite bis zur großen Zehe und zur Fußsohle. Dann am linken Bein durchführen.

Lavendelölbad

Ein Vollbad mit Lavendelöl beruhigt die Nerven und bewirkt so ein schnelleres Einschlafen.
➤ **Anwendung:** 35 bis 38 °C warmes Wasser in die Badewanne einlaufen lassen. 15 bis 20 Tropfen Lavendelöl in 1 Esslöffel Sahne vermischen und ins Wasser geben; etwa 15 Minuten baden.

Grenzen der Selbstbehandlung

Wenn trotz Selbsthilfemaßnahmen die Schlafstörungen über mehrere Wochen anhalten oder die Ein- bzw. Durchschlafstörungen mit anderen Symptomen, z. B. Atempausen (Schlafapnoen) oder Muskelkrämpfen, verbunden sind, sollten Sie einen Arzt aufsuchen. Dies empfiehlt sich auch dann, wenn das Schlafdefizit Ihre täglichen Aktivitäten beeinträchtigt.
Von einer längerfristigen Selbstbehandlung mit Schlafmitteln (auch mit rezeptfreien Präparaten) ist abzuraten, da Schlafstörungen keine Krankheit an sich sind, sondern möglicherweise auf andere Erkrankungen verweisen, deren Erkennung und Heilung die Voraussetzungen für einen gesunden Schlaf bilden.
➤ Von eigenmächtiger Einnahme von Schlafmitteln ist abzuraten. Bitte sprechen Sie dies mit Ihrem Arzt ab. Bei längerer Einnahme von Schlafmitteln besteht die Gefahr der Medikamentenabhängigkeit.

AUS DER APOTHEKE

Synthetische Medikamente ...

Zu den wichtigsten rezeptfreien Schlafmitteln zählen Diphenhydramin und Doxylamin. Sie sind, wie die rezeptpflichtigen Benzodiazepine, nur zur Kurzzeitbehandlung geeignet. Sie verändern das Schlafmuster, wodurch der Schlaf weniger erholsam wird; zudem gewöhnt sich der Körper an sie, so dass das Einschlafen ohne medikamentöse Unterstützung schwieriger wird; überdies kann eine länger andauernde Einnahme die Verhütungssicherheit der Antibabypille beeinträchtigen.

➤ **Präparate mit Diphenhydramin:** Dormigoa N®, Dolestan®, Halbmond® (Tabletten)
Wichtiger Hinweis: eingeschränktes Reaktionsvermögen; nicht bei akutem Asthma, Magen-Darm-Geschwüren, Prostatavergrößerung einnehmen

➤ **Präparate mit Doxylamin:** Gittalun®, Hoggar N®, Sedaplus® (Tabletten, Brausetabletten, Saft)
Wichtiger Hinweis: eingeschränktes Reaktionsvermögen; nicht mit Alkohol einnehmen

➤ **Präparate mit Bromazepam:** Lexotanil 6®, Normoc®, Gityl 6®, durazanil 6® (Tabletten; rezeptpflichtig)
Wichtiger Hinweis: hohes Abhängigkeitspotenzial

... und Phytopharmaka

➤ **Präparate mit Baldrian und Melisse:** Baldrian-Dispert® (Dragees), Sedariston® (Tropfen)
Wichtiger Hinweis: Tropfen enthalten Alkohol; eingeschränktes Reaktionsvermögen

Kräuterkissen mit Lavendel

Lavendelblüten eignen sich bei Schlafstörungen, Kopfschmerzen sowie Kreislaufbeschwerden. Nehmen Sie ein Kräuterkissen mit Lavendelblüten mit ins Bett (in Reformhäusern und Apotheken erhältlich), und lassen Sie sich von den wohltuenden Düften beruhigen.

BEWÄHRTE HAUSMITTEL

Ansteigendes Fußbad

Ansteigende Fußbäder beruhigen und dienen bei regelmäßiger Anwendung überdies der Stärkung des Immunsystems. Verwenden Sie dazu eine möglichst hohe Schüssel (oder einen Eimer, in dem die Füße gut Platz haben). Bei Erkrankungen der Venen ist von ansteigenden Fußbädern abzuraten.

➤ **Anwendung:** Die Fußbadewanne mit 36 °C warmem Wasser füllen; während des Fußbads (von ca. 20 Minuten Dauer) die Temperatur allmählich durch Zugießen von heißem Wasser auf ca. 42 °C steigern.

Kräuterbad mit Wacholderöl

Zur Entspannung der Muskeln empfiehlt sich ein Kräuterbad mit Wacholderöl, da die Inhaltsstoffe der Pflanze die Durchblutung fördern und krampflösend wirken.

➤ **Anwendung:** Für ein Vollbad 15 bis 20 Tropfen Wacholderöl mit 1 bis 2 Esslöffeln Sahne, Milch, flüssigem Honig oder Neutralseife verrühren und ins Badewasser geben.

NATURHEILKUNDE

Aromatherapie

Bei Schlafstörungen ist eine Aromatherapie mit Lavendel-, Kamillen- und Neroliöl hilfreich.

➤ **Anwendung:** 4 Tropfen Kamillenöl und je 2 Tropfen Lavendel- und Neroliöl in die Verdunstungsschale der Duftlampe geben und 1 Stunde vor dem Zubettgehen im Schlafzimmer verdunsten lassen.

NAHRUNG, DIE HEILT

Serotoninreiche Kost

Melatonin ist ein Hormon, das in der Zirbeldrüse des Gehirns aus dem Hormon Serotonin hergestellt wird und für den Schlaf von größter Bedeutung ist. Die Grundlage für die Bildung von Serotonin stellt das Tryptophan, eine Aminosäure, dar. Je mehr Serotonin und dadurch Melatonin der Organismus bilden kann, desto gesünder ist der Schlaf. Bei Schlafstörungen ist es daher ratsam, eine Zeit lang bevorzugt tryptophanhaltige Lebensmittel (z. B. Sojabohnen, Linsen und Milch) sowie serotoninreiche Kost wie Bananen, Tomaten und Walnüsse zu verzehren. Die Zufuhr von Melatonin eignet sich auch zur Abschwächung schlafabträglicher Faktoren, beispielsweise eines veränderten Schlaf-wach-Rhythmus, etwa durch Schichtarbeit oder Wechsel zwischen Zeitzonen (Jetlag).

GESUNDHEITSKUR

Entspannung durch autogenes Training

Beim autogenen Training (siehe dazu auch das Special S. 332f.) gibt es spezielle Formeln gegen Schlafstörungen, die eine entspannende Wirkung haben. Manche Menschen schlafen sogar schon bei den Grundübungen des autogenen Trainings ein! Von den Grundübungen empfiehlt sich die so genannte Wärmeübung: Das dabei entstehende Gefühl der Wärme erleichtert das Einschlafen. Wenn Sie abends im Bett üben, müssen Sie die so genannte Rücknahme, die Sie aus dem autosuggestiven Zustand in die Realität zurückholt, grundsätzlich weglassen. Beenden Sie die Übung mit einer der unten genannten Formeln.

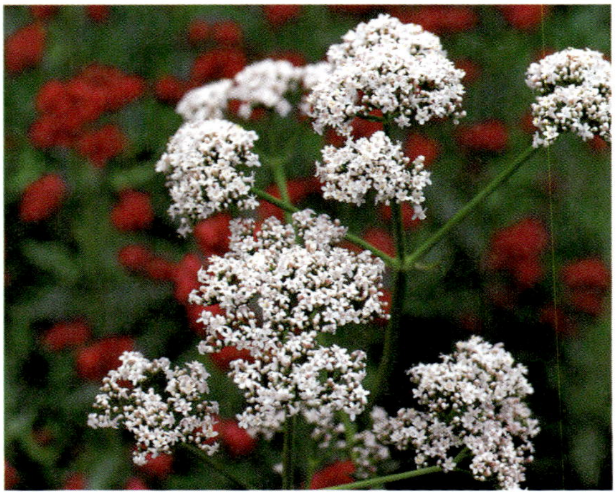

Natürliches Schlafmittel: Baldrian hat eine beruhigende und krampflösende Wirkung.

➤ **Wärmeübung mit Einschlaf-/Durchschlafformel:** Beginnen Sie damit, Arme, Beine und Kopf zu lockern; legen Sie sich bequem im Bett auf den Rücken, und konzentrieren Sie sich bei geschlossenen Augen zunächst auf die Ruheformel »Ich bin ganz ruhig« und auf die Schwereformel »Arme und Beine schwer«. Rechtshänder beginnen dann, sich auf den rechten Arm, Linkshänder, auf den linken zu konzentrieren. Dabei sprechen Sie sich in Gedanken 6-mal die folgende Formel vor: »Mein rechter (linker) Arm ist warm« oder »Rechter (linker) Arm strömend warm«. Denken Sie den Satz lediglich, sprechen Sie ihn keinesfalls aus. Nach kurzer Zeit spüren Sie, dass sich die Wärme über den ganzen Arm ausbreitet. Ausgangspunkte können der Ellbogen und die Hand sein. Schon bald können Sie die Wärme auch im anderen Arm oder in der jeweiligen Körperseite spüren. Beenden Sie die Übung nach 2 bis 3 Minuten. Nehmen Sie sich jedoch – wie beim autogenen Training normalerweise üblich – nicht wieder zurück, sondern konzentrieren Sie sich nun auf einen der folgenden Leitsätze, die sich als Formeln bei Einschlaf- und Durchschlafproblemen bewährt haben.

➤ »Ich schlafe nachts tief, ruhig und fest und erwache am Morgen pünktlich um ... (Uhrzeit)«

Oder den Reim:

➤ »Ich schlafe gleich die ganze Nacht, bis ich erholt um ... (Uhrzeit) erwacht«

Oder:

➤ »Schlafen ganz gleichgültig – Ruhe wichtig«

Oder:

➤ »Gedanken völlig gleichgültig – Sorgen weichen dem tiefen Schlaf im Bett«

DAS KÖNNEN SIE NOCH TUN

Homöopathie

Zincum valerianicum D3, Passiflora D3, Valeriana D3 sowie Coffea D6 sind wichtige Homöopathika bei Schlafproblemen. Was letzteren Wirkstoff betrifft, ist bei Schlafstörungen zwar grundsätzlich von spätem Kaffee- oder auch Teegenuss (Koffein) abzuraten, doch kann das Psychostimulans insbesondere bei älteren Menschen und kreislaufschwachen Personen das Einschlafen fördern.

Atemübungen

Als schlaffördernd haben sich die folgenden Atemübungen erwiesen, die am besten im Bett in Rückenlage ausgeführt werden.

➤ **Beine und Arme anheben:** Atmen Sie einige Male ruhig ein und aus. Beim Ausatmen das rechte gestreckte Bein von der Hüfte an etwa 5 Zentimeter hochheben; das Bein in der Luft halten und ganz normal weiteratmen. Wenn Sie nach 10 bis 20 Sekunden das Gewicht des Beins spüren, lassen Sie es wieder auf die Unterlage fallen. Nach ein paar Wiederholungen das Bein wechseln. Machen Sie diese Übung auch mit dem rechten und linken Arm. Beine und Arme werden schwer; Sie schlafen nun leichter ein.

➤ **Innerlich kreisen:** Legen Sie die Hände auf den Bauch, und stellen Sie sich vor, dass an den Innenwänden Ihres mittleren Atemraums eine Kugel entlangrollt. Beobachten Sie, wie die Kugel sehr langsam in einer Richtung kreist. Spüren Sie, ob der Kreis rund oder oval ist, ob es Unebenheiten auf dem Weg der Kugel gibt. Lassen Sie Ihren Atem in seinem eigenen Rhythmus kommen und gehen.

Tipps für erholsamen Schlaf

➤ **Essen:** Nehmen Sie vor dem Schlafengehen keine üppigen Mahlzeiten zu sich. Abzuraten ist auch vom Genuss aufputschender Getränke wie Kaffee, schwarzer Tee oder Colagetränke nach 16 Uhr. Außerdem sollten Sie nicht zu viel Wein oder Bier trinken, da sich Alkohol in größeren Mengen negativ auf den Schlaf auswirkt.

➤ **Bewegung:** Wer tagsüber intensiv körperlich aktiv war, ist abends richtig müde und kann gut einschlafen. Bewegen Sie sich also regelmäßig, am besten an der frischen Luft, und treiben Sie mäßig, aber regelmäßig Sport.

➤ **Abschalten:** Sorgen Sie für einen sanften Übergang von der Tagesaktivität zur Nachtruhe. Entspannen Sie sich, machen Sie eventuell noch einen kleinen Spaziergang an der frischen Luft, und schalten Sie vor allem ab.

➤ **Temperatur und Licht:** Achten Sie auf das richtige Raumklima in Ihrem Schlafzimmer. Übermäßige Kälte vertreibt den Schlaf und macht munter, während eine zu hohe Raumtemperatur das Einschlafen erschwert, weil man schwitzt und nicht zur Ruhe kommt. Ideal ist eine Temperatur zwischen 16 und 18 °C. Wichtig ist auch, dass Sie Ihren Schlafraum richtig abdunkeln und ihn vor dem Zubettgehen gründlich auslüften.

➤ **Richtig liegen:** Damit Ihr Körper zur Ruhe kommen kann, braucht er die richtige Schlafunterlage. Achten Sie auf eine entsprechende Matratze: Zu weiche oder auch zu harte Matratzen belasten die Wirbelsäule und verspannen darüber hinaus die Muskulatur.

⊕ Das hilft

- Tees mit Melisse, Hopfen, Baldrian
- Entspannungsübungen (Qi Gong u. a.)
- Ruhe
- Autogenes Training
- Frische Luft
- Viel körperliche Aktivität tagsüber

⊖ Das schadet

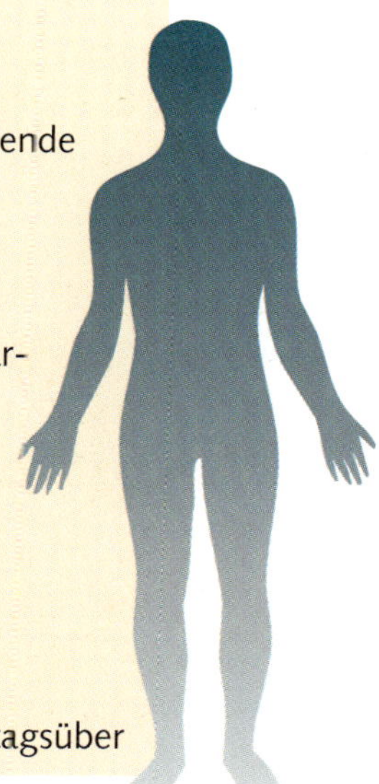

- Stress
- Aufregung (z. B. durch aufwühlende TV-Filme)
- Schwere Mahlzeiten (vor dem Zubettgehen)
- Aufputschmittel (Kaffee, schwarzer Tee)
- Zu viel Alkohol und Nikotin
- Zu hohe Raumtemperatur im Schlafzimmer
- Zu wenig Frischluft und Luftfeuchtigkeit
- Zu wenig körperliche Aktivität tagsüber

Schlafstörungen bei Kindern

Typische Beschwerden: plötzlich oder auch schleichend auftretende Schlafprobleme (so z. B. angstvolles Rufen nach der Mutter), Furcht einflößende Träume bzw. Ängste vor Geräuschen, Angst vor der Dunkelheit, gequältes Weinen, mit ängstlich aufgerissenen Augen im Bett sitzen
Vor allem im Kindesalter kann auch Schlafwandeln auftreten.

SOFORTMASSNAHMEN – WAS SIE GLEICH TUN KÖNNEN

Ruhe und Rituale

Bei plötzlich auftretenden Schlafstörungen sollten Sie unbedingt Ruhe bewahren und versuchen, den Grund dafür herauszufinden. Bei akuten Durchschlafstörungen beruhigen Sie Ihr Kind zunächst einmal; vielleicht hat es nur schlecht geträumt. Um ein gutes, ruhiges Einschlafen zu gewährleisten, ist es besonders wichtig, dass Ihr Kind feste Einschlafrituale mit gleich bleibenden Bestandteilen hat, die es schon in der Babyzeit kennen lernt. Die Reihenfolge sollte sein: ruhige abendliche Mahlzeit, Zähneputzen, eine Geschichte erzählen oder ein Schlaflied singen.

Grenzen der Selbstbehandlung

Wenn Ihr Kind länger anhaltende Schlafstörungen hat, die zudem noch mit Ängsten und Verhaltensauffälligkeiten verbunden sind, sollten Sie Ihren Kinderarzt aufsuchen. Ebenso, wenn bei den Schlafstörungen Fieber und Schmerzen auftreten, denn dann kann Ihr Kind nicht schlafen, weil es akut erkrankt ist.

AUS DER APOTHEKE

Synthetische Medikamente ...

Die Gabe von Schlafmitteln ist keine sinnvolle Lösung zur Behandlung von Schlafstörungen im Kindesalter und sollte – wenn überhaupt – nur auf Anweisung des Kinderarztes erfolgen.

... und Phytopharmaka

➤ **Präparate mit Melisse, Passionsblume und Baldrian:** SEDinfant N® (Sirup), NERVinfant® (Saft)
Wichtiger Hinweis: vor allem geeignet zur Behandlung nervös bedingter Einschlafstörungen und Unruhe bei Kindern
➤ **Präparate mit Johanniskraut:** Felis®, Hyperforat® (Tropfen)
Wichtiger Hinweis: wirkt ausgleichend; auch bei Bettnässen geeignet; muss zur Entfaltung der Wirkung über einen längeren Zeitraum eingenommen werden; nur morgens und mittags anwenden; erhöhte Empfindlichkeit gegenüber Sonnenlicht

NATURHEILKUNDE

Wasseranwendungen

Bei größeren Kindern können kneippsche Anwendungen wie ansteigende Fußbäder, kühle Ganzkörperwaschungen und feuchte, kühle Baumwollsocken, über die trockene, dicke Wollsocken angezogen werden, das Einschlafen erleichtern. Ein warmes Bad am Abend mit Lavendel- oder Melissenzusatz erleichtert das Einschlafen ebenso.
➤ **Melissenbad:** 2 Esslöffel Melissenblätter in 1/2 Liter Wasser aufkochen. Den Sud ins 35 bis 38 °C warme Badewasser geben. Das Kind nicht länger als 10 Minuten baden (lassen).

Aromatherapie

Empfehlenswert sind zwei Anwendungsformen der Aromatherapie: einmal das Einatmen von Düften über die Duftlampe, des Weiteren eine direkte Einreibung mit ätherischem Öl.

➤ **Mischung für die Duftlampe:** Je 2 Tropfen Lavendel- und Rosenöl oder 2 Tropfen Zitronenmelisse in die Verdunstungsschale der Duftlampe geben.

➤ **Beruhigende Einreibung:** 2 Tropfen Lavendelöl unter den Nasensteg oder auf die Schläfen reiben.

BEWÄHRTE HAUSMITTEL

Heiße Milch mit Honig

Heiße Milch mit Honig vor dem Schlafengehen in langsamen, kleinen Schlucken getrunken, wirkt oft Wunder.

NAHRUNG, DIE HEILT

Leichte Kost

Empfehlenswert ist leichte Kost, bestehend aus Milchbrei, Joghurt, Obst (keine Südfrüchte, da Vitamin C eher munter macht!), Kartoffelbrei, Brot mit Käse und (Kräuter)Tee. Am Abend ist von Rohkost und ballaststoffreicher Nahrung abzuraten. Wenn Ihr Kind noch im Babyalter ist, legen Sie es unmittelbar nach seiner abendlichen Milchmahlzeit ins Bett. Ist es allerdings schon größer, sollte es nicht gleich nach dem Abendessen ins Bett gehen.

DAS KÖNNEN SIE NOCH TUN

Entspannungs- und Atemübungen

Bei größeren Kindern, insbesondere bei Schulkindern, helfen Entspannungsübungen wie autogenes Training (siehe auch das Special S. 332f.) sehr gut.

Licht und frische Luft

Wenn sich Ihr Kind vor der Dunkelheit fürchtet, lassen Sie ein kleines Licht im Kinderzimmer brennen. (Es gibt spezielle Nachtleuchten für die Steckdose, die nicht zu hell sind.) Sie sollten auch das Zimmer vor dem Zubettgehen gründlich lüften, denn ein gutes Raumklima fördert den Schlaf. Die günstigste Temperatur für das (Kinder-)Schlafzimmer liegt zwischen 16 und 18 °C.

Schmusetier gegen die Angst

Sorgen Sie dafür, dass Ihr Säugling lernt, ohne Einschlafhilfen (zur Brust nehmen, Flasche geben) einzuschlafen. Ein Kind sollte sich allein in seinem Bett wohl fühlen, da es dann auch bei Schlafstörungen wieder leichter einschläft. Ein gutes Mittel gegen Angst im Dunkeln: ein Schmusetier.

Erzählen statt Fernsehgucken

Lassen Sie den Tag ruhig ausklingen, und schenken Sie Ihrem Kind so viel Zeit wie möglich. Ihr Kind sollte Ihnen erzählen, was es am Tag erlebt hat, und mit dem Gedanken an das schönste Erlebnis einschlafen. Empfehlenswert sind überdies Gutenachtgeschichten oder Schlaflieder, die auch in der heutigen Zeit ihre einschläfernde Funktion gut erfüllen. Bitte kein Fernsehen vor dem Schlafengehen! Sie sollten grundsätzlich wissen, welche Sendungen Ihr Kind anschaut, da nicht verarbeitete Eindrücke häufig Schlafstörungen verursachen.

⊕ Das hilft

Ruhe und Geborgenheit

Viel Bewegung tagsüber

Homöopathika (Zincum valerianicum D3, Coffea D6, Passiflora D3, Valeriana D3)

⊖ Das schadet

Einschlafhilfen

Unregelmäßige Zubettgehzeiten

Stress, Aufregung, Reizüberflutung (z. B. zu langes Sitzen vor dem Computer bzw. Fernseher)

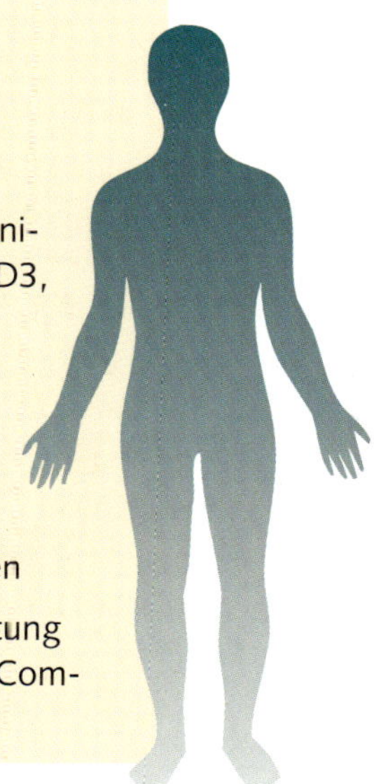

Stress

Typische Beschwerden: innere Unruhe, Gefühl von Gehetztsein, Gleichgültigkeit, Niedergeschlagenheit und/oder Abgespanntheit, Gereiztheit, Konzentrationsstörungen und Verschlechterungen des Wahrnehmungsvermögens, unbestimmte Angstgefühle; bei Dauerstress auch körperliche Symptome wie Bluthochdruck, Kopfschmerzen oder Migräne, Verdauungsprobleme, Atembeschwerden, Herzbeschwerden und sexuelle Probleme

➤ Siehe auch Ängste und Phobien (S. 344ff.), depressive Verstimmungen (S. 350ff.), Erschöpfung und Antriebslosigkeit (S. 354ff.) und Schlafstörungen (S. 364ff.)

SOFORTMASSNAHMEN – WAS SIE GLEICH TUN KÖNNEN

Auszeit nehmen

Machen Sie öfter Pausen, und nehmen Sie sich ab und zu Zeit nur für sich selbst. Gönnen Sie sich in dieser Zeit etwas, was nichts mit Ihrem Alltag (Arbeit, Familie etc.) zu tun hat.

Beruhigungstee mit Passionsblume

Die Passionsblume besitzt eine beruhigende Wirkung und eignet sich gut zur Linderung von Nervosität und innerer Unruhe.

➤ **Beruhigungstee:** 30 Gramm Passionsblume, 40 Gramm Melissenblätter und 30 Gramm Hopfenzapfen mischen. 2 Teelöffel der Mischung mit 1/4 Liter kochend heißem Wasser überbrühen und 10 Minuten lang ziehen lassen.

Entspannungstechniken

Geeignete Entspannungstechniken sind Yoga, autogenes Training (siehe dazu auch das Special S. 332f.), Meditation, progressive Muskelrelaxation nach Jacobson oder Qi Gong (siehe dazu das Special S. 358f.).

Aromatherapie

Bei stressbedingten Problemen empfiehlt sich Aromatherapie mit den ätherischen Ölen von Pomeranze, Ylang-Ylang, Sandelholz und Lavendel. Neben der Verdunstung der Öle in einer Duftlampe ist auch eine Einreibung hilfreich.

➤ **Einreibung:** In einer Flasche je 2 Tropfen Orangen- und Lavendelöl und 6 Tropfen Neroliöl mit 50 Milliliter Jojobaöl mischen (gut schütteln). Arme und Beine oder den ganzen Körper von unten nach oben sanft mit der Aromaölmischung einreiben.

Kinder

Kinder brauchen auch im Schulalter immer noch ausreichend Bewegungsmöglichkeiten. Die Freizeit sollte nicht völlig verplant werden, Zeit für Ruhepausen muss sein! Ständige Reizüberflutung überfordert den kindlichen Organismus. Entspannungstechniken wie Yoga und autogenes Training haben sich auch bei Kindern als hilfreich erwiesen. Sport macht Spaß und hilft stressgeplagten Kindern, innere Anspannungen abzubauen. Unterstützend können Multivitaminpräparate und Johanniskraut, z. B. als kleine Teekur (etwa 1 Woche lang täglich 1 bis 3 Tassen), gegeben werden.

Grenzen der Selbstbehandlung

Wenn die Überlastung mit Beschwerden wie Kopfschmerzen, Verdauungsproblemen, Schlafstörungen, Herz-Kreislauf-Problemen oder Depressionen einhergeht, sollten Sie einen Arzt aufsuchen. Dauerstress kann zu schweren organischen Schäden führen.

AUS DER APOTHEKE

Synthetische Medikamente ...

Bluthochdruck, Kopfschmerzen und andere körperliche Beschwerden sind häufig Folgeerscheinungen von Stress. In diesem Fall lassen sie sich jedoch nur dann wirklich lindern, wenn die seelischen Ursachen aufgespürt und »bearbeitet« werden. Eine Beschränkung auf die Behandlung von Stresssymptomen mittels synthetischer oder pflanzlicher Arzneimittel allein genügt nicht.

... und Phytopharmaka

Als pflanzliche Tranquillizer bei Unruhezuständen haben sich vor allem Johanniskraut und Kava-Kava bewährt. Sie müssen allerdings über einen längeren Zeitraum eingenommen werden.

➤ **Präparate mit Johanniskraut:** Dysto-lux® (Dragees), Felis® (Dragees), Hyperforat® (Dragees), Jarsin 300® (Dragees), Johanniskraut-ratiopharm® (Kapseln, Tropfen), Neurovegetalin® (Lösung), Psychotonin 300® (Kapseln)

Wichtiger Hinweis: erhöhte Empfindlichkeit gegenüber Sonnenlicht; Tropfen enthalten Alkohol

➤ **Präparate mit Kava-Kava:** Antares 120® (Tabletten), Kava-ratiopharm® (Kapseln), Kava-Phyton® (Dragees), Kavasedon® (Kapseln), Kavosporal forte® (Kapseln), Laitan 100® (Kapseln)

Wichtiger Hinweis: nicht mit Alkohol, barbiturathaltigen Schlafmitteln oder Psychopharmaka einnehmen; nicht geeignet für Kinder; Vorsicht in Schwangerschaft und Stillzeit

NATURHEILKUNDE

Akupressur

Ihre Ausgeglichenheit können Sie wieder finden, indem Sie die folgenden Punkte akupressieren.

➤ **HE 7:** Dieser Herzpunkt liegt am Ellenansatz des Handgelenks, neben dem Erbsenbein, dort, wo der Unterarm in den Handballen übergeht. Sie finden ihn unterhalb der Handgelenkfalte auf der Seite des kleinen Fingers. Behandeln Sie den Punkt mindestens 3 Minuten lang mit sanftem Druck.

➤ **MA 36:** Dieser Punkt des Magenmeridians liegt am Unterschenkel, an der Außenseite des Schienbeins. Sie finden ihn ungefähr 2 bis 4 Finger breit unterhalb der Kniescheibe zwischen dem großen Streckmuskel und dem Schienbeinmuskel. Üben Sie nur mäßigen Druck aus, und lassen Sie die Finger dabei gegen den Uhrzeigersinn kreisen. Behandeln Sie diesen Akupressurpunkt mindestens 2 Minuten lang.

➤ **NI 1:** Dieser Nierenpunkt liegt genau auf der Mitte der Fußsohle. Sie finden ihn zwischen dem 2. und 3. Mittelfußknochen in einer Vertiefung. Behandeln Sie den Akupressurpunkt 1 Minute lang mit kräftigem Druck.

Ginseng

In Asien wird die Wurzel des Ginseng traditionell zur Behandlung von stressbedingten Gesundheitsstörungen angewendet. Außerdem eignet sich die

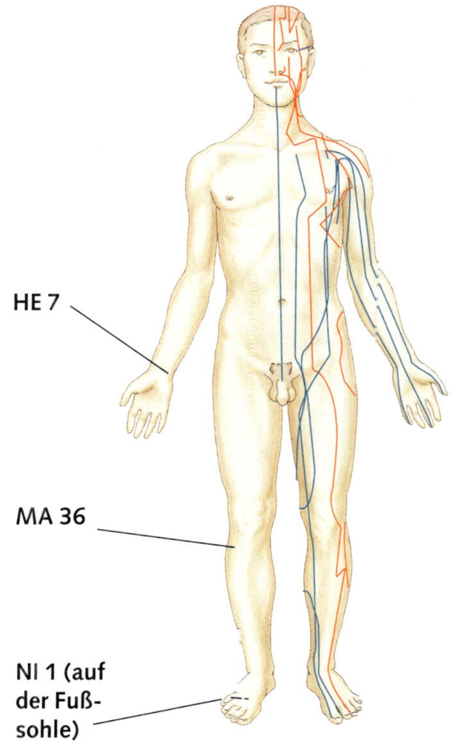

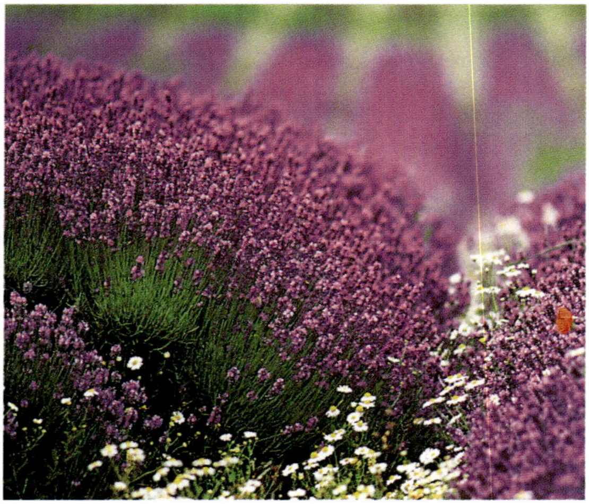

Lavendel beruhigt. Genießen Sie ihn als Teedroge oder als Duft.

Droge dazu, das Allgemeinbefinden zu stärken und sowohl die geistige als auch die körperliche Leistungsfähigkeit zu fördern. Inzwischen sind in Apotheken und Reformhäusern zahlreiche Ginsengpräparate in Form von Tinkturen, Kapseln oder Pastillen erhältlich. Doch ist bei Ginsenganwendungen Vorsicht geboten: Trotz der allgemeinen Verträglichkeit kann Ginseng bei manchen Menschen zu Kopfschmerzen und Reizbarkeit führen.

Beruhigungstee mit Hopfen

Eine wichtige Heilpflanze gegen stressbedingte Befindlichkeitsstörungen ist Hopfen. Bei länger anhaltendem Stress empfiehlt es sich, täglich 2 bis 3 Tassen Hopfenblütentee kurmäßig etwa 6 Wochen lang zu trinken.

➤ **Hopfenblütentee:** 2 gehäufte Teelöffel Hopfenblüten mit 1/4 Liter kochend heißem Wasser überbrühen und 10 Minuten lang ziehen lassen. Abseihen und den Tee lauwarm langsam trinken.

Lavendel

Lavendel wird hauptsächlich bei Kreislaufbeschwerden, Schlafstörungen, Kopfschmerzen und Appetitlosigkeit eingesetzt – Gesundheitsprobleme, die Folgeerscheinungen von Stress sein können. Hier eignet sich der folgende Heiltee.

➤ **Lavendel-Baldrian-Tee:** Je 30 Gramm Lavendelblüten und Baldrianwurzeln mischen; 1 Teelöffel der Mischung mit 1/4 Liter kochendem Wasser aufgießen; den Tee 10 Minuten ziehen lassen.

BEWÄHRTE HAUSMITTEL

Heiße Auflagen

Bei stressbedingten Muskelverspannungen, etwa im Nackenbereich, und sonstigen krampfartigen Zuständen sind heiße Auflagen hilfreich. Gute Heilerfolge lassen sich hierbei mit Bockshornkleeauflagen erzielen.

➤ **Anwendung:** 3 Esslöffel Bockshornkleesamen mit heißem Wasser zu Brei verrühren, auf ein Mulltuch streichen und so heiß wie möglich auflegen. Den Breiumschlag so lange auf der betroffenen Körperstelle liegen lassen, bis er abgekühlt ist.

BEIM HEILPRAKTIKER

Akupunktur

Insbesondere stressbedingte Kopf- und Muskelschmerzen oder Verspannungen von Schultern und Nacken, aber auch die psychischen Folgen von Stress können durch die Anregung der Meridiane mittels Nadelung der Akupunkturpunkte gelindert bzw. aufgelöst werden.

NAHRUNG, DIE HEILT

Antioxidanzien

Antioxidanzien sind Substanzen, die als natürliche Gegner der so genannten freien Radikale (Sauerstoffverbindungen, die die Zellen angreifen und in größeren Mengen möglicherweise Krebs verursachen können) wirken. Empfehlenswert ist eine 6-wöchige Kur mit Antioxidanzien, zu deren wichtigsten die Vitamine E, C und Beta-Karotin (Provitamin A) sowie die Spurenelemente Zink und Selen zählen. Auf einem »antioxidativen« Speiseplan sollten mehrere kleinere Gerichte – über den Tag verteilt – mit viel frischem Gemüse, Obst, Nudeln, Vollkornreis und Vollkornbrot stehen. Ergänzend sollte flavonoidreiches Gemüse (grüne Sorten) und Obst (Trauben, Johannisbeeren, Kirschen) gegessen werden.

DAS KÖNNEN SIE NOCH TUN

Viel Bewegung

Zum Abbau von Stress haben sich gymnastische Übungen, sanfte Ausdauersportarten (z. B. Jogging, Schwimmen oder Radfahren) und generell viel Bewegung an der frischen Luft bewährt. Regelmäßig und in Maßen durchgeführt, hilft die sportliche Betätigung, innere Spannungen abzubauen.

Atemmeditation

Die Atemmeditation ist ein geeignetes Mittel, zu innerer Ruhe und Ausgeglichenheit zu gelangen. Bei der folgenden Übung, die durchaus bis zu 1 Stunde dauern kann, steht die Konzentration auf den Atem im Mittelpunkt.

➤ Schließen Sie die Augen, oder richten Sie den Blick ins Leere, ohne etwas Bestimmtes anzusehen. Entspannen Sie nun – vom Kopf aus – bewusst die einzelnen Körperpartien. Beginnen Sie mit der Stirn, wobei Sie versuchen sollten, während des Einatmens die dadurch verursachte Spannung zu erspüren. Beim Ausatmen wird die Spannung aus dem Körper herausgelassen. Wandern Sie nun Schritt für Schritt Ihren Körper entlang bis hinunter zu den Füßen: über Schulter, Brust, Arme, Rücken, Bauch, Becken, Oberschenkel, Waden bis zu den Füßen. Diese einstimmende Körperentspannungsreise kann bis zu 10 Minuten dauern.

➤ Nun richten Sie während des Meditierens Ihre ganze Aufmerksamkeit auf Ihren Atem. Zu Beginn ist es jedoch ratsam, ihn nicht zu kontrollieren. Verhalten Sie sich eher wie ein passiver Beobachter, und lassen Sie das Atmen einfach geschehen. Bereits nach kurzer Zeit werden Sie ohnehin langsam und tief ein- und ausatmen.

➤ Erspüren Sie nun den Rhythmus Ihres Atems: das Einatmen, das Ausatmen. Richten Sie Ihre ganze Aufmerksamkeit dabei zunächst auf das Einatmen und dann auf das Ausatmen. Hilfreich ist, wenn Sie den Vorgang, der sich durch das Heben und Senken der Bauchdecke auch körperlich ausdrückt, so plastisch wie möglich erspüren.

Tipps zur Bewältigung von Überlastung

➤ **Zeitmanagement:** Erstellen Sie ein Zeitprotokoll, und stellen Sie fest, wie viele Stunden Sie für was verwenden. Vielleicht wird Sie dann manches wundern. Überlegen Sie, was unnötig und was wichtig ist – und ziehen Sie daraus die Konsequenzen.

➤ **Gesunder Egoismus:** Nehmen Sie nicht andern Menschen gewohnheitsmäßig Arbeiten oder Probleme ab. Sagen Sie zu manchen Dingen höflich, aber bestimmt nein.

➤ **Lachen Sie mehr:** Humor hat positive Auswirkungen auf Stress. Schon der Volksmund weiß: »Lachen ist gesund.« Forschungen haben ergeben, dass der Körper beim Lachen vermehrt Endorphine (»Glückshormone«) ausschüttet, gleichzeitig werden Stresshormone abgebaut.

Das hilft

Ausreichend Schlaf

Alltagsrituale (die Gewöhnung an regelmäßig wiederkehrende Handlungen beruhigt)

Regelmäßiger Sport

Entspannungstechniken

Wasseranwendungen

Muße, d. h. Zeit für sich selbst (mindestens 1 Stunde pro Tag)

Das schadet

Mehrere Dinge gleichzeitig tun

Schlaf- und Bewegungsmangel

Genussgifte (Nikotin, Kaffee, Alkohol)

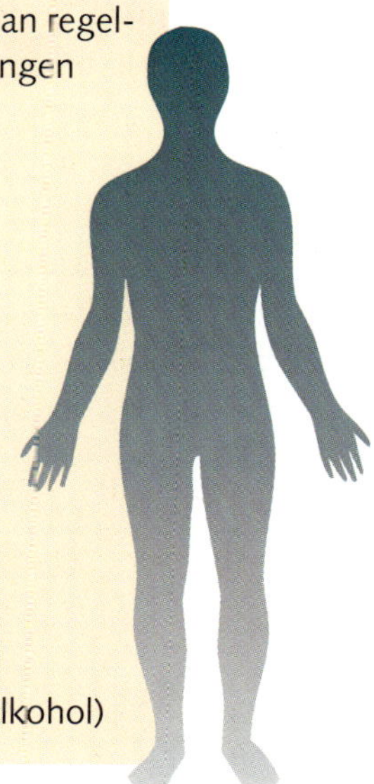

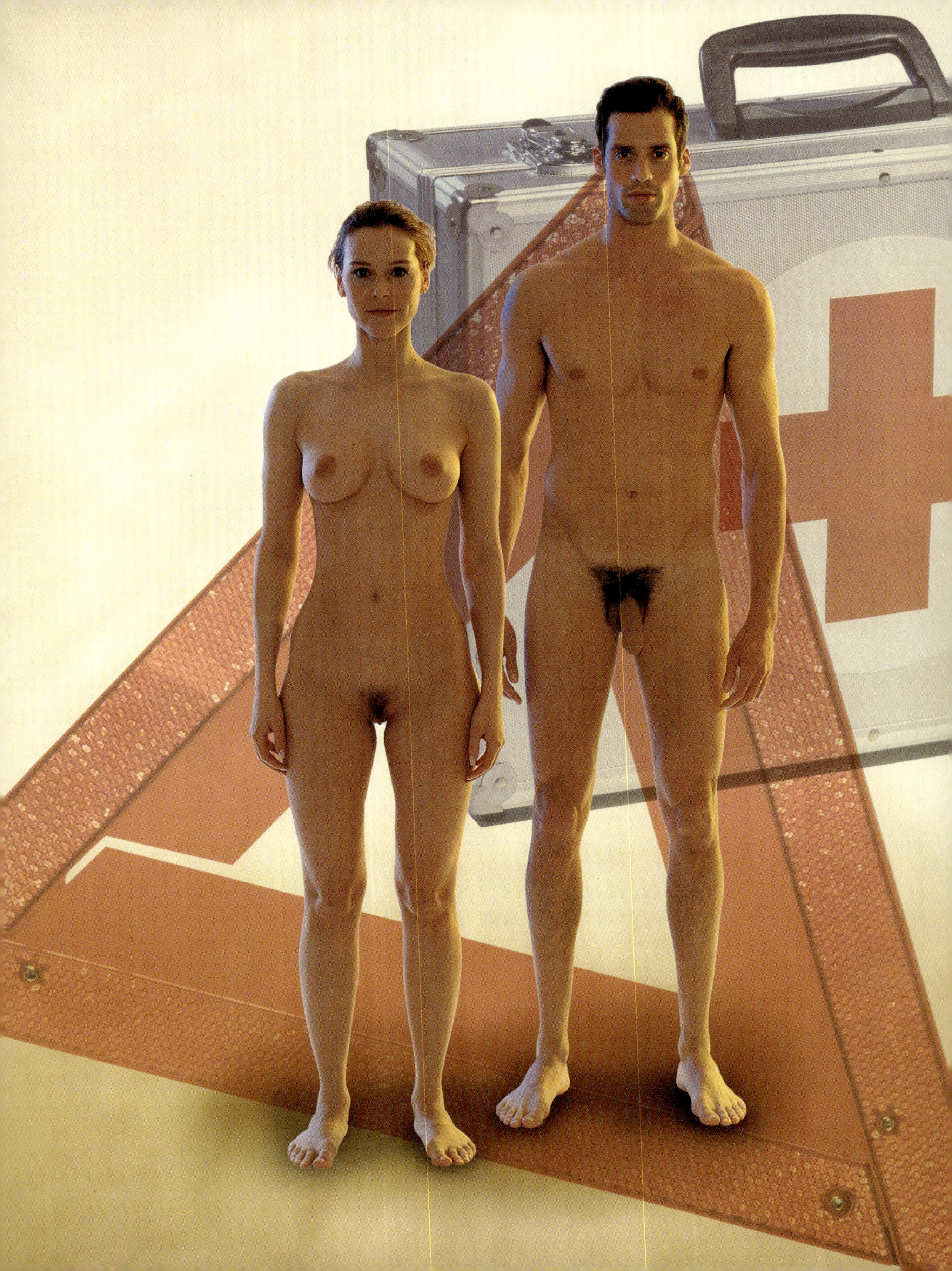

Erste-Hilfe-Maßnahmen

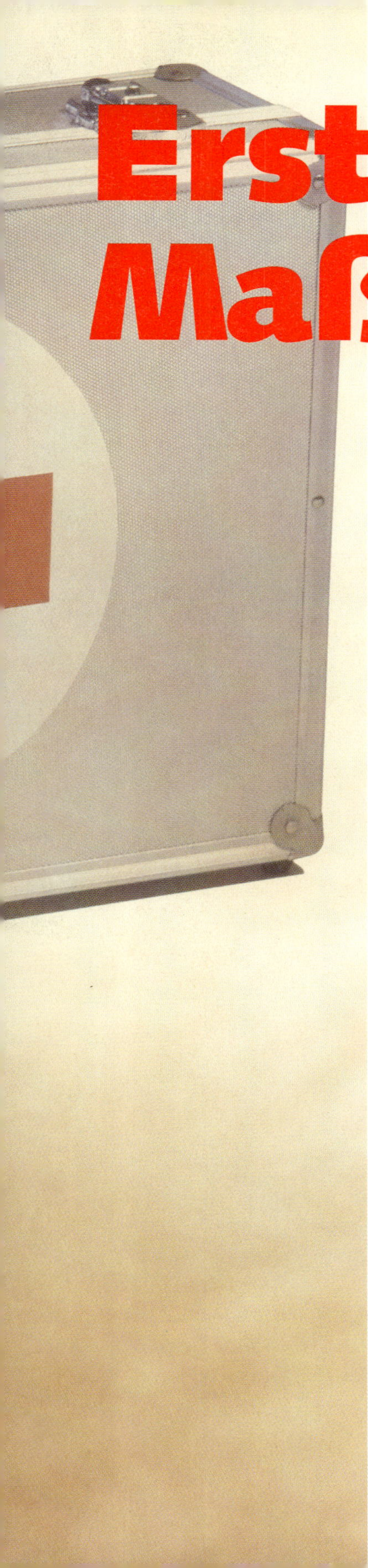

Dieses Kapitel informiert Sie über die wichtigsten Maßnahmen bei Unfällen und Notfällen. Wenn Sie einem Menschen in einer Notfallsituation helfen wollen, ist es außerordentlich wichtig, dass Sie Ruhe bewahren. Atmen Sie tief durch, und gehen Sie dann systematisch vor. Planlose und panikartige Hilfsaktionen sind wenig sinnvoll. Tatenlos daneben zu stehen ist jedoch noch schlimmer, als etwas Falsches zu tun. Um Sie zu unterstützen, erhalten Sie auf den folgenden Seiten einen Überblick über die Hilfsmaßnahmen. Damit Sie bei den Erste-Hilfe-Maßnahmen noch sicherer werden, empfiehlt es sich auf jeden Fall, an einem Erste-Hilfe-Kurs beim Roten Kreuz oder bei einer anderen Einrichtung teilzunehmen.

Unfälle, Notfälle

Der schnelle Diagnoseüberblick

Die folgenden Kurzbeschreibungen von Symptomen oder Symptomenkomplexen sollen Ihnen die (Selbst-)Diagnose erleichtern und führen Sie mit Seitenverweisen zum Unfall oder Notfall. Gleichzeitig finden Sie hier einige andere Hinweise, die Sie beachten sollten.

Herz-Kreislauf-Probleme

Fehlende Ansprechbarkeit (Patient reagiert nicht auf Ansprache oder Schmerzreize); rote Gesichtshautverfärbung (bei hochfieberhaften Temperaturen, Meningitis, Fieberkrampf, Hitzschlag); blasse Hautfarbe (bei Kreislaufkollaps, inneren Blutungen, Schock); bläuliche Verfärbung der Haut (bei akutem Sauerstoffmangel und Beeinträchtigung des Herzes)
→ **Bewusstlosigkeit, Ohnmacht** (S. 382ff.), → **Bewusstlosigkeit bei Kindern** (S. 386f.) und → **Kreislaufkollaps** (S. 414f.)

Heiße, trockene Haut, rote Gesichtsfärbung, Übelkeit, Erbrechen, Kopfschmerzen; bei Temperaturanstieg über 40 °C Bewusstlosigkeit, Muskelkrämpfe, Blutdruckabfall
→ **Hitzschlag, Sonnenstich** (S. 402f.)

Angst, zunehmende Benommenheit, Übelkeit, Teilnahmslosigkeit bis hin zur Bewusstlosigkeit; bei psychischer Ursache Zittern, Schwächegefühl, Blässe; bei Herz-Kreislauf-Schwäche blasse, kaltschweißige Haut, schnelle Atmung, stark beschleunigter Puls; bei allergischer Ursache Quaddelbildung auf der Haut, Atemnot, Rötung und Schwellung bei Insektenstichen
→ **Schock** (S. 416f.)

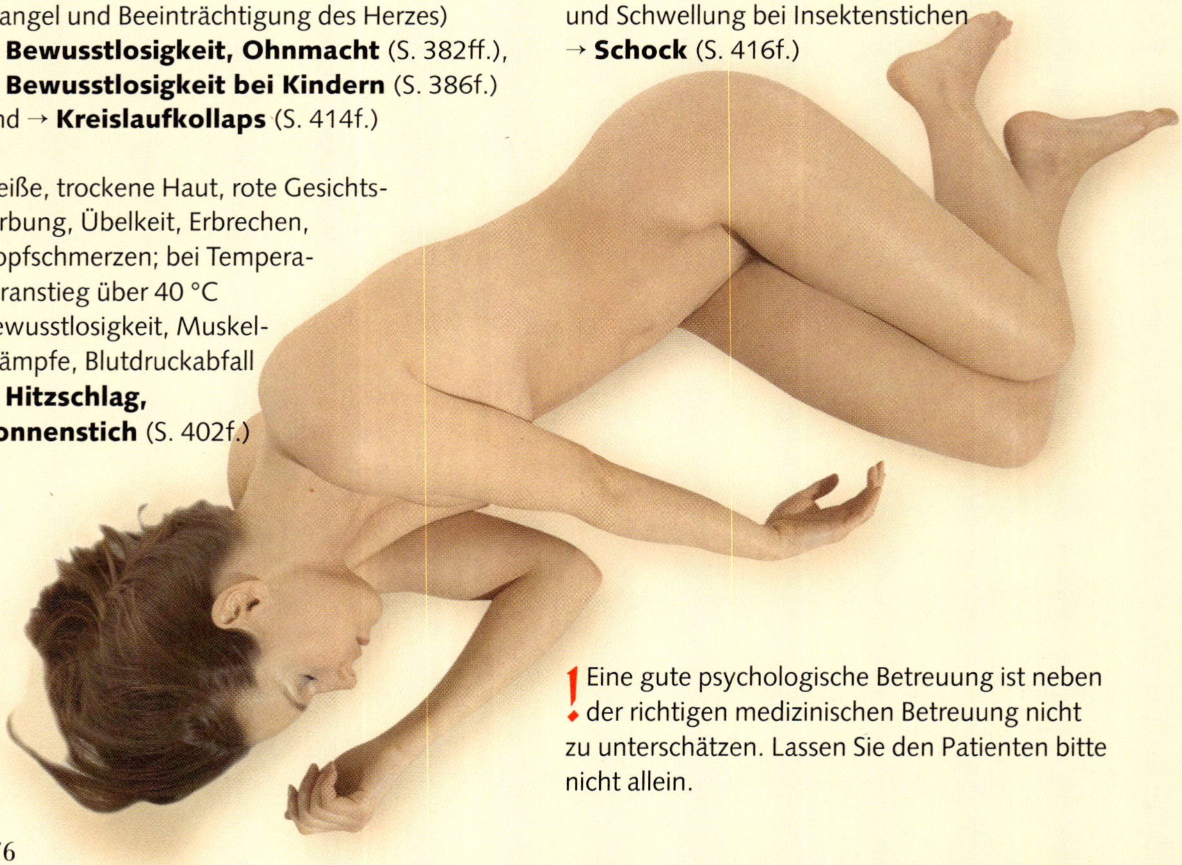

! Eine gute psychologische Betreuung ist neben der richtigen medizinischen Betreuung nicht zu unterschätzen. Lassen Sie den Patienten bitte nicht allein.

Kopf, Hals und Atemwege

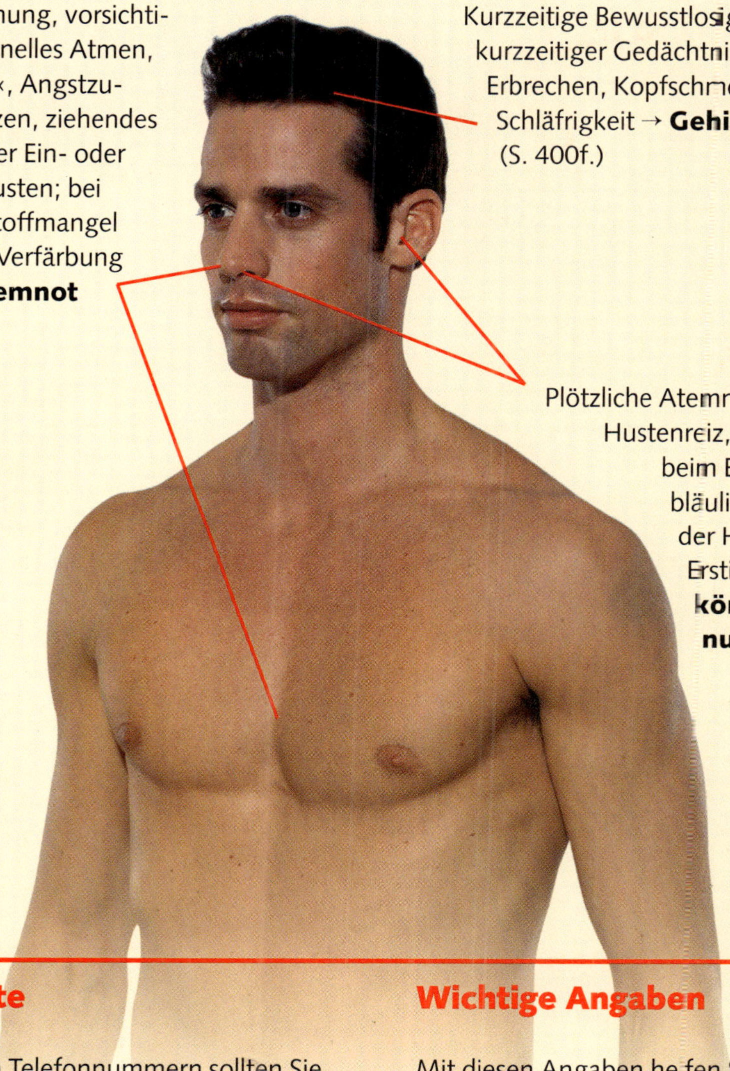

Erschwerte Atmung, vorsichtiges Atmen, schnelles Atmen, »Nasenflügeln«, Angstzustände, Schwitzen, ziehendes Geräusch bei der Ein- oder Ausatmung, Husten; bei akutem Sauerstoffmangel auch bläuliche Verfärbung der Haut → **Atemnot** (S. 380f.)

Kurzzeitige Bewusstlosigkeit nach Sturz, kurzzeitiger Gedächtnisverlust, Übelkeit, Erbrechen, Kopfschmerz, Müdigkeit, Schläfrigkeit → **Gehirnerschütterung** (S. 400f.)

Plötzliche Atemnot, anhaltender Hustenreiz, ziehendes Geräusch beim Einatmen, akute, bläuliche Verfärbung der Haut (bei drohender Erstickung) → **Fremdkörper in Körperöffnungen** (S. 396ff.)

Telefonliste

Die folgenden Telefonnummern sollten Sie immer griffbereit haben, möglichst an einer gut sichtbaren Stelle neben dem Telefon:

- Notruf der Polizei und Feuerwehr
- Telefonnummer Ihres Hausarztes bzw. Kinderarztes
- Telefonnummer des nächsten Krankenhauses
- Nummer der Giftnotrufzentrale
- Wichtigste Rufnummern von Freunden, Nachbarn und/oder Verwandten

Wichtige Angaben

Mit diesen Angaben helfen Sie der Polizei und dem Notarzt, so dass die ärztliche Hilfe schnellstmöglich eintreffen kann.

- Name, Adresse, Telefonnummer
- Wo ist der Unfall, wenn nicht bei oben genannter Adresse?
- Wer ist verletzt/erkrankt?
- Wie viele Personen?
- Welche Erkrankung/Verletzung liegt vor?
- Welche Maßnahmen haben Sie bereits ergriffen?

Verletzungen (äußerlich/innerlich)

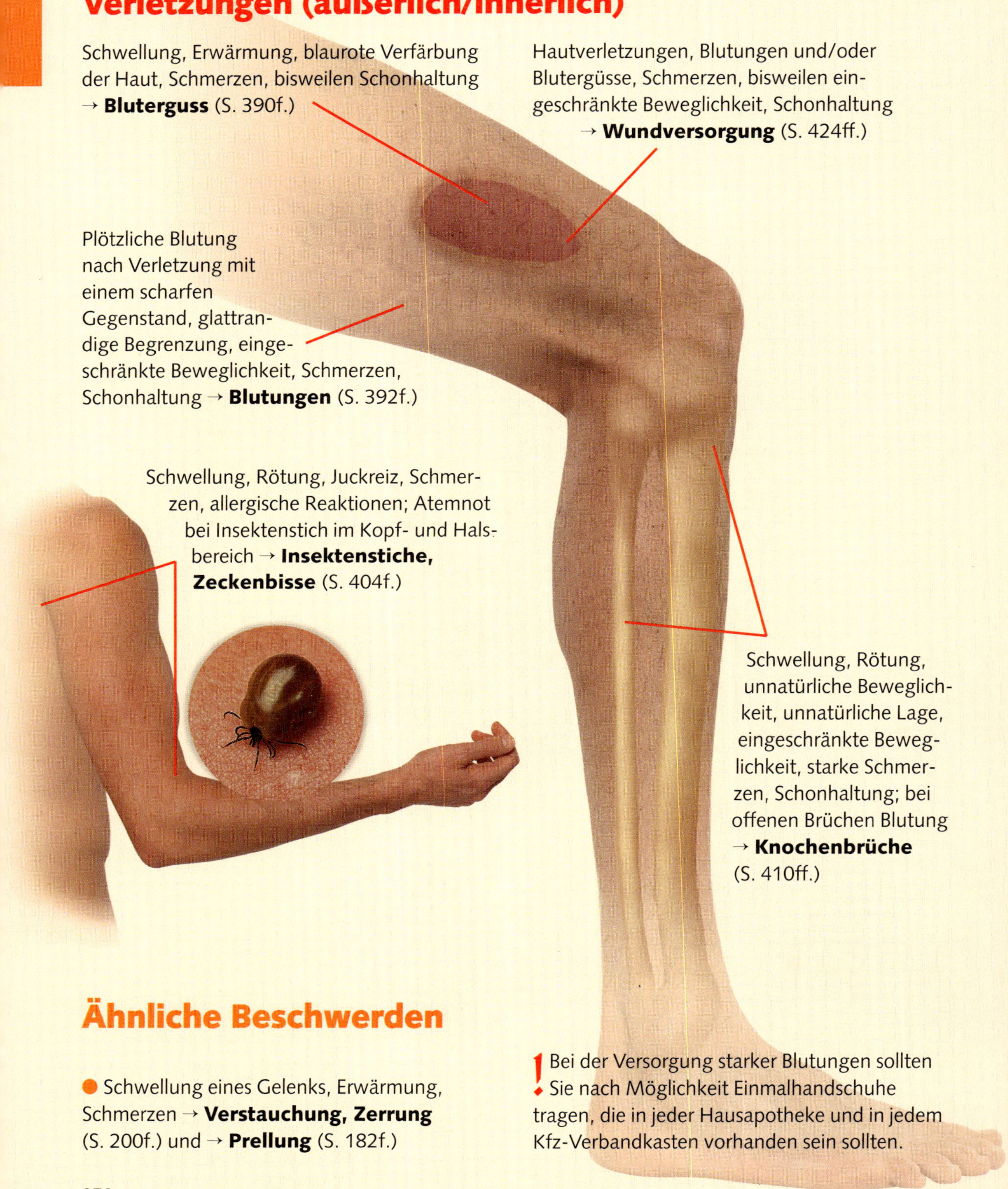

Schwellung, Erwärmung, blaurote Verfärbung der Haut, Schmerzen, bisweilen Schonhaltung → **Bluterguss** (S. 390f.)

Hautverletzungen, Blutungen und/oder Blutergüsse, Schmerzen, bisweilen eingeschränkte Beweglichkeit, Schonhaltung → **Wundversorgung** (S. 424ff.)

Plötzliche Blutung nach Verletzung mit einem scharfen Gegenstand, glattrandige Begrenzung, eingeschränkte Beweglichkeit, Schmerzen, Schonhaltung → **Blutungen** (S. 392f.)

Schwellung, Rötung, Juckreiz, Schmerzen, allergische Reaktionen; Atemnot bei Insektenstich im Kopf- und Halsbereich → **Insektenstiche, Zeckenbisse** (S. 404f.)

Schwellung, Rötung, unnatürliche Beweglichkeit, unnatürliche Lage, eingeschränkte Beweglichkeit, starke Schmerzen, Schonhaltung; bei offenen Brüchen Blutung → **Knochenbrüche** (S. 410ff.)

Ähnliche Beschwerden

- Schwellung eines Gelenks, Erwärmung, Schmerzen → **Verstauchung, Zerrung** (S. 200f.) und → **Prellung** (S. 182f.)

! Bei der Versorgung starker Blutungen sollten Sie nach Möglichkeit Einmalhandschuhe tragen, die in jeder Hausapotheke und in jedem Kfz-Verbandkasten vorhanden sein sollten.

Verletzungen (äußerlich/innerlich)

Übelkeit, Erbrechen, Durchfall, Benommenheit, Torkeln, Sprachstörungen, Schwindelanfälle, Schweißausbrüche, Kopfschmerzen; auch Atemnot und Bewusstlosigkeit
→ **Vergiftungen** (S. 422f.)

Bei Verätzungen mit Laugen (wirken stärker als Säuren) im Mund-Rachen-Bereich geschwollene Mundschleimhaut, glasige Beläge, Gefahr des Durchbruchs der Speiseröhre; bei Verätzungen mit Säuren schmerzhafte Schleimhaut- und Hautschädigung mit rotem, schorfigem Wundrand → **Verätzungen** (S. 418f.)

Rote bis bläuliche Verfärbungen, schmerzhafte Bläschenbildung mit zentraler Weißfärbung meist an Nase, Ohren, Fingern oder Zehen (bei Erfrierungen); bei einer Körpertemperatur unter 35 °C, Zittern, kalte Haut; bei einer Körpertemperatur unter 31 °C langsamer Puls, flache Atmung; bei Temperatur unter 22 °C Blutdruckabfall, Herzstillstand (bei Unterkühlung) → **Erfrierungen, Unterkühlung** (S. 394f.)

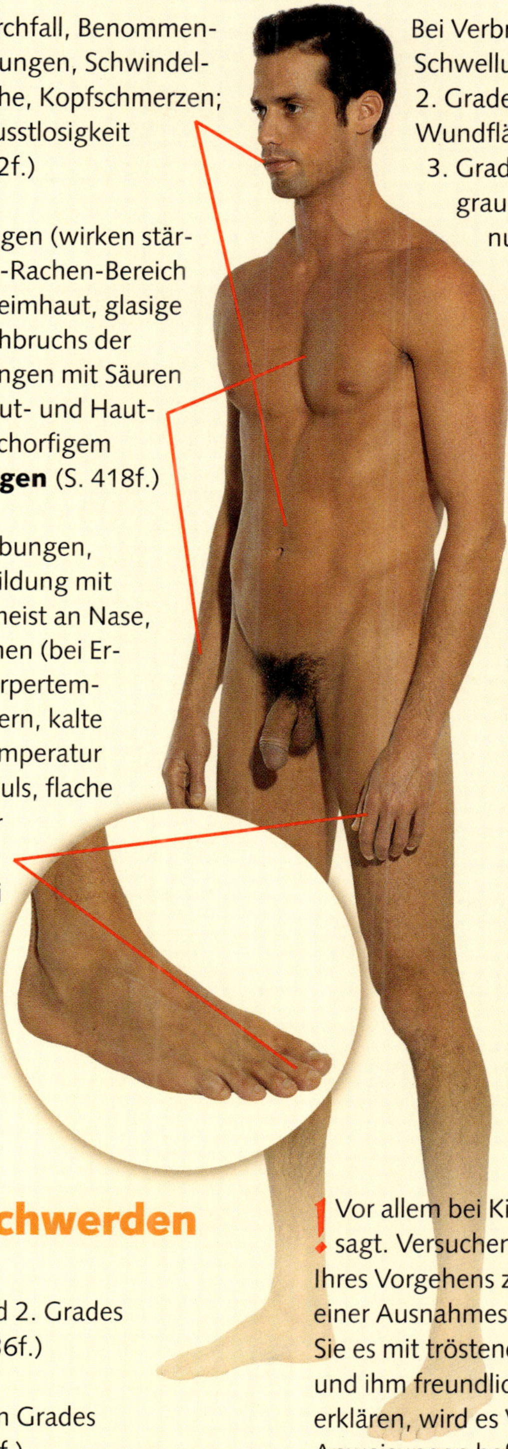

Bei Verbrennungen 1. Grades Rötung, Schwellung; bei Verbrennungen 2. Grades Blasen, nässende, hellrote Wundflächen; bei Verbrennungen 3. Grades große Brandblasen, weißgraue Wundflächen; bei Verbrennungen 4. Grades Verkohlung
→ **Verbrennungen, Verbrühungen** (S. 420f.)

Neunerregel zur Ermittlung der verbrannten Hautfläche

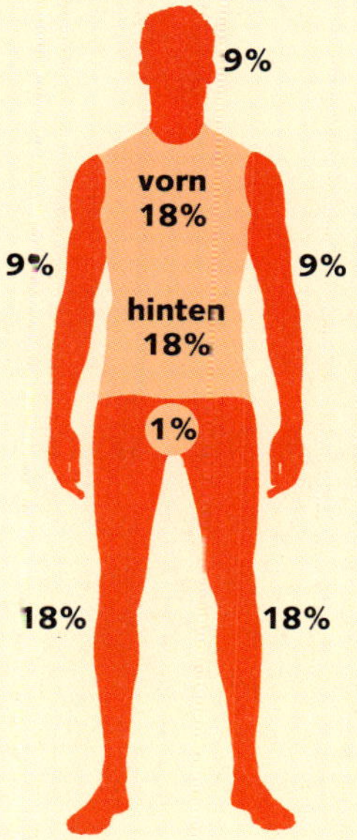

Erwachsene und Kinder über 9 Jahren

Ähnliche Beschwerden

- Verbrennungen 1. und 2. Grades → **Sonnenbrand** (S. 236f.)
- Erfrierungen leichteren Grades → **Frostbeulen** (S. 214f.)

! Vor allem bei Kindern ist Behutsamkeit angesagt. Versuchen Sie, dem Kind jeden Schritt Ihres Vorgehens zu erklären. Es befindet sich in einer Ausnahmesituation und hat Angst. Wenn Sie es mit tröstenden Worten beruhigen können und ihm freundlich, aber bestimmt Ihr Vorgehen erklären, wird es Vertrauen fassen und auch Ihre Anweisungen befolgen.

Atemnot

Typische Beschwerden: erschwerte Atmung, vorsichtiges Atmen, schnelles Atmen, »Nasenflügeln«, Angstzustände, Schwitzen, ziehendes Geräusch bei der Ein- oder Ausatmung, Husten; bei akutem Sauerstoffmangel auch bläuliche Verfärbung der Haut

➤ Siehe auch Asthma bronchiale (S. 68ff.), Kehlkopfentzündung und Pseudokrupp (S. 28f.), Hyperventilation (S. 80f.) und Kreislaufkollaps, Herzstillstand (S. 414f.)

WAS SIE BEACHTEN MÜSSEN

Was zuerst tun?

Beruhigen Sie den Betroffenen, und bringen Sie ihn in eine aufrechte Sitzhaltung. Stellen Sie fest, warum er an Atemnot leidet, und verabreichen Sie ihm bei Bedarf ein Gegenmittel. Dann entscheiden Sie, ob Sie einen Notarzt rufen müssen.

Sofort den Notarzt rufen

- Bei Bewusstlosigkeit und Atemstillstand
- Bei Verdacht auf Erstickung (Blauverfärbung)
- Bei Verdacht auf Herzinfarkt
- Bei einem Insektenstich in Mund oder Rachen
- Bei Kollapsgefahr

ERSTE HILFE

1. Aufrechte Lagerung

- Setzen Sie den Betroffenen aufrecht hin. Handelt es sich um ein kleines Kind, nehmen Sie es behutsam auf den Arm. In einer aufrechten Sitz- oder Stehhaltung fällt das Atmen leichter, und die Atemhilfsmuskulatur wird unterstützt.
- Lockern Sie beengende Kleidung.
- Sorgen Sie für Frischluftzufuhr.
- Sofern Sie feststellen, dass die beiden Seiten des Brustkorbs nicht symmetrisch atmen, drehen Sie den Betroffenen auf jene Seite, bei der die Muskeln stärker eingezogen werden. Das entlastet die Gegenseite, und der Erkrankte kann leichter Luft holen. Die Ursache kann ein zusammengefallener Lungenflügel sein.

2. Beruhigen

Beruhigen Sie den Patienten. Zuwendung und ruhige Ansprache sind besonders wichtig, denn Atemnot erzeugt Angst, die wiederum Atemnot auslöst. Vor allem bei Kindern ist eine liebevolle Beruhigung wichtig. Doch nicht nur Kinder spüren sofort, wenn der Helfende selbst unsicher und aufgeregt ist. Das kann die Atemnot allenfalls verstärken.

3. Atemwege freimachen

- Veranlassen Sie den Betroffenen, den Mund zu öffnen. Insbesondere Kleinkinder verschlucken gern kleine Gegenstände, die die Atemwege verlegen können (siehe »Fremdkörper in Körperöffnungen« S. 396ff.).
- Entfernen Sie nach Möglichkeit Fremdkörper aus dem Mund- oder Nasenraum.

VERHALTEN BEI …

… akutem Asthmaanfall

Verabreichen Sie sofort die notwendigen Medikamente. In der Regel benötigen Asthmatiker ein Spray, das sie stets bei sich tragen oder in Reichweite aufbewahren sollten (siehe »Asthma bronchiale« S. 68ff.).

… Herzstillstand

Wenn Sie feststellen, dass die Atmung aussetzt, rufen Sie den Rettungsdienst und beginnen dann unverzüglich mit der Atemspende, also der Mund-zu-Mund- oder Mund-zu-Nase-Beatmung. Wenn notwendig, führen Sie abwechselnd zur Atemspende die Herzmassage durch (siehe S. 383f.). Atmet der Betroffene wieder selbstständig, bringen Sie ihn in die stabile Seitenlage (siehe S. 382f.).

… Insektenstich in Mund oder Rachen

Sofern der Patient gegen Insektengift allergisch reagiert, sollten Sie ihm unverzüglich ein Antihistaminikum verabreichen und den Notarzt rufen (siehe S. 404f.).

… Pseudokruppanfällen im Kindesalter

Bei Kindern kann ein Pseudokruppanfall oft eine akute Atemnot auslösen. Geben Sie dann sofort die notwendigen Medikamente, und ergreifen Sie die entsprechenden Maßnahmen (siehe S. 28f.).

➤ Neigt ein Kind im Rahmen von Erkältungen häufig zu Pseudokruppanfällen, so können Sie ihm bei Beginn der Erkältung bereits die abschwellend wirkenden Traumeel® Tabletten verabreichen.

DAS KÖNNEN SIE NOCH TUN

Atemerleichternde Übungen

Die folgenden atemerleichternden Übungen helfen bei akuter Atemnot und sollten regelmäßig geübt werden, wenn man zu Atembeschwerden neigt.

➤ **Lippenbremse:** Spitzen Sie die Lippen beim Ausatmen (als ob Sie pfeifen wollten). Dies verhindert das Zusammenfallen der Lungenbläschen – der Grund, weshalb Asthmatiker die eingeatmete Luft nicht mehr ausatmen können.

➤ **Halbmond:** Legen Sie sich auf den Rücken, spreizen Sie das rechte Bein nach rechts ab, das linke Bein wandert mit. Ziehen Sie den linken Arm nach rechts über den Kopf, der rechte Arm schiebt sich am rechten Bein nach unten. Halten Sie diese Position, dann wechseln Sie die Seite (siehe Abb. 1).

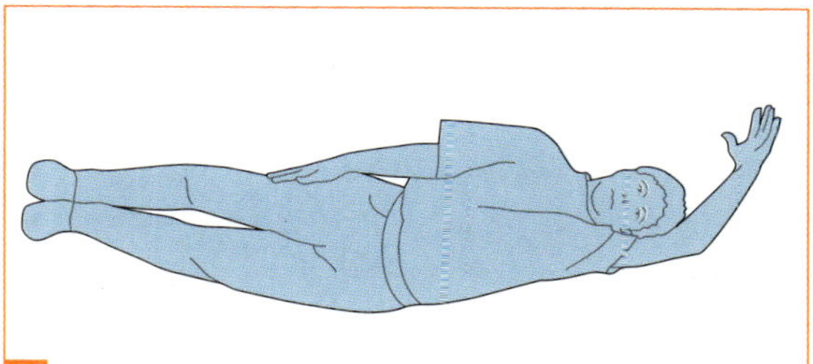

1

➤ **Kutschersitz:** Setzen Sie sich auf einen Hocker oder im Schneidersitz auf den Boden. Stützen Sie die Ellbogen auf die Knie, und lassen Sie die Hände nach unten fallen. Beugen Sie Oberkörper und Kopf nach vorn (siehe Abb. 2).

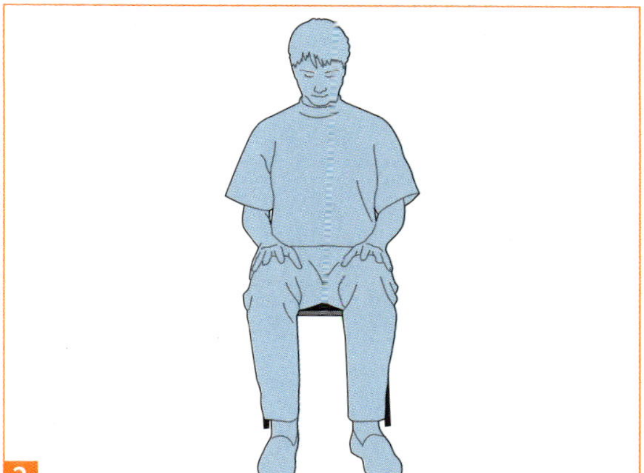

2

➤ **Fisch:** Legen Sie sich auf den Rücken. Die Hände liegen mit den Handflächen nach unten unter dem Gesäß. Schieben Sie den Brustkorb in Richtung Decke, und überstrecken Sie den Kopf nach hinten. Atmen Sie nun mit leicht geöffnetem Mund ruhig und gleichmäßig ein und aus (siehe Abb. 3).

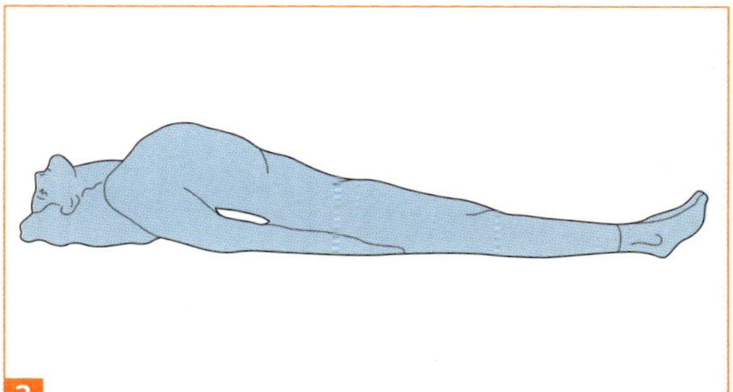

3

Bewusstlosigkeit, Ohnmacht

Typische Beschwerden: fehlende Ansprechbarkeit (Patient reagiert nicht auf Ansprache oder Schmerzreize); rote Gesichtshautverfärbung (bei hochfieberhaften Temperaturen, Meningitis, Fieberkrampf, Hitzschlag); blasse Hautfarbe (bei Kreislaufkollaps, inneren Blutungen, Schock); bläuliche Verfärbung der Haut (bei akutem Sauerstoffmangel und Beeinträchtigung des Herzes)
➤ Siehe auch Bewusstlosigkeit bei Kindern (S. 386ff.), Blutungen (S. 392f.), Gehirnerschütterung (S. 400f.), Hitzschlag, Sonnenstich (S. 402f.), Kreislaufkollaps, Herzstillstand (S. 414f.) und Schock (S. 416f.)

WAS SIE BEACHTEN MÜSSEN

Was zuerst tun?

In jedem Fall einer Bewusstlosigkeit muss der Rettungsdienst verständigt werden. Bitten Sie möglichst eine zweite Person, dass diese den Notarzt anruft, während Sie erste Hilfe leisten. Überprüfen Sie zunächst die Atmung. Falls der Bewusstlose nicht mehr atmet, Sie allein mit ihm sind und kein Telefon in der Nähe ist, müssen Sie zuerst die Atemspende machen.

Wenn Sie an einem Unfallort sind (z. B. Autobahn bei Verkehrsunfall), hat Ihre und des Bewusstlosen Sicherheit Vorrang. Bringen Sie sich und den Bewusstlosen aus der Gefahrenzone.

Sofort den Notarzt rufen

➤ Bei Feststellung von Bewusstlosigkeit (Bewusstlosigkeit = eine Ohnmacht, die länger als 1 Minute andauert) oder Atemstillstand

ERSTE HILFE

1. Prüfen von Atmung und Puls

➤ Prüfen Sie die Atmung des Bewusstlosen, indem Sie entweder eine Hand auf seinen Brustkorb legen und die regelmäßigen Atembewegungen fühlen, die Atemzugbewegungen des Brustkorbs beobachten oder einen kleinen Spiegel nehmen und diesen vor Mund und Nase des Kollabierten halten. Bei funktionierender Atmung beschlägt der Spiegel.

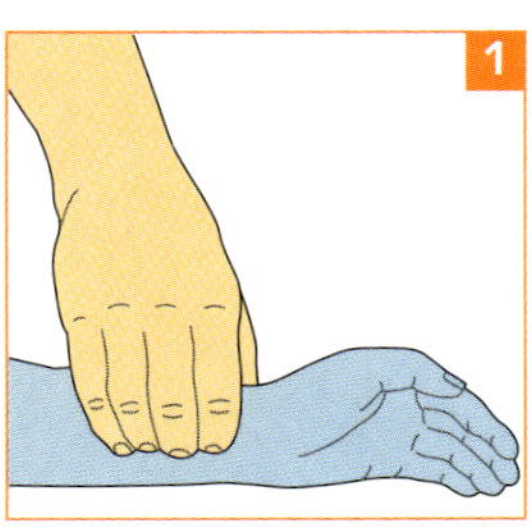

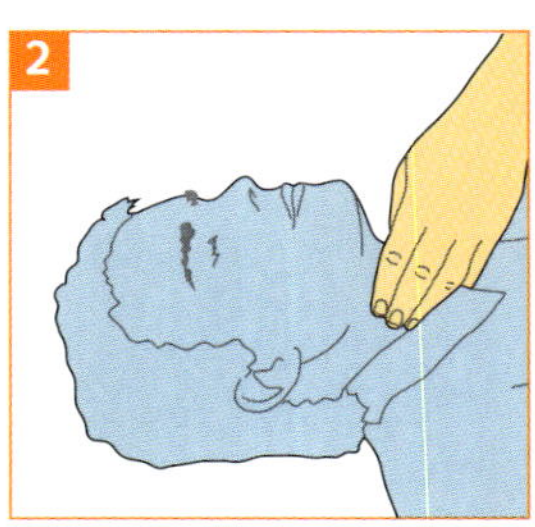

➤ Den Puls fühlen Sie entweder am Handgelenk, auf der Innenseite der Handwurzel unterhalb des Daumens (siehe Abb. 1) oder an der Halsschlagader, jeweils rechts oder links schräg neben dem Kehlkopf (siehe Abb. 2). Benutzen Sie dazu Zeige- und Mittelfinger, nicht Ihren Daumen, weil Sie sonst Ihren eigenen Puls fühlen könnten.

2. Stabile Seitenlage

Sind Atmung und Puls stabil, regelmäßig und gut tastbar, so sorgen Sie mit Hilfe der stabilen Seitenlage (NATO-Lage) dafür, dass die Atemwege frei bleiben und kein Blut oder Erbrochenes in die Atemwege gelangt.

➤ Dazu legen Sie den Patienten zunächst auf den Boden oder eine feste Unterlage. Knien Sie sich neben seinen Oberkörper, und schieben Sie den Ihnen zugewandten Arm des Bewusstlosen so weit wie möglich unter seinen Körper (siehe Abb. 3).

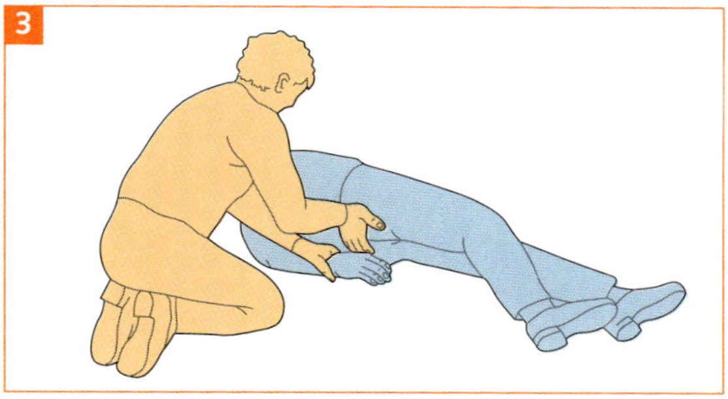

3

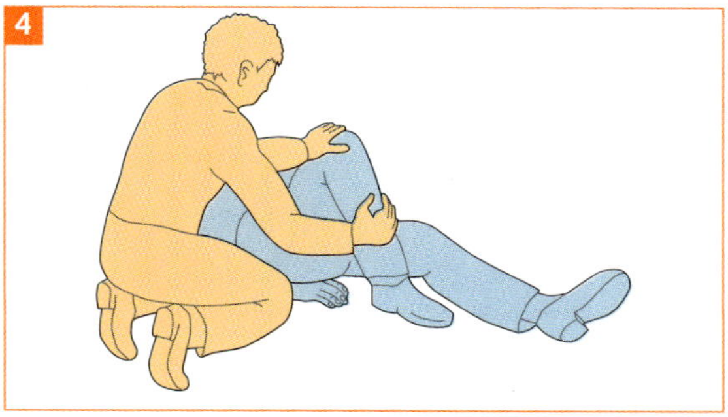

4

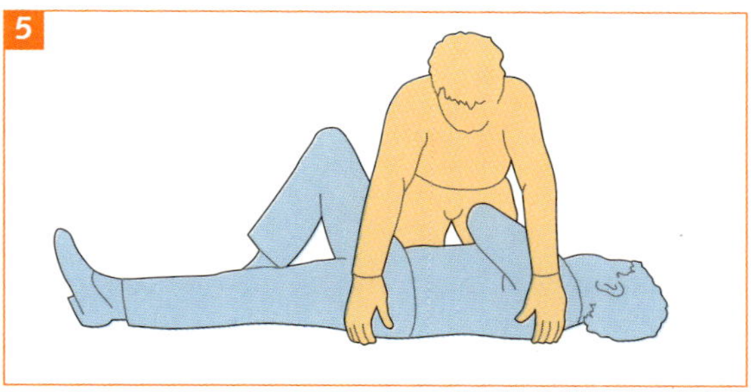

5

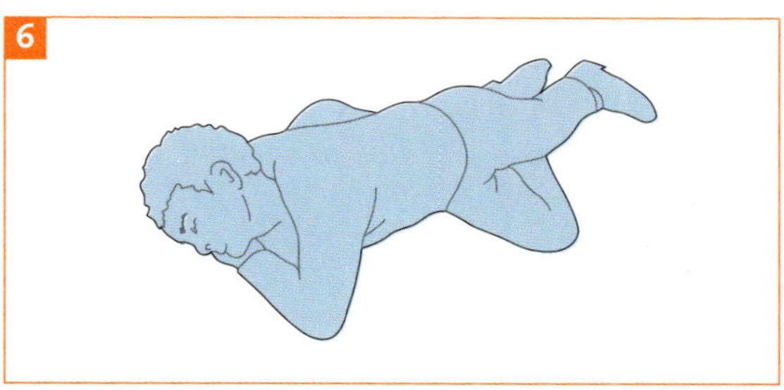

6

➤ Winkeln Sie nun das Bein derselben Seite an (siehe Abb. 4). Drehen Sie dann den Bewusstlosen zu sich her, indem Sie ihn an Hüfte und Schulter der gegenüberliegenden Seite vorsichtig hochheben und zu sich herrollen (siehe Abb. 5). Überstrecken Sie seinen Kopf leicht nach hinten, und drehen Sie ihn so, dass der leicht geöffnete Mund zum Boden zeigt. Ziehen Sie den unter dem Körper liegenden Arm nach hinten, und legen Sie die andere Hand unter die am Boden liegende Wange (siehe Abb. 6). So kann der Verletzte frei atmen, und Blut oder Erbrochenes können leichter abfließen.

VERHALTEN BEI ...

... Atemstillstand

Wenn Sie feststellen, dass die Atmung des Bewusstlosen ausgesetzt hat, rufen Sie sofort den Rettungsdienst und beginnen dann unverzüglich mit der Beatmung und gegebenenfalls mit der Herzmassage.

1. Atemspende

➤ Legen Sie den Verletzten auf eine stabile Unterlage, am besten auf den Fußboden. Prüfen Sie mit den Fingern, ob er vielleicht Fremdkörper oder Erbrochenes im Mund hat, und entfernen Sie dies. Dazu drehen Sie seinen Kopf leicht zur Seite.

Mund-zu-Nase-Beatmung: Bei der Mund-zu-Nase-Beatmung wird die Atemspende durch die Nase des Bewusstlosen vorgenommen.

➤ Der Kopf des Betroffenen wird nach hinten überstreckt. Sie verschließen mit dem Daumen Ihrer Hand durch leichten Druck gegen seinen Unterkiefer seinen Mund. Ihre andere Hand stabilisiert seine Stirn (siehe Abb. 7).

➤ Atmen Sie nun tief ein, umschließen Sie mit Ihrem Mund die Nase des Bewusstlosen möglichst dicht, und blasen Sie ihm vorsichtig Ihre Luft in seine Atemwege. (Sie können, um direkten Kontakt zu vermeiden, ein Taschentuch auf die Nase legen.)

➤ Heben Sie den Mund nach jeder Beatmung ab (siehe Abb. 8), damit der Verletzte ausatmen kann

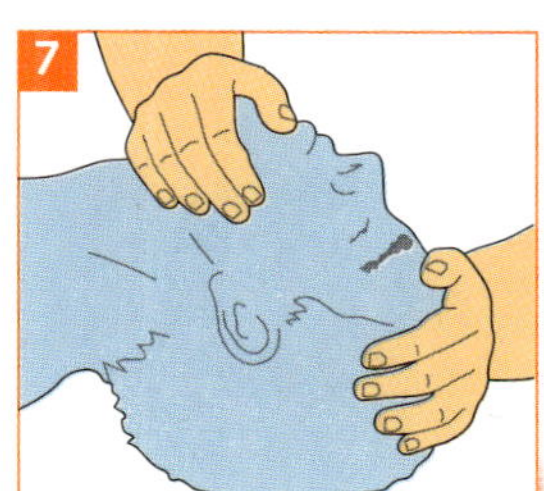

7

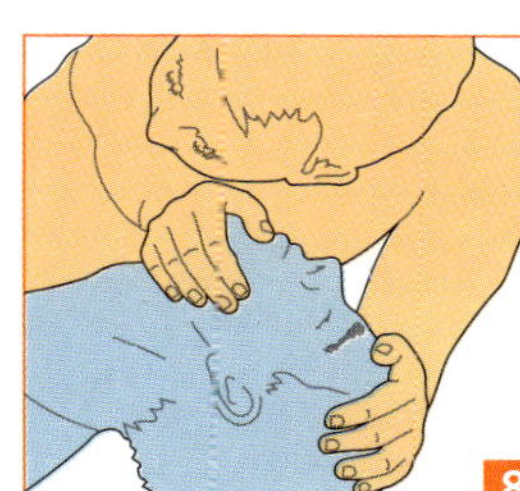

8

und Sie die Atembewegungen seines Brustkorbs beobachten können. Wiederholen Sie die Beatmung rhythmisch – ca. alle 4 Sekunden.

➤ Atmet der Verletzte wieder selbstständig, bringen Sie ihn in die stabile Seitenlage.

Mund-zu-Mund-Beatmung: Diese Atemspende wird vor allem dann vorgenommen, wenn die Nase verletzt ist.

➤ Drehen Sie den Kopf des Betroffenen in die Mitte, legen Sie Ihre rechte Hand (Rechtshänder) auf sein Kinn, so dass der Daumen etwa in der Mitte liegt. Mit der anderen Hand stützen Sie die Stirn des Verletzten und halten ihm mit Daumen und Zeigefinger die Nasenflügel zu (siehe Abb. 9).

➤ Der Kopf des Bewusstlosen wird nun nach hinten überstreckt. Holen Sie tief Luft, drücken Sie mit dem Daumen der rechten Hand sein Kinn nach unten – dadurch öffnen Sie seinen Mund –, und blasen Sie ihm vorsichtig Ihren Atem in die Lunge. Dabei umschließt Ihr Mund den Mund des Bewusstlosen möglichst dicht. Nicht zu kräftig pusten, sonst gerät Ihre Luft in seinen Magen.

➤ Wiederholen Sie die Beatmung alle 4 Sekunden, und beobachten Sie dabei, ob sich der Brustkorb wieder zu heben und zu senken beginnt.

➤ Nach jeweils 5 Atemspenden kontrollieren Sie den Puls (siehe Abb. 10). Schlägt das Herz regelmäßig, beatmen Sie den Bewusstlosen weiter, bis er von allein wieder atmet oder der Notarzt eintrifft. Ist Ihnen die Mund-zu-Mund-Beatmung unangenehm, können Sie ein dünnes Tuch (Taschentuch) oder ein steriles Tuch aus dem Verbandkasten über den Mund des Verletzten legen.

! Es gibt »Life-Key-Schlüsselanhänger«, die eine Folienmaske enthalten, welche im Fall einer Atemspende vor direktem Hautkontakt schützt.

9

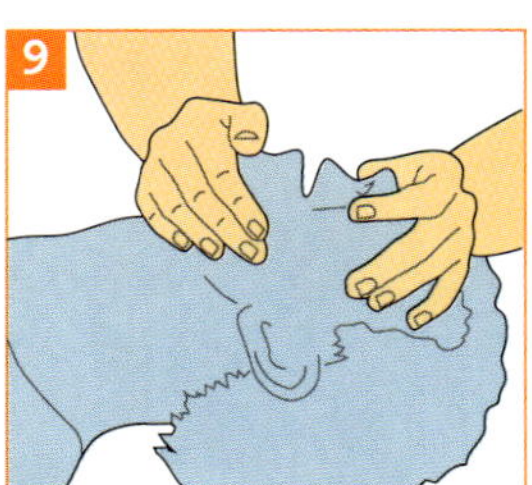

10

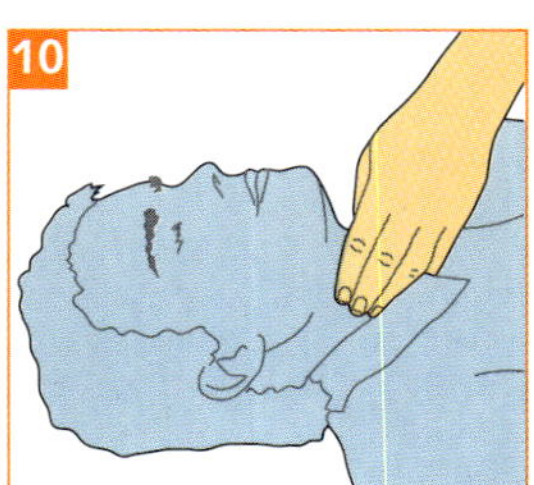

2. Herzmassage

Ist der Puls nicht oder nicht mehr tastbar, müssen Sie mit der Herzmassage beginnen. Um die richtige Technik zu erlernen, sollten Sie unbedingt einen Erste-Hilfe-Kurs absolvieren. Sollten Sie dazu noch keine Gelegenheit gehabt haben, gehen Sie behutsam, aber dennoch zügig vor. Ein Herzstillstand ist eine lebensbedrohliche Situation, bei der das Gehirn nicht mehr mit Sauerstoff versorgt wird.

➤ Legen Sie den Bewusstlosen auf eine stabile Unterlage, am besten auf den Fußboden. Knien Sie sich in Brusthöhe neben ihn, so dass Sie eine stabile Ausgangslage haben. Die Druckbewegungen sollten bei geraden Armen aus der Schulter ausgeführt werden. Entkleiden Sie den Oberkörper des Betroffenen, wenn nötig.

➤ Bei Kindern, die älter als 8 Jahre sind, und bei Erwachsenen (Säuglinge und kleinere Kinder siehe S. 386f.) legen Sie nun den Handballen Ihrer linken Hand mit nach oben abgewinkelten Fingern auf das untere Drittel des Brustbeins, ca. 3 Finger breit oberhalb des Brustbeinendes (siehe Abb. 11). Der richtige Druckpunkt für die Herzmassage ist von entscheidender Bedeutung.

➤ Den Handballen der rechten Hand legen Sie nun auf den anderen Handrücken. Dann verlagern Sie Ihr Körpergewicht bei gestreckten Armen auf Ihre Hände und drücken das Brustbein des Betroffenen kräftig nach unten. Das Brustbein sollte sich 1- bis 2-mal pro Sekunde ca. 4 bis 5 Zentimeter nach

11

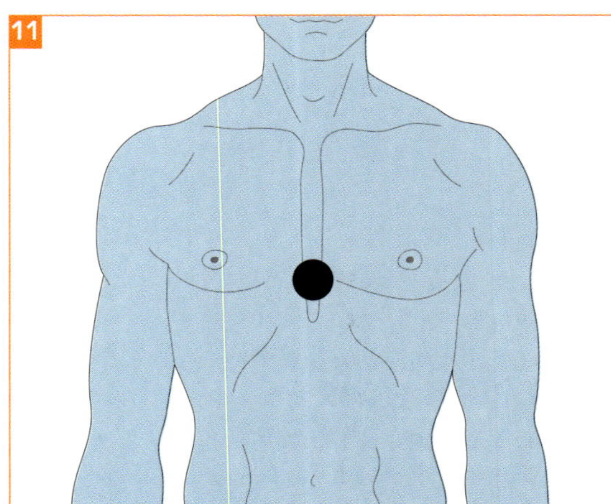

unten bewegen (also ca. 80-mal pro Minute). Achten Sie darauf, dass sich Ihre Arme senkrecht zum Körper des Verletzten bewegen und der Druck über Ihre Handballen ausgeübt wird, dann machen Sie es richtig (siehe Abb. 12).

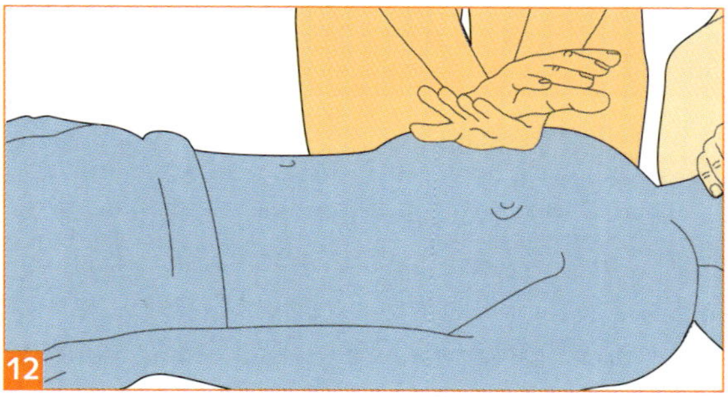
12

➤ Sind Sie allein, geben Sie nach 10 bis 15 Herzmassagen immer wieder 1 bis 2 Atemspenden.

➤ Sollten Sie zu zweit sein, übernimmt der eine die Herzmassage und zählt dabei laut bis 5 mit, während der andere die Atemspende vornimmt (siehe Abb. 13). Letzterer kontrolliert regelmäßig Puls und Eigenatmung des Verletzten. Wechseln Sie sich ab – die Wiederbelebung ist anstrengend, sollte aber nicht unterbrochen werden.

13
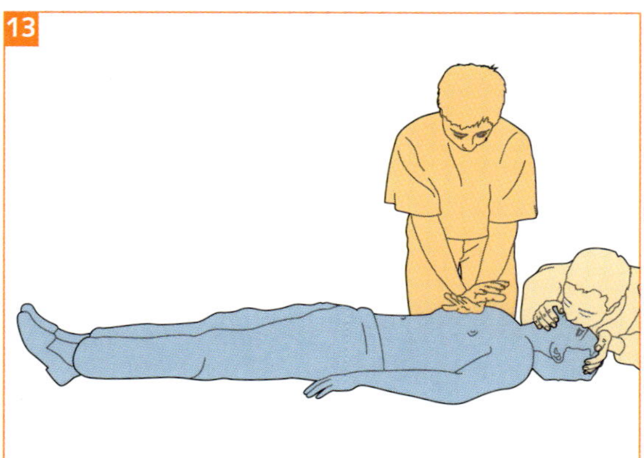

➤ Haben Atmung und Puls wieder eingesetzt, bringen Sie den Bewusstlosen in die stabile Seitenlage und decken ihn mit einer leichten Decke zu. Unfallopfer frieren und kühlen bei instabilem Kreislauf leicht aus. Sorgen Sie auch für Frischluftzufuhr. Andernfalls fahren Sie mit Atemspende und Herzmassage fort, bis der Notarzt eintrifft.

VERHALTEN BEI …

… Ohnmacht

Im Fall einer Ohnmacht sind die oben beschriebenen Maßnahmen meist nicht notwendig, da es sich oft nur um einen in der Regel rasch vorübergehenden Blutdruckabfall handelt. Puls und Atmung sind vorhanden und regelmäßig, der Betreffende ist blass und kurzzeitig nicht ansprechbar

Beine hochlagern

➤ Lagern Sie die Beine des Ohnmächtigen auf einen Stuhl oder eine Kiste in einem Winkel von 45 bis 90 Grad hoch (siehe Abb. 14).

➤ Zusätzlich legen Sie ihm einen kalten Waschlappen auf die Stirn und halten ihm eventuell eine stark riechende Essenz (z. B. Menthol) unter die Nase.

➤ Kommt der Ohnmächtige wieder zu sich, setzen Sie ihn vorsichtig aufrecht hin. Beruhigen Sie ihn, und verabreichen Sie dem Patienten sofort etwas zu trinken, am besten kühles Wasser.

➤ Reagiert der Ohnmächtige nicht auf Ihr Bemühen, so müssen Sie von einer echten Bewusstlosigkeit ausgehen, seinen Atem und Puls überprüfen und, sofern dieser funktioniert, ihn in die stabile Seitenlage bringen.

➤ Kontrollieren Sie dann auch weiterhin Atmung und Puls des Bewusstlosen, und verständigen Sie den Notarzt.

! Bleiben Sie stets ruhig und konzentrieren Sie sich genau auf das, was Sie gerade tun.

14
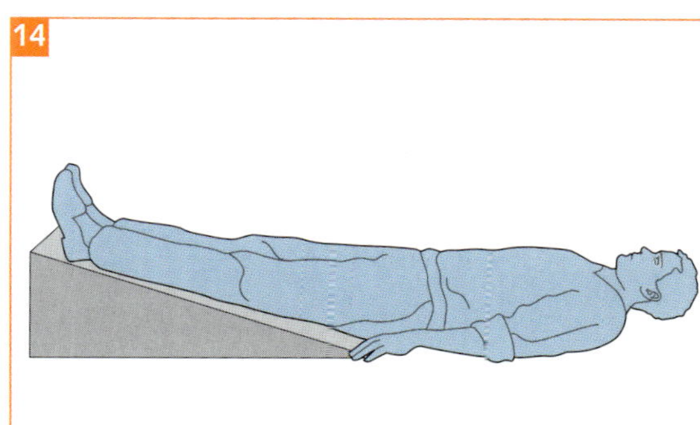

Bewusstlosigkeit bei Kindern

Typische Beschwerden: fehlende Ansprechbarkeit (das Kind reagiert nicht auf Ansprache oder Schmerzreize wie Kneifen und Zwicken); rote Gesichtshautverfärbung (bei hochfieberhaften Temperaturen, Meningitis, Fieberkrampf, Hitzschlag); blasse Hautfarbe (bei Kreislaufkollaps, inneren Blutungen, Schock); bläuliche Verfärbung der Haut (bei akutem Sauerstoffmangel, Beeinträchtigung des Herzes)
➤ Siehe auch Blutungen (S. 392f.), Gehirnerschütterung (S. 400f.), Kreislaufkollaps, Herzstillstand (S. 414f.) und Schock (S. 416f.)

WAS SIE BEACHTEN MÜSSEN

Was zuerst tun?

Versuchen Sie umgehend, die Ursache für die Bewusstlosigkeit des Kindes zu ergründen. Ist es gestürzt, wurde es verletzt, oder ist es krank? Sodann rufen Sie den Notarzt und kontrollieren Puls und Atmung. Sprechen Sie das Kind dabei laut an. Atmet es nicht mehr, beginnen Sie sofort mit der Atemspende und führen dann gegebenenfalls die Herzmassage durch. Bewahren Sie in jedem Fall Ruhe, und handeln Sie zügig.

Sofort den Notarzt rufen

➤ Bei Bewusstlosigkeit
➤ Bei Eintreten eines Atem- oder Herzstillstands
➤ Bei Schock

ERSTE HILFE

1. Prüfen von Atmung und Puls

➤ Prüfen Sie umgehend die Atmung des Kindes, indem Sie eine Hand auf seinen Brustkorb legen. Bei regelmäßiger Atembewegung hebt und senkt sich der Brustkorb. Sie können auch einen kleinen Spiegel nehmen und diesen vor Mund und Nase des Kindes halten. Bei funktionierender Atmung beschlägt der Spiegel. Oder Sie beugen sich über das Kind und hören, ob es atmet.

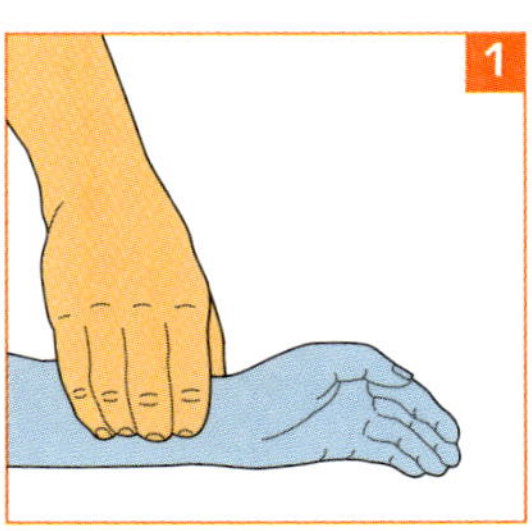

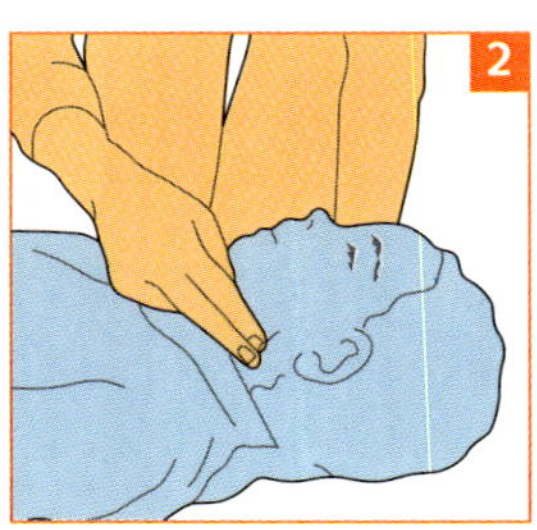

➤ Den Puls fühlen Sie bei einem Säugling am Handgelenk (siehe Abb. 1), bei größeren Kindern lässt er sich auch an der Halsschlagader prüfen (siehe Abb. 2). Benutzen Sie zum Pulsfühlen immer Ihren Zeige- und Mittelfinger, nicht jedoch den Daumen, da Sie sonst Ihren eigenen Puls fühlen könnten.
➤ Für ein verletztes oder bewusstloses Kind ist es besonders wichtig, dass Sie es während der ganzen Zeit, sowohl beim Pulsfühlen als auch bei allen weiteren Wiederbelebungsmaßnahmen, immer wieder ansprechen. Tun Sie dies mit lauten, aber beruhigenden Worten.
➤ Sofern die Atmung funktioniert, bringen Sie das Kind in die stabile Seitenlage.

! Wenn das Kind einen Unfall erlitten hat, es auf dem Spielplatz gestürzt oder z. B. von der Wickelkommode gefallen ist und daraufhin bewusstlos geworden ist, müssen Sie auch eine Gehirnerschütterung in Betracht ziehen.

3

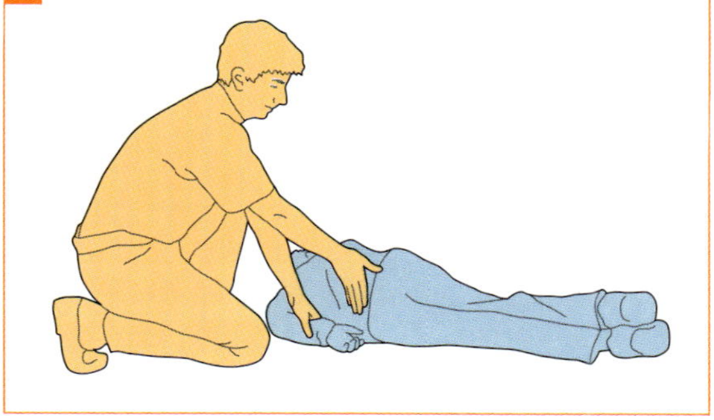

4

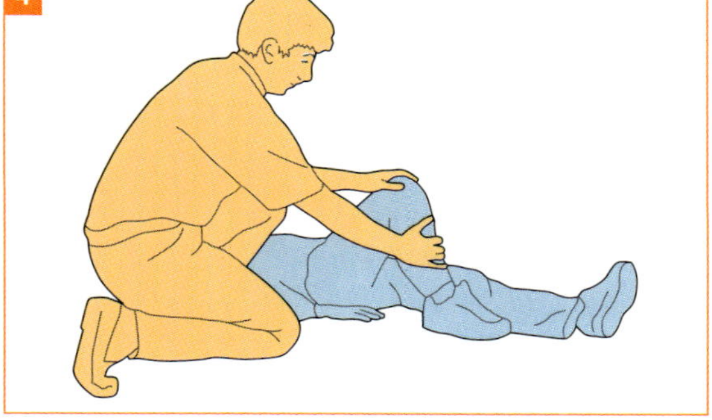

5

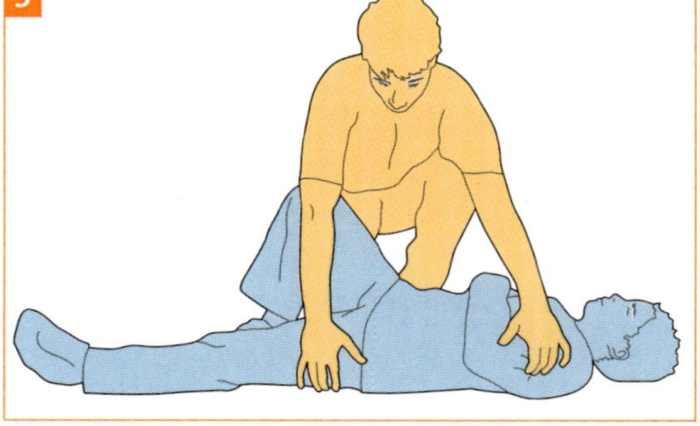

6

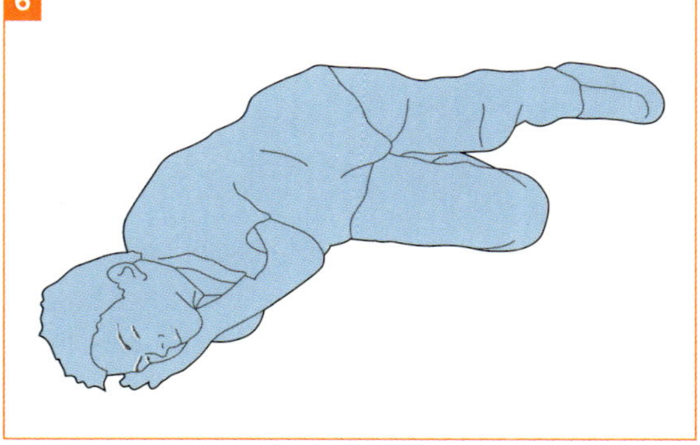

2. Stabile Seitenlage für Kinder

Sofern die Atmung regelmäßig und der Puls tastbar ist, bringen Sie das bewusstlose Kind in die stabile Seitenlage.

- Dazu legen Sie das Kind zunächst auf den Boden oder eine feste Unterlage. Knien Sie sich neben seinen Oberkörper, und schieben Sie den Ihnen zugewandten Arm des Kindes so weit wie möglich unter seinen Körper (siehe Abb. 3).
- Winkeln Sie nun das Bein derselben Seite an (siehe Abb. 4), und drehen Sie das Kind behutsam zu sich her, indem Sie es an Hüfte und Schulter der gegenüberliegenden Seite hochheben (siehe Abb. 5). Überstrecken Sie den Kopf vorsichtig nach hinten, und drehen Sie ihn so, dass der leicht geöffnete Mund zum Boden zeigt.
- Ziehen Sie dann den unter dem Körper liegenden Arm nach hinten, und legen Sie die andere Hand unter die am Boden liegende Wange (siehe Abb. 6). So kann das Kind frei atmen. Außerdem sorgen Sie so dafür, dass die Atemwege frei bleiben und kein Blut oder Erbrochenes in die Atemwege gelangt, was zur Erstickung führen könnte.
- Sofern sich Erbrochenes oder ein Fremdkörper im Mund des Kindes befindet, versuchen Sie, den Fremdkörper mit dem gekrümmten Finger vorsichtig herauszuholen.

! Stecken Sie Ihren Finger niemals gerade in den Mund des Kindes, da Sie den Fremdkörper sonst weiter in den Rachen schieben könnten.

VERHALTEN BEI ...

... Atemstillstand

Wenn Sie feststellen, dass die Atmung des Kindes ausgesetzt hat, rufen Sie sofort den Rettungsdienst an und beginnen dann unverzüglich mit den Wiederbelebungsmaßnahmen. Die Atemspende führen Sie so lange durch, bis die Atmung des Kindes wieder einsetzt. Ist der Puls wieder spürbar, fahren Sie mit der Atemspende fort, bis der Rettungsdienst eintrifft. Ist der Puls nicht spürbar, gehen Sie zur Herzmassage über.

1. Atemspende

Legen Sie dazu das Kind auf eine stabile Unterlage oder auf den Fußboden. Prüfen Sie mit den Fingern, ob es vielleicht Fremdkörper oder Erbrochenes im Mund hat, und entfernen Sie dies. Dazu drehen Sie seinen Kopf leicht zur Seite. Um die Atemwege freizumachen, nehmen Sie den Kopf des Kindes in beide Hände und dehnen ihn vorsichtig in den Nacken.

! Der Kopf von Säuglingen darf nur ganz vorsichtig gezogen und nicht überstreckt werden.

Säugling: Führen Sie sodann die Mund-zu-Mund-und-Nase-Beatmung durch. Dazu drehen Sie den Kopf des Babys in die Mitte und umschließen mit Ihrem Mund seine Nase und seinen Mund. Mit Ihrer rechten Hand (Rechtshänder) stützen Sie vorsichtig seine Stirn ab (siehe Abb. 7).

➤ Beatmen Sie den Säugling jeweils mit »einem Mund voll« Luft und vor allem nicht zu heftig. Spenden Sie ihm etwa 40 Atemstöße pro Minute, und ertasten Sie seinen Puls am Oberarm.

➤ Führen Sie die Atemspende alle 2 Sekunden durch. Ein Säugling hat eine höhere Atemfrequenz als ein größeres Kind, kann aber pro Atemzug nicht so viel Luft aufnehmen.

➤ Nach jeweils 4 Atemspenden kontrollieren Sie den Puls. Schlägt das Herz regelmäßig, dann beatmen Sie das Kind weiter, bis es von allein wieder atmet oder der Notarzt eintrifft. Sobald das Baby wieder von allein atmet, bringen Sie es in die stabile Seitenlage (siehe Abb. 3 bis 6).

Klein- oder Schulkind: Hier verfahren Sie genauso, mit dem Unterschied, dass Sie den Kopf des Kindes leicht nach hinten überstrecken und seinen Unterkiefer etwas anheben. Die Beatmung erfolgt entweder Mund zu Mund oder Mund zu Nase.

➤ Bei der Mund-zu-Mund-Beatmung stützen Sie mit der einen Hand die Stirn des Kindes und halten ihm mit Daumen und Zeigefinger die Nasenflügel zu. Holen Sie nun tief Luft, drücken Sie mit dem Daumen der rechten Hand das Kinn nach unten, öffnen Sie dadurch den Mund des Kindes, und blasen Sie ihm langsam Ihren Atem in die Lunge. Dabei umschließt Ihr Mund den Mund des Kindes ganz dicht.

➤ Wiederholen Sie die Beatmung alle 3 Sekunden, und beobachten Sie dabei, ob sich der Brustkorb wieder hebt und senkt.

2. Herzmassage

Ist der Puls nicht mehr tastbar, müssen Sie mit der Herzmassage beginnen. Sollten Sie noch keine Gelegenheit gehabt haben, diese Technik in einem Erste-Hilfe-Kurs zu erlernen, dann gehen Sie behutsam, aber dennoch zügig vor. Ein Herzstillstand ist eine lebensbedrohliche Situation, bei der das Gehirn nicht mehr mit genügend Sauerstoff versorgt wird. Sofern nicht rasche Hilfe geleistet wird, stirbt der Patient.

➤ Knien Sie sich neben das Kind, so dass Sie eine stabile Ausgangslage haben. Die Druckbewegungen sollten bei geraden Armen aus der Schulter heraus ausgeführt werden.

Säugling: Drücken Sie mit Zeige- und Mittelfinger auf das Brustbein des Babys, etwas unterhalb der Mitte einer gedachten Linie zwischen den Brustwarzen (siehe Abb. 8). Dabei sollte der Brustkorb etwa 100-mal pro Minute rund 1,5 bis 2,5 Zenti-

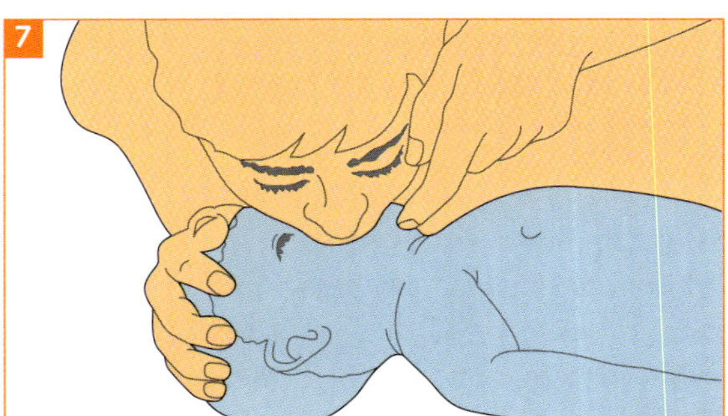

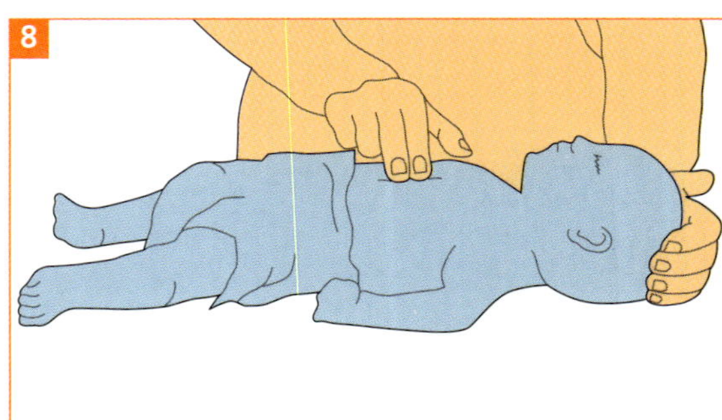

meter nach unten bewegt werden. Dies entspricht etwa 2 Druckbewegungen pro Sekunde.

Kleinkind: Legen Sie eine Hand flach auf den unteren linken Teil des Brustkorbs, und drücken Sie mit Ihrem Daumenballen auf die untere Hälfte des Brustbeins. Das Brustbein sollte sich dabei 80-mal pro Minute ca. 2 bis 3 Zentimeter nach unten bewegen. Dies entspricht etwa 1 bis 2 Druckbewegungen pro Sekunde (siehe Abb. 9).

9

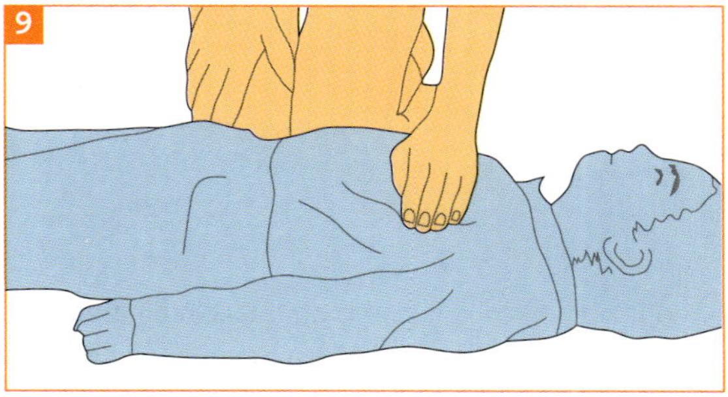

Kinder ab 8 Jahren: Die Herzmassage bei Schulkindern wird genauso durchgeführt wie bei einem Erwachsenen.

➤ Legen Sie den Handballen Ihrer linken Hand (Rechtshänder) auf das Brustbein, ca. 3 Querfinger oberhalb des Brustbeinendes, den Handballen der rechten Hand legen Sie auf den anderen Handrücken. Nun verlagern Sie Ihr Körpergewicht bei gestreckten Armen auf Ihre Hände und drücken in der vollen Ausatmung das Brustbein des Kindes kräftig nach unten (siehe Abb. 10). Bei richtigem Druckpunkt können keine Rippen verletzt werden. Das Brustbein sollte sich rund 80-mal ca. 4 bis 5 Zentimeter nach unten bewegen. Das entspricht einem Druck von 1- bis 2-mal pro Sekunde.

10

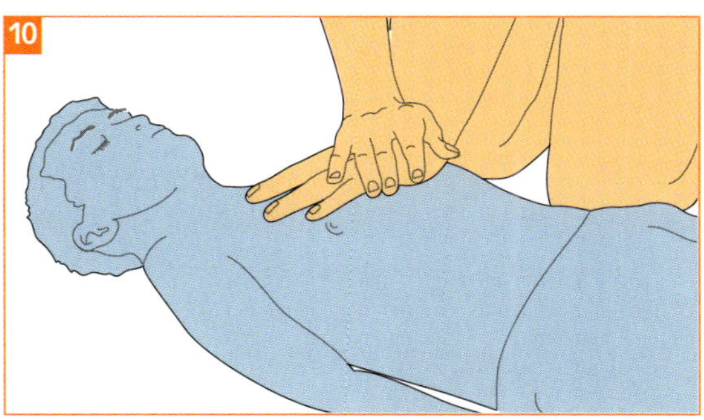

➤ Sofern Sie mit dem kleinen Patienten allein sind, geben Sie nach 10 bis 15 Herzmassagen immer wieder 1 Atemspende.

➤ Haben Atmung und Puls wieder eingesetzt, bringen Sie das Kind in die stabile Seitenlage (siehe Abb. 3 bis 6). Sorgen Sie in diesem Fall unbedingt auch für Frischluftzufuhr. Andernfalls fahren Sie mit Atemspende und Herzmassage fort, bis der Notarzt eintrifft.

Atemspende zu zweit: Sollten Sie jemanden bei sich haben, der Ihnen hilft, dann übernimmt der eine die Herzmassage und zählt dabei laut bis 5 mit. Der andere führt währenddessen die Atemspende durch. Dabei knien sich die Partner gegenüber. Nach jeweils 5 Mal kontrolliert der Atemspender den Puls und überprüft, ob die Eigenatmung des Kindes wieder eingesetzt hat.

! Wechseln Sie sich ab – die Wiederbelebung ist zwar anstrengend, sollte aber keinesfalls unterbrochen werden.

DAS KÖNNEN SIE NOCH TUN

➤ Bleiben Sie ruhig, und lassen Sie das bewusstlose Kind nicht allein.

➤ Sprechen Sie es lieb an.

➤ Beruhigen Sie das Kind, sobald es wieder zu sich kommt, und achten Sie darauf, dass es sich nicht bewegt und ruhig liegen bleibt, bis der Notarzt eintrifft.

➤ Entfernen Sie es unverzüglich aus dem Gefahrenbereich (Unfallstelle).

➤ Sorgen Sie für ausreichend Sauerstoff bzw. Frischluftzufuhr.

➤ Decken Sie das bewusstlose Kind mit einer leichten Decke zu, denn es könnte leicht zu frieren anfangen.

➤ Lassen Sie das Kind Ihre eigene Sorge und Angst keinesfalls spüren. Vermitteln Sie den Eindruck, dass alles wieder in Ordnung kommt.

➤ Lagern Sie die Beine des Kindes hoch, wenn es sich nur um eine kurze Ohnmacht handelt (siehe Abb. 14, S. 385).

Bluterguss

Typische Beschwerden: Schwellung, Erwärmung, blaurote Verfärbung der Haut, Schmerzen, bisweilen Schonhaltung

➤ Siehe auch Prellung (S. 182f.) und Verstauchung, Zerrung (S. 200f.)

WAS SIE BEACHTEN MÜSSEN

Was zuerst tun?

Stellen Sie zunächst fest, wie schwer wiegend der Bluterguss ist. Handelt es sich um einen äußerlichen und sichtbaren Bluterguss, dann kühlen Sie die betreffende Körperpartie und stellen sie ruhig. Am besten lagern Sie den verletzten Körperteil hoch.

Kinder

Zur Behandlung von Kindern siehe S. 391.

Grenzen der Selbstbehandlung

Wenn ohne äußere Gewalteinwirkung plötzlich viele Blutergüsse an verschiedenen Körperstellen auftreten, sollten Sie den Betroffenen zum Arzt bringen. Es könnte eine schwer wiegende Erkrankung dahinter stecken. Außerdem ist Vorsicht geboten, wenn sich ein Bluterguss abkapselt und entzündet (erkennbar an erneuter Schwellung, Rötung, Überwärmung und Schmerzen) oder wenn zusätzlich ein Knochen oder ein Gelenk verletzt ist.

Sofort den Notarzt rufen

- Bei schweren Verletzungen
- Bei unklaren inneren Blutungen, z. B. nach einem Fahrrad- oder Motorradunfall
- Bei punktförmigen, plötzlich auftretenden Blutungen unter der Haut und gleichzeitigem Fieber

ERSTE HILFE

1. Kühlung

Um die Blutung unter der Haut zum Stillstand zu bringen, kühlen Sie die Schwellung am besten mit Eis. Geeignet sind auch so genannte Hot-Cold-Packs, die Sie in der Apotheke bekommen und im Kühlschrank vorrätig haben sollten. Ein tief gefrorenes Stück Fleisch tut ebenso gute Dienste wie ein mit kaltem Wasser durchtränkter Waschlappen. Bei kleinen Blutergüssen reicht ein kühlendes Gel oder ein Eisspray.

! Ganz wichtig ist, die betroffene Stelle auch lang genug zu kühlen, sonst ist der ganze Vorgang umsonst.

- Leichte Prellungen sollten Sie mindestens 30 Minuten lang kühlen.
- Muskelverletzungen müssen Sie etwa 45 Minuten lang kühlen.

2. Überprüfen der Bewusstseinslage

Ein großer Bluterguss kann auch ohne äußerlich sichtbare Blutungen den Kreislauf belasten. Weit ausgedehnte Blutergüsse können darüber hinaus zum Schock führen.

- Kontrollieren Sie deshalb Puls und Atmung des Verletzten. Beginnen Sie im Zweifelsfall mit Wiederbelebungsmaßnahmen (siehe S. 382ff.).
- Bewusstlose bringen Sie in die stabile Seitenlage (siehe S. 382ff.) und rufen dann den Rettungsdienst.

AUS DER APOTHEKE

Synthetische Medikamente

In Ihrer Hausapotheke sollten Sie für Notfälle kühlende Gele bzw. Sportsalben und selbstverständlich das geeignete Verbandmaterial griffbereit haben. Die im Folgenden angegebenen Präparate sind rezeptfrei.

➤ **Salben:** Traumasenex®, Mobilat®

Phytopharmaka

➤ **Salben mit Arnika, Ringelblume, Rosskastanien und Hamamelis:** arnica-loges®, Cefawell®, Traumacyl®, Varicylum®

Verbandmaterial & Co.

➤ Mullbinden, sterile Kompressen und elastische Binden, Dreiecktuch

➤ Hot-Cold-Pack (Kompressen mit einer nicht härtenden, synthetischen Flüssigkeit); im Eisfach des Kühlschranks aufbewahrt, dienen sie zum Kühlen, sie sind aber genauso gut erwärmbar und als Wärmeauflage zu gebrauchen

NATURHEILKUNDE

Arnika- und Johanniskrauttinkturen

Tinkturen aus Heilpflanzen kann man selbst herstellen oder in der Apotheke kaufen. Bei Blutergüssen haben sich Arnika und Johanniskraut gut bewährt. Die Tinktur wird vorsichtig auf die betroffene Stelle gerieben, darüber kommt ein feuchter Umschlag. Zur Nachbehandlung sollten Sie sich mit Johanniskrautöl einreiben.

➤ **Tinktur:** Je 10 Gramm Arnika- oder Johanniskrautblüten in eine dunkle Flasche mit 100 Milliliter 70-prozentigem Äthylalkohol geben. 10 Tage lang an einem dunklen Ort ziehen lassen; mehrmals durchschütteln; danach abseihen. Die fertige Tinktur dunkel und kühl aufbewahren.

➤ **Johanniskrautöl:** 125 Gramm Johanniskrautblüten mit 500 Milliliter kaltgepresstem Olivenöl übergießen und in einer hellen Flasche an einem sonnigen Platz 6 Wochen lang stehen lassen; 1-mal täglich gut durchschütteln. Sobald die Flüssigkeit eine leuchtend rote Farbe angenommen hat, die Blüten durch ein Leinentuch abseihen, auspressen und das Öl an einem dunklen, kühlen Ort aufbewahren.

BEWÄHRTE HAUSMITTEL

Essigwasserumschläge

Kalte Umschläge mit Essig kühlen und vermeiden eine starke Anschwellung.

➤ **Anwendung:** 2 Teile kaltes Wasser und 1 Teil Essig oder Obstessig mischen, ein Tuch damit anfeuchten und es auf den Bluterguss legen.

DAS KÖNNEN SIE NOCH TUN

Homöopathie

Arnika ist bewährt zur Schmerz- und Blutstillung sowie zur Abschwellung; Traumeel® ist ein Komplexmittel gegen Schwellungen und Schmerzen:

➤ **Arnica D6:** zunächst alle 5 Minuten 5 Globuli, dann alle 15 Minuten 5 Globuli unter der Zunge zergehen lassen (etwa 1 Stunde lang)

➤ **Traumeel (Tabletten, Tropfen oder Salbe):** 3-mal täglich 1 Tablette oder 10 Tropfen einnehmen (1 bis 2 Wochen lang), bis Schwellung und akuter Schmerz abgeklungen sind; Salbe auftragen und einreiben

SCHNELLE HILFE FÜR KINDER

Trösten Sie das verletzte Kind, und versuchen Sie, es wieder zum Lachen zu bringen. Kühlende Umschläge lassen sich vor allem bei kleinen Kindern hervorragend mit dem Erzählen einer schönen Geschichte verbinden.

! Weist ein Kind ohne sinnvolle Erklärung viele verschieden gefärbte Blutergüsse am Oberkörper und an den Armen auf, müssen Sie auch Misshandlung in Betracht ziehen.

Blutungen

Typische Beschwerden: plötzliche Blutung nach Verletzung mit einem scharfen Gegenstand, glattrandige Begrenzung, eingeschränkte Beweglichkeit, Schmerzen, Schonhaltung

➤ Siehe auch Wundversorgung (S. 424ff.)

WAS SIE BEACHTEN MÜSSEN

Was zuerst tun?

Eine Blutung muss grundsätzlich zuerst gestillt und dann versorgt werden.
Verletzte Gliedmaßen müssen abgebunden und hochgelagert werden.

Grenzen der Selbstbehandlung

➤ Schnittwunden im Gesicht sollten Sie nicht selbst behandeln. Tiefe und klaffende Wunden benötigen ebenfalls fachgerechte Versorgung durch den Arzt.

➤ Wenn eine Wunde sich entzündet, insbesondere wenn von der Wunde ein roter Streifen ausgeht, der eine drohende Blutvergiftung ankündigt, müssen Sie zum Arzt gehen.

➤ Wenn die Wunde sehr groß und stark verschmutzt ist, sollten Sie den Verletzten ebenfalls zum Arzt bringen.

Sofort den Notarzt rufen

➤ Bei Bewusstlosigkeit

➤ Bei tiefen, klaffenden Schnittwunden in einem Ausmaß, dass der Patient nicht transportiert werden kann

➤ Bei Verletzungen von Hauptgefäßen

➤ Bei Amputationen oder Teilamputationen von Gliedmaßen

➤ Bei unklaren inneren Blutungen, z. B. nach einem Motorrad- oder Fahrradunfall

➤ Bei Schock

ERSTE HILFE

1. Blutstillung

Der wichtigste Schritt ist die sofortige Blutstillung. Starke oder länger andauernde Blutungen können zu hohen Blutverlusten führen, die lebensgefährlich sind.

➤ Stillen Sie die Blutung mit einer sterilen Kompresse unter Druck. Legen Sie einen Druckverband (Varianten siehe Abb. 1 und 2) an, wenn eine Schlagader verletzt ist. In diesem Fall tritt das Blut pulsierend oder spritzend aus der Wunde.

➤ Falls Sie kein steriles Verbandzeug zur Hand haben, z. B. auf einem Spaziergang, so drücken Sie ein sauberes Taschentuch fest auf die Wunde und binden dieses mit einem Schal oder Gürtel fest. Halten Sie den Arm oder das Bein hoch, und drücken Sie eventuell noch die zuführende Blutader an dem nächsten zur Körpermitte hin gelegenen Gelenk ab. Drücken Sie die Ader jedoch nur in Ausnahmefällen ab, wenn die Blutung sehr stark ist, und keinesfalls länger als einige Minuten.

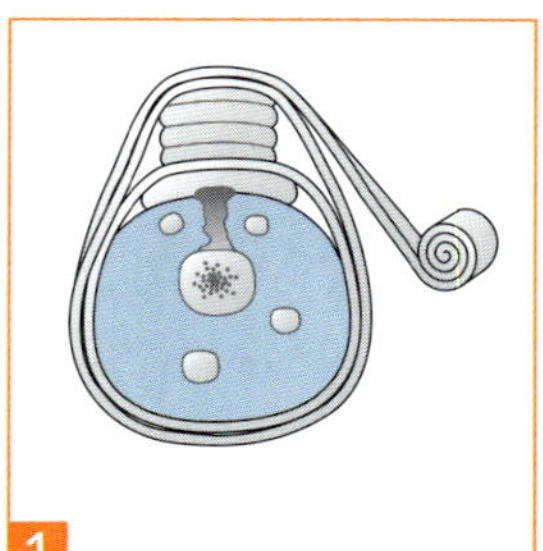

1

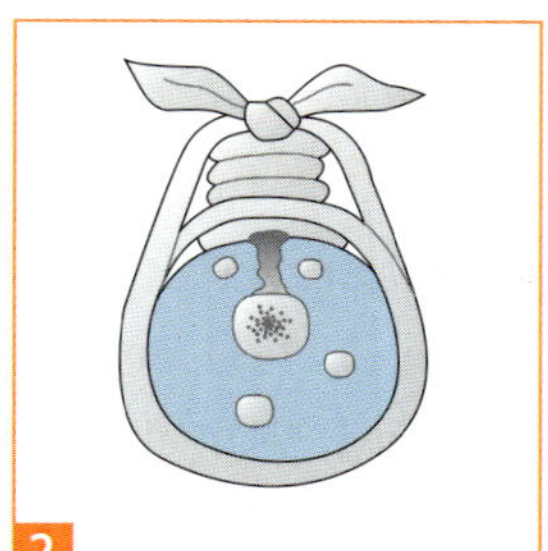

2

2. Reinigen

Kleine, nicht stark blutende Wunden reinigen Sie unter fließendem, klarem Wasser. Falls zur Hand, benutzen Sie Wasserstoffperoxid, das sich vor allem zum Reinigen verschmutzter Wunden eignet, da es den Schmutz sozusagen herausschäumt.

3. Desinfizieren

Zum Desinfizieren eignen sich Lösungen wie Mercuchrom®, Betaisodona®, Rivanol® oder auch Wasserstoffperoxid.

➤ Benutzen Sie keine Salben oder Cremes. Zur Heilung benötigt die Wunde Luft.

➤ Decken Sie eine Wunde nie luftdicht ab, damit sich Eiterbakterien nicht ausbreiten können.

4. Verbinden

➤ Kleinere Blutungen können Sie mit Pflaster oder einer Kompresse selbst dauerhaft versorgen.

➤ Größere, stark blutende Wunden sollten Sie nur steril abdecken und die weitere Versorgung dem Arzt überlassen.

5. Überprüfen der Bewusstseinslage

Wegen der drohenden Kreislaufbelastung bei Blutverlust müssen Sie immer auch den Puls und die Atmung des Betroffenen prüfen und im Zweifelsfall mit Wiederbelebungsmaßnahmen beginnen (siehe S. 383ff.). Sie brauchen dann einen weiteren Helfer, der währenddessen die Blutstillung vornimmt.

➤ Bewusstlose bringen Sie in die stabile Seitenlage (siehe S. 382f.).

➤ Bei inneren Blutungen und Verdacht auf Schock legen Sie die Beine des Verletzten hoch.

VERHALTEN BEI …

… Nasenbluten

In sitzender Position beugt der Betroffene den Kopf leicht nach vorn. Dann drücken Sie oder er selbst mit Daumen und Zeigefinger und eventuell mit einem kalten Tuch kräftig die Nasenlöcher zu, so dass er durch den Mund atmen muss. Legen Sie nun einen Eisbeutel oder ein kaltes, feuchtes Tuch in den Nacken.

… amputierten Gliedmaßen

Sichern Sie den abgetrennten Körperteil, er kann oft wieder angenäht werden. Wickeln Sie das Amputat in ein steriles Tuch, und verschließen Sie dieses fest in einem Plastikbeutel. Den verschlossenen Beutel geben Sie in einen weiteren Beutel, in den Sie Eiswürfel oder kaltes Wasser gefüllt haben.

AUS DER APOTHEKE

Synthetische Medikamente

Blutungen werden mit desinfizierenden Lösungen behandelt, um eine Entzündung zu vermeiden.

➤ **Desinfektionsmittel:** Mercuchrom® (Lösung; rezeptpflichtig), Rivanol®, Betaisodona® (Lösungen; rezeptfrei)

Wichtiger Hinweis: nicht auf größere Wunden auftragen; Mercuchrom® brennt nicht

Verbandmaterial & Co.

➤ Dreiecktuch, Mullbinden, sterile Kompressen, Klammerpflaster; andere luftdurchlässige Pflaster

DAS KÖNNEN SIE NOCH TUN

Impfschutz erneuern

Denken Sie bei allen blutenden Verletzungen immer daran, nach dem Tetanusschutz des Verletzten zu fragen. Auch die kleinste Schnittwunde kann Eintrittspforte für Tetanuserreger sein, vor allem wenn man sich die Verletzung draußen zuzieht.

➤ Lassen Sie sich bei nicht vollständigem Schutz impfen, oder veranlassen Sie eine Impfung des Verletzten. Die letzte Tetanusimpfung sollte im Impfpass vermerkt sein. Wenn sie länger als 10 Jahre zurückliegt, muss neu geimpft werden.

➤ Sinnvoll ist eine Diphtherie-und-Tetanus-Kombinationsimpfung.

Erfrierungen, Unterkühlung

Erfrierungen – typische Beschwerden: rote bis bläuliche Verfärbungen meist von Nase, Ohren, Fingern oder Zehen, schmerzhafte Bläschenbildung mit zentraler Weißfärbung
Unterkühlung – typische Beschwerden: bei Körpertemperatur unter 35 °C Zittern, kalte Haut; bei Körpertemperatur unter 31 °C langsamer Puls, flache Atmung; bei unter 22 °C Blutdruckabfall, Herzstillstand
➤ Siehe auch Bewusstlosigkeit, Ohnmacht (S. 382ff.), Frostbeulen (S. 214f.), Kreislaufkollaps, Herzstillstand (S. 414f.) und Schock (S. 416f.)

WAS SIE BEACHTEN MÜSSEN

Was zuerst tun?

Erfrorene Körperstellen dürfen unter keinen Umständen bewegt werden, müssen jedoch vorsichtig erwärmt werden. Bei Unterkühlung darf der Patient nur erwärmt werden, solange er noch ansprechbar ist. Zeigt er bereits Anzeichen von Apathie, bringen Sie ihn nur in die stabile Seitenlage und decken ihn zu. Andernfalls droht ihm der »Bergungstod«.

Kinder

Zur Behandlung von Kindern siehe S. 395.

Sofort den Notarzt rufen

- Bei apathischem Verhalten
- Bei Bewusstlosigkeit
- Bei Frieren, marmorierter Haut, Blässe und beschleunigter Atmung (dies deutet auf ein beginnendes Kreislaufversagen hin)
- Wenn die Körpertemperatur nicht spürbar ansteigt
- Wenn die Durchblutung in den erfrorenen Hautarealen nicht wieder einsetzt
- Bei Herzstillstand
- Bei starken Schmerzen

ERSTE HILFE

1. Sofortiges Wärmen

Legen Sie das Unfallopfer sofort an einen warmen Ort, und wärmen Sie es dort langsam auf. Ziehen Sie gegebenenfalls nasse und kalte Kleidungsstücke aus, und ersetzen Sie sie durch angewärmte, trockene Kleidung. Wickeln Sie den Unterkühlten in eine warme Decke.

➤ Sofern der Betroffene bei vollem Bewusstsein ist, wärmen Sie seine unterkühlten oder erfrorenen Körperteile entweder mit warmem, nicht heißem Wasser oder mit Hilfe angewärmter Tücher auf.

➤ Haben Sie nichts davon zur Hand, so hilft Ihre eigene Körperwärme. Nehmen Sie kalte Hände unter Ihre Achseln, Ihre warmen Hände legen Sie auf die Ohren oder die Nase des Betroffenen. Kalte Zehen nehmen Sie zwischen die Hände.

2. Überprüfen der Bewusstseinslage

Prüfen Sie Puls und Atmung des Betroffenen, und beginnen Sie im Zweifelsfall mit Wiederbelebungsmaßnahmen (siehe S. 383ff.).

➤ Bewusstlose bringen Sie in die stabile Seitenlage (siehe S. 382f.).

3. Wasseranwendungen

Ist der Betreffende bei Bewusstsein und gut ansprechbar und ist sein Kreislauf stabil, so bereiten Sie ihm ein warmes, jedoch nicht heißes Bad. Das Wasser sollte zunächst der aktuellen Körpertemperatur des Unterkühlten entsprechen und dann schrittweise durch Zugießen von heißem Wasser auf 37 °C erwärmt werden.

4. Flüssigkeitszufuhr

Eine Erwärmung von innen erzielen Sie, indem Sie dem Verletzten warme, aber nicht heiße, gezuckerte Getränke einflößen, am besten Tee.

! Verwenden Sie auf keinen Fall Alkohol, da dieser die Gefäße weitet und damit die Unterkühlung zusätzlich beschleunigt.

AUS DER APOTHEKE

Synthetische Medikamente

Die Wiederdurchblutung der erfrorenen Hautareale kann zu sehr starken stechenden Schmerzen führen, die eine Gabe von Schmerzmitteln nötig machen können.

➤ **Präparate mit Azetylsalizylsäure:** Aspirin®, ASS-ratiopharm®, Togal ASS 400® (Tabletten), Alka-Seltzer® (Brausetabletten); rezeptfrei

Wichtiger Hinweis: nur in Ausnahmefällen bei Kindern unter 15 Jahren anwenden; keine Anwendung in Schwangerschaft und Stillzeit; nicht bei Magen-Darm-Problemen anwenden

➤ **Präparate mit Parazetamol:** Benuron®, Dolore-duct®, Paedialgon®, Paracetamol-ratiopharm®, Pyromed®, Treupel mono® (Saft, Zäpfchen, Tabletten, Kapseln; rezeptfrei)

Wichtiger Hinweis: nicht bei schweren Leberfunktionsstörungen und Asthma bronchiale anwenden; für Kinder besonders geeignet

NATURHEILKUNDE

Heiltees

Lindenblütentee regt die Durchblutung an und erwärmt den Körper behutsam. Melissentee wirkt zudem beruhigend und auch schlaffördernd.

➤ **Lindenblütentee:** 2 Teelöffel Lindenblüten mit 1/4 Liter kochendem Wasser überbrühen, 5 Minuten lang ziehen lassen, abseihen und den Tee warm verabreichen.

➤ **Melissentee:** 2 Teelöffel Melissenblätter mit 1/4 Liter kochendem Wasser aufgießen, 10 Minuten lang ziehen lassen. Den Tee warm verabreichen.

BEWÄHRTE HAUSMITTEL

Wechselbäder

Wechselbäder sollten Sie nicht bei Erfrierungen, sondern nur bei unterkühlten Körperteilen durchführen. Das gelegentlich unangenehme Kribbeln verschwindet in der Regel schnell wieder.

➤ **Anwendung:** Ein Gefäß mit 37 °C warmem Wasser, das andere mit 21 °C kaltem Wasser füllen. Die unterkühlten Körperteile, z. B. die Füße bis zur Wade, 5 Minuten lang in das warme, anschließend 10 Sekunden lang in das kalte Wasser tauchen. Die Prozedur 3-mal wiederholen und mit kaltem Wasser abschließen. Anschließend die Füße gut abtrocknen, warme Socken anziehen und ruhen.

DAS KÖNNEN SIE NOCH TUN

Vorbeugungsmaßnahmen

Vermeiden Sie abschnürende Kleidung in der Kälte, ziehen Sie lieber mehrere Lagen Kleidungsstücke an, sie wärmen besser.

SCHNELLE HILFE FÜR KINDER

➤ Bei leichten Erfrierungen sollten Sie die betroffene Körperstelle des Kindes mit Ihren Händen wärmen. Das Kind braucht nicht nur die äußere Wärmezufuhr, sondern vor allem die Nähe eines helfenden Erwachsenen.

➤ Bereiten Sie dem Kind einen Lindenblütentee (1 Teelöffel Lindenblüten auf 1/4 Liter Wasser).

➤ Unterkühlte Babys können Sie an Ihrem eigenen Leib aufwärmen oder zur Not so unter Ihren Pullover stecken, dass sie noch atmen können.

Fremdkörper in Körperöffnungen

Fremdkörper in Mund, Hals, Kehlkopf – typische Beschwerden: plötzliche Atemnot, anhaltender Hustenreiz, ziehendes Geräusch beim Einatmen, akute bläuliche Verfärbung der Haut (bei drohender Erstickung)
Fremdkörper im Auge – typische Beschwerden: Rötung, Brennen, Juckreiz, tränendes Auge, Druck
Fremdkörper in der Nase – typische Beschwerden: Mundatmung, näselnde Sprache, Nasenbluten, verstärkte Sekretbildung
Fremdkörper im Ohr – typische Beschwerden: Ohrenschmerzen, schlechteres Hören auf der betroffenen Seite, Ausfluss
Fremdkörper in Speiseröhre und im Magen-Darm-Trakt – typische Beschwerden: Atemnot, Brennen in der Speiseröhre, Schluckbeschwerden, Bauchschmerzen
Fremdkörper in der Scheide – typische Beschwerden: Schmerzen, Rötung, blutiger Ausfluss, übel riechender Ausfluss

➤ Siehe auch Atemnot (S. 380f.) und Bewusstlosigkeit, Ohnmacht (S. 382ff.)

WAS SIE BEACHTEN MÜSSEN

Was zuerst tun?

Schnelle Hilfe ist in der Regel oft nur bei Fremdkörpern in Mund oder Auge möglich. Das Auge wird ausgewaschen bzw. ein Fremdkörper aus dem Mund des Betroffenen entfernt. Tief sitzende Gegenstände in Nase und Ohr, in der Luftröhre und im Genitalbereich sowie verschluckte spitze Gegenstände müssen meist vom Arzt entfernt werden. Auch bei Atemnot, Schmerzen und Blutungen muss ein Arzt Hilfe leisten.

Grenzen der Selbstbehandlung

➤ Wenn Sie sich nicht sicher sind, ob ein Kind Spielzeugteile, Knöpfe, Murmeln o. Ä. verschluckt bzw. in Nase oder Ohr gesteckt hat, sollten Sie besser einen Arzt konsultieren.
➤ Bei allen unklaren Symptomen und wenn es nicht sofort und mühelos gelingt, den Fremdkörper zu entfernen, muss der Arzt aufgesucht werden.
➤ Dies ist auch der Fall, wenn es sich um Glas oder einen spitzen Gegenstand handelt, der beim Entfernen weitere Verletzungen verursachen kann.

Sofort den Notarzt rufen

➤ Bei Bewusstlosigkeit
➤ Bei Atemstillstand (bis zum Eintreffen muss sofort die Atemspende durchgeführt werden)
➤ Bei Verletzungen, bei denen das Augenlicht akut gefährdet ist (hier sollten Sie bitte wirklich keine Experimente machen)
➤ Bei akuter Luftnot (der Fremdkörper könnte tiefere Atemwege verlegen; bei kleinen Kindern kann eine Erbse im Kehlkopf bereits lebensbedrohlich sein)
➤ Wenn sich der Betroffene innerlich oder äußerlich (z. B. im Auge) mit einem spitzen Gegenstand verletzt hat
➤ Bei Blutungen aus dem Ohr oder akutem Hörverlust
➤ Bei heftigen, plötzlichen Schmerzen
➤ Bei heftigen Blutungen oder akuten Bauchschmerzen (es könnten innere Verletzungen vorliegen)
➤ Wenn der Fremdkörper verschluckt wurde
➤ Wenn sich der Gegenstand nicht mühelos entfernen lässt und der Betroffene akute Schmerzen oder Atemnot hat

ERSTE HILFE

Fremdkörper in Mund, Hals, Kehlkopf

Ein Fremdkörper im Mund kann vorsichtig entfernt werden. Hat der Betroffene ihn verschluckt und steckt der Gegenstand noch in Hals oder Kehlkopf fest, müssen Sie versuchen, ihn durch reizauslösende Maßnahmen wieder zu entfernen.

1. Entfernung des Fremdkörpers

Können Sie den Fremdkörper im geöffneten Mund des Betroffenen erkennen, so versuchen Sie, ihn vorsichtig zu entfernen.

Säugling: Einen Säugling legen Sie mit dem Gesicht nach unten auf Ihren Unterarm (Rechtshänder auf den linken) und klopfen mit der flachen Hand zwischen seine Schulterblätter.

Kinder und Erwachsene: Hier halten Sie den Kopf der Person schräg nach unten. Wenn Sie den Gegenstand nicht sofort festhalten können, klopfen Sie dem Betroffenen mit der flachen Hand zwischen die Schulterblätter. Damit lösen Sie einen Hustenreiz aus. Bei intensiverer Manipulation im Mund hingegen schieben Sie den Fremdkörper eher tiefer in den Rachen.

➤ Ist ein Gegenstand bereits im Rachen oder gar im Kehlkopf, also nicht mehr sichtbar, lösen Sie sofort den Hustenreiz aus, indem Sie mit der flachen Hand zwischen die Schulterblätter der Person schlagen. Kopf und Oberkörper des Betroffenen sollten dabei nach unten hängen (siehe Abb. 1).

➤ Lässt sich der Fremdkörper immer noch nicht entfernen, so wenden Sie den »Heimlich-Griff« an. Hierbei wird der Fremdkörper durch eine plötzliche Druckerhöhung aus den Atemwegen herausgetrieben. Den »Heimlich-Griff« dürfen Sie, wenn nötig, bis zu 5-mal anwenden.

Säugling: Ein Baby legen Sie mit dem Rücken auf eine möglichst harte Unterlage und drücken dann vorsichtig aber rasch mit Ihrer Faust in seine Magengrube.

Kinder und Erwachsene: Umfassen Sie die sitzende oder stehende Person von hinten, und drücken Sie beide Hände ruckartig, aber vorsichtig unter das Brustbein in die Magengrube schräg nach oben (siehe Abb. 2).

➤ Liegt der Betroffene, so pressen Sie Ihre Faust vorsichtig, aber plötzlich tief in seine Magengrube.

2. Bewusstseinskontrolle

Kontrollieren Sie regelmäßig Puls und Atmung des Betroffenen, vor allem wenn es sich um ein kleines Kind handelt. Achten Sie auf seine Ansprechbarkeit und seine Reaktionen. Bei verschluckten Fremdkörpern kann nämlich eine verzögert eintretende Atemnot oder Bewusstlosigkeit auftreten.

3. Atemspende

Manchmal kommt es trotz aller sofortiger Hilfsmaßnahmen, den verschluckten Gegenstand zu entfernen, zum Atemstillstand. Rufen Sie dann sofort den Notarzt, und beginnen Sie unverzüglich mit der Atemspende (siehe S. 383ff.)

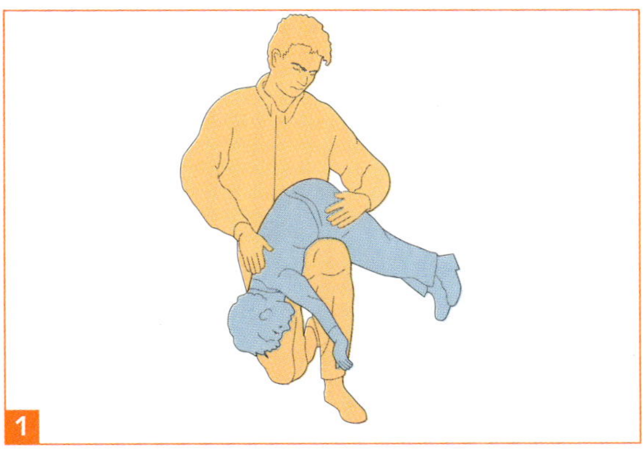
1

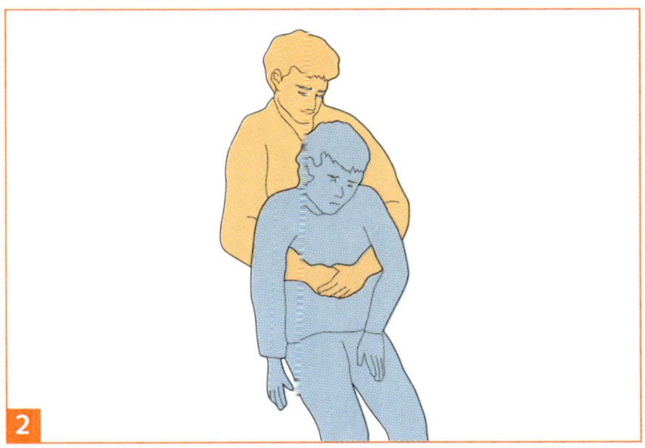
2

4. Transport ins Krankenhaus

Jede Person – vor allem Kinder –, die einen Fremdkörper in den Atemwegen hatte, sollte, auch wenn dieser erfolgreich ausgehustet werden konnte, im Krankenhaus nachuntersucht werden. Es kann nämlich durchaus sein, dass noch Reste des Gegenstands in den Atemwegen verblieben sind und Verletzungen oder Entzündungen in den tieferen Atemwegen verursachen.

VERHALTEN BEI …

… Fremdkörpern im Auge

Staubpartikel o. Ä. können Sie selbst entfernen. Bei Verdacht auf Holz- oder Metallspäne decken Sie das betroffene Auge nur ab und suchen umgehend den (Augen-)Arzt auf.

1. Spülen mit klarem Wasser

Spülen Sie das betroffene Auge mit reichlich klarem lauwarmen Wasser. Dabei drehen Sie den Kopf am besten zur Seite. Gleichzeitig halten Sie mit der freien Hand das Ober- und Unterlid auseinander. Lassen Sie das Wasser vom Augenaußenwinkel nach innen laufen.

2. Entfernen des Fremdkörpers

Wenn durch Spülen mit Wasser kein Erfolg erzielt wurde, versuchen Sie, den Fremdkörper mit der Ecke eines sauberen Taschentuchs oder eines anderen fusselfreien Tuchs zu entfernen. Befindet er sich unter dem Oberlid, lassen Sie den Betroffenen nach unten schauen; befindet er sich im Unterlid, lassen Sie ihn nach oben schauen.

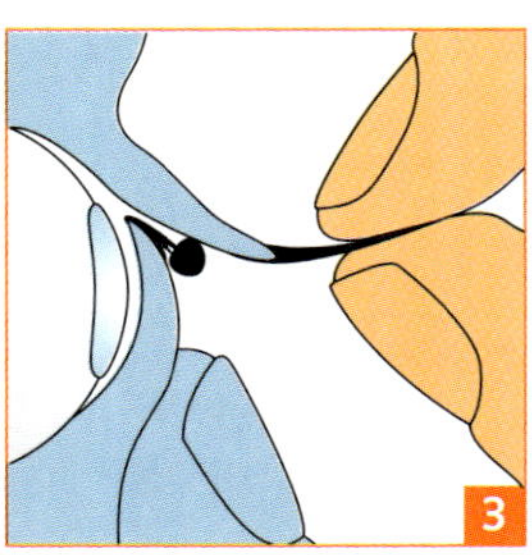

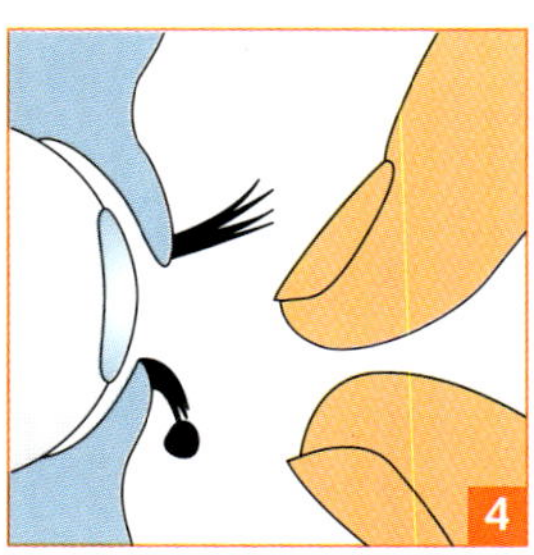

Ziehen Sie nun das Oberlid leicht nach vorn über das Unterlid. Beim Augenöffnen wird der Fremdkörper dann durch die Wimpern des Unterlids herausgeschoben (siehe Abb. 3 und 4). Mit einer feuchten Tuchecke wischen Sie den Fremdkörper dann von außen in Richtung Nase weg.

… Fremdkörpern in der Nase

Fremdkörper in der Nase sind auch bei Kindern relativ leicht zu entfernen, wenn sie nicht sehr weit nach oben geschoben wurden. Tief sitzende Fremdkörper muss der HNO-Arzt entfernen.

1. Herauspusten

Veranlassen Sie die Person oder das Kind zunächst, kräftig durch den Mund einzuatmen. Drücken Sie dann das freie Nasenloch mit einem Finger zu, und lassen Sie die Person mit aller Kraft die Luft bei geschlossenem Mund durch das verstopfte Nasenloch wieder hinausblasen. In der Regel löst sich der Fremdkörper dabei und kann entfernt werden.

… Fremdkörpern im Ohr

Tief sitzende Fremdkörper im Ohr sollten vom HNO-Arzt entfernt werden. Versuchen Sie keinesfalls, mit spitzen Gegenständen oder einem Wattestäbchen den Fremdkörper selbst zu entfernen.

1. Kopfschütteln

Manchmal kann einfaches Kopfschütteln einen locker im äußeren Gehörgang liegenden Fremdkörper wieder nach draußen befördern.

➤ Halten Sie die betroffene Kopfseite schräg nach unten, und schütteln Sie locker den Kopf.

… Fremdkörpern im Magen-Darm-Trakt

Verschluckte Gegenstände können in der Speiseröhre stecken bleiben oder in den Magen-Darm-Trakt gelangen. Wenn z. B. ein Kind ein Geldstück, Knöpfe oder einen kleinen spitzen Gegenstand verschluckt hat, müssen Sie es ins Krankenhaus bringen. Mit Hilfe eines Röntgenbilds wird der Gegenstand dann lokalisiert und, wenn nötig in Narkose, herausgeholt.

1. Nicht erbrechen lassen

Beim Verschlucken von spitzen Gegenständen besteht immer die Gefahr einer Durchbohrung der Speiseröhrenwand oder der Verlegung der Atemwege; durch das Erbrechen wird sie noch verstärkt. Der Betroffene darf deshalb unter keinen Umständen erbrechen, sondern muss zur Untersuchung in ein Krankenhaus gebracht werden.

2. Verdauung beschleunigen

Handelt es sich um harmlose, kleine, runde Gegenstände und treten keine akuten Beschwerden auf, so wird der Gegenstand auf natürlichem Wege wieder aus dem Körper ausgeschieden. Sie können die Darmpassage durch die Gabe von Kartoffelbrei mit Sauerkraut oder flüssigem Milchzucker etwas beschleunigen. Abführmittel sind nicht sinnvoll.

… Fremdkörpern in der Scheide

Kleine Mädchen können sich beim Spielen Murmeln oder sonstige Fremdkörper versehentlich in die Scheide schieben, erwachsene Frauen vergessen bisweilen, einen Tampon zu entfernen, der dann Schmerzen und Reizungen hervorrufen kann.

1. Inspektion der äußeren Genitalregion

Kinder: Veranlassen Sie das Mädchen, sich bequem auf den Rücken auf ein Sofa oder aufs Bett zu legen. Beruhigen Sie das Kind, und versichern Sie ihm, dass Sie ihm nicht weh tun werden. Gerade im Genitalbereich ist ein Mädchen besonders empfindlich, so dass Sie noch behutsamer vorgehen müssen als bei allen anderen oben beschriebenen Maßnahmen.

➤ Nehmen Sie eine Steh- oder Nachttischlampe, die den Bereich gut ausleuchtet. Nachdem Sie die Unterwäsche entfernt haben, fordern Sie das Mädchen auf, die Beine langsam nach außen abzuwinkeln. Spreizen Sie mit einer Hand die großen Schamlippen vorsichtig auseinander. Wenn Sie den Fremdkörper jetzt entdecken und er, soweit einsehbar, abgerundet erscheint, können Sie ihn vorsichtig herausziehen. Andernfalls müssen Sie einen Kinder- und Jugendgynäkologen aufsuchen.

Erwachsene: Wenn Sie einen Tampon o. Ä. zu tief in die Scheide eingeführt haben und nicht mehr selbst entfernen können, sollten Sie schnell einen Frauenarzt aufsuchen, um eine Infektion zu vermeiden.

DAS KÖNNEN SIE NOCH TUN

Unfällen bei Kleinkindern vorbeugen

Die häufigsten Unfälle, bei denen Fremdkörper verschluckt werden, geschehen im Kleinkindesalter, vor allem im 2. und 3. Lebensjahr. Die Kleinen erkunden neugierig ihre Umwelt und stecken alles Mögliche in den Mund. Aber auch andere Körperöffnungen sind interessant. Die Erbse in der Nase, die Erdnuss im Kehlkopf, die Perle im Ohr, die Knopfbatterie im Magen, die Haarspange in der Scheide eines kleinen Mädchens – all das kommt häufiger vor, als man denkt. Darum sollten Sie die folgenden Regeln beherzigen.

➤ Je jünger das Kind ist, desto größer sollte das Spielzeug sein. Dies bedeutet: große Duplosteine anstelle von kleinen Legosteinen, große Holzperlen, die mit kurzen Bändern befestigt sind, anstelle von kleinen Perlen an langen Schnüren.

➤ Ein Kind, das gerade laufen lernt, sollte keine Nahrungsstücke wie Äpfel, Brezen o. Ä. in die Hand bekommen. Zu schnell kann es stolpern oder hinfallen und sich dabei verschlucken.

➤ Nüsse oder Nussstückchen in Süßigkeiten sind für Kleinkinder tabu.

➤ Spielzeug sollte grundsätzlich abgerundete Ecken und keine hervorstehenden Spitzen haben und nicht aus Weichplastik hergestellt sein.

➤ Bei Kuscheltieren und Puppen müssen die Augen fest mit dem Gesicht vernäht sein und dürfen sich nicht lösen lassen.

➤ Knopfbatterien in batteriebetriebenem Spielzeug sollten für die Kinder nicht zugänglich sein.

➤ Entfernen Sie alle Gegenstände im Haushalt, die sich in Reichweite des Kindes befinden und mit denen es sich verletzen könnte.

➤ Lassen Sie ein Kleinkind nie unbeaufsichtigt spielen.

Gehirnerschütterung

Typische Beschwerden: kurzzeitige Bewusstlosigkeit nach Sturz, kurzzeitiger Gedächtnisverlust, Übelkeit, Erbrechen, Kopfschmerz, Müdigkeit, Schläfrigkeit

➤ Siehe auch Bewusstlosigkeit, Ohnmacht (S. 382ff.) und Bewusstlosigkeit bei Kindern (S. 386ff.)

WAS SIE BEACHTEN MÜSSEN

Was zuerst tun?

Legen Sie den Betroffenen mit leicht erhöhtem Oberkörper ruhig hin, und lassen Sie ihn keinesfalls allein. Sofern er eine Verletzung am Kopf hat, müssen Sie diese mit einem keimfreien Wundverband versorgen. Falls sich der Betroffene nicht nach wenigen Minuten erholt, sollten Sie den Notarzt rufen.

Kinder

Zur Behandlung von Kindern siehe S. 401.

Grenzen der Selbstbehandlung

Wenn sich der Patient nicht bei den oben genannten Maßnahmen erholt, wenn er benommen und verwirrt erscheint und über starke Kopfschmerzen klagt, müssen Sie ihn zum Arzt bringen. Gleiches gilt, wenn unmittelbar nach dem Ereignis häufiges Erbrechen auftritt oder wenn der Betroffene einige Tage nach einer Gehirnerschütterung benommen wirkt oder erbricht (Verdacht auf Hirnblutung).

Sofort den Notarzt rufen

➤ Bei Krämpfen

➤ Bei sofortiger oder zeitlich verzögert eintretender Bewusstlosigkeit

➤ Bei Frieren, marmorierter Haut, Blässe und beschleunigter Atmung (eindeutige Anzeichen für ein beginnendes Kreislaufversagen)

➤ Bei Blutungen aus Nase und Mund (Verdacht auf einen Schädelbasisbruch)

➤ Wenn bei regelmäßigen Kontrollen der Puls absinkt oder rasant ansteigt

ERSTE HILFE

1. Ruhigstellen

Lagern Sie den Verletzten mit erhöhtem Oberkörper in einem ruhigen und eher kühlen Raum, oder legen Sie ihn im Freien in den Schatten. Der Kopf des Verletzten sollte weder Wärme noch starker Lichteinstrahlung ausgesetzt werden.

➤ Weist der Verletzte eine kleine Wunde am Kopf auf, versorgen Sie diese vorsichtig mit einem keimfreien Wundverband (siehe S. 425ff.). Achten Sie darauf, dass der Patient nicht auf der verletzten Kopfseite liegt.

2. Überprüfen der Bewusstseinslage

Prüfen Sie Puls und Atmung des Patienten, und beginnen Sie im Zweifelsfall mit Wiederbelebungsmaßnahmen (siehe S. 383ff.).

➤ Bewusstlose bringen Sie in die stabile Seitenlage (siehe S. 382f.), allerdings nur, wenn der Betroffene keine Kopfverletzung hat.

➤ Nach einer Gehirnerschütterung ist die Beobachtung in den ersten 6 Stunden am wichtigsten. In dieser Zeit treten meist die Symptome auf, die auf eine Hirnquetschung oder Hirnblutung hinweisen können. Daher sollten in halbstündlichen Abständen Puls und Atmung immer wieder kontrolliert werden.

In der Nacht sollten Sie den Betroffenen mehrmals wecken, um zu überprüfen, ob er auf Ansprache reagiert.

3. Flüssigkeitszufuhr

Ist der Verletzte bei Bewusstsein und gut ansprechbar, kann er Flüssigkeit zu sich nehmen, am besten Tee oder Mineralwasser ohne Kohlensäure. Auf feste Nahrung sollte er zunächst verzichten, damit bei eventuellem Erbrechen keine Nahrungsreste in die Atemwege gelangen.

4. Frischluftzufuhr

Öffnen Sie beengende Kleidungsstücke, und sorgen Sie dafür, dass der Patient ausreichend frische Luft bekommt. Geben Sie ihm die nötige Zeit, sich zu erholen. Nach einer Gehirnerschütterung braucht der Verletzte wenigstens 24 Stunden Ruhe.

AUS DER APOTHEKE

Synthetische Medikamente

Bei schwerem Erbrechen müssen dem Körper Mineralstoffe in Form von Elektrolytlösungen zugeführt werden. Elektrolytlösungen und eventuell Schmerzmittel sollten nur verabreicht werden, wenn der Betroffene bei klarem Bewusstsein ist. Die aufgelisteten Medikamente sind rezeptfrei.

➤ **Elektrolytlösungen:** Oralpädon®, Elotrans® (Pulver)

Wichtiger Hinweis: Elektrolyte für Kinder in verschiedenen Geschmacksrichtungen erhältlich

➤ **Schmerzmittel mit Parazetamol:** Benuron®, Doloreduct®, Paedialgon®, Paracetamol-ratiopharm®, Pyromed®, Treupel mono® (Tabletten, Kapseln, Zäpfchen oder Saft)

Wichtiger Hinweis: für Kinder besonders geeignet; nicht bei Leberfunktionsstörungen und Asthma bronchiale verabreichen; gelegentlich Überempfindlichkeitsreaktionen

➤ **Schmerzmittel mit ASS:** Aspirin®, ASS-ratiopharm®, Togal ASS 400® (Tabletten, Kautabletten, Brausetabletten), Alka-Seltzer® (Brausetabletten)

Wichtiger Hinweis: nur bedingt für Kinder unter 15 Jahren geeignet; nicht in Schwangerschaft und Stillzeit anwenden; nicht bei erhöhter Blutungsneigung und Magengeschwüren einnehmen

DAS KÖNNEN SIE NOCH TUN

Homöopathie

Die folgenden Homöopathika haben sich bei Gehirnerschütterung bewährt:

➤ **Aconitum D6:** bei eher blassem Gesicht und Schwindel; halbstündlich 5 Globuli einnehmen

➤ **Arnica D6:** bei Schmerzen und Schwellung; zunächst alle 10 Minuten, dann halbstündlich jeweils 5 Globuli unter der Zunge zergehen lassen

➤ **Hypericum D12:** bei Schleudertrauma; stündlich 5 Globuli einnehmen

Weitere Maßnahmen

➤ Halten Sie dem Bewusstlosen ein Riechfläschchen oder eine stark riechende Essenz wie Menthol unter die Nase. Wenn es sich um keine schwer wiegende Gehirnerschütterung handelt, kommt der Betroffene gleich wieder zu sich.

➤ Wenn Sie eine Gehirnerschütterung erlitten haben, dann können in den darauf folgenden Monaten bei starker Hitzeeinwirkung auf den Kopf immer wieder Kopfschmerzen auftreten. Tragen Sie daher immer einen Kopfschutz, wenn Sie sich in der Sonne aufhalten.

SCHNELLE HILFE FÜR KINDER

➤ Beugen Sie vor: Lassen Sie z. B. ein Baby nie allein auf der Wickelkommode liegen oder ein Kleinkind nie unbeaufsichtigt auf dem Sofa sitzen, auch wenn Sie nur ganz kurz etwas holen müssen. Gerade dann passieren die meisten Stürze.

➤ Säuglinge können manchmal auch bei geringen Kopfverletzungen Schäden an der Schädeldecke erleiden. Lassen Sie das Kind nach einem Sturz umgehend von einem Arzt untersuchen.

Hitzschlag, Sonnenstich

Typische Beschwerden: heiße, trockene Haut, rote Gesichtsfärbung, Übelkeit, Erbrechen, Kopfschmerzen; bei Temperaturanstieg bis über 40 °C Bewusstlosigkeit, Muskelkrämpfe, Blutdruckabfall

➤ Siehe auch Bewusstlosigkeit, Ohnmacht (S. 382ff.), Bewusstlosigkeit bei Kindern (S. 386ff.) und Kreislaufkollaps, Herzstillstand (S. 414f.)

WAS SIE BEACHTEN MÜSSEN

Was zuerst tun?

Bringen Sie den Betroffenen sofort an einen dunklen, kühlen Ort, und lagern Sie seinen Oberkörper hoch, damit der Kreislauf nicht versagt. Überprüfen Sie dann seinen Puls. Ist der Patient gut ansprechbar, geben Sie ihm Wasser oder Saft (der Saft sollte nicht eiskalt sein) zu trinken.

Grenzen der Selbstbehandlung

Wenn sich der Patient nicht bei den oben genannten Maßnahmen erholt, benommen und verwirrt erscheint und sich die Körpertemperatur nicht normalisiert, müssen Sie ihn zum Arzt bringen; ebenso wenn er über starke Kopfschmerzen oder Bewusstseinstrübungen klagt.

Sofort den Notarzt rufen

➤ Bei Bewusstlosigkeit

➤ Bei Frieren, Zittern, marmorierter Haut, Blässe und beschleunigter Atmung; das sind eindeutige Anzeichen für ein beginnendes Kreislaufversagen

ERSTE HILFE

1. Sofort in den Schatten legen

Legen Sie den Erkrankten sofort in den Schatten oder in einen kühlen Raum. Lagern Sie ihn zunächst flach, dann mit leicht erhöhtem Kopf, und öffnen Sie eventuell einschnürende, eng anliegende Kleidungsstücke.

2. Überprüfen der Bewusstseinslage

Prüfen Sie sodann Puls und Atmung des Betroffenen, und beginnen Sie im Zweifelsfall mit Wiederbelebungsmaßnahmen, also mit der Atemspende oder, wenn nötig, auch mit der Herzmassage (siehe S. 383ff.).

➤ Bewusstlose bringen Sie in die stabile Seitenlage. Dann rufen Sie umgehend einen Notarzt und bleiben bei dem Patienten, bis der Arzt eintrifft.

3. Oberkörper hochlagern

Lagern Sie den Oberkörper des Betroffenen hoch, damit sein Kreislauf stabil bleibt. Dabei sollte er in einem Winkel von ca. 45 Grad an eine Mauer o. Ä. angelegt werden.

4. Wasseranwendungen

Ist der Betreffende bei Bewusstsein und gut ansprechbar, so kühlen Sie seinen Körper, indem Sie ihn mit kaltem Wasser vorsichtig abwaschen.

➤ Beginnen Sie zunächst an der Stirn, und fahren Sie dann mit dem Gesicht, Nacken, Brustkorb und den Armen fort.

5. Flüssigkeitszufuhr

Durch die verstärkte Hitzeeinwirkung hat der Körper des Patienten Flüssigkeit und Mineralien verloren. Diese müssen umgehend ersetzt werden. Geben Sie dem Betroffenen Mineralwasser oder verdünnte Fruchtsäfte zu trinken. Die Getränke sollen von innen her kühlen, dürfen aber keinesfalls eiskalt verabreicht werden.

➤ Veranlassen Sie den Patienten, die Flüssigkeit langsam und vor allem in kleinen Schlucken zu sich zu nehmen.

6. Frischluftzufuhr

Fächeln Sie dem Erhitzten frische, kühle Luft zu, öffnen Sie die Fenster, sofern Sie sich in einem geschlossenen Raum aufhalten. Sorgen Sie für sauerstoffreiche Luftzufuhr.

AUS DER APOTHEKE

Synthetische Medikamente

Mit Elektrolytlösungen kann man den Mineralstoffspiegel im Körper rasch wieder anheben.

➤ **Elektrolytlösungen:** Oralpädon®, Elotrans® (Pulver; rezeptfrei))

Wichtiger Hinweis: Elektrolyte für Kinder in verschiedenen Geschmacksrichtungen erhältlich

NATURHEILKUNDE

Eichenrindenextrakt

Die Naturheilkunde kann nur bei leichter Überhitzung, nicht aber bei Sonnenstich helfen.

➤ **Anwendung:** Ein Leinentuch in kaltes Wasser tauchen, auswringen, mit Eichenrindenextrakt beträufeln und auf Stirn und Nacken legen.

BEWÄHRTE HAUSMITTEL

Essigwasseranwendungen

Abwaschungen oder Umschläge mit Essigwasser verhelfen zur besseren Abkühlung.

➤ **Anwendung:** 1 Tasse Essig in eine große Schüssel mit kaltem Wasser geben; Arme, Beine und Rücken des Erhitzten von oben nach unten abwaschen, so dass die Hitze gut abgeleitet wird.

DAS KÖNNEN SIE NOCH TUN

Homöopathie

Homöopathische Mittel können bei den mit Hitzschlag und Sonnenstich einhergehenden Begleiterscheinungen Abhilfe leisten:

➤ **Aconitum D6**: bei eher blassem Gesicht und Schwindel; halbstündlich 5 Globuli einnehmen

➤ **Belladonna D6:** bei hochrotem Gesicht, Benommenheit; zunächst alle 10 Minuten, dann halbstündlich bis zur Besserung der Beschwerden 5 Globuli unter der Zunge zergehen lassen

➤ **Nux vomica D6:** bei Übelkeit halbstündlich 5 Globuli einnehmen

Nie ohne Kopfschutz in die Sonne

Tragen Sie bei längeren Wanderungen auch in unseren Breitengraden immer eine leichte, luftdurchlässige Kopfbedeckung.

➤ Vermeiden Sie vor allem in der Mittagszeit ausgedehnte Sonnenbäder. Legen Sie sich stattdessen in den Schatten.

➤ Die Sonneneinstrahlung auf dem Wasser ist ungleich stärker. Halten Sie sich also nicht zu lange ohne Kopfbedeckung auf der Luftmatratze oder in einem Boot auf.

➤ Denken Sie bei Wanderungen oder Aufenthalten in der Sonne stets daran, ausreichend Flüssigkeit zu trinken (aber keinen Alkohol!).

Sonnenstich bei Kindern vorbeugen

Lassen Sie im Sommer Kinder, aber auch Tiere nie unbeaufsichtigt im Auto, das der Sonne ausgesetzt ist – auch nicht, wenn Sie sich nur »kurz« entfernen wollen. Die sich entwickelnde Hitze kann lebensgefährlich werden

➤ Säuglinge sollten möglichst überhaupt nicht der direkten Sonne ausgesetzt werden.

➤ Denken Sie bei langen Reisen in den Süden daran, die Kinder auf die Schattenseite des Autos zu setzen. Machen Sie viele Pausen, und geben Sie den Kleinen reichlich zu trinken. Der kindliche Organismus wird bei Hitze stark strapaziert.

Insektenstiche, Zeckenbisse

Typische Beschwerden: Schwellung, Rötung, Juckreiz, Schmerzen, allergische Reaktionen; Atemnot bei Insektenstich im Kopf- und Halsbereich

➤ Siehe auch Atemnot (S. 380f.)

WAS SIE BEACHTEN MÜSSEN

Was zuerst tun?

Sofern Sie den Stachel des Insekts sehen können, ziehen Sie ihn mit einer Pinzette oder den Fingernägeln heraus. Zecken müssen mittels leichter Drehbewegungen sofort entfernt werden. Dann sollten Sie die Einstichstelle kühlen und bei Verdacht auf allergische Reaktionen ein Antihistaminikum als Gel auftragen.

Grenzen der Selbstbehandlung

➤ Bei starker Schwellung, Rötung, Überwärmung und Schmerz der Einstichstelle oder bei in der Haut verbliebenen Zecken(teilen) sollten Sie zum Arzt gehen.

➤ Wenn sich nach der Entfernung einer Zecke eine kleine Rötung bildet, so ist dies nicht bedenklich. Entwickelt sich aber nach ca. 2 bis 3 Wochen eine so genannte Wanderröte, d. h. ein roter Rand, der sich von der eigentlichen Bissstelle entfernt, so kann das ein Zeichen einer Borreliose sein, die sofort behandelt werden muss.

➤ Wenn sich Stunden oder Tage nach einem Insektenstich ein roter Strich von der Einstichstelle her entwickelt, müssen Sie den Arzt aufsuchen (Hinweis auf eine Entzündung oder auch Blutvergiftung, wie sie nach Bremsenstichen leicht auftreten kann). Auch verstärktes Kratzen mit schmutzigen Händen kann Entzündungen verursachen.

Sofort den Notarzt rufen

➤ Bei Bienen-, Wespen- oder Hornissenstichen im Kopf- und Halsbereich

➤ Bei allergischen Reaktionen mit massiven Schwellungen und Schocksymptomatik

ERSTE HILFE

1. Entfernung des Stachels

Ziehen Sie den Stachel des Insekts mit einer Pinzette oder Ihren Fingernägeln heraus. Eine Zecke entfernen Sie am besten mit einer speziellen Zeckenzange aus der Apotheke.

➤ Ergreifen Sie die Zecke knapp über der Haut, und ziehen Sie sie unter leichten Drehbewegungen aus der Haut heraus. Träufeln Sie kein Öl oder andere Substanzen auf die Zecke, sie speit sonst im Todeskampf Krankheitserreger unter die Haut.

➤ Desinfizieren Sie die Stichstelle anschließend mit Alkohol, Kölnischwasser oder einer anderen alkoholischen Lösung.

2. Kühlen, Juckreiz stillen

Mit kaltem Wasser oder Eiswürfeln (in einem Waschlappen) kühlen Sie die Einstichstelle. Das lindert den Schmerz und verhindert stärkere Schwellungen. Geeignet sind auch so genannte Hot-Cold-Packs. Tragen Sie dann ein juckreizstillendes Gel oder eine Salbe auf, bei Bedarf mehrmals täglich.

➤ Bei Stichen in die Mundschleimhaut können auch dann, wenn ein Mensch nicht allergisch reagiert, starke Schwellungen auftreten. Lassen Sie den Gestochenen Eiswürfel lutschen, und veranlassen Sie ihn, aufrecht sitzen zu bleiben.

3. Überprüfen der Bewusstseinslage

Lassen Sie jemanden, der Bienen- oder Wespenstiche erlitten hat, nicht aus den Augen. Überprüfen Sie Puls und Atmung. Allergische Reaktionen können schnell zu einem Schock oder zu akuter Atemnot (siehe S. 380f.) führen.

AUS DER APOTHEKE

Synthetische Medikamente

Es gibt Personen, die auf Insektengift allergisch reagieren. In einem solchen Fall werden Antihistaminika äußerlich oder innerlich verabreicht.

➤ **Präparat mit Bamipin:** Soventol® (Gel; rezeptfrei)
Wichtiger Hinweis: für Kinder geeignet

➤ **Präparat mit Dimetinden:** Fenistil® (Tropfen oder Gel; rezeptfrei)
Wichtiger Hinweis: Mundtrockenheit, Müdigkeit und eingeschränktes Reaktionsvermögen möglich, weshalb vom Autofahren abgeraten wird

➤ **Präparat mit Tripelennamin:** Azaron® (Stift gegen Juckreiz nach Insektenstichen; rezeptfrei)
Wichtiger Hinweis: geeignet für Kinder; nicht länger als 1 Woche anwenden

➤ **Notfallausrüstung bei Wespen- oder Bienengiftallergie**: rezeptpflichtige Kombinationen (z. B. Fastjekt® + Celestamine® + Fenistil®)

Verbandmaterial & Co.

➤ Hot-Cold-Pack und Zeckenzange

BEWÄHRTE HAUSMITTEL

Zwiebel- und Kartoffelauflagen

Wenn Sie zur Insektenflugzeit einen Spaziergang unternehmen oder sich viel im Freien aufhalten, sollten Sie immer 1 kleine Zwiebel in der Tasche haben sowie ein Taschenmesser. Die Zwiebel wirkt bei Wespen- und Bienenstichen antientzündlich und zieht die Gifte aus der Stichstelle. Auflagen mit einer aufgeschnittenen rohen Kartoffel verhindern die Schwellung ebenso.

➤ **Anwendung:** Die Zwiebel/Kartoffel aufschneiden und eine Hälfte direkt auf die Einstichstelle legen.

Essigwasserumschläge

Umschläge mit Essigwasser oder essigsaurer Tonerde kühlen und lindern den Juckreiz.

➤ **Anwendung:** 2 Teile kaltes Wasser und 1 Teil Essig mischen (oder 1 Esslöffel essigsaure Tonerde auf 1/4 Liter Wasser geben), ein Tuch damit anfeuchten und auf die betroffene Stelle legen.

DAS KÖNNEN SIE NOCH TUN

Homöopathie

Bei Mückenstichen und Zeckenbissen hilft Ledum gegen Jucken, Brennen und Schwellung; bei Bienen- und Wespenstichen empfiehlt sich Apis gegen Schwellung, Schmerz und bei Anzeichen einer allergischen Reaktion:

➤ **Ledum D6:** anfangs alle 15 Minuten 5 Globuli einnehmen bzw. 5 Globuli in Wasser aufgelöst äußerlich anwenden

➤ **Apis D6:** alle 15 Minuten 5 Globuli einnehmen bzw. 5 Globuli in Wasser aufgelöst äußerlich anwenden; bei Einsetzen einer allergischen Reaktion alle 5 Minuten 5 Globuli einnehmen

Tipps gegen Stiche

➤ Tragen Sie helle Kleidung. Zecken sehen Sie auf heller, langärmliger Kleidung am besten.

➤ Lassen Sie vorbeugend einige Tropfen Nelken-, Lavendel-, Zedern- oder Zitronellaöl in einer Duftlampe in den Wohnräumen verdunsten.

➤ Autan® oder ähnliche Präparate sind für Kinder nicht geeignet.

➤ Wenn Sie sich in Gebieten aufhalten, in denen Zecken eine Gehirnhautentzündung (FSME = Frühsommermeningoenzephalitis) übertragen können, sollten Sie sich unbedingt dagegen impfen lassen.

Haus- und Reiseapotheke – was Sie vorrätig haben sollten

Die meisten geringfügigen Unfälle ereignen sich vorwiegend bei der Hausarbeit, beim Heimwerken und beim Sport. Kleine Brand- und Schnittwunden gehören für jede Hausfrau zur Tagesordnung. Sind halbwüchsige Kinder im Haus, so sollten Sie ohnehin genügend Heftpflaster vorrätig haben. Es ist daher empfehlenswert, zur Erstversorgung eine Hausapotheke einzurichten, die vom Verbandmaterial über das Fieberthermometer bis hin zum Schmerzmittel die wichtigsten Utensilien enthält. Des Weiteren empfiehlt sich eine Reiseapotheke.

Wohin mit der Hausapotheke?

Mehrere Faktoren sind bei der Suche nach dem sinnvollsten Platz für die Hausapotheke in der Wohnung von Bedeutung: Sie muss für Kinder unzugänglich sein, die Medikamente sollten darin kühl und trocken gelagert werden können, und Sie müssen die Hausapotheke schnell und bequem erreichen können. Um es Kindern unmöglich zu machen, mit dem Inhalt der Hausapotheke zu »spielen«, reicht es nicht aus, sie nur hoch zu hängen. Der Medikamentenkasten muss abgesperrt und der Schlüssel abgezogen werden können.
Das Badezimmer – wo die Hausapotheke in vielen Haushalten untergebracht ist – stellt wegen seines warmen und feuchten Klimas keinen geeigneten Ort für die Aufbewahrung von Medikamenten dar, zumal deren Haltbarkeit dadurch herabgesetzt wird. Der ideale Ort für die Hausapotheke ist ein gut zugänglicher Abstellraum oder der Flur.

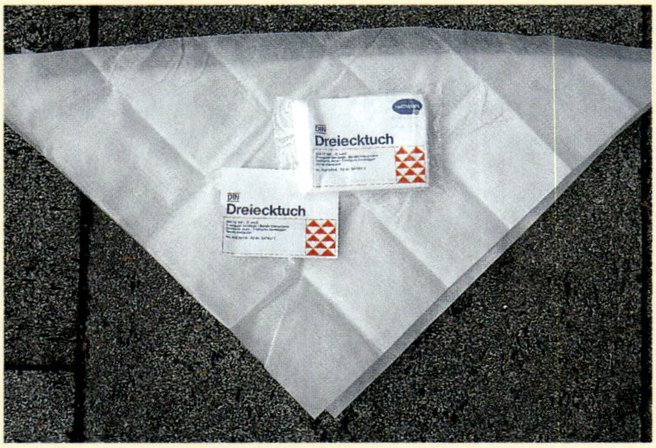

Dreiecktücher sind vielfältig einsetzbar und sollten in keiner Hausapotheke fehlen.

Den Inhalt den Bedürfnissen anpassen

Neben der üblichen Grundausstattung gehören in die Hausapotheke auch all jene Medikamente, die Sie von Ihrem Arzt verschrieben bekommen haben und regelmäßig einnehmen müssen. Im Ernstfall, beispielsweise bei Asthmatikern oder Herzpatienten, kann es Ihnen das Leben retten, wenn Helfer die nötigen Medikamente griffbereit vorrätig finden. Sofern Sie Heilmittel mit ätherischen Ölen und homöopathische Mittel verwenden, sollten Sie diese getrennt voneinander in die Hausapotheke stellen, da sich stark duftende Substanzen gegenseitig in ihrer Wirkung beeinträchtigen können.

Regelmäßige Kontrolle

Die Hausapotheke sollte laufend auf Vollständigkeit, die Medikamente sollten jährlich auf ihre Haltbarkeit überprüft werden. Das Verfallsdatum ist auf der Packung jedes Arzneimittels aufgedruckt. Schreiben Sie das Datum, an dem Sie eine Packung angebrochen haben, auf die Packung. Das Verfallsdatum gilt meistens für die unangebrochene Flasche (z. B. bei Säften oder Tropfen). Wenn das Verfallsdatum eines Mittels abgelaufen ist, sollten Sie es nicht in den Hausmüll werfen. Geben Sie Arzneimittelreste bei Ihrer Apotheke ab.

Grundausstattung der Hausapotheke

In eine Hausapotheke gehören Verbandmaterial, Heil- und Schmerzmittel sowie nützliche Utensilien für den Notfall. Außerdem ist darin Platz für die Naturheilmittel Ihrer Wahl und ausgesuchte homöopathische Präparate.

Verbandmaterial

➤ Heftpflaster (1 Rolle, 2,5 Zentimeter mal 5 Meter) und Wundpflastersortiment; bei Neigung zu einer allergischen Reaktion ist hautverträgliches Heftpflaster zu empfehlen

➤ Sterile Verbandpäckchen aus Gaze (2 große, 2 mittlere, 2 kleine)

➤ Mullbinden (2 Stück, 6 Zentimeter breit, sowie 2 Stück, 8 Zentimeter breit)

➤ Sterile Wundkompressen (6 Stück, 10 mal 10 Zentimeter)

➤ Sterile Brandwundenverbandtücher (2 Stück, 40 mal 60 Zentimeter) und Brandwundenverbandpäckchen

➤ Brandfolien

➤ Dreiecktücher zur Herstellung von Verbänden, Schlingen oder zur Befestigung von Schienen (2 Stück)

➤ Zugeschnittene Baumwoll- und Leinentücher in verschiedenen Größen

➤ Elastische Binden (2 Stück, 8 Zentimeter breit, sowie 2 Stück, 10 Zentimeter breit)

➤ Wasserfestes Klebeband zum Fixieren von Verbänden (z. B. Leukoplast); bei Neigung zu allergischen Reaktionen gibt es hautverträgliche Sorten

➤ Verbandwatte (50 Gramm)

➤ Verbandklammern (4 Stück)

➤ Hot-Cold-Pack zum Auflegen bei Schwellungen (am besten im Gefrierfach des Kühlschranks aufbewahren); die Kompresse ist mit einer synthetischen Flüssigkeit gefüllt und kann bei Bedarf auch als Wärmeauflage verwendet werden (dazu wird sie vorher in der Mikrowelle oder in heißem Wasser erhitzt); mehrmals verwendbar

Wichtige Utensilien

➤ (Digitales) Fieberthermometer

➤ 1 stumpfe Schere zum Abschneiden von Binden und Pflastern

➤ 1 Pinzette zum Entfernen von Splittern

➤ Sicherheitsnadeln (mehrere Größen)

➤ Augenbadewanne

➤ Sterile Einmalhandschuhe

➤ Zeckenzange

Desinfektionsmittel

➤ Wasserstoffperoxid; Mercuchrom® (Lösung; rezeptpflichtig), Rivanol®, Betaisodona® (Lösungen; rezeptfrei), 70-prozentiger Alkohol

Wichtige Medikamente

Gegen die verschiedenen leichteren Erkrankungen und Verletzungen sollten Sie ein Medikament im Haus haben. Im Folgenden finden Sie eine Auswahl synthetischer und pflanzlicher Präparate, die Sie rezeptfrei in der Apotheke bekommen. Bei speziellen Beschwerden lesen Sie bitte in der Rubrik »Aus der Apotheke« bei den einzelnen Krankheitsunterkapiteln dieses Buchs nach. Grundsätzlich sollten Sie stets den Beipackzettel eines Arzneimittels lesen und im Zweifelsfall Ihren Arzt oder Apotheker fragen.

➤ **Allergien:** z. B. Fenistil® (Tabletten, Gel), Lisino®, Telfast® (Tabletten)

➤ **Bauchschmerzen:** z. B. Buscopan®, Butylscopolamin-ratiopharm® (Dragees, Zäpfchen), Aspasmon® (Tropfen)

➤ **Blähungen:** z. B. Lefax®, sab simplex® (Tropfen, Kautabletten), Digestivum Hetterich S®, Gastricholan-L® (Tropfen)

➤ **Durchfall:** z. B. Kohle Compretten®, Kohle-Hevert® (Tabletten), Imodium akut® (Kapseln, Tabletten, Tropfen), Perenterol® (Pulver, Kapseln)

➤ **Fieber:** z. B. Benuron® (Zäpfchen), Paracetamol-ratiopharm® (Tabletten); für Kinder geeignet

➤ **Halsschmerzen:** z. B. Dobendan®, Chlorhexamed®, frubizin® (Lutschtabletten, Lösung), Salviathymol® (Gurgellösung), Tonsilgon N® (Dragees)

➤ **Husten:** z. B. ACC®, Bisolvon®, Mucosolvan®, Prospan® (Kapseln, Saft, Lutsch-

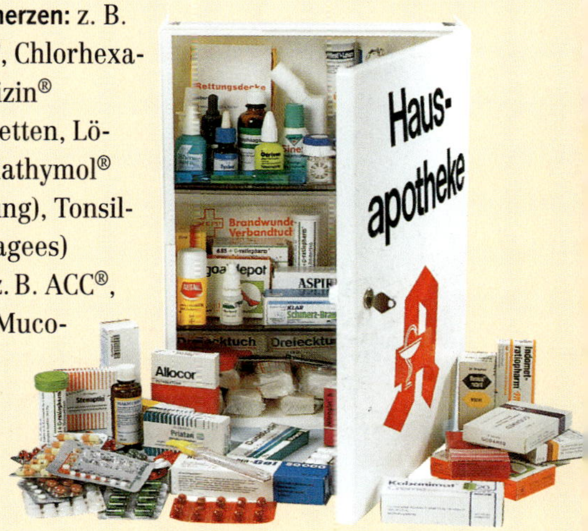

tabletten), Bronchoforton®, Pinimenthol® (Salben zum Inhalieren und Einreiben)

➤ **Insektenstich:** z. B. Azaron® (Stift), Fenistil® (Tropfen oder Gel), Soventol® (Gel)

➤ **Kopfschmerzen:** z. B. Aktren®, Aspirin®, ASS-ratiopharm® (Dragees, Brausegranulat, Tropfen), China-Oel® (Lösung), Paracetamol-ratiopharm®, Pyromed®, Tamanybonsan®, Togal ASS 400®, Treupel mono® (Saft, Zäpfchen, Tabletten, Kapseln)

➤ **Kreislaufbeschwerden:** z. B. Kneipp Pflanzendragees Weißdorn® (Dragees), Korodin® (Tropfen), Mistelöl-Kapseln Twardy® (Kapseln)

➤ **Magen, verdorbener, und Verdauungsbeschwerden:** z. B. Digestivum Hetterich® (Tropfen), Maaloxan® (Tabletten, Suspension), Iberogast® (Tropfen)

➤ **Schnupfen:** z. B. Otriven®, Nasivin®, Rhinopront® (Nasensprays und -tropfen), Rhinomer® (Nasensprays; für Säuglinge und Kinder geeignet), Soledum med. Nasentropfen®

➤ **Sonnenbrand:** z. B. Hydro Cordes® (Creme), Soventol® (Gel), Tschambafi® (Lösung)

➤ **Sodbrennen:** z. B. Gelusil®/-Lac, Supralox® (Tabletten, Pulver), Maaloxan® (Suspension)

➤ **Übelkeit/Erbrechen:** z. B. Logomed®, Vomex A® (Dragees, Zäpfchen, Sirup), Oralpädon® (Pulver; auch für Kinder)

➤ **Verbrennungen:** z. B. Brand- und Wundgel Medice® (Gel) und normale Schmerzmittel

➤ **Verstauchungen/Prellungen:** z. B. Benuron®, Paracetamol-ratiopharm® (Tabletten), Ibutop®, Kytta-Balsam®, Mobilat®, Traumaplant® (Salben)

➤ **Verstopfung:** z. B. Agiolax® (Granulat), Babylax®, Bifiteral®, Dulcolax® (Dragees, Zäpfchen), Microklist® (Miniklistiere), Midro Tee-N®, Obstinol mild® (Emulsion), Neda® (Früchtewürfel)

➤ **Zahnschmerzen:** z. B. Aktren®, ASS-ratiopharm®, Aspirin®, Paracetamol-ratiopharm®, Togal ASS 400® (Tabletten, Brausetabletten)

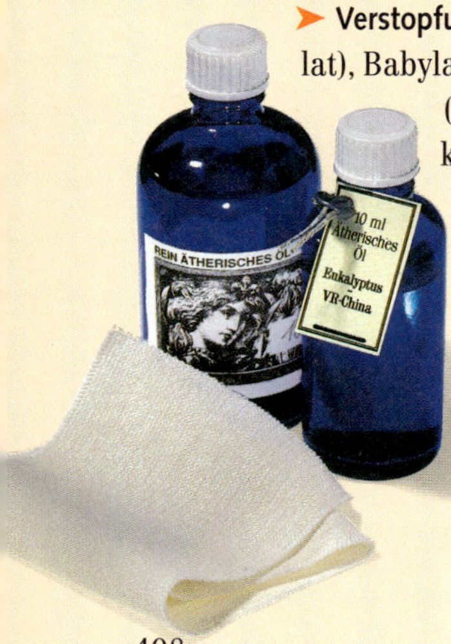

Naturheilmittel

Bei leichten Erkältungskrankheiten oder geringfügigen Verletzungen muss man nicht immer gleich zu synthetischen Medikamenten greifen. Fieber, Schwellungen und Schmerzen lassen sich auch mit Naturheilmitteln kurieren. Dazu gehören auch sämtliche Heiltees. Die folgende Grundausstattung allerdings sollten Sie in Ihrer Hausapotheke vorrätig haben.

➤ **Öle und Tinkturen:** z. B. Arnikatinktur, Japanisches Heilpflanzenöl®, Johanniskrautöl, Kamillentinktur, Teebaumöl, Propolistinktur

➤ **Für Umschläge und Wickel:** z. B. essigsaure Tonerde (als Lösung erhältlich), Heilerde

➤ **Wärmeauflagen:** z. B. Heublumensäckchen, Kirschkernsäckchen

Homöopathische Mittel

Die für Sie wichtigen homöopathischen Präparate bekommen Sie von Ihrem Hausarzt oder Heilpraktiker verschrieben, da ein bestimmtes Mittel nicht beliebig für jeden Menschen anwendbar ist. Außerdem wird Ihnen Ihr Arzt die richtige Potenz verordnen. Dennoch gibt es einige Grundpräparate, die Sie im Notfall verabreichen können und deshalb vorrätig haben sollten.

➤ **Zur Blutstillung:** Arnica D6

➤ **Bei Hitzeschäden:** Aconitum D6, Belladonna D6, Nux vomica D6

➤ **Bei Insektenstichen:** Apis D6, Ledum D6

➤ **Bei Schwellungen:** Arnica D6, Traumeel® Tabletten, Tropfen oder Salbe

➤ **Bei Schock:** Aconitum D6, Gelsemium D12

➤ **Zur Schmerzstillung:** Arnica D6, Hypericum D6, Traumeel® Tabletten, Tropfen oder Salbe

Kfz-Verbandkasten

Überprüfen Sie Ihren Verbandkasten im Auto genauso regelmäßig auf Vollständigkeit und auf die Haltbarkeit des Inhalts wie Ihre Hausapotheke. Bei einem Verkehrsunfall brauchen Sie einwandfreie sterile Kompressen, Desinfektionsmittel, Verbandzeug und Einmalhandschuhe, um erste Hilfe leisten zu können.

Reiseapotheke

Die Zusammenstellung Ihrer Reiseapotheke hängt davon ab, in welches Zielgebiet Sie fahren. Während eines Skiurlaubs benötigen Sie andere Heilmittel als in den Tropen. Die folgende Zusammenstellung entspricht der Grundausstattung, die Sie auf jeder Reise dabeihaben sollten. Lassen Sie sich dennoch stets von Ihrem Arzt oder Apotheker beraten, vor allem dann, wenn Sie in Länder fahren, die von den Einreisenden spezielle Impfungen verlangen.

Präparate zur äußerlichen Anwendung

- Augentropfen, z. B. Berberil®, Biciron®, Yxin®
- Antihistaminika als Salben bei allergischen Hautreaktionen, z. B. Fenistil®, Soventol® (Gele)
- Insektenschutzmittel, z. B. Autan® (Lotion), Azaron® (Stift für Insektenstiche)
- Antimykotischer Puder oder Salbe gegen Pilzinfektionen, z. B. Bifonazol®, Mykoderm®
- Sonnenschutzmittel mit hohem Lichtschutzfaktor, mindestens LSF 15
- Kühlende Lotionen gegen Sonnenbrand
- Salbe für Prellungen oder Zerrungen, z. B. Kytta-Balsam®, Mobilat®, Traumaplant®

Für die Wundversorgung

- Desinfektionslösung, z. B. Betaisodona® (Lösung), 70-prozentiger Alkohol
- Heftpflaster, Mullbinden, Verbandpäckchen, sterile Kompressen
- Wundsalbe, z. B. Bepanthen Roche®
- Pinzette, stumpfe Schere, Sicherheitsnadeln
- Einmalhandschuhe

Erkältungskrankheiten, Husten, Fieber

- **Halsschmerzen:** z. B. Dobendan®, Chlorhexamed®, frubizin® (Lutschtabletten, Lösung), Salviathymol® (Gurgellösung), Prospan® (Kapseln, Saft)
- **Husten:** z. B. Mucosolvan®, Prospan® (Kapseln, Saft)
- **Schnupfen:** z. B. Otriven®, Nasivin®, Rhinopront® (Nasensprays und -tropfen), Rhinomer® (Nasenspray für Säuglinge und Kinder)

Kreislaufbeschwerden

- z. B. Korodin® (Tropfen)

Schmerzstillende Medikamente

- z. B. Aktren®, ASS-ratiopharm®, Aspirin®, Paracetamol-ratiopharm® (Tabletten, Brausetabletten)

Reisekrankheit, Verdauungsstörungen

- **Übelkeit, Erbrechen:** z. B. Reisegold®, Superpep-Kaugummi® (zur Vorbeugung), Vomex A®
- **Durchfall:** z. B. Kohle-Hevert® (Tabletten), Imodium® (Tabletten, Tropfen), Perenterol® (Pulver)
- **Verstopfung:** z. B. Agiolax® (Granulat), Babylax®, Dulcolax® (Dragees, Zäpfchen), Microklist® (Miniklistiere)

Malariaprophylaxe

- Moskitonetz, möglichst langärmlige helle Baumwollkleidung, Insekten abweisende Mittel, z. B. DEET®
- Malariamedikamente vom Arzt: Medikament der ersten Wahl ist ein Chloroquinpräparat, z. B. Resochin® oder Weimerquin®, bei Resistenz Paludrine® (rezeptpflichtig)

Und außerdem

- Fieberthermometer
- Tabletten zur Trinkwasserdesinfektion, z. B. Mikropur®
- Kondome
- Ersatzbrille
- Für Frauen: Tampons, Binden, gegebenenfalls Antibabypille
- Ausreichender Vorrat an Mitteln, die regelmäßig eingenommen werden müssen

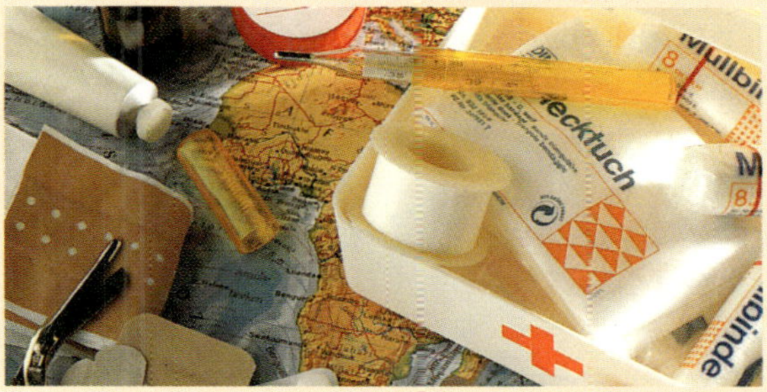

Knochenbrüche

Typische Beschwerden: Schwellung, Rötung, unnatürliche Beweglichkeit, unnatürliche Lage, eingeschränkte Beweglichkeit, starke Schmerzen, Schonhaltung; bei offenen Brüchen Blutung

➤ Siehe auch Blutungen (S. 392f.) und Schock (S. 416f.)

WAS SIE BEACHTEN MÜSSEN

Was zuerst tun?

Bei einem geschlossenen Bruch muss der verletzte Körperteil des Patienten mit weichem Material ruhig gestellt und behelfsmäßig geschient werden. Dabei darf der gebrochene Knochen nicht bewegt oder gar in eine andere Lage gebracht werden.

Bei einem blutenden, offenen Bruch besteht eine erhebliche Infektionsgefahr. Hier müssen Sie zuerst die Wunde keimfrei abdecken und dann die verletzte Stelle ruhig stellen.

Ein Bruch muss in jedem Fall im Krankenhaus geröntgt und dann fachärztlich versorgt werden.

Grenzen der Selbstbehandlung

➤ Bei Herz- oder Atemstillstand müssen Sie sofortige Wiederbelebungsmaßnahmen einleiten, da akute Lebensgefahr besteht.

➤ Bei Verdacht auf einen Schädelbruch lagern Sie den Patienten vorsichtig mit erhöhtem Oberkörper. Das müssen Sie auch tun, wenn Sie ihn bei Bewusstlosigkeit in die stabile Seitenlage bringen.

➤ Bei Verdacht auf einen Wirbelbruch, insbesondere wenn der Betroffene über Lähmungserscheinungen klagt, dürfen Sie den Verletzten nicht bewegen. Lassen Sie ihn in der vorgefundenen Lage liegen, und stabilisieren Sie diese gegebenenfalls mit einer Decke oder sonstigem weichen Material.

Sofort den Notarzt rufen

➤ Bei Verdacht auf einen Schädelbruch

➤ Bei Verdacht auf einen Wirbelbruch

➤ Bei offenen Brüchen

➤ Bei Bewusstlosigkeit

ERSTE HILFE

1. Ruhigstellen

Den Bereich des Bruchs stellen Sie unter Einbeziehung der angrenzenden Gelenke mit möglichst gepolstertem Material ruhig. Dabei dürfen Sie den Verletzten auf keinen Fall zu stark bewegen oder die verletzten Gliedmaßen in eine andere Position bringen. Je nachdem, welcher Körperteil verletzt ist, schienen Sie die Stelle behelfsmäßig (siehe Abb. 1 bis 6), so dass sich der gebrochene Knochen nicht weiter verschieben oder bewegen kann.

2. Keimfrei abdecken

Handelt es sich um einen offenen Bruch, bei dem Knochenteile aus der Wunde ragen, so versorgen Sie diese zuerst mit einer keimfreien Kompresse, die Sie auf die Wunde legen. Haben Sie Derartiges nicht zur Hand, weil sich der Unfall z. B. bei einem Spaziergang ereignet hat, so nehmen Sie die Innenseite eines frischen Stofftaschentuchs.

➤ Stellen Sie dann die verletzte Stelle ruhig, und legen Sie eine behelfsmäßige Schiene bzw. ein Dreiecktuch an.

! Bei offenen Wunden besteht immer eine erhöhte Infektionsgefahr.

3. Überprüfen der Bewusstseinslage

Prüfen Sie Puls und Atmung des Betroffenen, und beginnen Sie im Zweifelsfall mit Wiederbelebungsmaßnahmen, also mit der Atemspende und/oder Herzmassage (siehe S. 383ff.).

➤ Bewusstlose bringen Sie mit größter Vorsicht in die stabile Seitenlage (siehe S. 382f.), sofern es die verletzten Gliedmaßen zulassen.

! Bei Knochenbrüchen besteht stets die Gefahr, dass bei jeder Bewegung zusätzlich Blutgefäße oder innere Organe verletzt werden können. Daher lautet das oberste Gebot: Die verletzte Stelle ruhig stellen, aber nicht bewegen.

4. Warmhalten

Decken Sie den Verletzten mit einer leichten Decke zu, und betreuen Sie ihn bis zum Eintreffen des Rettungsdienstes.

➤ Wenn Sie ein Kind mit Knochenbruch selbst ins Krankenhaus transportieren, sollten Sie es ebenfalls zudecken. Darüber hinaus ist für Kinder beruhigende Zuwendung besonders wichtig.

VERHALTEN BEI ...

... Arm- oder Handbruch

Die verletzte Hand, Schulter oder der Arm muss unbedingt am Oberkörper fixiert werden. Das geht am besten mit einem Dreiecktuch.

➤ Ziehen Sie dazu ein Ende des Dreiecktuchs vorsichtig unter dem verletzten Arm hindurch, bis ein Ende am Ellbogen liegt (siehe Abb. 1).

➤ Schlagen Sie nun das zweite Ende über den Arm zur unverletzten Schulter hoch, und verknoten Sie beide Enden seitlich am Hals (siehe Abb. 2).

➤ Sowohl der Unterarm als auch die Hand müssen bis zu den Fingerspitzen im Tuch liegen, um gut gestützt zu bleiben.

➤ Drehen Sie nun die Spitze des Dreiecktuchs am Ellbogen ein, und stecken Sie sie dort fest.

➤ Gehen Sie dabei sehr vorsichtig vor, und achten Sie darauf, dass der verletzte Arm nicht unnötig bewegt wird.

... Gelenkbruch

Je nachdem, ob es sich um ein verletztes Hand- oder Fußgelenk handelt, müssen Sie die Stelle entweder wie oben beschrieben mit einem Dreiecktuch fixieren oder eine Behelfsschiene anlegen.

➤ Zur Linderung der Schmerzen können Sie dem Betroffenen einen Hot-Cold-Pack aus dem Eisfach auf das verletzte Gelenk legen und vorsichtig fixieren oder ihm einen kalten Umschlag anlegen.

... Beinbruch

Um dem Verletzten möglichst wenig Schmerzen zu bereiten, sollten Sie das verletzte Bein so wenig wie möglich bewegen und es behelfsmäßig ruhig stellen, bis der Rettungsdienst eintrifft.

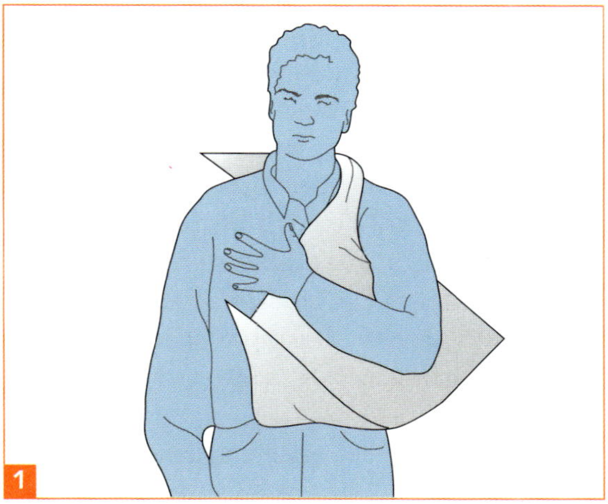

1

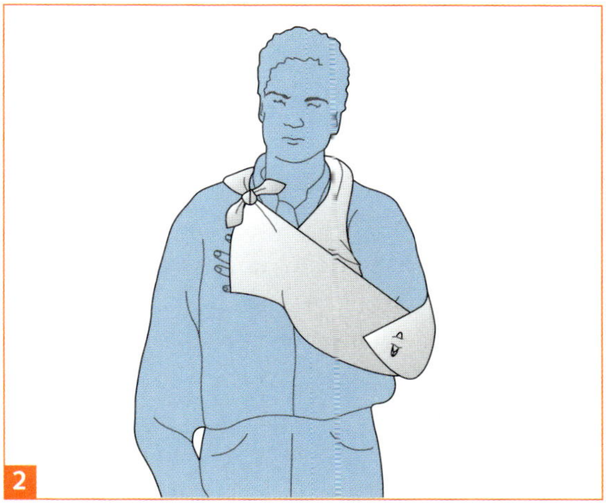

2

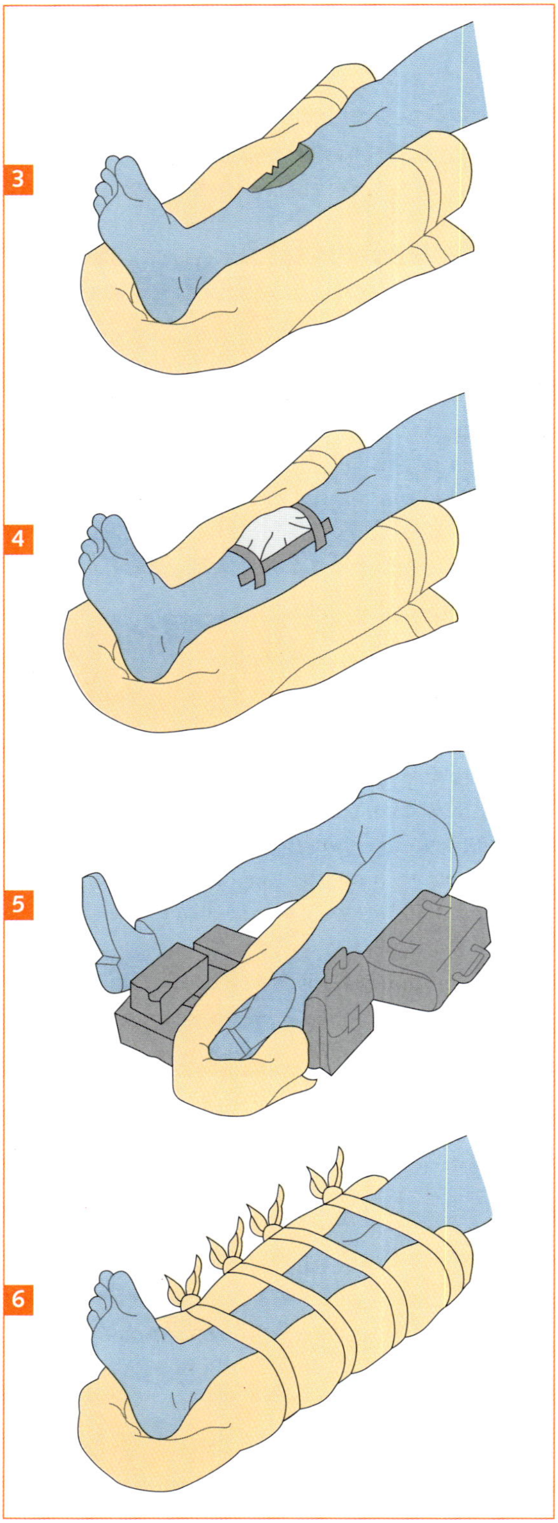

➤ Stützen Sie die Bruchstelle rechts und links mit Kissen, einer zusammengerollten Decke oder behelfsmäßig mit zusammengerollten Kleidungsstücken ab, die Sie meist an der Unfallstelle vorfinden.

➤ Legen Sie das verletzte Bein vorsichtig auf die Umpolsterung, und fixieren Sie es mit mehreren zu einer Krawatte eingeschlagenen Dreiecktüchern oder mit Mullbinden (siehe Abb. 3 bis 6).

➤ Zum Transport sollte immer erst das verletzte Bein vorsichtig hochgehoben werden.

… Rippenbruch

Ein Rippenbruch verursacht nicht nur sehr starke Schmerzen, sondern beeinträchtigt auch die Atmung. Der Betroffene bekommt nur schwer Luft und wird versuchen, sich aufzurichten.

➤ Lagern Sie den Verletzten mit erhöhtem Oberkörper ausnahmsweise auf die verletzte Brustkorbseite. Damit wird die unversehrte Seite entlastet und die Atmung erleichtert.

➤ Veranlassen Sie den Verletzten, ruhig und eher flach zu atmen; dadurch können starke Schmerzen vermieden werden.

➤ Rufen Sie dann sofort den Rettungsdienst.

Bei einem Rippenbruch besteht immer die Gefahr, dass sich die gebrochene Rippe in einen Lungenflügel bohrt.

➤ Ist der Betroffene bereits bewusstlos, so müssen Sie ihn in die stabile Seitenlage bringen (siehe S. 382f.).

➤ Rollen Sie ihn dabei auf die verletzte Brustkorbseite, damit die Atmung erleichtert wird.

! Ist die Lunge bereits verletzt, besteht akute Lebensgefahr.

… Beckenbruch

Bei Beckenverletzungen können starke Schmerzen sowohl im Unterbauch auftreten als auch in die Beine ausstrahlen. Der Bruch ist daher oft nicht eindeutig zu erkennen.

➤ Bewegen Sie den Verletzten möglichst nicht, legen Sie ihm nur eine Rolle unter die Knie, und rufen Sie sofort den Rettungsdienst an.

... Wirbelbruch

Wirbelbrüche ereignen sich bei Verkehrsunfällen oder Stürzen aus großer Höhe. Dabei kann die gesamte Wirbelsäule schwer verletzt werden, oder aber einzelne Wirbel können angebrochen werden. Bei einer Rückenmarkverletzung kann eine Querschnittslähmung die Folge sein.

➤ Ist der Verletzte nicht mehr bei Bewusstsein, müssen Sie sofort die Wiederbelebungsmaßnahmen durchführen (siehe S. 383ff.).

➤ Klagt der Betroffene über starke Schmerzen im Rücken, lassen Sie ihn in der vorgefundenen Lage liegen, ohne ihn zu bewegen. Alarmieren Sie sofort den Rettungsdienst.

➤ Eine Rückenmarkverletzung liegt vor, wenn der Betroffene über Lähmungserscheinungen oder Taubheitsgefühle in bestimmten Körperpartien klagt. Decken Sie ihn dann nur mit einer leichten Decke zu, und bleiben Sie bei ihm, bis der Notarzt eintrifft.

... Schädelbruch

Bei einem Schädelbruch besteht die Gefahr, dass das Gehirn schwer verletzt worden ist. Ist dies der Fall, so blutet der Patient aus der Nase und eventuell auch aus dem Ohr. Manchmal sind auch schwere Blutergüsse im Augenbereich festzustellen.

➤ Ist der Betroffene bei Bewusstsein, so lagern Sie Kopf und Schultern ganz vorsichtig und nur ein wenig hoch. Dann verständigen Sie umgehend den Rettungsdienst.

➤ Ist der Verletzte bewusstlos, bringen Sie ihn mit leicht hochgelagertem Kopf in die stabile Seitenlage (siehe S. 382f.).

AUS DER APOTHEKE

Synthetische Medikamente

Knochenbrüche gehen immer mit sehr starken Schmerzen und Schwellungen einher, gegen die Sie dem Betroffenen zunächst Schmerzmittel verabreichen können. Die folgenden Mittel sind rezeptfrei erhältlich (z. B. für die Hausapotheke).

➤ **Präparate mit ASS:** Aspirin®, ASS-ratiopharm®, Togal ASS 400® (Tabletten), Alka-Seltzer® (Brausetabletten)

Wichtiger Hinweis: möglichst nicht bei Kindern unter 15 Jahren anwenden, nicht bei erhöhter Blutungsneigung und bei Magen-Darm-Problemen anwenden

➤ **Präparate mit Parazetamol:** Benuron®, Doloreduct®, Paedialgon®, Paracetamol-ratiopharm®, Pyromed®, Treupel mono® (Saft, Zäpfchen, Tabletten, Kapseln)

Wichtiger Hinweis: nicht bei schweren Leberfunktionsstörungen und Asthma bronchiale anwenden; für Kinder geeignet

Verbandmaterial

➤ Dreiecktuch, Mullbinden, sterile Kompressen

DAS KÖNNEN SIE NOCH TUN

Homöopathie

➤ **Arnica D6:** gegen Schmerzen, zur Blutstillung, gegen Schwellungen; 1 Stunde lang alle 15 Minuten 5 Globuli unter der Zunge zergehen lassen

➤ **Symphytum D6:** beschleunigt die Knochenheilung; 3-mal täglich 1 Tablette, bis der Knochen zusammengewachsen ist

➤ **Traumeel® Tabletten oder Tropfen:** homöopathisches Komplexmittel gegen Schwellungen und Schmerzen bei Verletzungen der Weichteile; 3-mal täglich 1 Tablette oder 10 Tropfen 1 bis 2 Wochen lang einnehmen, bis die Schwellung und der akute Schmerz abgeklungen sind

Ruhe und Schonung

➤ Ist der Knochenbruch erst einmal versorgt, braucht es Zeit und Ruhe bis zur Heilung.

➤ Schonen Sie sich, und beanspruchen Sie den verletzten Körperteil nicht. Beim An- und Ausziehen sollte er so wenig wie möglich irritiert werden. Beim Anziehen sollten Sie zuerst den verletzten Arm (das verletzte Bein) bekleiden, beim Ausziehen zuerst die gesunden Körperteile entkleiden.

Kreislaufkollaps, Herzstillstand

Typische Beschwerden: fehlende Ansprechbarkeit (Patient reagiert nicht auf Ansprache oder Schmerzreize); blasse Hautfarbe bei Kreislaufkollaps, inneren Blutungen, Schock; bläuliche Verfärbung der Haut bei akutem Sauerstoffmangel

➤ Siehe auch Bewusstlosigkeit, Ohnmacht (S. 382ff.), Blutungen (S. 392f.), Erfrierungen, Unterkühlung (S. 394f.), Gehirnerschütterung (S. 400f.), Hitzschlag, Sonnenstich (S. 402f.), Schock (S. 416f.) und Verbrennungen, Verbrühungen (S. 420f.)

WAS SIE BEACHTEN MÜSSEN

Was zuerst tun?

Versuchen Sie, die Ursache für den Kreislaufkollaps herauszufinden, und führen Sie dann entsprechende Erste-Hilfe-Maßnahmen durch, bis der Rettungsdienst eintrifft.

Grenzen der Selbstbehandlung

In jedem Fall einer Bewusstlosigkeit muss der Rettungsdienst verständigt werden.

Sofort den Notarzt rufen

- Bei Bewusstlosigkeit
- Bei Atem- oder Herzstillstand
- Bei Überdosierung von Suchtmitteln
- Bei Kopfverletzungen
- Bei schweren allergischen Reaktionen
- Bei Schock
- Bei großflächigen Verbrennungen
- Bei starker Unterkühlung

ERSTE HILFE

1. Prüfung des Allgemeinzustands

Sofern der Betroffene bereits bewusstlos ist, prüfen Sie Atmung und Puls und alarmieren so schnell wie möglich den Notarzt. Die Hautfarbe des Patienten kann Ihnen darüber hinaus bei der Ursachenermittlung wertvolle Hinweise liefern.

➤ Ist die Gesichtsfarbe blass oder nimmt sie bereits eine bläuliche Verfärbung an, so besteht Lebensgefahr, und Sie müssen umgehend Wiederbelebungsmaßnahmen durchführen.

➤ Beobachten Sie, ob der Bewusstlose noch regelmäßig atmet, indem Sie eine Hand auf seinen Brustkorb legen.

➤ Den Puls fühlen Sie an der Innenseite des Handgelenks oder an der Halsschlagader (siehe S. 382, Abb. 1 und 2).

2. Wiederbelebungsmaßnahmen

Atmet der Betroffene nicht mehr, müssen Sie die Atemspende und gegebenenfalls die Herzmassage (siehe S. 383ff.) durchführen, bis der Notarzt eingetroffen ist.

➤ Haben sich Atmung und Puls des Bewusstlosen wieder regelmäßig eingestellt, bringen Sie ihn in die stabile Seitenlage.

3. Stabile Seitenlage

Sind Atmung und Puls wieder stabil, regelmäßig und gut tastbar, so sorgen Sie mit Hilfe der stabilen Seitenlage (siehe S. 382f.) dafür, dass die Atemwege frei bleiben und kein Blut oder Erbrochenes in die Atemwege gelangt.

➤ Decken Sie den Betroffenen mit einer Decke zu.

➤ Sorgen Sie dann für Frischluftzufuhr.

Andernfalls fahren Sie mit Atemspende und Herzmassage fort, bis der Notarzt eintrifft.

4. Beine hochlagern

Die vorher beschriebenen Maßnahmen sind nur dann durchzuführen, wenn es sich nicht um einen kurzen, in der Regel rasch vorübergehenden Blutdruckabfall des Patienten handelt. Im Fall einer Ohnmacht sind Puls und Atmung vorhanden und regelmäßig, der Betreffende ist lediglich blass und kurzzeitig nicht ansprechbar. Dann gehen Sie folgendermaßen vor.

- Lagern Sie die Beine des Ohnmächtigen auf einem Stuhl, einer Kiste, einem Kissen oder gegen eine Mauer in einem Winkel von etwa 45 bis 90 Grad hoch (siehe Abb. 1).
- Legen Sie ihm ein kleines Kissen oder ein zusammengerolltes Tuch unter den Nacken, sofern Sie dies zur Hand haben.
- Zusätzlich legen Sie ihm einen kalten Waschlappen auf die Stirn und halten ihm eventuell eine stark riechende Essenz (z. B. Menthol oder Ammoniak) unter die Nase.
- Kommt der Kollabierte wieder zu sich, setzen Sie ihn aufrecht hin und verabreichen ihm etwas zu trinken, am besten Wasser.
- Handelt es sich um keine schwer wiegende Erkrankung, so können Sie dem Betroffenen beispielsweise auch ein Präparat mit Weißdornextrakt verabreichen.
- Reagiert der Ohnmächtige nicht auf Ihr Bemühen, so müssen Sie von einer echten Bewusstlosigkeit ausgehen und ihn in die stabile Seitenlage (siehe S. 382f.) bringen. Kontrollieren Sie dann auch weiterhin Puls und Atmung des Bewusstlosen, bis der Rettungsdienst eintrifft.

1

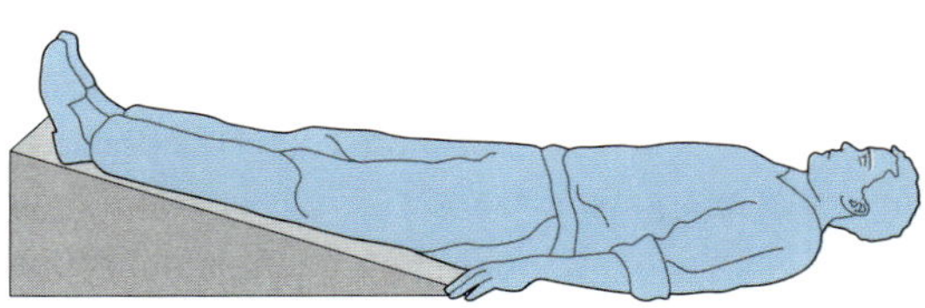

AUS DER APOTHEKE

Synthetische Medikamente …

Da ein Kreislaufversagen sehr viele verschiedene Ursachen haben kann und es zudem eine Bandbreite von kurzem Unwohlsein bis hin zum lebensgefährlichen Herzstillstand gibt, können hier keine spezifischen Medikamente genannt werden. Herzpatienten bekommen in der Regel das auf sie abgestimmte Mittel vom Arzt verschrieben.

… und Phytopharmaka

Bei einer Kreislaufschwäche, die durch Wetterfühligkeit, Klimawechsel oder eine geschwächte Konstitution bedingt ist, helfen pflanzliche Präparate mit Extrakten des herzstärkenden Weißdorns. Mit Mistelpräparaten kann die Herz-Kreislauf-Funktion darüber hinaus stabilisiert werden.

- **Präparate mit Weißdorn:** Crataegutt novo®, Esbericard®, Orthangin N forte® (Filmtabletten, Dragees, Kapseln, Lösung, Tropfen)

Wichtiger Hinweis: Tropfen enthalten Alkohol

- **Präparate mit Mistel:** Kneipp Mistel-Pflanzensaft®, Mistelöl-Kapseln Twardy® (Saft, Kapseln, Dragees)

Wichtiger Hinweis: nicht bei krankhaft erhöhtem Blutdruck anwenden

DAS KÖNNEN SIE NOCH TUN

Treten bei der von Ihnen versorgten Person häufiger Kreislaufzusammenbrüche auf, so sollten Sie unbedingt weitere Untersuchungen beim Arzt veranlassen.

- Bei Jugendlichen liegt z. B. in der Pubertät meist eine Kreislaufschwäche vor, die mit einem Kreislaufbelastungstest (Schellong-Test: Puls- und Blutdruckmessung im Liegen, Sitzen, Stehen und nach Belastung) leicht zu erkennen ist. Diese Schwäche ist harmlos.
- Es könnte sich ein bisher unerkannter Herzfehler hinter den Kreislaufkollapsen verbergen; daher sollte der Betroffene gründlich untersucht werden.

Schock

Typische Beschwerden: Angst, zunehmende Benommenheit, Übelkeit, Teilnahmslosigkeit bis hin zur Bewusstlosigkeit; bei psychischer Ursache Zittern, Schwächegefühl, Blässe; bei Herz-Kreislauf-Schwäche blasse, kaltschweißige Haut, schnelle Atmung, stark beschleunigter Puls; bei allergischer Ursache Quaddelbildung auf der Haut, Atemnot, Rötung und Schwellung bei Insektenstichen

➤ Siehe auch Bewusstlosigkeit, Ohnmacht (S. 382ff.), Blutungen (S. 392f.), Erfrierungen, Unterkühlung (S. 394f.), Kreislaufkollaps, Herzstillstand (S. 414f.) und Verbrennungen, Verbrühungen (S. 420f.)

WAS SIE BEACHTEN MÜSSEN

Was zuerst tun?

Ergründen Sie die Ursache des Schocks, und handeln Sie dann entsprechend. Ein Schock kann ein Kreislaufversagen zur Folge haben und ist deshalb immer lebensgefährlich. Versorgen Sie den Verletzten, und bleiben Sie bei ihm, bis der Notarzt eintrifft.

Grenzen der Selbstbehandlung

In jedem Fall eines Schocks muss der Rettungsdienst verständigt werden. Bei anhaltend psychischer Beeinträchtigung sollten Sie einen Psychotherapeuten hinzuziehen.

Sofort den Notarzt rufen

- Bei Feststellung des Schocks
- Bei Feststellung eines Atem- oder Herzstillstands
- Bei größeren Brandverletzungen
- Bei starker Unterkühlung
- Bei schweren Verletzungen und Blutungen
- Bei Vergiftungen

ERSTE HILFE

1. Beruhigung

Ein Mensch, der sich im Schockzustand befindet, schwebt in Lebensgefahr und verspürt Todesangst. Er ist absolut hilflos und muss daher liebevoll beruhigt werden. Deshalb ist Ihre beruhigende Zuwendung die erste und wichtigste Maßnahme.

➤ Sprechen Sie den Betroffenen ruhig und langsam an, fragen Sie ihn, ob er unter Schmerzen leidet, um herauszufinden, ob z. B. ein Herzinfarkt die Ursache für den Schock sein kann.

➤ Entfernen Sie ihn, wenn möglich, von der Unfallstelle (aus der Gefahrenzone), und lagern Sie ihn, z. B. bei einem Verkehrsunfall, an einer ruhigen Stelle etwas abseits des Geschehens.

2. Herausfinden der Ursache

Die Gründe für eine Schockreaktion können vielfältig sein. Unabhängig von der eigentlichen Ursache bezeichnet man das Missverhältnis zwischen notwendiger und tatsächlicher Blutversorgung des Körpers als Schock. Der Körper schützt sich zunächst selbst, indem er die Durchblutung der wichtigsten Organe, insbesondere des Gehirns und des Herzes, sicherstellt und die Durchblutung der Haut und anderer Organe drosselt. Dadurch entsteht auch die deutliche Blässe. Der Blutdruck fällt deutlich ab. Dieser Vorgang wird Zentralisation genannt und dient der Erhaltung der lebenswichtigen Organe.

➤ Versuchen Sie die Ursache herauszufinden, und führen Sie dann die notwendigen Maßnahmen durch, bis der Notarzt eintrifft.

3. Schocklagerung

Sofern keine Herzerkrankung die Ursache für die Schocksituation ist, lagern Sie den Betroffenen in der so genannten Schocklagerung.

➤ Lagern Sie die Beine des Betroffenen auf einem Stuhl, einer Kiste, einem Kissen oder gegen eine Mauer in einem Winkel von etwa 45 bis 90 Grad hoch (siehe S. 415, Abb. 1).

➤ Verhindern Sie das Auskühlen des Erkrankten, indem Sie ihn in eine Decke hüllen.

➤ Führen Sie keine direkte Wärme (Wärmflasche o. Ä.) zu, und geben Sie dem Schockpatienten nichts zu trinken.

4. Überprüfen von Puls und Atmung

Bei Schock erhöht sich die Pulsfrequenz erheblich. Durch regelmäßige Pulskontrollen können auch Laien eine Verschlechterung feststellen.

➤ Fühlen Sie den Puls entweder am Handgelenk, auf der Innenseite der Handwurzel unterhalb des Daumens oder an der Halsschlagader (siehe S. 382, Abb. 1 und 2).

5. Stabile Seitenlage

Wird der Betreffende bewusstlos, bringen Sie ihn in die stabile Seitenlage (siehe S. 382f.).

6. Atemspende, Herzmassage

Stellen Sie fest, dass die Atmung des Bewusstlosen ausgesetzt hat, beginnen Sie unverzüglich mit der Wiederbelebung (siehe S. 383ff.).

➤ Haben Atmung und Puls wieder eingesetzt, bringen Sie den Bewusstlosen in die stabile Seitenlage und decken ihn mit einer leichten Decke zu.

VERHALTEN BEI ...

... Blutungen

Durch starken Blutverlust kann ein Blutmangel eintreten, der ebenfalls zu einer Schockreaktion führt.

➤ Lagern Sie den Patienten hoch, und stillen Sie Blutungen sofort (siehe S. 392f. und S. 424ff.).

... anaphylaktischem Schock

Eine plötzliche Erweiterung der Blutgefäße bei einer schweren allergischen Reaktion kann ebenfalls zum Schock führen. In diesem Fall müssen Sie die Allergie gezielt behandeln. Bei bekannten Allergien verfügt der Betroffene in der Regel über eine entsprechende Notfallapotheke, deren Medikamente er unverzüglich benötigt.

... Verbrennungen

Verliert der Betroffene Flüssigkeit über die Brandwunden (siehe auch S. 420f.), müssen Sie umgehend die Wunden mit kaltem Wasser kühlen und mit einer keimfreien Kompresse bedecken.

... psychischer Schockreaktion

Hat jemand einen Unfall unverletzt überstanden, so kann er doch aufgrund des Schreckens mit einem Schock reagieren. Auch die Angst nach einem Überfall oder die Reaktion auf eine sehr schlechte Nachricht kann Schockreaktionen auslösen, die jedoch nicht lebensbedrohlich sind. In diesen Fällen ist Ihre Betreuung und Zuwendung erforderlich.

DAS KÖNNEN SIE NOCH TUN

Homöopathie

Homöopathische Mittel werden je nach Schockursache verabreicht:

➤ **Apis D6:** bei allergischen Reaktionen nach Insektenstichen; alle 5 Minuten 5 Globuli einnehmen

➤ **Aconitum D6:** nach Schreck, der die Kehle zuschnürt; halbstündlich 5 Globuli, später bis 3-mal täglich 5 Globuli unter der Zunge zergehen lassen

➤ **Gelsemium D12:** bei Durchfall nach großem Schreck; stündlich 5 Globuli einnehmen

Gut zureden

Bleiben Sie ruhig, und konzentrieren Sie sich auf das, was Sie tun. Lassen Sie den Schockpatienten auf keinen Fall allein. Mobilisieren Sie notfalls Nachbarn oder Freunde für die weitere Betreuung, und beruhigen Sie ihn mit sanften Worten.

Verätzungen

Typische Beschwerden: bei Verätzungen mit Laugen (wirken stärker als Säuren) im Mund-Rachen-Bereich geschwollene Mundschleimhaut, glasige Beläge, Gefahr des Durchbruchs der Speiseröhre; bei Verätzungen mit Säuren schmerzhafte Schleimhaut- und Hautschädigung mit rotem, schorfigem Wundrand

➤ Siehe auch Atemnot (S. 380f.)

WAS SIE BEACHTEN MÜSSEN

Was zuerst tun?

Entfernen Sie sofort verätzte Kleidungsstücke, und lassen Sie kaltes Wasser über die Stelle laufen. Sind große Hautflächen betroffen, decken Sie diese mit einer keimfreien Kompresse ab, bis der Notarzt eintrifft. Wurde eine ätzende Flüssigkeit verschluckt, geben Sie Wasser zu trinken, und verhindern Sie ein Erbrechen.

Grenzen der Selbstbehandlung

Bei allen Verätzungen – vor allem wenn Kinder Ätzmittel getrunken haben – müssen Sie nach den Erste-Hilfe-Maßnahmen mit dem Betroffenen unverzüglich ins Krankenhaus fahren. Nehmen Sie dazu die Reste des Mittels mit, mit dem sich der Betroffene verätzt hat. Ist ein Auge betroffen, so decken Sie dieses steril ab und suchen den nächsten Augenarzt auf.

Sofort den Notarzt rufen

➤ Bei starken Schmerzen

➤ Bei Frieren, marmorierter Haut, Blässe von Armen oder Beinen und beschleunigter Atmung (eindeutige Anzeichen für ein beginnendes Kreislaufversagen)

➤ Bei heftigen Bauchschmerzen (bei inneren Verätzungen kann es zu Speiseröhren- oder Magendurchbrüchen kommen)

ERSTE HILFE

1. Entfernen der Ätzflüssigkeit

Versuchen Sie, verätzte Kleidungsstücke zu entfernen. Schützen Sie sich dabei selbst vor den ätzenden Stoffen, indem Sie entweder Handschuhe tragen oder Ihre Hände in Tücher wickeln.

2. Wasseranwendungen

Lassen Sie sofort fließendes kaltes Wasser mindestens 20 Minuten lang über die verletzte Körperstelle laufen. Vermeiden Sie dabei, dass bisher nicht verätzte Körperstellen mit dem Spülwasser in Berührung kommen. Im Zweifelsfall stellen Sie das Kind oder den Betroffenen unter die laufende kalte Dusche. Achten Sie jedoch darauf, dass der Verletzte nicht zu frieren anfängt und auskühlt.

➤ Wurde die ätzende Flüssigkeit eingenommen und verschluckt, spülen Sie die Mundhöhle mit reichlich klarem Wasser aus.

➤ Ebenso verfahren Sie, wenn die Augen mit der Ätzflüssigkeit in Berührung gekommen sind. Dabei sollte sich der Betroffene hinlegen und den Kopf auf die verletzte Seite drehen. Nun spülen Sie das Auge vorsichtig, aber anhaltend mit lauwarmem Wasser von innen nach außen aus.

3. Sterile Abdeckung

Decken Sie die betroffenen Hautstellen am besten mit sterilen Kompressen ab. Verfahren Sie ebenso, wenn die Augen betroffen sind.

4. Erbrechen verhindern

Lassen Sie denjenigen, der versehentlich Säuren oder Laugen getrunken hat, keinesfalls erbrechen. Dadurch könnte es zu einer erneuten Verätzung im Mund- und Rachenraum kommen. Außerdem können dadurch auch Ätzstoffe in die Lunge geraten.

➤ Wenn Ihr Kind schwache Laugen, z. B. Shampoo, Duschgel, Wasch- oder normales Spülmittel, getrunken hat, so verabreichen Sie ihm ein Entschäumermittel (z. B. Lefax®), durch das die Schaumbildung im Magen verhindert wird. So können keine Schaumbläschen in die Lunge geraten.

5. Flüssigkeitszufuhr

Um die verätzten Speisewege zu spülen und die Ätzflüssigkeiten zu verdünnen, sollten Sie dem Betroffenen Wasser oder Tee zu trinken geben.

! Verabreichen Sie keine Säfte oder Milch, da diese zusätzlich säuern.

6. Frischluftzufuhr

Wenn ätzende Gase oder Dämpfe eingeatmet wurden, bringen Sie den Betroffenen sofort an die frische Luft. Lagern Sie seinen Oberkörper leicht hoch, und rufen Sie dann den Arzt.

AUS DER APOTHEKE

Synthetische Medikamente

Verätzte Hautstellen müssen nach der Wasserbehandlung mit Desinfektionslösungen gereinigt und steril abgedeckt werden. Bei starken Schmerzen werden Schmerzmittel verabreicht.

➤ **Schmerzmittel mit Ibuprofen:** Aktren®, Optalidon®, Togal N® (Dragees, Brausegranulat, Tropfen; rezeptfrei), Nurofen® Kindersaft (Saft; rezeptpflichtig)

Wichtiger Hinweis: nicht bei Magen- und Darmgeschwüren anwenden

➤ **Präparate mit Parazetamol:** Benuron®, Doloreduct®, Paedialgon®, Paracetamol-ratiopharm®, Pyromed®, Treupel mono® (Saft, Zäpfchen, Tabletten, Kapseln; rezeptfrei)

Wichtiger Hinweis: nicht bei schweren Leberfunktionsstörungen und Asthma bronchiale anwenden; für Kinder geeignet

➤ **Desinfektionslösungen:** Mercuchrom® (Lösung; rezeptpflichtig), Betaisodona®, Rivanol® (Lösungen; rezeptfrei))

Wichtiger Hinweis: Wundfläche darf nicht größer sein als der Handteller des Betroffenen

➤ **Entschäumermittel:** Lefax®, sab-simplex® (Kautabletten, Tropfen)

Verbandmaterial & Co.

➤ Sterile Kompressen, sterile Augenklappen

NATURHEILKUNDE

Kühlende Umschläge

➤ Kalte Umschläge mit Arnikatinktur kühlen bei leichten Verätzungen an der Haut.

➤ Bei leichten Verätzungen haben sich Umschläge mit Weidenrindenextrakt bewährt.

DAS KÖNNEN SIE NOCH TUN

Homöopathie

Bei Hautverätzungen sind die folgenden Homöopathika zu empfehlen:

➤ **Cantharis D6:** halbstündlich 5 Globuli unter der Zunge zergehen lassen; in Wasser aufgelöst auch äußerlich auf der Verletzung anwendbar

➤ **Causticum D6:** halbstündlich 5 Globuli einnehmen, bei starken Schmerzen auch viertelstündlich

Vorbeugen

Achten Sie auf Gefahrenquellen in Ihrem Haushalt. Am häufigsten verletzen sich Kinder unter 3 Jahren mit Säuren oder Laugen. Sie sind neugierig und können Gefahren noch nicht richtig einschätzen.

➤ Bewahren Sie ätzende Flüssigkeiten wie Reinigungsmittel o. Ä. in verschließbaren Schränken auf.

➤ Füllen Sie keine ätzenden Flüssigkeiten in Trinkflaschen (Verwechslungsgefahr!).

Verbrennungen, Verbrühungen

Typische Beschwerden: bei Verbrennungen 1. Grades Rötung, Schwellung; bei Verbrennungen 2. Grades Blasen, nässende, hellrote Wundflächen; bei Verbrennungen 3. Grades große Brandblasen, weißgraue Wundflächen; bei Verbrennungen 4. Grades Verkohlung

➤ Siehe auch Kreislaufkollaps, Herzstillstand (S. 414f.) und Schock (S. 416f.)

WAS SIE BEACHTEN MÜSSEN

Was zuerst tun?

Bei kleinen Brandwunden lassen Sie reichlich kaltes Wasser über die Wunde laufen und decken sie steril ab. Bei schwer wiegenden Verbrennungen muss der Betroffene sofort mit Wasser übergossen bzw. das Feuer mit einer Decke erstickt werden.

Kinder

Bei Kindern droht schon Kreislaufversagen, wenn 10 Prozent der Hautfläche betroffen sind. Zur Behandlung von Kindern siehe S. 421.

Sofort den Notarzt rufen

➤ Wenn Kinder betroffen sind

➤ Bei starken Schmerzen und wenn das Gesicht, der Hals oder der Genitalbereich betroffen sind

➤ Bei großflächigen Verbrennungen 2. Grades

➤ Bei Verbrennungen 3. und 4. Grades

➤ Bei Schock

➤ Bei Bewusstlosigkeit

➤ Bei Frieren, marmorierter Haut, Blässe, beschleunigter Atmung (eindeutige Anzeichen für ein beginnendes Kreislaufversagen)

ERSTE HILFE

1. Brandgefahr ausschalten

Verbrennungen werden durch Feuer verursacht, Verbrühungen durch kochend heiße Flüssigkeiten. Die Behandlung ist bei Verbrennungen und Verbrühungen jeweils die gleiche.

➤ Brennende Personen müssen sofort mit Wasser übergossen werden. Oder das Feuer muss mit einer Decke bzw. mit Kleidungsstücken erstickt werden.

➤ Sie können die brennende Person auch mit einem Feuerlöscher besprühen, der Schaum darf aber nicht ins Gesicht gelangen.

➤ Versuchen Sie, verbrannte oder versengte Kleidungsstücke vorsichtig zu entfernen.

➤ Bei schwer wiegenden Verbrennungen müssen Sie sofort den Notarzt rufen.

2. Überprüfen der Bewusstseinslage

Prüfen Sie Puls und Atmung des Verletzten, und beginnen Sie im Zweifelsfall mit Wiederbelebungsmaßnahmen, also mit der Atemspende oder Herzmassage (siehe S. 383ff.).

3. Wasseranwendungen

Lassen Sie sofort fließendes kaltes Wasser mindestens 20 Minuten lang über die verletzte Körperstelle laufen, oder tauchen Sie den verletzten Körperteil in kaltes Wasser.

4. Sterile Abdeckung

➤ Stechen Sie Brandblasen nicht auf, sie decken nämlich die Wunde am besten ab.

➤ Bei kleineren Verbrühungen oder Verbrennungen reicht zur Abdeckung der Brandwunde oft ein einfaches Pflaster.

➤ Bei größeren Wundflächen verwenden Sie sterile Kompressen oder eine spezielle Brandfolie. Vorher können Sie die verletzte Fläche mit Mercuchrom® oder Betaisodona® desinfizieren.

! Auf eine Brandwunde darf nur kaltes Wasser gegossen werden. Keinesfalls darf sie mit Puder, Ölen, Gemüsesäften, Mehl oder Quark behandelt werden.

5. Brandverband anlegen

Haben Kleidungsstücke Feuer gefangen und sind große Körperoberflächen betroffen, wickeln Sie den Betroffenen zum Transport ins Krankenhaus in ein sauberes, möglichst gebügeltes Bettlaken. Bei kleineren Flächen genügt ein steriler Verband.

6. Flüssigkeitszufuhr

Bei Verbrennungen, die mehr als 10 Prozent der Körperoberfläche betreffen, lassen Sie den Betroffenen zur Schockprophylaxe viel trinken, am besten Tee oder mit Mineralwasser verdünnte Säfte. Die Getränke können Sie auch während des Transports ins Krankenhaus verabreichen.

7. Neunerregel beachten

Zur Ermittlung der verbrannten Hautfläche und damit der Gefährlichkeit der Verletzungen gibt es die Neunerregel (siehe Abb. 1).

AUS DER APOTHEKE

Synthetische Medikamente

Kleinflächige verbrannte Hautstellen können nach der Wasserbehandlung mit Desinfektionslösungen desinfiziert werden. Brandwunden müssen steril abgedeckt werden. Bei starken Schmerzen können Sie Schmerzmittel verabreichen.

➤ **Desinfektionslösungen:** Mercuchrom® (Lösung; rezeptpflichtig), Betaisodona®, Rivanol® (Lösungen; rezeptfrei))

Wichtiger Hinweis: Wundfläche darf nicht größer sein als der Handteller des Betroffenen

Verbandmaterial & Co.

➤ Sterile Kompressen, Brandfolien

SCHNELLE HILFE FÜR KINDER

➤ Verletzte Flächen, die größer sind als der Handteller des Kindes, sollten Sie nach der Kühlung nur abdecken und dann den Arzt aufsuchen.

➤ Kleinkindern verabreichen Sie gegen die Schmerzen Parazetamolzäpfchen oder -saft.

! Zu heißes Badewasser kann bei Kindern Verbrühungen verursachen.

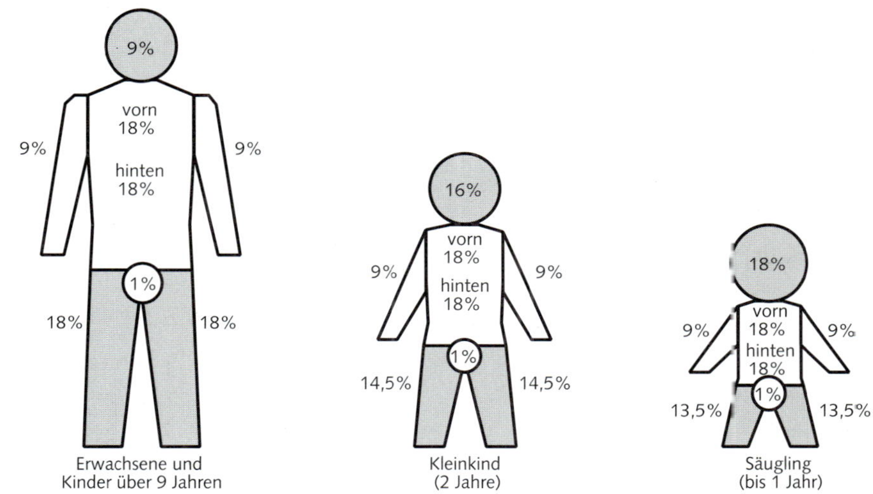

1

Vergiftungen

Typische Beschwerden: Übelkeit, Erbrechen, Durchfall, Benommenheit, Torkeln, Sprachstörungen, Schwindelanfälle, Schweißausbrüche, Kopfschmerzen; auch Atemnot und Bewusstlosigkeit

➤ Siehe auch Atemnot (S. 380f.) und Bewusstlosigkeit, Ohnmacht (S. 382ff.)

WAS SIE BEACHTEN MÜSSEN

Was zuerst tun?

Prüfen Sie nach, ob sich in der Mundhöhle des Vergifteten noch Reste der eingenommenen Substanz befinden, z. B. Tabletten oder Pflanzenteile, und entfernen Sie diese. Überprüfen Sie die Bewusstseinslage des Betroffenen, und alarmieren Sie sofort die Giftnotrufzentrale.

Kinder

Zur Behandlung von Kindern siehe S. 423.

Grenzen der Selbstbehandlung

Bei allen unklaren Erscheinungen und Symptomen, die eine Vergiftung (auch durch Nahrungsmittel) möglich erscheinen lassen, sollten Sie einen Arzt aufsuchen. In diesem Fall gilt: Lieber einmal zu viel zum Arzt als einmal zu wenig.

Sofort den Notarzt rufen

➤ Bei Bewusstlosigkeit

➤ Bei heftigen, unklaren Bauchschmerzen

➤ Wenn sich der Betroffene merkwürdig benimmt, torkelt oder langsam reagiert

➤ Wenn der Betroffene sehr schläfrig wird, wenn er zittert oder auffallend unruhig wird

➤ Bei einem Schlangenbiss

➤ Wenn ein Kind einen Zigarettenstummel verschluckt hat

ERSTE HILFE

1. Entfernung der giftigen Substanzen

Untersuchen Sie die Mundhöhle des Betroffenen nach Tabletten-, Pflanzen- oder Zigarettenresten, und entfernen Sie diese möglichst vollständig. Benutzen Sie zu Ihrem eigenen Schutz dabei Einmalhandschuhe, da manche Giftstoffe auch über die Haut aufgenommen werden können.

2. Erbrechen lassen

Bei Alkohol-, Pflanzen-, Beeren- und Arzneimittelvergiftungen lassen Sie den Betroffenen erbrechen. Falls der Vergiftete damit Schwierigkeiten hat, soll er sich einen Finger in den Rachen stecken, oder Sie verabreichen ihm ein Brechmittel.

Wenn Sie sich nicht sicher sind, um welche Substanz es sich handelt, dürfen Sie kein Erbrechen herbeiführen.

! Ätzende Flüssigkeiten sowie Duft- oder Lampenöle dürfen keinesfalls erbrochen werden, da sie die Lunge und die Atemwege zusätzlich stark schädigen können.

3. Giftnotrufzentrale anrufen

Rufen Sie dann sofort die Giftnotrufzentrale an (die nächste Zentrale finden Sie auf Seite 1 Ihres Telefonbuchs). Je nach der Art der Vergiftung wird man Ihnen sagen, welche Schritte Sie als nächste unternehmen müssen. Die folgenden Angaben sind dabei sehr wichtig.

➤ Welches Gift wurde genommen?

➤ Wie viel davon wurde genommen?

- Wann wurde die Substanz eingenommen?
- Welche Symptome hat der Betroffene?
- Wie alt und wie schwer ist der Patient?
- Welche Maßnahmen wurden bereits ergriffen?

4. Überprüfen der Bewusstseinslage

Kontrollieren Sie regelmäßig Puls und Atmung des Vergifteten, seine Ansprechbarkeit und sein Reaktionsvermögen. Führen Sie im Zweifelsfall Wiederbelebungsmaßnahmen durch, also die Atemspende oder die Herzmassage, bis der Notarzt eintrifft (siehe S. 383ff.).

! Achten Sie bei der Mund-zu-Mund-Beatmung unbedingt darauf, dass Sie selbst nicht mit der giftigen Substanz in Berührung kommen, und tragen Sie im Umgang mit Vergifteten immer Handschuhe. Manche Substanzen sind so genannte Kontaktgifte, die den Helfer ebenfalls gefährden.

5. Flüssigkeitszufuhr

Geben Sie dem Betroffenen auf keinen Fall Milch zu trinken, weil dadurch im Magen befindliche Giftreste noch schneller in den Blutkreislauf gelangen.

- Hat der Patient bereits erbrochen, so können Sie ihm lauwarmes Wasser mit darin aufgelöster Aktivkohle (aus der Apotheke) verabreichen, zumal Kohle Giftstoffe bindet.

6. Frischluftzufuhr

Sind giftige Gase oder Rauch eingeatmet worden, so entfernen Sie den Betroffenen sofort aus dem Gefahrenbereich, jedoch nur, wenn Sie sich selbst dabei keiner Gefahr aussetzen. Bringen Sie das Unfallopfer dann sofort ins Freie.

7. Transport ins Krankenhaus

Nehmen Sie für den Arzt im Krankenhaus eine Probe der Substanz oder Pflanze mit, die der Betroffene verschluckt hat. Wenn die Ursache für die Vergiftungserscheinungen nicht ganz klar ist, überlegen Sie genau, welche Medikamente in Ihrem Haushalt vorrätig sind. Selbst milde Schlaf- oder Schmerzmittel für Erwachsene können bei Kindern Vergiftungen auslösen.

AUS DER APOTHEKE

Synthetische Medikamente …

Bei Vergiftungen können Mittel verabreicht werden, die das Erbrechen ermöglichen. Außerdem kann man in leichteren Fällen Kohletabletten verabreichen, da medizinische Aktivkohle Giftstoffe im Magen-Darm-Trakt bindet.

- **Medizinische Kohle:** Kohle-Compretten®, Kohle-Hevert® (Tabletten; rezeptfrei)

… und Phytopharmaka

- **Brechmittel:** Ipecacuanha® (Sirup; rezeptpflichtig)

Wichtiger Hinweis: kleineren Kindern nur vom Arzt verabreichen lassen

SCHNELLE HILFE FÜR KINDER

Die meisten Vergiftungen erleiden Kleinkinder, vor allem in der Zeit, in der sie noch alles in den Mund stecken. Beugen Sie also unnötigen Unfällen in Haus und Garten unbedingt vor. Hat sich ein Kind dennoch vergiftet, so gelten die folgenden Regeln.

- Kinder dürfen Sie erbrechen lassen, wenn Sie die Giftsubstanz kennen.
- Hat ein größeres Kind einen Zigarettenstummel verschluckt, stecken Sie ihm den Finger in den Hals und bringen es zum Erbrechen. Leichter geht es, wenn das Kind vorher noch Wasser ohne Kohlensäure zu sich nimmt.
- Größeren Kindern können Sie nach Rücksprache mit Ihrem Arzt oder der Notrufzentrale Ipecacuanha®-Sirup verabreichen, der das Erbrechen auslöst. Salzwassergabe als Brechmittel ist im Kindesalter absolut nicht geeignet.
- Nach dem Erbrechen können Sie Ihrem Kind etwas Flüssigkeit verabreichen, der Sie medizinische Kohle beimischen, die Giftstoffe bindet.

! Lassen Sie keine Zigaretten herumliegen. Das Nikotin einer einzigen Zigarettenkippe kann für ein Kleinkind tödlich sein.

Wundversorgung

Wunden – typische Beschwerden: Hautverletzungen, Blutungen und/oder Blutergüsse, Schmerzen, bisweilen eingeschränkte Beweglichkeit, Schonhaltung

➤ Siehe auch Bluterguss (S. 390f.) und Blutungen (S. 392f.)

WAS SIE BEACHTEN MÜSSEN

Was zuerst tun?

Jede Wunde ist unabhängig vom Ausmaß der Verletzung infektionsgefährdet. Daher müssen Sie die Wunde sofort mit einem keimfreien Wundverband versorgen. Bei schweren Verletzungen muss innerhalb von 6 Stunden ein Arzt aufgesucht werden.

Grenzen der Selbstbehandlung

Verletzungen wie beispielsweise Schnittwunden im Kopfbereich sollten Sie nicht selbst behandeln. Tiefe und klaffende Wunden benötigen ebenso wie stark verschmutzte Wunden eine fachgerechte Versorgung.

Sofort den Notarzt rufen

- Bei Bewusstlosigkeit
- Bei tiefen, klaffenden Schnittwunden, wenn der Patient nicht transportiert werden kann
- Bei Amputationen oder Teilamputationen von Gliedmaßen (vorher das abgetrennte Körperstück in einem Eisbeutel sichern)

ERSTE HILFE

1. Blutstillung

Zunächst gilt es, bei einer stark blutenden Wunde die Blutung zu stillen. Verwenden Sie dazu eine sterile Kompresse, und drücken Sie sie fest auf die Wunde, sofern diese nicht zu groß ist. Halten Sie den verletzten Körperteil dabei hoch. Wenn Sie kein steriles Verbandzeug zur Hand haben, auf einem Spaziergang z. B., so drücken Sie ein sauberes Taschentuch fest auf die Wunde und binden dieses mit einem Schal oder Gürtel fest.

- Einen Druckverband müssen Sie nur dann anlegen, wenn eine Schlagader verletzt wurde. Das erkennen Sie daran, dass aus der Schnittwunde das Blut pulsierend oder spritzend austritt.
- Blutet die Wunde unaufhörlich weiter, so binden Sie kurzzeitig die zuführende Blutader am nächsten zur Körpermitte hin gelegenen Gelenk ab.

2. Überprüfen der Bewusstseinslage

Bei tiefen Schnittwunden kann der Verletzte relativ rasch so viel Blut verlieren, dass er bewusstlos wird. Rufen Sie bei schweren Verletzungen daher sofort den Notarzt, und überprüfen Sie Puls und Atmung des Betroffenen. Im Zweifelsfall führen Sie Wiederbelebungsmaßnahmen durch, also die Atemspende und/oder Herzmassage (siehe S. 383ff.). Sie brauchen dann einen zweiten Helfer, der währenddessen die Blutstillung vornimmt. Bewusstlose bringen Sie in die stabile Seitenlage (siehe S. 282f.).

3. Reinigen

Kleine, nicht stark blutende Wunden können Sie leicht selbst versorgen. Grundsätzlich sollten Sie an einer Wunde, auch wenn sie nur klein ist, nicht mit irgendwelchen Gegenständen oder mit den Fingernägeln herummanipulieren. Es besteht immer eine Infektionsgefahr, die das rasche Abheilen dann verzögert. Wenn die Wunde verschmutzt ist, benutzen Sie zur Reinigung Wasserstoffperoxid, das den Schmutz herausschäumt. Verwenden Sie bitte keine scharfen Desinfektionsmittel oder sonstigen Hausmittel.

➤ Unter fließend kaltem Wasser dürfen nur Brand- und Ätzwunden gereinigt werden. Blutende Schnittwunden dürfen Sie nicht unter fließendes Wasser halten.

➤ Vermeiden Sie bei der Wundversorgung, die Wunde zu berühren, und verwenden Sie auch zum Reinigen nur keimfreie Kompressen.

4. Desinfizieren

Muss die Wunde tatsächlich desinfiziert werden, so verwenden Sie dazu entsprechende desinfizierende Lösungen, beispielsweise Mercuchrom®, Betaisodona® oder Rivanol®.

! Auf offene Wunden dürfen niemals Salben, Cremes oder sonstige Pasten gestrichen werden. Zur Heilung benötigt jede Wunde Luft.

5. Verbinden

Je nachdem, ob es sich um eine Schnitt- oder um eine Schürfwunde handelt, um eine Stichverletzung, eine Quetschung oder einen Biss – und auch abhängig von der verletzten Körperstelle –, müssen Sie unterschiedliche Verbände anlegen.

Pflasterverband: Kleine, durch ein Messer oder scharfe Kanten verursachte Schnittwunden haben meist glatte Wundränder, die leicht wieder aneinander gelegt werden können und rasch zusammenwachsen. Ein Klammerpflaster reicht hier in der Regel als Wundverband aus. Allerdings muss das Pflaster luftdurchlässig sein.

1
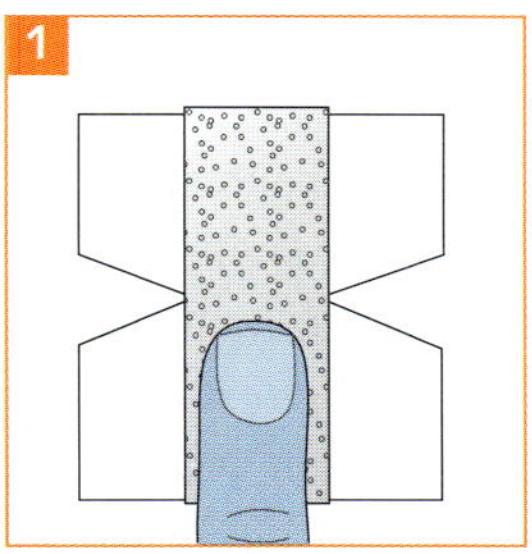

2
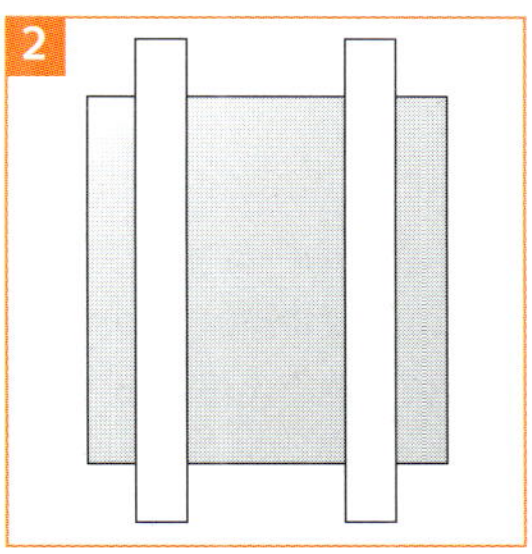

➤ Nehmen Sie ein breites Stück Heftpflaster, und schneiden Sie es keilförmig ein, wenn Sie es an eine Finger- oder Zehenkuppe anlegen wollen (siehe Abb. 1). Achten Sie darauf, dass die Wunde trocken ist, sonst klebt das Pflaster nicht. Vermeiden Sie es unbedingt, die Wundauflage auf dem Pflaster zu berühren; sie muss keimfrei bleiben, um eine Infektion der Wunde zu vermeiden.

➤ Ist die Verletzung größer oder an behaarten Körperstellen, so fertigen Sie einen Streifenverband an (siehe Abb. 2). Die Wundauflage wird direkt auf die Verletzung gelegt und das Ganze mit 2 Heftpflasterstreifen fixiert. So bekommt die Wunde zum Abheilen auch genügend Luft.

➤ Sind großflächige, dicht behaarte Körperstellen betroffen, können Sie die Haare vor dem Auflegen des Pflasters auch kürzer schneiden. Achten Sie jedoch darauf, dass Sie die Wunde dabei nicht berühren.

Druckverband: Sofern eine Schlagader verletzt wurde, kommt es zu einer sehr starken Blutung, die Sie bis zum Eintreffen des Arztes mit einem fachgerechten Druckverband stillen müssen (mögliche Varianten siehe Abb. 3 bis 5).

➤ Legen Sie zuerst eine sterile Kompresse auf die Verletzung, und umwickeln Sie diese mit einer Mullbinde oder einem zur Krawatte gefalteten Dreiecktuch. Legen Sie danach ein Verbandpäckchen auf die verwundete Stelle, und binden Sie das Ganze fest.

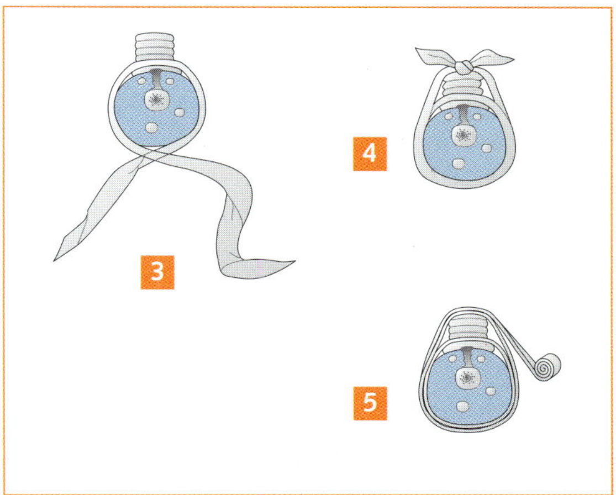

Wundverband bei tiefen Verletzungen: Ist die Verletzung, z. B. an einem Finger, so tief, dass sie mit einem Pflaster nicht ausreichend abgedeckt werden kann, müssen Sie einen Wundverband anlegen.

➤ Legen Sie dazu die Wundauflage einer Kompresse bzw. eines Verbandpäckchens direkt auf die Wunde, und umwickeln Sie die verletzte Stelle ein paar Mal.

➤ Dann führen Sie die Bindenrolle am Finger entlang zu Daumen und Handgelenk hinunter und befestigen sie am Handgelenk (siehe Abb. 6 und 7).

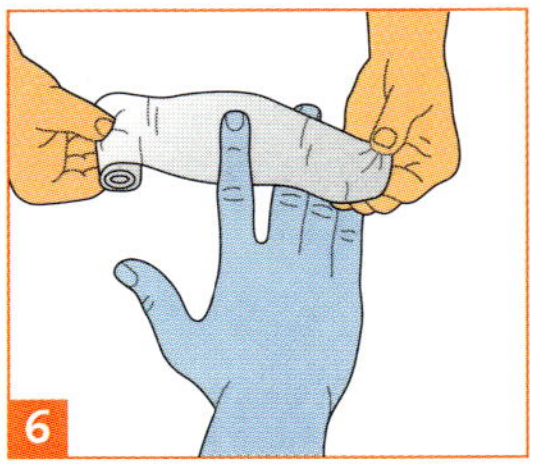
6

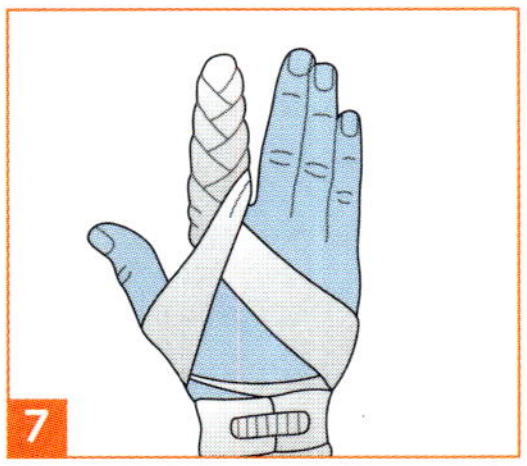
7

➤ Befindet sich die Verletzung an Arm oder Bein, so muss ebenfalls zuerst eine sterile Kompresse auf die Wunde gelegt und diese dann befestigt werden (siehe Abb. 8).

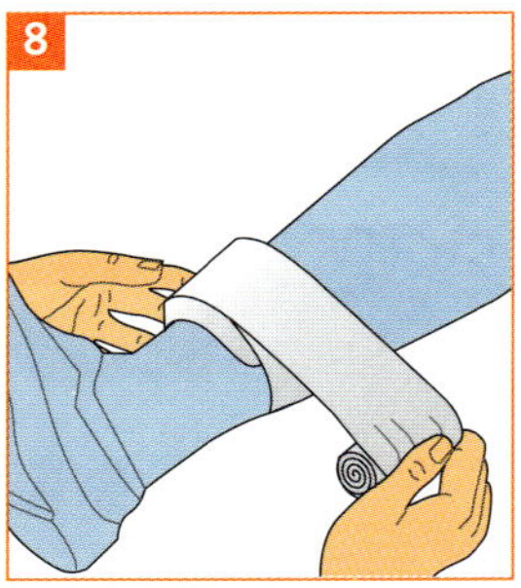
8

➤ Umwickeln Sie dazu die verwundete Stelle mit einer Mullbinde oder einem Dreiecktuch, und fixieren Sie dann das Ganze mit 2 Streifen Heftpflaster.

➤ Personen, die auf Heftpflaster allergisch reagieren, sollten hautverträgliche Sorten verwenden.

! Bei sämtlichen Verbänden mit Kompressen und Mullbinden oder Dreiecktüchern ist immer darauf zu achten, dass es zu keinem Blutstau kommt. Ziehen Sie die Binde also niemals zu fest an. Ein Blutstau macht sich sofort durch pochende, stechende Schmerzen, Rötung und Schwellung bemerkbar. In diesem Fall muss der Wundverband unverzüglich gelockert werden. Bei Verbänden ist außerdem wichtig, dass Sie von herzfern zu herznah wickeln.

Wundverbände mit dem Dreiecktuch

Ein Dreiecktuch sollte in jedem Verbandkasten und in Ihrer Hausapotheke vorrätig sein. Es ist leicht zu handhaben und vielseitig verwendbar. Dreiecktücher sind aus Leinen und daher nicht steril. Sofern Sie es für einen Wundverband anlegen möchten, müssen Sie die verletzte Stelle zuvor immer mit einer sterilen Kompresse abdecken, die Sie nur an den Rändern berühren dürfen. Kommt eine sterile Wundauflage mit irgendetwas in Berührung oder fällt sie gar zu Boden, müssen Sie eine neue verwenden.

Armverband: Der verletzte Patient sollte liegen oder auf einem Stuhl sitzen und den Arm von sich strecken (siehe Abb. 9).

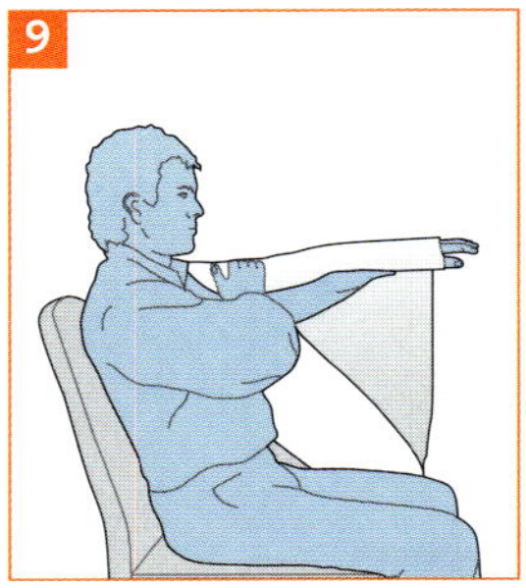
9

➤ Legen Sie das Dreiecktuch von außen über den Arm, eine Spitze kommt ans Handgelenk, die andere an die Schulter. Der restliche Teil des Tuchs hängt nach unten.

➤ Umwickeln Sie nun den ganzen Arm mit dem herunterhängenden Teil. Nehmen Sie die Spitze, die an der Schulter liegt, und binden Sie das Tuch dann am Oberarm fest.

Schulterverband: Hier legen Sie das Dreiecktuch mit der einen Spitze in den Nacken, die Basis zeigt zum Oberarm. Die Enden werden dann um den Oberarm gewickelt und dort leicht verknotet (siehe Abb. 10).

➤ Das Dreiecktuch kann auch quer angebracht werden. Dann zeigt das eine Drittel zur Brust, während die beiden anderen Drittel über den Rücken hängen.

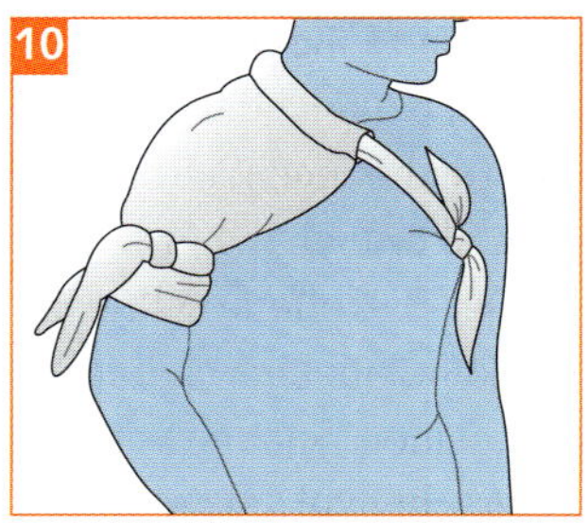
10

➤ Wickeln Sie es dann um den Oberarm. Die Spitzen schlagen Sie etwa 1 Hand breit ein und führen sie unter der gegenüber liegenden Achselhöhle durch.

! Der Knoten eines Dreiecktuchs darf nie direkt über der Wunde befestigt werden und sollte auch nicht an der Ellbeuge angebracht werden.

Fuß- und Fersen- oder Handverband: Mit dem Dreiecktuch können Sie sowohl den Vorfuß als auch die Ferse verbinden. Der Unterschied ist lediglich, dass beim Fersenverband die Zehen frei bleiben.

Die Anwendung ist die gleiche wie bei einem Wundverband an der Hand: Die Finger entsprechen in der nachfolgenden Beschreibung den Zehen, das Handgelenk der Ferse.

➤ Stellen Sie den Fuß auf das Tuch, und schlagen Sie die vordere Spitze des Dreiecktuchs über dem Fußrücken ein (siehe Abb. 11).

➤ Für den Fersenverband zeigt die Spitze des Dreiecktuchs nach hinten (siehe Abb. 12).

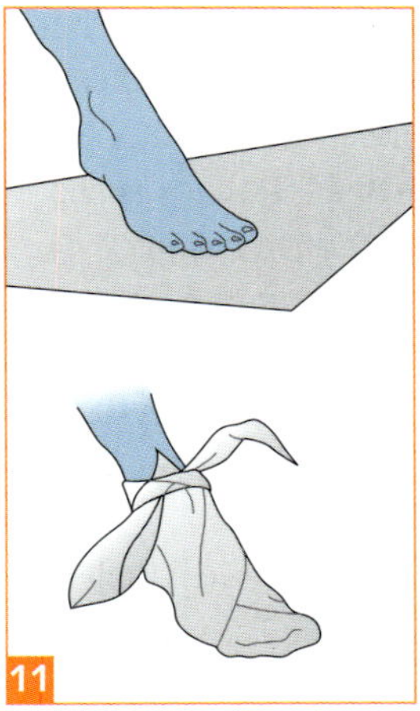

11

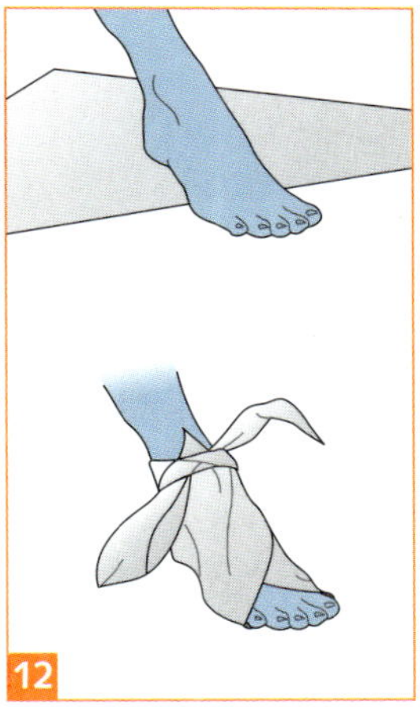

12

➤ Überkreuzen Sie die beiden Enden des Tuchs über dem Fußrücken, und wickeln Sie sie dann um das Fußgelenk.

➤ Oberhalb des Fußgelenks wird der Verband verknotet.

Knie- und Ellbogenverband: Beim Knie- und Ellbogenverband ist darauf zu achten, dass der Verletzte das Gelenk noch bewegen kann. Sie sollen zwar fest, aber nicht zu fest wickeln.

➤ Der Betroffene sollte das Bein oder den Arm anwinkeln, um eine spätere Lösung des Verbands zu vermeiden. Sodann wird eine Tuchspitze auf den Oberschenkel gelegt und festgehalten.

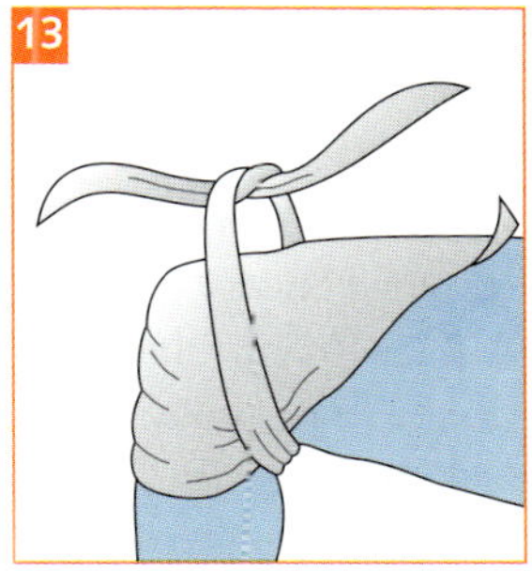

13

➤ Die Basis des Dreiecktuchs wird nach außen umgeschlagen und etwa 1 Hand breit unterhalb des Knies bzw. der Ellbeuge um den Unterschenkel bzw. Unterarm gelegt.

➤ Unter der Kniekehle werden die beiden anderen Enden miteinander verkreuzt und auf dem Oberschenkel oberhalb des Knies bzw. am Oberarm miteinander verknotet (siehe Abb. 13).

Kopf- und Kinnverband: Befindet sich die Wunde am Unterkiefer oder im unteren Gesichtsbereich, wird mit dem Dreiecktuch bzw. der Dreiecktuchkrawatte ein Kinnverband angelegt.

➤ Falten Sie das Dreiecktuch zu einer Krawatte, und legen Sie es dem Verletzten um das Kinn (siehe Abb. 14).

➤ Führen Sie nun die beiden Enden hoch, und verschlingen Sie sie seitlich neben der Stirn, wobei Sie das Band um den Hinterkopf herumführen (siehe Abb. 15).

➤ Den Knoten bringen Sie entweder oben am Scheitelpunkt oder seitlich über dem Ohr an (siehe Abb. 16).

➤ Verknoten Sie die Enden der Dreiecktuchkrawatte nicht zu fest. Der Verband darf zwar nicht rutschen, der Verletzte soll jedoch noch ungehindert sprechen können und die Möglichkeit haben, den Unterkiefer zu bewegen.

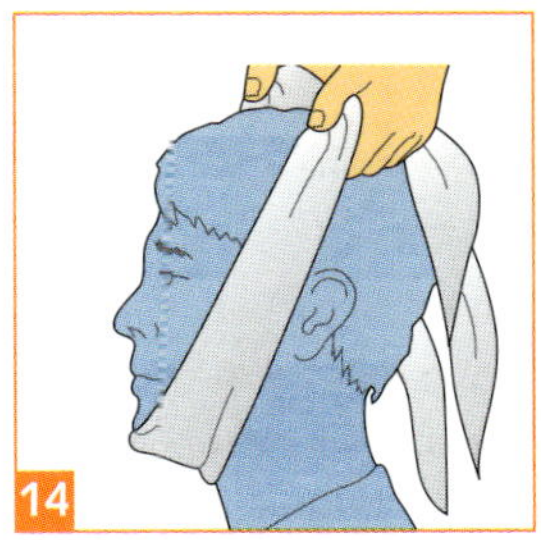

14

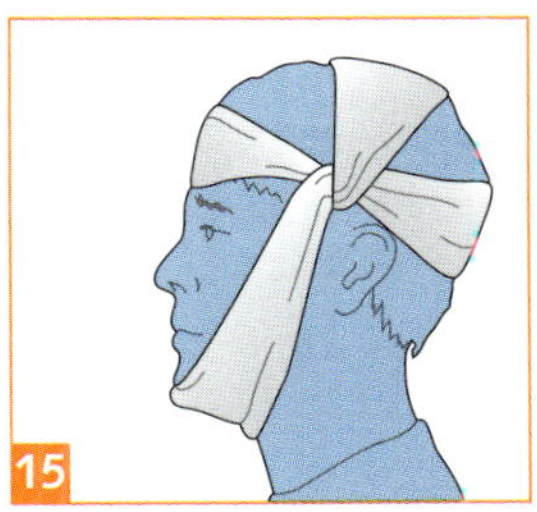

15

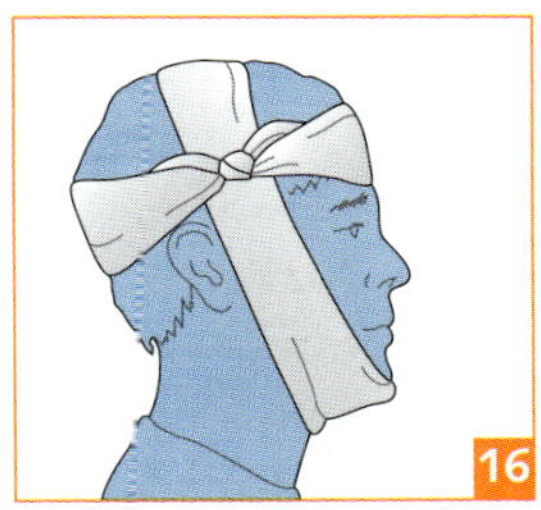

16

VERHALTEN BEI …

… Schürfwunden

Schürfwunden bluten in der Regel nur schwach, sind aber meist durch Sand, Kies oder Straßenschmutz verunreinigt. Werden sie nicht sofort desinfiziert, fangen sie an, zu nässen und – im schlimmsten Fall – zu vereitern. Bedecken Sie große Schürfwunden nach der Reinigung und Desinfizierung mit einer sterilen Mullkompresse. Kleinere Verletzungen dieser Art können auch an der Luft rasch abheilen.

… Stichwunden

Bei tiefen Stichverletzungen, z. B. durch ein Messer, können auch innere Organe beschädigt sein. Die Infektionsgefahr ist hier besonders groß. Sofern der Gegenstand noch in der Wunde steckt, dürfen Sie ihn nicht selbst herausziehen. Der Betroffene muss sofort von einem Arzt untersucht werden.

… Quetschwunden

Quetschwunden sind sehr schmerzhaft, da das Gewebe beschädigt ist, und sie haben Blutergüsse zur Folge. Kühlen Sie die Wunde mit Eiskompressen, desinfizieren Sie sie, wenn sie offen ist und Blut austritt, und legen Sie dann einen Verband an.

… Platzwunden

Hier ist die Infektionsgefahr besonders groß, da Platzwunden unregelmäßige Ränder aufweisen und nicht selten auch das Gewebe stark beschädigt wurde. Bei einer Platzwunde müssen Sie zuerst das Blut stillen, dann die Wunde reinigen und desinfizieren und einen Wundverband anlegen oder die Wunde vom Arzt nähen bzw. klammern lassen.

… Bisswunden

Wenn Sie von einem Tier gebissen worden sind, besteht Tollwutgefahr. Decken Sie die Wunde steril ab, und konsultieren Sie sofort einen Arzt. Bisswunden sind in der Regel auch Reißwunden, die ohnehin fachärztlich versorgt gehören.

AUS DER APOTHEKE

Synthetische Medikamente

Wundverletzungen werden mit Wasserstoffperoxid gereinigt und bei Bedarf mit desinfizierenden Lösungen behandelt.

➤ **Desinfektionsmittel:** Mercuchrom® (Lösung; rezeptpflichtig), Rivanol®, Betaisodona® (Lösungen; rezeptfrei)

Wichtiger Hinweis: nicht auf größere Wunden auftragen; Mercuchrom® brennt nicht

Verbandmaterial & Co.

➤ Dreiecktuch, Mullbinden, sterile Kompressen, Klammerpflaster, Heftpflaster

BEWÄHRTE HAUSMITTEL

Auflagen mit essigsaurer Tonerde

Essigsaure Tonerde säubert die Wunde und fördert die Heilung, brennt allerdings ein bisschen.

➤ **Anwendung:** 1 Esslöffel essigsaure Tonerde in 1/4 Liter kaltem Wasser auflösen, eine Kompresse damit anfeuchten und auf die betroffene Stelle legen; 30 Minuten lang einwirken lassen.

DAS KÖNNEN SIE NOCH TUN

Homöopathie

➤ **Traumeel® Tabletten, Tropfen oder Salbe:** homöopathisches Komplexmittel bei Schwellungen, Schmerzen und Verletzungen der Weichteile; 3-mal täglich 1 Tablette oder 10 Tropfen 1 bis 2 Wochen lang einnehmen; Salbe auftragen und einreiben

Tetanusimpfung erneuern

Die kleinste Schnittwunde kann Eintrittspforte für Tetanuserreger sein, vor allem wenn man sich die Verletzung draußen zuzieht. Überprüfen Sie also immer den Impfschutz des Verletzten.

Über die Autoren

Dr. rer. nat. Beate Fessler ist Apothekerin und arbeitet als Redakteurin und Medizinjournalistin. Sie veröffentlichte zahlreiche Artikel in Fachzeitschriften für Ärzte und Apotheker sowie Ratgeber über Stoffwechsel, Infektionskrankheiten und Medikamente. Ihre Schwerpunkte sind u. a. Immunologie und Phytotherapie.

Dr. med. Gunhild Kilian-Kornell ist Fachärztin für Kinderheilkunde mit Praxis in Starnberg. Als Autorin hat sie Artikel zu den Themen Impfungen, Allergien, Infektionskrankheiten und Kinder veröffentlicht und Bücher über Familien auf Reisen und Kindererkrankungen geschrieben. Sie ist Mitarbeiterin bei Radio Antenne Bayern und Pressesprecherin des Berufsverbands der Ärzte für Kinderheilkunde und Jugendmedizin Deutschlands e. V.

Dr. med. Heike Kovács ist Ärztin und Medizinjournalistin. Sie hat zahlreiche Artikel in Zeitschriften veröffentlicht und ist Autorin mehrerer Bücher. Zusätzlich arbeitet sie für TV und Hörfunk. Ihr besonderes Interesse gilt der Kinder- und Frauenheilkunde, der Allergologie sowie der Krankheitsvorbeugung.

Gernot Lehmann studierte Psychologie. Er arbeitet als freier Fachautor und Journalist. Sein spezielles Interesse gilt im medizinischen Bereich den alternativen Therapieformen, der Krankheitsvorbeugung und der Psychosomatik.

Dr. med. univ. Delia Grasberger studierte in Pécs (Ungarn) Medizin. Ihre Ausbildung zur Fachärztin für Neurologie und Psychiatrie absolvierte sie in Berlin, ihre Ausbildung für Psychotherapie und Psychoanalyse in München, wo sie auch eine eigene Praxis hat.

Anna Elisabeth Röcker ist Heilpraktikerin und Yogalehrerin in eigener Praxis in München. Als Dozentin am Zentrum für Naturheilkunde, München, und an der Gesundheitsakademie Bad Griesbach vermittelt sie ihre Erfahrungen und Erkenntnisse an Ärzte und Heilpraktiker.

Dr. Nicole Schaenzler studierte Germanistik und Psychologie und ist Chefredakteurin einer Zeitschrift. Sie arbeitet außerdem als Journalistin und Fachautorin. Ihr besonderes Interesse gilt der Krankheitsvorbeugung, der Phytotherapie und der Psychosomatik.

Hinweis

Das vorliegende Buch ist sorgfältig erarbeitet worden. Dennoch erfolgen alle Angaben ohne Gewähr. Weder Autoren noch Verlag können für eventuelle Nachteile oder Schäden, die aus den im Buch gemachten Hinweisen resultieren, eine Haftung übernehmen.

Bildnachweis

Alle Bilder stammen von Michael Nagy, München, mit Ausnahme von: Bavaria Bildagentur, Gauting b. München: 174 (Holdemer), 186 (Benelux Press); Fotoarchiv, Essen: 170 (Andreas Riedmüller), 356 (N. Wheeler); Gettyone Stone, München: 140 (Charles Thatcher), 234 (H. Sitton), 244 o. (Andrew Syred), 324 (Chris Everard), 340 (Marion Carniel), 378 (Wilfried Krecichwost); Hayo Rolf, Heimstetten b. München: 250; IFA, Taufkirchen b. München: 190 (Selma), 274 (E. Pott), 302 (Eckardt), 314 (Tschanz), 407 (Marc); Image Bank, München: 362 (Marc Romanelli), 372 (Anthony Edwards); Jump, Hamburg: 332, 333 (Kristiane Vey); Ulrich Kerth, München: 409; Laux Botanik Bildarchiv, Biberach an der Riß: 76, 98, 136, 252, 278, 306, 366; Mauritius, Mittenwald: 56 (Stock Shop), 94 (Mitterer), 104 (Dr. Pott), 141 m. (Phototake), 346 (Torino), 352 (Reinhard); Alfred Pasieka, Hilden: 141 o.; Südwest Verlag, München: 23, 34, 126, 242, 262 (Michael Nagy), 25, 253 (Christian Kargl), 32, 48 52, 270, 280, 281 u. (Karl Newedel), 40, 78, 88, 92, 227, 328 (Kristiane Vey/Jump), 60 (Tim Low), 69 (Christine Pitzke), 95 (dig), 116, 148, 244 u. (Joachim Heller), 192, 193, 194, 195 (F. Faltermaier), 212 (Matthias Tunger), 220 (Christian Kargl/ Ute Schoenenburg), 226 (Hans Seidenabel), 245 (A. Eckert), 281 o. (Kempe), 284 (Kimmig), 312, 358 (Claudia Rehm), 359 (Susanne Kracke), 406 (Herbert Schwinghammer), 408 (S. Sperl); Transglobe, Hamburg: 79 (Kanicki Pavel); Wildlife, Hamburg: 162 (R. Hartmann), 290, 296 (D. Harms)
Alle Illustrationen stammen von: Theiss Heidolph, Eching am Ammersee, mit Ausnahme von: Jan-Dirk Hansen, München: 266, 379, 421; Südwest Verlag, München: 17, 66, 82, 83, 85 (Helgard Bach), 26, 35 (Roger Kausch), 91, 151, 130, 131, 132, 133, 165 l. (Nada Gotovac), 165 r., 267 (Sascha Wuillemet), 164, 343 (N.N.)

Impressum

Redaktion: Dr. Elfi Ledig, Dr. Annette Rehrl
Projektleitung: Dr. Elfi Ledig
Redaktionsleitung und medizinische Fachberatung:
Dr. med. Christiane Lentz
Bildredaktion: Tanja Nerger
Produktion: Manfred Metzger (Leitung), Annette Aatz,
Dr. Erika Weigele-Ismael
Umschlag: Veronika Moga, Reinhard Soll, unter Verwendung einer Illustration von Südwest Verlag, München (Sabine Lauf)
Layout: Wolfgang Lehner
Grafische Arbeiten: Jan-Dirk Hansen
DTP/Satz: Jan-Dirk Hansen, Wolfgang Lehner,
Klaus-Manuel Rehfeld, Wendelin Lomeg

Printed in Italy

Gedruckt auf chlor- und säurearmem Papier

ISBN 3-517-06153-0

Beschwerden

Anwendungen

Sachregister

Synthetische Medikamente

Phytopharmaka

Homöopathika